LEHRBUCH DER NASEN- UND HALS-HEILKUNDE

UND DER ENDOSKOPIE DER SPEISERÖHRE UND DER LUFTWEGE

VON

Dr. ERHARD LÜSCHER

ORDENTLICHER PROFESSOR DER OHREN-, NASEN- UND HALSHEILKUNDE
DIREKTOR DER UNIVERSITÄTSKLINIK UND POLIKLINIK FÜR OHREN-,
NASEN- UND HALSKRANKE IN BASEL

MIT 249 GROSSENTEILS MEHRFARBIGEN
TEXTABBILDUNGEN

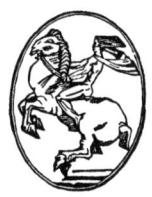

WIEN
SPRINGER-VERLAG
1956

ISBN-13: 978-3-7091-7859-1 e-ISBN-13: 978-3-7091-7858-4
DOI: 10.1007/978-3-7091-7858-4

ALLE RECHTE, INSBESONDERE DAS DER ÜBERSETZUNG
IN FREMDE SPRACHEN, VORBEHALTEN

OHNE AUSDRÜCKLICHE GENEHMIGUNG DES VERLAGES
IST ES AUCH NICHT GESTATTET, DIESES BUCH ODER TEILE DARAUS
AUF PHOTOMECHANISCHEM WEGE (PHOTOKOPIE, MIKROKOPIE)
ZU VERVIELFÄLTIGEN

COPYRIGHT 1956 BY SPRINGER-VERLAG IN VIENNA

Softcover reprint of the hardcover 1st edition 1956

Vorwort

Als zweiter Band meines Lehrbuches der Ohren-, Nasen- und Halsheilkunde erscheint das Lehrbuch der Erkrankungen der Nase und des Halses (Rachen und Kehlkopf) zusammen mit der Endoskopie und ihren Anwendungen bei Erkrankungen der Speiseröhre und der Luftwege. Das Lehrbuch wendet sich nicht nur an den Studenten und den angehenden Facharzt der Otorhinolaryngologie, sondern ist gleichzeitig ein Nachschlagewerk für den Allgemeinarzt und den Facharzt anderer Spezialgebiete. Deshalb sind neben den häufigen Erkrankungen auch die selteneren Krankheiten beschrieben. Ein ausführliches Sachregister erleichtert dabei die diagnostisch-therapeutische Auswertung. Wie im ersten Band, in der „Ohrenheilkunde", werden die Operationen grundsätzlich und in ihrer Technik nur so weit klargelegt, als zu ihrem Verständnis notwendig ist, und damit wird eine Doppelspurigkeit mit den Operationslehren vermieden, die für den chirurgisch tätigen Facharzt neben jedem allgemeinen Lehrbuch unerläßlich sind.

Wie die Ohrenheilkunde, hat auch die Lehre von den Erkrankungen der oberen Luft- und Speisewege im letzten Jahrzehnt große, zum Teil grundsätzliche Wandlungen durchgemacht. In der Krankheitsauffassung rückt die Einordnung lokaler Störungen in den Gesamtzustand des Menschen, im Gegensatz zu der früheren vorwiegend lokalpathologischen Betrachtung, immer mehr in den Vordergrund, wobei öfters auch psychische Faktoren einzubeziehen sind. Chemotherapeutica und Antibiotica finden eine weitgehende, wenn auch noch nicht in allen Punkten abgeklärte Anwendung in der Behandlung der bakteriell-entzündlichen Erkrankungen der Nase und des Halses. Ihre Heilwirkung tritt allerdings infolge der Mischflora der Erreger weniger eindeutig in Erscheinung als bei den entzündlichen Ohrkrankheiten, aber lebensbedrohliche Verwicklungen sind doch erheblich seltener geworden und deren Beherrschung gelingt in den meisten Fällen. Ihrer Abnahme steht die Zunahme der Überempfindlichkeitserkrankungen der Schleimhäute mit der Untergruppe der Allergie gegenüber, die in der täglichen Praxis eine Bedeutung wie nie zuvor erlangt haben. Deren noch unbefriedigende Behandlungsresultate, die selbst manchen früher erfolgssicheren Eingriff beeinträchtigen, lassen sie zu einem wichtigen Problem der derzeitigen Krankheitsforschung werden. Die Vorteile der neuen Narkoseverfahren und der Schutz der Operierten durch Antibiotica machen sich besonders bei den Radikaloperationen ausgedehnter bösartiger Geschwülste geltend und haben die Mortalität zum Teil entscheidend herabgesetzt. Die systematische endoskopische Untersuchung der Speiseröhre und der Luftwege einschließlich vieler Lungenerkrankungen führte zu einer ungeahnten Erweiterung ihres Anzeigebereiches, was einen stetigen Ausbau und eine bedeutende Verfeinerung der Methodik nach sich zog. Im vorliegenden Lehrbuch werden diese zum Teil umwälzenden Neuerungen an Hand der zugänglichen Weltliteratur mit den alten bewährten Behandlungsgrundsätzen zu einer einheitlichen Lehre zusammengefaßt und gestützt auf die eigene Erfahrung dargestellt.

Die Abbildungen gehen auf dasselbe Krankengut zurück wie diejenigen des ersten Bandes, ebenso wie deren Hersteller dieselben sind. Ich verweise auf das Vorwort der Ohrenheilkunde. Auch der derzeitige Leiter des Universitäts-Röntgeninstitutes des Bürgerspitals, Prof. E. ZDANSKY, hat mir in liebenswürdiger Weise die im Institut hergestellten Röntgenbilder für das Lehrbuch überlassen. Eines derselben (Abb. 60) stammt aus dem Röntgeninstitut Dr. H. J. NIDECKER und Dr. P. EGGIMANN. Zur Bronchologie und Oesophagologie hat mein früherer Oberarzt, Dr. V. PARCHET, beigetragen. Ebenso beteiligten sich mein jetziger Oberarzt, Dr. C. R. PFALTZ, und verschiedene meiner Assistenten an der Beibringung von Abbildungen. Meine Sekretärin, Fräulein H. TRAUB, hat sich mit dem sorgfältigen Durchlesen der Korrekturen um die Fertigstellung des Buches sehr verdient gemacht.

Allen, die mich unterstützten, spreche ich meinen herzlichen Dank aus.

Für die Herausgabe des Buches in hervorragender Ausstattung mit zahlreichen farbigen Abbildungen bin ich dem Verlag zum größten Dank verpflichtet.

Basel, im Frühjahr 1956

E. Lüscher

Inhaltsverzeichnis

Die Krankheiten der Nase und der Nasennebenhöhlen

Allgemeiner Teil

	Seite
I. Die Anatomie der Nase und der Nasennebenhöhlen	1
A. Die Nase	2
1. Äußere Nase	2
2. Innenraum der Nase	3
a) Nasenvorhof	3
b) Nasenhaupthohle	4
B. Die Nasennebenhöhlen	9
1. Kieferhöhle (Sinus maxillaris oder Antrum Highmori)	11
2. Siebbeinlabyrinth (Sinus ethmoidei)	13
3. Stirnhöhle (Sinus frontalis)	14
4. Keilbeinhöhle (Sinus sphenoideus)	15
II. Die Physiologie der Nase und der Nasennebenhöhlen	16
1. Die Nase	16
a) Die Nase als Atemweg	16
b) Die Nase als Riechorgan	20
c) Die Nase bei der Stimm- und Sprachbildung	22
2. Die Nasennebenhöhlen	22
III. Untersuchung der Nase und der Nasennebenhöhlen	22
A. Aufnahme der Anamnese	22
1. Lokale und allgemeine Beschwerden	22
2. Die Vorgeschichte der Erkrankung	24
B. Untersuchungsmethoden der Nase und der Nasennebenhöhlen	24
1. Untersuchung der äußeren Nase und ihrer Umgebung	24
2. Die Rhinoskopie	25
a) Die vordere Rhinoskopie (Rhinoscopia anterior)	25
b) Die hintere Rhinoskopie (Rhinoscopia posterior)	29
3. Besondere Untersuchungsmethoden der Nasennebenhöhlen	31
4. Röntgenuntersuchung der Nase und ihrer Nebenhöhlen	32
5. Weitere Untersuchungsmethoden bei Nasen- und Nebenhöhlenerkrankungen	36
C. Funktionsprüfung der Nase	36
1. Prufung der Nasenatmung	36
2. Prüfung des Geruchsvermögens	37
3. Prufung klanglicher Störungen der Sprache	38
IV. Allgemeine Therapie der Nasenkrankheiten	38

Spezieller Teil

I. Mißbildungen und Krankheitsrückstände der Nase und der Nasennebenhöhlen	45
1. Nasenspalten, Nasenfisteln, Nasenzähne, Gaumenspalten	45
2. Formfehler der äußeren Nase	45
3. Das Ansaugen der Nasenflugel	47
4. Synechien und Atresien der Nase	47
5. Defekte der Nasenscheidewand	49
6. Verbiegungen, Leisten- oder Dornbildungen an der Nasenscheidewand (Deviatio septi, Cristae et Spinae septi)	49

	Seite
II. Fremdkörper der Nase und der Nasennebenhöhlen	52
III. Verletzungen der Nase und der Nasennebenhöhlen	55
1. Weichteilverletzungen der Nase und isolierte Brüche des Nasengerüstes	55
2. Verletzungen des Gesichtsschädels und der Nasennebenhöhlen	58
3. Barotrauma der Nebenhöhlen	61
4. Erfrierungen, Verbrühungen, Verbrennungen und Verätzungen	61
IV. Das Nasenbluten (Epistaxis)	62
V. Dermatosen der Nasenhaut	68
a) Seborrhoe der Nase	68
b) Akne rosacea	68
VI. Die banal-entzündlichen Nasenerkrankungen und die akuten Infektionskrankheiten	70
A. Entzündungen im Gebiet der Nasenhaut	70
1. Das Ekzem des Naseneinganges (Eccema introitus nasi)	70
2. Die Follikulitis (Folliculitis) und Furunkulosis des Naseneinganges (Furunculus introitus nasi)	71
3. Das Erysipel	73
B. Entzündliche Erkrankungen der Nasenscheidewand	73
1. Rhinitis sicca anterior. Ulcus septi rotundum perforans	73
2. Septumhämatom und Septumabszeß	75
C. Diffuse Entzündungen der Nasenschleimhaut	76
1. Der akute Schnupfen (Rhinitis acuta, Coryza)	76
2. Besondere Formen des akuten Schnupfens	83
Die Nasendiphtherie	83
Die Nasengonorrhoe	83
Der syphilitische Säuglingsschnupfen	84
3. Die banale chronische Nasenentzündung (Rhinitis chronica)	84
a) Der chronisch-einfache und hyperplastische Schnupfen (Rhinitis chronica simplex und Rhinitis chronica hyperplastica, Rhinitis sicca)	84
b) Die chronisch-atrophischen Nasenentzündungen (Rhinitis atrophicans cum et sine foetore)	91
Die genuine Ozaena, Stinknase (Rhinitis atrophicans cum foetore)	92
Die einfachen atrophischen Nasenentzündungen (Rhinitis atrophicans simplex sive sine foetore)	96
4. Die Nasenpolypen	96
VII. Die banalen Entzündungen der Nasennebenhöhlen (Sinusitis acuta und Sinusitis chronica) und ihre Verwicklungen	100
1. Die akuten Nebenhöhlenentzündungen (Sinusitis acuta)	101
2. Die chronischen Nebenhöhlenentzündungen (Sinusitis chronica)	111
a) Die chronische Kieferhöhlenentzündung (Sinusitis maxillaris chronica)	114
b) Die chronische Stirnhöhlenentzündung (Sinusitis frontalis chronica)	122
c) Die chronische Siebbeinentzündung (Ethmoiditis chronica)	128
d) Die chronische Keilbeinhöhlenentzündung (Sinusitis sphenoidalis chronica)	131
e) Kombinierte chronische Nebenhöhlenentzündungen	132
f) Nebenhöhlenentzündungen im Kindesalter	134
g) Auftreibende Erkrankungen der oberen Nasennebenhöhlen (Mukokelen, Pyokelen und Pneumatokelen)	135
3. Verwicklungen der Nebenhöhlenerkrankungen	136
a) Verwicklungen beim Übergreifen nach außen und orbitale Verwicklungen	137
b) Rhinogene intrakranielle Verwicklungen	140
c) Rhinogene Sepsis	142

Inhaltsverzeichnis VII

Seite

    d) Osteomyelitis der Schädelknochen 143
    e) Rhinogene Erkrankungen des Sehnerven 144
    f) Die rhinogene Herdinfektion 145

VIII. Die Nachbarschaftserkrankungen der Nase und ihrer Nebenhöhlen 145

1. Die akute Wurzelhautentzundung der Zähne des Oberkiefers und ihre Folgen (Periodontitis acuta, Periostitis alveolaris acuta, Parulis) 145
2. Das Zahngranulom (Periodontitis apicalis chronica) 146
3. Die Oberkieferzysten 147
4. Die primare Oberkieferosteomyelitis des Kleinkindes 148
5. Übrige Knochenerkrankungen und Weichteilentzündungen der Umgebung der Nase und der Nebenhöhlen 149

IX. Die chronischen Infektionskrankheiten und weitere entzündliche Erkrankungen der Nase und ihrer Nebenhöhlen 149

1. Tuberkulöse Erkrankungen der Nase und der Nebenhöhlen 149
    a) Die Tuberkulose 150
    b) Der Lupus 152
2. Die Syphilis der Nase 154
3. Das Sklerom (Rhinosklerom) 158
4. Der Aussatz (Lepra) 159
5. Der Rotz (Malleus) 160
6. Morbus Besnier-Boeck-Schaumann 161
7. Andere spezifische Infektionskrankheiten 162
    a) Milzbrand 162
    b) Pilzinfektionen 162
8. Das maligne Granulom 162

X. Die Geschwülste der Nase und der Nebenhöhlen 163

A. Die Geschwülste der äußeren Nase 163
    1. Gutartige Geschwülste 163
    2. Bösartige Geschwulste 164
B. Die Geschwülste des Naseninneren und der Nasennebenhöhlen 165
    1. Gutartige Geschwulste 165
    2. Bösartige Geschwulste 168
        a) Karzinome 168
        b) Sarkome 173

XI. Allergische Erkrankungen und neuro-vaskuläre Störungen der Nase und ihrer Nebenhöhlen 174

1. Saisonunabhangige Rhinopathia vasomotorica (Rhinopathia pathergica, „nervöser Schnupfen") 178
2. Der Heuschnupfen 184
3. Allergisch-hyperplastisch-polypöse Rhinopathien und Sinusopathien 187

XII. Störungen der nervösen Versorgung der Nase 189

1. Störungen der Geruchsempfindung 189
2. Storungen der Sensibilität 191

Die Krankheiten des Rachens

Allgemeiner Teil

I. Die Anatomie des Rachens 193

1. Der Nasenrachen (Rhino- oder Epipharynx) 194
2. Der Mundrachen (Oro- oder Mesopharynx) 195
3. Der Kehlkopfrachen (Laryngo- oder Hypopharynx) 196

II. Die Physiologie des Rachens 199

III. Anatomie und Physiologie des lymphatischen Rachenringes 201

IV. Untersuchung des Rachens 205
A. Aufnahme der Anamnese 205
  1. Lokale und allgemeine Beschwerden 205
     Die krankhafte Mundatmung 206
  2. Die Vorgeschichte der Erkrankung 210
B. Untersuchungsmethoden des Rachens 210
  1. Untersuchung des äußeren Halses 210
  2. Untersuchung des Mundrachens (Mesopharyngoskopie) 211
     Instrumente und Ausführung 211
  3. Untersuchung des Nasenrachens (Epipharyngoskopie) 214
  4. Untersuchung des Kehlkopfrachens (Hypopharyngoskopie) 215
  5. Röntgenuntersuchung des Rachens 216
  6. Weitere Untersuchungsmethoden bei Rachenerkrankungen 216
C. Funktionsprüfung des Rachens 216

V. Allgemeine Therapie der Rachenkrankheiten 217

Spezieller Teil

I. Mißbildungen und Krankheitsrückstände des Rachens 220
  1. Hirnbrüche und geschwulstartige Fehlbildungen 220
  2. Hemmungsmißbildungen 220
     Oberkieferspalte 220
     Halsfisteln und Halszysten 220
     Andere Mißbildungen 222
     Krankheitsrückstände 222

II. Fremdkörper des Rachens und der Speiseröhre 223

III. Verletzungen, Verbrennungen und Verätzungen des Rachens und der Speiseröhre 231

IV. Die banalen Entzündungen des Rachens 233
A. Die banalen Entzündungen des lymphatischen Rachenringes 234
  1. Die banalen akuten Entzündungen des lymphatischen Rachenringes (akute Mandelentzündungen) 234
     a) Die Angina (Angina catarrhalis, Angina lacunaris, Angina follicularis) 235
     b) Die akute Entzündung des Nasenrachens (Rhinopharyngitis acuta, Angina retronasalis) 242
     c) Die Pharyngitis lateralis acuta und die Pharyngitis granulosa acuta 244
     d) Die Angina der Zungentonsille (Tonsillitis lingualis acuta) ... 245
  2. Hyperplasie und chronische Entzündung des lymphatischen Rachenringes 245
     a) Die Hyperplasie und chronische Entzündung der Gaumenmandeln (Tonsillitis chronica) 245
     b) Die Hyperplasie und chronische Entzündung der Rachenmandel (Adenoide Vegetationen, Wucherungen, dritte Mandel) 262
     c) Die Hyperplasie und chronische Entzündung der Seitenstränge und der Follikel der hinteren Rachenwand (Pharyngitis lateralis chronica und Pharyngitis follicularis) 272
     d) Die Hyperplasie und chronische Entzündung der Zungenmandel 272
  3. Besondere Entzündungsformen des lymphatischen Rachenringes und ihre Verwicklungen 272
     a) Plaut-Vincentsche Angina (Angina ulceromembranacea) 272
     b) Angina necroticans, Angina gangränosa 274
     c) Hyperkeratosis pharyngis sive lacunaris (Pharyngomycosis leptothricia) 275
     d) Die Lymphogranulomatose des lymphatischen Rachenringes . 276

4. Beteiligung des lymphatischen Rachenringes an den Systemerkrankungen des lymphatischen und des blutbildenden Apparates 276
    a) Die infektiöse Mononukleose (Monozytenangina, Lymphozytenangina, Pfeiffersches Drusenfieber) 276
    b) Die Angina agranulocytotica 278
    c) Die Mandelerkrankungen bei den Leukämien 279

B. Die banalen diffusen Entzündungen der Rachenschleimhaut 280
  1. Die akute katarrhalische Rachenentzündung (Pharyngitis acuta) 280
  2. Akute septische Entzündungen des Rachens 282
    a) Rachenphlegmone 283
    b) Rachennekrose und Rachengangrän (Pharyngitis necroticans et gangränosa) 284
  3. Die chronische katarrhalische Rachenentzundung (Pharyngitis chronica) 285
    Pharyngitis simplex und Pharyngitis hypertrophica 288
    Pharyngitis granulosa chronica und Pharyngitis lateralis chronica 289
    Pharyngitis chronica atrophicans et sicca 289
    Rhinopharyngitis chronica 290
    Halsneurose 291

V. Die akuten Infektionskrankheiten des Rachens 296
1. Die Diphtherie des Rachens 296
2. Die akuten Exantheme und andere Infektionskrankheiten des Rachens 299
3. Das Erysipel des Rachens 301

VI. Die chronischen Infektionskrankheiten des Rachens 301
1. Tuberkulöse Erkrankungen des Rachens 301
    a) Die isolierte Tuberkulose der Rachenmandel und der Gaumenmandeln 301
    b) Die Rachentuberkulose 304
    c) Der Rachenlupus 306
2. Syphilis des Rachens 307
3. Andere Infektionskrankheiten 311

VII. Verwicklungen der entzündlichen Erkrankungen des Rachens und seiner Umgebung 311
1. Lokale Verwicklungen (peritonsilläre, para- und retropharyngeale Entzündungen) 311
    a) Der Peritonsillärabszeß 311
    b) Entzündungen im Spatium parapharyngicum und retropharyngicum 319
      1. Die Entzündungen des Lymphstranges 319
      2. Die Entzündungen des Gefäßstranges 319
      3. Die Entzündungen des Bindegewebes im Parapharyngeal- und Retropharyngealraum 319
        Die parapharyngealen Bindegewebsentzündungen 319
        Der Retropharyngealabszeß 322
2. Tonsillogene septische Allgemeinerkrankungen 323
3. Die tonsilläre Herdinfektion 326
    Die herdinfektbedingten Allgemein- und Organerkrankungen 327
    Das Auffinden des tonsillären Primärherdes 328

VIII. Verschiedene oberflächliche Schleimhauterkrankungen der Mundhöhle und des Rachens (Dermatosen usw.) 330
1. Stomatitis und Pharyngitis aphthosa 330
2. Herpes pharyngis 331
3. Die Maul- und Klauenseuche (Stomatitis epidemica) 332

4. Dermatosen des Rachens 332
   Pemphigus, Morbus herpetiformis Duhring, Erythema exsudativum multiforme 332
   Lichen ruber planus 333
5. Stomato-Pharyngitiden nach Behandlung mit Antibiotica 333
6. Pilzinfektionen des Rachens 334

IX. Die Geschwülste des Rachens 335
1. Gutartige Rachengeschwulste 335
2. Das Nasenrachenfibrom 337
3. Bösartige Rachengeschwulste 339
   a) Die lymphoiden Geschwulste (Lymphosarkom und Lymphoepitheliom) 340
   b) Karzinome des Rachens 341
   c) Sarkome des Rachens 350

X. Allergische und neurovaskuläre Störungen (Angioneurosen) im Rachen.. 351

XI. Störungen der nervösen Versorgung des Rachens 351
1. Störungen der Sensibilität 352
2. Störungen der Motilität 352
   a) Lähmungen 352
   b) Krämpfe 354
   Kombinierte Lähmungen der kaudalen Hirnnervengruppe 355

XII. Das Pulsionsdivertikel des Hypopharynx 356

Die Krankheiten des Kehlkopfes
Allgemeiner Teil

I. Die Anatomie des Kehlkopfes 359

II. Die Physiologie des Kehlkopfes 368
1. Der Kehlkopf als Atemweg 368
2. Der Kehlkopf als Schutzorgan 369
3. Der Kehlkopf als Stimmorgan 370
4. Kehlkopf und Thoraxversteifung 372
5. Kehlkopf und Blutzirkulation 372

III. Untersuchung des Kehlkopfes 372
A. Aufnahme der Anamnese 372
   1. Lokale und allgemeine Beschwerden 372
   2. Vorgeschichte der Erkrankung 374
B. Untersuchungsmethoden des Kehlkopfes 375
   1. Untersuchung der Kehlkopfgegend von außen 375
   2. Untersuchung des Kehlkopfinneren 376
      a) Die indirekte Laryngoskopie 376
      b) Die direkte Laryngoskopie 383
   3. Röntgenuntersuchung des Kehlkopfes 383
   4. Weitere Untersuchungsmethoden des Kehlkopfes 384
C. Funktionsprüfung des Kehlkopfes 384

IV. Allgemeine Therapie der Kehlkopfkrankheiten 385
Endolaryngeale Eingriffe 388
Extralaryngeale Eingriffe 389
1. Die Konikotomie (Intercricothyreotomie) 390
2. Die Tracheotomie (Luftröhrenschnitt) 391
3. Die Intubation nach O'Dwyer 394

Spezieller Teil

I. Mißbildungen und Krankheitsrückstände im Kehlkopf 395
    1. Mißbildungen 395
        Diaphragma laryngis 395
        Laryngokelen 396
        „Kongenitaler Stridor" 396
    2. Krankheitsrückstände im Kehlkopf (Narbenstenosen) 397

II. Fremdkörper des Kehlkopfes, der Luftröhre und der Bronchien 400

III. Verletzungen, Verbrennungen und Verätzungen des Kehlkopfes 411
    1. Verletzungen 411
        Das Kontaktulcus 418
    2. Verbrennungen, Verbrühungen und Verätzungen 418

IV. Die banalen Kehlkopfentzündungen 419
    1. Akute oberflächliche Kehlkopfentzündungen 419
        a) Die akute katarrhalische Kehlkopfentzündung (Laryngitis catarrhalis acuta, akuter Kehlkopfkatarrh) 419
        b) Die Laryngitis acuta im Kindesalter (Laryngitis hypoglottica) 423
        c) Die infektiöse Laryngotracheobronchitis acuta des Kleinkindes 424
        d) Besondere oberflächliche akute Entzündungsformen des Kehlkopfes 426
    2. Die chronische katarrhalische Kehlkopfentzündung (Laryngitis chronica, chronischer Kehlkopfkatarrh) 427
    3. Tiefergreifende Entzündungen des Kehlkopfes 433
        a) Das Kehlkopfödem 433
        b) Kehlkopfphlegmone und Kehlkopfabszesse 437
           Kehlkopferysipel 439
        c) Perichondritis der Kehlkopfknorpel 439
    4. Die Arthritis des Krikoarytänoidgelenkes 441

V. Die akuten Infektionskrankheiten des Kehlkopfes 442
    1. Die Kehlkopfdiphtherie 442
    2. Kehlkopfentzündungen bei Typhus, Grippe, Scharlach, Masern, Pocken, Keuchhusten und Polyarthritis rheumatica 444
        Kehlkopfentzündungen bei Typhus abdominalis 444
        Grippe-Laryngitis 445
        Masern-Laryngitis 446
        Scharlach-Laryngitis 446
        Kehlkopfentzündungen bei anderen Infektionskrankheiten... 446

VI. Die chronischen Infektionskrankheiten und weitere entzündliche Krankheiten des Kehlkopfes 447
    1. Tuberkulöse Erkrankungen des Kehlkopfes 447
        a) Die Kehlkopftuberkulose 447
           Nichtmiliare Kehlkopftuberkulose 449
           Miliare Kehlkopftuberkulose 451
        b) Der Kehlkopflupus 456
    2. Die Syphilis des Kehlkopfes 457
    3. Andere spezifische Infektionskrankheiten des Kehlkopfes 460
    4. Pilzinfektionen des Kehlkopfes 460

VII. Dermatosen des Kehlkopfes 460

VIII. Die Geschwülste des Kehlkopfes 461
    1. Gutartige Neubildungen des Kehlkopfes 461
        a) Sängerknötchen und Kehlkopfpolypen 461
        b) Die Papillomatose 463
        c) Echte gutartige Kehlkopfgeschwülste 465

	Seite
2. Die Knorpelgeschwulste des Kehlkopfes	466
3. Bösartige Geschwulste des Kehlkopfes	466
a) Karzinome des Kehlkopfes	466
Die Behandlung des Primärtumores	471
Die Behandlung der regionaren Lymphknotenmetastasen	474
b) Sarkome des Kehlkopfes	477

IX. Allergische und verwandte Krankheiten des Kehlkopfes ... 477
1. Urticaria ... 477
2. Das Quincke-Ödem ... 477
3. Insektenstiche ... 478
4. Medikamentöse Überempfindlichkeiten ... 478

X. Die Muskel- und Nervenkrankheiten des Kehlkopfes ... 479
A. Störungen der Kehlkopfsensibilität ... 479
   1. Hypasthesie und Anästhesie des Kehlkopfes ... 479
   2. Hyperästhesie und Parästhesien des Kehlkopfes ... 479
B. Bewegungsstörungen des Kehlkopfes ... 480
   1. Kehlkopfschwächen und -lähmungen ... 480
      a) Krankheiten der Kehlkopfmuskulatur ... 481
      b) Organische Schäden der Kehlkopfinnervation ... 481
         Ursachen der Kehlkopflähmungen ... 481
         Periphere Lähmungen der Kehlkopfnerven ... 482
         Die funktionellen Auswirkungen der peripheren motorischen Lähmungen ... 483
         Lähmungsart und funktioneller Ausfall ... 485
         Das klinische Bild der Kehlkopflähmungen ... 486
         Die Kehlkopflähmung mit Paramedianstellung oder Medianstellung des Stimmbandes ... 486
         Die Kehlkopflähmung mit Intermediärstellung des Stimmbandes ... 487
         Die Kehlkopflähmung mit fehlender Straffung des Stimmbandes ... 489
         Die Kehlkopflähmung mit Respirationsstellung der Stimmbänder ... 489
         Kombinierte Lähmungen der kaudalen Hirnnervengruppe ... 490
      c) Funktionelle und psychogene Stimmstörungen ... 491
         Die funktionellen Stimmschwächen ... 492
         Die psychogene Aphonie ... 493
   2. Krämpfe des Kehlkopfes ... 494
      a) Der Glottiskrampf der Kinder ... 495
      b) Der Glottiskrampf des Erwachsenen ... 497
   3. Koordinationsstörungen der Kehlkopfbewegungen ... 498
   4. Der nervöse Reizhusten ... 499

Die direkten peroralen Untersuchungsmethoden der Luft- und Speisewege (Endoskopie) und ihre Anwendung bei Erkrankungen der Speiseröhre und der Atmungsorgane

Allgemeiner Teil
1. Das Instrumentarium ... 502
2. Ausführung der Endoskopie ... 504
   Lagerung und Kopfhaltung des Patienten ... 505
3. Hilfsmethoden ... 506

Inhaltsverzeichnis XIII

Seite

Spezieller Teil

I. **Die Endoskopie der Speisewege und ihre diagnostischen und therapeutischen Anwendungen** 507
  A. Die Anatomie des Kehlkopfrachens und der Speiseröhre 507
  B. Die Physiologie des Kehlkopfrachens und der Speiseröhre......... 509
  C. Spezielle endoskopische Untersuchungsmethodik der Speisewege.... 510
    1. Die direkte Hypopharyngoskopie........................... 510
    2. Die Oesophagoskopie 510
    3. Das normale oesophagoskopische Bild 513
  D. Die Anwendung der Hypopharyngoskopie bei den Erkrankungen des Kehlkopfrachens.. 515
  E. Die Anwendung der Oesophagoskopie bei den Speiseröhrenerkrankungen 515
    1. Mißbildungen und Krankheitsrückstände der Speiseröhre 515
      Kongenitale Stenosen und Atresien..................... 515
      Oesophago-Trachealfisteln............................. 516
      Der Brachyoesophagus 516
      Kongenitale Erweiterungen 516
      Narbenstenosen....................................... 516
      Oesophagusdivertikel 519
      Zwerchfellbrüche..................................... 519
    2. Die diffuse Erweiterung der Speiseröhre (Cardiospasmus, Megaoesophagus) 520
    3. Fremdkörper der Speiseröhre 522
    4. Verletzungen der Speiseröhre 523
    5. Entzündliche Erkrankungen der Speiseröhre 523
      Banale Oesophagitis 523
      Ulcus pepticum 524
      Phlegmonen und Abszesse 524
      Tuberkulose und Syphilis 524
      Pilzerkrankungen..................................... 524
    6. Die Geschwülste der Speiseröhre 524
      a) Gutartige Geschwülste 524
      b) Bösartige Geschwülste.............................. 525
    7. Nervöse Störungen der Speiseröhre 527
      a) Lähmungen 528
      b) Krämpfe und Koordinationsstörungen................. 528
      Aerophagie 529
      Plummer-Vinsonsches Syndrom........................... 530
    8. Einwirkungen der Nachbarschaft auf die Speiseröhre 531
      Angeborene Gefäßanomalien 531
      Andere Umgebungskrankheiten 531
      Oesophagusvarizen 531

II. **Die Endoskopie der Luftwege und ihre diagnostischen und therapeutischen Anwendungen** 532
  A. Die Anatomie der Luftröhre und der Bronchien 532
      Der Bronchialbaum 533
  B. Die Physiologie der Luftröhre und der Bronchien 537
  C. Spezielle endoskopische Untersuchungsmethoden der Luftwege...... 539
    1. Die direkte Laryngoskopie (Autoskopie) 539
      Anzeigen zur direkten Laryngoskopie 540
    2. Die Tracheobronchoskopie 540
    3. Die normalen tracheobronchoskopischen Bilder 544
    4. Die Bronchographie 545
      Methodik der Einführung.............................. 547
  D. Die Anwendungen der direkten Laryngoskopie bei den Kehlkopferkrankungen 551

E. Die Anwendungen der Tracheobronchoskopie bei den Erkrankungen
   der Luftröhre und der Bronchien 552
   1. Die Verengerungen von Luftröhre und Bronchien 552
   2. Die Bronchiektasen 556
   3. Blutungen aus dem Tracheobronchialbaum 560
   4. Mißbildungen und Krankheitsrückstände 561
      a) Kongenitale Fehlbildungen 561
      b) Krankheitsrückstände 561
   5. Fremdkörper der Luftröhre und der Bronchien 562
   6. Verletzungen der Luftröhre und der Bronchien 562
         Mechanische Verletzungen 562
         Verbrühungen, Verbrennungen und Verätzungen 563
   7. Die banale und diphtherische Tracheobronchitis 563
   8. Die Tracheobronchialtuberkulose und die Tracheobronchoskopie
      bei der Lungentuberkulose 565
         Tracheobronchoskopie und Lungentuberkulose 572
   9. Die Syphilis der Luftröhre und der Bronchien 572
  10. Pilzerkrankungen von Trachea und Bronchien 573
  11. Geschwulste der Luftröhre und der Bronchien 574
      a) Gutartige Geschwulste 574
      b) Bösartige Geschwulste 577
  12. Asthma bronchiale und allergische Bronchialerkrankungen...... 580
  13. Die Bronchoskopie bei Lungenerkrankungen.................. 581
      a) Der Lungenabszeß 581
      b) Verhütung und Behandlung der postoperativen Lungen-
         erkrankungen 582
  14. Verschiedene weitere Anwendungen der Tracheobronchoskopie... 582
      a) Chirurgie und Endoskopie 582
      b) Die Bronchoskopie bei „Überschwemmungen" des Tracheo-
         bronchialbaumes 582
      c) Endoskopische Maßnahmen bei der Asphyxia neonatorum 583
  15. Atemnot (Dyspnoe), Erstickung (Asphyxie) und ihre Behandlung 583
         Maßnahmen bei Erstickungsgefahr 589

Sachverzeichnis 592

Die Krankheiten der Nase und der Nasennebenhöhlen

Allgemeiner Teil

I. Die Anatomie der Nase und der Nasennebenhöhlen

Die Nase erstreckt sich als vorn und hinten offener Hohlraum, *Innenraum der Nase*, von dem aus dem Gesichtsschädel vorspringenden Teil, der *äußeren Nase*, bis zum Nasenrachen.

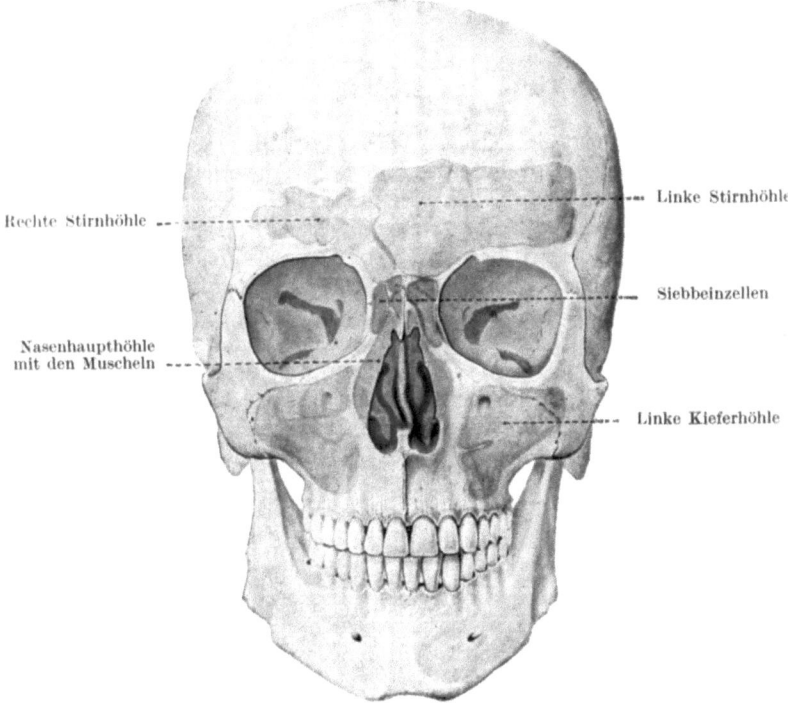

Abb. 1. Schädel von vorn mit Projektion der Nasenhaupthöhle und den Nasennebenhöhlen

Nach oben, den Seiten und nach hinten wird die Nasenhaupthöhle größtenteils von den paarigen Nasennebenhöhlen umgeben, welche sich individuell verschieden weit in die Knochen des Gesichtsschädels und zum Teil des

Hirnschädels ausdehnen. Zusammen mit den Nebenhöhlen nimmt die Nase fast den ganzen Gesichtsschädel ein. Die Höhlen werden voneinander und von den Augenhöhlen nur durch dünne Zwischenwände getrennt, so daß der Gesichtsschädel auf einem Ausgußpräparat ganz aus Hohlräumen zu bestehen scheint (Abb. 1). Einzig zwei festere Knochenstreben übertragen den Kaudruck vom massiven Alveolarfortsatz und dem kräftigen Gaumengewölbe auf die Schädelbasis. Der mediale paarige Knochenpfeiler verläuft von der Gegend des Eckzahns über den Processus frontalis des Oberkiefers zur Pars nasalis des Stirnbeins, die laterale Stütze führt über das Tuber maxillare und das Jochbein einerseits zum Schläfenbein, anderseits zum Stirnbein. Im übrigen ist der Gesichtsschädel mit größter Knochenersparnis gebaut und bietet Gewalteinwirkungen in verschiedenen Richtungen nur geringen Widerstand, längs denen er federnd einbrechen kann.

Klinisch betrachtet, bildet die Nase mit ihren Nebenhöhlen, wie die Mittelohrräume, eine Einheit, denn sämtliche Nebenhöhlen stehen mit der Nase durch Ostien in Verbindung und sind von einer zusammenhängenden Schleimhaut ausgekleidet. Die Entzündungen greifen dabei leicht von der Nase auf die Nebenhöhlen über und bleiben selten auf eine Höhle beschränkt (dentales Kieferhöhlenempyem). Besonders die oberen Nebenhöhlen erkranken vielfach gemeinsam. Auch sind die Mittelohrräume gewissermaßen als eine langgestreckte seitliche Tasche des Respirationstraktus aufzufassen, und die meisten Mittelohrerkrankungen gehen vom Nasenrachen aus. Des weiteren steht die Nase mit den tieferen Luftwegen in engem Zusammenhang (absteigende Katarrhe).

A. Die Nase

1. Äußere Nase

Der äußeren Nase liegt ein teilweise *knöchernes*, teilweise *knorpeliges Stützgerüst* zugrunde, das der Nase ihre charakteristische Form verleiht (Abb. 2). Es lassen sich an ihr die Nasenwurzel, der Nasenrücken, die Nasenspitze, die Nasenflügel und der Nasensteg zwischen den beiden Nasenlöchern unterscheiden. Der *knöcherne Teil* wird aus der Pars nasalis des Stirnbeines, den beiden Nasenbeinen und den seitlich angrenzenden Proc. frontales des Oberkiefers gebildet. Das knöcherne Skelett formt nach vorn die knöcherne Nasenöffnung, Apertura piriformis, an die sich der knorpelig-häutige Teil der Nase mit straffem ligamentösem Bindegewebe fest ansetzt. Der *knorpelige Teil* besteht aus dem dreieckigen oberen seitlichen Knorpel, der Cartilago septodorsalis (Triangularknorpel), dessen senkrechtes mittleres Blatt (Lamina septi) die knorpelige Nasenscheidewand oder Septum darstellt, während die beiden seitlichen Flügel, die Lamina dorsi nasi, mit den Ossa nasalia verbunden sind und dem Nasenrücken Halt verleihen. Nach vorne schließt sich die Cartilago apicis nasi an, welche mit zwei seitlichen Platten und den Proc. alaris cruris laterales die Nasenflügel stützen und mit ihrem medialen hakenförmigen Ende sich dem Septum anlegen. Einige kleinere, an Zahl wechselnde Knorpelchen, Cartilagines accessoriae, ergänzen die Versteifung der Nasenflügel. Die Knorpeleinlagerungen geben den Naseneingängen ihre verschiedenen Formen. Zu schlaffe Nasenflügel werden bei der Einatmung angesogen (s. S. 47).

Die *Gestalt der äußeren Nase* trägt wesentlich zur Physiognomie des Gesichtsschädels bei und zeigt familiäre und individuelle Schwankungen, die zu eigentlichen Mißbildungen überleiten.

Der *knorpelige Teil* der Nase ist sehr beweglich und kann ohne dauernde Deformierung stark verbogen werden. Er verliert nur dann seine Form, wenn die stützende Nasenscheidewand gebrochen bzw. luxiert wird oder einsinkt (Unfälle, Septumabszeß, Lues, Nasenscheidewandoperation) (Knopfnase). Am *knöchernen Teil* führt der Bruch oder Schwund des Nasenbeines (Unfall, Lues) zur Eindellung des knöchernen Nasengerüstes (Sattelnase).

Die *Haut* der äußeren Nase enthält im knorpeligen Teil reichlich Talgdrüsen. Sie schlägt sich an den Nasenflügeln nach innen in den Nasenvorhof um (s. Nasenvorhof).

Durch kleine *Muskeln*, den Levator, Compressor und Depressor alae nasi, können die Nasenlöcher in mäßigen Grenzen verengt und erweitert werden. Bei forcierter Atmung und Atemnot (Pneumonie) bewirken sie das Nasenflügelatmen; eine physiologische Bedeutung kommt ihnen nicht zu.

Die *arterielle Blutversorgung* erfolgt durch die A. facialis, die durch die A. dorsalis nasi mit der A. maxillaris in Verbindung steht.

Der *Blutabfluß* gelangt zur Vena facialis. Klinisch wichtig ist die Verbindung der Vena angularis mit der Vena ophthalmica und über diese mit dem Sinus caver-

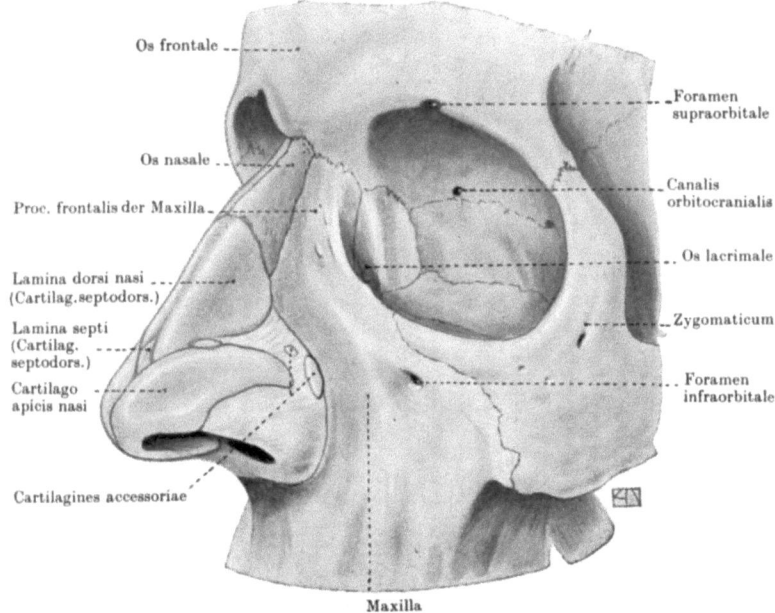

Abb. 2. Knorpeliges und knöchernes Gerüst der Nase (Basler Anatomische Anstalt)

nosus. Nasenfurunkel können auf diesem Wege durch Rückfluß zur Cavernosusthrombose führen.

Die erste *Lymphknotenstation* sind hauptsächlich die Lnn. submaxillares.

Die *motorische Innervation* besorgt der N. facialis, die *sensible* der N. trigeminus über den N. ethmoideus ant. für den vorderen Teil und den N. infraorbitalis für den hinteren Teil der äußeren Nase.

2. Innenraum der Nase

Das Naseninnere stellt einen annähernd trapezförmigen Raum dar (Nasenvorhof, Nasenhaupthöhle), der durch die Nasenscheidewand in zwei nur selten symmetrische Nasenseiten geteilt wird. In jede der Nasenseiten ragen *drei Nasenmuscheln* hinein, wodurch in der Nasenhaupthöhle ein System von Spalträumen entsteht, die verschiedenen *Nasengänge*.

a) Nasenvorhof

Als *Nasenvorhof* (Vestibulum nasi) wird der vordere, vom knorpeligen Nasengerüst umschlossene kurze Teil des Naseninneren bezeichnet, der von den Naseneingängen (Introitus nasi) bis zur Apertura piriformis reicht. Er ist von der sich an den Nasenflügeln umschlagenden *Haut der äußeren Nase* ausgekleidet, die an der Grenze zur Nasenhaupthöhle allmählich in deren Übergangsepithel ausläuft. Die Haut enthält neben Talgdrüsen, vorwiegend beim Mann, reichlich Haare (Vibrissae), welche am Naseneingang ein grobes Filternetz bilden und nicht selten Furunkel verursachen. Die Nasenscheidewand besteht in diesem Bereich teilweise aus einer einfachen Hautduplikatur, die nach vorn mit dem durch eine Knorpeleinlage verstärkten Nasensteg (Filtrum) endet.

b) Nasenhaupthöhle

Die *Nasenhaupthöhle* (Cavum nasi) beginnt an der Apertura piriformis und mündet hinten offen mit den Choanen in den Nasenrachenraum. An jeder der

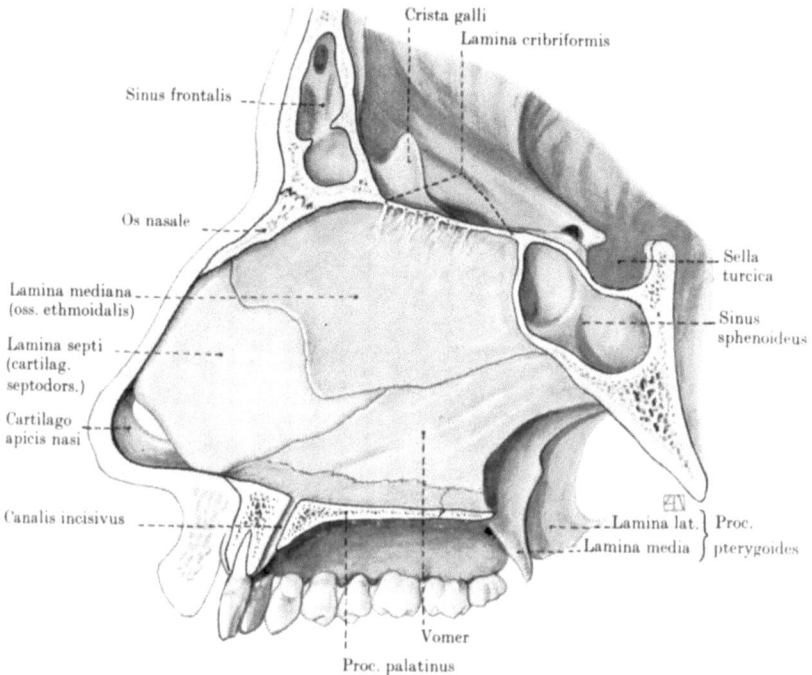

Abb. 3. Knorpelige und knöcherne Nasenscheidewand (Basler Anatomische Anstalt)

meistens ungleichen Nasenseiten läßt sich eine mediale, eine laterale Wand, ein Nasenboden, ein Nasendach und eine unvollständige Hinterwand unterscheiden.

Die *mediale Wand*, Nasenscheidewand oder Septum (Septum nasi), hat im vorderen Teil eine knorpelige, im hinteren Teil eine knöcherne Unterlage (Abb. 3).

Die *knorpelige Nasenscheidewand* setzt sich aus der großen Lamina septi (Cartilago quadrangularis) des Cartilago septodorsalis und der kleinen medialen Platte des Cartilago apicis nasi zusammen. Der viereckige Knorpel schiebt sich mit seinem zungenartigen Ausläufer zwischen die beiden Knochenplatten des knöchernen Septums hinein und sitzt in einer falzförmigen Verdickung des Vomers. Die knorpelige Scheidewand ist häufig verbogen, wodurch die Nasenseiten ungleich werden. Oft finden sich an der Grenzlinie zwischen Crista nasalis des Oberkiefers, Vomer und Septumknorpel starke Leisten und dornartige Vorsprünge, teils knorpelig, teils knöchern, die die Nasenhöhle zusammen mit der Verbiegung einengen können und damit die Nasenatmung behindern. An der Grenze zum Vorhof, dort, wo die äußere Haut in das Flimmerepithel des Respirationstraktus übergeht, ist die Schleimhaut vielfach von Epithelmetaplasien durchsetzt und zeigt kleine erweiterte Venen und Exkoriationen, weshalb diese Stelle, der sogenannte *Locus Kiesselbachi*, zu Blutungen neigt. Über 90% aller Nasenblutungen nehmen hier ihren Ursprung. In unmittelbarer Nähe befinden sich Rudimente des Jacobsonschen Organs.

Die Besonderheiten dieser Stelle wurden schon vor KIESSELBACH von einem amerikanischen Chirurgen J. L. LITTLE beschrieben und die Stelle wird daher in der angloamerikanischen Literatur auch mit dem letzteren Namen bezeichnet.

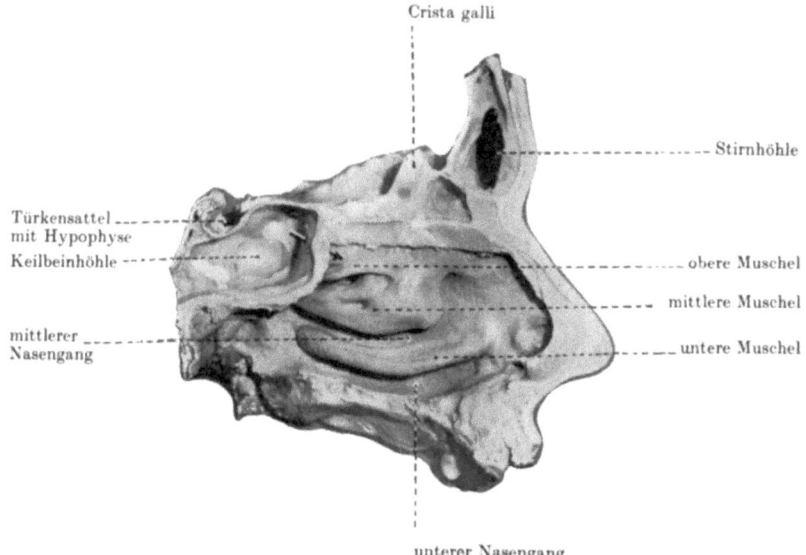

Abb. 4. Laterale Wand der Nasenhöhle mit den Muscheln

Die *knöcherne Nasenscheidewand* besteht aus einem selbständigen Knochen, dem Vomer (Pflugscharbein), welcher sich vom Choanalrand, dem Nasenboden entlang bis fast zum Naseneingang hinzieht und das Keilbein mit dem harten Gaumen verbindet, sowie aus der vom Nasendach kommenden Lamina mediana des Siebbeines. Ein kleiner Streifen über dem Boden wird durch die aufragende Crista nasalis des Oberkiefers und des Gaumenbeines gebildet. Das knöcherne Septum ist im hinteren Teil fast immer gerade und die Choanen infolgedessen mit wenigen Ausnahmen symmetrisch. In mittlerer Höhe ist die Nasenscheidewand durch das Tuberculum septi wulstförmig verdickt.

Der *Nasenboden* zieht sich in horizontaler Richtung mit gewöhnlich etwas konkaver Ausbiegung vom Eingang über den harten Gaumen zu den Choanen. Er wird vorn von den Proc. palatini des Oberkiefers, hinten von dem horizontalen Teil der Gaumenbeine gebildet. Die Wurzel des zweiten Schneidezahnes kann im vordersten Teil zur Vorwölbung des Nasenbodens (Gerber Wulst) führen und Zahnwurzelentzündungen können in die Nase durchbrechen.

Das *Nasendach* steigt im vorderen Abschnitt entsprechend dem äußeren Nasenrücken schräg aufwärts. Hinten schließt sich die horizontale Lamina cribriformis des Siebbeines mit den siebartigen Öffnungen für den Durchtritt der Fila olfactoria an. Die Verletzung dieses dem Hirnboden zugehörigen Teiles des Daches ist sehr gefährlich (posttraumatische Meningitis), wird aber durch den engen, spaltförmigen gemeinsamen oberen Nasengang davor geschützt.

Eine schräge *Hinterwand* besteht nur oberhalb der Choanen. Sie ist gleichzeitig die Vorderwand des Keilbeinkörpers und trennt die Nasenhöhle von der nach hinten angrenzenden Keilbeinhöhle, deren Ostium sie trägt.

Die *laterale knöcherne Wand* zeigt mit ihren vorspringenden Nasenmuscheln den kompliziertesten Bau (Abb. 4). Sie setzt sich aus verschiedenen Knochenplatten zusammen: aus den lateralen Teilen der Ossa nasalia, dem Oberkieferbein (Maxilla) (mediale Kieferhöhlenwand) mit dem Stirnfortsatz (Proc. frontalis), dem Tränenbein (Os lacrimale), der Lamina orbitalis papyracea des Siebbeines (Trennungswand zur Orbita), der senkrechten Platte des Gaumenbeines (Os palatinum) und dem flügelförmigen Fortsatz (Proc. pterygoides) des Keilbeines (Os sphenoides). Zwischen letzterem und der senkrechten Gaumenbeinplatte liegt das Foramen sphenopalatinum, das die Nasenhöhle mit der Fossa pterygopalatina verbindet. Eine große mittlere Knochenlücke gegen die Kieferhöhle wird von einer dem Siebbein entspringenden Knochenleiste, Proc. uncinatus, in verschiedene kleinere und größere „Fontanellen" unterteilt (s. Ausführungsgänge der Kieferhöhle, S. 11 u. 12). Nach unten grenzt die laterale Wand in großer Ausdehnung an die Kieferhöhle, oben an die Augenhöhle, hinten an die Fossa pterygopalatina.

Ihre funktionell wichtige Raumgestaltung erhält die Nasenhöhle durch die an der lateralen Wand in das Lumen der Nase vorspringenden knöchernen, staffelförmig angeordneten drei *Nasenmuscheln* und den durch sie bedingten *Nasengängen*.

Die *untere* und größte *Muschel* (Concha nasalis inf.) reicht mit ihrem selbständigen, an der Crista turbinalis ansetzenden Knochen am weitesten nach vorn. Die *mittlere* und *obere Muschel* (Concha nasalis media u. sup.) sind Vorsprünge des Siebbeines. In der mittleren Muschel finden sich häufig Siebbeinzellen (Concha bullosa), die den oberen Nasenteil beträchtlich einengen können. Über der oberen, meistens als kleinere Knochenleiste ausgebildeten Muschel ist selten eine vierte sogenannte oberste Muschel (Concha nasalis suprema) vorhanden und dann nur leistenartig angedeutet.

Die spaltförmigen, von den fast horizontal verlaufenden Muscheln überdachten Räume sind die Nasengänge (Meatus nasi inferior, medius, und superior). Unter der unteren Muschel befindet sich der untere, unter der mittleren Muschel der mittlere und unter der oberen Muschel der obere Nasengang. Der schmale Raum zwischen den Muscheln und dem Septum ist der gemeinsame Nasengang (Meatus nasi communis). Dieser endet oben mit der Riechspalte (Rima olfactoria) und oben hinten mit dem Recessus sphenoethmoideus.

In die Nasengänge münden der Tränenkanal und die Nebenhöhlen. Im unteren Nasengang endet unmittelbar unter dem Muschelansatz an dessen höchster Stelle der Tränennasenkanal (Ductus nasolacrimalis) (Abb. 5). Von hier können Entzündungen der Nase zum Tränenkanal aufsteigen. Die Ausführungsgänge der Nebenhöhlen verteilen sich auf die übrigen Gänge. Diejenigen Nebenhöhlen, deren Ausführungsgänge lateral von der mittleren Muschel liegen (Kieferhöhle, Stirnhöhle, vordere und mittlere Siebbeinzellen), werden als Nebenhöhlen erster Serie bezeichnet, diejenigen, die medial der mittleren Muschel enden (hintere Siebbeinzellen, Keilbeinhöhle) als Nebenhöhlen zweiter Serie.

Die Ausführungsgänge der Nebenhöhlen sind für deren Diagnostik und Behandlung von großer Bedeutung.

Im *mittleren Nasengang* unterhalb der mittleren Muschel verläuft zwischen der größten, in den mittleren Nasengang vorragenden Siebbeinzelle, der Bulla ethmoidea und dem Processus uncinatus, ein halbmondförmiger, ungefähr 2 bis 3 mm breiter Gang bzw. Spalt, der *Hiatus semilunaris*. Dieser erweitert sich in seinem Grund trichterförmig zum Infundibulum, in dessen Tiefe der Ausführungsgang der Kieferhöhle, das Ostium maxillare, mündet, darüber die Öffnungen der

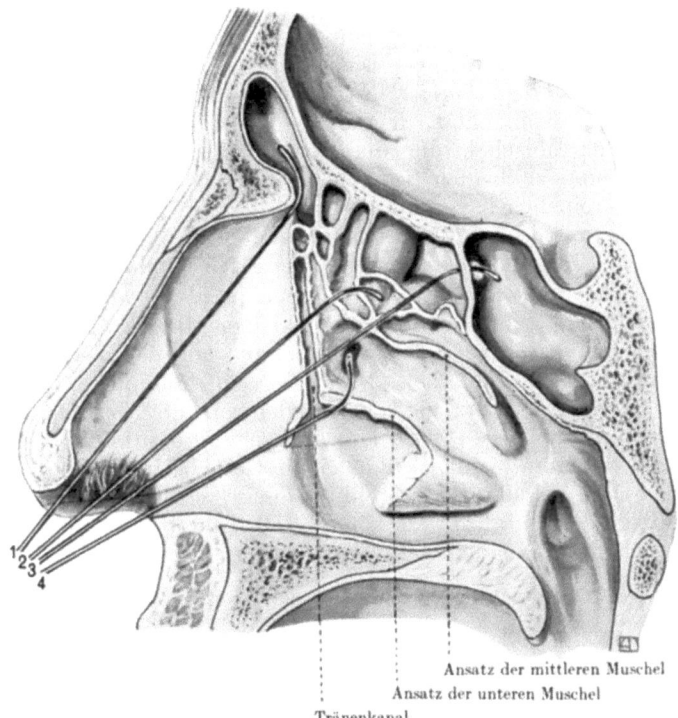

Abb. 5. Laterale Wand der Nasenhöhle mit den Mündungen der Nasennebenhöhlen und dem Verlauf des Tränenkanals (untere und mittlere Muschel abgetragen). (Angelehnt an FALK)

Sonde 1 im Ductus nasofrontalis — Sonde 2 im Ostium einer vorderen Siebbeinzelle — Sonde 3 im Ostium der Keilbeinhöhle — Sonde 4 im Ostium der Kieferhöhle

vorderen und mittleren Siebbeinzellen. Im oberen Teil des Hiatus semilunaris befindet sich unter dem Vorderrand der mittleren Muschel der Ausführungsgang der Stirnhöhle, der Ductus nasofrontalis. In vielen Fällen mündet die Stirnhöhle jedoch gesondert vor dem Hiatus, wie überhaupt die Ausmündungen der Stirnhöhle und der Siebbeinzellen in ihrer Lage variabel sind. Der mittlere Nasengang wird auch in verschiedenem Grad von den Siebbeinzellen eingeengt. Die auf S. 6 beschriebenen Knochenlücken (Fontanellen) werden von den beiden Schleimhautblättern, der lateralen Nasenwand und der medialen Kieferhöhlenwand membranös verschlossen, nur zuweilen besteht noch eine zweite Kieferhöhlenöffnung in der hinteren Fontanelle, das Ostium maxillare accessorium.

In den *oberen Nasengang*, unterhalb der oberen Muschel, münden die hinteren Siebbeinzellen ein.

Im oberen Teil des *gemeinsamen Nasenganges* (Recessus sphenoethmoidalis) liegt an der Vorderfläche des Keilbeines, nahe dem Septum und dem Nasendach der Ausführungsgang der Keilbeinhöhle, das Ostium sphenoidale.

Die **Schleimhautauskleidung der Nasenhaupthöhle** beginnt im Nasenvorhof mit einer Übergangszone aus Platten- und Zylinderepithel, an die sich die Nasenschleimhaut anschließt. Gemäß ihrer Funktion läßt sich eine Regio respiratoria von einer Regio olfactoria unterscheiden.

Der weitaus größte Teil der Schleimhaut, entsprechend der *Regio respiratoria*, wird von einem mehrschichtigen flimmernden Zylinderepithel überzogen, deren Flimmerstrom nach dem Nasenrachen schlägt mit Ausnahme einer kleinen unteren vorderen Stelle mit nach vorn gerichtetem Flimmern. Sie enthält reichlich Schleimdrüsen. Die subepithelialen Schichten sind verschieden dick und mit dem Periost fest verwachsen. An einzelnen Stellen, hauptsächlich an der Konvexität, dem freien Rand und den Enden der unteren und mittleren Muschel, um die Ausführungsgänge der Ostien, am Tuberkulum septi und zu beiden Seiten der hinteren Septumkante (Septumflügel) findet sich reichlich kavernöses Gewebe, das an den Muscheln eigentliche Schwellkörper mit großen Bluträumen bildet (Abb. 6). Deren Ringmuskulatur und unregelmäßige Muskelpolster erlauben rasche und ausgiebige Volumschwankungen bzw. eine wechselnde Blutfüllung (s. Physiologie, S. 19).

Die *Regio olfactoria* umfaßt nur einen kleinen Bezirk der unter dem Nasendach gelegenen Riechspalte am Septum und an der medialen Fläche der oberen und mittleren Muschel. Sie weist ein bräunliches spezifisches Sinnesepithel aus Riech-, Stütz- und Basalzellen auf und enthält an Stelle der azinösen Drüsen tubulöse Drüsen (Bowmansche Drüsen). Aus den Riechzellen der Regio olfactoria dringen die feinen Geruchsfäden, die *Fila olfactoria* mit ihrer Duraumhüllung durch die Lamina cribriformis zum Bulbus olfactorius. Infolge der Durafortsätze können sich Infektionen von der Riechspalte leicht nach dem Schädelinnern fortpflanzen.

Die *arterielle Blutversorgung* des Naseninnern geht durch die Arteria ophthalmica über die A. ethmoidea anterior et posterior, deren erstere auf dem Umweg durch die Schädelhöhle in die Nasenhöhle gelangt, und die A. maxillaris, welche mit ihrem Ast, der A. pterygopalatina, durch das Foramen pterygopalatinum in die Nase eintritt und sich dort in die A. nasalis post. lat. und die A. septi nasi teilt.

Der *venöse Abfluß* endet teils im Plexus pterygoideus durch das For. pterygopalatinum in der Vena facialis anterior, teils in der V. ophthalmica, entlang den entsprechenden Arterienästen. Die oberen Nasennebenhöhlen haben direkte venöse Verbindungen zum Sinus cavernosus und zum Sinus sagittalis superior, auf welchen Wegen bei Entzündungen Thrombosen dieser Hirnblutleiter entstehen können.

Die Nasenschleimhaut besitzt ein reiches *Lymphnetz*, das sich nach hinten unten sammelt und in die *tiefen Halslymphknoten* und die *retropharyngealen Lymphknoten* abfließt.

Die *sensible Nervenversorgung* erfolgt durch den 1. und 2. Ast des N. trigeminus. Aus dem 1. Ast (Ramus ophthalmicus) geht der N. ethmoideus posterior zur Keilbeinhöhle und den hinteren Siebbeinzellen und der N. ethmoideus anterior hervor, der mit dem Ggl. ciliare in Verbindung steht und den Nasenvorhof innerviert. Die vom 2. Ast (Ramus maxillaris) abzweigenden Äste durchlaufen das Ggl. pterygopalatinum und versorgen als N. nasales posteriores die Nasenhaupthöhle. Ihr stärkster Ast zieht als N. nasopalatinus (Scarpae) schräg über das Septum herunter und gelangt durch den Canalis incisivus zur Schleimhaut des harten Gaumens. Den spinalen Nerven folgen die *parasympathischen Fasern* des vegetativen Nervensystems, während die *sympathische Innervation* teilweise mit den sensiblen Nerven, teilweise mit den Arterien zur Schleimhaut gelangt. Beide spielen als vegetative Regler der Schwellkörperfüllung und Sekretion eine wesentliche Rolle.

Die *sympathische Innervation* stammt aus dem Ggl. cervicale sup. und gelangt über den Plexus caroticus der Carotis interna und den N. Vidianus zum Ggl. sphenopalatinum. Ohne Unterbrechung im Ganglion verteilen sich die Fasern in der Schleimhaut.

Die *parasympathische Innervation* bildet nach dem Verlassen der Medulla oblongata zunächst den N. intermedius und anschließend den N. petrosus sup. major, der über den N. Vidianus zum Ggl. sphenopalatinum zieht. Ein weiterer Zweig (aus den Nn. ambiguus) verläuft im N. Jacobsoni und dem N. petrosus profundus major zum N. Vidianus und damit zum Ggl. sphenopalatinum. Hier werden die parasympathischen Fasern unterbrochen und die postganglionären Fasern folgen der sensiblen Innervation.

Wichtig ist das *Ggl. sphenopalatinum*, welches infolge seiner Lage unmittelbar in der Nähe des Foramen sphenopalatinum von Erkrankungen der Nasenschleimhaut erfaßt werden kann. Wie aus den obigen Ausführungen hervorgeht, handelt es sich um ein gemischtes Ganglion mit sensiblen, sympathischen und parasympathischen Fasern, wovon aber nur die letzteren unterbrochen werden.

Das *Ggl. ciliare* hängt insofern mit der Naseninnervation zusammen, als der N. nasalis mit ihm anastomosiert.

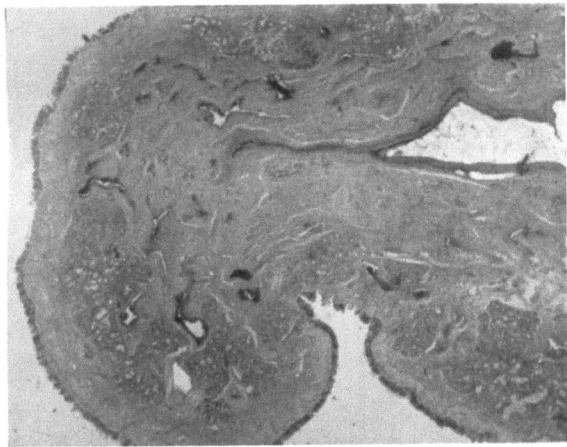

Abb. 6. Querschnitt durch die untere Muschel. Dickes submuköses Polster von Schwellgewebe

Der Riechnerv setzt sich aus den Fila olfactoria zusammen, die zum Bulbus olfactorius ziehen, von welchem Verbindungen mit der subthalamischen Region und indirekte Verbindungen mit dem Thalamus bestehen. Ein gut entwickeltes sensorisches Ganglion fehlt. Das *kortikale Riechzentrum* befindet sich im Uncus.

B. Die Nasennebenhöhlen

Ähnlich wie der Warzenfortsatz von der Paukenhöhle wird der Gesichtsschädel von der Nase aus weitgehend pneumatisiert (Abb. 7). Die Pneumatisation setzt teilweise schon vor der Geburt ein (Kieferhöhle, Siebbeinzellen), teilweise erst in den ersten Lebensjahren (Stirnhöhle, Keilbeinhöhle) und schreitet bis zum Abschluß des Schädelwachstums fort (Abb. 8). Sie unterliegt sehr großen individuellen Schwankungen. Kieferhöhle und Siebbeinzellen sind immer vorhanden, aber in verschiedener Größe, wogegen die Stirnhöhle und die Keilbeinhöhle ganz fehlen können oder sich in riesiger Ausdehnung bis weit in die Knochen des Hirnschädels erstrecken. Ursache und Kräfte der Pneumatisation sind vermutlich dieselben wie beim Mittelohr (s. Bd. Ohr, S. 19), jedoch spielen auch statische Faktoren des Knochenbaues des Gesichtsschädels eine wesentliche Rolle. PROETZ weist darauf hin, daß die relativ stärkere Entwicklung des Gesichtsschädels gegenüber dem Hirnschädel die Außenwände des Gesichtsschädels von den Innenwänden wegzieht und dadurch die Hohlraumbildung zwischen beiden erklärt werden kann.

Keilbeinhöhle, Siebbeinlabyrinth und Stirnhöhle gehören als obere Nebenhöhlen zu einem oberen einheitlichen Zellzug (Abb. 9). Eine der vordersten

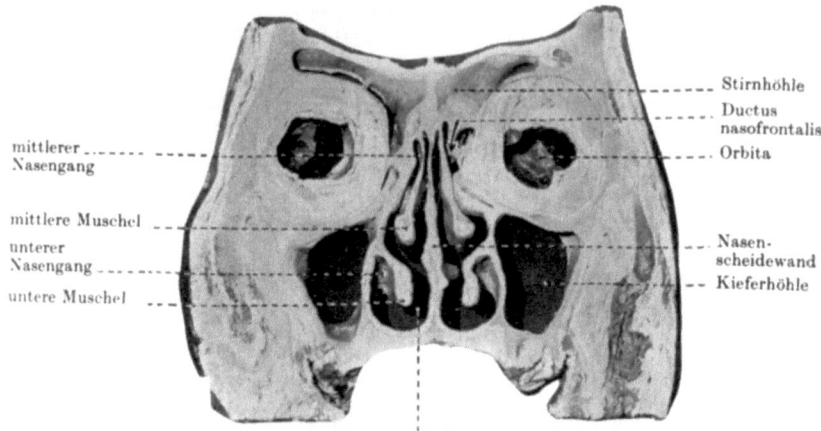

Abb. 7. Frontalschnitt durch die Nase und die Nasennebenhöhlen (von vorn gesehen)

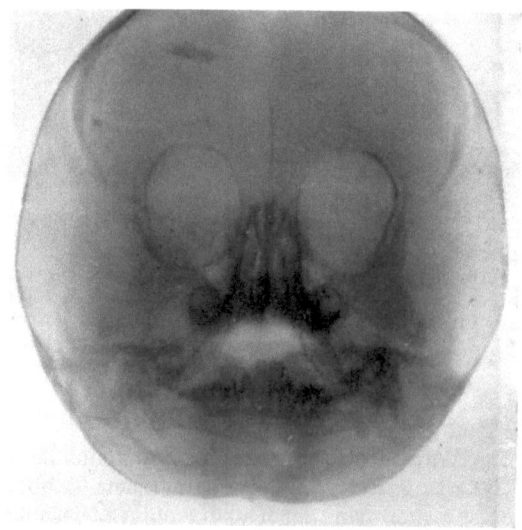

Abb. 8. Entwicklung der Nasennebenhöhlen im Alter von 11 Monaten. Kieferhöhlen beiderseits der Nase als kleine Säckchen über den Zahnkeimen. Stirnhöhlen fehlen (okzipito-nasale Schädelaufnahme)

Zellen wächst als Stirnhöhle und eine der hintersten Zellen als Keilbeinhöhle zu besonderer Größe aus. Die oberen Nebenhöhlen grenzen an das Schädelinnere und können daher intrakranielle Verwicklungen verursachen (Abb. 9). Ihnen steht anatomisch, in mancher Beziehung aber auch klinisch, die untere seitliche Kieferhöhle gegenüber. Nach der Lage der Ausführungsgänge werden die Nebenhöhlen in eine *erste Serie (vordere Nebenhöhlen)* (Stirnhöhle, Kieferhöhle, vordere und mittlere Siebbeinzellen) und in eine *zweite* Serie *(hintere Nebenhöhlen)* (hintere Siebbeinzellen und Keilbeinhöhle) eingeteilt (s. S. 107).

Die *Schleimhaut* der Nebenhöhlen ist papierdünn und zeigt nur in der Nähe der Ostien eine gewisse Verdickung mit Schleimdrüsen. Der Flimmerstrom schlägt gegen das Ostium. Ihre blaßgelbliche Farbe ist der Ausdruck ihrer Gefäßarmut.

1. Kieferhöhle (Sinus maxillaris oder Antrum Highmori)

Die Kieferhöhle ist die größte der Nebenhöhlen und füllt in der Regel den ganzen Oberkieferkörper aus. Sie hat die Form einer dreieckigen Pyramide, deren Grundfläche die laterale Nasenwand bildet. Nach vorn wird sie durch die *vordere* oder *faziale Wand* mit dem Foramen infraorbitale von der Fossa canina

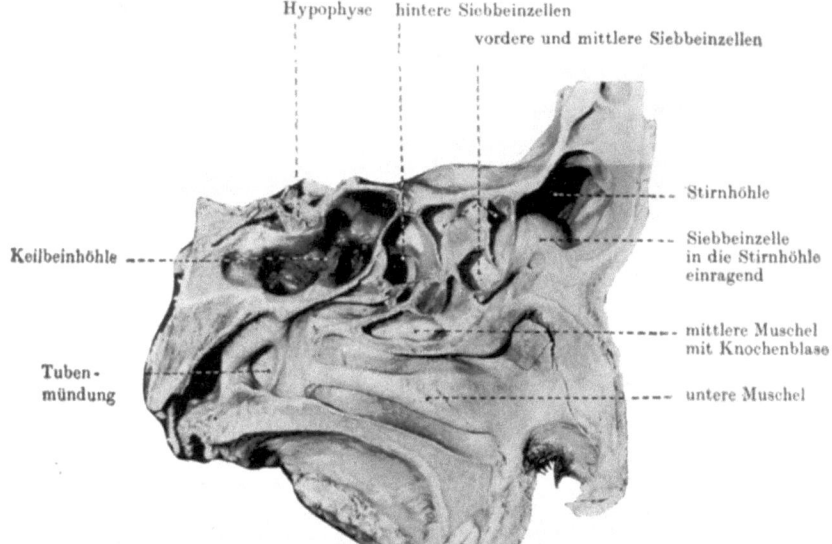

Abb. 9. Paramedianschnitt durch die Nase und den Zellzug der oberen Nasennebenhöhlen

getrennt, nach hinten durch die *hintere Wand* von der Fossa pterygopalatina, in der sich das Venengeflecht des Plexus pterygoideus befindet, nach oben durch die *obere* oder *orbitale Wand* als Orbitalboden von der Augenhöhle. Wenn auch individuell sehr verschieden groß, ist die Kieferhöhle mit wenigen Ausnahmen stets vorhanden, aber zuweilen seitenungleich. Eine kleine Kieferhöhle weist dickere Wände auf, dünne Wände sind durch starke Pneumatisation bedingt. Bei großer Ausdehnung weiten sich die Kanten der Pyramide zu Buchten aus (Orbitalbucht, Zygomatikumbucht, Alveolarbucht) und der Übergang der Vorderwand in die Hinterwand wird zum breitgewölbten Kieferhöhlenboden, der dem harten Gaumen entspricht. Die *mediale* oder *nasale Wand* stellt gleichzeitig einen großen Teil der lateralen Nasenwand des mittleren und unteren Nasenganges dar, während hinten die hinteren Siebbeinzellen anstoßen. Diese Wand ist nur über dem Nasenboden dick und wird nach oben papierdünn; dem mittleren Nasengang entsprechend ist sie teilweise sogar nur membranös (Fontanellen). Hier liegt dicht unter ihrem Dach ihre Ausmündung zum Infundibulum *(Ostium maxillare)*. Trotz diesen ungünstigen Abflußverhältnissen, welche erst bei fast vollständiger Füllung der Kieferhöhle mit Exsudat ein Überfließen erlauben, leert sich die Kieferhöhle durch die Flimmerbewegung meist überraschend gut. Das mitunter vorkommende tiefere Foramen accessorium erleichtert den Abfluß. Die Dünne der nasalen Wand erlaubt die Punktion der Kieferhöhle vom unteren und mittleren Nasengang aus ohne Schwierigkeiten.

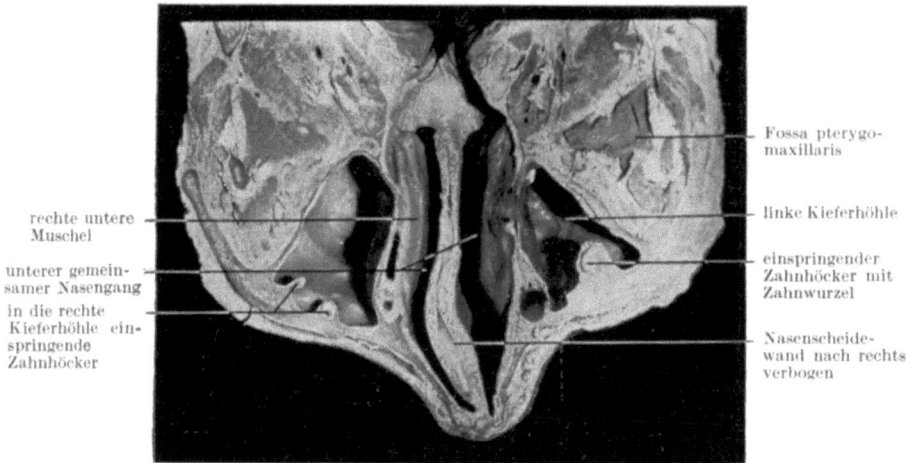

Abb. 10. Horizontalschnitt durch die Nasenhaupthöhle und die Kieferhöhle mit in die Alveolarbucht einspringenden Zahnhöckern

Von den *Nachbarschaftsbeziehungen* sind diejenigen zu den Zähnen am wichtigsten. Denn bei großer Kieferhöhle mit starker Alveolarbucht springen die Wurzeln der Prämolaren und Molaren, besonders P 2 und M 1, als Zahnhöcker

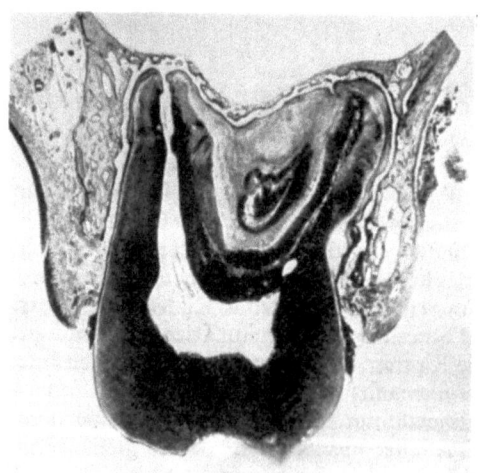

Abb. 11. Beziehungen der Kieferhöhle zu den Wurzeln des zweiten Molaren (aus EULER)

direkt in die Kieferhöhle vor, von ihr nur durch eine dünne, manchmal sogar dehiszente Knochenlamelle getrennt (Abb. 10 und 11). Die Zahnhöcker können durch Septenbildung die Kieferhöhle in verschiedene untere Buchten aufteilen; ein durchgehendes Septum ist aber selten. Entzündungen in der Umgebung der Zahnwurzeln (Granulome), vorwiegend von den beiden Prämolaren und dem ersten Molar ausgehend, greifen leicht auf die Kieferhöhle über und führen zu einem dentalen Empyem. Nach Zahnextraktionen senkt sich der Kieferhöhlenboden als Zahnlückenbucht oft tief in die Zahnlücke hinein und kommt nahe an die Gingiva heran. Fälschlicherweise wird die Zahnlückenbucht auf dem Röntgenbild zuweilen als Zyste betrachtet. Trotz der Dünne des Orbitalbodens ist der Übergang einer Kieferhöhlenentzündung auf den Orbitalinhalt eine Seltenheit, wie überhaupt einfache Kieferhöhlenentzündungen nur ausnahmsweise Nachbarschaftserkrankungen hervorrufen, wogegen Geschwülste alle Wände durchbrechen können. Etwas mehr gefährdet ist der N. infraorbitalis, der in einem Knochenkanal durch die obere Wand der Kieferhöhle läuft, um durch das Foramen infraorbitale in die Fossa canina auszutreten. Zuweilen zieht der Nerv frei unter der Schleimhaut durch die Kieferhöhle. Die Eröffnung der Kieferhöhle erfolgt meistens von der Fossa canina aus.

Die gemeinsame *Nervenversorgung* der Kieferhöhle und der Zähne durch den N. infraorbitalis bzw. den Plexus dentalis (Nn. alveolares ant., med. und post.) erklärt die Zahnschmerzen bei Kieferhöhlenerkrankungen.

2. Siebbeinlabyrinth (Sinus ethmoidei)

Das Siebbeinlabyrinth mit seinen Zellen bildet den mittleren Abschnitt der oberen Nebenhöhlen und liegt größtenteils im Siebbein, welches die Nasen-

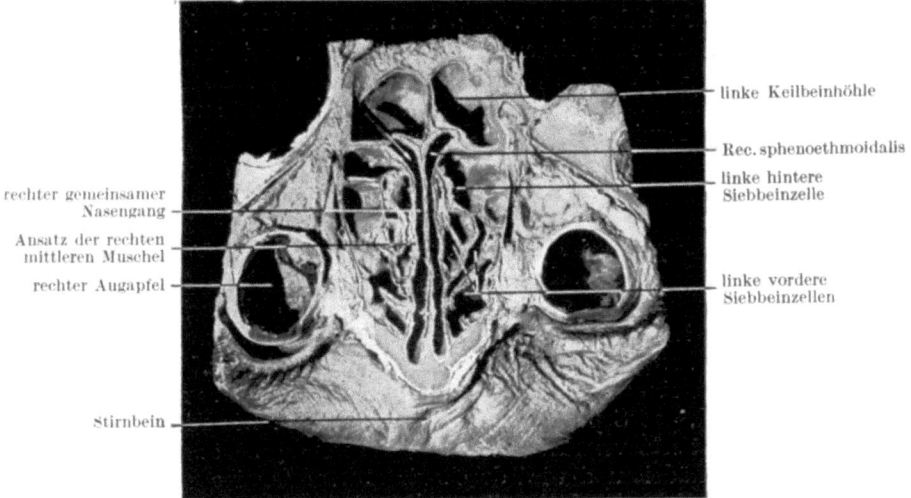

Abb. 12. Horizontalschnitt durch die Siebbeinzellen (Siebbeinlabyrinth) und die Keilbeinhöhle. Sonde im rechten Ostium sphenoideum

haupthöhle nach lateral oben abschließt und sie, mit Ausnahme der schmalen medialen Lamina cribriformis, von der vorderen Schädelgrube trennt. Die Siebbeinzellen gehen nach allen Seiten über das Siebbein hinaus. Nach vorn bis in das Stirnbein, wo sie den Ductus nasofrontalis verdrängen und einengen können und in die Stirnhöhle ragen, nach hinten setzen sie sich in das Keilbein fort und umfassen die Keilbeinhöhle nach oben und lateral, während sie nach unten in die mediale hintere obere Wand der Kieferhöhle vorspringen. Mit der Lamina orbitalis (papyracea), die nach vorne durch das Tränenbein ergänzt wird, grenzt das Siebbeinlabyrinth an die Augenhöhle, mit dem Dach an die vordere Schädelgrube, medial dringen die Zellen zuweilen in die mittlere Muschel (Concha bullosa), die zusammen mit der oberen Muschel die mediale Wand des Siebbeines darstellt. Wie der Name Siebbeinlabyrinth (Abb. 12) zum Ausdruck bringt, besteht dieses aus einer wechselnden Zahl von im Mittel zehn Siebbeinzellen, deren verschiedene Größe, Form und Anordnung ein unregelmäßiges Zellsystem ergeben. Die individuellen Variationen bezüglich Ausdehnung, Zellzahl, Zellgröße und Anordnung sind erheblich, doch sind Siebbeinzellen stets vorhanden. Die vorderen und mittleren Zellen (vorderes Siebbein) münden unter der mittleren Muschel in den mittleren Nasengang, die hinteren Zellen (hinteres Siebbein) in den oberen Nasengang oder den hinteren obersten Teil des gemeinsamen Nasenganges bzw. in die Riechspalte. Eine der mittleren Zellen bildet mit der Vorderwand und dem Boden die *Bulla ethmoidea*, die oft eine erhebliche Größe hat und sich gegen den mittleren Nasengang vorwölbt, die mittlere Muschel nach medial drängend. Zusammen mit den vorderen Siebbeinzellen ist sie zuweilen ein Hindernis bei der Stirnhöhlensondierung. In dem komplizierten System mit seiner relativ großen Schleimhautfläche und engen Ostien kommen *leicht Verhaltungen* vor, weshalb die häufigen Siebbeinentzündungen hartnäckig sind.

Von den *Beziehungen zur Nachbarschaft* sind sowohl diejenigen zur vorderen Schädelgrube, wie zur Orbita und zur Retroorbita mit dem Fasciculus opticus wichtig. Die papierdünnen Zwischenwände werden bei Entzündungen nicht allzu selten durchbrochen, wodurch gefährliche orbitale und intrakranielle Verwicklungen auftreten.

Der Ansatz der mittleren bzw. der oberen Muschel bildet die Grenze zwischen Siebbeinzellen und medial liegender Siebbeinplatte. Bei der Ethmoidektomie, der Ausräumung des Siebbeines, darf diese Grenze nach medial nicht überschritten werden, da die Siebbeinplatte leicht verletzlich ist und ihre Verletzung eine sofortige schwere Meningitis nach sich ziehen kann.

3. Stirnhöhle (Sinus frontalis)

Die fast immer paarweise vorhandene Stirnhöhle schließt sich unmittelbar an das Siebbeinlabyrinth nach vorne und obenhin an und kann als eine der vordersten in die Diploe des Stirnbeines (Os frontale) hineingewachsenen Siebbeinzellen betrachtet werden (Abb. 4, 7, 9). Die Stirnhöhlen haben eine dreieckige Gestalt mit einer *Vorderwand* gegen die Stirn, einer *Hinterwand* gegen die vordere Schädelgrube und einem *Boden* gegen die Orbita. Sie sind voneinander durch eine Scheidewand, das Septum interfrontale, getrennt. Die Dicke der einzelnen Knochenwände ist sehr verschieden. Die Vorderwand gehört zur starken Außenwand des Hirnschädels und wird durch die dickere Lamina externa des Stirnbeines gebildet, welche durch den Supraorbitalbogen verstärkt ist. Die Hinterwand entspricht der etwas dünneren Lamina interna. Sehr dünn ist der Stirnhöhlenboden bzw. das Orbitaldach und ebenso das knöcherne Septum interfrontale, das zuweilen nur durch Schleimhaut verschlossene Knochenlücken aufweist. Von einem fast völligen Fehlen (bei ungefähr 10%) bis zu außerordentlich großen Stirnhöhlen, die sich nach lateral bis in den Processus zygomaticus, nach oben und entlang dem pneumatisierten Orbitaldach 4 bis 5 cm weit ausdehnen, kommen alle Übergänge vor. Unvollständige Septierungen, vor allem im oberen Teil durch vorspringende Knochenleisten mit dadurch bedingter Buchtenbildung (gekammerte Stirnhöhlen), sowie erhebliche Asymmetrien (Abb. 1) bis zu einseitigem Fehlen mit verlagertem oder stark schräggestelltem Septum interfrontale sind häufig.

Der Ausmündungsgang der Stirnhöhlen befindet sich nasalwärts an tiefster Stelle und endet mit dem *Ductus nasofrontalis* in dem vordersten Teil des Hiatus semilunaris oder davor in der Stirnbucht des mittleren Nasenganges (Abb. 5). Zum Teil handelt es sich um einen engen und gekrümmten Gang, nicht selten aber besteht eine ziemlich weite Öffnung. Starke Krümmung und Einengung durch Siebbeinzellen machen die Sondierung der Stirnhöhle von der Nase aus mit einer gebogenen Sonde oder Spülkanüle unmöglich. Trotz der günstigen Lage des Ausführungsganges genügt eine geringe entzündliche Schwellung der Schleimhaut, um den Kanal zu verschließen und zur Retention zu führen.

Infolge ihrer nahen *räumlichen Beziehungen* zur *Augenhöhle* und zur *vorderen Schädelgrube* kommt es nicht so selten zu orbitalen und intrakraniellen Komplikationen. Die Stirnhöhle grenzt an die Diploe des Stirnbeines und die Venen der Schleimhaut stehen teilweise mit den Diploevenen und den Venen der Dura in direkter Verbindung. Auf diesem Wege kann bei Stirnhöhleneiterungen eine Osteomyelitis des Stirnbeines auftreten, die sich über die größeren Diploevenen, die Breschetschen Venen, rasch über die platten Schädelknochen ausbreitet.

4. Keilbeinhöhle (Sinus sphenoideus)

Die in der Regel paarige Keilbeinhöhle schließt als hinterste, besonders große „Siebbeinzelle" das System der oberen Nebenhöhlen nach hinten ab und nimmt den Körper des Keilbeines (Os sphenoides) mehr oder weniger vollständig ein (Abb. 4, 9, 12). Die *untere Wand* ist gleichzeitig das Dach der Choanen und des

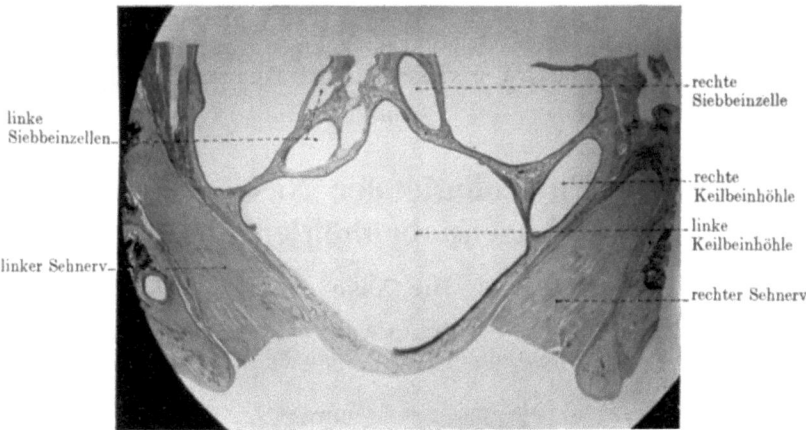

Abb. 13. Beziehungen der hinteren Siebbeinzellen und der stark asymmetrischen Keilbeinhöhlen zu den beiden Sehnerven

Nasenrachens, die *seitliche*, die *obere* und *hintere Wand* wendet sich gegen die vordere, mittlere und hintere Schädelgrube, während die mediale Wand durch das Septum zwischen den beiden Keilbeinhöhlen gebildet wird. Die Keilbeinhöhle ist in ihrer Größe sehr variabel und kann bis auf eine kleine Ausbuchtung der Nasenhinterwand fehlen, womit auch die Dünne der Wände stark wechselt. Häufig sind die beiden, durch das knöcherne Septum getrennten Höhlen stark unsymmetrisch und greift eine Höhle bis zur lateralen Wand der anderen Höhle über, was bei entzündlichen Komplikationen eine Seitenkreuzung vortäuschen kann (Abb. 13).

Die Ausmündung, das *Ostium spenoides*, befindet sich in der Vorderwand der Höhle bzw. der Hinterwand der Nase und liegt nahe dem Nasenseptum im hinteren obersten Teil des gemeinsamen Nasenganges, dem Recessus sphenoethmoideus über den Choanen (Abb. 5). Die ziemlich weite Knochenöffnung wird durch die Weichteilauskleidung eingeengt und sitzt versteckt hinter dem Hinterende der mittleren Muschel und den oft vorspringenden hinteren Siebbeinzellen. Jedoch ist die Punktion durch die dünne Vorderwand ohne große Schwierigkeiten möglich.

Bei der operativen Eröffnung der Keilbeinhöhle wird die Vorderwand ganz oder teilweise abgetragen. Dabei ist zu berücksichtigen, daß die A. sphenopalatina den äußeren Winkel der Vorderunterwand kreuzt und durch eine zu ausgedehnte Operation verletzt werden kann, was zu einer schweren Blutung führt. Durch die Keilbeinhöhle hindurch läßt sich, unter Abtragung des Daches, die Hypophyse erreichen.

Durch das Vorspringen der Keilbeinhöhle in den zentralen Teil der Schädelhöhle ergeben sich verschiedene klinisch wichtige *Beziehungen zur Nachbarschaft*. Das Dach wendet sich gegen die vordere und mittlere Schädelgrube; außer dem Stirnhirn liegt der Fasciculus opticus im Canalis fasciculi optici und mit dem Chiasma der Höhle dicht an. Der Kanal kann sogar als Vorsprung in der Höhle verlaufen und dehiszent sein (Abb. 13). Ebenso wird der Türkensattel mit der Hypophyse bei starker Pneumatisation direkt umfaßt. Die laterale Wand grenzt an den Canalis caroticus mit der A. carotis interna, der sich mitunter in die Höhle vorbuchtet, und an den Sinus cavernosus. Während die beschriebenen Wände oft sehr dünn sind, behält die gegen die hintere Schädelgrube gerichtete Hinterwand meist eine erhebliche Dicke. Aus diesen anatomischen Verhältnissen können bei Entzündungen der Keilbeinhöhle Erkrankungen des Fasciculus opticus (Retrobulbärneuritis und der Hirnnerven III, IV, V und VI), Thrombosen des Sinus cavernosus und intrakranielle Verwicklungen von seiten der Hirnhäute und des Gehirns entstehen. Umgekehrt greifen Tumoren der Hypophyse auf die Keilbeinhöhle über.

II. Die Physiologie der Nase und der Nasennebenhöhlen

1. Die Nase

Die Nase übt als Anfangsteil des Atemweges, als Geruchsorgan und als Resonanzraum bei der Stimmbildung eine dreifache Funktion aus.

a) Die Nase als Atemweg

Als Anfangsabschnitt verfügt die Nase über verschiedene *Schutzeinrichtungen* für die tieferen Luftwege, hauptsächlich für das zarte Alveolarepithel und greift zudem in mancher Beziehung *regelnd* in die *äußere Atmung* ein.

Der Gasaustausch in die Lungen, die äußere Atmung, vollzieht sich nur dann in ungestörter Weise, wenn die eingeatmete Luft, trotz der stark wechselnden Temperatur und Feuchtigkeit der Außenluft, auf ihrem Wege zu den Alveolen der Lunge vollständig mit Feuchtigkeit gesättigt wird und Körpertemperatur erreicht. Gleichzeitig muß eine möglichste Reinigung von Schwebeteilchen aller Art stattfinden.

An diesen Leistungen, 1. *Anwärmung*, 2. *Anfeuchtung*, 3. *Reinigung der Inspirationsluft*, ist die Nase in erster Linie beteiligt, wie aus dem in der folgenden Tabelle gezogenen Vergleich zwischen Nasen- und Mundatmung hervorgeht:

Tabelle 1. *Temperatur und relative Luftfeuchtigkeit der Inspirationsluft bei Nasen- und Mundatmung* (nach PERWITZSCHKY)

	Temperatur C°		Relative Luftfeuchtigkeit	
	Nasenatmung	Mundatmung	Nasenatmung	Mundatmung
Außenluft	25°		36%	
Nasenrachenraum	31°	—	82%	—
Kehlkopfeingang	34°	31°	97%	80%
Trachea	36°	35°	99%	94%

Der anatomische Bau der Nase ist mit seiner großen Schleimhautoberfläche und den Schwellkörpern diesen mehrfachen Zwecken in ausgezeichneter Weise angepaßt. Die Nasenhöhle wird durch die Nasenmuscheln in ein *System von engen kommunizierenden Spalten* aufgeteilt, die der durchstreichenden Atemluft eine zum Volumen außerordentlich große Schleimhautoberfläche darbieten, mit der sie in enge Berührung gerät. Die Nasenschleimhaut besteht, wie im anatomischen Teil erwähnt wurde, größtenteils (Regio respiratoria) aus einem blutreichen kavernösen Gewebe mit zahlreichen *Schleimdrüsen* und ist daher in der Lage, reichliche Mengen von Wärme und Flüssigkeit abzugeben, ohne selbst auszutrocknen oder zu stark abzukühlen. Die Wasserabgabe pro 24 Stunden beträgt ungefähr 1 Liter.

Im Gegensatz dazu leidet die Rachenschleimhaut nach kurzer Zeit, wenn ihr, wie bei der Mundatmung, die Aufgabe zufällt, die Atemluft anzuwärmen und anzufeuchten. Die vorstehende Tabelle 1 zeigt, daß zwar auf dem Weg der Mundatmung die Alveolarluft ebenfalls auf Körpertemperatur und volle Sättigung mit Wasserdampf gebracht wird, aber die Folgen äußern sich in trockenen Rachen-Kehlkopf-Katarrhen.

Auch die *Reinigung der Inspirationsluft* ist weitgehend von der großen Schleimhautoberfläche abhängig. Eine grobmechanische Befreiung von größeren Staubpartikeln erfolgt bereits schon durch das Filternetz der Haare im Vorhof, feine Teilchen, z. B. auch Bakterien jedoch bleiben größtenteils erst an der feuchten Schleimschicht der Nasenschleimhaut haften. Dabei spielt wahrscheinlich der Vorgang der Absorption, d. h. die Anziehung der Teilchen infolge elektrischer Oberflächenladung eine gewisse Rolle. Diese Schutzeinrichtungen bewirken normalerweise eine relative Keimfreiheit der hinteren Teile der Nase und des Nasenrachens, bieten aber nur einen relativen Schutz. Teils durch gelegentliche Einatmung durch den Mund, teils infolge einer ungenügenden Reinigung in der Nase gelangen Bakterien (Inhalationsansteckung bei Tuberkulose) wie auch Staubteilchen in die Lunge (Anthrakose der Bronchialdrüsen). Bei hohem Staubgehalt der Luft lagert sich dieser sogar in bedeutender Menge in den Lungen ab (Anthrakose und Silikose der Lunge).

Durch einen sehr leistungsfähigen *Schleimschicht-Flimmermechanismus* wird die Schleimhaut ihrerseits hauptsächlich auf mechanischem Weg von dem sich dauernd erneuernden Nasensekret befreit, in welchem sich alle Verunreinigungen der Inspirationsluft, darunter auch Bakterien in großer Menge [4000 bis 15 000 pro Stunde (LEDERER)], ansammeln. Das *Nasensekret* setzt sich aus Wasser (95 bis 97%), Salzen (1 bis 2%) und Mucin (2,5 bis 3%) zusammen und überzieht die gesamte Schleimhaut mit einer sehr dünnen, zusammenhängenden klebrigen zähen Schleimschicht, welche durch die Flimmerbewegung (ohne zu zerreißen) dauernd in Bewegung gehalten wird. Sie hat eine p_H *von 5,5 bis 6,5* (FABRICANT), die sich während akuten Entzündungen und allergischen Reaktionen nach der alkalischen Seite verschiebt. Nach anderen Untersuchern soll die Reaktion normalerweise annähernd neutral sein. Die saure Reaktion hindert das Bakteriumwachstum, ohne aber die Bakterien zu töten, im übrigen enthält das Nasensekret *keine bakteriziden Stoffe*, einzig ein *Lysozym*, das gewisse nicht pathogene Bakterien auflöst. Die Bakterien werden aber durch die Schleimschicht festgehalten, was sie am Eindringen in das Gewebe hindert, und der *Flimmerstrom* sorgt dafür, daß das verunreinigte Nasensekret in der verhältnismäßig kurzen Zeit von 20 Minuten aus den vorderen Abschnitten der Nase und den Nebenhöhlen in den Nasenrachen gelangt. In den Nebenhöhlen flimmern die Flimmerhaare, wie erwähnt, gegen die Ostien, so daß sich beispielsweise die Kieferhöhle des Sekretes ganz entledigen kann, trotzdem die Öffnung dicht unter dem Dach liegt. In der Nase ist der Flimmerstrom von allen Stellen mit Ausnahme eines kleinen vorderen unteren Bezirkes *gegen den Nasenrachen gerichtet*. Dort wird das Sekret vom Flimmerstrom des Nasenrachens übernommen und in den Mundrachen befördert, wohin der Flimmerstrom auch den Schleim aus den tieferen Luftwegen transportiert. Das im Mundrachen angesammelte Sekret aus den gesamten Luftwegen wird zusammen mit dem Speichel regelmäßig verschluckt und dessen Bakterien gehen größtenteils im sauren Magensaft zugrunde, oder es wird ausgeworfen. Die *Reinigung der Schleimhaut* erfolgt demnach hauptsächlich auf *mechanischem Weg* durch den *Schleimschicht-Flimmermechanismus*, den PROETZ mit einem „laufenden Band" vergleicht. Bei *größeren Sekret- und Exsudatmengen*, welche in den gemeinsamen Nasengang gelangen, wird die Reinigung durch Rückwärtsschnüffeln, Niesen und Schneuzen unterstützt, wodurch der Schleimeiter vom Luftstrom teilweise nach hinten, teilweise nach vorn gerissen wird, auch setzt dann ein gewisser Abfluß der Schwere nach ein. Jedoch kann dadurch der Flimmerstrom nicht ersetzt werden, da einzig ein Teil des gemeinsamen Nasenganges dem Luftstrom zugänglich ist und die Klebrigkeit des Sekretes den Abfluß aus den engen Nasengängen stark behindert. Es ist deshalb sehr günstig, daß sich die Flimmerbewegung äußeren Einwirkungen gegenüber resistent verhält. Auch heftige akute Entzündungen schränken den Flimmerstrom nicht ein, so daß selbst dicker Eiter durch den Flimmerstrom in den Nasenrachen geschafft wird und sich sogar die Kieferhöhle leert, bevor sie überfließt. Nach Zerstörung regeneriert sich das Flimmerepithel rasch wieder, auch Hitze und Kälte heben den Flimmerstrom nicht auf, dagegen erträgt er keine Austrocknung. Eine lokale Austrocknung kann durch Änderung der Nasenstruktur zustande kommen, wodurch der Luftstrom auf bestimmte Stellen gerichtet wird, so durch Septumdeviationen, durch Polypen oder andere verstopfende Erkrankungen und durch unzweckmäßige Operationen. Schwere chronische Entzündungen mit Epithelmetaplasien unterbrechen den zusammenhängenden Flimmerstrom und führen daher zu einem schädlichen Kreislauf. Die meisten Medikamente beeinflussen den Flimmerstrom kaum, immerhin ist in der Behandlung darauf Rücksicht zu nehmen, und eine Polypragmasie kann durch Schädigung des Flimmerstromes mehr schaden als nützen.

Trotz der Aufteilung der Nasenhöhlen in enge Spalträume bietet die Nase dem In- und Exspirationsstrom der Atemluft nur einen relativ *geringen Widerstand*. Aerodynamisch betrachtet, erlaubt ihr Bau trotz der Enge des Durchganges und der Raschheit des Stromes (zirka 9 Liter pro Minute) eine in der Hauptsache ungestörte *Parallelströmung*, die durch den gemeinsamen Nasengang über die untere Muschel bis zum unteren Rand der mittleren Muschel zieht (TONNDORF u. a.). Nach anderen Autoren, z. B. PROETZ, streicht der Hauptstrom normalerweise über die mittlere Muschel. Abgesehen von der Form der Nasenmuscheln, die wie *Stromlinienkörper* gebaut sind und daher fast keine Wirbel verursachen, trägt vor allem die Stellung der Nasenlöcher und der Choanen zur *Richtung des Luftstromes* bei. Die Druckschwankungen im Nasenrachen betragen bei ruhiger Inspiration nur zwischen —9 und —15 mm, bei der Exspiration zwischen +6 und +12 mm Wasser (BEYNE). Von der Hauptströmung zweigen bei der Umkehr der Atemphase einige *kleinere Wirbel* ab, die die Riechspalte im oberen gemeinsamen Nasengang erreichen. Auch in den Nebenhöhlen erfolgen bei der Atmung kleine Druckschwankungen, die ihre offene Kommunikation unter normalen Umständen beweisen. Durch eine Verengerung oder Verlegung des Naseninneren (Schwellkörperveränderungen, Nasenmuschelschwellungen, Septumverbiegungen usw.) wird die Durchgängigkeit der Nase herabgesetzt, infolgedessen der Atemwiderstand erhöht und eine Atembehinderung verursacht, die schließlich die Mundatmung erzwingt. In gleicher Weise kann aber auch ein zu weites Naseninneres (Ozaena) durch Veränderung der physiologischen Konfiguration die normale Parallelströmung des Atemstromes stören. Es treten hierbei Wirbel und Gegenströmungen auf, die den Atemwiderstand vermehren und einer Behinderung der Nasenatmung gleichkommen. Zugleich ändert sich der Anteil der Nase am sogenannten *„schädlichen Atemraum"*.

Die beschriebenen Funktionen der Nase als Atemweg richten sich nach den äußeren und inneren Bedingungen der Atmung und werden in sehr verschiedenem Maße in Anspruch genommen. So kann die Quantität der Atemluft je nach der

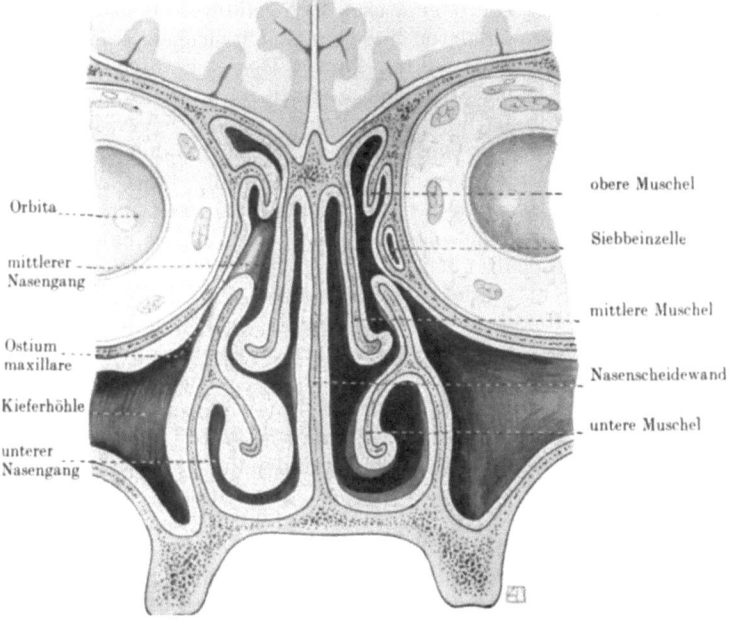

Abb. 14. Frontalschnitt durch die Nase und die Nasennebenhöhlen. Schwellgewebe rechts stark gefüllt, links kontrahiert (angelehnt an FALK)

Körperleistung in weiten Grenzen schwanken, wie auch die Qualität der Außenluft nach Wärme, Feuchtigkeit und Verunreinigung einem großen Wechsel unterworfen ist. Die Anpassung der Nase an diese wechselnde Beanspruchung erfolgt hauptsächlich durch *nervöse Regulationsmechanismen*, die auf dem Zusammenspiel der gesamten nervösen Schleimhautversorgung beruhen. Das Erfolgsorgan sind dabei die *Schwellkörper der Nasenmuscheln*, deren kavernöse Bluträume von einer dicken Muskelschicht umgeben sind, welche durch Vasokonstriktion die Schwellkörper auspreßt, bei Vasodilatation aber eine mächtige Blutfüllung zuläßt (Abb. 14). Durch rasche Änderung der Blutfüllung des Schwellgewebes und der Schleimsekretion kann sich die Nasenschleimhaut den Bedürfnissen anpassen und dadurch innerhalb gewisser Grenzen die Wasser- und Wärmeabgabe sowie die Reinigung der Luft regulieren. Die Vorgänge stehen unter der *Herrschaft des vegetativen Nervensystems*, des Sympathikus und des Parasympathikus, weshalb die vegetative Innervation der Nase unter normalen und unter pathologischen Verhältnissen eine wichtige Rolle spielt. Bei vegetativen Dystonien schießen die Regulationseinrichtungen weit über das Ziel hinaus und die Volumschwankungen der Muscheln erreichen, gleichwie die Sekretionsgrade, extreme Werte, wie beispielsweise beim Heuschnupfen. Für die Pathologie der Nasenschleimhaut ist namentlich deren Schwellungszustand von Bedeutung. Dieser hängt von der Flüssigkeitszufuhr durch den Blutstrom einerseits und anderseits vom Austritt durch Transsudation aus dem Gewebe an die Oberfläche sowie von der Flüssigkeitsabsonderung durch die Schleimdrüsen und Schleimzellen ab. Die Transsudation erfolgt nicht direkt aus den Blutgefäßen, sondern durch Vermittlung der Lymphräume, der interzellulären Hohlräume und der Epithelzellen. Bei diesem Vorgang spielen osmotische Kräfte und die Permeabilität der Trennwände eine wesentliche Rolle, wozu noch hydrodynamische und hydrostatische Filterkräfte kommen. Wird mehr Wasser in die Gewebe zugeführt als ausgeschieden, so kommt es zur ödematösen Schwellung, die in der durch unnachgiebige Knochenwände gebildeten Nase zur mechanischen Stauung und damit zu einem schädlichen Kreislauf führen kann. Dieses komplizierte physiologische Wechselspiel erleidet leicht Störungen z. B. durch allergische oder entzündliche Einwirkungen, weshalb pathologische Schwellungen der Nasenschleimhaut bei deren Erkrankungen häufig hervortreten. Meist handelt es sich um primär *reflektorische neurovaskuläre* Vorgänge, zum Teil allerdings auch um lokale Gewebsreaktionen. Als *afferente Bahnen* sind hierbei der N. trigeminus, teilweise auch der N. olfactorius anzusehen, womit das zerebrospinale Nervensystem in die Regulation eingeschaltet wird. Als *auslösende Reize* stehen chemische, thermische, mechanische und infektiöse Wirkungen auf die Nasenschleimhaut mit häufig allergischer Reaktion an erster Stelle, jedoch können auch Hautreize von der äußeren Körperoberfläche her (z. B. kalte Füße), ebenso wie allgemeine Vasomotorenwirkungen, wie Verdauung, sexuelle Vorgänge, psychische Vorstellungen (Schreck bringt Abschwellung), rasche und starke Volumschwankungen zur Folge haben. In ähnlicher Weise kann eine reflektorische Tränensekretion und Rötung der Augenbindehaut verursacht werden.

Die Abkühlung der äußeren Körperoberfläche hat zunächst eine Vasokonstriktion der Nasengefäße, wie überhaupt der Gefäße der Schleimhaut der Luftwege zur Folge (MUDD, GOLDMAN und GRANT), umgekehrt führt die Erwärmung der Haut zu einer Gefäßerweiterung. Beim akuten Schnupfen bleibt die Reaktion aus, während bei der allergischen Reaktion durch Kälte eine Vasodilatation eintreten kann.

Die *Nasenmuscheln sind daher der Spiegel des venösen Kreislaufes* und, bis zu einem gewissen Grade, des vegetativen Nervensystems, was bei vegetativen Dystonien mit aller Deutlichkeit hervortritt. Gewisse experimentelle Ergebnisse sprechen dafür, daß die Nase auch an der Regelung der Vasomotorentätigkeit der äußeren Haut Anteil hat und damit in die physikalische Wärmeregulation eingreift.

Unterstützt werden die neurovegetativen Vorgänge durch *sensomotorische Reflexe*, welche, von der Nasenschleimhaut ausgelöst, die Steuerung der Atmung beeinflussen. Dazu gehört der *Niesreflex*, der Hustenreflex und derjenige der Tränenabsonderung durch sensorische oder reflektorische Reize im Gebiete des N. trigeminus oder N. olfactorius und die Atemverlangsamung bis zum *Atemstillstand* bei der Inspiration von stark riechenden Substanzen (bzw. irrespirablen Gasen), sowie durch starke Kältereize.

Aus diesen Gründen ist die Nase ein eigentliches *Reflexorgan*.

b) Die Nase als Riechorgan

Der Geruchssinn hat für den Menschen nicht mehr die vitale Bedeutung wie für viele Tiere und ist diesen gegenüber in seiner Feinheit auch wesentlich herabgesetzt. Trotzdem sind die *Leistungen des Geruchssinnes* noch erstaunlich groß, denn beispielsweise werden von künstlichem Moschus noch 0,000005 Millionstel Gramm im Liter wahrgenommen (PASSY).

Der *Geruch* führt zu stark gefühlsbetonten Sinneseindrücken, deren lust- oder unlustbetonte Stimmung teilweise in entsprechenden Reflexen sichtbar wird (Gesichtsausdruck, Schnüffeln, Abwehrreaktionen usw.). Er spielt im täglichen Leben eine erhebliche Rolle und setzt in Form von Parfum und anderen Riechstoffen ein großes Kapital in Umlauf.

Die *Riechstoffe* gelangen einerseits bei der Inspiration durch die Nasenlöcher in die Riechspalte, anderseits bei der Exspiration und bei jedem Schlucken von den Choanen her. Durch letzteres kommt das **gustatorische Riechen** zustande, das einen großen Anteil an der landläufig als Geschmack bezeichneten

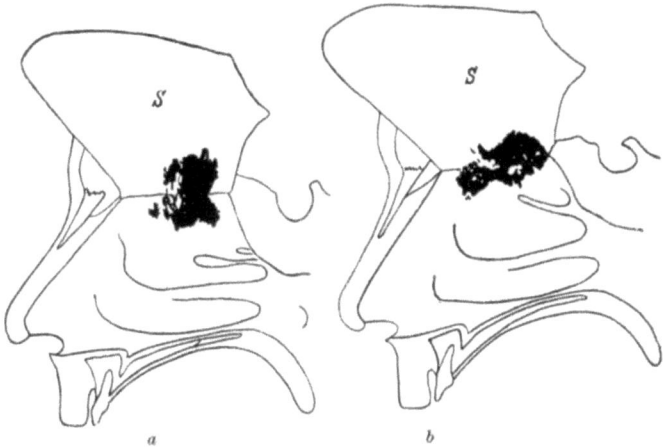

Abb. 15. Regio olfactoria. Ausbreitung des Riechepithels an der lateralen Nasenwand und an der hochgeschlagenen Nasenscheidewand (aus v. BRUN)

a) 40jähriger Mann, b) 30jähriger Mann, S = Nasenscheidewand

Sinnesempfindung hat. Geruchssinn und Geschmackssinn stehen deshalb in enger Beziehung. Ist die Nase verlegt, so leidet gleichzeitig auch die Geruchsempfindung und damit das Geschmacksvermögen, wie dies jeder Schnupfen zum Ausdruck bringt. Der Geruchssinn schützt vor riechenden giftigen Stoffen, verdorbenen Speisen usw.

Infolge von rascher „*Ermüdung*" werden selbst starke Gerüche nur kurze Zeit empfunden und verschwinden hierauf völlig aus dem Bewußtsein, um erst bei stärkerer Konzentration wieder aufzutreten.

Die *Geruchsqualitäten* sind außerordentlich mannigfaltig und können, wie die Riechstoffe selbst, nach verschiedenen Gesichtspunkten eingeteilt werden. Klinisch wichtig ist die Unterscheidung von reinen Olfactoriusgerüchen, welche nur mittels des Nervus olfactorius wahrgenommen werden von gemischten Gerüchen, an denen neben dem N. olfactorius die Reizung des N. trigeminus Anteil hat. ZWAARDEMAKER bezeichnet die ersteren als rein *olfaktive Riechstoffe*, wie beispielsweise Asa foetida oder Kölnischwasser, die zweiten als *scharfe Riechstoffe*, wie z. B. Essigsäure oder Salmiakgeist. An vielen Gerüchen ist eine *Geschmackskomponente* beteiligt (Chloroform) (ZWAARDEMAKER).

In welcher Weise die *Nervenendigungen* des Nervus olfactorius und des Nervus trigeminus durch die Riechstoffe *erregt* werden, ist noch nicht klar, jedenfalls aber müssen die Riechstoffe mit ihnen in direkte Berührung kommen. Wahrscheinlich handelt es sich um chemische Reaktionen der Riechstoffe mit dem Sinnesepithel und nicht um die Wirkung von ,,Wellen", die von den Riechstoffen ausgehen. Deshalb werden olfaktive Gerüche nur wahrgenommen, wenn die Riechspalte im oberen gemeinsamen Nasengang der Atemluft frei zugänglich ist. Bei der Umkehr der Atemphase zweigen kleine Wirbel vom Hauptstrom ab und erreichen die Riechspalte, eine Strömungsrichtung, die durch Schnüffeln bzw. schnuppernde Atmung wesentlich verstärkt wird. Ist die Riechspalte durch krankhafte Prozesse verlegt, so tritt *respiratorische Hyposmie* oder *Anosmie* ein. Die Fasern des Nervus olfactorius im oberen Nasengang enden in einer relativ kleinen Zone in das Sinnesepithel der Regio olfactoria am Septum und an der lateralen Nasenwand (s. Abb. 15). Im Gegensatz zu den olfaktiven Riechstoffen können Trigeminusgerüche von der gesamten Nasenschleimhaut rezipiert werden.

c) Die Nase bei der Stimm- und Sprachbildung

Der Nasenhohlraum gehört zum Ansatzrohr der Stimmbildung, in welchem die Stimm- und Sprachlaute durch Resonanz geformt werden und ihre Klangfarbe erhalten. Die Verlegung der Nasenatmung ändert die Resonanz, wodurch die Bildung der Stimm- und Sprachlaute, hauptsächlich der Nasallaute, beeinträchtigt wird. Die Folge ist das geschlossene klanglose Näseln, die *Rhinolalia clausa*, dessen stimmlichen Charakter sich jeder durch Zuhalten der Nase leicht vergegenwärtigen kann. Je nach dem Ort des Verschlusses wird von *Rhinolalia clausa anterior* oder *posterior* gesprochen. Eine ähnliche unschöne Stimmstörung, das offene Näseln, die *Rhinolalia aperta*, entsteht, wenn die Nase mit dem Mundrachen oder der Mundhöhle in dauernder Verbindung bleibt, ohne bei Verschlußlauten abgeschlossen zu werden (Gaumensegellähmung nach Diphtherie, Gaumenspalten, Gaumenperforationen usw.).

2. Die Nasennebenhöhlen

Die *Physiologie der Nasennebenhöhlen* ist nicht abgeklärt. Eine besondere funktionelle Bedeutung scheint ihnen nicht zuzukommen. Da ihr mittleres Gesamtvolumen nur zirka 45 ccm beträgt (BRÜHL), bedeutet ihre Lufthaltigkeit gegenüber einer Füllung mit Knochen oder Weichteilen auch keine ins Gewicht fallende Erleichterung des Kopfes (1% nach BRAUNE und CLASEN). Jedoch entspricht der Bau des Gesichtsschädels mit seiner sparsamen Verwendung von stärkeren Knochenpfeilern nur an Stellen von Druck- und Zugwirkung einem allgemeinen Prinzip des Knochenbaues. Bei Entzündungen wirkt sich das Fehlen von größeren Massen von Füllgewebe günstig aus.

III. Untersuchung der Nase und der Nasennebenhöhlen

A. Aufnahme der Anamnese

1. Lokale und allgemeine Beschwerden

Die *Erkrankungen der äußeren Nase* zeigen dasselbe Symptomenbild wie die Krankheiten anderer Stellen der äußeren Körperoberfläche (Schwellung, Rötung, Verdickung, Geschwulst- und Geschwürsbildung usw.). Dazu kommen Veränderungen der Nasenform (Schiefnase, Sattelnase, Höckernase usw.).

Unter den lokalen Beschwerden von seiten des Naseninnern und der Nebenhöhlen stehen die *Nasenverstopfung*, der *Nasenfluß*, lokalisierte *Gesichts-* bzw.

Kopfschmerzen und *Nasenbluten* im Vordergrund. Weniger häufig sind *Näseln*, *Niesreize* und *Geruchsstörungen*.

Die **Nasenverstopfung** bzw. die Verlegung der Nasenatmung kann beide oder nur eine Nasenseite betreffen und im letzteren Falle immer auf derselben Seite oder abwechslungsweise bald rechts, bald links auftreten. Je nach dem Grad verursacht die Atembehinderung eine mehr oder weniger ausgesprochene Mundatmung, die schließlich als eigentliche pathologische Mundatmung auch in der Ruhe und im Schlaf andauert. Bei manchen Krankheiten ist die Nasenverstopfung dauernd (Formfehler der Nasenscheidewand, entzündliche und hyperplastische Muschelschwellungen, Polypen und Tumoren, Fremdkörper, Verschluß der Choanen, Ansaugen der Nasenflügel usw.), bei anderen ist sie starken zeitlichen Schwankungen unterworfen (wechselnde Füllung der Schwellkörper bei vasomotorischen Störungen, Abhängigkeit von der Körperlage mit Verstopfung der untenliegenden Seite in der Nacht bei Rhinopathia vasomotorica). Bei krankhaftem Verschluß der Nebenhöhlenostien wird die Luft in den Nebenhöhlen teilweise resorbiert, womit starke Nebenhöhlenschmerzen (Vakuumschmerz) verbunden sind. Die Behinderung der Nasenatmung kann auch durch eine Einengung des Nasenrachens hervorgerufen werden (Hyperplasie der Rachenmandel, Tumoren usw.). Weniger selbstverständlich ist die in der „Physiologie" erläuterte Behinderung der Nasenatmung bei zu weiter Nase infolge ungünstiger Gestaltung des Luftstromes durch die Nase. Eine allzustarke Erweiterung der Nase, z. B. durch zu radikale Operationen, kann daher das Gegenteil von dem gewünschten Resultat bewirken, und trotz weiter Nasenseite die Luftdurchgängigkeit schlechter werden, im ganzen allerdings nicht erheblich. Auch eine hochgradige Atrophie des Naseninnern (Ozaena) führt zu dieser paradoxen Störung der Nasenatmung.

Die Behinderung der Nasenatmung wird von vielen Patienten als *Atemnot*, *Kurzatmigkeit* oder „*Asthma*" geschildert und gibt zur Verwechslung mit der Kurzatmigkeit bei Stenosen des Kehlkopfes, Erkrankungen der tieferen Luftwege, Bronchialasthma, bei Herzfehlern usw. Veranlassung.

Die Störung der Sekretion, der **Nasenfluß,** variiert in weiten Grenzen. Seine Quantität läßt sich an der Zahl der täglich gebrauchten Taschentücher abschätzen. Er kann beiderseitig (Rhinitis, Rhinopathia vasomotorica) oder einseitig (Nebenhöhlenentzündung) sein und ist von seröswässeriger (allergische Rhinopathia, akute Rhinitis), schleimiger bis eitriger (akute und chronische Rhinitis, Sinusitis) Beschaffenheit mit oder ohne Blutbeimengung (Diphtherie, Geschwülste). Zäh, verkrustet und stinkend wird er bei der Ozaena; bei dentalen Kieferhöhlenentzündungen und luetischen Sequestern hauptsächlich stinkend. Nicht selten klagen die Patienten über Trockenheit, der Kranke „kann nicht schneuzen".

Die **Schmerzen** wechseln von leichtem Kopfdruck (verstopfte Nase, chronische Sinusitis) bis zu rasenden lokalisierten oder diffusen Kopfschmerzen (Furunkel, Erysipel, akute Sinusitis). Ihre Lokalisation läßt mit gewissem Vorbehalt (z. B. Stirnschmerzen bei Kieferhöhlenentzündungen) auf bestimmte Nebenhöhlenerkrankungen schließen (Stirnschmerzen bei Stirnhöhlenentzündung, Oberkieferschmerzen und Zahnschmerzen bei Kieferhöhlenentzündungen, Hinterhauptschmerzen bei Keilbeinhöhlenentzündung usw.).

Blutungen aus der Nase sind ein häufiges Ereignis und kommen, im Gegensatz zu anderen Stellen der oberen Luft- und Speisewege, auch ohne ernstere Erkrankung durch Platzen erweiterter Gefäße, vor allem am Locus Kiesselbachi, vor. Von einigen Tropfen Blut beim Schneuzen bis zu schwersten kaum stillbaren Blutungen des Arteriosklerotikers gibt es alle Grade. Nicht selten ist essentielles habituelles Nasenbluten beim Jugendlichen. Zuweilen bedeutet die symptomatische

Blutung eine Allgemeinstörung (Hochdruck, Oslersche Krankheit). Sanguinolenter Ausfluß weist auf Geschwüre hin.

Näseln tritt als geschlossenes Näseln (Rhinolalia clausa) bei jeder stärkeren Behinderung der Nasenatmung, als offenes Näseln (Rhinolalia aperta) bei Gaumenspalten, Gaumenperforationen oder funktionell bei Gaumensegellähmung (postdiphtherisch), infolge mangelnden Abschlusses des Gaumensegels auf (s. Störungen der Sprache, S. 38).

Niesen bzw. **Niesreflexe** werden durch verschiedene mechanische, thermische, chemische Reize oder reine Riechreize ausgelöst. Bei vegetativ-allergischen Störungen (Heuschnupfen, Rhinopathia vasomotorica) ist Niesen besonders leicht hervorzurufen und erfolgt in heftigem Kettenniesen. Aber auch entzündliche Reize (Coryza) führen zu häufigem Niesen.

Über **Geruchsstörungen** s. S. 37.

Nasenerkrankungen können eine Reihe von *Fernwirkungen* zur Folge haben.

Infolge der *Behinderung der Nasenatmung* und der dadurch erzwungenen pathologischen Mundatmung treten eine Reihe von *Störungen in den Luftwegen*, aber auch am *übrigen Körper* auf, die in ihrer Gesamtheit bei den Rachenerkrankungen besprochen werden (S. 206 u. ff.).

Der *Nasenfluß*, namentlich aber die Eiterung aus den Nebenhöhlen, kann zu *absteigenden Katarrhen der Luftwege* und infolge des verschluckten eitrigen Exsudates zu *Magen-Darmstörungen* führen.

Entzündungen der Nebenhöhlen wirken zuweilen als *Streuherde* und führen zu Herdinfektionskrankheiten.

Die engen anatomischen Beziehungen der Nase und ihrer Nebenhöhlen zum Schädelinnern und zu den Augen können zu *intrakraniellen und orbitalen Komplikationen* Anlaß geben.

Nasen- und Nebenhöhlenerkrankungen ziehen gelegentlich über den Nasenrachen und die Ohrtrompete *Ohrerkrankungen* nach sich.

2. Die Vorgeschichte der Erkrankung

Es folgt die Aufklärung des Beginns, der Dauer und der Ursache der Erkrankung (wann, akut oder langsam einsetzend, vorgängige Erkrankungen (Zähne), berufliche Schädigungen, Traumen), anschließend die Frage nach früheren ähnlichen Erkrankungen, Katarrhen, schwereren Allgemeinerkrankungen, Körperanlage und die Familienvorgeschichte.

B. Untersuchungsmethoden der Nase und der Nasennebenhöhlen

1. Untersuchung der äußeren Nase und ihrer Umgebung

Diese bezieht sich auf *Veränderungen der Nasenform* (traumatische Schiefnase, traumatische und luetische Sattelnase, Höckernase, Auftreibungen der Nase, entzündliche Schwellungen), auf *Nasenverletzungen* (falsche Beweglichkeit und Druckempfindlichkeit bei Nasenfraktur) und auf *Defekte* (lupöse, syphilitische Zerstörungen usw.). Ferner ist auf *Narben, entzündliche Rötung, Geschwüre und Geschwülste* zu achten.

In der *Umgebung der Nase* bzw. über den Nasennebenhöhlen sind *entzündliche Schwellungen* (z. B. Lidödeme) und *Geschwulstbildungen* wichtig. Auch müssen die *schmerzhaften Druckpunkte der Nasennebenhöhlenentzündungen* abgetastet werden, was dem Allgemeinpraktiker eine gewisse Beurteilung der einzelnen

Nebenhöhlen erlaubt. Der Druckpunkt der *Stirnhöhle* liegt im medialen Winkel des Orbitaldaches, wo die äußere Stirnhöhlenwand am dünnsten ist, während der druckschmerzhafte Nervus supraorbitalis in der Mitte des Orbitalbogens nach der Stirn zieht. Bei *Kieferhöhlenentzündungen* wird namentlich der Jochbogen druckempfindlich, wogegen eine Schwellung oder Druckempfindlichkeit der Fossa canina oder des Alveolarfortsatzes fast immer eine Zahnerkrankung bedeutet. Das *Siebbein* ist der Palpation nur im vordersten Teil zugänglich, dessen Druckschmerz sich in der Gegend oberhalb des Tränensackes äußert. Die *Keilbeinhöhle* läßt sich nicht abtasten.

Zur Umgebung der Nase und der Nebenhöhlen gehören auch der Gaumen und der Alveolarfortsatz des Oberkiefers (Oberkieferzysten mit Pergamentknistern, Geschwülste, Geschwüre).

2. Die Rhinoskopie

Durch die Untersuchung der Nase von vorn *(Rhinoscopia anterior)* und von hinten bzw. vom Munde aus *(Rhinoscopia posterior)* gelingt es, beinahe das

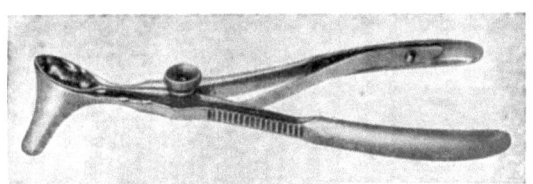

Abb. 16. Nasenspekulum nach HARTMANN

ganze Naseninnere zu überblicken. Die *Beleuchtung* des Gesichtsfeldes erfolgt nach den bei der Otoskopie (Bd. 1, S. 53) geschilderten Grundsätzen.

Die Untersuchung wird *im Sitzen* vorgenommen. Der Arzt setzt sich dem mit hängenden Schultern und mit dem Oberkörper leicht nach vorn gebeugten Patienten in gleicher Kopfhöhe gerade gegenüber und nimmt, um genügend nahe heranzukommen, die Knie des Patienten zwischen seine Knie.

a) Die vordere Rhinoskopie (Rhinoscopia anterior)

Instrumente und Ausführung. Die Untersuchung des Naseninnern erfordert die Spreizung des Naseneinganges durch ein *Nasenspekulum*, von welchen dasjenige nach HARTMANN (Abb. 16) und seine Modifikationen am praktischesten sind. Für Säuglinge und Kleinkinder eignen sich kleine *Ohrtrichter*. Kleinkinder und ältere ungebärdige Kinder werden von einer Hilfsperson auf dem Schoß gehalten. Je weniger sie Abwehrbewegungen machen können, desto leichter und schonender ist die Untersuchung und gegebenenfalls Behandlung durchzuführen.

Zunächst wird durch Anheben der Nasenspitze mit dem Daumen der rechten Hand, während sich der Zeige- und Mittelfinger auf die Stirn stützen, *der Eingang und der Vorhof ohne Spekulum besichtigt*, wobei auf Ekzeme, Furunkel usw. zu achten ist, wie auch auf die Weite der Naseneingänge, die Stellung der vorderen Septumkante (Subluxatio septi) und die Dicke des Septums (Septumabszeß). Nun erst wird das *Nasenspekulum* entsprechend der Abb. 18 und 19 geschlossen und horizontal in den Nasenvorhof bis knapp vor die Apertura piriformis vorsichtig eingeführt und so weit als möglich geöffnet, um den Nasenflügel zu heben und zu spreizen. Es wird für beide Nasenseiten senkrecht in der linken Hand gehalten mit dem Daumen auf der Verschlußschraube. Ein zu starker Druck auf das Septum kann eine Verletzung und Blutung verursachen. Durch das Spekulum werden gleichzeitig vorhandene Haare am Naseneingang zur Seite geschoben. Der an die Nasenseite angelegte linke Zeigefinger erleichtert die ruhige Führung des Spekulums. Die rechte Hand faßt den Kopf des Patienten mit den Fingern auf dem Scheitel und hält ihn in den verschiedenen zur Besichtigung notwendigen Stellungen fest bzw. bewegt den Kopf in der zur Untersuchung notwendigen Richtung, da sich das Naseninnere in einer einzigen Kopfstellung nicht überblicken läßt. Die Untersuchungstechnik bleibt bei beiden Nasenseiten gleich. Das Spekulum wird leicht geöffnet herausgezogen, um nicht an den Vibrissen zu reißen.

Die *Hauptfehler* des Anfängers sind zu tiefes Einführen, was zum schmerzhaften Quetschen der Weichteile gegen die knöcherne Apertur führt, zu geringes Spreizen, wodurch die Besichtigung erschwert wird, und sofortiges Zurückneigen des Kopfes des Patienten.

Normales vorderes rhinoskopisches Bild (Abb. 17). Die verschiedenen Schwellungszustände der Nasenmuscheln geben stark wechselnde normale Bilder, deren

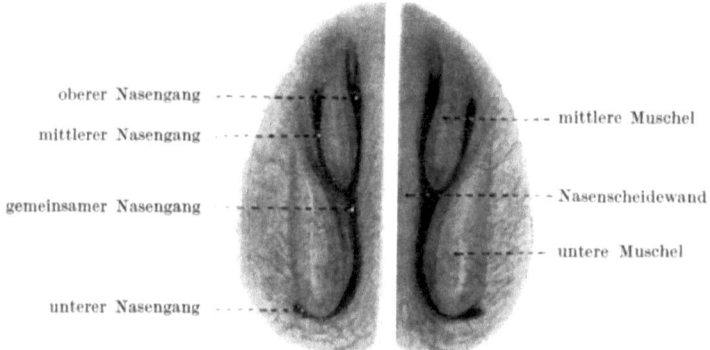

Abb. 17. Normales rhinoskopisches Bild

Deutung eine ziemliche Übung braucht. Ein systematisches Vorgehen bei der Untersuchung erleichtert die Deutung wesentlich.

In der ersten Stellung (Abb. 18) mit leicht angezogenem Kinn und leicht vorgebeugtem Kopf erscheinen der *untere Nasengang*, die *untere Muschel* und der gegenüberliegende Septumanteil im Gesichtsfeld. Am einfachsten ist die Beurteilung des *Nasenseptums*. Es steht selten ganz gerade in der Mitte, meistens ist es leichter oder stärker verbogen und trägt eine ein- oder beiderseitige Leiste, die oft von vorne unten nach hinten oben ansteigt und in einer Spitze endet. Besonders wichtig ist der *Locus Kiesselbachi* am Übergang des Nasenvorhofs in den Hauptraum vorn unten, von dessen Venektasien, Epithelmetaplasien und Exkoriationen das Nasenbluten in der Regel ausgeht. An der lateralen Nasenwand springt die untere Muschel als dicke wulstförmige Leiste vor und steht etwa 3 bis 5 mm vom Septum ab. Ihr Vorderende beginnt dicht hinter dem Vorhof. Zwischen Nasenscheidewand und lateraler Wand liegt der flach ausgebuchtete *Nasenboden*, der zuweilen den rundlichen Buckel eines Zahnhöckers des zweiten Schneidezahns (Gerber Wulst) zeigt. Bei weitem unterem Nasengang wird die *Hinterwand des Nasenrachens* mit ihren bei der Phonation tanzenden Lichtreflexen durch die Choane erkennbar, vor welcher sich bei Phonation eines Vokales das Gaumensegel über den Nasenboden als quergestellter Wulst hochhebt.

In der zweiten Stellung (Abb. 19) bei allmählicher Kopfneigung nach hinten, rückt je nach dem Schwellungszustand der unteren Muschel verschieden leicht sichtbar das Vorderende der *mittleren Muschel* in das Blickfeld. Während die untere Muschel als Leiste erscheint, die sich in der Tiefe des unteren Nasenganges verliert, ist von der mittleren Muschel nur das Vorderende in reiner Aufsicht zu sehen. Dieses Vorderende ist schlank-birnenförmig, hängt vom Nasendach wie ein „Polyp" herunter und sitzt erheblich tiefer im Naseninneren als das Vorderende der unteren Muschel. In mittlerer Höhe, gegenüber dem Vorderende der mittleren Muschel, läßt sich die normale Verdickung des Septums erkennen, das *Tuberculum septi*. Durch die Bulla ethmoidea kann die mittlere Muschel an das Septum gedrängt werden. Lateral vom Kopf der mittleren Muschel liegt der *mittlere Nasengang* bzw. Hiatus semilunaris, wo die *Nebenhöhlen erster*

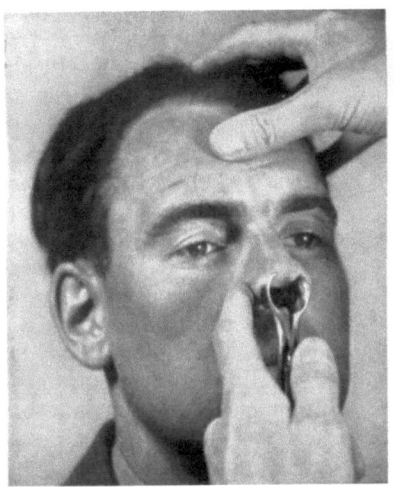
Abb. 18. Vordere Rhinoskopie (erste Stellung)

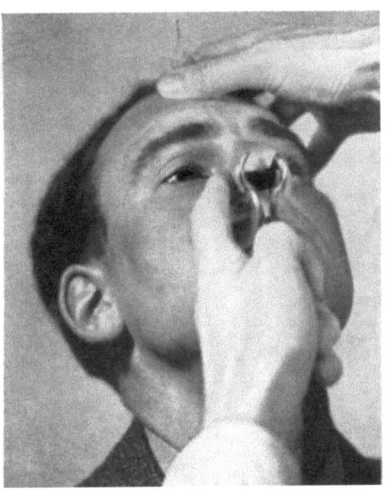
Abb. 19. Vordere Rhinoskopie (zweite Stellung)

Serie, Stirnhöhle, vordere und mittlere Siebbeinzellen sowie die Kieferhöhle ausmünden. Bei Eiterungen der Nebenhöhlen erster Serie bildet sich eine „Eiterstraße" (Abb. 50) im mittleren Nasengang. Medial von der mittleren Muschel befindet sich der Zugang zum *oberen Nasengang* mit der Riechspalte und den Ostien der *Nebenhöhlen zweiter Serie*, den hinteren Siebbeinzellen und der Keilbeinhöhle. Der Eiter aus den hinteren Siebbeinzellen und der Keilbeinhöhle liegt im oberen Nasengang. Bei starker Atrophie der mittleren Muschel erscheint in der Tiefe die *Hinterwand der Nase* mit dem Ostium der Keilbeinhöhle über den Choanen. Die obere Muschel ist normalerweise nicht zu sehen.

Bei *enger Nase*, bei *geschwollenen Muscheln* oder *stärkeren Verbiegungen* und Leisten der Nasenscheidewand kann der Einblick stark eingeschränkt sein. Eine wesentliche Erweiterung läßt sich im allgemeinen durch *Abschwellen der Schleimhaut* erzielen, da besonders die vasodilatorisch oder entzündlich vergrößerten Schwellkörper der unteren Muschel die Nase dicht hinter dem Eingang häufig fast ganz verschließen. Das Abschwellen erfolgt entweder mit dem Spray, durch Pinseln oder Einlegen eines Wattetampons mit Sol. Adrenalini 1:1000 oder $1^0/_{00}$ Privinlösung. Zur gleichzeitigen Anästhesie wird damit eine 2%ige Pantocainlösung verwendet, und zwar auf 1 ccm Pantocainlösung 4 Tropfen Sol. Adrenalini

1 : 1000 oder 4 Tropfen Privinlösung. Reichliche Vibrissen lassen sich zuweilen schwer ganz verdrängen, müssen aber nur ausnahmsweise abgeschnitten werden.

Zuweilen muß die Nase *gereinigt* werden, bevor eine gründliche Besichtigung möglich ist. Flüssiges Sekret und Exsudat wird ausgeschneuzt oder mit einem Saugrohr abgesogen, locker sitzende Krusten werden mit einer Nasenzange abgehoben, festhaftende Borken und Krusten nach Aufweichen mit Öl oder Vaseline. Bei Ozaena sind manchmal Nasenspülungen erforderlich.

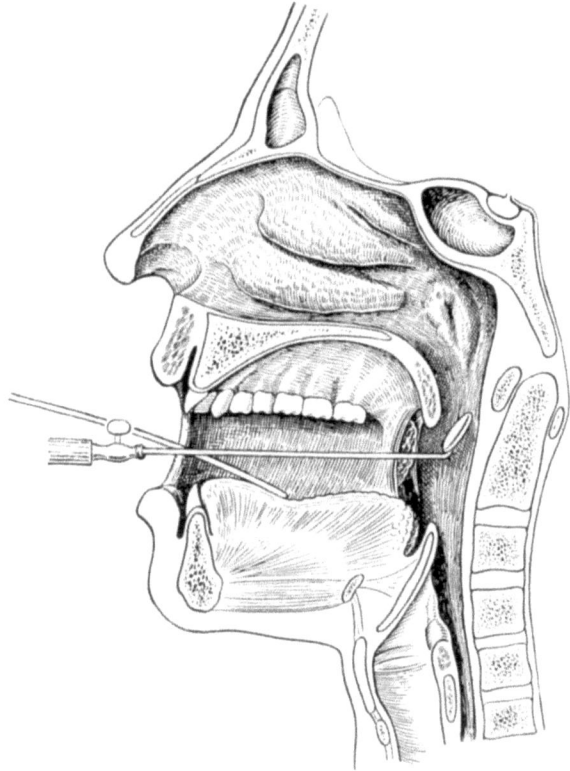

Abb. 20. Darstellung der hinteren Rhinoskopie

Die *Nasenweite* ist normal, wenn die untere Nasenmuschel 3 bis 5 mm vom Septum absteht und die mittlere Muschel das Septum nicht berührt. Sie hängt neben der Stellung der Nasenscheidewand besonders vom Schwellungszustand der Muscheln ab. Diese können die Nase ganz ausfüllen, aber auch bei Atrophie abnorm weit erscheinen lassen.

Die *Oberfläche der normalen Schleimhaut* ist überall gleichmäßig glatt und feucht glänzend. Mitunter zeigt sie einige Sekretfäden. *Vermehrtes Exsudat*, namentlich gelblicher *Eiter*, weist auf eine Entzündung hin. Der Eiter füllt selbst bei starken Nebenhöhleneiterungen nur selten sämtliche Nasengänge aus, sondern er muß im mittleren bzw. oberen Nasengang gesucht werden. *Höckrigkeit oder Ulzerationen* sind pathologisch und bedeuten eine ernsthafte Erkrankung (Lupus, Tuberkulose, Lues, Tumor). Eine trockene, borkige bzw. verkrustete Schleimhaut ist ebenfalls krankhaft.

Die *Farbe der normalen Schleimhaut* entspricht meistens einem satten Rot, wechselt allerdings in erheblichem Maße, weshalb es schwierig ist, eine entzündliche Rötung als solche sicher zu erkennen.

Gleichzeitig mit der Inspektion kann das Naseninnere mit einer *stumpfen Sonde* oder einem auf einem Watteträger aufgedrehten Wattetampon ausgetastet werden (Konsistenz und Beweglichkeit von Schwellungen, Blutungsneigung usw).

Eine tiefere *Spitzentasche des Nasenvorhofs* läßt sich indirekt mit einem kleinen Nasenrachenspiegel untersuchen, was aber nur selten erforderlich ist.

Rhinoscopia media. Durch Einführen der langen Blätter des *Killianschen Nasenspekulums* lateral oder medial vom Kopf der mittleren Muschel und deren Abspreizen, nach vorheriger Anästhesie, wird auch der mittlere sowie teilweise der obere Nasengang der Sicht besser zugänglich.

b) Die hintere Rhinoskopie (Rhinoscopia posterior)

Die Besichtigung der Choanen und der hinteren Teile der Nase erfolgt zusammen mit derjenigen des Nasenrachens auf *indirektem Wege vom Munde aus*. Bei erschlafftem und herunterhängendem Gaumensegel lassen sich durch einen in den Mundrachen zwischen Gaumensegel und Rachenhinterwand eingeführten *Nasenrachenspiegel* der Nasenrachen und die Choanen besichtigen (Abb. 20).

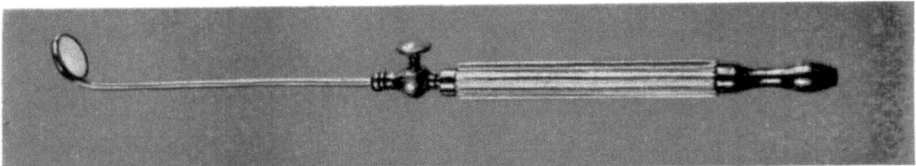

Abb. 21. Nasenrachenspiegel

Ein hochgezogenes Gaumensegel, das den Mundrachen vom Nasenrachen abschließt, macht die hintere Rhinoskopie natürlich unmöglich.

Instrumente und Ausführung. Beleuchtungstechnik und Haltung, s. Bd. Ohr, S. 53, und Bd. Nase/Hals, S. 25.

Zur Untersuchung werden ein *Mundspatel* und ein *Nasenrachenspiegel* (verschiedene Größen) benötigt (Abb. 21). Letzterer besteht aus einem 0,8 bis 1,5 cm großen gestielten Spiegelchen, dessen Stiel und Handgriff 100° bis 110° zum Spiegel abgebogen sind. Kleine Kehlkopfspiegel sind infolge ihrer geringeren Abbiegung zum Stiel weniger günstig. Der Nasenrachenspiegel wird mit seiner Spiegelseite vor dem Einführen leicht angewärmt, um das Beschlagen des Spiegels zu vermeiden (Technik des Anwärmens, s. Laryngoskopie, S. 377).

Vor der Nasenrachenuntersuchung sollen, wie bei der Spiegeluntersuchung des Kehlkopfes beschrieben, zuerst die Mundhöhle und der Mundrachen untersucht werden, um den Patienten an die Untersuchung zu gewöhnen.

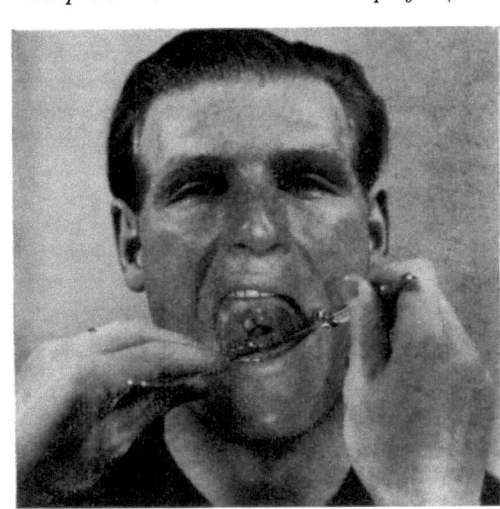

Abb. 22. Hintere Rhinoskopie

Zur *Ausführung der hinteren Rhinoskopie* (Abb. 22) wird nun bei weit geöffnetem Mund mit dem in der linken Hand gehaltenen Mundspatel die im Munde bleibende Zunge des Patienten nach unten gedrückt und gleichzeitig leicht nach vorn gezogen. Der Mundspatel darf nie über die Höhe der Zunge hinaus auf den Zungengrund geführt werden, da sonst Würgereflexe auftreten. Der Lichtkreis des Stirnspiegels bzw. der Stirnlampe wird auf den Rachenhintergrund gerichtet und der Patient aufgefordert, bei ungezwungener Kopfhaltung und ohne zu krampfen ruhig durch die Nase zu atmen, wodurch das Gaumensegel erschlafft nach unten hängt und den Einblick in den Nasenrachen freigibt. Versteht es der Patient nicht, bei offenem Mund durch die Nase zu atmen, so läßt man ihn ein nasales langes „äng" aussprechen. Ist die Erschlaffung des Gaumensegels erreicht, so wird der wie ein Federhalter in der rechten Hand gehaltene Nasenrachenspiegel von der linken Mundseite her in den Mundrachen eingeführt. Mit der nach oben gerichteten Spiegelseite soll er unter oder neben der Uvula liegen, ohne die Rachenhinterwand zu berühren. Das Aufstützen des Spiegelstieles im linken Mundwinkel gibt den nötigen Halt zur ruhigen Führung. Bei richtiger Lage erscheint der Nasenrachen im Spiegelbild, doch ist es bei der Kleinheit des Spiegels unmöglich, den ganzen Nasenrachen bei einer einzigen Spiegelstellung zu überblicken. Durch Neigen und Drehen des Spiegels erfolgt dann die systematische Einstellung der verschiedenen Abschnitte des Nasenrachens, dessen Teilbilder sich zum gesamten postrhinoskopischen Bild ergänzen. Am leichtesten ist das Nasenrachendach zu sehen, bei allmählicher Steilstellung des Spiegels durch Senken des Stiels erscheinen die mittleren Muscheln, die unteren Muscheln und endlich das Gaumensegel. Dabei soll der Patient seinen Kopf nicht bewegen. Gute Beleuchtung durch scharfes Einstellen des Lichtes ist eine unerläßliche Vorbedingung.

Die Technik bietet erhebliche *Schwierigkeiten*. Diese beruhen in erster Linie auf dem unwillkürlichen *Hochziehen des Gaumensegels* beim Öffnen des Mundes, was durch Ängstlichkeit und sich daraus ergebende Verkrampfung gefördert wird. Dazu kommen die *Würgereflexe* und das *Bäumen der Zunge*. Dauernde Aufforderungen zum ruhigen Atmen helfen dem Patienten, das Würgen zu unterdrücken. Ein ruhiges Handhaben der Instrumente ist ebenfalls erforderlich. Die *Hauptfehler* sind das zu tiefe Einsetzen des Zungenspatels, zu starker rascher Druck auf die Zunge und die Phonation von „a", die das Gaumensegel hochzieht. Es ist zweckmäßig, nur kurz aber wiederholt zu untersuchen. Ist einmal der Würgereflex ausgelöst, so muß die Untersuchung für mehrere Minuten unterbrochen werden (s. auch Laryngoskopie, S. 379). Beim Kleinkind ist die Untersuchung meist unmöglich.

Bei einzelnen Patienten nützt alle Ruhe und Vorsicht nichts, weshalb die Rachenwand dieser hochempfindlichen Patienten mit einer 2%igen Pantocainlösung zu anästhesieren ist. Unter Umständen muß das Gaumensegel mit einem selbsthaltenden Gaumenhaken oder dem Apparat nach HOPMANN nach vorn oben gezogen werden. Diese Maßnahme erlaubt eine besonders gründliche Untersuchung. Eine partielle direkte Sicht gibt das Nasenrachenspekulum von YANKAUER.

Bisweilen ist es notwendig, reflexempfindlichen Patienten einige Tage Brompräparate zu geben und sie dann in wiederholten Sitzungen zu untersuchen.

Die hinteren Teile der Nase und des Nasenrachens lassen sich auch durch zystoskopähnliche Pharyngoskope (z. B. von VAN TREECK) bzw. Salpingoskope untersuchen, die durch den Mund oder die Nase eingeführt werden.

Normales postrhinoskopisches Spiegelbild (Abb. 23). Die *Orientierung* in dem aufrecht stehenden Spiegelbild erfolgt an der hinteren, stets senkrecht stehenden scharfen Kante des Nasenseptums *(Vomerkante)*, die auffällt und leicht zu erkennen ist. Steht sie im Spiegelbild zunächst schräg, so wird der Spiegel derart geneigt und gedreht, bis sie senkrecht erscheint. Zu beiden Seiten liegen die *Choanen* mit den *Hinterenden der mittleren und unteren Muschel*, von denen die mittlere, höher im Gesichtsfeld gelegene, leichter sichtbar wird als die untere. Zwischen beiden mündet der *mittlere Nasengang* in die Choanen (Ausmündung der Nebenhöhlen erster Serie). Im Gegensatz zur vorderen Rhinoskopie, bei welcher die obere Muschel stets versteckt bleibt, erscheint oberhalb der mittleren Muschel auch die *obere Muschel*, sofern sie vorhanden ist. Ebenso läßt sich der hintere Teil des *oberen Nasenganges* gut überblicken und damit die Gegend der *Ausmündung der Nebenhöhlen zweiter Serie* (hintere Ethmoidzellen und Keilbeinhöhle) beurteilen. Auf beiden Seiten der Choanen befinden sich die lateral vom *Tubenwulst* begrenzten weißlichen *Mündungen der Ohrtrompeten*. Hinter dem Tubenwulst liegt die schmale *Rosenmüllersche Grube*. Senkrecht über der nach oben verbreiterten Septumkante und über den Choanen wölbt sich das Dach des Nasenrachens mit der *Rachenmandel*, die beim Kind normalerweise als längsgewulstete gefurchte, mehr oder weniger starke Erhebung ausgebildet ist, beim Erwachsenen aber oft ganz fehlt. Unterhalb der Choanen zeigt sich die Hinterseite des Gaumensegels und in der Mitte des Gaumenzäpfchens.

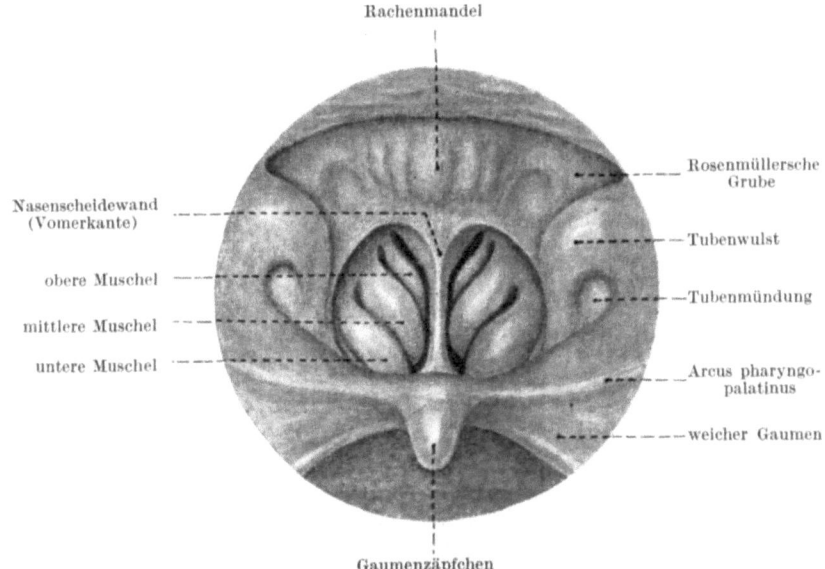

Abb. 23. Normales hinteres rhinoskopisches Bild

3. Besondere Untersuchungsmethoden der Nasennebenhöhlen

Die Untersuchung der Nasenhaupthöhle, vor allem die Feststellung des Austrittsortes von Exsudat, erlaubt zwar schon gewisse Rückschlüsse auf die Erkrankung der Nebenhöhlen und ihre Zugehörigkeit zur ersten oder zweiten Serie, kann aber über den Zustand der einzelnen Nebenhöhlen keine sichere Auskunft geben. Die speziellen Untersuchungen der Nebenhöhlen werden in der Regel dem Facharzt überlassen. Sie bestehen in der Feststellung der Druckpunkte der Nebenhöhlen, der Durchleuchtung (Diaphanoskopie), der Röntgenuntersuchung und der Punktion der Nebenhöhlen.

Durchleuchtung der Nasennebenhöhlen. Die Durchleuchtung (Diaphanoskopie) wird mit einer kleinen elektrischen Glühlampe (Durchleuchtungslampe nach VOHSEN-HERYNG) im Dunkelzimmer vorgenommen, deren rote Strahlen die Nebenhöhlenwände durchdringen. Für die Stirnhöhle ist die Lampe mit einer Sammellinse, für die Kieferhöhle mit einer Glashülse versehen. Im medialen oberen Augenwinkel aufgesetzt, leuchten dabei normale, lufthaltige *Stirnhöhlen* rötlich auf, und deren bogenförmige Grenzen treten deutlich hervor. Bei vermindertem oder fehlendem Luftgehalt (Füllung mit Exsudat, geschwellter

Schleimhaut oder Geschwulstgewebe) bleibt die Stirnhöhlengegend dunkel. Die „Verschattung" läßt sich besonders im Seitenvergleich bei einseitiger Erkrankung verwerten, jedoch bringt das nicht seltene einseitige Fehlen der Stirnhöhle Fehlerquellen mit sich, die nur das Röntgenbild aufklären kann. Dasselbe gilt für beiderseitige Verschattung, da die Stirnhöhlen oft zu klein sind, um aufzuleuchten, oder ganz fehlen. Zuverlässiger sind die Resultate der nur selten stark asymmetrisch und sozusagen immer vorhandenen *Kieferhöhle*. Zur Durchleuchtung der Kieferhöhle wird die Glühlampe in die Mundhöhle eingeführt. Dabei leuchten die Kieferhöhlen als Halbmonde unter dem Orbitalrand auf, ebenso wie öfters die Pupillen leuchtend rot erscheinen. Die einseitige Verschattung ist wie bei der Stirnhöhle auch bei der Kieferhöhle diagnostisch sicherer als beiderseitige Verdunkelungen, doch kann eine einseitige Verschattung ohne Erkrankung vorkommen. Die Diaphanoskopie allein ist daher nicht imstande, eine gesicherte Diagnose zu liefern. Lichtabschirmend wirkt ein hoher Gaumen. Zahnprothesen müssen natürlich vor der Durchleuchtung herausgenommen werden, da sie meist lichtundurchlässig sind. Die Durchleuchtung des *Siebbeines* ist klinisch nicht verwertbar, diejenige der *Keilbeinhöhlen* unmöglich. Über die Art des Nebenhöhleninhaltes, ob Eiter, geschwollene Mukosa oder Geschwulstgewebe, gibt die Durchleuchtung keine Auskunft.

Die Punktion und Endoskopie der Nasennebenhöhlen wird bei der Besprechung der Nebenhöhlenentzündung im einzelnen erörtert (S. 117, 124 u. 132).

4. Röntgenuntersuchung der Nase und ihrer Nebenhöhlen

Die verwickelte Struktur des Gesichtsschädels und die mannigfache Überlagerung und Überschneidung der Knochenkonturen erschweren die Deutung der Röntgenbilder erheblich. Um die Nasennebenhöhlen symmetrisch und seitenvergleichbar zur Darstellung zu bringen, werden besonders sagittale bis axiale Aufnahmerichtungen herangezogen, von welchen in der Regel die im folgenden beschriebenen vier Aufnahmen genügen. Für spezielle Zwecke sind gelegentlich seitliche Aufnahmen oder Schrägrichtungen nötig.

Die horizontale postero-anteriore (okzipito-frontale) Aufnahme des Schädels (Abb. 24). Sie erfolgt in einer symmetrisch sagittal-horizontalen Aufnahmerichtung, wobei sich die beiden Felsenbeine in die Orbita hinein projizieren. Die Stirnhöhlen kommen nur vom Schädeldach überlagert zu guter Darstellung und erscheinen in vertikaler Ausdehnung in natürlicher Größe, deren Kenntnis bei operativen Eingriffen von Wichtigkeit ist, ebenso eine eventuelle Kammerung. Die Kieferhöhlen dagegen sind mehr oder weniger von der Schädelbasis überlagert, was ihre Beurteilung erschwert. Siebbeinzellen und Keilbeinhöhlen überlagern sich gegenseitig.

Die halb axiale sagittale (okzipito-nasale) Aufnahme des Schädels (Abb. 25). Der Lichtstrahl ist zu 45° gegen die deutsche Horizontale geneigt. Hierbei erscheint die Schädelbasis unterhalb der Kieferhöhlen; dies ist die typische Kieferhöhlenaufnahme ohne störende Überlagerung. Die Stirnhöhlen sind ebenfalls nicht überlagert, aber in ihrer Gestalt verzerrt und gegenüber der horizontalen Aufnahmerichtung vergrößert, besonders wenn es sich um tief über die Schädelbasis nach hinten reichende Stirnhöhlen handelt. Siebbeinzellen und Keilbeinhöhlen überlagern sich auch hier.

Die axiale (submento-vertex) Aufnahme des Schädels (Abb. 26). Die Aufnahmerichtung verläuft von der Unterkinngegend nach dem Scheitel oder umgekehrt, wodurch die Keilbeinhöhlen und die Siebbeine ohne störende Überlagerung nebeneinander zu liegen kommen. In die Gegend der Keilbeinhöhlen projizieren sich zudem die Umrisse des Nasenrachens. Die axiale Schädelaufnahme bringt in erster Linie das Siebbein und die Keilbeinhöhlen sowie den Nasenrachen zur Darstellung.

Denselben Zweck erfüllen endoral-axiale Aufnahmen mit der Aufnahmekassette in der Mundhöhle.

Seitliche bitemporale Schädelaufnahmen (Abb. 27). Da sich bei allen seitlichen Aufnahmen die symmetrischen Nebenhöhlen überdecken, sind diese in der

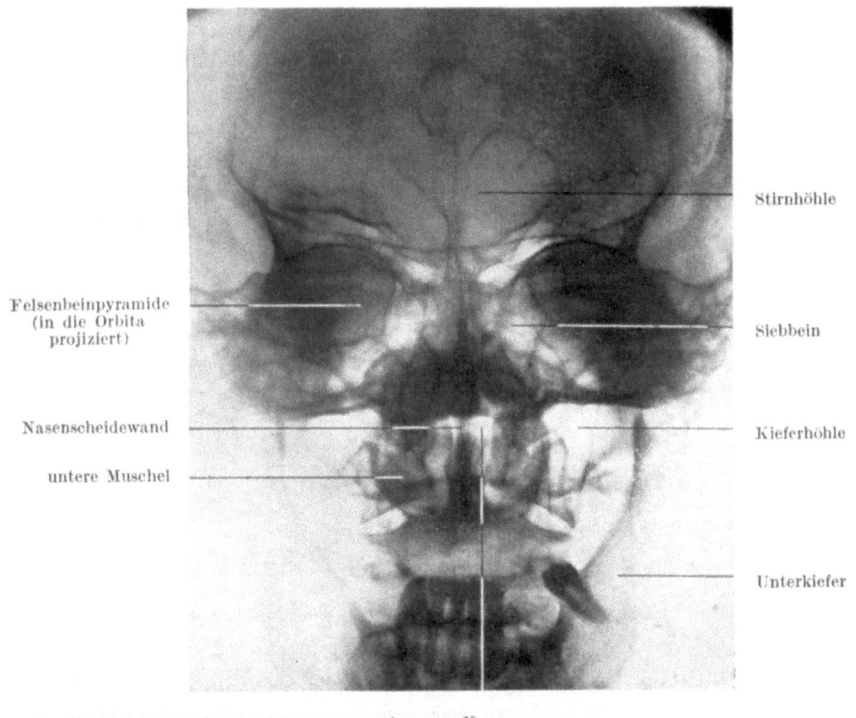

Abb. 24. Okzipito-frontale (horizontale) Schädelaufnahme. Normaler Befund

Regel zur Beurteilung der Nebenhöhlen ungeeignet. Einzig zur Schätzung der Stirnhöhlentiefe und deren Tabula interna (Brüche) ist die Richtung zweckmäßig. Gut zur Darstellung gelangt der Nasenrachen, namentlich aber die Basis der vorderen Schädelgrube mit der Hypophyse. Ihr Verhalten zu den Keilbeinhöhlen, deren Tiefenausdehnung in dieser Beziehung wichtig ist, kommt klar zum Ausdruck.

Die seitliche Aufnahme des Nasenskelettes wird für die *Nasenbrüche* bevorzugt.

Auf allen diesen Aufnahmen erscheinen in der Regel auch die *Zähne*. Sie liegen jedoch zu plattenfern und sind zudem von anderen Teilen zu sehr überlagert, als daß sich die Schädelaufnahmen als Zahnaufnahmen verwerten ließen. Solche sind nach den Grundsätzen der zahnärztlichen Praxis gesondert vorzunehmen, sofern eine Beurteilung der Zahnwurzeln (Granulome, Spitzenabszesse) stattzufinden hat (dentale Kieferhöhlenempyeme).

Zur Erkennung der Grenzen von Geschwülsten, Mukokelen, Zysten usw. wird die *Tomographie* herangezogen

Durch Anfüllen der Nebenhöhlen mit einem *Kontrastmittel* (durch Einspritzen oder nach der Saugmethode von PROETZ) läßt sich auch das Lumen der einzelnen Nebenhöhlen darstellen und damit mehr oder weniger die Dicke der Schleimhaut beurteilen (Polypen, Tumoren). Auch größere Kieferzysten lassen sich füllen.

Die beschriebenen Röntgenaufnahmen dienen vor allem der *Nasennebenhöhlendiagnostik*, seltener derjenigen des *Nasenrachenraumes* oder der *Nase* als solcher.

Eindeutig und klar erscheint auf den Röntgenbildern der *Pneumatisationsgrad der Nasennebenhöhlen* bzw. deren Größe, was bei den stark wechselnden Stirn- und Keilbeinhöhlen und der oft ausgeprägten Asymmetrie nicht nur diagnostisch,

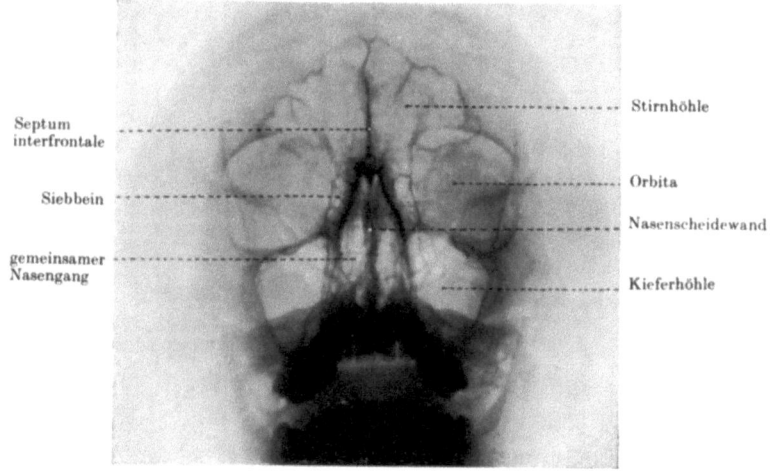

Abb. 25. Okzipito-nasale (halbaxiale) Schädelaufnahme. Normaler Befund

sondern auch für die operative Behandlung von Bedeutung ist. Bei Kindern haben die Nebenhöhlen je nach dem Alter auch normalerweise noch nicht ihren vollen Pneumatisationsgrad erreicht.

Im weiteren gibt die Röntgenaufnahme mit gewissen Einschränkungen über den *normalen oder verminderten Luftgehalt* Auskunft. Eine lufthaltige Nebenhöhle ist in erheblich höherem Maße strahlendurchlässig als eine durch Exsudat, Schleimhautschwellung oder Tumor ausgefüllte Höhle, welche einen Wasserschatten wirft und daher „verschattet" ist. Dabei können aber Transsudat, Eiter, Schleimhautschwellung und Tumorgewebe nicht unterschieden werden, weil alle drei annähernd dieselbe Schattendichte verursachen. In der Kieferhöhle ist bei nur teilweiser Füllung mit Exsudat und aufrechter Kopfhaltung hin und wieder eine Exsudatlinie bzw. eine teilweise Verschattung zu sehen.

Die *Knochenzerstörungen* einer bösartigen Geschwulst oder einer Knochenentzündung (Osteomyelitis, Lues) lassen sich am Unscharfwerden und schließlichen Verschwinden der Knochenstruktur erkennen. Die zahlreichen, sich überschneidenden Knochenprofile erlauben eine sichere Diagnose allerdings erst bei ausgedehnter Knochenarrosion. Wichtig ist die Röntgenaufnahme bei der von den Stirnhöhlen ausgehenden Osteomyelitis des Stirnbeines, deren Aufhellungsherde deutlich sichtbar werden (Marmorierung).

Abweichungen in der Strahlendurchlässigkeit und der *Knochenstruktur* treten hauptsächlich im Seitenvergleich hervor, während bei beiderseitigen Erkrankungen in der Größe und im Aufbau der Nebenhöhlen sowie in der Strahlendichte

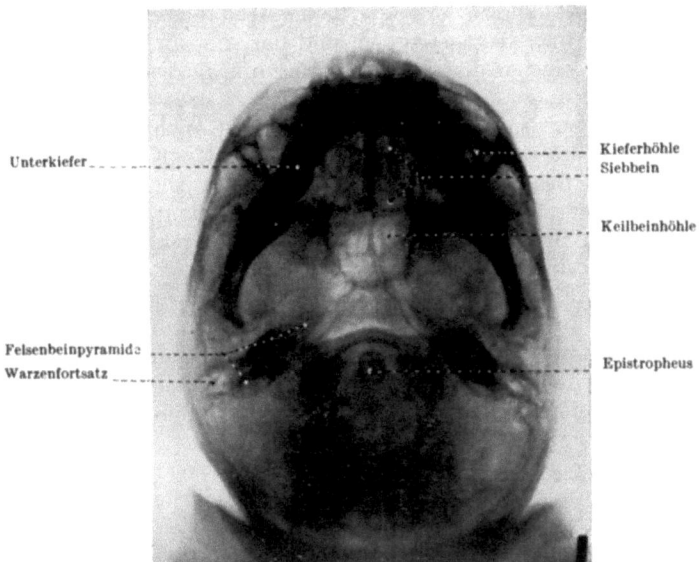

Abb. 26. Submento-Vertex (axiale) Schadelaufnahme. Normaler Befund

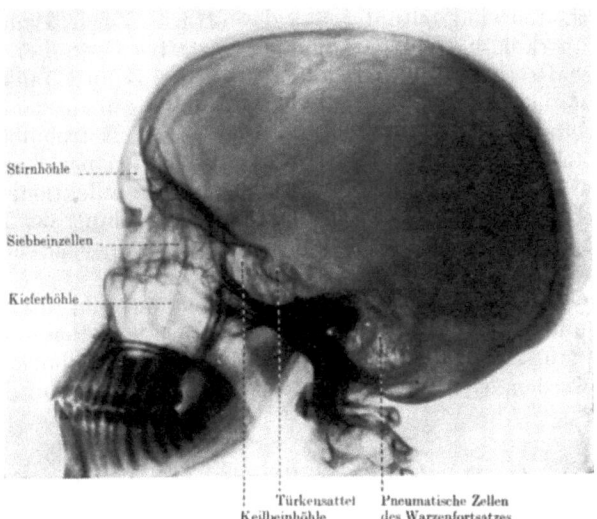

Abb. 27. Bitemporale Schädelaufnahme. Normaler Befund

ihrer Wände die großen individuellen Unterschiede die Beurteilung erschweren. Auch hinterlassen Nebenhöhlenentzündungen nach der Abheilung zuweilen dauernde Veränderungen der Nebenhöhlenwände, die besonders bei den Kieferhöhlen zu starker Verschattung führen. Der Seitenvergleich ist infolge der Asymmetrie ebenfalls erheblichen Täuschungsmöglichkeiten ausgesetzt. Dies gilt vorwiegend für die variable Stirnhöhle, ebenso wie für die Siebbeinzellen und die Keilbeinhöhle, während die Kieferhöhle die sichersten Resultate liefert. Selbst hier zeigt der Vergleich mit dem Operationsbefund, daß Fehlschlüsse in beiden Richtungen vorkommen. Es ist daher nicht möglich, allein aus dem Röntgenbild eine Nebenhöhlenerkrankung oder sogar deren Art (abgesehen von Ausnahmen: Osteome, Mukokelen) zu diagnostizieren, und der Allgemeinpraktiker darf nicht mangels genügender eigener diagnostischer Technik die Diagnose dem Röntgenarzt überlassen.

Die Erkennung von *Frakturlinien* im Gebiete des Gesichtsschädels stößt durch die zahlreichen sich überschneidenden und variierenden Knochenlinien gewöhnlich auf erhebliche Schwierigkeiten. Fissuren ohne Dislokation können mit Nähten oder Gefäßfurchen verwechselt werden. Eindeutig liegen die Verhältnisse bei geknickten Brüchen der Nasenbeine in der Seitenaufnahme der Nase, die die Stellung und den Grad der Knickung wiedergeben. Auch der Bruch des unteren Orbitalrandes, meist verbunden mit einem Einbruch und einer Drehung des Jochbeines, ist auf antero-posterioren Bildern gut zu erkennen, gleichfalls Fissuren in der vorderen Stirnhöhlenwand, vor allem, wenn sie die Grenzen der Stirnhöhle überschreiten. Dagegen ist es kaum möglich, die versteckten Fissuren im Siebbein und in der Schädelbasis sicher zur Darstellung zu bringen. Anderseits lassen sich sekundäre Veränderungen bei Bruch der Nebenhöhlenwand, wie Verschattung der Nebenhöhlen durch Hämatosinus, Weichteilemphyseme und Lufteintritt in das Endokranium, auf dem Röntgenbild leicht nachweisen.

5. Weitere Untersuchungsmethoden bei Nasen- und Nasennebenhöhlenerkrankungen

(Allgemeinzustand, Nachbarschaft, bakteriologische Untersuchungen usw.)

Nasenkrankheiten sind mitunter nur das örtliche Zeichen einer Allgemeinerkrankung (Tuberkulose, Syphilis, Allergie, vegetative Dystonie) oder die Folge von Nachbarschaftserkrankungen (Rhinopharyngitis, Zahnerkrankung). Anderseits können vor allem die Nasennebenhöhlenerkrankungen auf die Nachbarschaft übergreifen (orbitale und intrakranielle Verwicklungen, Retrobulbärneuritis, absteigende Katarrhe der Luftwege) oder es entstehen Allgemeinstörungen (pathologische Mundatmung mit ihren Folgen, rhinogene Herdinfektion, Magen-Darmstörungen durch Eiterverschlucken usw.). Die Untersuchung der Nachbarschaft und des Allgemeinzustandes, zuweilen einschließlich des psychischen Verhaltens, ist daher oft unerläßlich.

Die *bakteriologische* und *zytologische* Untersuchung gibt über die Art des Nasensekretes und Exsudates Auskunft. Die in Lokalanästhesie leicht ausführbaren *Biopsien* müssen in allen verdächtigen Fällen (Schwellungen, Geschwüre) vorgenommen werden, ebenso wie die *serologischen Reaktionen* auf Syphilis heranzuziehen sind.

C. Funktionsprüfung der Nase

1. Prüfung der Nasenatmung

Eine *grobe Prüfung* der Durchgängigkeit und des Grades der Verlegung der Nase ist ohne Apparate leicht möglich und mit wenigen Ausnahmen klinisch genügend. Dabei wird der Nasenrachen gleichzeitig mitgeprüft.

Schon die einfache *Beobachtung des Patienten* beim Atmen gibt eine gewisse Auskunft. Der Nasenatmer hat den Mund in der Ruhe und besonders im Schlaf geschlossen, beim pathologischen Mundatmer steht er offen. Die Beobachtung im Schlaf erfolgt am besten am Morgen beim Wecken; im Wachen darf sich der Patient nicht beobachtet fühlen, sonst schließt er den Mund bewußt. Der offenstehende Mund ist allerdings kein sicheres Zeichen einer behinderten Nasenatmung, da auch andere Ursachen (Kieferverbildungen, Anomalien der Zahnstellung, Idiotie) zugrunde liegen können, dagegen ist der geschlossene Mund für die Durchgängigkeit beweisend. Der rhinoskopische Befund ist, außer bei hochgradigen Verengerungen, täuschend. Auch ist zu berücksichtigen, daß die Durchgängigkeit infolge der Volumschwankungen der Schwellkörper der Nasenmuscheln raschen Änderungen unterliegt.

Jede Nasenseite wird für sich geprüft. Während das nicht zu prüfende Nasenloch mit dem Finger seitlich zugehalten wird, atmet der Patient ein und aus. Bei *vollständigem Verschluß* ist der *Luftstrom* auch bei forcierter Atmung *aufgehoben* und der Kranke kann auf der verschlossenen Seite nicht schneuzen. Bei *teilweisem Verschluß* wird die selbst bei raschen und tiefen Atemzügen nur ein geringes hauchendes Geräusch erzeugende Atmung zum *lauten Stenosengeräusch*, dem sich oftmals feuchte Rasseln beimischen. Im Schlafe führt die Behinderung der Nasenatmung zu starkem *Schnarchen* bzw. zu geräuschvoller Atmung.

Nach den Angaben von BRÜNINGS erfordert die maximale Inspiration unter normalen Verhältnissen eine Minimalzeit von einer Sekunde durch beide Nasenseiten, von zwei Sekunden durch eine Nasenseite. Bei einer Stenose nehmen diese Zeiten in direktem Verhältnis zum Grad der Stenose zu, woraus sich der Grad einer Verengerung einigermaßen abschätzen läßt.

Die *exspiratorische Durchgängigkeit* der beiden Nasenseiten läßt sich im Seitenvergleich an der Größe des Atemfleckes auf einer Hauchplatte (ZWAARDEMAKER) erkennen. Dazu wird der feuchte und warme Hauch der Ausatmungsluft auf einer unter die Nase gehaltenen kühlen polierten und graduierten Metallplatte (Hauchplatte nach GLATZEL) zum Niederschlag gebracht. Sind beide Nasenseiten, wie normal, annähernd gleich weit, dann ist der Atemfleck beiderseits gleich groß. Bei einseitiger Verengerung wird er auf der betreffenden Seite entsprechend kleiner. Die Stärke des Ausatmungsstromes kann auch durch das Vorhalten des Handrückens vor das offene Nasenloch geprüft werden. Bei Säuglingen läßt sich die Durchgängigkeit an der Bewegung eines losen Wattebausches, der vor die Nasenlöcher gehalten wird, feststellen.

Genaue Messung der Nasendurchgängigkeit erfordert ziemlich umständliche Apparaturen (Rhinometer und Rhinomanometer), die klinisch keine Bedeutung haben.

2. Prüfung des Geruchsvermögens

Die Prüfung des Geruchssinnes erfolgt mit verschiedenen Riechstoffen, die in Riechfläschchen gesondert der einen oder der anderen Nasenseite unter Verschluß der nicht zu prüfenden Nasenseite vorgehalten werden. Die Geruchsprüfung ist eine rein subjektive Methode, die sich objektiv nicht kontrollieren läßt. Der Patient soll aussagen, ob er etwas riecht und ob er den Riechstoff erkennt, jedenfalls, ob dieser gut oder übel riecht, und ob er brennt oder beißt. Wichtig ist die Prüfung mit reinen Olfaktoriusriechstoffen, die nur den Geruchsnerven erregen, und mit „scharfen" Riechstoffen, die neben der sensorischen auch eine sensible Komponente (Wärme-, Kälte- und Schmerzreiz) enthalten, welche zugleich oder allein den N. trigeminus reizen. Gibt der Patient an, auch die Trigeminusreize nicht zu empfinden, so liegt entweder eine hysterische Anosmie oder eine wissentlich falsche Angabe vor, wogegen die Beschränkung der Anosmie auf die Olfaktoriusgerüche für eine organisch bedingte Störung des Riechapparates spricht. Die Anwendung von Riechstoffen mit einer gleichzeitigen Geschmackskomponente, die den N. glossopharyngeus und die sensiblen Fazialisfasern erregt, wie Chloroform mit süßem Geschmack u. a., ist nicht so eindeutig. Für eine Übersichtsprüfung genügen vier Geruchsstoffe: zur Olfaktoriusprüfung Asa foetida (übelriechend) und Kölnischwasser (angenehm riechend), zur gleichzeitigen Trigeminusprüfung Salmiakgeist (stechend) und Eisessig (stechend). Da der Geruchssinn leicht ermüdet, ist es zweckmäßig, zwischen den Prüfungen kleinere Pausen einzuschalten. Zuweilen empfiehlt es sich auch, Gerüche aus dem Beruf (Chemiker, Köche, Weinschmecker) bzw. der täglichen Umgebung des Patienten zu wählen.

Eingehendere Untersuchungen werden mit der Börnsteinschen Stufenleiter angestellt. Eine Reihe von zehn Riechstoffen in zehn Verdünnungen gibt PROETZ an.

Die genaue *Olfaktometrie* mit dem Olfaktometer nach ZWAARDEMAKER oder PROETZ kommt für die laufende klinische Untersuchung nicht in Betracht.

Ob es sich um eine respiratorische oder eine essentielle Anosmie handelt, zeigt die Rhinoscopia anterior und posterior.

3. Prüfung klanglicher Störungen der Sprache

Die klanglichen Störungen der Sprache werden durch Zählen oder Vorlesenlassen geprüft. Die Prüfung bezieht sich auf die Rhinoladia clausa bei hochgradiger Stenosierung des Atemweges durch die Nase bzw. den Nasenrachen und die Rhinolalia aperta bei dauerndem Offenstehen des Nasenweges, hauptsächlich auch bei den sogenannten Verschlußlauten. Beide verleihen der Sprache denselben nasalen Beiklang, lassen sich aber durch eine einfache Prüfung leicht unterscheiden. Bei der Rhinolalia aperta gerät die Nasenspitze beim Anlauten von a-i bei dem Vokal i in Vibration, da dieser Laut die Mundhöhle verengt und den Luftstrom durch die offenstehende Nase leitet. Bei der Rhinolalia clausa dagegen kommt der normale Abschluß des Mundrachens gegen die Nase zustande, der ganze Luftstrom geht durch den Mund und die Vibration der Nasenspitze fehlt. Durch seitliche Palpation der Nasenflügel unter leichtem Zusammendrücken kann die Vibration festgestellt werden. Auch hinterläßt die Rhinolalia aperta bei den Verschlußlauten p, t, s usw. auf der Hauchplatte einen normalerweise nicht auftretenden Hauchfleck, als Zeichen des pathologischen Luftstromes durch die Nase.

Die Prüfung eigentlicher Sprachstörungen, wie Stottern und Stammeln (Lispeln usw.), die mit der Nasenatmung nicht in Zusammenhang stehen, erfolgt nach phonetischen Grundsätzen.

IV. Allgemeine Therapie der Nasenkrankheiten

Die Nasenerkrankungen sind vielfach nur Symptome einer Allgemeinerkrankung (Katarrhe, Tuberkulose, Lues, vasomotorische und allergische Störungen und so weiter), weshalb oftmals nicht die lokale, sondern die kausale Allgemeinbehandlung im Vordergrund steht. Die *Lokalbehandlung* erfordert in vielen Fällen eine regelmäßige Selbstbehandlung von Seiten des Patienten. Auf eine richtige Ausführung kann sich der Arzt nur dann verlassen, wenn er imstande ist, sie dem Patienten in allen Einzelheiten zu erklären und unter Umständen vorzumachen. Es ist vom Kranken nicht zu erwarten, daß er mit Nasentropfen, Nasenduschen, Nasensalben usw. ohne Anleitung umzugehen weiß.

Jede lokale Anwendung von Arzneimitteln hat auf die *Empfindlichkeit der Nasenschleimhaut* und ihre natürliche Selbstreinigung durch die Flimmerbewegung, auf die wichtigen vasomotorischen Reflexe und auf den Schutz durch die bedeckende Schleimschicht Rücksicht zu nehmen, die durch Medikamente geschädigt werden können. So sollen wässerige Lösungen von Medikamenten isotonisch sein, was bei der Verwendung zur Nebenhöhlenbehandlung unerläßlich ist. Nach PROETZ sind wässerige Lösungen den Ölen vorzuziehen, weil ein Ölüberzug auf der Schleimhaut den Schleimdecke-Flimmermechanismus behindert.

Im ganzen macht sich bei der Lokalbehandlung der Nase mit Medikamenten eine immer größere Zurückhaltung geltend. So braucht ALYEA fast nur noch 0,5 bis 3% Ephedrin in isotonischer Kochsalzlösung, die die Nasenschleimhaut in ihren Abwehrmechanismen nicht schädigt. Namentlich wird die Lokalbehandlung mit Sulfonamiden und Antibiotica, außer bei Nebenhöhlenspülungen, immer mehr aufgegeben.

Luftkonditionierung. Bei der Besprechung der Physiologie wurde hervorgehoben, daß der Bau der Nase im allgemeinen eine genügende Wärme- und Wasserabgabe erlaubt, um die Einatmungsluft anzufeuchten und zu erwärmen, ohne daß die Nasenschleimhaut durch Austrocknung und Abkühlung leidet. Unter bestimmten Bedingungen kann jedoch die Luft so trocken werden, daß die Schleimhaut wenigstens an einzelnen Stellen austrocknet, was die Flimmerbewegung aufhebt. Es sammelt sich an diesen Stellen dickes Sekret an, das einen ausgezeichneten Nährboden für Bakterien abgibt und deshalb zu Infektionen führt. Eine derart trockene Luft entsteht z. B. durch die Zentralheizung, die die kalte und oft trockene Winterluft aufwärmt, wodurch die relative Feuchtigkeit auf 5 bis 10% abfallen kann. In derartigen Fällen ist es notwendig, die Luft künstlich anzufeuchten. Dazu dienen die verschiedenen Wasserverdampfer, die gelegentlich durch nasse Tücher oder besser durch Wasserzerstäuber ergänzt werden müssen. Das Optimum der relativen Feuchtigkeit beträgt ungefähr 45% (PROETZ). Wird die sommerliche und oft feuchte Luft künstlich abgekühlt, so kann es zur abnorm hohen relativen Feuchtigkeit kommen, wodurch die Abkühlung durch Schwitzen verhindert wird und das Gefühl von kaltem Schweiß mit Frösteln auftritt.

Lokale Wärme- und Kälteanwendungen. Die Mehrzahl der entzündlichen Erkrankungen (akute Nebenhöhlenentzündungen, Furunkel usw.) verlangen die Anwendung von Wärme; nur selten ist Kälte in Form der Eisblase angezeigt. Feuchte Wärme geben in einfachster und wirksamster Weise Kataplasmen von Leinsamensäckchen oder heiße Kamillenkompressen. Trockene Wärme läßt sich durch Liegen auf einem elektrischen Wärmekissen zuleiten. Tieferwirkend und speziell bei Nebenhöhlenentzündungen zu bevorzugen ist die strahlende Wärme der Solluxlampe oder ähnlicher Lampen (Hautschutz durch Einfetten, Augenschutz durch dunkle Brille und Tuch, Abstand 30 bis 50 cm je nach Erträglichkeit, Dauer 20 bis 30 Minuten, ein- bis zweimal täglich). In Ermangelung einer Solluxlampe kann auch jede elektrische starke Glühbirne oder ein Strahler gebraucht werden. Denselben Dienst leisten Infrarotstrahler. Kräftig wirksam sind Kopfschwitzbäder im Kopflichtkasten nach BRÜNINGS, jedoch wird mitunter die diffuse Kopfdurchwärmung von älteren Leuten oder Plethorikern schlecht ertragen. Ambulante Behandlung ist, selbst wenn der Patient mit dem Fortgehen noch längere Zeit wartet, wegen der nachfolgenden Abkühlung des Kopfes im Freien nicht empfehlenswert.

Die Anwendung des Diathermiestroms stößt bei der Elektrodenapplikation auf technische Schwierigkeiten, die bei den Kurzwellen nicht auftreten.

Reinigung der Nase. Zur Beseitigung von flüssigem Exsudat genügt in der Regel einfaches *Schneuzen*. Viele Menschen sind gewohnt, beim Schneuzen beide Nasenseiten gleichzeitig zuzuhalten. Diese Art des Schneuzens gefährdet bei akuten Entzündungen des Nasenrachens und der Nase das Mittelohr durch tubare Infektion, da die Drucksteigerung im Nasenrachen die Ohrtrompete öffnet und der heftige Exspirationsstoß den infektiösen Schleim des Nasenrachens in die Ohrtrompete preßt. Deshalb soll eine Nasenseite nach der anderen unter Zuhalten nur je einer Seite sanft geschneuzt werden. Die Reinigung geht nicht der verursachten Lautstärke des Schneuzens parallel, wie oft geglaubt wird (LAURENS).

Beim Säugling und Kleinkind erfolgt die Reinigung am besten durch *Absaugen* (z. B. mit dem Politzer-Ballon unter Zwischenschalten eines Auffanggläschens). Ausblasen bedeutet eine Gefahr für das Mittelohr und ist zu unterlassen.

Krusten und *Borken* werden mit der *Nasenzange* unter Sicht entfernt.

Nasenduschen und Nasenspülungen sind notwendig, um die Nase vom zähen und eingetrockneten Exsudat der Stinknase, seltener um sie von abundantem dickem Eiter einer oder mehrerer Nebenhöhlen zu reinigen. Dagegen ist es sinn- und zwecklos, bei jeder Nasenerkrankung planlos Nasenduschen anzuwenden. Nasenspülungen sind im allgemeinen beim Laien beliebt, und viele Menschen glauben, ihre Nase jahrelang regelmäßig in dieser Weise reinigen zu müssen. Die zahlreichen Nasenbäder, Nasenkännchen usw. zeigen den weitverbreiteten Mißbrauch, dem von ärztlicher Seite nicht noch Vorschub geleistet werden sollte. Unrichtige Lösungen und unrichtige Ausführung sind zudem für die Nasenschleimhaut schädlich und für das Mittelohr gefährlich.

Kontraindiziert sind Nasenspülungen bei akuten Entzündungen sowie bei stärkeren Nasenverengungen, welche das Wasser am freien Durchfließen hindern.

Als Lösungen werden hauptsächlich isotonische, leicht alkalische Salzlösungen verwendet, da reines Wasser, abgesehen von der Schmerzhaftigkeit, die Flimmerbewegung der Nasenschleimhaut sofort aufhebt. Auch stärkere antiseptische Lösungen sind ihrer schleimhautschädigenden Wirkung wegen zu vermeiden. Eine Desinfektion ohne hochgradige Schädigung der Mukosa ist unmöglich. Eine Ausnahme sind innert gewisser Grenzen Lösungen von Sulfonamiden und Antibiotica. Die Temperatur der Lösungen soll zimmer- bis körperwarm sein.

Für Spülungen eignen sich:

  Rp. Natr. chlorat.   10,0
  D. S. 1 Pulver in 1 Liter Wasser auflösen. Für Nasenduschen nach Vorschrift.

In genügender Annäherung wird diese Konzentration durch einen schwachen Eßlöffel Kochsalz auf 1 Liter Wasser erreicht oder

  Rp. Natr. chlorat.
    Natr. bicarbon. $\bar{a}\bar{a}$ 5,0
  D. S. für Nasenduschen. 1 Pulver in 1 Liter Wasser auflösen.

Beifügen einiger Tropfen von ätherischem Öl (Menthol, Eukalyptus usw.) macht die Lösung angenehmer.

Einfaches *Aufschnupfen* der Lösung aus der Handhöhle oder einem kleinen Nasenbecken genügt zuweilen. Von den zahlreichen verschiedenen Spüleinrichtungen ist entweder das *Nasenkännchen nach* FRÄNKEL *für Spülungen* oder die *Klysopumpe* mit einer Glasolive als Nasenansatz für eigentliche *Nasenduschen* zu verwenden.

Zur *Ausführung der Nasendusche*, die fast ausschließlich bei der Ozaena gebraucht wird, setzt sich der Patient vor ein Becken, in welches das Spülwasser hineinfließen kann, beugt den Kopf etwas nach vorn und atmet durch den Mund, um in dieser Weise den Nasenrachen zum Mundrachen hin abzuschließen. Die Glasolive der Klysopumpe wird in die eine, bei einseitiger Verengerung die engere Nasenseite eingesetzt und deren Öffnung horizontal nach hinten gerichtet, damit die Spülflüssigkeit dem Nasenboden entlang nach hinten fließt. Der Patient muß auf diese Richtung aufmerksam gemacht werden, weil der Laie annimmt, entsprechend dem Verlauf des Nasenrückens nach oben gegen das Nasendach spülen zu sollen. Abgesehen von der Schmerzhaftigkeit wird dadurch die Kraft des Spülstromes gebrochen. Bei langsamer tiefer Atmung wird die Spülflüssigkeit durch Zudrücken des Gummiballons während jeder Exspiration in die Nase eingespritzt. Nach einiger Übung fließt sie zur anderen Nasenseite heraus. Leichtes Ausblasen nach der Dusche befreit die Nase von zurückgebliebenem Wasser und losgelösten Krusten.

Bei den *Nasenspülungen* mit dem Nasenkännchen wird grundsätzlich gleich verfahren, jedoch der Kopf leicht nach links oder rechts zur Seite geneigt. Das Ende des Ausgusses des Nasenkännchens wird, ist der Kopf links geneigt, in das rechte Nasenloch eingesetzt und durch Abheben des Fingers vom Einguß des Nasenkännchens der Ausfluß freigegeben. Während des Einfließens wird der Atem bei offenem Munde angehalten.

Die Nasenduschen erfordern je nach der Schwere der Stinknase jedesmal 1 bis 2 Liter, ein- bis zweimal täglich, später seltener ausgeführt. Bei Nasenspülungen, die nur bei flüssigem Exsudat vorgenommen werden, genügt meist der Inhalt eines Nasenkännchens.

Nasenduschen und Nasenspülungen können eine *akute Mittelohrentzündung* verursachen, wenn infolge *unrichtiger Ausführung* Spülwasser durch die Ohrtrompete in das Mittelohr gerät. Besonders gefährlich ist das Schlucken während der Dusche, da sich dabei die Tube öffnet. Schlucken muß daher auf alle Fälle vermieden werden, während Husten und Spucken weniger gefährden. Dringt Wasser ins Mittelohr, so wird die Dusche sofort unterbrochen und das Wasser durch häufiges Schlucken möglichst rasch wieder aus dem Mittelohr entfernt. Bei richtiger Anleitung oder durch Vormachen lernt der Patient meist rasch Nasenspülungen und Nasenduschen gefahrlos auszuführen.

Lokale Dampfbäder. In Gas- oder Dampfform lassen sich dem Naseninnern auf einfache Weise Kamillendämpfe oder Wasserdampf mit ätherischen Ölen (Menthol, Gomenol, Eukalyptusöl, Latschenextrakt usw.) gleichzeitig mit Wärme zuführen.

Der Kopf wird über ein Becken mit heißem, dampfendem Wasser gehalten, dem entweder Kamillen oder ätherische Öle zugesetzt sind und samt dem Becken zeltartig mit einem Handtuch bedeckt. Zu heiße Dämpfe (mehr als 60°) können die Schleimhaut reizen und schädigen, weshalb das Wasser während des Inhalierens nicht kochen darf. Einige Minuten nach dem Aufkochen ist die richtige Temperatur erreicht. Einatmen der Dämpfe während 3 bis 5 Minuten, ein- bis dreimal täglich.

Einträufelungen. Ihre einfache Anwendung eignet sich zum Einbringen von flüssigen und gelösten Medikamenten, wie Adrenalin- ($1^0/_{00}$), Ephedrinpräparate (3%) oder Privinlösungen ($0,5—1^0/_{00}$) (nicht bei Kindern) zum Abschwellen der Nasenmucosa, ebenso Lösungen von kolloidalem Silber (2 bis 5%), Zincum sulfuricum (0,5 bis 1%) usw.

Beim Erwachsenen genügen 4 Tropfen, beim Kleinkind 1 bis 2 Tropfen pro Nasenseite, ein- bis mehrmals täglich angewendet. (Lösungen auf Körpertemperatur vorwärmen.) Eingetropft wird unter Aufschnüffeln. Für die unteren Teile der Nase reicht ein leichtes Rückwärtsbeugen des Kopfes aus, für die oberen Abschnitte ist im Liegen bei rückwärts überhängendem Kopf (PROETZ-Stellung), für die Kieferhöhle besonders in seitlich liegender Kopfhaltung (Stellung nach PARKINSON) einzuträufeln.

Durch richtiges Einträufeln gelangt das Medikament in den mittleren Nasengang und damit in die Gegend der Nebenhöhlenostien, was bei der Salbenanwendung meist nicht der Fall ist.

Langdauerndes Einträufeln, namentlich aber Einstäuben, von Öl oder öligen Lösungen, insbesondere von Mineralölen, wie Paraffinum liquidum, kann durch Aspiration zur *Lipoidlunge* führen, die bei größerer Ausdehnung nicht mehr heilbar ist. Die Gefahr ist bei Kleinkindern und beim Einträufeln am rückwärts gebeugten Kopf besonders groß. Ölige Lösungen werden daher immer mehr vermieden.

Nasensalben sind bei allen Erkrankungen des Nasenvorhofes oder bei trockenem Naseninnern angezeigt. Enthält die Salbe ätherische Öle (Menthol, Eucalyptol und so weiter) oder Kampfer (Menthol-Kampfersalbe), so dringen diese Medikamente als Gase vom Vorhof aus in das übrige Naseninnere.

Die Tuben für Nasensalben haben in der Regel einen langgezogenen konischen Nasenansatz, aus welchem die Salbe direkt in den Nasenvorhof gepreßt wird. Durch Reiben des Nasenflügels wird sie dort verteilt. Soll sie tiefer gelangen, so wird sie mit entsprechend langen Nasentampons appliziert, wobei der Patient als Watteträger Streichhölzer verwenden kann. Der Patient neigt dazu, die Tampons nach oben anstatt dem Nasenboden entlang horizontal nach hinten zu schieben. Entsprechende Anweisung erspart ihm unnötige Schmerzen. Durch leichtes Anpressen des Nasenflügels beim Herausziehen wird die Salbe in der Nase abgestreift.

Medikamente in Pulverform werden entweder als Schnupfpulver aufgeschnupft oder mit dem Pulverbläser eingeblasen. Als Schnupfpulver eignet sich unter anderem die adstringierende Tanninsäure oder Sozojodol zusammen mit Borax. Das durch Aufschnupfen hervorgerufene Niesen wird von manchen Patienten als Erleichterung empfunden. Der Pulverbläser muß mit einem auskochbaren Ansatzteil versehen sein. Wird mit dem inspiratorischen Luftstrom eingeblasen, so findet die feinste Verteilung des Pulvers statt, allerdings kann das Pulver dabei in die tieferen Luftwege gelangen und diese reizen.

Zerstäuben. Wenn Medikamente in gelöster Form möglichst über die ganze Nasenschleimhaut verteilt werden sollen, müssen Zerstäuber angewendet werden. Als Heißzerstäuber kann jeder einfache Inhalationsapparat dienen, während als Kaltzerstäuber verschiedene kleine Zerstäubungsapparate auf dem Markte sind. In der Regel lohnen sich derartige Anschaffungen nur bei chronischen oder rezidivierenden Erkrankungen, z. B. bei bestimmten Formen der Rhinopathia vasomotorica. Zerstäubt werden in erster Linie ätherische Öle, Mineralwasser, sowie Adrenalin- und Ephedrinpräparate.

Bei stark verstopfter Nase erreicht jedoch die Zerstäubung nur die manchmal kleine frei zugängliche Schleimhautoberfläche, während Einträufelungen am hängenden Kopf in alle Spalten eindringen.

Ob eine in vernünftigen Grenzen angewendete Zerstäubung die Nebenhöhlen gefährdet, wie das einzelne Kliniker befürchten, ist fraglich. Dagegen ist vor jedem „Zuviel" zu warnen. Unter der jahrelangen, oft täglich mehrmaligen Wirkung der Medikamente leidet die zarte Nasenschleimhaut erheblich und verliert mit der Zeit ihre normalen Schutzmechanismen. Die Heilung erfolgt in solchen Fällen durch Einschränkung der Lokalbehandlung und nicht durch Verschreiben neuer Medikamente!

In Kur- und Badeorten sind verschiedene Arten von stationären Zerstäuberanlagen als Inhalatorien in Gebrauch.

Pinselungen und Ätzen gehören in die Hand des geübten Arztes bzw. des Facharztes, der sie unter Sicht und Anwendung des Nasenspekulums auszuführen versteht. Mit Pinselungen werden meistens die untere Nasenmuschel und die vorderen Teile der mittleren Muschel behandelt. Mitunter ist eine gleichzeitige Massage erwünscht. Als Pinsel dient ein auf einem geraden Watteträger mit steiler Schraube aufgedrehter Wattetampon, dessen Dicke der Nasenweite angepaßt wird. Auf diese Weise lassen sich Adrenalin-Ephedrinpräparate, Silbernitrat (2 bis 5%), kolloidale Silberlösungen, Jod-, Jodkaliglyzerinlösungen (Mandlsche Lösung) usw. applizieren.

Langdauernder Gebrauch von Silbernitrat kann zur lokalen, aber auch entfernteren (Conjunctiva) Argyrie führen.

Ätzungen erfordern kleine, fest auf den Watteträger aufgedrehte Watteknöpfchen, mit welchen eine umschriebene Anwendung konzentrierter Ätzlösungen möglich ist. Die Herstellung angeschmolzener Perlen des Ätzmittels ist umständlicher. Oberflächlich wirken konz. Lösungen von Silbernitrat (10 bis 20%), tiefer ätzt konz. Chromsäure und den tiefsten Schorf hinterläßt die konz. Trichloressigsäure. Die beiden Säuren sind hygroskopisch und zerfließen an der Luft, wodurch die geeignete konz. Lösung entsteht. Alle drei Substanzen dürfen nicht flächenhaft und nur in kleiner, nicht vom Tampon abfließender Menge aufgetragen werden (Zerstörung von Venectasien des Locus Kiesselbachi, Ätzung der Schwellkörper der Muscheln). Fließt Ätzmittel über den gewünschten Bezirk hinaus, so wird mit Kochsalz bei Silbernitrat, mit Natr. bicarbon. bei Säuren neutralisiert.

Lokalanästhesie des Naseninnern. Für alle kleineren und selbst für die meisten größeren Eingriffe genügt die einfache Oberflächenanästhesie der Nasenschleimhaut. Während früher dem 10%igen Kokain die führende Stellung zukam, werden heute weniger toxische und suchtungefährliche Präparate bevorzugt. Zusatz von Adrenalin, Corbasil oder Privin sorgt für gleichzeitiges Abschwellen und Anämisierung, die zur besseren Übersicht und bei Operationen zur Einschränkung der Blutung erwünscht ist.

Als geeignet ist die folgende Lösung zu empfehlen:

Rp. Pantocain 2%   10,0
     Privin 1 : 1000   2,0

Nach vorgängiger leichter Zerstäubung werden mit Lösung getränkte, ausgedrückte Gazestreifen oder von einem glatten Watteträger abgestreifte Wattetampons für 5 bis 10 Minuten an die zu anästhesierenden Stellen gelegt.

Die Gefahren einer solchen Lokalanästhesie sind sehr gering. Immerhin gibt es für jedes Lokalanästhetikum hochgradig überempfindliche Menschen, weshalb mit der Lösung möglichst sparsam umgegangen werden muß. Für Kleinkinder ist die Lokalanästhesie ungeeignet.

Von der Herstellerfirma werden als Maximaldosis für Pantocain nur 20 mg angegeben. Eine Diskussion über die Gefahren der Lokalanästhesie in der Gesellschaft deutscher Hals-, Nasen- und Ohrenärzte 1950 ergab fast allgemein, daß die Dosis als sehr niedrig betrachtet und oftmals überschritten wird. Es ist übrigens nicht möglich, eine allgemein gültige Maximaldosis anzugeben, da bei derselben Empfindlichkeit des Patienten das Eintreten einer Intoxikation nicht nur von der Dosis als solcher, sondern weitgehend auch von anderen Umständen abhängt, so vom Ort der Applikation, der Verdünnung der Lösung, der Zeitdauer des Anästhesierens usw. Beispielsweise ist die Gefährdung bei der Anwendung in Trachea und Bronchien infolge der raschen Resorption bedeutend größer als von der Nasenschleimhaut aus (S. 541). Im ganzen besteht die Neigung, die Konzentration zu vermindern und dafür die Menge des Anästhetikums zu vermehren. Für die Nasenschleimhaut sind wir aber bei 2% Pantocainlösung geblieben. Von größter Wichtigkeit ist auch der Zustand des Patienten im Zeitpunkt der Anästhesie, der durch eine sorgfältige und gründliche Vorbereitung möglichst günstig gestaltet werden muß. Es ist unrichtig, ausgedehnte Lokalanästhesien und größere Eingriffe ohne entsprechende Vorbereitung vorzunehmen. Einzelheiten darüber sind in den Operationslehren nachzulesen.

Bei vasolabilen Menschen führen mitunter sogar kleinere Manipulationen in der Nase mit und ohne Lokalanästhesie zum Gefäßkollaps und zur Ohnmacht, sofern die Patienten sitzen. Sofortiges Hinlegen bringt rasche Erholung bei diesen harmlosen aber unangenehmen Zufällen, die mit einer Intoxikation nichts zu tun haben. Ich nehme aus diesen Gründen, außer den Spülungen der Nebenhöhlen, beinahe alle Eingriffe am liegenden Patienten vor.

Endonasale Eingriffe. Alle größeren endonasalen Operationen am Nasenseptum, den Nasenmuscheln und an den Nebenhöhlen sind technisch schwierig und erfordern daher ausnahmslos die geübte Hand des Facharztes. Auch die Polypenextraktion, die unrichtigerweise und meistens unvollkommen gelegentlich immer noch vom Allgemeinpraktiker ausgeführt wird, ist dem Facharzt zu überlassen. Die Eingriffe des praktischen Arztes sollen auf kleine Ätzungen oder Kauterisationen mit dem Galvanokauter, vorwiegend bei Nasenbluten, beschränkt bleiben.

Die Ausführung der *vorderen und hinteren Nasentamponade* wird beim „Nasenbluten" besprochen.

Trotzdem das Gebiet der Nasenschleimhaut nicht keimfrei ist und auch nicht keimfrei gemacht werden kann, verlangt jede Manipulation in der Nase die üblichen aseptischen Kautelen. Die Einschleppung von fremden Bakterien kann sonst sofortige schwere Infektionen verursachen, während sich der Organismus an die ansässigen, in der Regel saprophytischen Keime gewöhnt hat. Dies gilt auch für jede Sondenaustastung der Nase.

Säuglinge und Kleinkinder sind *schockempfindlich* und reagieren auf lokale Maßnahmen und Applikation stärkerer Medikamente, z. B. Menthol, besonders beim Hinunterfließen in den Kehlkopf, leicht mit Kehlkopfkrämpfen oder Zirkulationsschock. Schon die Untersuchung mit dem Mundspatel kann dazu führen.

Spezieller Teil

I. Mißbildungen und Krankheitsrückstände der Nase und der Nasennebenhöhlen

1. Nasenspalten, Nasenfisteln, Nasenzähne, Gaumenspalten

Die äußere Nase nimmt an verschiedenen *schweren Mißbildungen des Gesichtes* teil (Zyklopie, Arrhinenzephalie, Aprosopie). Deren Übergänge führen zu den angeborenen primären *medianen Nasenspalten* (Doggennasen) und den sekundären *lateralen Nasenspalten*. Als geringster Grad bleiben median auf dem Nasenrücken gelegene einfache oder multiple *Nasenfisteln* (Abb. 28) zurück, die zuweilen vereiternde Zysten zur Folge haben und dann ausgeschält oder durch Elektrokoagulation zerstört werden müssen.

Ebenso selten wie diese Mißbildungen finden sich *Nasenzähne*, die aus angeborenen oder traumatisch versprengten Zahnkeimen entstehen und mit ihrer Krone vom Nasenboden in den Nasenvorhof emporragen. Bei Beschwerden werden sie ausgemeißelt bzw. extrahiert.

Die wichtigsten angeborenen Spaltbildungen des Gaumens und der Oberlippe, die als *Wolfsrachen* und *Hasenscharte* auch die Nase betreffen, werden auf S. 220 besprochen.

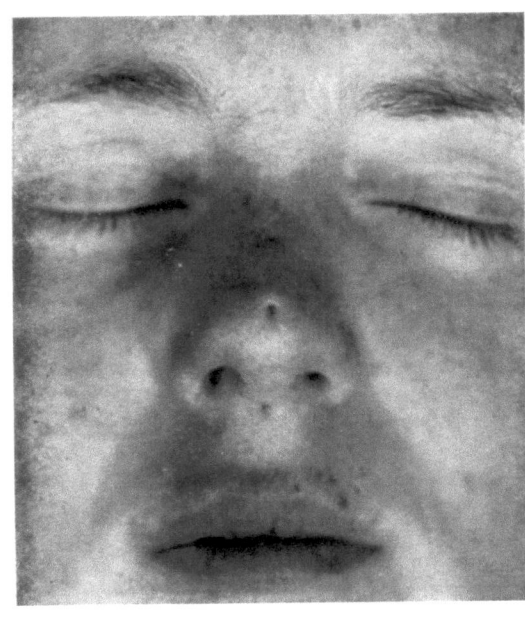

Abb. 28. Doppelte mediane Nasenfistel

2. Formfehler der äußeren Nase

Die Gestalt der äußeren Nase gehört zu den erbbedingten konstitutionellen Merkmalen eines Menschen und trägt wesentlich zur Charakteristik des Gesichtes, namentlich des Profils, bei. Teils rassenmäßig, teils familiär wechselt die normale Nasenform in weiten Grenzen. Werden diese überschritten, so entstehen abnorm *große Nasen*, *Höckernasen*, *Sattelnasen* (Abb. 29), *Plattnasen*, *Breitnasen*, abnorm *lange* oder *hängende Nasen* usw.

46   Mißbildungen und Krankheitsrückstände der Nase und der Nasennebenhöhlen

Verletzungen oder Erkrankungen des Nasengerüstes können gleichfalls abnorme Nasenformen hinterlassen, vor allem die traumatischen Schiefnasen, eingedrückte Sattelnasen und Plattnasen bei Nasenbrüchen, ebenso wie Sattelnasen nach Vereiterung des knorpeligen Nasenseptums (Septumabszeß, Syphilis) und ausnahmsweise nach Septumresektionen. Blutige Verletzungen, zerstörende Krankheiten, wie Lupus, Lues, Tuberkulose, Karzinome können kleinere und größere Defekte bis zum totalen Nasenverlust nach sich ziehen.

Diese Deformitäten haben zwar meist keinen Einfluß auf den Gesundheitszustand, bedeuten aber als *kosmetische Fehler* oft eine psychische Belastung und mitunter eine Einbuße an Erwerbsfähigkeit (z. B. Schauspieler). Introvertierte

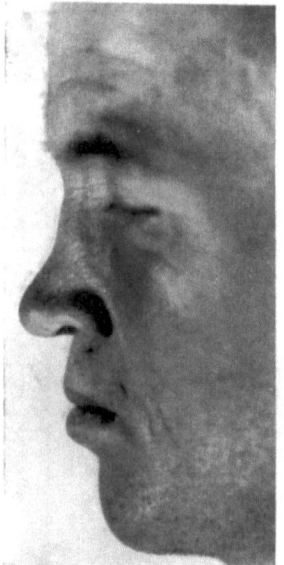
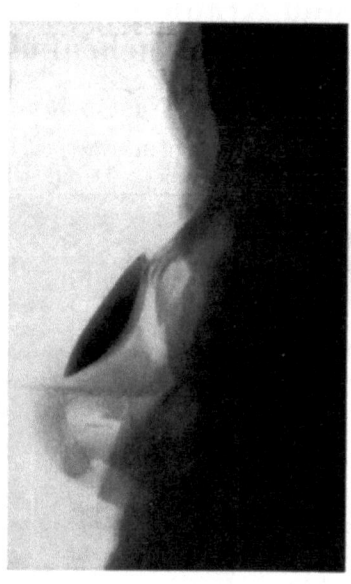
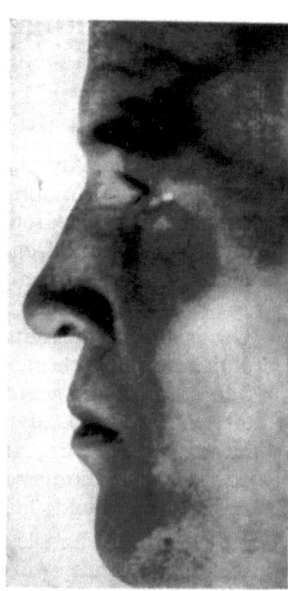

a) vor der Korrektur   b) Elfenbeineinlage   c) nach der Korrektur

Abb. 29. Traumatische Sattelnase

Patienten messen öfters ihrer Nasenform eine übertriebene Bedeutung bei und glauben ihre Erfolgsaussichten im Leben bereits durch geringe, manchmal kaum wahrnehmbare Abweichungen von einer „normalen Nase" gefährdet.

Behandlung. Eine Korrektur ist nur bei einem deutlich sichtbaren und auffälligen Formfehler der Nase anzuraten, sofern nicht der Beruf besonders in das Gewicht fällt. Spielen psychogene Momente wesentlich mit, so pflegt der Patient mit dem Operationsresultat nie zufrieden zu sein.

Die *plastische Nasenchirurgie* verdankt den Kriegserfahrungen große Fortschritte. Sattelnasen (Abb. 29) sind durch Elfenbein-, Acrylic-, Knorpel- oder Knocheneinlagen, Höckernasen durch subkutane Absägung des Höckers und Schiefnasen durch blutige Reposition auf einfache Weise zu korrigieren. Geringe Einsenkungen des Nasenrückens lassen sich auch durch Injektion von Hartparaffin ausgleichen. Große Nasendefekte erfordern Autotransplantationen von Knochen und Weichteilen, die in mehreren Sitzungen durchgeführt werden. Durch Prothesen aus gefärbtem Silber oder Aluminium an einem Brillengestell sowie durch eine anklebbare Masse (Kunstharze, Latex usw.) kann die Nase täuschend nachgeahmt werden. Näheres siehe Lehrbücher und Operationslehren der kosmetischen Chirurgie.

3. Das Ansaugen der Nasenflügel

Dem Sog, der bei der Einatmung die Nasenflügel gegen das Septum zieht, wirkt die Steife des Nasenflügelknorpels und die Kontraktion des Levator alae nasi und des Levator anguli oris entgegen. Beim Nasenflügelatmen an Pneumonie erkrankter Kleinkinder wird die dadurch bedingte Erweiterung des Naseneinganges deutlich sichtbar. In seltenen Fällen sind die Nasenflügel durch ein abnorm weiches Knorpelgerüst oder Muskelschwäche bzw. Fazialislähmung derartig erschlafft, daß sie bei der Inspiration angesogen werden und damit den Naseneingang verschließen. Schmale Nasen begünstigen diese Ventilwirkung, die sich hauptsächlich bei Anstrengung mit verstärkter Atmung geltend macht. Eine Erschlaffung soll auch die langdauernde pathologische Mundatmung zustande bringen.

Zur symptomatischen **Behandlung** lassen sich die Naseneingänge durch ein kleines Drahtgerüst, den Nasenerweiterer nach FELDBAUSCH, oder durch eine festgedrückte, mit Borvaseline bestrichene, in die Spitzentasche geschobene Wattekugel (HEERMANN) offenhalten. Durch regelmäßige Übungen im willkürlichen Heben der Nasenflügel unter Spiegelkontrolle, verbunden mit Atemübungen und körperlichen Anstrengungen (Sport) mit geschlossenem Mund, kann eine Stärkung der Nasenflügel erzielt werden. Auch gelingt es, die Nasenflügel operativ durch die Einpflanzung eines Knorpelstückes zu festigen, was allerdings die äußere Nasenform ändert. Die Nase wird dabei dicker, worauf der Patient aufmerksam zu machen ist.

4. Synechien und Atresien der Nase

Synechien und Stenosen. Mehr oder weniger ausgedehnte *Verwachsungen (Synechien)* mit Stenosierung des Naseninnern können überall in der Nase auftreten, sitzen aber meist in deren vorderem Abschnitt. Sie sind die Folge einer Zerstörung der Schleimhaut an zwei gegenüberliegenden Stellen und entstehen daher in der Regel zwischen der Nasenscheidewand und einer der Muscheln. Bei der Enge des gemeinsamen Nasenganges ist die Neigung zu ihrer Bildung groß. Ätzungen, Kauterisationen oder blutige endonasale Eingriffe, seltener Verletzungen oder geschwürige Nasenerkrankungen, führen zuweilen durch ihre reaktive Schwellung zunächst zur Wandberührung und können nachfolgend narbige Verwachsungen hinterlassen. Ausnahmsweise sind die Synechien angeboren oder durch heftige Entzündungen mit Schleimhauterosionen (Infektionskrankheiten) hervorgerufen.

Kleine Synechien verursachen keine Beschwerden; flächenhafte Verwachsungen dagegen verengern den freien Durchgang und werden besonders bei Entzündungen der Nase und ihrer Nebenhöhlen lästig, indem sie den Sekretabfluß stören.

Diagnose. Verwachsungen sind nach Abschwellen der Schleimhaut mit Pantocain-Privin in der Regel durch vordere Rhinoskopie leicht festzustellen; selten ist die hintere Rhinoskopie notwendig. Von Sekretbrücken lassen sie sich durch Sondenuntersuchung unterscheiden.

Behandlung. Kleine strangförmige Synechien ohne Beschwerden erfordern keine Behandlung. Flächenhafte Verwachsungen müssen in geeigneter Weise durchtrennt und nachbehandelt werden, damit sie sich nicht wieder bilden. Zur Durchtrennung ist der elektrische Kaltschnitt bzw. die Koagulation dem Messer vorzuziehen, weil anschließend die Schleimhaut unter dem Schorf heilt. In der oft einige Wochen dauernden Nachbehandlung werden die Wände mit Salbentampon oder Plättcheneinlagen auseinandergehalten. Die Behandlung scheint einfach zu sein, ist aber schwierig und gehört in die Hand des Facharztes.

Atresien. Die seltenen vollständigen *Verschlüsse* der Nase, *Atresien*, befinden sich an den beiden engsten Stellen der Nase, als vordere Atresie am Naseneingang bzw. im Vorhof, und als hintere oder Choanalatresie in den Choanen.

Die *vorderen Atresien* sind fast stets durch Verletzungen oder geschwürige Erkankungen (Lupus, Lues, Tuberkulose, Diphtherie oder Geschwulst) erworben, nur ausnahmsweise sind sie angeboren.

Bei den *Choanalatresien* handelt es sich dagegen meistens um angeborene Mißbildungen. Sie sind gewöhnlich einseitig und entweder membranös, knöchern, oder teils häutig, teils knöchern. Der einseitige Choanalverschluß bereitet nur geringe Beschwerden, weshalb sich der Träger manchmal jahrelang nicht darum kümmert, trotzdem durch die betreffende Seite weder geatmet noch geschneuzt werden kann. In der verschlossenen Nasenseite sammelt sich meistens etwas Schleim, jedoch sind die entzündlichen Erscheinungen oft auffallend gering. Bei beiderseitigem Verschluß äußert sich die Anomalie sofort nach der Geburt in hochgradiger Störung der Atmung und besonders des Trinkens an der Brust. Da der Säugling immer wieder versucht, den Mund zu schließen, treten Erstickungsanfälle auf, die sich während des Saugens zu einer extremen Dyspnoe und Zyanose steigern. Das Kind ermüdet dabei derart, daß eine genügende Ernährung fast unmöglich wird. Beide Nasenseiten sind dabei voll Schleim. Viele Kinder sterben rasch daran, zuweilen, ohne daß die Diagnose gestellt wurde. Sind einmal die ersten Wochen überwunden, so tritt plötzlich eine Gewöhnung ein und es deutet nur noch die Aufhebung der Nasenatmung und des Geruches, sowie die Rhinolalia clausa auf den völligen Verschluß hin.

Diagnose. Die vorderen Atresien sind der Besichtigung ohne weiteres zugänglich. Die Choanalatresien lassen sich beim Erwachsenen durch Rhinoscopia posterior feststellen. Beim Neugeborenen, bei welchem die hintere Rhinoskopie unmöglich ist, kann die aufgehobene Nasenatmung durch das Vorhalten eines feinen Wattebäuschchens oder Federchens vor die Nasenlöcher nachgewiesen werden, das sich normalerweise im Atemstrom bewegt, beim Verschluß dagegen ruhig bleibt. Gesichert wird die Diagnose durch eine vorsichtige Sondenaustastung beider Nasenseiten. Ist nur eine Seite verschlossen, so läßt sich eine starre Sonde auf dieser Seite 1 cm bis 2 cm weniger tief einführen als auf der anderen Seite, sind beide Seiten verschlossen, so stößt ein feiner Nelatonkatheter in geringer Tiefe auf Widerstand und gelangt nicht in den Rachen. Auch läßt sich ein luftdicht in das verschlossene Nasenloch eingesetzter Politzer-Ballon nicht entleeren (behutsames Zusammenpressen!). Bei oberflächlicher Untersuchung liegt die Verwechslung mit einer obstruierenden Rachenmandel nahe, jedoch hat diese nie einen völligen Verschluß einer oder beider Nasenseiten zur Folge.

Behandlung. Sie besteht bei beiden Atresiearten in der chirurgischen Exzision der Verschlußwand. Um ein Wiederverwachsen zu verhüten, wird bei der vorderen Atresie eine langdauernde Dilatationsbehandlung angeschlossen, bei der hinteren Atresie ein Stück der Nasenscheidewand mit ausgeschnitten. Beide Eingriffe lassen sich erst beim Jugendlichen oder Erwachsenen vornehmen. Zwingt eine beiderseitige Atresie beim Neugeborenen durch zunehmende Unterernährung oder Erstickungsgefahr zum Eingreifen, so wird der Verschluß mit einem besonders gebauten Troikart durchstoßen. Diese Maßnahme ist aber ein Notbehelf.

Die Dilatationsbehandlung der vorderen Atresie erfolgt am besten durch eine dem Nasenloch angepaßte Palladoneinlage, die hufeisenförmig in das andere Nasenloch übergreift und durch einen kleinen Heftpflasterstreifen leicht fixiert werden kann. Um die Nasenatmung zu ermöglichen, werden beide in die Nasenlöcher einragenden Palladonzapfen längs durchlöchert. Je nach dem Grad der Atresie kann die Dilatation Monate in Anspruch nehmen.

5. Defekte der Nasenscheidewand

Ursache und Entstehung. Nicht jede Perforation der Nasenscheidewand ist syphilitisch, wie das der Laie und gelegentlich auch der Arzt annimmt. Diese irrige Auffassung kann dem Patienten und seiner Familie völlig unnötig schlaflose Nächte bereiten und auf therapeutische Abwege führen.

Es kommen eine Reihe verschiedener Ursachen in Frage. Am häufigsten ist das *Ulcus rotundum simplex*, eine Folge der Rhinitis sicca anterior (s. S. 73), das entsprechend der ursächlichen Erkrankung die Stelle des Locus Kiesselbachi einnimmt. Am gleichen Ort sitzt die Perforation des *Lupus* oder der *Tuberkulose* mit ihren aufgetriebenen höckerigen Rändern (s. S. 150). Auch die Löcher der *Kokainschnupfer*, ebenso wie gewisse berufliche Septumschäden, beispielsweise bei *Chromarbeitern* (s. S. 74), liegen im knorpeligen vorderen Teil. Im Gegensatz dazu bevorzugt das *syphilitische Ulcus* (s. S. 156) den Septumknochen, namentlich den Vomer, und entsteht daher in der Tiefe der Nase. Nicht selten bekommt der Arzt auch *postoperative Perforationen* nach submuköser Septumresektion (s. S. 52) zu sehen, die entweder ganz vorn oder an Stelle der entfernten Crista septi (s. S. 50) im unteren Septumteil zu finden sind.

Symptome. Die Septumperforationen bereiten oftmals keinerlei *Beschwerden*. Sie können aber an deren Rändern lästige Krusten bilden und kleine Blutungen hervorrufen. Sind sie klein, so verursachen sie zuweilen bei der Atmung ein pfeifendes Geräusch.

Die **Diagnose** wird durch die vordere Rhinoskopie gestellt. Tiefer liegende kleine Defekte fallen nicht ohne weiteres auf.

Der operative *Verschluß von Septumdefekten* ist schwierig und erfordert zum Teil unverhältnismäßig große Eingriffe. Pfeifende Geräusche können durch Vergrößerung des Defektes behoben werden. Bei Krustenbildung ist, wie bei der Rhinitis sicca anterior, 10% Naphthalansalbe angezeigt.

6. Verbiegungen, Leisten- oder Dornbildungen an der Nasenscheidewand (Deviatio septi, Cristae et Spinae septi)

Die Nasenscheidewand der meisten Menschen weist im vorderen Teil eine mehr oder weniger starke Verbiegung auf *(Deviatio septi)* oder partielle Verdickungen durch aufgesetzte Leisten *(Cristae)* (Abb. 30) und Dornen *(Spinae)*, während nur eine kleinere Anzahl eine gerade und in der Mitte stehende Nasenscheidewand hat.

Eine solche Häufigkeit gilt allerdings nur für europäische Schädel, bei welchen in etwa 75% ausgesprochene Verbiegungen gefunden werden, während bei anderen Rassen das Verhältnis gerade umgekehrt sein kann. Auffällig ist das häufigere Vorkommen beim männlichen Geschlecht.

Größtenteils sind diese Form- und Stellungsabweichungen *erbbedingt* und familiär. Sie lassen sich im allgemeinen in Andeutung bereits in der fötalen Anlage erkennen.

Über die *Kräfte*, die hierbei wirken, herrscht keine Klarheit. Die Nasenscheidewand ist zwischen hartem Gaumen und Nasenrücken eingespannt und unterliegt daher beim Schädelwachstum Druckkräften von zwei Seiten her, die sie bei gestörtem Wachstum des Gesichtsschädels zur Ausbiegung zwingen können. Auf solche Vorgänge deutet das relativ häufige gleichzeitige Vorkommen eines „hohen" Gaumens hin. Doch finden sich Septumverbiegungen auch beim Wolfsrachen. Daß das Schädelwachstum eine entscheidende Rolle spielt, zeigt die Seltenheit der stärkeren Septumverbiegung beim Kleinkind und die Zunahme des Grades der Verbiegung mit steigendem Alter.

Eine weitere Ursache von Septumverbiegungen sind die *Brüche des Nasengerüstes*. In der Regel gehen sie gleichzeitig mit einem traumatischen Formfehler der äußeren Nase einher, doch kommen auch isolierte Brüche des Septumknorpels ohne äußerlich sichtbare Verletzung vor. Nach der Abheilung lassen sie sich in vielen Fällen nicht mehr von den konstitutionellen Verbildungen unterscheiden, mit Ausnahme der senkrecht stehenden traumatisch bedingten Verbiegungen. Der ursächliche Zusammenhang zwischen Trauma und Septumdeviation muß vorsichtig beurteilt werden.

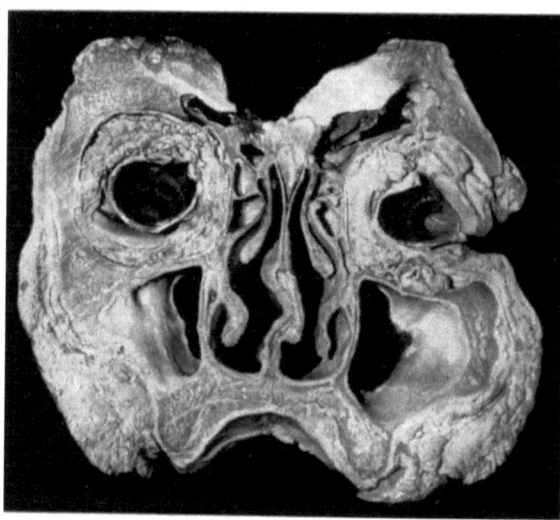

Abb. 30. S-förmige Deviatio septi mit Crista septi im Frontalschnitt durch den Schädel

Die Verbiegungen betreffen fast ausnahmslos den *vorderen Teil des Septums*, vor allem die knorpelige Cartilago quadrangularis, bzw. die Lamina septi des Triangularknorpels, aber auch die knöcherne Lamina perpendicularis des Siebbeines. Sie erfolgt in der Regel um eine annähernd horizontale Achse, teils als einfache, teils als S-förmige Ausbiegung, oft mit ihrem Maximum an der Grenze zum anliegenden Vomer. Hier springt der untere Knorpelrand gewöhnlich aus dem Widerlager der Crista nasalis des Vomers heraus und bildet mit deren verdicktem oberem Rand eine scharfe teils knorpelige, teils knöcherne Crista, nach hinten durch eine Spina abgeschlossen. Durch beiderseitige Auswüchse der Crista nasalis anterior, der Spina nasalis des Oberkiefers und des Vomers können sich auch beiderseitige Leisten entwickeln. Nach vorn kann das knorpelige Septum aus dem Filtrum, dem häutigen vorderen Septum, herausgleiten und wölbt sich dann als sogenannte *Luxatio* bzw. *Subluxatio septi* (Abb. 31) in die eine Nasenseite vor. Die verschiedenen Formen der Septumverbiegungen und der Grad der Abweichungen sind außerordentlich mannigfaltig.

Der *Vomer* bleibt sozusagen immer gerade, weshalb die hintere Septumkante in den Choanen mit seltensten Ausnahmen senkrecht in der Mitte steht. Ein- oder beiderseitige Verdickungen *(Septumflügel)* sind allerdings häufig, bestehen aber meist aus einer kavernösen Weichteilverdickung, selten aus Knochen.

Symptome. Geringe Verbildungen des Septums sind klinisch belanglos und verlangen keine Behandlung. Stärkere Verbiegungen, ebenso wie große Leisten und Dornen führen zu einer Verengung der betreffenden Nasenseite, bei S-förmiger

Abweichung beider Nasenseiten und damit zur *Behinderung der Nasenatmung* mit ihren Folgen (S. 31), zumal die untere Muschel auf der weiten Nasenseite kompensatorisch anzuschwellen pflegt. Hohe Deviationen können außerdem den *Abfluß aus den Nebenhöhlen* behindern. Im ganzen ist es aber erstaunlich, wie sich die übrige Struktur der Nase dem Septum anpaßt und trotz starken Septumverbildungen oft nur eine geringe Atembehinderung eintritt. Diese macht sich allerdings sofort geltend, wenn die Muscheln während Katarrhen oder Entzündungen anschwellen, oder wenn gleichzeitig eine wenn auch nur mäßige Rhinitis hyperplastica oder Rhinopathia vasomotorica vorliegt. Die Berührung der Nasenmuscheln durch Cristae und Spinae kann ausstrahlende *Kopfschmerzen* auslösen, was aber selten ist. Die sogenannten *nasalen Reflexneurosen* (s. S. 191), die ebenfalls einer solchen Berührung zugeschrieben werden, sind fraglich und umstritten. Dagegen besteht manchmal eine vermehrte Katarrhanfälligkeit mit häufigen und hartnäckigen Schnupfen, Rachen- und Kehlkopfkatarrhen.

Diagnose. Die Septumluxation erscheint im Naseneingang als ein nach der einen Seite vorspringender Höcker, an welchem der vordere Knorpelrand beim Zug an der Nasenspitze nach der Gegenseite zu erkennen ist. Wie bei vorderen Verbiegungen überhaupt, kann die Nasenspitze nach derselben Seite abweichen. Die tieferliegenden Verbildungen sind der Rhinoscopia anterior leicht zugänglich und treten besonders im Seitenvergleich hervor. Unter Umständen ist die Anämisierung der unteren Muschel erforderlich. Von Schwellungen anderer Art (Entzündung, Geschwulst) unterscheidet gegebenenfalls die Sondenbetastung. Klagt der Patient über

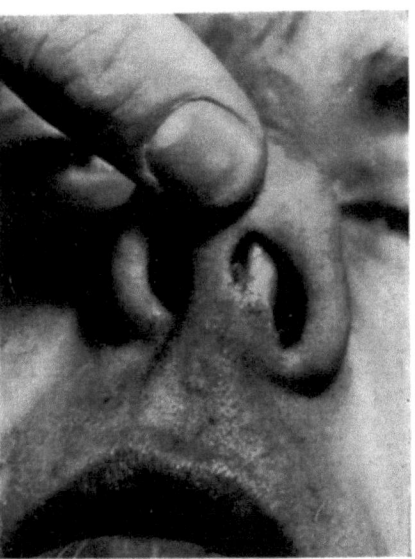

Abb. 31. Subluxatio septi

Behinderung der Nasenatmung, so darf die funktionelle Bedeutung der Formfehler der Nasenscheidewand nicht überwertet werden. Sehr oft liegen der Atembehinderung dauernde oder temporäre Muschelschwellungen zugrunde, die die Nase „tamponieren". Nur bei sehr engen, schmalen Nasen können schon geringe Abweichungen, ja schon die normale Dicke des Septums, die Nasenatmung behindern.

Behandlung. Eine Anzeige zur Behandlung ist nur dann gegeben, wenn die Septumverbildung ausgesprochene Beschwerden und Störungen verursacht. So erfordern eine dauernde oder zeitweise ein- oder beiderseitige Behinderung der Nasenatmung, häufige Nasen- und Nasenrachenkatarrhe, die auf der verengten Seite besonders hartnäckig sind, und Nebenhöhleneiterungen auf der verengten Nasenseite die Beseitigung der Septumdeformität. Bei Kopfschmerzen und sogenannten Reflexneurosen, Niesanfällen usw. ist Zurückhaltung geboten. Die im folgenden beschriebene submuköse Septumresektion kann auch nötig werden, um für weitere endonasale Eingriffe Platz zu schaffen (Eingriffe am Siebbein und an der Stirnhöhle, an der Keilbeinhöhle und Hypophyse, am Tränensack, Stillung versteckt liegender Blutungen) oder zusammen mit plastischen Operationen der Nasenform.

Die Behandlung besteht in der chirurgischen Abtragung der knorpeligen und knöchernen Verbildungen. Von den verschiedenen Operationsverfahren wird heute fast nur noch die *submuköse bzw. subperichondrale Septumresektion* als die beste Methode angewendet. Diese gestattet, das verbogene Gerüst submukös bzw. subperichondral abzutragen und damit ein in der Mittellinie gerade herunterhängendes, häutiges Septum zu erzielen. Der Eingriff wird möglichst erst nach Abschluß des Schädelwachstums vorgenommen.

Diese Ansicht wird allerdings nicht allgemein geteilt. Aber es scheint doch erwiesen, daß die Septumresektion beim Kind unverhältnismäßig häufig zu einem allmählichen Einsinken des Nasenrückens und zur Bildung einer Breitnase führt. Nur bei doppelseitiger hochgradiger Verlegung der Nase muß sie zuweilen auch beim Kind vorgenommen werden, dann mit Stehenlassen einer breiten Knorpelspange nicht nur am Nasenrücken, sondern auch dem Vorderrand entsprechend. Eine mögliche äußere Deformation muß in Kauf genommen und später gegebenenfalls plastisch korrigiert werden. Sonst ist es vorsichtiger, das 18. Altersjahr abzuwarten, jedenfalls aber nicht vor dem 16. Altersjahr zu operieren.

Technik der submukösen Septumresektion. Die Operation ist technisch schwierig und namentlich bei traumatischen narbigen Verbiegungen eine Geduldsprobe. Bei guter Lokalanästhesie ist sie fast schmerzlos.

Oberflächenanästhesie durch Einlage von Tampon mit 2% Pantocain-Privin. Injektionsanästhesie des Nasenvorhofs links. Vertikaler Knopflochschnitt in der Übergangshaut des linken Vorhofs bis auf den Knorpel. Submuköses bzw. subperichondrales Abschieben der Weichteile von dem verkrummten Abschnitt des Septums. Übergang auf die rechte Seite bei Luxation um die vordere Kante, sonst durch einen senkrechten Knorpelschnitt im vordersten Teil. Submuköses Abschieben der Schleimhaut wie links. Zwischenfassen des entblößten knorpeligen und knöchernen Septums zwischen die Blatter eines langen Killianschen Speculums. Abtragung des verbogenen knorpeligen und knöchernen Septums unter Stehenlassen einer knorpeligen Spange am Nasenrücken, als Stütze fur diesen. Entlastungsschnitt durch die Schleimhaut rechts hinten. Naht des Schleimhautschnittes links. Leichte beiderseitige Tamponade zum Zusammenhalten der Septumblätter mittels eingefetteter Gaze (z. B. Vasenolgaze).

Die Heilung erfolgt mit wenigen Ausnahmen (Septumhämatome und Septumabszesse) komplikationslos per primam. Zuweilen ist das Ablösen der Schleimhaut über einer stärkeren Leiste schwierig und die Schleimhaut reißt ein. Gegenüberliegende Einrisse führen zu Dauerperforationen, die sich nicht immer vermeiden lassen. Öfters muß in derselben Sitzung die Mukotomie der unteren Muscheln (Rhinitis hyperplastica) vorgenommen werden (S. 91).

Die *Resultate* der submukösen Septumresektion sind ausgezeichnet, wenn die Anzeige richtig gestellt wurde. Eine Zerstörung oder Abtragung der funktionell wichtigen normalen Nasenmukosa findet dabei nicht statt. Septumperforationen sind selten, ebenso kommt ein Einsinken des Nasenrückens mit Bildung einer Knopfnase nur ganz ausnahmsweise vor, sofern eine genügend breite Knorpelspange unter dem Nasenrücken belassen wird.

II. Fremdkörper der Nase und der Nasennebenhöhlen

Ursachen. Die meisten Fremdkörper werden absichtlich in die Nase hineingesteckt, weshalb sie sich vor allem bei Kindern finden, die sie ihren Kameraden oder sich selbst im Spiel in die Nase stoßen. Daraus erklärt sich auch, warum es in der Regel *rundliche glattwandige oder weiche* und nicht verletzende *Dinge* sind, unter denen Knöpfe aller Art, kleine Steinchen, Münzen, Perlen aus Glas und Porzellan, Fruchtkerne, allerlei Pflanzenteile (Erbsen, Bohnen, Weidenkätzchen), Holzstückchen, Gummistücke usw. (Abb. 32) an Häufigkeit hervortreten. Kuriosa finden sich bei Geisteskranken. Seltener gelangen Fremdkörper beim Erbrechen (Askariden), beim Husten oder bei Verletzungen (Geschosse und deren Splitter) in die Nase oder werden Tampons zurückgelassen. Ausnahmsweise verirren sich lebende Insekten (Fliegen, Ohrwürmer) sowie Blutegel in die Nase oder siedeln sich Fliegenlarven an.

Die Entwicklung von Fliegenlarven in der Nase ist in Europa äußerst selten, in den Tropen dagegen ziemlich häufig. Meistens finden sie sich in geschwürigen Nasenerkrankungen und verschlimmern den Zustand bis zur weitgehenden lokalen Zerstörung und allgemeiner Sepsis.

Symptome und Verlauf. Kleine metallische oder mineralische Fremdkörper werden oft lange Zeit fast *beschwerdefrei* ertragen, während quellbare rasch zur *Verlegung* der betroffenen Nasenseite führen. Mit der Zeit verursacht jeder Fremdkörper Reizerscheinungen in Form eines *einseitigen Schnupfens*, der schließlich durch Drucknekrose als geschwüriger Prozeß eitriges und *stinkendes Exsudat* liefert, dessen Fötidität der Nekrose, bei organischen Fremdkörpern auch deren Zersetzung zuzuschreiben ist. Die Nasenmukosa quillt dabei auf und bettet den Fremdkörper in Granulationen ein, die beim Berühren und Schneuzen leicht bluten. Knorpel und Knochen können sequestrieren. Oftmals bestehen heftige *Kopfschmerzen*. Bleibt der

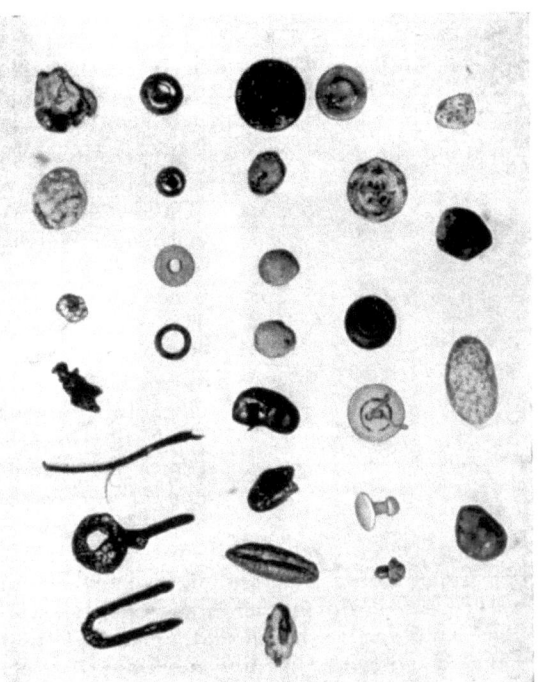

Abb. 32. Verschiedene Nasenfremdkörper

Fremdkörper jahrelang liegen, so wird er durch Ablagerung von kohlen- und phosphorsauren Kalken zum stetig wachsenden *Rhinolithen* (Nasenstein), der die anliegenden Wände zerstört und sich damit fest verankert. Mitunter breitet sich die Entzündung im Laufe der Zeit auch auf die Nebenhöhlen aus, sei es durch Übergreifen durch die Ostien oder direkten Einbruch eines Rhinolithen.

Diagnose. In den ersten Tagen nach dem Hinaufstoßen ist der meist noch im vorderen Abschnitt der Nase, in der Regel im unteren Nasengang, liegende Fremdkörper leicht zu erkennen. Häufig jedoch handelt es sich um *Kleinkinder*, bei denen eine Vorgeschichte nicht zu erhalten ist, da die Eltern von einem Fremdkörper nichts wissen und das Kind erst zum Arzt bringen, nachdem sich Folgeerscheinungen bemerkbar machen. *Einseitig fötider Nasenfluß* ist in solchen Fällen verdächtig und verpflichtet, das Naseninnere unter Abschwellen der Schleimhaut und Absaugen des oft massenhaften Exsudates genau abzusuchen. Dabei wird der Fremdkörper gewöhnlich in den Granulationen sichtbar, nur bei Rhinolithen kann die Granulationsbildung und Schwellung derart stark sein, daß dieser mit der Sonde gesucht werden muß. *Differentialdiagnostisch* kommt der einseitige eitrige fötide Nasenfluß von chronischen Nebenhöhlenentzündungen, vorwiegend des *Kieferhöhlenempyems*, in Betracht, welche aber beim Kleinkind seltener sind. Auch die *Nasendiphtherie* kann einen ähnlichen fötid-eitrigen Schnupfen verursachen, aber die Rhinitis ist beiderseitig und es kommen die Allgemeinstörungen der Diphtherie hinzu. Selten gibt es beiderseitige Fremdkörper. Ähnliche Erscheinungen verursachen *zerfallende Geschwüre* spezifischer Entzündungen oder von Geschwülsten. *Luetische Sequester* lassen sich an ihrer Form und Beweglichkeit durch Sondenbetastung von einem Rhinolithen unterscheiden. Unter Umständen zeigt erst die *Röntgenaufnahme* den Fremdkörper.

Behandlung. Sofern der Fremdkörper nicht durch *ungeeignete Extraktionsversuche* mit Zange und Pinzette nach hinten geschoben wurde, ist die Entfernung im allgemeinen leicht. Wer mit dem Nasenspekulum nicht gut umzugehen weiß, lasse die Hände davon. Es ist selbstverständlich, daß die Extraktion nicht blindlings, sondern nur unter direkter Sicht erfolgen darf. Wichtig und unerläßlich ist vor allem die gute Fixierung des Kindes, die nur von einem geschulten Helfer in ausreichender Weise durchgeführt werden kann. In der Regel genügt eine Lokalanästhesie, nur beim Kleinkind ist eine Rauschnarkose am zweckmäßigsten. Einfaches *Ausschneuzen* nach Abschwellen der Schleimhaut mit Pantocain-Privin-Lösung kann versucht werden. Das *Ausspritzen* birgt die Gefahr einer tubaren Infektion des Mittelohres oder der Aspiration in sich und ist deshalb kontraindiziert. Glatte und runde Fremdkörper werden am besten mit dem *Fremdkörperlöffel* hinten umgangen und nach vorn gezogen. Bei eckigen, länglichen oder weichen Gegenständen läßt sich eine kräftige *Kniepinzette* anwenden. Sitzt der Fremdkörper weit hinten, so kann er auch in den Nasenrachen gestoßen werden, was in Anbetracht einer Aspirationsgefahr in Seitenlage oder bei hängendem Kopf zu geschehen hat. Lebende Insekten werden zuerst durch einen Tampon mit Äther betäubt oder mit Öl oder Chloroform abgetötet. Schwierigkeiten treten zuweilen bei *eingekeilten Rhinolithen* auf, die größere operative Eingriffe erfordern. Eine nachfolgende Salbenbehandlung beschleunigt den meist rasch einsetzenden Heilungsvorgang. Durch Fremdkörper entstandene Nebenhöhlenentzündungen werden nach den auf S. 101 u. ff. beschriebenen Grundsätzen behandelt.

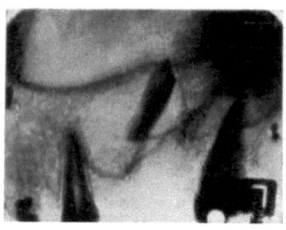

Abb. 33. Zahnrest in der Kieferhöhle (scheinbar noch im Alveolarfortsatz steckend)

Prognose. Nasenfremdkörper sind bei rechtzeitiger Extraktion ungefährlich, sofern nicht ungeschickte Extraktionsversuche größere Zerstörungen anrichten.

Von den **Fremdkörpern in den Nasennebenhöhlen** haben, abgesehen von *Steckgeschossen* bei Schußverletzungen, nur *Zahnteile* oder auch *ganze Zähne* in der Kieferhöhle eine praktische Bedeutung. Wie im Kapitel der Anatomie S. 12 erwähnt wurde, ragen oftmals die Wurzeln der Prämolaren und Molaren als Zahnhöcker direkt in die Kieferhöhle hinein und sitzen bei Wurzelerkrankungen zuweilen entblößt unter der Kieferhöhlenschleimhaut. Bei der Extraktion derartiger Zähne wird gelegentlich ein Teil der Wurzel, selten der ganze Zahn, in die Kieferhöhle oder unter deren Schleimhaut gestoßen (Abb. 33). Dieses Vorkommnis ist nicht häufig, kann aber auch bei vorsichtiger, richtig ausgeführter Extraktion eintreten.

Die Fremdkörper heilen in den Nasennebenhöhlen nie ein, obwohl selbst infizierte Zahnreste lange Zeit beinahe reaktionslos liegenbleiben können. Ganz selten finden sie den Weg durch das Ostium in die Nase. Früher oder später schließt sich stets eine eitrige Entzündung an, die als *dentales Empyem der Kieferhöhle* anfangs nur wenig lokale Beschwerden macht und vom Patienten manchmal lange Zeit weder bemerkt noch gespürt wird.

In jedem Fall müssen *Fremdkörper möglichst bald* aus den Nebenhöhlen *entfernt* werden. Versuche von zahnärztlicher Seite, durch die bei der Extraktion geschaffene Alveolarfistel den Zahnrest aus der Kieferhöhle auszuspülen oder instrumentell zu erreichen, schlagen fast ausnahmslos fehl. Die Kieferhöhle wird, wie bei deren Radikaloperation (s. S. 120), von der fazialen Wand aus eröffnet und sogar dann ist das Auffinden des mitunter kleinen Zahnwurzelrestes nicht immer leicht. Steckschüsse sind in üblicher Weise zu suchen.

III. Verletzungen der Nase und der Nasennebenhöhlen

Als vorspringender Körperteil ist die äußere Nase Gewalteinwirkungen stark ausgesetzt und wird deshalb häufig verletzt. Meist sind es stumpfe Gewalten (Sturz, Schlag, Stoß), während Verletzungen durch Hieb, Stich oder Schuß in Friedenszeiten seltener vorkommen. Zu den einfachen Weichteilverletzungen und den gewöhnlich *unkomplizierten und isolierten Nasenbrüchen* durch Stoß, Schlag, Boxen und Fall gesellen sich in neuerer Zeit in immer vermehrtem Maße durch Sport- und Verkehrsunfälle die *komplizierten Frakturen*, die mit einer ausgedehnten tiefen Verletzung der äußeren Hautdecke und je nach dem Grad der Gewalteinwirkung mit *Zertrümmerungen des Gesichtsschädels* einhergehen. Sehr oft wird bei derartigen Unfällen der Allgemeinpraktiker zugezogen, dem daher die erste Behandlung und Beurteilung obliegt. Jedem Arzt ist die sorgfältige Reposition eines Extremitätenbruches zur Selbstverständlichkeit geworden, dagegen zeigen die vielfach schlecht verheilten Nasenfrakturen, daß die Reposition der Nasenbruchstücke noch zu wünschen übrig läßt.

Rasche und starke Änderungen des Luftdruckes können zum *Barotrauma* bzw. der *Aerosinusitis* führen (S. 61).

1. Weichteilverletzungen der Nase und isolierte Brüche des Nasengerüstes

Oberflächliche Schürfungen und Risse der äußeren Nase sowie *Quetschwunden* finden sich bei ziemlich allen Gesichtsverletzungen. Bei starken Gewalteinwirkungen wird die Schleimhaut mitunter auch ohne Bruch verletzt und damit Nasenbluten hervorgerufen. Durch Hieb mit scharfen Instrumenten oder Waffen, durch Biß oder Schuß kann die *Nasenspitze* ganz oder teilweise *abgetrennt* werden, wie auch hängenbleibende Haken die Nasenflügel aufreißen können.

Das *Nasengerüst* ist nicht sehr fest. Nur der knorpelige Teil der Nase kann bis zu bestimmten Grenzen ausweichen ohne zu brechen. Ein Fall auf die Nase, ein Faustschlag (Boxen) oder schon ein mäßig starker Schlag mit einem stumpfen Gegenstand genügt, um das Gerüst einzubrechen. Das Fallenlassen der Kleinkinder, das Hinfallen und Stürzen der Kinder jeden Alters, Automobilunfälle, ebenso die Skistürze und zahlreiche andere Sportverletzungen haben einen großen Anteil an derartigen Verletzungen. Trifft die Gewalteinwirkung die Nase von vorn, dann werden meistens die beiden *Nasenbeine* im unteren Drittel quer *geknickt*, zugleich bricht die Nasenscheidewand, und deren einzelne Teile springen aus ihrer Verbindung *(Luxation)*. Es kann aber auch das knöcherne Nasengerüst oder die knorpelige Nasenscheidewand allein gebrochen werden. Bei größerer Gewalt können die nasalen Fortsätze des Oberkiefers und des Stirnbeins, die Tränenbeine und das Siebbein einbrechen. Auf diese Weise entsteht die plattgedrückte *traumatische Sattelnase* mit oder ohne Septumverbiegung oder nur eine *traumatische Septumverbiegung*. Der Stoß aus seitlicher Richtung führt zum Bruch und zur Dislokation der Nasenbeine sowie des übrigen seitlichen Nasengerüstes und damit zur *traumatischen Schiefnase* (Abb. 34). Kombinationen der beiden Verletzungsarten sind häufig. Brüche der lateralen Nasenwand kommen selten vor.

In den meisten Fällen reißt die Schleimhaut an einer oder mehreren Stellen ein und löst schwächeres oder stärkeres *Nasenbluten* aus. Die äußeren Weichteile

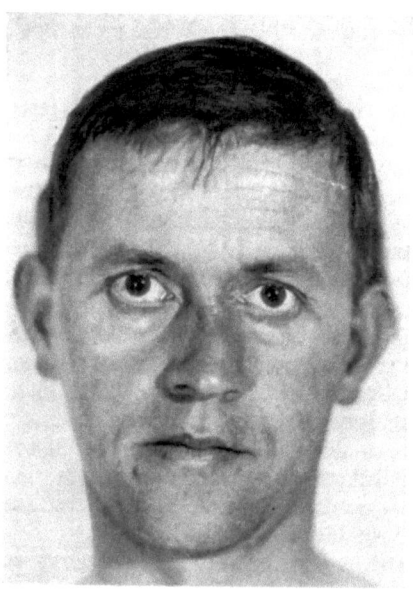
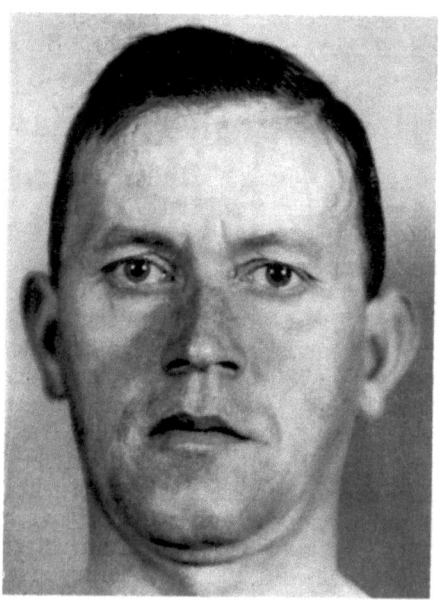

a) vor der Reposition *b)* nach der Reposition
Abb. 34. Traumatische Schiefnase

werden oft nur gequetscht, aber nicht durchtrennt. Dieser *einfachen geschlossenen Fraktur* stehen *komplizierte offene Brüche* gegenüber. Nach kurzer Zeit schwellen infolge *Hämatomen und kollateralem Ödem* die Weichteile an, wodurch Brüche verborgen bleiben können. Die Blutergüsse haben bisweilen Ähnlichkeit mit *unvollständigen Brillenhämatomen*, die sonst für die Brüche des Schädelgrundes typisch sind. Selten entsteht ein Hautemphysem. Auch im Naseninnern kommt es zu ausgedehnten Weichteilschwellungen. Schon leichte Traumen können große *Septumhämatome* verursachen, die sich wulstig in beiden Nasenseiten vorwölben. Vereitern diese, dann bilden sie einen das Septum einschmelzenden Septumabszeß (s. S. 75), der nach seiner Abheilung eine Sattelnase hinterläßt.

Komplikationen. Nasenbrüche sind im großen und ganzen *harmlos*. Einzig bei *Brüchen an der Nasenwurzel* können das *Siebbein* und die *Schädelbasis* mit einbezogen werden, was, besonders bei der offenen Fraktur, die Gefahr einer intrakraniellen Komplikation (Leptomeningitis, Hirnabszeß) mit sich bringt. Mitunter reißen hierbei die Fila olfactoria ab, wodurch sich eine *Olfaktorius-Anosmie* einstellt. Ausnahmsweise bleibt eine Liquorrhoe zurück.

Sehr viel seltener sind *direkte Verletzungen des Naseninnern* durch *eindringende Fremdkörper*, z. B. durch das Einstoßen spitzer Gegenstände (Stricknadeln, Stockspitzen, Zweige usw.), welche bis zum Schädelinnern vordringen können, und damit zu intrakraniellen Verwicklungen, mitunter als Spätkomplikation, führen. Kleinere eingesprengte Fremdkörper (Steinchen, Metallsplitter usw.) bewirken meistens nur Weichteilverletzungen. Über den weiteren Verlauf bei Nasenfremdkörpern s. S. 53.

Die Diagnose der Weichteilverletzungen ergibt sich von selbst. Der Bruch sowie die Bruchart ist unmittelbar nach dem Trauma durch Inspektion und Palpation *(Bruchschmerz, Krepitation, falsche Beweglichkeit)* in der Regel leicht zu erkennen. Die *vordere Rhinoskopie ist unerläßlich*, wird aber durch Blutkoagula erschwert. Eine Septumverbiegung um eine senkrechte Achse spricht für eine traumatische Entstehung, während eine solche bei horizontalen Verbiegungen und Leisten ohne Schleimhautverletzung nicht ohne weiteres angenommen werden darf. Häufig liegt eine konstitutionelle Verbiegung vor. Auf *Fissuren der Umgebung* bzw. Verletzung der Nebenhöhlen weisen die mittels Durchleuchtung festzustellenden *Nebenhöhlenhämatome* hin. Schwierig wird die Diagnose, wenn der Patient erst mit einer diffus verschwollenen Nasengegend zum Arzt kommt. Hier hilft das *seitliche Röntgen*bild weiter, das die Knickung der Nasenbeine gut zur Darstellung bringt (Abb. 35).

Behandlung. Die Heilneigung der Gesichtsweichteile ist groß, weshalb auch infizierte Wunden im allgemeinen ohne stärkere Reaktion ausheilen. Selbst vollständig abgeschlagene

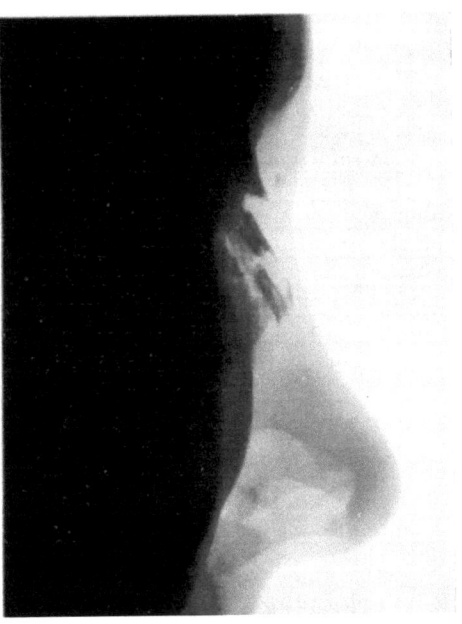

Abb. 35. Doppelter Bruch der Nasenbeine mit starker Dislokation (Hufttritt)

Nasenspitzen heilen bei sorgfältiger Naht wieder an. Die Behandlung erfolgt nach den *üblichen chirurgischen Grundsätzen der Versorgung akzidenteller Wunden*. *Friedreichsche Ausschneidungen* sind gewöhnlich nicht möglich und nicht nötig. Reinigung mit Wasserstoffsuperoxyd, Penicillin-Puder, sorgfältige Blutstillung und Seidennaht. Jod. Deckverband. Gegebenenfalls Tetanusserum.

Beim *Nasenbruch* ist es für den erstbehandelnden Arzt verlockend, eine schiefgeschlagene Nase einfach durch Fingerdruck wieder gerade zu richten. Hat der Patient Glück und war die Nasenscheidewand nicht eingeknickt, so genügt diese einfache Maßnahme. Meistens bleibt aber eine traumatische Septumdeviation zurück, die später eine submuköse Septumresektion verlangt. Bei der Behandlung von Nasenfrakturen ist deshalb die *Berücksichtigung des Naseninnern* und der späteren Durchgängigkeit der Nase als Atemweg ebenso wichtig wie die *äußere kosmetische Korrektur*.

Die *erste Hilfe* beschränkt sich neben der Versorgung äußerer Wunden auf die *Tamponade* zur Stillung der Nasenblutung und Auflegen von Eis gegen die auftretende Schwellung. Schneuzen muß in Anbetracht einer Emphysemgefahr vermieden werden. Bei Verdacht eines Schädelbruches ist die Nasentamponade nur bei bedrohlichen Blutungen vorzunehmen, da sie Stauungen und aufsteigende Infektionen begünstigt.

Die *endgültige Versorgung* sollte dem Facharzt überlassen bleiben und besteht in der möglichst *baldigen sorgfältigen Reposition* der Bruchstücke teils von außen durch Fingerdruck, teils vom Naseninnern her mit Elevatorien oder geeigneten Zangen (Walsham) zugleich von außen und innen. Letzteres ist auch bei nicht verkeilten Fragmenten schmerzhaft und erfordert eine Kurznarkose. Das Septum wird mit dem langen Killianschen Nasenspekulum aufgerichtet, was infolge des federnden Knorpels öfters schwierig ist. Durch vorsichtige Tamponade mit Jodoformgaze über fünf bis sechs Tage und unter Umständen äußerem Fixationsverband lassen sich die Fragmente in ihrer Stellung festhalten. Septumhämatome werden inzidiert und drainiert.

Unter dem Einfluß plastischer Nasenoperationen wird in letzter Zeit an Stelle der beschriebenen unblutigen Reposition für alle schweren Frakturen mit teilweise eingekeilten Bruchstücken die *blutige Reposition* unter Sicht mit gewissermaßen sofortigem plastischem Aufbau des Nasengerüstes befürwortet.

Die Fixierung von außen bereitet erhebliche Schwierigkeiten, und keine der angegebenen Methoden befriedigt ganz (Schiefnasenapparate in Form einer an einem Stirnband befestigten Pelotte, Metallmoulagen oder seitlich angelegte Gummirohre durch Heftpflaster fixiert usw.). Das wichtigste ist bei einfachen Frakturen eine einwandfreie Reposition; bei Zertrümmerungen ist die Fixation von Haltern an den Zähnen am besten.

Die *Resultate* sind bei frühzeitiger Behandlung *ausgezeichnet* (Abb. 34), werden aber unsicher, wenn bereits starke Weichteilschwellungen eingetreten waren. In solchen Fällen ist es besser, mit der Behandlung zu warten, bis die Schwellung unter kalten Kompressen zurückgegangen ist, jedoch möglichst nicht länger als ein bis zwei Wochen.

Für veraltete und schlecht geheilte Frakturen kommen die auf S. 46 erwähnten *kosmetischen Nasenoperationen* und die *submuköse Septumresektion* in Betracht.

2. Verletzungen des Gesichtsschädels und der Nasennebenhöhlen

Auf die ausgedehnten Verletzungen des Gesichtsschädels zusammen mit der Schädelbasis kann ich im einzelnen nicht eingehen und verweise auf die einschlägigen Lehrbücher. Derartige Verletzungen sind in der Regel mit *offenen Weichteilverletzungen* verbunden, ziehen ein oder mehrere *Nebenhöhlen* mit ein und gefährden den Schädelinhalt direkt und durch Fissuren der Schädelbasis. Häufig handelt es sich um schwere Schädeltraumen, die gleichzeitig mit den Brüchen der Nasennebenhöhlen den *Schädelinhalt* in verschiedener Hinsicht schädigen. Neben dem primären Schockzustand, der oft größtenteils durch die Hirnschädigung ausgelöst wird, kommen *Commotio* und *Contusio cerebri* vor, *Blutungen in das Schädelinnere* (epidurale, subdurale und subarachnoidale Hämatome), *Hirnödem* und *Hirnschwellung, Blutungen und Aneurysmen der Carotis interna und des Sinus cavernosus*, sowie *posttraumatische meningeale Reaktionen*, worunter die *infektiöse Meningitis* die Hauptrolle spielt, aber es können auch *Sinusthrombosen* und *Hirnabszesse* entstehen. Diese Begleitverletzungen finden sich besonders bei den Verletzungen der oberen Nasennebenhöhlen und des Nasendaches bzw. der Lamina cribrosa. Da sich die schweren Schädelverletzungen, z. B. bei Verkehrsunfällen, insbesondere am Schädelgrund auswirken, werden Nase und Nasennebenhöhlen verhältnismäßig oft betroffen. Eine sich anschließende Nebenhöhlenentzündung oder eine Rhinitis kann die Überleitung der Infektion auf das Schädelinnere vermitteln. Weniger gefährlich sind in dieser Beziehung die verschiedenen *typischen Oberkieferbrüche*, durch welche fast immer die Kieferhöhle und meist auch die Nase verletzt wird (indirekte Nasenbrüche). Durch Bruch oder Zertrümmerung der Lamina orbitalis und der hinteren Siebbeinzellen ist auch der Orbitalinhalt und der Sehnerv gefährdet (Orbitalkomplikation).

Die Nase erleidet bei den *indirekten Nasenbrüchen* ähnliche Verletzungen wie bei den isolierten Nasenbrüchen. Durch die Atmung, hauptsächlich aber durch Schneuzen, wird bei Schleimhautrissen Luft in das Gewebe gepreßt, was ein *Luftemphysem* und *Pneumatokelen* verursachen kann.

Die *Verletzungen der Nebenhöhlen* haben mitunter *Blutergüsse in ihr Lumen* zur Folge, die sich manchmal resorbieren, bei komplizierten Frakturen aber öfters

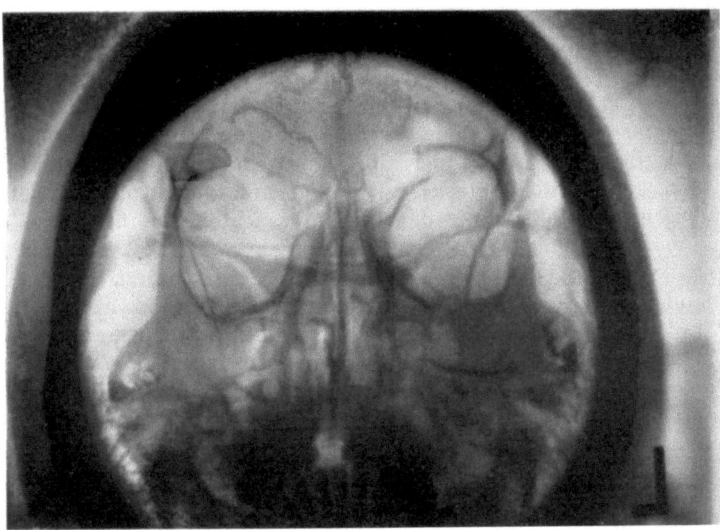

Abb. 36. Bruch des Supraorbitalbogens und des Stirnhöhlenbodens links. Hämatom der linken Kieferhöhle (okzipito-nasale Schädelaufnahme)

vereitern und zu akuten oder chronischen Nebenhöhleneiterungen führen. Brüche der Lamina cribrosa, zuweilen auch der inneren Wand der Nebenhöhlen, bewirken einen Liquorabfluß aus der Nase mit anschließender mehr oder weniger langdauernder *Liquorrhoe (Rhinorrhoea cerebralis)*. Jedes Pressen mit entsprechender Steigerung des Liquordruckes verstärkt den Ausfluß.

Liquorausfluß durch die Nase, bei dem sich anfallsweise oder dauernd ein dünnwässeriger Ausfluß entleert, vielfach nur aus einer Nasenseite, kann auch ohne Verletzung bei starkem Hirndruck, z. B. bei Hydrocephalus chronicus und bei Hirntumoren, auftreten.

Diagnose. Im Vordergrund steht die oft schwierige Beurteilung der intrakraniellen Schäden. Wichtig ist vor allem, daß auch bei geringen äußeren Verletzungen *Fissuren* und *Frakturen der Innenwand der Nebenhöhlen und der Schädelbasis* vorliegen können. Bei offenen Brüchen lassen sich die Sprünge und Brüche bei der Wundversorgung zuweilen gut verfolgen. Bei geschlossenen Brüchen spricht die Liquorrhoe für die gefährliche Verletzung der Dura, während das bekannte Brillenhämatom auf einen Bruch der Schädelbasis hinweist. Unvollständige Brillenhämatome kommen auch bei einfachen Nasenbrüchen vor. Die Liquorrhoe kann mit dem wässerigen Ausfluß der Rhinopathia vasomotorica verwechselt werden. Die Eiweißarmut des Liquors klärt die Differentialdiagnose. Diagnostische Manipulationen an den Nebenhöhlen, namentlich *Probespülungen*, sind *kontraindiziert*.

Röntgendiagnose. Bitemporale Röntgenaufnahmen zeigen die Frakturen der Stirnhöhlenwände, besonders der Hinterwand, die zum Teil auch in den sagittalen Aufnahmerichtungen erscheinen (Abb. 36). Ebenso lassen sich die Brüche der Orbitalumrandung sowie des Oberkiefers und des Jochbeines meistens röntgenologisch nachweisen. Dagegen versagt das Röntgenbild in der Regel zur Darstellung der Frakturen und Fissuren der Schädelbasis, insbesondere derjenigen der Lamina cribrosa, wie auch solcher im Siebbein und im Keilbein, gibt aber über das Vorhandensein von Nebenhöhlenhämatomen Auskunft.

Behandlung. Brüche des Gesichtsschädels sind um so gefährlicher, je mehr sie sich der Schädelbasis nähern. In der Behandlung steht die Berücksichtigung intrakranieller Schäden und die *Vermeidung intrakranieller Infektionen* gegenüber kosmetischen Rücksichten oder der Durchgängigkeit der Nase an erster Stelle. Vorsicht mit der Nasentamponade (s. S. 65), die nur bei bedrohlicher Blutung ausgeführt werden soll. Außer der üblichen Wundbehandlung ist Ruhe ohne forcierte Repositionen am Platz, soweit es sich nicht um isolierte Kieferbrüche handelt. Die große Heilneigung der Gesichtsweichteile erlaubt dabei ein konservatives Verhalten mit weitgehender sofortiger Naht (Plattendrahtnaht nach PERWITZSCHKY). Bei Oberkieferbrüchen sorgt der Zahnarzt durch fixierende Zahnverbände für die richtige Stellung der Fragmente des Alveolarfortsatzes. Radikale Eingriffe an den Nasennebenhöhlen sind stets bei deren vorbestehender oder nachträglicher Entzündung angezeigt, besonders aber wenn durch Zertrümmerungen der Innenwände der oberen Nebenhöhlen eine Verletzung des Endokraniums befürchtet werden muß und die Nebenhöhlen den bestmöglichen Zugang bilden. Gleichzeitig werden Durarisse genäht oder durch eine Lappenplastik gedeckt, intrakranielle Blutungen entleert und geschädigte Hirnsubstanz durch Absaugen entfernt. Eine prophylaktische interne Antibioticabehandlung ist stets durchzuführen. Bei Bewußtseinsverlust ist eine frühe *Tracheotomie* vorzunehmen, um den Atemweg freizuhalten und durch Absaugen die tieferen Luftwege von Sekret, Exsudat und Blut zu befreien. Damit wird die besonders für das Zentralnervensystem schädliche Hypoxyämie verhindert und die Entwicklung von Aspirationsentzündungen der tieferen Luftwege ausgeschaltet (S. 589 u. 258).

Prognose. Die Resultate der Behandlung sind quoad vitam zufriedenstellend, sofern nicht intrakranielle Schäden den Tod herbeiführen. Infolge der letzteren ist die Mortalität aber immer noch erschreckend hoch, was der meist vorhandenen schweren Schädigung des Stammhirnes zuzuschreiben ist. Bei gleichzeitigen Nasenfrakturen lassen sich aber nachträglich kosmetische Eingriffe sowie submuköse Septumresektionen nicht immer vermeiden.

Für die *Kriegsverletzungen des Gesichtsschädels* verweise ich auf die speziellen Lehrbücher. Neben den einfachen, aber seltenen Durchschüssen und Steckschüssen finden sich ausgedehnte Zertrümmerungen durch Sprengwirkung, die den ganzen Gesichtsschädel zerstören können. Ihre Mortalität ist hoch, sowie die oberen Nebenhöhlen und damit auch das Endokranium verletzt werden. Nachträgliche Infektionen können noch nach Monaten durch eine Spätmeningitis oder einen Hirnabszeß zum Tode führen. Besonders gefürchtet sind die Schädelbasistangentialschüsse.

3. Barotrauma der Nebenhöhlen

Beim Absaugen der Nasennebenhöhlen zeigt sich, daß ein starker und rasch erfolgender Unterdruck in der Nase zu heftigen Nebenhöhlenschmerzen und Schädigungen der Schleimhaut bis zur Zerreißung und zur Blutung führen kann. In derselben Weise können sich die atmosphärischen Druckdifferenzen beim Fliegen, insbesondere im Kampfflug, oder in der Unterdruckkammer auswirken, und zwar wie bei der Aerootitis (Bd. I, S. 184) beim Fliegen am häufigsten im Abstieg, sofern das Nebenhöhlenostium verstopft ist und die Luft nicht entsprechend der äußeren Druckerhöhung in die Nebenhöhlen einströmt. Wie beim Ohr entsteht unter Umständen ein Ventilmechanismus, der das Nebenhöhlenostium in Richtung Nebenhöhle abschließt. Das Barotrauma entwickelt sich daher vor allem, wenn entzündliche Schleimhautschwellungen in der Gegend der Ostien bestehen, also bei akuter und chronischer allergischer oder bakterieller Rhinitis und Sinusitis. Die Schleimhaut der Nebenhöhlen schwillt ödematös an oder zeigt submuköse Blutungen bis zum Abheben vom Knochen und Blutung in den Sinus (Barosinusitis, Aerosinusitis).

An *Symptomen* verursacht das Barotrauma heftige Schmerzen in der Stirne oder der Wange, die auch bei offenem Ostium eintreten können. Die Untersuchung ergibt in der Regel krankhafte Veränderungen in der Ostiengegend oder eine Sinusitis.

Die Beschwerden laufen mit der Behandlung der zugrunde liegenden Erkrankung ab.

Behandlung. Gelegentlich hilft eine Rückkehr zum selben Unterdruck, bei welchem das Barotrauma entstanden ist, mit nachfolgend langsamem Druckanstieg. Bei starken Schmerzen sind Nebenhöhlenspülungen und Wärmeanwendung angezeigt. Im übrigen wird die zugrunde liegende Nasen- oder Nebenhöhlenerkrankung beseitigt.

Prophylaxe. Das Barotrauma vermindert die Flugsicherheit, und schon aus diesem Grunde müssen bei Fliegern die Ostien obstruierende Erkrankungen beseitigt werden. Während akuten Katarrhen sollte nicht geflogen werden.

4. Erfrierungen, Verbrühungen, Verbrennungen und Verätzungen

Erfrierungen ersten Grades treten verhältnismäßig leicht ein, während die reichliche Gefäßversorgung höhere Grade im allgemeinen verhindert.

Leichte Verbrühungen, Verbrennungen und Verätzungen der Nasenhaut nehmen denselben Verlauf und erfordern dieselbe Behandlung wie an der übrigen Haut. Starke Schädigungen, z. B. durch kochende Flüssigkeiten, heiße Dämpfe, brennende Gase, konz. Säuren und ihre Dämpfe, erstrecken sich oft auch auf den Nasenvorhof oder selbst auf größere Teile des Naseninnern. Sie führen zunächst zu einer ulzerösen Rhinitis, nicht selten mit Sequestrierung der Nasenmuscheln oder von Teilen des Septums und Zerstörung der Nasenflügel und hinterlassen schwere Dauerschäden in Form von Verwachsungen der Nasenflügel mit Einengung oder Verschluß der Nasenlöcher sowie ausgedehnte Zerstörungen im Naseninnern mit narbigen Verwachsungen. Es kann sich eine atrophische Rhinitis mit ozaenaartiger Borkenbildung einstellen.

Die **Behandlung** ist dieselbe wie an der übrigen Haut (bei ausgedehnten Verbrennungen Schockbekämpfung, Antibiotica intern und lokal zur Verhinderung der Sekundärinfektion, später Deckung mit Thierschlappen bei Verlust der ganzen Hautdicke). Im übrigen richtet sie sich speziell gegen die Stenosierung der Nasenhöhle mit Salbenverbänden, Salbeneinlagen und Dilatation der Nasenlöcher (s. S. 48).

IV. Das Nasenbluten (Epistaxis)

Nasenblutungen sind aus verschiedenen Gründen ein häufiges Ereignis. Von den harmlosen leichten Blutungen des Jugendlichen, die nach kurzer Zeit von selbst stehen, bis zu den bedrohlichen Blutverlusten des älteren Menschen kommen alle Grade vor.

Ursache und Entstehung. Das Nasenbluten geht teils auf lokale, teils auf allgemeine Ursachen zurück, die vielfach kombiniert auftreten.

Die lokale Blutungsneigung des Locus Kiesselbachi. Als Locus Kiesselbachi bzw. *Littlesche Stelle* wird (s. Anatomie S. 5) die an der Nasenscheidewand liegende Übergangsstelle vom Nasenvorhof zum Nasenhauptraum bezeichnet, wo die äußere Haut in die Schleimhaut übergeht. Die Schleimhaut ist hier sehr gefäßreich, zudem äußeren Einflüssen und Schädlichkeiten in hohem Maße ausgesetzt und weist öfters zahlreiche kleinere und größere Venektasien, Epithelmetaplasien und verkrustete kleine Erosionen auf, die leicht zu Blutungen führen (s. Rhinitis sicca anterior S. 73). Auch durch die Angewohnheit des Nasenbohrens mit dem Finger leidet die Schleimhaut hauptsächlich an dieser Stelle. Mehr als *90% aller Nasenblutungen* stammen aus dem Locus Kiesselbachi. Besonders sind es die Spontanblutungen ohne ersichtliche äußere Ursache, die von dort ausgehen, vor allem bei Jugendlichen als *habituelles Nasenbluten*, das in kürzeren und längeren Intervallen regelmäßig wiederkehrt. Blutdruckschwankungen bei starken *Körperanstrengungen*, beim *Bücken*, *Schneuzen* und *Pressen* begünstigen das Nasenbluten, wie auch Luftdruckänderungen, speziell rasches *Sinken des äußeren Luftdruckes* (Hochgebirge, Fliegen, Caissonkrankheit) als auslösende Ursache bekannt sind. *Lokale Stauungen* im Kopfgebiet, selbst enge Hemdkragen, bewirken dasselbe durch Erhöhung des venösen Blutdruckes.

Symptomatische Blutungen bei Kreislaufstörungen, Gefäßerkrankungen, Blutkrankheiten und Stoffwechselstörungen können ebenfalls aus dem Locus Kiesselbachi kommen, nehmen aber nicht selten ihren Ursprung aus versteckten und tieferliegenden Stellen der Nasenschleimhaut, bisweilen sogar aus dem Nasenrachen. Unter diesen stehen die vielfach nächtlichen Blutungen infolge *arteriosklerotischen Hochdruckes* und Gefäßbrüchigkeit an erster Stelle. Weitere Ursachen sind: der *funktionelle* und *nephritische Hochdruck*, die *Leberzirrhose*, dekompensierte *Herzfehler* mit ihren heftigen Druckschwankungen, unter den Gefäßkrankheiten die *Oslersche Krankheit* (Abb. 37), die *Purpura, Skorbut, Möller-Barlow* der Kinder, *Morbus maculosus Werlhofi* u. a., unter den Blutkrankheiten die *Anämie, Polyzytämie, Leukämie, Thrombopenie* und die eigentliche *Hämophilie*, unter den akuten Infektionskrankheiten besonders die *Grippe* sowie *Pocken* und *akute und chronische Nasenentzündungen*, in einem gewissen Sinn auch *prämenstruelle* und die seltenen *vikariierenden menstruellen Blutungen*. Auch *Medikamente* (Phosphor, Salizyl, Chinin) können Blutungen veranlassen.

Blutungen durch Verletzung begleiten die einfachen Weichteilverletzungen des Naseninnern sowie die meisten Brüche der Nase und ihrer Umgebung. Nachblutungen nach Operationen an der Nase und den Nebenhöhlen gehören auch dazu.

Geschwürige Erkrankungen der Nasenschleimhaut, wie Dekubitus bei *Fremdkörpern, Nasendiphtherie, Tuberkulose* und *Lues*, der *blutende Septumpolyp*, gutartige Tumoren sowie *Karzinome* und *Sarkome* bluten in verschiedenem Grad. Auch die Ränder von Septumperforationen bluten leicht. Gefürchtet sind die starken Blutungen aus dem Nasenrachen beim *Nasenrachenfibrom* des Jugendlichen.

Symptome und Verlauf. Bei der häufigsten Blutungsart, der Blutung aus einzelnen geplatzten Gefäßen und sonst intakter Schleimhaut, ist die Blutung meistens das einzige Krankheitszeichen. Erfolgt die Blutung auf Grund eines Blutandranges zum Kopf (Hochdruck, Stauung), so können Druckgefühl und Eingenommensein im Kopf, leichter Schwindel und Ohrensausen der Blutung vorangehen und mit der Blutung wieder verschwinden. Einzelne Patienten empfinden deshalb die Blutung als eine Erleichterung.

Spontane Blutungen sind oft geringfügig und beschränken sich auf etwas Blut im Taschentuch oder ein leichtes kurzdauerndes Tropfen aus einer Nasenseite. Dagegen setzen die *symptomatischen Blutungen* mitunter äußerst heftig ein und führen in kurzer Zeit zu großen Blutverlusten. Ein Verbluten aus der Nase kann vorkommen, ist allerdings eine große Ausnahme. Manchmal fließt das Blut im pulsierenden Strom aus beiden Nasenseiten und zudem noch in den Rachen und versetzt den Patienten und seine Umgebung in Aufregung und Schrecken. Eine Steigerung von geringer bis zu schweren Blutungen im Verlauf mehrerer Anfälle ist bei älteren Menschen nicht selten.

Diagnose. Neben der Beachtung der Stärke der Blutung und des durch den Blutverlust geschaffenen Allgemeinzustandes hat die Untersuchung zunächst die Aufgabe, den *Sitz der Blutung* festzustellen. Bei geringer Blutung ist die blutende Stelle, sofern sie sichtbar liegt, leicht zu finden, bei mäßigen und starken Blutungen empfiehlt es sich, die vordere Rhinoskopie bei stark zurückgebeugtem Kopf oder im Liegen vorzunehmen. Dadurch läuft das Blut nach hinten in den Rachen und kann verschluckt werden, ohne daß die Nase vor dem blutenden Gefäß überschwemmt wird. Unter ständigem Abtupfen, am besten aber Absaugen, wird der Ursprungsort der Blutung langsam von vorn nach hinten gesucht. Da weitaus die meisten Blutungen vom Locus Kiesselbachi herrühren, ist dieser in erster Linie zu beachten. Bei sehr starken Blutungen ist gelegentlich

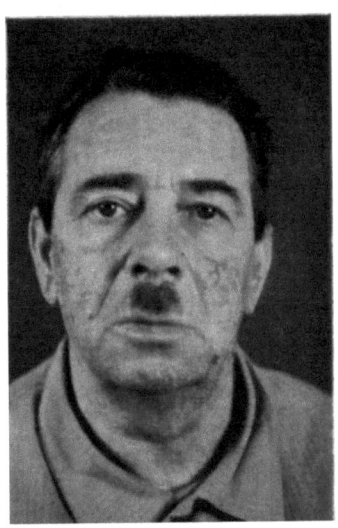

Abb. 37. Oslersche Krankheit. Petechien der Gesichtshaut

das spritzende Gefäß zu sehen, in anderen Fällen ist aber jede nähere Lokalisation der Blutung unmöglich. Rinnt das Blut aus beiden Nasenlöchern, dann ist durch Befragen abzuklären, aus welcher Nasenseite der Patient zuerst blutete, da dann auf dieser Seite die Blutungsquelle zu suchen ist. *Auch starke Blutungen sind fast immer nur einseitig.* Schwierig ist die Feststellung der seltenen Blutung aus dem Nasenrachen. Kommt der Patient erst nach dem Aufhören der Blutung zum Arzt, so sind Blutkrusten wegleitend, deren Abheben die Blutung wieder auftreten läßt. Beim Fehlen solcher kann das Auffinden der Blutungsstelle ausgeschlossen sein. Die Patienten werden in diesem Fall angewiesen, während der nächsten Blutung wieder zu kommen.

Im weiteren hat die Diagnose nach der *Ursache der Blutung* zu forschen und dabei die oben genannten verschiedenen Möglichkeiten zu berücksichtigen. Insbesondere ist bei wiederholten Blutungen auch auf die Zeichen der Oslerschen Krankheit zu achten (Teleangiektasien der Mundhöhle, der Lippen, des Nasenäußern, der Ohren, der Fingerspitzen).

Behandlung. In der Regel stammen die Blutungen aus einzelnen Venen bzw. Venektasien, deren Zerstörung die Blutung nicht nur sofort zum Stehen bringt, sondern auch die Blutungsneigung fast stets dauernd beseitigt. *Die Zerstörung* *des blutenden Gefäßes* entweder mit *Chromsäure*, dem *Galvanokauter* oder *Koagulation* ist daher das Ziel der Lokalbehandlung. Es hängt von der Stärke und dem Blutungsort einerseits, der Übung des behandelnden Arztes in rhinologischer Hinsicht anderseits ab, ob dieses Verfahren sofort zur Anwendung gelangen kann oder zunächst der *Notbehelf einer Tamponade* mit ihren Unannehmlichkeiten und Nachteilen in Kauf genommen werden muß. Der Facharzt wird in der Mehrzahl der Fälle die sofortige Zerstörung des blutenden Gefäßes vornehmen können, während sich der Allgemeinpraktiker oftmals mit der Tamponade zu begnügen hat.

Die *leichte Blutung aus dem Locus Kiesselbachi* steht zuweilen schon durch Andrücken des Nasenflügels mit dem Zeigefinger an die Nasenscheidewand während 10 bis 15 Minuten, gewöhnlich übrigens bei ruhigem Verhalten (Sitzen mit hochgehaltenem Kopf) auch spontan. Noch besser wirkt die Einlage eines mit 3% Wasserstoffperoxyd getränkten Wattebäuschchens. Bei trotzdem fortdauernder Blutung oder bei habituellem Bluten wird die leicht zu findende blutende Stelle mit ihrer Umgebung durch Einlegen eines Wattebäuschchens mit 2% Pantocain-Privin-Lösung während 5 bis 10 Minuten unempfindlich gemacht und hierauf das blutende Gefäß und erweiterte Venen der Umgebung mit der *Chromsäureperle* oder mit einem kleinen Wattetampon mit *konzentrierter Chromsäure* verätzt. Es bildet sich ein gelblicher Ätzschorf, dessen Säureüberschuß durch Aufblasen von Natriumbicarbonat neutralisiert werden kann. Sicherer ist der *rotglühende* (nicht weißglühende) galvanische *Kugelkauter*, der eine kräftige Narbe hinterläßt. Die Elektrokoagulation bietet keinen Vorteil. Der Schorf, der vollständig in Ruhe gelassen werden soll (nicht schneuzen), fällt nach einigen Tagen ab, worauf die Schleimhaut durch Einlegen von Tampons mit 10% Naphthalansalbe während acht bis zehn Tagen zu behandeln ist. Beschränken sich die Blutungen auf blutige Flecken im Taschentuch beim Schneuzen, was besonders in trockenem Klima (Hochgebirge) der Fall ist, so genügt, ebenso wie bei der Rhinitis sicca anterior, die *Salbenbehandlung* allein.

Mäßig starke und starke Blutungen aus dem Locus Kiesselbachi und Blutungen aus schwer- oder unzugänglichen Stellen. Mitunter kann ein kalter Umschlag oder eine Eiskompresse im Nacken die Blutung wesentlich vermindern. Selbst wenn das blutende Gefäß gefunden wird und gut zugänglich ist, bedarf es großer Übung, um es trotz starker Blutung zu zerstören. Auch kann dies nur mit dem Galvanokauter oder der Koagulation, und daher gewöhnlich erst im Spital, geschehen. Der Allgemeinarzt ist deshalb auf die Tamponade angewiesen. Eine relative Gegenanzeige gegen die Nasentamponade sind schwerere Schädelverletzungen mit Verdacht auf Schädelbasisfraktur im Gebiet der vorderen Schädelgrube. Nur bei lebensbedrohlicher Blutung ist auch in solchen Fällen eine Tamponade mindestens des unteren Nasenteiles nicht zu vermeiden.

An schwer zugänglichen Stellen gelingt die Zerstörung des Gefäßes leichter als mit dem Galvanokauter mit einem feinen bis zur Spitze isolierten Saugrohr, das sich als Koagulationselektrode benutzen läßt. Durch Absaugen wird die blutende Stelle gesucht, die dann gefunden ist, wenn das Blut im Saugrohr verschwindet. Unter Andrücken an die Schleimhaut wird nun kurzdauernd mit hoher Spannungsstärke koaguliert.

Für die Blutungen aus der vorderen Nasenhälfte ist die *vordere Tamponade*, für solche aus der hinteren Nasenhälfte oder aus dem Nasenrachen noch dazu die *hintere Tamponade* erforderlich. Außer bei den seltenen Nasenrachenblutungen wird stets mit der vorderen Tamponade begonnen. Nasentamponaden werden am besten im Liegen ausgeführt, ebenso gehört der Tamponierte ins Bett in sitzender Stellung und auch die Entfernung des Tampons wird am besten im Bett vorgenommen.

Die Ausführung und der Nasentampon selbst sind für den Patienten unangenehm. Eine Lokalanästhesie ist unmöglich, da das Medikament durch das Blut sofort weggeschwemmt wird. Es empfiehlt sich daher, bei starker Blutung gegebenenfalls dem schon durch die Blutung aufgeregten Patienten eine Einspritzung von Pantopon-Atropin (0,01 Pantopon + 0,0005 Atropin sulf.) zu machen, welche auch die nach der Tamponade mitunter auftretenden Niesanfälle zurückhält.

Ausführung der vorderen Tamponade. Die *Tamponade wirkt durch Druck auf das blutende Gefäß*, welches zugepreßt werden muß. Watte ist nicht imstande, den nötigen Druck auszuüben. Eine genügend feste Tamponade gelingt nur durch einen Gazetampon, wozu ein 5 cm breiter *Gazestreifen* von ungefähr 100 bis 120 cm Länge gebraucht wird. Es eignet sich Vioform-, Jodoform- oder, in Verbindung mit gleichzeitiger Gerinnungsförderung, Stryphnon- oder Koagulengaze.

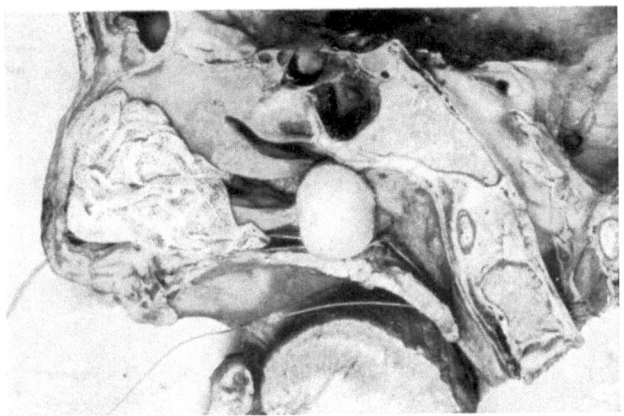

Abb. 38. Lage der vorderen und hinteren Nasentamponade

Zu *warnen* ist vor der Tamponade mit *Eisenchlorid* bzw. in Ferri sesquichlorati getauchter Watte, die ausgedehnte und nachträglich reichlich blutende Schleimhautverätzungen verursacht.

Die Nasentamponade hat *unter Sicht mit dem Stirnspiegel* bzw. der Stirnlampe und dem Nasenspekulum zu erfolgen. Der Gazestreifen wird mit einer knieförmig gebogenen starken Nasenzange als Schleife doppelt gefaßt und diese bis zur engsten Stelle der Nase, d. h. bis etwa zur Mitte der unteren Muschel eingeführt, wo sie sich in der Regel festklemmt. Dadurch entsteht der für die weitere Tamponade nötige Halt, auf welchen sich unter kräftigem Druck auftamponieren läßt, bis die ganze vordere Nasenhälfte mit Gazeschlingen ausgefüllt ist (Abb. 38). Bei weiten Nasen kann der Tampon nach hinten durchrutschen und in den Nasenrachen gelangen, was sich am Fehlen des Widerstandes bemerkbar macht. In diesem Falle muß der erste Tampon entfernt und neu, unter Umständen mit einer zweifachen Schlinge, begonnen werden.

Die *Hauptfehler* sind zu kurze Gazestreifen und zu geringer Druck. Die Tamponade erfordert eine ruhige aber kräftige Hand.

Die richtig sitzende Tamponade bringt die *Blutung nach wenigen Minuten vollständig zum Stehen*; hauptsächlich auch den *Abfluß nach hinten in den Rachen*, der sich an der hinteren Rachenwand kontrollieren läßt. Der Arzt muß sich stets davon überzeugen, daß der Blutstrom an der hinteren Rachenwand aufgehört hat.

Blutet es trotz der vorderen Tamponade weiter, so ist die hintere Tamponade notwendig.

Ausführung der hinteren Tamponade. Für die hintere Tamponade wird ein *Tampon vom Munde aus* in den *Nasenrachen* bzw. die *Choane* der blutenden Seite *eingeführt* und dadurch die Nase von hinten abgeschlossen (Abb. 38). Durch den Druck des Tampons im Nasenrachen kommen auch Blutungen in diesem selbst zum Stehen (postoperative Blutungen nach der Adenotomie, arteriosklerotische Blutungen).

Benötigt werden (Abb. 39): Ein dünner *Nelaton-Katheter* (das früher vielgebrauchte Belloc-Röhrchen ist gegenüber dem Nelaton-Katheter unhandlich und dessen Anwendung verlassen worden), eine *knieförmige Nasenzange*, ein *Zungen-*

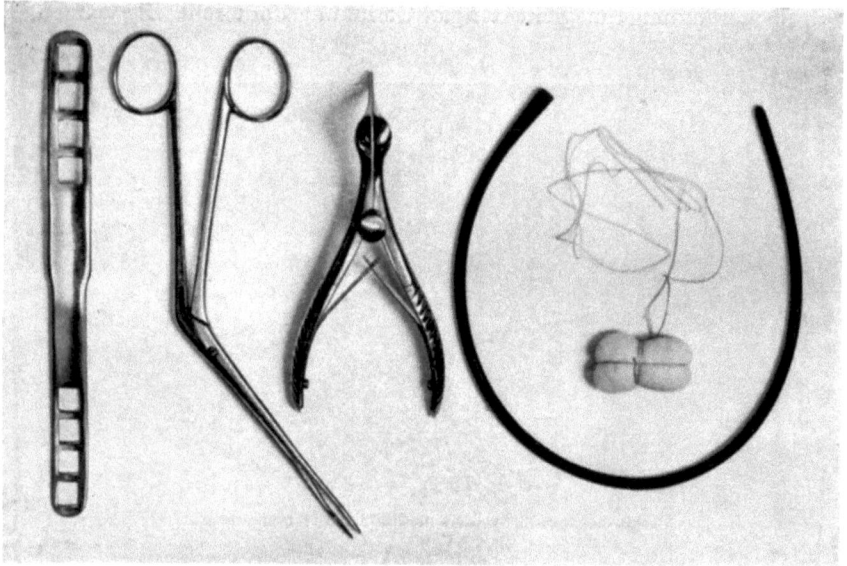

Abb. 39. Instrumente zur vorderen und hinteren Nasentamponade

spatel und der *Nasenrachen-* bzw. *Choanaltampon*. Der letztere besteht aus einem tupferartig geknäuelten und sterilisierten Gazestreifen von Vioform-, Jodoform- oder Stryphnongaze, welcher in der Mitte eines starken, ungefähr 40 cm langen Seidenfadens eingeknüpft wird. Der Tampon selber soll, wenn es sich um eine hintere Nasenblutung handelt, gut daumenbeerengroß sein, zweimal so groß zur Stillung einer Nasenrachenblutung.

Zur Ausführung wird die vordere Tamponade wieder entfernt und der Nelaton-Katheter durch die blutende Nasenseite eingeführt. Er kann, dank seiner Dünne und Biegsamkeit, sogar bei stärkeren Verengerungen der Nase gewöhnlich leicht bis in den Mundrachen vorgeschoben werden. Sein Ende wird mit der Zange aus dem Mund herausgebogen. Das eine Ende des Seidenfadens wird an das aus dem Mund herausragende Ende des Nelaton-Katheters geknüpft und durch Zurückziehen des Katheters der Faden durch die Nase gezogen. An diesem Faden läßt sich nun der eingeknüpfte Tampon durch den Mund in den Nasenrachen und die Choane ziehen. Um dabei den weichen Gaumen nicht zu verletzen, muß der Tampon mit dem Zeigefinger der rechten Hand hinter diesen und in den Nasenrachen vorsichtig hinaufgeschoben werden. Der straff angezogene, am

Naseneingang mit Watte unterlegte Seidenfaden verhindert das Zurückrutschen des Tampons. Eine geeignete Fixation durch Festkleben mit Leukoplast an der Wange hält ihn in dieser Lage. Bisweilen lockert sich der Faden infolge Durchfeuchtung des Tampons und muß wieder angezogen werden. Das andere Ende des Seidenfadens hängt zum Munde heraus und dient zur Entfernung des Tampons. Er wird lose an der Wange festgeklebt.

Um das Einschneiden des Fadens zu verhindern, verwendet LAURENS an Stelle des Fadens zwei Bändchen, die am Naseneingang über einem Gazestreifen festgeknüpft werden, ein Verfahren, das auch WESSELY angibt.

Anschließend wird erneut die vordere Tamponade zum Abschluß der Nase nach vorn vorgenommen, sofern nicht eine Blutung aus dem Nasenrachen selbst vorliegt.

Jeder *Tampon schädigt die Schleimhaut* und führt in kurzer Zeit unter Zerstörung des Flimmerepithels zu einer starken entzündlichen Reaktion mit Entwicklung einer reichen Bakterienflora. Bei der vorderen Tamponade beschränkt sich der Schaden mit seltenen Ausnahmen auf die lokale, in einigen Tagen abklingende Entzündung, wogegen die hintere Tamponade durch die dabei auftretende Nasenrachenentzündung eine tubare Infektion des Mittelohres und damit eine heftige akute Mittelohreiterung verursachen kann. Nasentampons dürfen daher nicht länger als unbedingt nötig liegengelassen werden. Bei schwachen Blutungen wird die vordere Tamponade bereits nach 24 Stunden entfernt, bei starken Blutungen oder bei hinterer Tamponade muß der Tampon jedoch 36 bis 48 Stunden liegenbleiben, wenn nicht einsetzendes Fieber zu vorheriger Entfernung zwingt. Längeres Liegenlassen ist nur in Ausnahmefällen zulässig.

Die Entfernung der Tamponade hat sehr vorsichtig und langsam unter Umständen unter Aufweichen mit 3% Wasserstoffperoxyd zu geschehen, um ein Wiederauftreten der Blutung in ihrem alten Umfang durch Abreißen des Schorfes zu vermeiden. Der Tampon der hinteren Tamponade wird am Mundfaden zum Mund herausgezogen. Hat es sich um eine Nasenrachenblutung gehandelt, so muß auch hier sehr vorsichtig verfahren werden.

Nach der Entfernung des Tampons schließt sich die *Zerstörung des blutenden Gefäßes*, wenn die blutende Stelle zugänglich ist, an. Diese erfolgt am besten durch Verschorfung mit dem *rotglühenden Galvanokauter*, der noch glühend abgehoben wird, um den Schorf nicht abzureißen. Eine geringe Nachblutung ist dabei ohne Bedeutung.

Fühlt sich der Allgemeinpraktiker diesen Aufgaben nicht gewachsen, so sollte er den Patienten zur Entfernung des Tampons dem Facharzt zuweisen. Bei sehr starken und bedrohlichen Blutungen ist auf alle Fälle eine Hospitalisierung angezeigt, vorwiegend bei Arteriosklerotikern, die gelegentlich mehrmals tamponiert werden müssen. Übrigens stellt in diesen Fällen die Nasenblutung ein gewisses Ventil für einen natürlichen Aderlaß dar, der dem Patienten Erleichterung bringt und daher, solange er sich in erträglichen Grenzen hält, nicht unwillkommen ist. Inwiefern dadurch eine Apoplexie vermieden werden kann, ist allerdings fraglich. Man wird aber aus diesem Grunde beim Arteriosklerotiker mit der Gefäßzerstörung nicht allzu rasch zur Hand sein.

Um die durch die Tamponade geschädigte Schleimhaut wiederherzustellen, empfehlen sich tägliche *Tampons mit 10% Naphthalansalbe* während acht bis zehn Tagen, die 5 bis 10 Minuten liegenbleiben.

Die Stillung schwerer Nasenblutungen aus versteckten Stellen kann auch dem Facharzt große Schwierigkeiten bereiten. Trotzdem wird eine Ligatur der Carotis externa oder der Art. maxillaris nur in wenigen Ausnahmefällen notwendig. Als einfacheres Verfahren ziehe ich die erstere bei den meistens stark ausgebluteten Patienten vor. Noch seltener ist die Ligatur einer der A. ethmoideae erforderlich.

Als *unterstützende Maßnahmen* kommen neben der Tamponade intravenöse Calciuminjektionen (10 ccm 20% Calcium Sandoz) oder blutstillende Einspritzungen anderer Art in Frage. Bei starkem Blutverlust ist die verlorene Blutmenge durch die zugleich blutstillende Bluttransfusion zu ersetzen. Ein bestehender Kollaps erfordert gegebenenfalls Analeptica, die jedoch wegen ihrer blutdrucksteigernden Wirkung mit Maß angewandt werden sollen.

Hat es sich um ein symptomatisches Nasenbluten gehandelt, so richtet sich die nachträgliche *kausale Behandlung* gegen die lokale (Geschwüre, Fremdkörper usw.) oder die allgemeine (Hochdruck, Nephritis usw.) Ursache.

Prognose. Starke Nasenblutungen können, besonders bei Wiederholung, durch den Blutverlust bedrohlich werden. Sie lassen sich durch einfache endonasale Maßnahmen beinahe immer beherrschen.

V. Dermatosen der Nasenhaut

Von den Dermatosen sind für das Gebiet der Nase nur die Seborrhoe und die vorwiegend auf die Nase und ihre Umgebung lokalisierte Akne rosacea wichtig. Einzelheiten sind in den Lehrbüchern der Hautkrankheiten nachzulesen.

a) Seborrhoe der Nase

Die Haut der Nasenspitze enthält sehr reichlich Talgdrüsen, die zuweilen durch eine überschüssige Sekretion die Nasenspitze mit einer glänzenden Fettschicht überziehen *(Seborrhoea oleosa)* oder eine trockene Abschuppung feiner Epidermisschüppchen *(Seborrhoea sicca)* zur Folge haben. Häufig treten große Komedonen und zahlreiche Haarbalgmilben neben kleinen milchweißen körnchenartigen Milien (Horncysten) auf.

Der Zustand ist ohne pathologische Bedeutung, aber besonders bei der Frau kosmetisch störend. Durch gründliches Waschen mit heißem Wasser und Seife und Abreiben mit Salizylalkohol ist die ölige Seborrhoe günstig zu beeinflussen, ebenso durch Kamillendämpfe. Keine fettige Gesichtscreme anwenden. Große Komedonen werden ausgedrückt.

b) Akne rosacea

Die Erkrankung beschränkt sich stets auf die Nase und die angrenzenden Teile der Wangen, der Stirne und der Oberlippe. Sie besteht anfangs in Gefäßstörungen mit lokaler, meist venöser Hyperämie infolge konstitutioneller Schwäche kleiner Hautgefäße, wodurch es zur diffusen oder fleckigen *Rötung der Haut* kommt, durchzogen von zahlreichen mehr oder weniger stark erweiterten geschlängelten oder netzförmigen Gefäßen. Die Farbe wechselt zwischen hochrot bis livid-bläulich. Mit der Zeit tritt auch eine Hautverdickung infolge einer von den Gefäßen ausgehenden *Bindegewebsvermehrung* ein, die zunächst zu flachen und weichen Papeln, später zu erhabenen großen derben Knoten führt. Daneben finden sich entzündliche Veränderungen der Papeln bis zur Pustelbildung. Die ganze Nasenspitze kann dadurch in einen mißgestalteten knotigen Klumpen umgewandelt werden, der als *Rhinophyma* (Abb. 40) oder Pfundnase bezeichnet wird und einer Elephantiasis nasi entspricht.

Ätiologisch kommen eine ganze Reihe von Faktoren in Frage. Häufig liegt ein *Alkoholmißbrauch* zugrunde, jedoch ist dies durchaus nicht immer der Fall.

Magen- und Darmkatarrhe, häufig mit Obstipation, sind eine weitere Ursache, die allerdings öfters mit dem chronischen Alkoholismus zusammentreffen. Kommt noch eine dauernde oder zeitweise *Kältewirkung* hinzu, so ist die schädliche Trias vollständig. Infolgedessen finden sich die stärkeren Grade der Erkrankung namentlich bei schweren *plethorischen Männern* in bestimmten Berufen, wie Kutscher, Dienstmänner, Küfer usw. Die leichteren Formen befallen nicht selten auch das *weibliche Geschlecht*, bei welchem meist Störungen der Genitalfunktion verantwortlich sind (*Pubertät, Menstruationsstörungen, Klimakterium*). *Aufregung, Nahrungsaufnahme* (heiße Getränke, selbst kalter Tee, Kaffee usw.) und *Temperaturwechsel* können die Hyperämie vorübergehend stark vermehren.

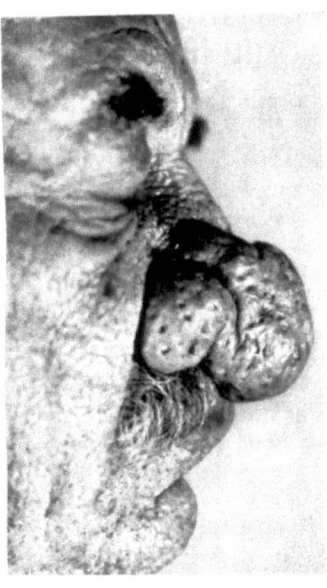 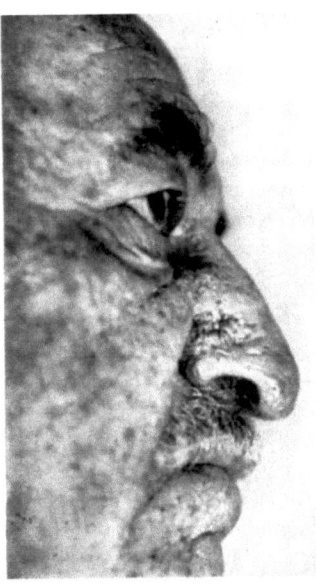

a) vor der Behandlung   b) nach der Abtragung mit dem Diathermieschnitt

Abb. 40. Rhinophym

Die **Symptome** der Krankheit ergeben sich aus dem schon beschriebenen Bild der Rötung und Schwellung der Nase und der angrenzenden Teile. Der Verlauf ist ein ausgesprochen chronischer, der sich, im allgemeinen mit zunehmender Verschlimmerung, über Jahre hinzieht. Eine Gesundheitsstörung tritt auch bei hohen Graden nicht ein, jedoch ist schon die einfache rote Nase dem Träger höchst unangenehm, da er oft ganz zu Unrecht in den Verdacht des Alkoholismus gerät und dem Gespött der Umwelt anheimfällt. Das Rhinophym ist zudem in hohem Maße entstellend.

Die **Diagnose** ist in der Regel leicht. Von der *Akne vulgaris* unterscheidet sich die Rosacea durch ihre alleinige Lokalisation auf die Nase und ihre Umgebung und die Konstanz des einzelnen Fleckens und Knotens. Im Gegensatz zur *Syphilis*, zum *Lupus vulgaris* und *Lupus erythematodes* verursacht sie weder Geschwüre noch Narben. Am schwierigsten ist die Abgrenzung gegen das rosaceaförmige Tuberkulid, was oft erst durch Biopsie möglich ist.

Die **Behandlung** richtet sich vor allem gegen die Ursache und besteht in der Regelung der Diät (kein fettes Fleisch, keine in Fett gebackenen Mehlspeisen, Einschränkung von Süßigkeiten, kein regelmäßiger Alkoholgenuß, keine heißen

Getränke) und der Lebensweise sowie Förderung der Verdauung und Behebung hormonaler Störungen bei der Frau. Die Lokalbehandlung besteht bei einfacher Rötung in der Anwendung von 10% Schwefelsalbe oder 1 bis 2% Resorzinzinkpaste. Keine Kälteapplikation (Eis). Bei stärkeren Teleangiektasien werden diese mit Elektrolyse zerstört, während die Knotenbildungen des Rhinophyms sich in Lokalanästhesie mit dem elektrischen Kaltschnitt abtragen lassen. Der Hautdefekt ist mit Thierschlappen zu decken. Das Resultat der Behandlung ist beim Rhinophym sehr befriedigend und dauerhaft (Abb. 40).

VI. Die banal-entzündlichen Nasenerkrankungen und die akuten Infektionskrankheiten

A. Entzündungen im Gebiet der Nasenhaut

Die Hautentzündungen der äußeren Nase und des mit derselben Haut ausgekleideten Vorhofs unterscheiden sich nicht von den Hauterkrankungen an anderen Körperstellen. Die drei im folgenden besprochenen Krankheiten des Naseneinganges zeigen einige Besonderheiten.

1. Das Ekzem des Naseneinganges (Eccema introitus nasi)

Ursache und Entstehung. Der Naseneingang neigt zu ekzematösen Entzündungen verschiedener Art und ist beim exsudativen und *skrofulösen Kind* mit der Oberlippe zusammen eine eigentliche Prädilektionsstelle für das nässende Ekzem. Es treffen sich hier die beiden, beim Ekzem ätiologisch maßgeblichen Faktoren, die *allgemeine Disposition* und der lokale *auslösende Reiz* (chronischer Nasenfluß) als allergisierender Faktor, wie das auch sonst öfters der Fall ist. Die allgemeine Disposition kann erbbedingt und konstitutionell sein *(exsudative Diathese)*, oder durch Erkrankung (*Nährschäden* beim Kind, *Stoffwechselstörungen*, vor allem *Diabetes*, beim Erwachsenen) geschaffen werden. Bei allgemeiner Ekzembereitschaft ist das Nasenekzem häufig nur die *Teilerscheinung eines allgemeinen Ekzems*, eines Gesichtsekzems oder es besteht zugleich ein Ohrekzem. Ein lokaler Reiz kann fehlen (endogenes Ekzem), wogegen auch die widerstandsfähige Haut des Gesunden auf die Dauer *ausfließendem infektiösem Sekret* oder *Exsudat*, beispielsweise bei akutem Schnupfen oder chronischen Nebenhöhleneiterungen, nicht standhält (parasitäres Ekzem mit Übergang zu den Streptodermien). Besonders hochgradige krustende Ekzeme werden durch die *Nasendiphtherie* (Abb. 44) hervorgerufen, die im übrigen latent verlaufen kann. Der Juckreiz des Ekzems veranlaßt zum *Kratzen* mit dem Finger oder dem Taschentuch und fügt damit einen weiteren Reiz bei.

Symptome und Verlauf. Das *akute Ekzem* verursacht *Jucken und Schmerzen*, mitunter auch eine fieberhafte Allgemeinstörung. Die Naseneingänge sowie der anliegende Teil der Oberlippe sind stark gerötet, etwas geschwollen und meistens mit Bläschen bedeckt, später exkorriert, oftmals mit starker eitriger Absonderung. Beim *chronischen Ekzem* beschränken sich die Beschwerden auf heftiges *Jucken mit Beißen*. Es tritt entweder als *nässendes Ekzem* mit starker festhaftender Borken- und Krustenbildung auf, hauptsächlich innen an den Nasenflügeln, wodurch der Vorhof ausgefüllt wird, oder als *trockenes Ekzem* mit vorwiegender Schuppung. Mischformen sind häufig. In den Winkeln der Naseneingänge können äußerst schmerzhafte und hartnäckige tiefe *Rhagaden* entstehen.

Zuweilen entwickeln sich *impetiginöse Ekzeme*, *Follikulitiden* und *Furunkel*, besonders während Naseneiterungen. Nicht selten gelangen die pathogenen Eitererreger von den Schrunden der ekzematösen Haut in die Tiefe und es bilden sich *Erysipele*. Sehr lästig sind die manchmal jahrelang rezidivierenden *Erysipeloide*.

Die **Diagnose** ergibt sich aus dem Befund. Differentialdiagnostisch kommt bei entzündeten und verdickten Rhagaden der *Lupus vulgaris* in Frage. Beim Kind ist an *Nasendiphtherie* zu denken (bakteriologische Untersuchung).

Behandlung. Viele Ekzeme heilen, wenn die *Ursache beseitigt* wird, ohne Lokalbehandlung aus, sonst pflegen sie der Behandlung hartnäckig zu trotzen. Die Therapie richtet sich daher in erster Linie gegen den Nasenfluß (Rhinitis-Nebenhöhlenentzündung) oder äußere Noxen, als welche eine außerordentlich große Zahl von Antigenen (Beruf, Gebrauchsgegenstände, Umgebung, Medikamente) in Frage kommen, und die zugrunde liegende Disposition (Obstipation usw.). Schwächliche Kinder bedürfen, gegebenenfalls nach einer Adenotomie, einer roborierenden Allgemeinbehandlung (S. 252).

Die *Lokalbehandlung* bezweckt die Beseitigung der Borken durch Aufweichen und die Behandlung der wunden Stellen unter den Borken. Ist die Borkenbildung stark, so werden die Borken vor der Salbenbehandlung durch aufgelegte und in die Nase eingelegte Wattetampons mit warmem Olivenöl, 3% Borwasser oder Kamillentee erweicht und abgelöst. Ein Abreißen der Borken ist selbstverständlich zu unterlassen. Nicht selten genügt nach Abklingen des akuten Stadiums eine Bedeckung mit Pasta refrigerans borata. Zur Salbenbehandlung durch Einlage von Tampons, wenn das Nässen aufgehört hat, eignet sich die 10%ige Naphthalansalbe, welche den Juckreiz nimmt. Ähnlich wirken Ung. hydrargyrum praecipitat. rubrum, Hebrasche Diachylonsalbe, Schwefelsalbe (Sulfur praecipitat 2,0, Vaselin flav. 30,0), Sulfonamidsalbe oder Sulfonamidpuder. Die Rhagaden werden mit 10% Arg. nitric. oder dem Lapis betupft. Hartnäckige Schrunden heilen in der Regel nach leichter Elektrokoagulation ab. Gegebenenfalls ist der Dermatologe zuzuziehen.

Prognose. Das Ekzem des Naseneinganges ist fast immer harmlos, aber unangenehm und hartnäckig.

2. Die Follikulitis (Folliculitis) und Furunkulosis des Naseneinganges (Furunculus introitus nasi)

Ursache und Entstehung. Die *Haarbälge der Vibrissen* mit ihren Talg- und Schweißdrüsen können Haarbalgentzündungen verursachen, die bald als Follikulitis auf die Haarbälge lokalisiert bleiben, bald auch zu großen Furunkeln und selbst Karbunkeln führen. Meist werden die verantwortlichen *Staphylokokken* durch mechanische Insulte des *kratzenden Fingers* oder des Taschentuches, besonders während Naseneiterungen eingerieben, oder es wird ihnen durch *Ausreißen der Haare* der Weg geöffnet. Diabetes und Obstipation begünstigen. Wie bei der allgemeinen Furunkulosis, handelt es sich nicht selten um eine hochgradige Überempfindlichkeit gegen Staphylokokken, die durch jeden Furunkel vermehrt wird und zahlreiche Rezidive nach sich zieht.

Symptome und Verlauf. Die *Follikulitis* bzw. Sykosis bereitet nur geringe Beschwerden. Sie ist jedoch für den Patienten sehr lästig, weil sie oft wochen- und monatelang von einem Haarbalg zum anderen wandert und neben dem Spannungsgefühl und dem Beißen mit einer dauernden fleckweisen Nasenröte einhergeht. Im Naseneingang treten um einzelne absterbende Haare herum kleine Pusteln auf. Durch Zusammenfließen können ekzematöse erodierte und stärker entzündete verdickte Herde entstehen.

Entwickelt sich ein *Furunkel* oder *Karbunkel*, so setzen unter fieberhafter Allgemeinstörung heftige Schmerzen ein. Nasenspitze und Nasenflügel werden höckrig dick, hochrot, überwärmt und sehr druckschmerzhaft. Bald wölbt sich an einer oder an mehreren Stellen der gelbliche Abszeß vor, mit dessen innerem oder äußerem Durchbruch nach einigen Tagen alle Symptome rasch zurückgehen (Abb. 41).

Komplikationen sind eine Seltenheit. Je mehr sich jedoch der Nasenfurunkel der Oberlippe nähert, desto mehr nimmt er die Gefährlichkeit des Oberlippenfurunkels an. Die *Ausbreitung auf die Nachbarschaft* äußert sich zunächst in einer starken ödematösen Schwellung der Umgebung *(Lidödem)* und *Kopfschmerzen*, das Eintreten der gefürchteten *Thrombophlebitis der Gesichtsvenen* in höheren *septischen Temperaturen, Schüttelfrösten* und geschwollenen *submandibulären Lymphknoten*. Es kann sich eine *allgemeine Septicopyämie* oder auf dem Wege der Vena angularis und Vena ophthalmica eine *Thrombose des Sinus cavernosus* und damit eine *Leptomeningitis* anschließen.

Diagnose. Außer bei den ganz in der Spitzentasche sitzenden Aknepusteln ist die Diagnose in der Regel leicht. Durch kleine Nasenrachenspiegel läßt sich die Spitzentasche der Sicht zugänglich machen. Bei starker Rötung und Schwellung kann ein beginnendes *Erysipel* vorliegen, das sich durch seine wandernde Ausbreitung bald zu erkennen gibt.

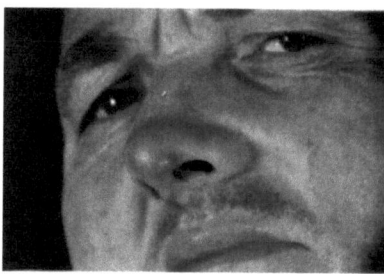

Abb. 41. Nasen-Oberlippenfurunkel

Behandlung. Bei der Follikulitis ist vor allem das Bohren in der Nase sowie das Ausreißen der Vibrissen zu unterlassen. Die kranken Vibrissen werden in wiederholten Sitzungen mit der Cilienpinzette epiliert. Zur Bekämpfung der pathogenen Keime und Rezidive empfiehlt sich die Einlage von Tampons mit 70% Alkohol (eventuell Kölnischwasser), sowie Salbentampons oder Auftragen der Salbe am Naseneingang mit Ung. praecip. album 5% über mehrere Wochen.

Nasenfurunkel werden nach den üblichen Grundsätzen behandelt: Ruhigstellung, jedes Drücken und Quetschen ist zu unterlassen, um die gefährliche Ausdehnung auf die Nachbarschaft zu vermeiden. Jodanstrich im Beginn, Alkoholeinlagen in den Vorhof, Alkoholkompressen oder Kataplasmen, unter Umständen Kurzwellen oder Solluxlampe fördern die Resorption oder Reifung. Von einer frühen Inzision (mittels Diathermieschnitt) ist abzuraten, erst bei verzögertem Durchbruch eines reifen Abszesses wird die Schnitteröffnung vom Vorhof oder von außen notwendig. Im Hinblick auf die Komplikationsgefahr ist jeder Nasenfurunkel größeren Ausmaßes, insbesondere wenn er nahe der Oberlippe lokalisiert ist, mit einem kräftigen internen Penicillinstoß (1 000 000 O. E. pro die) zu behandeln, gegebenenfalls durch lokale Penicillinumspritzung (3000 O. E. pro ccm) unterstützt. Die Erreger sind beinahe immer penicillinempfindlich und die Erkrankung nimmt einen raschen komplikationslosen Ablauf. Droht trotzdem die Ausbreitung nach dem inneren Augenwinkel, so muß die Vena angularis durch Inzision bis auf den Knochen unterbrochen werden.

Prophylaktisch richtet sich eine entsprechende Allgemeinbehandlung gegen zugrunde liegende Krankheiten und gegen die Überempfindlichkeit. Gegen die letztere verwende ich mit Erfolg kleine Dosen von Schwefel (nach BIER) (Sulfur colloidale 0,01 bis 0,02, einmal täglich während drei bis vier Wochen) in wiederholten Kuren. Dem gleichen Zweck dienen Hefekuren, unspezifische Reizkörperbehandlung und Autovakzinen. Kein rohes Obst essen! Jedes Bohren in der Nase mit dem Finger und Ausreißen der Vibrissen ist zu unterlassen.

Prognose. Auch große Nasenfurunkel werden nur ausnahmsweise gefährlich, Mortalität um 3% (CLAIRMONT, vor der Zeit der Antibiotica), immerhin sind schwere Verwicklungen nicht mit Sicherheit auszuschließen.

3. Das Erysipel

Ursache und Entstehung. Die verhältnismäßig häufigen kleinen traumatischen oder entzündlich bedingten Hautdefekte im Naseneingang (Kratzwirkungen, Schrunden, Ekzemfolgen) bilden die Eingangspforte für die erysipelverantwortlichen Streptokokken, die oft durch den Finger oder beim Schneuzen eingerieben werden. Das Nasenerysipel geht deshalb meistens vom Naseneingang aus und wandert nach dem Naseninnern, zuweilen bis in die Nebenhöhlen, besonders aber auf die Gesichtshaut über. Es ist eine der häufigsten Ursprungsstellen schwerer Gesichtserysipele.

Symptome und Verlauf. Die Erkrankung verläuft ähnlich wie an anderen Körperstellen. Unter starker Störung des Allgemeinzustandes, hohem Fieber und gelegentlich Schüttelfrösten tritt eine umschriebene flammende Hautrötung mit Schwellung auf, die mit dem typischen scharf abgesetzten Erysipelwall sich auf das Gesicht ausbreitet (Abb. 42). Im Naseninnern zeigt die Schleimhaut eine düstere Rötung und es kann sich eine Nebenhöhleneiterung einstellen. Erysipelas bullosum und phlegmonosum sind schwere Formen. Meistens schwellen die regionären Lymphknoten an, aber nur ausnahmsweise entsteht eine septische Erkrankung.

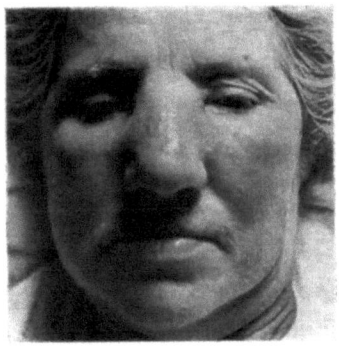

Abb. 42. Erysipel der Nase und deren Umgebung

Nicht so selten sind mehr subakute abgegrenzte Formen als hartnäckige langdauernde *Erysipeloide*.

Die **Diagnose** bereitet nur im ersten Beginn gegenüber anderen entzündlichen Erkrankungen Schwierigkeiten, die typische Wanderung des Erysipelwalles läßt rasch keinen Zweifel mehr zu.

Behandlung. Die meisten Erysipelerreger sind sulfonamid- und penicillinempfindlich, so daß eine kräftige interne Behandlung mit diesen Medikamenten die Krankheit meistens rasch zum Stillstand und zur Abheilung bringt. Zur Lokalbehandlung genügt Einpudern mit Talg oder feuchte Umschläge mit Alkohol oder 2 bis 3% Plumbum subaceticum. In hartnäckigen Fällen, besonders bei den Erysipeloiden, kommen Röntgenbestrahlungen in Frage.

B. Entzündliche Erkrankungen der Nasenscheidewand

1. Rhinitis sicca anterior. Ulcus septi rotundum perforans

Die Schleimhaut des knorpeligen Septums zeigt zwischen Vorhof und Hauptraum am Locus Kiesselbachi und unmittelbar dahinter oftmals einen umschriebenen Krankheitsprozeß, der sich in Venektasien und Erosionen, kleinen Blutungen in die sich gelb färbende Schleimhaut (Xanthose), blutigen Krusten, Borken und fleckenweiser Metaplasie des Flimmerepithels zu Plattenepithel äußert (s. Nasenblutungen S. 62). Mit der Zeit verliert die Schleimhaut ihre

Schleimdrüsen und Drüsenzellen, trocknet ein und wird atrophisch. Aus diesem Grunde wurde die Krankheit von SIEBENMANN als *Rhinitis sicca anterior* bezeichnet. Oft entsteht ein kleines flaches Geschwür.

Schreitet die Erkrankung am Septum in die Tiefe, so wird nach und nach auch das Perichondrium zerstört und damit die Ursache für den umschriebenen Zerfall des Septumknorpels geschaffen, da die Erkrankung meistens beide Nasenseiten ergreift und der Septumknorpel durch die beiderseitige Zerstörung des Perichondriums seine Ernährung völlig verliert. Auf diese Weise bildet sich ein *rundliches Loch in der Nasenscheidewand*, das von glatten, reizlosen, gelegentlich allerdings auch krustenden Rändern umgeben ist, das sogenannte *Ulcus septi rotundum perforans*.

Ursächlich stehen eine Reihe von äußeren Schädigungen im Vordergrund. Der Locus Kiesselbachi wird als vorderster Teil der Nasenscheidewand vom Luftstrom der Inspiration in erster Linie getroffen und leidet daher unter der Abkühlung, Austrocknung und der mechanischen oder chemischen Wirkung verunreinigter Luft in besonders hohem Maße. Gewöhnlich kommt eine anlagemäßige Widerstandslosigkeit der Schleimhaut hinzu, die schon der normalen Beanspruchung durch den Inspirationsstrom nicht gewachsen ist. Kalte und trockene Luft (Hochgebirgsklima), ebenso wie Staubgehalt verschlechtern den Zustand erheblich. Durch die Luftverunreinigung bestimmter gewerblicher Betriebe wird schon die normal resistente Schleimhaut angegriffen. Dazu gehören Kalkbrennereien, Bäckereien, Spinnereien, Tabak- und Zementfabriken, Polieren und Schleifen von Metallen, Betriebe mit Kohlenverarbeitung oder chrom-, arsenik-, ammoniak-, phosphorhaltigen Materialien und andere mehr. Dasselbe gilt für den Kokainschnupfer. Alle diese Ursachen können auch eine diffuse, einfache, chronische trockene Rhinitis des ganzen Naseninnern auslösen (s. S. 87).

Die *Austrocknung und Krustenbildung* an dieser Stelle der Schleimhaut veranlaßt durch Jucken und Beißen zu heftigem Schneuzen oder zum Kratzen und Bohren mit dem Taschentuch oder dem Finger, wodurch der Locus Kiesselbachi immer wieder neu geschädigt und gereizt wird.

Die **Symptome** der Erkrankung beschränken sich auf ein lästiges Trockenheitsgefühl mit *Beißen und Jucken*. Manchmal bemerkt der Patient die Krankheit überhaupt nicht und der Septumdefekt ist ein Zufallsbefund der Rhinoskopie. Der Zustand ist an und für sich harmlos, kann aber mehr oder weniger starkes *Nasenbluten* hervorrufen, zuweilen auch schwere akute Entzündungen im Naseneingang (Furunkel, Erysipeloid oder Erysipel).

Der Septumdefekt ist ein „Schönheitsfehler" ohne klinische Bedeutung. Nur selten bei kleinem Defekt führt er zu *pfeifender Nasenatmung*, öfters zu geringen Blutungen.

Diagnose. Vom trockenen Ekzem unterscheidet sich die Rhinitis sicca anterior durch die vorwiegende Erkrankung der knorpeligen Nasenscheidewand. Klinisch besonders wichtig ist die frühzeitige Erkennung des ähnlichen *Lupus vulgaris*, der gleich lokalisiert sein kann, jedoch durch verdickte, leicht blutende Mukosa und langsame, aber dauernde Ausbreitung gekennzeichnet ist.

Das rundliche *Ulcus rotundum perforans* mit seiner glatten und reizlosen Umgebung hat *nichts mit Syphilis* zu tun. Spricht der Arzt unberechtigterweise von Syphilis, so wird das Ulcus rotundum perforans zur psychischen Belastung. Die luetische Septumzerstörung ist in der Regel viel ausgedehnter und findet sich hauptsächlich im knöchernen Septumanteil, oft geht sie mit einer Sattelnase einher. Dagegen bevorzugt die *tuberkulöse Perforation*, namentlich der *Lupus*, ebenfalls das knorpelige Septum, weist aber durch tuberkulöses Gewebe verdickte Ränder auf. Bei zerfallenden perforierenden *Tumoren* ist neben der Perforation der Tumor zu sehen. Am meisten Ähnlichkeit mit dem spontanen Ulcus rotundum hat die *postoperative Septumperforation* nach submuköser Septumresektion und die Perforationen nach Galvanokauterisation bzw. Ätzungen. Diese Septumperforationen sitzen in verschiedener Größe und Anzahl gewöhnlich entlang dem Oberrand des Vomer. Septumdefekte können auch nach Infektionskrankheiten mit ulzeröser Rhinitis und nach Septumabszessen auftreten. Sie sind dann meistens größer als das einfache Ulcus rotundum.

Behandlung. Neben dem Vermeiden äußerer Ursachen (trockene, heiße und staubige Luft) wird die trockene Entzündung durch tägliche Einlagen von Salbentampons mit Ung. naphthalani 10% während mehrerer Wochen bekämpft. Keine Mentholpräparate, da sie austrocknend wirken. Das Wichtigste ist, jedes Kratzen und Bohren zu unterlassen.

Eine Behandlung des Ulcus rotundum ist nur bei Beschwerden nötig. Die pfeifende Nasenatmung läßt sich durch eine Vergrößerung des Defektes leicht beheben, während ein Verschluß einen unverhältnismäßig großen Eingriff erfordert (s. S. 49). Borken und Blutungen gehen auf Salbenbehandlung zurück.

2. Septumhämatom und Septumabszeß

Das *Septumhämatom* besteht in einem subperichondralen bzw. subperiostalen Bluterguß, der die Weichteile vielfach beiderseits und ausgedehnt von der knorpeligen und knöchernen Unterlage abhebt. Seine häufigste *Ursache* ist der *Bruch der Nasenscheidewand*, seltener liegen sonstige schwerere Nasenverletzungen, Operationen am Septum oder spontaner Blutaustritt zugrunde.

Aus dem Septumhämatom entwickelt sich häufig durch *Vereiterung des Blutergusses* ein *Septumabszeß*, der an Stelle des Blutes eine entsprechende Eiteransammlung zeigt. Zuweilen kommt es auch ohne vorgängiges Hämatom durch eine *fortgeleitete Entzündung* von den *Zahnwurzeln*, speziell den oberen Schneidezähnen, vom *Nasenrachen* oder von den *Tonsillen* zum Abszeß, es handelt sich um eine *metastatische Entzündung* bei Infektionskrankheiten (Grippe, Scharlach, Typhus usw.), die Wirkung eines *Fremdkörpers* oder einer schweren *akuten Rhinitis*.

Symptome und Verlauf. Hämatom und Abszeß führen zu einer hochgradigen Verdickung des Septums, das als *praller,*

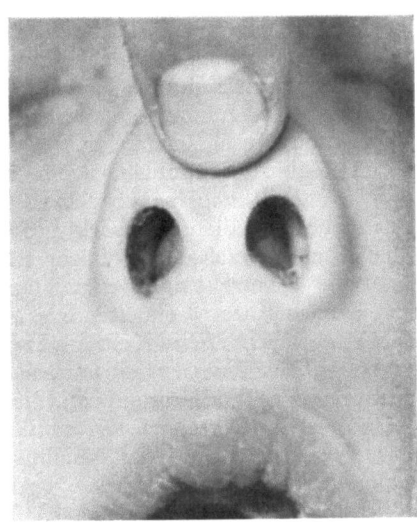

Abb. 43. Septumabszeß

hochroter, beim Abszeß *schmerzhafter Wulst in beide Nasenseiten* hineinragt und diese dicht hinter dem Eingang mehr oder weniger verschließt (Abb. 43). Perforiert der Abszeß die Schleimhaut, so erfolgt ein blutig-eitriger Ausfluß aus der einen Nasenseite, der gelegentlich bei kleiner Fistel lange andauert. Große Abszesse verursachen Schwellung und Rötung der Nasenspitze und haben Allgemeinerscheinungen mit Fieber zur Folge. Der Abszeß zerstört oftmals den Knorpel, wodurch eine *Sattelnase*, selten zusammen mit einem Septumdefekt, zurückbleibt.

Diagnose. Beim Septumhämatom und beim Abszeß sind die hochroten Wülste beim Anheben der Nasenspitze meist ohne Nasenspekulum gut zu sehen, und auch der Nachweis, daß sie zum Septum gehören, ist nicht schwer. Schmerzen sprechen für den Abszeß und gegen das einfache Hämatom. Zudem hängen die beiderseitigen Eiteransammlungen beim Abszeß infolge des häufig zerstörten Knorpels zusammen, so daß bei Druck auf die eine Seite der Wulst der anderen Seite ballotiert. Da beide indiziert werden müssen, sichert der ausfließende Inhalt die Differentialdiagnose zwischen Hämatom und Abszeß. Letzterer wird durch seinen übelriechenden Eiter gekennzeichnet.

Behandlung. Kleine Hämatome resorbieren sich zuweilen unter Eisauflage. Für ein größeres Hämatom genügt die einfache Inzision mit nachfolgender Tamponade der Nase. Der Abszeß wird durch breite, beiderseitig durchgehende Inzision entleert und bewegliche Knochensequester werden entfernt. Unter Durchziehen eines kleinen Jodoformgazestreifens wird der Abszeß einige Tage offengehalten. In Lokalanästhesie ist der Eingriff wenig schmerzhaft. Je frühzeitiger die Eiterentleerung erfolgt, desto eher bleibt der Knorpel verschont.

Prognose. Im allgemeinen ist der Septumabszeß *harmlos*. Ausnahmsweise kann eine aufsteigende Infektion die Lamina cribrosa erreichen und eine *Leptomeningitis* nach sich ziehen.

C. Diffuse Entzündungen der Nasenschleimhaut
1. Der akute Schnupfen (Rhinitis acuta, Coryza)

Der „Schnupfen" ist eine *diffuse akute katarrhalische Entzündung* der ganzen Nasenschleimhaut, an welcher stets die Schleimhaut der Nasennebenhöhlen mehr oder weniger teilnimmt. Als eine der häufigsten, vielfach mit Arbeitsunfähigkeit verbundenen Krankheiten wirkt er sich durch den Arbeitsausfall in sozialer Beziehung einschneidend aus.

Der akute Schnupfen ist eine fast regelmäßige Begleiterscheinung der *„einfachen" Erkältungskrankheit* bzw. des banalen akuten Katarrhs der Luftwege. In manchen Fällen beherrscht er völlig das Krankheitsbild und wird, hauptsächlich beim Erwachsenen, oft zur selbständigen Erkrankung. Er kann aber auch nur die Teilerscheinung eines ausgebreiteten akuten Katarrhs sein, einen absteigenden Katarrh einleiten oder seltener einen aufsteigenden Katarrh zum Abschluß bringen. *Beim Kind,* und zwar um so ausgesprochener, je jünger das Kind ist, steht der *Nasenrachen* mit seinem *adenoiden Gewebe* als Ausgangsort der Erkrankung im Vordergrund, und der Schnupfen ist und bleibt nur ein sichtbarer *Ausläufer der Nasenrachenerkrankung.* Aus diesem Grunde wird der Schnupfen des Kleinkindes und des Säuglings im Abschnitt Rhinopharyngitis S. 242 besprochen. *Beim Erwachsenen* beginnen die Anzeichen zwar meistens auch im Nasenrachen, doch tritt dessen Beteiligung nach Ausbruch des Schnupfens wieder zurück.

Die epidemische *Influenza* bzw. die *Grippe*, welche ätiologisch durch eine besondere Virusart, klinisch durch heftige Allgemeinerscheinungen und hohes Fieber gekennzeichnet ist, geht ebenfalls häufig mit einem akuten Schnupfen einher, der sich als solcher von einem gewöhnlichen Schnupfen nicht unterscheidet. Zuweilen führt er jedoch zu einer Häufung bestimmter Komplikationen (akute Mittelohrentzündungen, akute Nasennebenhöhlenentzündungen).

Einleitende Schnupfen sind des weiteren bei verschiedenen anderen *Infektionskrankheiten* anzutreffen, in erster Linie bei Masern, dann bei Scharlach, Genickstarre, Kinderlähmung, dem seltenen Milzbrand und beim Rotz.

Im Kindes- und Säuglingsalter kommen *spezifische Schnupfen* als Nasendiphtherie, Gonorrhoe und Syphilis vor (s. S. 83 u. 84).

Ursache und Entstehung. Die Ursache des banalen „Schnupfens" deckt sich mit derjenigen der *einfachen Erkältungskrankheit* und der *grippösen Infektion*, die nach alter Erfahrung übertragbare Infektionskrankheiten sind, welche sich durch Ansteckung von Mensch zu Mensch ausbreiten. Die primären Erreger sind *Virusarten*, die, auf die Nasenschleimhaut eines gesunden Menschen aufgebracht, einen akuten Schnupfen hervorrufen, wie KRUSE 1914 zuerst nachweisen konnte. Während des Schnupfens vermehren sich zudem eine Reihe von Bakterien enorm, die auf der gesunden Nasenschleimhaut als Saprophyten leben können, so *Pneumokokken, Streptokokken, Staphylococcus pyogenes aureus, Micrococcus catarrhalis* und *Pfeiffersche Influenzabazillen*. Für ihr Haften schafft die Viruserkrankung günstige Vorbedingungen (HAAGEN und MANER). Bald tritt der eine, bald der andere Erreger mehr hervor. Die pathogene Bedeutung dieser Erreger für die Primärerkrankung ist nicht klar, sicher aber sind sie als Erreger der *Sekundärinfekte* bei den Verwicklungen (akute Mittelohrentzündung, akute Nebenhöhlenentzündungen) vorwiegend beteiligt.

Eine *Infektionsquelle* ist nicht immer nachweisbar. Der Patient macht in solchen Fällen, wie der Name „*Erkältung*" sagt, meistens eine vorangegangene *Verkühlung* als *auslösende Ursache* verantwortlich. Es hält schwer, diese Ansicht zu belegen, doch läßt sich kaum bezweifeln, daß Erkältungsnoxen mitspielen, da der Schnupfen hauptsächlich die kältere Jahreszeit bevorzugt, sowie im Frühjahr und Herbst die Temperaturschwankungen und Wetterstürze bzw. den Durchgang von Wetterfronten, als Massenerkrankung begleitet. Dabei handelt es sich weniger um reine Kältewirkungen als um unbestimmte Temperatur- und Feuchtigkeitsbedingungen, die nicht ein direktes Frieren, sondern ein *Frösteln* auslösen. Auch dürften *lokale Temperaturwirkungen (Zugluft, kalte Füße)* ausschlaggebender sein als eine allgemeine Abkühlung. Daß lokale Abkühlungen eine *reflektorische Zirkulationsstörung* in den Schleimhäuten des Respirationstraktes zur Folge haben können, die bei anfälligen Menschen besonders lange dauern soll, ist experimentell erwiesen, und sie werden auf diese Weise eine Schwächung der lokalen Widerstandskraft der Nasen- und Nasenrachenschleimhaut mit sich bringen. Ebenso spielt die *Qualität der Inspirationsluft* (kalt, heiß, übermäßig trocken oder feucht, staubig) eine wesentliche Rolle. Dadurch wird die Voraussetzung für die pathogene Wirkung des *Schnupfenvirus* geschaffen, welches nach heutiger Ansicht schon *normalerweise in der Nase* und im Nasenrachen vorhanden ist. Allerdings hat die Erfahrung bei Polar- und Seefahrten gezeigt, daß die *Abkühlung allein nicht genügt*, sondern der Schnupfen erst bei der Rückkehr in menschliche Siedlungen wieder auftritt. Nach allgemeiner Annahme handelt es sich dabei um *Ansteckungsmöglichkeiten*. Ob sich aber nicht auch die veränderte Lebensweise irgendwie auswirkt, ist noch fraglich. Dabei ergaben Untersuchungen im zweiten Weltkrieg bei den anglo-amerikanischen Truppen, daß nicht nur eine direkte Übertragung von Mensch zu Mensch stattfindet, sondern die Erreger im Zimmerstaub und den Bettüchern lange virulent bleiben können und trockenes Putzen mit Staubaufwirbelung sowie Betten den Massenausbruch des Schnupfens begünstigt (LEDERER).

„Erkältungen" werden durch *krankhafte Zustände des Naseninnern und des Nasenrachens* gefördert, wie zum Beispiel durch stärkere *Nasenscheidewandverkrümmungen* oder *Muschelhyperplasien*, die die normale Luftdurchgängigkeit behindern. Dieselben Faktoren verzögern die Ausheilung. Als sehr schädlich erweist sich die *hyperplastische Rachenmandel*, die als mechanisches Hindernis und Infektionsquelle zugleich eine Hauptursache der vielen banalen und grippösen Erkältungskrankheiten der Kinder darstellt.

Eine große Bedeutung kommt der *Allgemeindisposition* zu. Es gibt eine ausgesprochen *anfällige Konstitution*, die *familiär* bedingt ist und mit der *exsudativen* bzw. *lymphatischen Diathese* eng zusammenhängt. Wieweit dabei eine lokale Schleimhautminderwertigkeit mitspielt, ist noch fraglich. Die Anfälligkeit für akute Katarrhe ist im Kindesalter besonders ausgeprägt, wohl infolge des reichlichen lymphatischen Gewebes in den Schleimhäuten, aber auch der so veranlagte Erwachsene leidet an häufigen Katarrhen, die er schwer überwindet. Demgegenüber stehen die widerstandsfähigen Menschen, die selbst in infektiöser Umgebung gesund bleiben und auch gegen Erkältung resistent sind. Dasselbe gilt für das *Alter*. Neben der Erbanlage ist die *Lebensweise* wichtig. Durch Verweichlichung wird die Neigung zu akuten Katarrhen gefördert, durch Abhärtung zurückgehalten (s. Prophylaxe). Da wiederholte Katarrhe eine gewisse Schonung erzwingen, wird mitunter ein schädlicher Kreislauf geschaffen. In derselben Weise setzen schwere und schwächende *Allgemeinerkrankungen*, aber auch schon Überarbeitung, Übermüdung, Schlaflosigkeit, emotionelle Überbeanspruchung (emotional stress), die Widerstandskraft herab und erhöhen die Bereitschaft zu Katarrhen.

Der Schnupfen hinterläßt, wenn überhaupt, nur eine *kurzdauernde Immunität*, so daß bei Anfälligen ein Katarrh den anderen ablöst.

Zur Entstehung eines akuten Schnupfens gehören demnach verschiedene Bedingungen, deren Bedeutung im einzelnen noch nicht abgeklärt ist.

Symptome und Verlauf. Die Krankheitserscheinungen des Schnupfens stimmen in verschiedener Beziehung mit einer *allergischen Reaktion* der Nasenschleimhaut überein. Der akute Schnupfen kündigt sich nach einer Inkubationszeit von 1—3 Tagen durch mehr oder weniger ausgeprägte *Allgemeinerscheinungen* an, wie Müdigkeit, Zerschlagenheit, Appetitlosigkeit, Arbeitsunlust, eingenommener Kopf, fiebriges Gefühl mit Frösteln usw. Aber er kann auch ohne vorangehende Zeichen ausbrechen. Während des weiteren Verlaufes ist der Allgemeinzustand trotz heftiger lokaler Beschwerden in der Regel nur wenig gestört, sofern ein einfacher Schnupfen vorliegt und sich die Erkrankung auf die Nase beschränkt. Die Temperatur bleibt gewöhnlich *normal*, in manchen Fällen stellt sich *Fieber* ein *(„Fieberhafter Katarrh")*. Hohes Fieber kennzeichnet die grippöse Infektion. Beim Kind sind die Allgemeinerscheinungen selbst beim einfachen Katarrh stärker und ist ein hochfieberhafter Verlauf häufig (s. Schnupfen des Kindes und Säuglings im Abschnitt akute Rhinopharyngitis S. 242). Die *lokalen Beschwerden* beginnen fast immer mit einem *Kitzelgefühl*, *Brennen* und *Schmerzen, vorwiegend zuerst im Nasenrachenraum* („Halsschmerzen hinten oben"), verbunden mit einem Gefühl der *Trockenheit* und zunehmender *Schwellung der Nasenschleimhaut*. Heftige *Niesanfälle* ohne Erleichterung leiten eine meist außerordentlich reichliche *wässerige Sekretion* beider Nasenseiten ein, worauf in kurzer Zeit eine Rötung und Schwellung mit Wundwerden an den Naseneingängen und an der Oberlippe nachfolgt und sich ein akutes nässendes Ekzem bilden kann. Schmerzhaft sind die oftmals auftretenden *Rhagaden* am Naseneingang. In zwei bis drei Tagen erreicht der Schnupfen seinen Höhepunkt, während die Ansteckungsgefahr trotz des reichlichen Sekretes ihren Gipfel bereits überschritten hat. In schwereren Fällen ist die *Nase* in diesem Stadium beiderseits *völlig undurchgängig*, der Patient wird zum Mundatmer mit herabgesetztem oder aufgehobenem Geruch, geschlossenem Näseln und der ganzen Unannehmlichkeit der nächtlichen Nasenverstopfung. Die Verlegung der Ausgänge der Nasennebenhöhlen und bei stärkerer Beteiligung des Nasenrachens auch der

Tubenmündung, führt zu *Kopfdruck, Völlegefühl in den Ohren und Schwerhörigkeit.* Nach Ablauf der teils wässerigen, teils wässerig-schleimigen Periode von ein bis zwei Tagen wird die Sekretion gelblich und dicker bzw. *schleimig-eitrig* mit der Neigung zum Eintrocknen und versiegt nach ein bis zwei Wochen. Mitunter bilden sich auch *Borken*, die zu leichten Blutungen führen können.

Von den leichtesten Fällen mit Ablauf in wenigen Tagen und nur geringen Symptomen bis zum voll ausgeprägten schweren Schnupfen, der aber *nicht länger als zwei bis drei Wochen* dauern soll, bestehen alle Übergänge. Auch die schweren Formen mit Nebenhöhlenkatarrh verlaufen in der Regel harmlos und heilen spontan vollständig aus.

Nur beim *Säugling* ist jeder Schnupfen eine ernsthafte, vielfach lebensbedrohende Erkrankung, weil die Allgemeinreaktion auf den Infekt übermäßig heftig erfolgt und zudem die Ernährung bzw. der *Saugakt* durch die Mundatmung *hochgradig gestört* wird (S. 243). Der *Staphylokokken-Schnupfen* kann die Ursache einer *tödlichen Bronchopneumonie* sein.

Rhinoskopischer Befund. Bei der *Untersuchung* fallen in erster Linie die *geröteten und geschwollenen Naseneingänge* auf, gegebenenfalls das *Ekzem* oder ein Herpes febrilis an der Oberlippe. Die *Nasenmuscheln* erscheinen entzündlich *geschwollen* und in beiden Nasenseiten liegt diffus verteilt, je nach dem Stadium, *wässeriges* oder *schleimig-eitriges Exsudat.* Gegenüber diesen oftmals nicht erheblichen objektiven Veränderungen im Naseninnern tritt die *Schwellung und Sekretion im Nasenrachen*, namentlich an der Rachenmandel, deutlich hervor.

Komplikationen. In einzelnen Fällen stellen sich *Folgekrankheiten und Verwicklungen* ein. Nicht selten schließt sich ein *absteigender Katarrh* an, von dem nacheinander Rachen, Trachea und Bronchien ergriffen werden. Die Tracheo-Bronchitis braucht unter Umständen Wochen zu ihrer Ausheilung. Weitere Verwicklungen sind die *akuten Entzündungen der Nasennebenhöhlen.* Bei jedem schweren akuten Schnupfen sind die Nebenhöhlen der Nase mehr oder weniger beteiligt. In der Regel heilt die Entzündung wieder von selbst aus, und nur relativ selten bleibt sie in einer oder mehreren Höhlen zurück und wird zur selbständigen Erkrankung (s. S. 101). Durch tubare Infektion können *akute Mittelohrentzündungen* entstehen. Sie machen einen großen Prozentsatz aller akuten Mittelohrentzündungen aus. Meistens sind es bestimmte Menschen, die in dieser Art immer wieder erkranken und die daher den Schnupfen als Einleitung einer langwierigen lästigen Erkrankung fürchten. *Akute Bindehautentzündungen* und *Entzündungen des Tränensackes* durch Vermittlung des Ductus nasolacrimalis gehören zu den Ausnahmen.

Diagnose. Das typische Bild des akuten Schnupfens als solches ist nicht zu verkennen, jedoch kann die Abgrenzung der „*einfachen Erkältung*" gegen die *Grippe* bzw. die epidemische Influenza bei sporadischen Fällen schwierig sein. Hohes Fieber, Schüttelfrost und Allgemeinerscheinungen mit Muskel- und Gliederschmerzen sind für die Grippe kennzeichnend, während normale Temperatur und geringe Allgemeinstörungen den einfachen Katarrh charakterisieren. Der Nachweis der verschiedenen Virusarten im Tierexperiment ist bis jetzt klinisch nicht verwertbar.

Zu Beginn der Erkrankung muß auch der symptomatische einleitende Schnupfen verschiedener *Infektionskrankheiten* in Betracht gezogen werden (Masern, Scharlach, Genickstarre, Kinderlähmung, Milzbrand, Rotz).

Beim Kind und besonders beim Säugling ist stets an *Nasendiphtherie* zu denken. Die *Nasenfremdkörper* können einen eitrigen einfachen Schnupfen vortäuschen.

Klinisch wichtig ist die Unterscheidung von der *Rhinopathia vasomotorica*, die vom Patienten selbst vielfach als gewöhnlicher Schnupfen empfunden wird, und deren Verwechslung mit einem rezidivierenden infektiösen Schnupfen auch für den Arzt naheliegt. Das schubweise Auftreten mit rein wässeriger Sekretion von oft nur kurzer Dauer (Stundenschnupfen), Fehlen von Allgemeinerscheinungen, einer Infektionsquelle und einer Erkältung, zeichnen die vasomotorische Rhinitis aus (s. S. 178). In die gleiche Gruppe gehört der *medikamentöse Schnupfen*, z. B. der Jodschnupfen. Auch die sehr seltene L i q u o r r h o e kann zur Verwechslung führen.

Behandlung. Ob es zweckmäßig ist, den beginnenden Schnupfen durch eine Abortivbehandlung „vertreiben" zu wollen, dürfte noch fraglich sein, jedoch können Umstände vorliegen, unter welchen eine rasche *Unterbrechung* bzw. Vertreibung des Schnupfens vom Patienten gewünscht wird. Die Abortivbehandlung gelingt aber nur in einzelnen Fällen. Am gebräuchlichsten und wohl als *ursächliche Behandlung* am erfolgreichsten ist, wie bei jeder anderen „Erkältungskrankheit", eine sofortige Schwitzpackung (heißes Bad, Aspirin 0,5 oder Pyramidon 0,3, ½ Liter Lindenblütentee oder heißer Grog, trockene Ganzpackung mit 20 bis 30 Minuten Schwitzen), gegebenenfalls mit kräftigem Abführen.

Die Auffassung des Schnupfens als allergische Reaktion hat zur Anwendung der Antiallergica bzw. Antihistaminica geführt. Jedoch ließ sich trotz anfänglicher Begeisterung eine günstige Wirkung nicht erweisen, so daß diese Behandlungsmethode bereits wieder aufgegeben ist.

Lokal unterstützend wirken Einblasungen mit dem Spray oder Eintropfen von Adrenalin-Ephedrinpräparaten, z. B.:

> *Rp.* Menthol. 0,2
> Ephedrin. hydrochlor. 0,3
> Solut. Adrenalin. 1 : 1000 10,0
> Aquae dest. ad 20,0
> *D. S.* Zum Einstäuben oder Eintropfen.

Ähnliche *Spezialpräparate* sind u. a.: Promucinum liquidum, Adrianol, Benafedrin. Sehr wirksam abschwellend ist 0,5—1⁰/₀₀ Privinlösung (Ciba). Von BIER wurde die Einnahme von ein bis zwei Tropfen Jodtinktur in etwas Wasser angegeben, woraus die Spezialpräparate Rhinostop, Rhinosolv entstanden sind. Die Wirkung ist unbestimmt.

Sowohl gegen den beginnenden als auch gegen den vollentwickelten Schnupfen gibt es trotz der großen Zahl von Schnupfenmitteln *kein ursächlich wirkendes Medikament*, und der Schnupfen ist in der Dauer seines Ablaufs kaum wesentlich beeinflußbar. Sulfonamide und Antibiotica sind intern wirkungslos und kommen erst bei bakteriellen Komplikationen in Frage. Doch können die *Beschwerden* durch eine sachgemäße Behandlung *gelindert* werden, die auch hilft, Komplikationen zu verhüten. In leichteren Fällen erübrigt sich eine Lokalbehandlung, und die Therapie beschränkt sich auf *Zimmer-* oder *Bettruhe* mit oder ohne Schwitzkur. Der schwere Schnupfen verlangt Bettruhe. Schlaf und Ruhe allgemein wirken günstig. Reichliche Wasserzufuhr durch Tee und Fruchtsäfte, letztere erfüllen zugleich das erhöhte Vitaminbedürfnis, und leichte Diät mit wenig Fleisch vermindern die Beschwerden. Die *Zimmerluft* sei frisch, nicht zu trocken und von gleichmäßiger Temperatur. Bei Fieber sind die üblichen *Antipyretica* anzuwenden. Kopfschmerzen erfordern gelegentlich entsprechende *Analgetica*, wie Aspirin, Alcacyl, Pyramidon, Phenacetin oder Phenacetin 0,5 mit Coffein. natriosalicylic. 0,25, oder eines der vielen Kombinationspräparate. Das *Schneuzen* soll als Ausblasen einer Seite um die andere vorsichtig und ohne Druck geschehen, um tubare Mittelohrinfektionen zu vermeiden, die sich manchmal unmittelbar nach einem heftigen Schneuzen einstellen. Aus demselben Grund wird der Mund beim Niesen offengehalten und sind Nasenduschen kontraindiziert.

Gebrauchte Taschentücher nicht trocknen und wieder verwenden, sondern stets frische Taschentücher nehmen, eventuell Papiertaschentücher.

Naseneingänge und Oberlippe werden, um Ekzeme zu verhüten, mit Lanolin oder einer fetthaltigen Hautcreme eingesalbt.

Die *Lokalbehandlung* ist eine *rein symptomatische* und richtet sich gegen die Schwellung der Nasenschleimhaut und den Ausfluß. In den ersten Tagen ist damit Zurückhaltung geboten.

Eine *Desinfektion* der buchtenreichen Nasenhöhle mit ihrem empfindlichen Flimmerepithel erscheint ausgeschlossen. Trotzdem wird von einzelnen Autoren den verschiedenen Silber- (Argentum nitric., Protargol, Kollargol, Argyrol) und Quecksilberpräparaten (Merfen u. a.), sowie in neuerer Zeit Sulfonamidmischungen oder Antibiotica in Form von Tropfen oder Salben ein günstiger Einfluß zugeschrieben.

Im ganzen hat sich weder die lokale Anwendung von Sulfonamiden, noch von Antibiotica bewährt, jedoch liegen über die neueren Antibiotica noch keine abschließenden Resultate vor. Eine rasche und entscheidende Besserung durch bakteriostatische oder bakterizide Wirkung ließ sich bis jetzt nicht erzielen.

Zum *Abschwellen der Schleimhaut* eignet sich neben den erwähnten Adrenalin-Ephedrinpräparaten, deren Adrenalinwirkung gelegentlich zu einer unangenehmen nachfolgenden Vasodilatation führt, beim Erwachsenen vor allem Privin (Ciba) in 0,5 bis 1⁰/₀₀ Lösung, das ebenso kräftig wie Adrenalin, aber oft während mehrerer Stunden abschwellt, jedoch die Sekretion nicht einschränkt.

Sekretionshemmend und zugleich, wenn auch in geringerem Maße, abschwellend und anästhesierend wirken die ätherischen Öle und der Kampfer, deren alleinige Anwendung oder zusammen mit abschwellenden Mitteln vom Patienten in der Regel als angenehm empfunden wird.

Davon sind zu nennen:

In Salbenform:

Rp. Menthol. 0,03
Ung. camphorat. 1,5
Ung. boric. ad 10,0

oder eines der entsprechenden Spezialpräparate.

In Pulverform:

Rp. Menthol. pulv. 0,1
Camphor. pulv. āā 0,1
Vioform. 1,0
Acid. boric. pulv. 10,0

Als Flüssigkeit:

Rp. Menthol. 10,0
Alkohol 90% bis zur Lösung.
D. S. Vom Taschentuch einzuatmen.

Rp. Gomenolöl 10% 10,0
D. S. Zum Zerstäuben oder zum Eintropfen (3- bis 4mal täglich 4 Tropfen pro Nasenseite).

Im *schleimig-eitrigen Stadium*, wenn das dicke Exsudat ,,gelöst" werden soll, ist das *Inhalieren* und *Dämpfen* angezeigt. Dazu eignen sich einfache Kamillendämpfe oder:

Rp. Menthol 2,0
Alkohol 90% 100,0
D. S. Zum Dämpfen. 1 Kaffeelöffel auf ein Inhalierglas oder ½ Liter Wasser.

Rp. Ol. Eucalypti 5,0
Spir. vini 25,0
Ol. junip. 70,0
Aquae 100,0
D. S. Zum Dämpfen. 1 Kaffeelöffel auf ein Inhalierglas.

Eine große Reihe von Spezialpräparaten kombinieren die genannten Medikamente.

Bei äußerst abundantem wässerigem Fluß kann dazu noch Atropin in kleinen Mengen gegeben werden (Tinct. Belladonnae dreimal täglich 10 Tropfen).

Prophylaxe. Die Volksmeinung betrachtet bekanntlich den Schnupfen beim Erwachsenen mit normalem Ablauf als „reinigend" und deshalb als gesund, was sich weder ohne weiteres beweisen noch widerlegen läßt. Zweifellos sind aber allzu häufige Katarrhe und Schnupfen nicht nur beim Kind, sondern auch beim Erwachsenen schädlich und erfordern daher eine möglichste Verhütung.

Eine *vergrößerte Rachenmandel* (S. 262) ist auf alle Fälle zu entfernen, womit sich der Zustand oft schlagartig bessert, während mit der *Tonsillektomie* Zurückhaltung geboten ist. Ein Erfolg ist nur zu erwarten, wenn sich die Gaumenmandeln wesentlich an der „Erkältung" beteiligen. Nach der Laienmeinung stellen sich nicht so selten nach einer Tonsillektomie vermehrte Schnupfen und Bronchitiden ein, was sich aber nach größeren Statistiken nicht erweisen ließ. Tonsillektomierte und nicht tonsillektomierte Patienten unterschieden sich in dieser Beziehung nicht voneinander. Jeder Facharzt kennt jedoch tonsillektomierte Patienten, die die Mandelausschälung mit Bestimmtheit für eine Vermehrung der Katarrhe verantwortlich machen. Nach meiner Erfahrung sind es fast immer solche Patienten, die schon vorher häufige Katarrhe hatten und bei welchen die Anginen nicht eigentlich im Vordergrund standen.

Chronische Nasenerkrankungen, beispielsweise Polypen, hochgradige Verbiegungen der Nasenscheidewand, oder starke Muschelhyperplasien, ebenso wie Nebenhöhlenerkrankungen sind nach Ablauf des Schnupfens entsprechend zu behandeln. Dieser örtlichen Behandlung soll aber nicht jede mäßige Septumdeviation zum Opfer fallen. *Dauernde Bearbeitung der Nasenschleimhaut mit Spülungen, Pinseln usw. ist zwecklos und schädlich.*

Die *Allgemeindisposition* ist gerade bei schwächlichen Kindern einer *roborierenden Behandlung* zugänglich (S. 252). Aber auch der Erwachsene bedarf mitunter einer Umstellung seiner Lebensweise, um der Verweichlichung durch eine in den Berufsmöglichkeiten liegende Abhärtung entgegenzuwirken. Diese Maßnahmen decken sich in vielen Punkten mit der Behandlung der Rhinopathia vasomotorica bzw. der Vasolabilität und Allergiebereitschaft (S. 181) (reichlich Bewegung im Freien, Luft- und Sonnenbäder, entsprechende Ernährung, tägliches Morgenturnen mit kühler Abreibung, Badekuren usw.). Daneben Schutz vor kalten und nassen Füßen und vorsichtige (aber nicht zu warme) Kleidung in der Übergangszeit. Dadurch läßt sich der schädliche Kreislauf zwischen häufigen Katarrhen und Verweichlichung zuweilen unterbrechen, oft genug aber versagen alle Bemühungen gegen die wiederholten Schnupfenanfälle sensibilisierter Erwachsener.

Die Resultate vorbeugender *Vakzinierung* (Anticold-Vaccinen) werden immer mehr bestritten (VAN ALYEA).

2. Besondere Formen des akuten Schnupfens

Die **Nasendiphtherie** ist entweder der Ausläufer einer Rachendiphtherie oder eine selbständige Erkrankung. Im letzteren Fall nimmt sie meist einen milden, subakuten Verlauf. Sie ist hauptsächlich bei *Kleinkindern* und *Säuglingen* anzutreffen.

Es bestehen die Zeichen eines heftigen langdauernden, bisweilen nur einseitigen Schnupfens mit *serös-blutigem, flockigem und fetzenhaltigem Ausfluß*, der am Naseneingang und der Oberlippe zu starken ekzematösen Exkoriationen führt (Abb. 44). Die Rhinoskopie zeigt *schmutzig-weißliche*, fest haftende *Fibrinbeläge* oder borkige Auflagerungen auf der ganzen Schleimhaut.

Die **Diagnose** geht aus dem geschilderten Befund hervor und wird durch den Nachweis von virulenten Diphtheriebazillen bestätigt. *Avirulente saprophytische Pseudodiphtheriebazillen* sind auch sonst *häufig in der Nase* vorhanden. Die Nasendiphtherie tritt vielfach unter dem Bild eines einfachen Schnupfens auf, weshalb bei subakutem und chronischem Schnupfen des Kleinkindes stets auf Diphtherie hin untersucht werden muß.

In der **Behandlung** gehört die Serumbehandlung mit mittleren Dosen, kombiniert mit Penicillin, an erste Stelle. Lokal ist der Spray mit 3% Borsäure zu empfehlen. Die Kinder sind oftmals langdauernde Bazillenausscheider, haben aber wenig virulente Bakterien. Zur raschen Entkeimung wird die lokale Penicillinapplikation empfohlen, während sich diese im Stadium der eigentlichen Erkrankung nicht eindeutig bewährt hat.

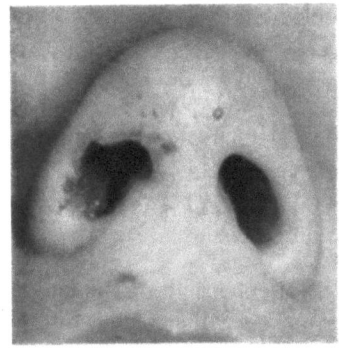

Abb. 44. Nasendiphtherie

Eine **Rhinitis fibrinosa** mit Fibrinbelägen und ähnlichen lokalen Erscheinungen wie bei der Diphtherie wird gelegentlich durch Staphylokokken oder Streptokokken verursacht. Auch bilden sich manchmal nach operativen Eingriffen, besonders nach Kauterisationen, ausgedehnte festhaftende Fibrinbeläge.

Die symptomatische **Behandlung** richtet sich gegen die gleichzeitige Schwellung der Schleimhaut. Ein Abreißen der Fibrinbeläge ist zwecklos.

Die **Nasengonorrhoe** (Rhinitis gonorrhoica) befällt fast *ausschließlich* den *Säugling* in den ersten Lebenstagen. Wie bei der Blenorrhoe findet die Infektion während der Geburt durch das gonokokkenartige Vaginalsekret der Mutter statt. Durch prophylaktisches Eintropfen von 0,5% Zinc. sulfuric.-Lösung in Auge und Nase des Neugeborenen läßt sich in der Regel der Ausbruch verhüten. Beim Erwachsenen kann die Übertragung durch Unsauberkeit (Schmierinfektion) zustande kommen.

Das *klinische Bild* wird von einem sehr heftigen, reichlich schleimig-eitrigen Schnupfen mit Rötung und Schwellung der Naseneingänge und Schwellung der Lymphdrüsen beherrscht.

Die **Diagnose** stützt sich auf den Nachweis des Diplococcus gonorrhoae im Nasensekret.

Behandlung. Gegen intern verabreichte Sulfonamide und Antibiotica ist die Nasengonorrhoe ebenso empfindlich wie die Gonorrhoe an anderen Stellen. Im allgemeinen verschwindet der Ausfluß schon nach wenigen Tagen. Die Anfangsdosis beträgt bei Cibazol oder Elkosin 0,01 bis 0,02 g pro Kilogramm Körpergewicht.

Bis zur Wirkung der internen Behandlung wird die Nase durch Aussaugen vom Exsudat befreit und durch Einträufeln von kolloidalen Silberlösungen (Kollargol 2%, Protargol 5%, Argyrol 5%), Zinc. sulfur. 0,5% oder Sulfonamid- bzw. Antibioticalösungen zum Abschwellen gebracht.

Der syphilitische Säuglingsschnupfen (Coryza syphilitica neonatorum) ist eines der ersten Anzeichen der *kongenitalen Lues* und äußert sich in *eitrigem*, mitunter *blutigem Ausfluß* mit Rötung und Schwellung der Naseneingänge sowie starker Schwellung der Schleimhaut. Er entspricht dem zweiten Stadium der erworbenen Lues und tritt im Alter von zwei Wochen bis drei Monaten auf. Zuweilen kommt es schon in diesem Stadium zur Zerstörung von Knorpel und Knochen.

Da die verschiedenen Säuglingsschnupfen klinisch nicht voneinander zu unterscheiden sind, ist bei jedem Schnupfen neben der Gonorrhoe auch an Syphilis zu denken. Die Untersuchung der Mutter und die Allgemeinuntersuchung des Kindes lassen die syphilitische Genese feststellen (positive serologische Reaktionen).

Neben der antisyphilitischen Behandlung (s. Lehrbücher der Geschlechtskrankheiten) ist eine symptomatische Therapie des Schnupfens durchzuführen.

3. Die banale chronische Nasenentzündung (Rhinitis chronica)

Die chronische Rhinitis umfaßt *ätiologisch* und *klinisch wesentlich verschiedene Krankheitsbilder*, von denen die einfache und hyperplastische Rhinitis zusammengehören, während die atrophischen Rhinitiden eine gesonderte Gruppe bilden.

a) Der chronisch-einfache und hyperplastische Schnupfen (Rhinitis chronica simplex und Rhinitis chronica hyperplastica, Rhinitis sicca)

Unter dem Namen der einfachen und hyperplastischen chronischen Rhinitis werden *ätiologisch* und *klinisch verschiedene Arten* von chronischem Schnupfen verstanden, die durch ihre monate- oder jahrelange Dauer, bald mit vermehrter oder verminderter Sekretion, bald mit überwiegender Schwellung und Hyperplasie der Nasenschleimhaut gekennzeichnet sind.

Ursache und Entstehung. Teils liegen eigentliche *bakterielle Entzündungen* vor, die den Namen der Rhinitis mit Recht tragen, teils handelt es sich um *allergische Schleimhautreaktionen* mit allen Übergängen zur eigentlichen Rhinopathia vasomotorica, teils um *einfache thermische, chemische oder mechanische Reizzustände der Nasenschleimhaut*. Aus diesen Gründen werden die den äußeren Schädlichkeiten mehr ausgesetzten Männer häufiger befallen als Frauen. Mischformen sind häufig, auch finden sich alle Übergänge von der einen zur anderen Form und insbesondere die Abgrenzung gegen allergische Reaktionen der Schleimhaut bereitet Schwierigkeiten. Neben diesen lokalen Ursachen sind auch allgemein konstitutionelle Faktoren wesentlich beteiligt. Eine möglichste Abklärung in ätiologischer Hinsicht ist die Voraussetzung für eine ursächlich erfolgreiche Behandlung.

Als *lokale Ursachen* kommen in Betracht:

1. *Bakterielle Infektionen.* Schwere akute Infekte, beispielsweise Scharlach, Masern, Diphtherie oder heftige banale akute Rhinitiden, die sich in rascher Folge wiederholen und aus diesen oder jenen Gründen verschleppt werden und nicht zur Ausheilung gelangen, können in ein chronisches Stadium übergehen, ebenso wie dauernde bakterielle Reinfektionen von Seiten des Nasenrachens oder der Nasennebenhöhlen einen chronischen Reizzustand der Nase unterhalten

(chronische Entzündungen und Hyperplasie der Rachenmandel beim Kind, Nebenhöhleneiterungen beim Erwachsenen). Sekundärinfektionen bei Nasenfremdkörpern, Rhinolithen und Sequester sind weitere Ursachen.

Bei diesen bakteriellen Entzündungen treten die verschiedenen Bakterien der normalen Nasenflora in stark vermehrtem Maße auf. Einen *einheitlichen Erreger gibt es nicht*. Der bakterielle chronische Schnupfen ist nicht ansteckend.

2. *Abakterielle Schleimhautschädigungen*. a) *Thermische Reize*. Es genügen unter Umständen die normalen klimatischen Schwankungen oder die Temperaturdifferenzen der Zimmer- zur Außenluft. In der Regel aber sind es die starken Temperatursprünge bei bestimmten Berufsarten: Koch, Bäcker, Schmied, Metzger (Kühlräume) usw.

b) *Extreme Trockenheit oder Feuchtigkeit der Luft*. Austrocknend wirken vor allem die Zentralheizung und das Hochgebirgsklima.

c) *Mechanische und chemische Luftverunreinigungen*. Stark staubhaltige Luft (Haus- und Straßenstaub, Kohlen- und Holzstaub, Gewebestaub, Tabakstaub, Mehlstaub, Thomasmehl) oder reizende Dämpfe und Gase (Chromsäure, Säuredämpfe, Phosphordämpfe, Ammoniak). Der chronische Schnupfen tritt daher oftmals als *Gewerbekrankheit* auf. Dieselbe Schädigung, wie die durch mechanische und chemische Luftverunreinigungen, ruft das Aufschnupfen von Kokain beim Süchtigen hervor.

Unterstützt wird das Haften der bakteriellen Infektion und der dauernde Reizzustand der Schleimhaut durch *mangelhafte Lüftung des Naseninnern mit Sekretstauungen*, sei es infolge zu enger Nasengänge durch eine hochgradige Septumverbiegung oder infolge der Muschelschwellung durch die chronische Rhinitis selbst, was zu einem schädlichen Kreislauf führt.

In der *allgemeinen konstitutionellen Disposition* steht die *exsudative Diathese* in ihrer Verbindung mit *Lymphatismus* beim Kind und die *allergische Diathese* beim Jugendlichen und Erwachsenen im Vordergrund. Die erstere ist die Hauptursache des kindlichen chronischen Schnupfens, die letztere begünstigt die neurovaskulären Störungen der Nasenschleimhaut und die dadurch bedingten Rhinopathien des Erwachsenen. Die beiden Diathesen haben vielfache Berührungspunkte.

Außerdem können eine ganze Reihe von *Organ- und Allgemeinerkrankungen* mitspielen, so Zirkulationsstörungen mit allgemeiner und lokaler Stauung (enger Kragen), Verdauungsstörungen (chronische Obstipation), Nierenerkrankungen, Stoffwechselstörungen (Diabetes, Gicht), schwächende Allgemeinerkrankungen (Skrofulose und Tuberkulose, Lues, Anämie, Kachexien), ferner die Gravidität, endokrine Störungen besonders bei der Frau, sowie Alkohol- und Tabakabusus. Auch abgesehen von den letzteren beiden Faktoren spielt die Lebensweise eine wesentliche Rolle und sie kann die Disposition erhöhen oder herabsetzen. Ungünstig wirken namentlich die sitzende Berufsarbeit in geschlossenen Räumen ohne genügende Bewegung und frische Luft, ungeeignete Kleidung, Vitaminmangel usw.

Dem chronischen Schnupfen liegt nur selten eine einzige Ursache zugrunde, fast immer ist es das *Resultat von mehreren lokalen und allgemeinen Bedingungen*, deren Zusammentreffen ihn schließlich zur Auslösung bringt. Im allgemeinen beginnt er mit einer oder mehreren akuten banalen Rhinitiden, die in eine der verschiedenen, unter Umständen bakteriellen Reizzustände der Nasenschleimhaut auslaufen. Der chronische Schnupfen muß demnach *konditionell* aufgefaßt werden, was der Behandlung eine entsprechende Zahl von Angriffsmöglichkeiten bietet.

Pathologische Anatomie. An der Entzündung ist vor allem das Schwellgewebe der Muscheln beteiligt. Je nach der Art und der Dauer der Rhinitis findet sich eine *einfache Hyperämie* mit *Transsudation* in das Gewebe und *wässeriger Sekretion* im Sinne einer Rhinopathia vasomotorica, eine *Exsudation* in das Gewebe und an die Oberfläche unter gleichzeitiger Vermehrung der *Schleimsekretion* bzw. Sekretionsstörungen im Sinne einer katarrhalischen oder eitrigen Rhinitis oder endlich eine mehr oder weniger hochgradige *Hyperplasie* der Schleimhaut. Bei vorwiegend exsudativen Erscheinungen wird von *Rhinitis simplex* gesprochen, bei vorwiegender Hyperplasie von *Rhinitis hyperplastica*. In anderen Fällen ist die Sekretion herabgesetzt *(einfache trockene Rhinitis)*. Im Exsudat ist die oft starke Vermehrung der eosinophilen Zellen auffällig, die auf entsprechende allergische Vorgänge hinweist. Die teils diffusen, teils höckrigpapillaren *Hyperplasien* bevorzugen den *freien Rand der unteren Muschel* und hier wiederum die vorderen und hauptsächlich die hinteren Enden *(Maulbeergeschwülste)*, weniger die mittlere Muschel (Abb. 45 u. 46). Eine besondere Reaktionsform der Schleimhaut sind die ödematösen *Nasenpolypen* in der Umgebung der Nebenhöhlenostien. Die Hyperplasien zeigen eine Vermehrung der epithelialen Schichten unter Abflachung des Epithels, eine Erweiterung und Verdickung der Gefäße, vor allem aber eine Zunahme des interstitiellen Bindegewebes, die für die Höckrigkeit verantwortlich ist. Die verschiedenen Arten können ineinander übergehen. So kann sich aus der einfachen Rhinitis eine hyperplastische Rhinitis entwickeln, die häufig das Endstadium ist. Aus einer langdauernden hyperplastischen Entzündung entsteht selten ein atrophischer Zustand, wie auch die hier besprochenen Reize nur ausnahmsweise zu atrophischen Prozessen führen (s. Rhinitis atrophica).

Symptome und Verlauf. Der Allgemeinzustand bleibt ungestört oder leidet nur indirekt durch die lokalen Beschwerden. Meistens *verschlechtert sich die Stimmungslage* und die *Arbeitslust sinkt*. Kopfdruck oder eigentliche *Kopfschmerzen* treten zeitweilig auf, wenn die Nebenhöhlenostien durch Schleimhautschwellungen oder Exsudat verschlossen werden und die Luftresorption einen schmerzhaften Unterdruck *(Vakuumsinus)* in den Nebenhöhlen erzeugt. Bei jedem chronischen Schnupfen, welcher Art er auch sei, sind die Hauptbeschwerden die *Behinderung der Nasenatmung ("Stockschnupfen")* und die *Störung der normalen Sekretion*.

Die *Verstopfung der Nase* ist größtenteils die Folge der Anschwellung und Vergrößerung der Nasenmuscheln, teils das Resultat der Ansammlung von Sekret und Exsudat in den verengten Nasengängen. Die Behinderung der Nasenatmung, die des *Nachts* gewöhnlich am *stärksten* ist, führt zu der lästigen *nächtlichen Mundatmung*. Dadurch wird die Nachtruhe bzw. der Schlaf gestört, Mund und Rachen sind am Morgen ausgetrocknet und müssen unter mühevollem Räuspern, Schneuzen, Husten, manchmal sogar mit Brechbewegungen verbunden, von dem in der Nacht nach hinten geflossenen und eingetrockneten schleimigen Exsudat befreit werden. Die Beschwerden sind deshalb häufig morgens am stärksten. Da die leicht an- und abschwellenden Schwellkörper der Nasenmuscheln an der Schwellung wesentlich beteiligt sind, kann die Behinderung der Nasenatmung *in kurzer Zeit stark wechseln* und dies ist um so mehr der Fall, je mehr der vasomotorische Einschlag im Sinne einer Rhinopathia vasomotorica mitspielt. Zuweilen erfolgt dieses An- und Abschwellen ohne ersichtliche Ursache, oft aber unter thermischen, mechanischen oder anderen äußeren oder inneren Reizen, wobei des Nachts die untenliegende Seite verstopft zu sein pflegt (s. Rhinopathia vasomotorica).

Das *Nasensekret* ist *oft vermehrt*. Ein starker *schleimig-eitriger* Ausfluß findet sich hauptsächlich bei exsudativen Kindern, während beim Erwachsenen reichlich schleimiger Eiter auf eine Beteiligung der Nebenhöhlen hindeutet. Neurovaskuläre Einflüsse können beim Erwachsenen plötzliche Anfälle von *wässeriger* Sekretion auslösen. Nicht selten klagen die Erwachsenen über *trockene Schleimhäute* mit zu wenig Absonderung (s. einfache trockene Rhinitis). Da das vermehrte Sekret und Exsudat hauptsächlich nach hinten fließt, besteht fast immer gleichzeitig ein Nasenrachenkatarrh, dessen Beschwerden nicht selten in den Vordergrund treten (S. 290).

Wenn die Riechstoffe, sei es durch Ablenkung des Luftstromes infolge der Muschelschwellungen oder durch Verlegung der Spalträume mit Sekret, die Rima olfactoria nicht mehr erreichen können, entsteht eine *respiratorische Anosmie*. Schließlich geht diese in eine *essentielle Anosmie* über, bei welcher die Endigungen der Riechnerven degeneriert sind.

Als *Folgekrankheiten* treten *trockene Rachen- und Kehlkopfkatarrhe* auf, sofern die pathologische Mundatmung den Ausschlag gibt, während überreiche Sekretion einen absteigenden exsudativen Katarrh hervorruft. Begünstigt wird diese Ausbreitung durch eine öfters auf die ganze Schleimhaut ausgedehnte Katarrhbereitschaft. Beim Kind kann der verschluckte Schleim auch die Ursache einer *Magen-Darmstörung* werden.

Sehr große hintere Muschelenden, besonders aber die häufig vorhandene Mitbeteiligung des Nasenrachens, verlegen mitunter die Rachenöffnung der Ohrtrompete. Dies äußert sich in einer *Tubenstenose* mit ihren Folgen bzw. entzündlichen Tuben- und Mittelohrerkrankungen.

In ähnlicher Weise kann eine starke Schwellung am vorderen Ende der unteren Muschel einen *Verschluß* des nasalen Endes des *Tränenkanals* bewirken mit Tränenträufeln, Tränensack- und Bindehautentzündungen.

Aus dieser allgemeinen Symptomatologie heben sich neben zahlreichen Übergangs- und Mischarten die drei folgenden klinischen Formen hervor, die sich mit der pathologisch-anatomischen Einteilung nur teilweise decken.

Die schleimig-eitrige einfache Rhinitis mit reichlich schleimig-eitriger Sekretion ohne Hyperplasie und vielfach auch ohne starke Schwellung der Muscheln ist eine ausgesprochene *Kinderkrankheit*, die neben der ursächlichen Hyperplasie der Rachenmandel mit chronischer Rhinopharyngitis eines der Hauptsymptome der *exsudativen Diathese* darstellt. Es handelt sich um einen bakteriell bedingten Schnupfen. Bei der Skrofulose kommen noch *Rhagaden und Ekzeme des Naseneinganges* hinzu. Beim Erwachsenen sind derartige Schnupfen selten. Reichlicher Schleim oder Eiter stammt bei diesen in der Regel aus den Nebenhöhlen.

Die trockene einfache Rhinitis wird durch die *Trockenheit der Schleimhaut* infolge verminderter Schleimsekretion gekennzeichnet. Die Muscheln können geschwollen, normal groß oder klein sein, es fehlt aber im Gegensatz zur atrophischen einfachen Rhinitis eine stärkere Atrophie. Sie findet sich häufig bei *dicken plethorischen Männern*, vor allem bei Alkohol- und Tabakabusus, aber auch bei *anämischen schwächlichen Frauen* und wird durch trockene, warme und staubige Luft verschlimmert. Die Beschwerden bestehen in einem unangenehmen Gefühl der Trockenheit mit *Kitzeln und Beißen*, zum Teil auch in Nasenverstopfung. Im Befund ist die Trockenheit der Schleimhaut typisch, an verschiedenen Stellen zeigen sich als kleine Borken und Krusten *eingetrocknete Sekret- und Exsudatklümpchen*, die aber stets geruchlos bleiben und wenig haften. Bei Kohlenstaub sind sie schwärzlich gefärbt. Das ziemlich häufige Krankheitsbild läßt sich nicht scharf umschreiben und zeigt alle Übergänge zu der einfachen atrophischen Rhinitis (s. S. 96) und zu der Rhinitis sicca anterior, bei welcher sich die Austrocknung auf den vorderen Teil der Nase, vorwiegend auf das Septum, beschränkt (s. S. 73).

Die **vasomotorische einfache und hyperplastische Rhinitis** ist mit ihren Übergängen zur eigentlichen Rhinopathia vasomotorica (s. S. 178) der typische chronische „Schnupfen" des *Jugendlichen und Erwachsenen*, während sie beim Kind seltener ist. Oftmals liegen *abakterielle Reize* allergischer und nichtallergischer Art zugrunde. Die Hauptklagen beziehen sich auf die *Verstopfung der Nase*, die durch die starken hyperämischen, exsudativen oder hyperplastischen Muschelschwellungen entsteht. Wie erwähnt, betreffen die Hyperplasien vor allem die Stellen des Schwellgewebes, hauptsächlich den freien Rand der unteren Muschel mit Verdickung der vorderen und hinteren Enden (Abb. 45). Die letzteren erscheinen als sogenannte *Maulbeergeschwülste* (Abb. 46) kleinhöckerig zu rundlichen Gebilden angeschwollen, die die Choanen zuweilen ganz verschließen und auch den Nasenrachen mehr oder weniger einengen. Die mittlere Muschel ist im allgemeinen mehr glattwulstig verdickt, kann aber polypös geschwollen sein und echten Nasenpolypen gleichen. Hyperplastische Schleimhautpolster sitzen auch als *„Septumflügel"* auf beiden Seiten der hinteren Septumkante in mittlerer Höhe, zwischen der unteren und mittleren Muschel. Die Nase wird durch diese verschiedenen Schwellungen mitunter vollständig austamponiert. Im Gegensatz zu den gelblich-glasigen Nasenpolypen sind die Hyperplasien von roter, grauroter, manchmal ziemlich blasser Farbe. Eine wesentliche Exsudation von Schleim oder Eiter gehört nicht zum Bild, dagegen treten *Anfälle von Kettenniesen mit wässerigem Schnupfen* auf. In anderen Fällen beklagen sich die Patienten über trockene *Schleimhäute*. Eine erhebliche *vasomotorische Komponente* ist nicht zu verkennen und beherrscht die Krankheit häufig derart, daß der Schnupfen trotz der Hyperplasien zu den vasomotorischen Rhinopathien zu rechnen ist. Dementsprechend wechselt der Zustand subjektiv und objektiv oft in kürzester Zeit in hohem Grad.

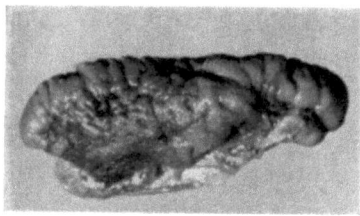

Abb. 45. Untere Nasenmuschel mit höckrig-papillären Hyperplasien am freien Rand und am Hinterende bei vasomotorisch-hyperplastischer Rhinitis

Diagnose. Die generelle Diagnose des chronischen Schnupfens ist aus den genannten Symptomen leicht zu stellen. Sie wird durch die vordere und hintere Rhinoskopie (Abb. 46) mit dem Nachweis der Muschelschwellung und des vermehrten Sekretes oder dem bei der einfachen trockenen Rhinitis verkrusteten Sekret bestätigt. Höckerige Hyperplasien der unteren Muschel sind nicht schwer zu erkennen. Die diffuse Muschelschwellung läßt sich an dem verringerten Abstand zum Septum beurteilen. In hochgradigen Fällen liegt die Muschel dem Septum breit an und versperrt jeden tieferen Einblick in die Nase. Die Erkrankung betrifft beide Seiten, bei Septumverbiegungen kann sie allerdings auf der einen Seite ausgesprochener sein als auf der anderen. Umschriebene Geschwulstbildungen fehlen, abgesehen von den höckrigen Muschelhyperplasien und den „Septumflügeln", besonders aber schließen Geschwüre eine banale Rhinitis aus.

Die *Art der Muschelschwellung*, ob *hyperämisch, ödematös-exsudativ oder hyperplastisch*, kann durch Einlage eines Adrenalin- bzw. Privintampons festgestellt werden. Während die hyperämische Schwellung vollkommen verschwindet und sich die Schleimhaut als dünnes Häutchen dem Muschelknochen anlegt, bleibt die ödematös-exsudative Schwellung teilweise bestehen und geht die echte Hyperplasie überhaupt nicht zurück (Prüfung mit der

Sonde auf Knochenhärte). Auf diese Weise wird die einfache Schleimhautschwellung von den Hyperplasien abgegrenzt, was bezüglich der Notwendigkeit operativer Eingriffe von Bedeutung ist. Oftmals sind alle drei Komponenten an der Muschelschwellung beteiligt.

Differentialdiagnostisch muß beim kindlichen schleimig-eitrigen Schnupfen, wenigstens beim Säugling, der *gonorrhoische und luetische Schnupfen*, beim älteren Kind die *Nasendiphtherie* in Betracht gezogen werden. Ist der Schnupfen einseitig, so ist nach einem *Fremdkörper* oder *Rhinolithen* zu suchen. Beim Erwachsenen erweckt ein stärkerer schleimig-eitriger Ausfluß nach vorn oder in den Rachen stets den Verdacht auf eine *Nebenhöhleneiterung*, besonders wenn es sich um einen einseitigen Schnupfen handelt. Der Eiter aus den Nebenhöhlen findet sich an typischer Stelle lateral von der mittleren Muschel im mittleren Nasengang oder medial von der mittleren Muschel im oberen Nasengang, während er sich bei einer diffusen Rhinitis unbestimmt auf die Schleimhaut verteilt. Einfache Schwellungszustände und glatte Hyperplasien werden vom Allgemeinpraktiker manchmal mit *Nasenpolypen* verwechselt. Sie unterscheiden sich von ihnen einmal durch ihre mehr oder weniger rote Farbe gegenüber dem grau-glasigen Aussehen der echten Nasenpolypen und durch ihren Ausgangsort. Hyperplasien sitzen an den Muscheln. Nasenpolypen dagegen entspringen der Umgebung der Nebenhöhlenostien und ragen daher aus dem mittleren und oberen Nasengang hervor.

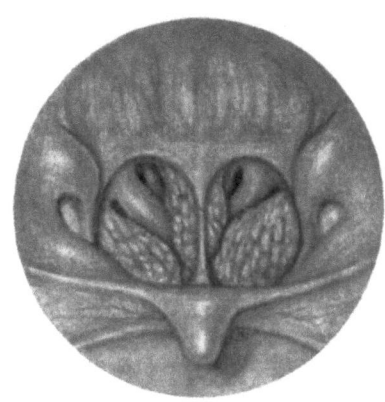

Abb. 46. Hinteres rhinoskopisches Spiegelbild bei vasomotorisch-hyperplastischer Rhinitis

Die für eine ursächliche Behandlung notwendige *ätiologische Abklärung* der Rhinitis ist verschiedentlich schwer. Einfach liegen die Verhältnisse beim schleimig-eitrigen Schnupfen, der durch die exsudative Diathese und die chronische Nasenrachenentzündung mit der hyperplastischen Rachenmandel hervorgerufen wird. Ein Großteil der hyperplastischen Rhinitiden des Erwachsenen nähert sich der Rhinopathia vasomotorica, von welcher eine scharfe Abtrennung nicht möglich ist. Es erheben sich hier dieselben ätiologischen Schwierigkeiten wie bei den *vasomotorischen Schnupfen*, auf die ich später eingehen werde (S. 178 u. ff.). Neben den verschiedenen lokalen Reizursachen ist auf allgemein vegetative Störungen bzw. die Zeichen von Vasolabilität (kalte Füße, Akrozyanose der Hände) zu achten und sind auch die erwähnten Allgemeinerkrankungen in Rücksicht zu ziehen. Die gleichen Erwägungen gelten für die einfache trockene Rhinitis, die als solche durch die trockene Schleimhaut und die nicht riechenden Borken leicht erkennbar wird. Es ist *durchaus abwegig* und führt zu therapeutischen Irrtümern, *jeden chronischen Schnupfen als eine bakterielle chronische Erkältungskrankheit aufzufassen und zu behandeln*.

Die **Behandlung** muß bestrebt sein, die *Ursache zu beseitigen,* da nach deren Fortfall der Reizzustand der Schleimhaut oft von selbst verschwindet. (Allgemeinbehandlung, z. B. der exsudativen Diathese, der Vasolabilität, Vermeiden des Alkohol- und Tabakabusus, Bekämpfung lokaler Reizursachen; S. 183.) *Badekuren* vereinigen beides in günstiger Form (über die einzelnen Bäder und ihre Anwendung S. 295). Beim kindlichen Schnupfen ist häufig die *Adenotomie* indiziert, beim Erwachsenen manchmal eine submuköse Septumresektion (s. auch Behandlung der Pharyngitis).

Die wenn auch nicht schmerzhaften, so doch sehr unangenehmen Nasenbeschwerden veranlassen besonders den nervösen Patienten zu einer örtlichen Polypragmasie, begonnen von heftigem Schneuzen, Reiben und Kratzen in der Nase, über allzu häufige Nasenduschen, oft mit gewöhnlichem Wasser, zum Einträufeln von vielerlei Lösungen oder deren Einsprayen mit einem Sprayapparat. Der Arzt muß sich nach dieser Selbstbehandlung erkundigen und gegebenenfalls die allzu vielen Maßnahmen einschränken, da zuweilen gerade dadurch ein dauernder Reizzustand unterhalten wird. Auch ein zweckmäßiges Ausblasen der Nase an Stelle von starkem Schneuzen muß gelehrt werden.

Zur *Lokalbehandlung* des *kindlichen Schnupfens* eignen sich kolloidale Silberlösungen wie 5 bis 10% Protargol, 5 bis 10% Kollargol, 10% Argyrollösungen oder 0,5 bis 1,0% Zinc. sulfur. in Tropfenform. Beim Säugling und Kleinkind muß der Schleim unter Umständen zuerst mit dem Politzer-Ballon abgesogen werden, ältere Kinder können ihn ausschneuzen.

Reichliches Sekret beim Erwachsenen läßt sich durch Nasenspülungen mit isotonischer Kochsalz- oder Kochsalz-Bikarbonat-Lösung (s. S. 40) entfernen. Tägliche regelmäßige Spülungen sollen auf leichtere hyperplastische Rhinitiden einen günstigen Einfluß ausüben (KÖRNER).

Die früher vielfach verwendeten Menthol-Paraffin-Nasentropfen brauche ich nicht mehr, seit sich gezeigt hat, daß bei länger dauernder Anwendung mit der Zeit erhebliche Mengen aspiriert werden und zur „Öllunge" mit ihren schweren Schäden führen können.

Bei der *einfachen trockenen Rhinitis* werden Salbentampons mit 10% Naphthalansalbe oder Öltampons ein- bis zweimal täglich für 3 bis 5 Minuten eingelegt und diese Behandlung über einige Wochen fortgesetzt. (Keine Mentholpräparate, da sie austrocknend wirken.) Restliche Borken, die sich nicht ausschneuzen lassen, werden durch Nasenduschen ausgespült. Feuchtinhalationen mit Salzlösungen vermehren die Sekretion und erleichtern damit die Beschwerden.

Ob bei einer bakteriellen Rhinitis die gezielte lokale Applikation von Antibioticalösungen, nach Resistenzprüfung der Bakterienflora, weiter führt, ist noch nicht entschieden.

Auf die *konservativen Maßnahmen* zur *Abschwellung* von *hyperämischen und ödematös-exsudativen Muschelschwellungen* gehe ich bei der Besprechung der Rhinopathia vasomotorica näher ein (s. S. 182). Ihr Erfolg ist stets unsicher, bei stärkeren Hyperplasien sind sie nutzlos.

Diffuse Schwellungen der unteren Muscheln ohne wesentliche Gewebsvermehrung lassen sich durch *Kauterisation* mit dem rotglühenden Galvanokauter beseitigen. In Lokalanästhesie und nach erfolgtem Abschwellen werden ein bis zwei Striche von hinten nach vorn über die ganze Muschel gezogen, worauf das Schwellgewebe narbig schrumpft. Die Kauterisation führt zuweilen zu einer heftigen Reaktion der Schleimhaut mit dicken fibrinösen Belägen.

Beim Kind und bei geringen Graden kann der Kauter durch *Ätzungen mit 40% Trichloressigsäure* oder mit der im Lösungswasser zerflossenen *konz. Chromsäure* ersetzt werden.

Eine Verödung des Schwellgewebes läßt sich, wie bei Varizen, auch durch Einspritzung von sklerosierenden Substanzen, z. B. Chinin-Urethan oder eines der Spezialpräparate, in die unteren Muscheln erzielen. Nach Abschwellen unter gleichzeitiger Lokalanästhesie werden mit einer langen Nadel 1 bis 2 ccm tief in die Submukosa der ganzen Muschellänge entsprechend eingespritzt. Die Methode ist nur dann erfolgreich, wenn die Abschwellung vollständig gelingt und weder eine Exsudation in das Muschelgewebe, noch eine Hyperplasie vorliegt.

Ausgedehnte Brennungen und Ätzungen können eine trockene Rhinitis verursachen. Auch darf die Septummukosa nicht verletzt werden, weil sich sonst schwer zu beseitigende Verwachsungen zwischen unterer Muschel und Septum bilden.

Stärkere diffuse Hyperplasien und höckerige Hyperplasien der Muschelenden erfordern eine *chirurgische Abtragung*. Diese soll nur die Hyperplasien betreffen, sich also auf die Schleimhaut beschränken *(Mukotomie)* und den Muschelknochen mit einzelnen Ausnahmen intakt lassen. In der Regel genügt die Verkleinerung der unteren Muschel, namentlich die Abtragung der hyperplastischen Hinterenden. Vor einer zu starken Verkleinerung der Muscheln ist zu warnen, denn es kann sich daraus eine postoperative trockene Rhinitis entwickeln (s. S. 96). Bei trockener Schleimhaut ist besondere Vorsicht geboten. Die Eingriffe müssen bei stark vasolabilen Jugendlichen zuweilen in größeren Intervallen wiederholt werden, da das Schwellgewebe die Neigung hat, sich in vollem Umfange zu regenerieren.

Die *Mukotomie* der unteren Muschel erfolgt in Lokalanästhesie mit der Beckmannschen abgebogenen Nasenschere und der kalten Drahtschlinge (hyperplastische Hinterenden). Vasenol-Tamponade für 24 Stunden. Der kleine Eingriff ist technisch ziemlich schwierig. Nachblutungen sind selten und durch Drucktamponade zu stillen. Der Spitalaufenthalt beträgt zwei bis drei Tage, die Heildauer ein bis drei Wochen. Die Abheilung wird durch Einlage von 10% Naphthalantampons gefördert.

Bei geschwollenem Vorderende der mittleren Muschel, das den mittleren Nasengang und damit die Nebenhöhlenostien erster Serie blockieren kann, muß zuweilen das Operculum verkleinert werden, meistens unter Mitnahme von Muschelknochen. Die Abtragung erfolgt nach einem Einschnitt mit der Schere mit der kalten Schlinge.

Prognose. Der chronische Schnupfen ist eine lästige, aber harmlose Erkrankung.

b) Die chronisch-atrophischen Nasenentzündungen
(Rhinitis atrophicans cum et sine foetore)

Seltener als hyperplastische Entzündungen sind atrophische Erkrankungen verschiedener Ursache. Sie zeigen alle ein übereinstimmendes klinisches Bild, bei welchem die *Störung des Wasserhaushaltes der Schleimhaut* und die dadurch bedingte Austrocknung der Nase im Vordergrund steht. Wie ich im Abschnitt über die Physiologie der Nasenatmung ausgeführt habe, kann die Nase nur durch ihren besonderen makroskopischen und histologischen Bau genügend Wasser an die Inspirationsluft abgeben, ohne selbst auszutrocknen. Durch die *Atrophie*, die teilweise die Weichteile, teilweise den Knochen betrifft, wird diese *Wasserabgabe* weitgehend *behindert*. Einerseits erfährt die große wasserabgebende *Oberfläche* der Nasenschleimhaut eine bedeutende *Verkleinerung*, weil als Folge der Atrophie die engen Spalträume der Nase weiter werden und schließlich aus dem vielfach unterteilten Naseninnern eine einteilige weite Nasenhöhle entsteht. Anderseits kommt zu dieser Verminderung der Oberfläche eine *Herabsetzung der Wasserabgabe pro Flächeneinheit*, denn die Atrophie der Schleimhaut wandelt das zylindrische Flimmerepithel in Pflasterepithel um. Dabei gehen die Schleimdrüsen sowie die schleimsezernierenden Becherzellen zugrunde und die wässerige und schleimige Sekretion hört auf. Das gleichzeitige Verschwinden des kavernösen Gewebes und die fibröse Entartung der Submukosa beschränkt auch die Blut- und damit die Wasserzufuhr zur Schleimhaut. Die Weite der Nase fördert die Atrophie und so bildet sich zwischen Nasenweite und Atrophie ein schädlicher Kreislauf. Das geringe wässerige Sekret trocknet an der Schleimhaut ein und überzieht sie mit festhaftenden Borken und Krusten. Bei der genuinen Ozaena fallen diese einer putriden Zersetzung anheim und verbreiten einen außerordentlich starken und widerlichen Gestank, der das Krankheitsbild ganz beherrscht.

Die genuine Ozaena, Stinknase (Rhinitis atrophicans cum foetore)

Mit diesem Namen wird ein *ätiologisch noch ungeklärtes fortschreitendes Leiden* bezeichnet, das sich *ohne ersichtliche Ursache* entwickelt und häufig erst mit einer *hochgradigsten Atrophie* des gesamten Naseninnern und charakteristischem unangenehmem bis *ekelerregendem Gestank* zum Stillstand kommt. Die Atrophie erreicht jedoch nicht immer derartige Grade; es finden sich daneben alle Übergänge zur Rhinitis atrophica simplex mit leichter Atrophie und geringem oder fehlendem üblem Geruch und zur einfachen trockenen Rhinitis.

In vorgeschrittenen Stadien erfaßt die *Atrophie* nicht nur die *Weichteile*, sondern auch den *Knochen*, so daß schließlich die unteren Nasenmuscheln fast ganz verschwinden. Die mittlere Nasenmuschel bleibt viel länger verschont, zuweilen ist sie sogar hyperplastisch und ihre Größe steht in auffälligem Kontrast zu der rudimentären unteren Muschel. Mitunter greift die Erkrankung dabei über den Nasenrachen hinaus bis in den *Mundrachen*, gelegentlich sogar bis auf den *Kehlkopf* und die *Luftröhre*. Die Nebenhöhlen bleiben in der Regel verschont, dagegen sind sie oft auffällig klein, und es kann in ihrer Umgebung eine gewisse Knochenverdickung stattfinden. An der trockenen Schleimhaut bilden sich massenhaft *Borken* und *Krusten*, die das Naseninnere nicht nur überziehen, sondern mehr oder weniger ausfüllen und in etwas feuchterer Form auch dem *Nasenrachen* und der *hinteren Rachenwand* anhaften. Die Zersetzung dieser Borken ruft durch entstehende *Fettsäuren* den *widerlichen Gestank* hervor.

Die Erkrankung *beginnt langsam schleichend im Kindesalter*, zunächst unbemerkt, wird aber in der Regel zur Zeit der *Pubertät* infolge des Gestankes *auffällig* und störend. Der Geruch kann jedoch schon beim Kleinkind voll ausgeprägt sein. Sowohl die Erkrankung wie auch der Geruch sind Schwankungen unterworfen und treten zeitweise mehr, zeitweise weniger auf. Soweit sich die Anfangsstadien beobachten lassen, geht oftmals eine verhältnismäßig kurzdauernde hyperplastisch-eitrige Rhinitis voran, wogegen langdauernde Rhinitiden nur ausnahmsweise mit einem atrophischen Prozeß enden. Zuweilen wird eine früher durchgemachte Nasendiphtherie geltend gemacht. Vorwiegend wird das *weibliche Geschlecht* befallen unter gleichmäßiger Verteilung auf alle Gesellschaftsschichten. Neben stark wechselndem regionalem Auftreten soll die Ozaena einzelnen Naturvölkern ganz fehlen. Ob ihr nicht seltenes *familiäres Vorkommen* als Ansteckung oder als Heredität zu deuten ist, konnte noch nicht sicher entschieden werden. Trotz der allgemeinen Atrophie und Austrocknung der Gewebe im *höheren Alter* nehmen die *Beschwerden* der Erkrankung nach dem fünfzigsten Lebensjahr wesentlich *ab*, indem die Borken und damit der Gestank von selbst verschwinden.

Die *Ursache der Ozaena* ist noch durchaus unklar. Vermeintliche *spezifische Ozaena-Erreger*, wie der Abel-Loewenbergsche Ozaenabazillus, später als Friedländerscher Pneumoniebazillus erkannt, ebenso wie der von HOFER-PEREZ gefundene Coccobacillus foetidus ozaenae aus der Proteus- und Pseudodiphtheriebazillengruppe, ließen sich nicht bestätigen. Eine *Entzündung der Nebenhöhlen*, besonders der Kieferhöhle, findet sich nicht selten, doch scheint sie keine ursächliche Rolle zu spielen. Die Ansicht einer *Trophoneurose*, einer *sympathico-endokrinen Störung* oder einer *Hypovitaminose (A-, B- oder D-Mangel)* ist bis jetzt hypothetisch geblieben. Auch ein Zusammenhang mit der Heredolues oder der

Syphilis der Vorfahren sowie der Tuberkulose konnte nicht nachgewiesen werden. Beim Erwachsenen ist die Wassermannsche Reaktion im Blut fast immer negativ.

Symptome und Verlauf. Schon auf Distanz fällt jede ausgeprägte Ozaena durch ihren *widerlichen süßlich-faden Gestank* auf. Vom Patienten selbst wird er zwar nicht wahrgenommen, weil das Riechvermögen durch die Verstopfung der Rima olfactoria und später durch die Zerstörung des Riechepithels aufgehoben ist *(essentielle Anosmie)*. Der unbehandelte Ozaenakranke verpestet jeden geschlossenen Raum derart, daß um ihn herum eine begreifliche Leere entsteht und er sozial in jeder Beziehung behindert ist. Die an und für sich ungefährliche Erkrankung erhält dadurch ihre Schwere und läßt sich nur durch regelmäßige sorgfältige Behandlung verbergen. Damit wird auch die depressive melancholische Stimmung vieler Ozaenakranker erklärt.

Die *subjektiven Beschwerden* sind nicht hochgradig. Zum *Gefühl der Trockenheit* der Nase gesellt sich die von der Füllung mit Borken abhängige *Nasenverstopfung* mit Neigung zu *Kopfdruck und Kopfschmerzen*. Beim Schneuzen werden von Zeit zu Zeit äußerst fötide Krusten entfernt. Borken im Epipharynx können eine *Tubenstenose* und Mittelohrschwerhörigkeit verursachen. Als Parallelerscheinung zur Ozaena wurde verschiedentlich eine Innenohrschwerhörigkeit beobachtet. Gelegentlich kommt es infolge des verschluckten Exsudates mit seinen massenhaften Bakterien zu *Magen-Darmstörungen*.

Schon äußerlich zeichnen sich viele Ozaenakranke durch eine breite, mehr oder weniger ausgesprochene *Sattelnase* mit weiten aufgestellten Nasenlöchern aus. Das Naseninnere wird von *schmutzig-grüngelblichen Borken* und Krusten neben halbflüssigem Exsudat eingenommen, nach deren Entfernung eine *weite einheitliche Nasenhöhle* mit kaum kenntlichen unteren Muscheln, mit trockener, stellenweise blutender Schleimhaut zum Vorschein kommt. Im Gegensatz dazu sind die oberen Teile der Nase oft viel weniger verändert mit flüssigem eitrigem Exsudat, zuweilen sogar infolge einer Hyperplasie der mittleren Muschel verengt. Sind die beiden Nasenseiten infolge einer Nasenscheidewandverbiegung verschieden weit, so ist stets die weitere Seite stärker betroffen. Bei der Rhinoscopia anterior ist durch den weiten unteren Nasengang die hintere Rachenwand ebenso wie das Spiel des sich bei Phonation hebenden Gaumens zu sehen, gelegentlich auch das Ostium der Keilbeinhöhle. Bei der Rhinoscopia posterior fallen die *Schmalheit der hinteren Septumkante* und der *trockene verkrustete Nasenrachen* auf. Häufig besteht eine trockene Entzündung mit anhaftendem eingetrocknetem Exsudat auch im Mundrachen, seltener im Kehlkopf und in der Luftröhre.

Die **Diagnose** ergibt sich aus dem erwähnten Befund. Da eine Reihe anderer Erkrankungen *(Nebenhöhleneiterungen, zerfallende Tumoren, Lues, Fremdkörper)* ebenfalls mit einer stinkenden Nasenabsonderung einhergehen, darf die Ozaena nicht allein aus dem allerdings für den Erfahrenen typischen Gestank diagnostiziert werden, sondern *die Ursache des üblen Geruches* ist durch die *Rhinoskopie* und die *Untersuchung der Nebenhöhlen* festzustellen. Nimmt der Patient den üblen Geruch in erster Linie selber wahr, dann ist an eine alte chronische Nebenhöhlenerkrankung zu denken. Vor allem sind bei jeder stinkenden eitrigen Rhinitis alte *Kieferhöhlenempyeme* auszuschließen. Bei der genuinen Ozaena zeigt die Rhinoskopie, fast immer beiderseits, die schmutzig-grüngelblichen stinkenden Borken in der atrophischen Nasenhöhle. Mit ihrer Entfernung muß der Gestank verschwinden. *Einseitigkeit spricht gegen eine Ozaena*. Ähnliche Befunde wie die Ozaena weist die *hereditäre Lues* beim Kleinkind und die *tertiäre Lues* beim Erwachsenen auf, jedoch finden sich hier im Gegensatz zur Ozaena eigentliche Zerstörungen (Septumdefekt, Defekte der lateralen Nasenwand).

Luetische Sequester stinken auch (Rhinitis chronica atrophica syphilitica), ihr Fäulnisgeruch ist aber verschieden von dem süßlich-faden Gestank der Ozaenaborken. Eine *Ozaena beim Kleinkind* ist immer *luesverdächtig* und erfordert eine entsprechende Allgemeinuntersuchung, zuweilen auch der Eltern. *Tuberkulose* und *Lupus* verursachen selten derartige Nasenerweiterungen.

Fehlt der üble Geruch, so kommt eine der im nächsten Abschnitt beschriebenen atrophischen Nasenentzündungen in Frage.

Die **Behandlung** richtet sich nach dem Stadium der Erkrankung und nach ihrer Schwere.

Bei *leichten Fällen* und in den Anfangsstadien steht die Behandlung der Schleimhaut selbst im Vordergrund. Es werden dafür eine Reihe von *Reizmitteln* angegeben, die die Schleimhaut zu vermehrter Sekretion anregen sollen. Dazu gehören Acetylcholin, Mandlsche Jod-Jodkali-Glycerin-Lösung, Peptonemulsionen usw., die meist zunächst Erfolg haben, aber rasch ihre Wirksamkeit verlieren. Dasselbe gilt für oestrogene Substanzen. Die lokale Behandlung kann mit Autovaccine versucht werden, das der Hofer-Perezschen Stammvakzine vorzuziehen ist. WESSELY hat nach Lichtbehandlung der Schleimhäute eine Rückbildung des fötiden Sekretes beobachtet. Die subkutane Vakzinierung ist nach allgemeiner Ansicht nutzlos, dagegen gibt die lokale Vakzineanwendung als Tampons oder mit dem Zerstäuber in einem gewissen Prozentsatz gute Erfolge.

Ich selbst verwende seit Jahren eine 1%ige *Jod-Lebertran-Lösung* als Nasentampon nach der folgenden Formel:

Rp. Jodi puri 0,5
Ol. jecoris aselli 50,0
(oder desodorierte Präparate).
D. S. 1- bis 2mal täglich Nasentampon für 5 bis 10 Minuten.

Nach meiner Erfahrung läßt sich damit bei regelmäßiger Anwendung über Wochen und Monate, besonders bei Kindern, die Atrophie und Borkenbildung bis zu einem gewissen Grad rückgängig machen und werden leichte Fälle dauernd beschwerdefrei. Ob hierbei neben dem Jod der reichliche Gehalt des Lebertrans an Vitamin A eine Rolle spielt, bleibt dahingestellt. Die innerliche Hormon- (Progynon-) und Vitaminbehandlung hat bis jetzt keine überzeugenden Resultate aufzuweisen.

Wenn es auch gelingt, leichtere Fälle in dieser einfachen Weise beschwerdefrei zu machen, so kann irgend welcher Heileffekt bei *voll ausgebildeter Atrophie* von der Behandlung nicht erwartet werden. Hier richtet sich die Behandlung vor allem *gegen die Borkenbildung als Träger des Gestanks*. Sie setzt sich daher zusammen: 1. aus der *Erweichung der Borken*, 2. *deren Entfernung* und 3. der *Behandlung der freiliegenden Schleimhaut*. Die Behandlung wird zweckmäßigerweise durch Badekuren unterstützt, besonders mit Schwefelwassern. Auch Meerbäder sind von guter Wirkung.

Die Borken lassen sich am besten durch die *Gottsteinsche Tamponade* aufweichen und ablösen.

Zu ihrer Ausführung, die der Patient selbst besorgen kann, wird ein klein- bis mittelfingerdicker und fingerlanger Tampon von hydrophiler Watte um einen Metallwatteträger mit steilem Gewinde (Gottsteinsche Tamponschraube) gedreht und in jede Nasenseite tief eingeführt. Durch Rückwärtsschrauben wird hierauf der Watteträger entfernt und der Tampon mindestens 15 bis 20 Minuten liegengelassen. Es empfiehlt sich, den Tampon vorher in süßem Mandelöl zu tränken. Durch die Reizwirkung werden die Borken angefeuchtet und gelockert und haften teilweise schon am Tampon.

Wenn die Borken ohne nachfolgende Nasendusche entfernt werden sollen, dann muß der Tampon über mehrere Stunden liegenbleiben, wie das ursprünglich von GOTTSTEIN angegeben wurde. Die Nasenseiten können abwechselnd behandelt werden. In besonders schweren Fällen ist von Zeit zu Zeit eine langdauernde Tamponade notwendig. In der Regel ist es jedoch für den Patienten einfacher, nach kurzer Tamponade die Entfernung der Borken durch eine kräftige Nasendusche von ein bis zwei Litern isotonischer Kochsalz- oder Kochsalz-Bikarbonat-Lösung mit der Klysopumpe vorzunehmen (s. S. 41). Einzelne Winkel der Nase müssen von Zeit zu Zeit durch den Arzt mit der Kniepinzette gesäubert werden. Zuweilen genügt auch die Nasendusche ohne vorgängige Tamponade.

In die gesäuberte Nase pflege ich nachfolgend die erwähnten Jod-Lebertran-Tampons einführen zu lassen, die die Reinigung der Nase unterstützen.

Diese Behandlung gehört beim Ozaenakranken zur *täglichen Körperpflege*. Mit der Zeit können ein bis drei Tage in der Woche übersprungen werden. Durch Geduld und Ausdauer hat es der Patient in der Hand, praktisch geruch- und im übrigen beschwerdefrei zu werden.

Ozaena-Operationen. Da die abnorme Nasenweite der Austrocknung und Borkenbildung Vorschub leistet, sind eine ganze Reihe von Verfahren zur Verengerung der Nasenhöhle angewandt worden. Neben der Einspritzung von Paraffin unter die Schleimhaut, sowie der Einpflanzung von Paraffinstücken oder mazerierten Rinderknochen (ECKERT-MOEBIUS), Knochenstücken aus der Tibia (STEURER) oder Fett (BÜNINGS) wurde auch die Verlagerung der lateralen Nasenwand nach Eröffnung der Kieferhöhle (LAUTENSCHLÄGER, HINSBERG) unter Umständen mit Einpflanzung des Ductus Stenonianus zur Berieselung mit Parotisspeichel (WITTMAACK) versucht. Gegenüber den unmittelbar guten Resultaten fallen jedoch die Dauererfolge sehr ab, so daß sich die operative Behandlung der Ozaena bis jetzt nicht einbürgern konnte.

In den letzten Jahren wird von ÉYRIÈS die Einlage von Acrylicstücken empfohlen, vor allem unter die Schleimhaut der lateralen Nasenwand, gegebenenfalls auch unter die Septumschleimhaut und zwar derart, daß die laterale Nasenwand dem Septum zunächst breit anliegt. Angeblich sollen sich damit befriedigende Dauerresultate erzielen lassen. Nach eigener Erfahrung mit der Operationsmethode verschwinden allerdings im hinteren, nicht verengten Teil der Nase die Borken nicht ganz. Trotzdem geben die Patienten eine wesentliche Erleichterung an.

Neben der Lokalbehandlung ist auch der Allgemeinzustand zu berücksichtigen und gegebenenfalls eine roborierende Allgemeinbehandlung durchzuführen. Diese richtet sich beispielsweise bei schwächlichen Frauen gegen die nicht selten vorliegende Anämie. Kurzdauernde Jodkuren können zur Überbrückung von Verschlimmerungen versucht werden.

Prognose. Durch regelmäßige Selbstbehandlung wird der üble Geruch beseitigt und Beschwerdefreiheit erzielt, jedoch ist bisher keine Behandlung bekannt, welche in schwereren Fällen eine dauernde wesentliche objektive Besserung gebracht hat. Erst im Alter ist mit einer spontanen Besserung zu rechnen. Bei Anfangsstadien darf die Voraussage, trotz gelegentlicher Erfolge, nur sehr vorsichtig gestellt werden. Der Verlust des Geruches läßt sich nicht mehr rückgängig machen. Langdauernde eitrige Rhinitiden beim Kind, bei denen die Mutter die Krankheit bereits am üblen Geruch erkannt hat, ohne daß schon eine Atrophie zu sehen ist, müssen mit entsprechend großer Zurückhaltung beurteilt werden.

Die einfachen atrophischen Nasenentzündungen (Rhinitis atrophicans simplex sive sine foetore)

Neben der Ozaena kommt eine genuine atrophische Nasenentzündung vor, die sich durch eine *geringere Atrophie* und *Borkenbildung ohne Geruch* (s. auch einfache trockene Rhinitis) von der Ozaena unterscheidet.

Klinik, Diagnose und Behandlung sind dieselben wie bei leichteren Fällen der Ozaena.

Zu diesen atrophischen Erkrankungen werden noch eine Reihe von *sekundären* atrophischen Erkrankungen gezählt, die ähnliche Krankheitsbilder hervorrufen. Doch handelt es sich hier weniger um eigentliche Erkrankungen als um Krankheitsrückstände. Hierher gehört vor allem die *postoperative trockene Rhinitis*. Oft genügt schon eine relativ geringe Resektion der Muscheln oder eine größere Septumperforation, um eine lokale trockene krustende Entzündung herbeizuführen. Besonders hohe Grade erreicht die Austrocknung, wenn das ganze Naseninnere samt einer oder mehreren Nebenhöhlen zu einer gemeinsamen großen Höhle vereint ist. Dieser Endzustand läßt sich bei der operativen Behandlung bösartiger Geschwülste nicht immer vermeiden und wird durch gleichzeitige Bestrahlung noch erheblich verschlimmert.

Durch *Röntgen- und Radiumbestrahlungen* entstehen auch ohne Operation Atrophien und damit trockene Entzündungen. Die Verkrustung bedeutet für den Patienten gewöhnlich eine schwere Plage. Infolge der verschiedenen Schleimhautarten wechseln allerdings die Beschwerden individuell in weiten Grenzen. Eine wesentliche Zersetzung der Borken tritt in der Regel nicht ein, weshalb die Borken fast stets geruchlos bleiben.

Nasenerweiterungen durch *luetische* und *tuberkulöse* bzw. *lupöse* Zerstörungen des Naseninnern haben ebenfalls Ähnlichkeit mit den atrophischen Erkrankungen. Bei geschwürigem Zerfall mit Sequestern in der Nase bilden sich Borken, die auch riechen, aber deren Fäulnisgeruch verschieden ist von dem süßlich-widerlichen Gestank der Ozaenaborken. Das Krankheitsbild der luetischen Zerstörungen wird *Rhinitis chronica atrophica syphilitica* genannt (S. 156).

Die **Diagnose** dieser Zustände geht aus der Vorgeschichte und dem Befund hervor.

Die **Behandlung** ist grundsätzlich dieselbe wie bei der Ozaena und richtet sich nach dem Grad der Beschwerden.

4. Die Nasenpolypen

Die Nasenpolypen sind eine *eigentümliche entzündliche Reaktionsform der Schleimhaut*. Unter dem Einfluß chronisch entzündlicher Reize kann die Schleimhaut der Nase und der Nebenhöhlen *geschwulstartige ödematöse gestielte Fibrome* bilden. Diese entzündlichen Gewebswucherungen werden als *Nasenpolypen* bezeichnet. Sie sind keineswegs selten und bevorzugen das mittlere Alter, während sie beim Kind selten sind. Es werden mehr Männer als Frauen befallen.

Die *histologische Untersuchung* ergibt zum Teil ein normales zylindrisches Flimmerepithel, zum Teil mehr kubische Zellen als Bedeckung. Darunter findet sich ein lockeres Bindegewebe mit großen, von seröser Flüssigkeit erfüllten Gewebsspalten, was den *ödematösen Polypen* mit seinem weitmaschigen wasserreichen Gewebe charakterisiert. Seltener sind derbere *fibröse Polypen* mit reichlich Bindegewebe, die meistens als Choanalpolypen in den Nasenrachen hängen. Manchmal sind die Schleimdrüsen stark vermehrt, *glanduläre Polypenform*, oder es bilden sich größere zystische mit mucinreicher Flüssigkeit gefüllte Hohlräume *(zystischer Polyp)*. Rundzelleninfiltrate deuten auf die Entzündung hin, worunter die oft in großer Menge vorhandenen *Eosinophilen* auffallen.

Ihre Entstehung geht hauptsächlich auf *chronische Nebenhöhlenentzündungen*, besonders des Siebbeins zurück, dann folgt die Kieferhöhlen-, an letzter Stelle die Keilbein- und Stirnhöhlenentzündung. Vorwiegend sind es Schleimhautentzündungen hyperplastischen Charakters mit wenig Exsudat und nur selten reine Eiterungen. Ausnahmsweise sind es andere Reizwirkungen, wie bei der Polypenbildung in der Umgebung von Fremdkörpern oder von bösartigen Geschwülsten.

Durch die Reizwirkung der Entzündung schwillt die Nasenschleimhaut in der Umgebung der Nebenhöhlenostien an oder die Nebenhöhlenschleimhaut entartet selbst polypös, weshalb die Polypen auch in den Nebenhöhlen auftreten. Die Nasenpolypen entspringen fast immer der Tiefe des mittleren und oberen Nasenganges (Abb. 47) oder den Seitenflächen der mittleren Muschel, während die Hyperplasien der Rhinitis hyperplastica am freien Muschelrand sitzen.

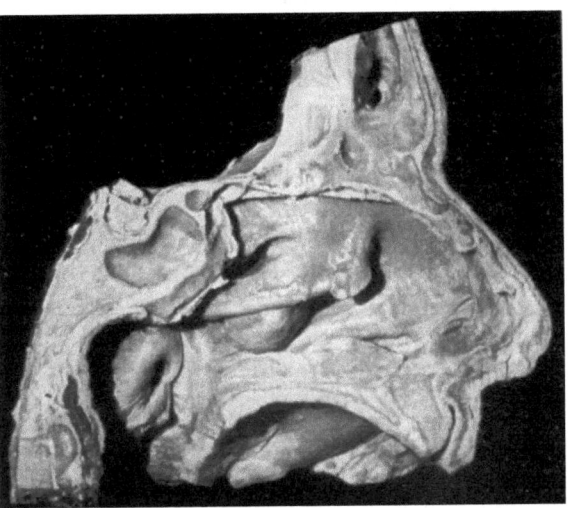

Abb. 47. Nasenpolyp aus dem mittleren Nasengang herunterhängend. Polyposes Vorderende der mittleren Muschel (Sagittalschnitt durch den Gesichtsschädel)

Über die *Pathogenese* der Nasenpolypen herrscht noch keine Klarheit. Die ältere mechanistische Vorstellung von der Polypenentwicklung als Schwerewirkung ist nicht haltbar, denn die Polypen entwickeln sich auch am Kieferhöhlenboden, wo jede Wirkung von Schwere wegfällt. Ebenso kann es sich nicht um ein Stauungsödem handeln, weil der Wachstumsdruck der Nasenpolypen, der sogar die knöcherne Nase zur Ausweitung bringt, den Kapillardruck bei weitem überwiegt. Es ist eher anzunehmen, daß lokale und allgemein konstitutionelle Faktoren (vielfaches Vorkommen bei Pyknikern [MEYER]) eine Ödembereitschaft der Schleimhaut hervorbringen (MARSCHIK, SCHWARZ), bei der die allergische Diathese mitspielt. Die zahlreichen eosinophilen Zellen im Rundzelleninfiltrat des Polypen und mitunter im Nasensekret sowie im Blut deuten auf diese Möglichkeit hin, des weiteren das bisweilen gleichzeitige Einhergehen mit Asthma bronchiale. Die häufigen Rezidive und das Auftreten der Polypen in beiden Nasenseiten sprechen ebenfalls für diese Ansicht. Jedoch können Nasenpolypen nicht einfach als eine gewöhnliche allergische Reaktion betrachtet werden, da die meisten allergischen Nasenentzündungen nicht zur Polypenbildung, sondern zur hyperplastischen Rhinopathie führen, sofern überhaupt eine Gewebsneubildung erfolgt.

Symptome und Verlauf. Beschwerden verursachen die Nasenpolypen hauptsächlich als *mechanisches Hindernis*. Kleine Nasenpolypen können daher symptomlos bleiben. Meistens aber kommt es früher oder später langsam zunehmend und im Verlaufe längerer Zeit zu völliger *Verstopfung der Nase* mit pathologischer Mundatmung und ihren Folgen (trockener Mund und Rachen nach dem Erwachen am Morgen, geschlossenem Näseln, Arbeitsunlust, Depression usw.). Da die Rima olfactoria vollständig verlegt zu sein pflegt, entsteht eine *respiratorische Anosmie*, die der Patient gewöhnlich als sehr störend empfindet. Zugleich *fließt* die Nase mehr oder weniger stark *wässerig* oder *schleimig-eitrig*. Der Druck auf die Nasenwände und der Abschluß der Nebenhöhlenostien (Vacuumsinus, s. S. 113) kann zu *Kopfschmerzen* führen, die durch die vorhandene Nebenhöhlenentzündung noch verstärkt werden.

Im allgemeinen sitzen die Nasenpolypen in sehr *wechselnder Zahl und Größe in beiden Nasenseiten*. Anfangs sind es kleinere und größere rundliche, *tropfen-* oder *birnenförmige Gebilde*, die sich schließlich gegenseitig abplatten und lappenartig jede Spalte des Naseninnern ausfüllen. In der Regel sind sie *gestielt*, dünn oder auch breitbasig. Die Oberfläche der Polypen ist glatt und *glasig glänzend*, ihre Farbe wechselt zwischen grau-bläulich, grau-gelblich, verschiedentlich rötlich, mit einzelnen mattweißen Flecken an Stelle von Epithelmetaplasien. Sie haben das Aussehen einer prall *gespannten Fischblase*, sind aber von sehr weicher Konsistenz. Sich selbst überlassen, wachsen sie mit der Zeit nach vorn und nach hinten aus der Nase heraus und füllen auch die Nebenhöhlen aus. Durch ihren großen Wachstumsdruck können sie die Nase äußerlich auftreiben. Ein einziger großer, sogenannter *Solitärpolyp* ist eine Ausnahme. Er entspringt meistens mit einem langen dünnen Stiel in der *Kieferhöhle* oder an deren Ostium, wächst nach hinten in die Choane und entwickelt sich zum riesigen *Choanalpolypen* (Abb. 48), der bis in den Kehlkopf hinunterhängen kann.

Diese Kieferhöhlenpolypen sind teils derber als die gewöhnlichen Nasenpolypen, teils sind es Zystensäcke mit serös-wässerigem Inhalt. Im letzteren Fall ist vielfach auch die Kieferhöhle von einer eiweißreichen gelblichen dünn-wässerigen Zystenflüssigkeit ausgefüllt, die sich nach der Polypenentfernung entleert.

Die **Komplikationen** sind dieselben wie bei den chronischen Nebenhöhleneiterungen. Wenn auch nicht häufig, kommen doch immer wieder *tödliche intrakranielle Erkrankungen* vor, und Nasenpolypen dürfen deshalb nicht als völlig harmlos betrachtet werden.

Diagnose. Der Laie, hin und wieder auch der Allgemeinpraktiker, faßt alle Arten von Schleimhautschwellungen oder sogar Behinderungen der Nasenatmung unter dem Sammelbegriff „Nasenpolypen" zusammen. Die echten Nasenpolypen sind jedoch mit ihrer anderen Ätiologie und Klinik von den übrigen Schleimhautschwellungen, besonders von den Muschelhyperplasien zu trennen.

Große, die ganze Nasenhöhle ausfüllende oder aus dem Naseneingang herausragende Polypen sind leicht erkennbar. Aber auch kleinere Polypen werden bei der vorderen Rhinoskopie ohne weiteres sichtbar, sofern sie in den vorderen Teil der Nase ragen. Dagegen müssen Polypen in den hinteren Teilen der Nase, im oberen Nasengang und die Choanalpolypen, selbst bei erheblicher Größe, durch die hintere Rhinoskopie gesucht werden und entgehen häufig längere Zeit der Feststellung. Zur gründlichen Untersuchung muß die Nasenschleimhaut mit Adrenalin oder Privin zum Abschwellen gebracht werden. Vor der Verwechslung mit glasigem Schleim schützen Absaugen und die Sondenuntersuchung. Von den Nebenhöhlenpolypen lassen sich nur diejenigen des Siebbeins ohne Eröffnung der Nebenhöhle diagnostizieren.

Differentialdiagnostisch können kleinere Polypen mit glatten *Muschelhyperplasien an der mittleren* Muschel oder mit den verdickten *Hinterenden der unteren Muscheln* verwechselt werden. Durch ihre grau-bläuliche Farbe, ihr glasiges Aussehen, ihren Ansatz und ihre Beweglichkeit mit der Sonde unterscheiden sich die echten Nasenpolypen von den roten derberen hyperplastischen Muschelschwellungen.

Hinter anscheinend gewöhnlichen Nasenpolypen kann sich eine *bösartige Geschwulst* verbergen. *Einseitige Nasenpolypen bei älteren Menschen, die früher nie an Nasenpolypen gelitten haben, sind immer krebsverdächtig.* Mitunter bringen erst wiederholte tiefgefaßte Biopsien die Geschwulst zur Diagnose. Beim Jüngling und jungen Mann ist an ein *Nasenrachenfibrom* zu denken. Gegenüber den Tumoren und den *spezifischen Granulationsgeschwülsten* geben sich die Nasenpolypen an ihrer Farbe, ihrer glatten Oberfläche und ihrer weicheren Konsistenz zu erkennen. Im Zweifelsfall entscheidet die Biopsie.

Die Diagnose muß sich *auch stets auf die Nebenhöhlen* erstrecken und die zugrunde liegende Nebenhöhlenentzündung klarstellen.

Behandlung. Abgesehen von kleinen Polypen allergischer Natur, die auf antiallergische Behandlung oder auch spontan wieder verschwinden können, führt nur die *chirurgische Abtragung der Nasenpolypen mit operativer Behandlung der ursächlichen chronischen Nebenhöhlenentzündung* zum Ziel. Versuche, durch Herunterreißen der hauptsächlichsten und größten Polypen den

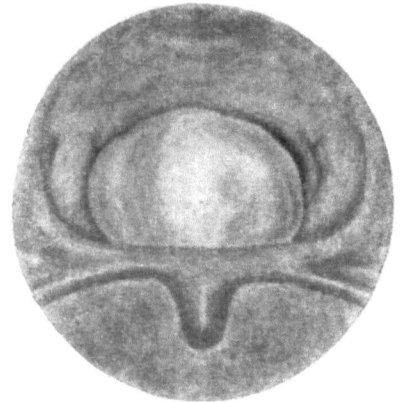
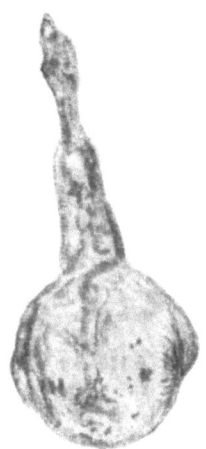

a) Im Nasenrachen b) Nach der Extraktion

Abb. 48. Choanalpolyp

Patienten auf einfache und rasche Weise von seinem Leiden zu befreien, schaffen zwar für kurze Zeit Luft, sind aber auf die Dauer stets zum Mißerfolg verurteilt. Solange die Nebenhöhlenentzündung andauert, wachsen die Polypen in kurzer Zeit wieder nach. Einzig kleinere Solitärpolypen in der Nase mit leichter umschriebener Siebbeinentzündung können ohne Nebenhöhleneröffnung abheilen, ebenso wie zuweilen die solitären Choanalpolypen nach einfacher Entfernung nicht mehr rezidivieren.

Technik der Polypenentfernung. Die radikale Ausräumung von Nasenpolypen ist technisch nicht einfach (Beleuchtung, kleines Operationsfeld mit engem Zugang) und gehört zum Facharzt. Durch Verletzung des Hirnbodens in der vorderen Schädelgrube (Siebbeindach, Lamina cribrosa) kann eine postoperative intrakranielle Verwicklung (Meningitis), durch Verletzung der Lamina orbitalis (papyracea) eine periorbitale Entzündung oder Schädigung der Sehnerven verursacht werden, was allerdings bei geübter Hand äußerst selten vorkommt.

In der Regel geht die Ausräumung gleichzeitig mit einer endonasalen Ethmoidektomie einher. Der Eingriff erfolgt in örtlicher Betäubung (2% Pantocain mit Privinzusatz) und beginnt durch Abreißen der Polypenstiele mit der kalten Drahtschlinge. Diese wird um die größeren Polypen gelegt, bis zum Ansatz des Polypenstieles vorgeschoben, zugezogen und der Polyp mit leichtem Ruck abgerissen. Die Reste an den Ansatzstellen und kleinere schwer zu packende Polypen werden mit dem scharfen Doppellöffel und dem Conchotom ausgeschnitten, woraufhin die Eröffnung und Ausräumung des Ethmoides vorgenommen wird (s. S. 130).

Die großen Choanalpolypen im Nasenrachen sind schwer zugänglich. Sofern es nicht gelingt, den dunnen Stiel in der Nase zu finden und mit dem Haken nach LANGE durchzureißen oder sie mit der Schlinge durch die Nase zu fassen, müssen sie vom Munde aus entfernt werden (Herunterreißen mit der Nasenrachenzange oder mit dem Finger).

Ist neben dem Siebbein eine der großen Nebenhöhlen erkrankt, so schließt sich deren Behandlung an die Polypenextraktion an. Im allgemeinen ist eine Radikaloperation erforderlich (Operationstechnik s. S. 120, 126, 130 u. 133 bei den chronischen Nebenhöhlenentzündungen).

Spitaldauer und Nachbehandlung richten sich nach dem Eingriff an den Nebenhöhlen.

Die häufigen Rezidive werden in gleicher Weise operiert. Sie können durch *Radiumeinlage* oft verhindert oder doch wesentlich zurückgehalten werden (LÜSCHER u. a.) (Technik, s. S. 131).

Prognose. Nasenpolypen sind in der Regel gutartig und führen mit wenigen Ausnahmen nicht zu Komplikationen. Durch operativen Eingriff können die Beschwerden fast immer beseitigt werden, doch haben die Polypen, auch nach gründlicher Ausräumung und Behandlung der zugrunde liegenden Nebenhöhlenentzündung, die Neigung, nachzuwachsen.

VII. Die banalen Entzündungen der Nasennebenhöhlen (Sinusitis acuta und Sinusitis chronica) und ihre Verwicklungen

Die entzündlichen Erkrankungen der Nasennebenhöhlen zählen, ebenso wie der akute Katarrh der oberen Luftwege, zu den *häufigsten Krankheiten* des Menschen (DENKER). Nach den Autopsiebefunden steht dabei die Kieferhöhle an erster und die Stirnhöhle an letzter Stelle, während sich Siebbeinlabyrinth und Keilbeinhöhlen in mittlerer Häufigkeit die Waage halten. Im Gegensatz zu den Erkrankungen der Nasenhaupthöhle ist es für die Nebenhöhlenentzündungen bis zu einem gewissen Grad typisch, daß sie sich überwiegend auf *eine Seite* beschränken, wobei die Kieferhöhle mehr isoliert erkrankt, während sich bei den oberen Nebenhöhlen die Entzündung meistens auf mehrere Nebenhöhlen ausbreitet (s. kombinierte Nebenhöhlenentzündungen). Mitunter werden aber auch alle Nebenhöhlen auf einer oder beiden Seiten zugleich ergriffen (Pansinusitis). Nebenhöhlenentzündungen treten beim Kind seltener in Erscheinung als beim Erwachsenen, was möglicherweise darauf zurückzuführen ist, daß das Kind geringe Dauerbeschwerden als selbstverständlich hinnimmt und weniger klagt als der Erwachsene (S. 134). Aber auch beim Erwachsenen sind die *Beschwerden* einer Sinusitis, besonders in den Anfangsstadien und bei langsam chronischer Entstehung zuweilen *wenig charakteristisch* und äußern sich manchmal mehr in Fernerscheinungen als in lokalen Symptomen, so daß die Diagnose oft erst nach Wochen oder Monaten gestellt wird und viel kostbare Zeit für eine folgerichtige Behandlung verlorengeht.

Die Nebenhöhlenentzündungen sind zwar lästig und bereiten oftmals erhebliche Beschwerden, auch sind Folgekrankheiten der Luftwege und Störungen des Allgemeinzustandes häufig, wogegen sie nur ausnahmsweise lebensgefährliche Verwicklungen verursachen (s. Verwicklungen der Nebenhöhlenentzündungen). Dem Laien erscheinen auch leichtere Nebenhöhlenentzündungen wohl infolge ihrer Hirnnähe als bedrohliche Erkrankung und erwecken in der Vorstellung des Ängstlichen, ähnlich wie „vereiterte Mandeln", übertriebene Befürchtungen.

Die *akuten Nebenhöhlenentzündungen* sind vielfach die Teilerscheinung eines allgemeinen Katarrhs oder einer Infektionskrankheit und heilen unter einfacher konservativer Behandlung aus. Sie können deshalb vom Allgemeinpraktiker gewöhnlich in zureichender Weise behandelt werden, sofern sich ihre Ausheilung nicht verzögert. *Die chronischen Erkrankungen* dagegen gehören zum Facharzt, da Spülungen oder operative Eingriffe in der Regel nicht zu umgehen sind.

1. Die akuten Nebenhöhlenentzündungen (Sinusitis acuta)

Die akuten Entzündungen der verschiedenen Nasennebenhöhlen, Kiefer- und Stirnhöhle, Siebbeinzellen und Keilbeinhöhlen (Sinusitis maxillaris acuta, Sinusitis frontalis acuta, Cellulitis ethmoidalis acuta, Sinusitis sphenoidalis acuta) gleichen sich in ätiologischer und klinischer Hinsicht so sehr, daß mir eine gemeinsame Besprechung angezeigt erscheint.

In den Lehrbüchern werden im allgemeinen die banalen Sinusitiden nach dem anatomischen Gesichtspunkt der einzelnen Nebenhöhlen besprochen und dabei akute und chronische Sinusitiden zusammengefaßt. Vom Standpunkt des Arztes und der Therapie haben jedoch die akuten Sinusitiden der einzelnen Nebenhöhlen mehr gemeinsame Eigenschaften als akute und chronische Entzündungen einer bestimmten Nebenhöhle.

Ursache und Entstehung. Die Infektion der normalerweise fast sterilen Nasennebenhöhlen erfolgt größtenteils durch *direkten Kontakt von der Nase* aus und die Nebenhöhlenentzündungen sind daher meistens die *Begleiterscheinungen oder Folgekrankheiten eines akuten Schnupfens* (rhinogene Sinusitis). Entweder liegt ein banaler Schnupfen *(Coryza)* zugrunde oder eine grippöse Erkrankung, bei welcher einzelne Epidemien zu gehäuftem Auftreten führen. Aber auch andere *Infektionskrankheiten*, die mit einer Entzündung der Nasenschleimhaut einhergehen, wie Influenza, Scharlach, Masern, Diphtherie, Pneumonie, Meningitis cerebrospinalis, Typhus, Erysipel, Variola usw., sind als Ursache bekannt. Wahrscheinlich wird das ganze Höhlensystem mehr oder weniger zugleich infiziert, sei es durch rasches Weiterschreiten der Schleimhautentzündung von der Nasenhaupthöhle auf die Nebenhöhlen oder durch direktes Eindringen der Entzündungskeime in die Nebenhöhle.

Wie weit, beispielsweise bei den akuten Infektionskrankheiten, eine *hämatogene Einschleppung* mitwirkt, ist nicht zu entscheiden, einzig bei septischer Metastase von entfernten Eiterherden aus (Lungenabszesse, Pleuritis, Pyelitis, Knochen- und Gelenkeiterungen) ist diese sicher.

Die *erbliche Allgemeinkonstitution* sowie die *Konstitution der Schleimhaut* spielt hier, wie bei allen katarrhalischen Entzündungen der oberen Luftwege, eine erhebliche Rolle, weshalb einzelne Menschen leichter, andere schwerer oder gar nicht befallen werden. Auch leidet die Widerstandskraft der Schleimhaut durch *schwächende Allgemeinerkrankungen*, aber auch schon durch einen *geschwächten Allgemeinzustand* infolge Übermüdung, Überarbeitung, emotionelle Spannungen (emotional stress), ungünstige Arbeitsbedingungen usw. Die *Virulenz* der Erreger ist ebenfalls mitbestimmend. Namentlich aber spielen *allergische Reaktionen* mit. Auf Vitaminmangel A, B und D wird von amerikanischer Seite bei der Sinusitis im Kindesalter hingewiesen (LEDERER).

Unsachgemäßes *Schneuzen* (S. 39) während des Schnupfens begünstigt die Einschleppung von infektiösem Nasensekret in die Nebenhöhlen. *Verlegung der Nebenhöhlenostien* durch Polypen, Muschelhyperplasien, eine Septumdeviation oder Nasentamponaden behindert anderseits den Abfluß und leistet der Entstehung der Entzündung, ebenso wie ihrem Chronischwerden durch Stauung und Retention Vorschub.

Des weiteren können direkte und indirekte *Verletzungen* der Nebenhöhlen (Brüche, Fremdkörper), *akute Osteomyelitiden* der umgebenden Knochen (Oberkieferosteomyelitis des Kleinkindes), luetische und tuberkulöse Erkrankungen der Gesichtsknochen und *maligne Neubildungen* in der Nase akute Nebenhöhlenentzündungen hervorrufen. Die Infektion kann auch beim *Baden und Tauchen* namentlich bei Sprüngen in das Wasser mit vorangehenden Füßen ohne Verschluß der Nase, durch verschmutztes Wasser, besonders im Schwimmbassin, stattfinden sowie beim *Erbrechen* durch in die Nebenhöhle eindringende Speisereste. Dasselbe gilt für *Nasenduschen*, insbesondere bei unrichtiger Ausführung.

Akute Kieferhöhleneiterungen entstehen vielfach vom *Zahnsystem* aus, indem ein vereitertes Wurzelgranulom in die Kieferhöhle einbricht (dentogenes oder dentales Empyem), oder bei einer Zahnextraktion die Kieferhöhle eröffnet wird. Einfache Eröffnungen heilen zwar im allgemeinen reaktionslos aus, dagegen verursacht das Einstoßen eines Wurzelrestes fast immer eine akute Entzündung. Auch eine vorgeschrittene Paradentose kann auf dem Gefäßweg zur Infektion führen.

Als *Erreger* findet sich gewöhnlich eine *Mischflora*, in der neben den überwiegenden banalen Eiterbakterien, Streptococcus pyogenes, Staphylococcus aureus und albus, seltener der Diplococcus pneumoniae, Micrococcus catarrhalis, Friedländer-Bazillus, Pseudodiphtheriebazillen, ausnahmsweise Bacterium coli, Meningococcus intracellularis Weichselbaum, Bacillus pyocyaneus oder Aspergillus-Arten anzutreffen sind. Handelt es sich um eine dentogene Infektion, so erscheint die teilweise *anaerobe Mundflora* mit stinkender Zersetzung des Eiters. Sicherlich müssen auch bei den Nebenhöhlenentzündungen *Virusinfektionen* als Wegbereiter der bakteriden Infektion mitverantwortlich gemacht werden.

Pathologische Anatomie. Die Schleimhaut weist bei den akuten Nebenhöhlenentzündungen, wie bei allen einfachen Schleimhautentzündungen, die übliche Rötung und Schwellung mit ödematöser Durchtränkung und Rundzelleninfiltration auf. Daneben neigt sie zur Bildung von serösen oder ödematösen Wülsten, wodurch die Schleimhaut nicht nur diffus, sondern auch wulstartig anschwillt. Die Schwellung ist oft so hochgradig, daß das Lumen der Nebenhöhlen bis auf Spalten verengt wird. Gelegentlich entwickeln sich Zysten (Drüsenretentionszysten) mit Zylinderepithel. Das Epithel bleibt gewöhnlich erhalten, kann aber die Flimmerhaare verlieren, der Knochen erscheint makroskopisch intakt.

Die Entzündung hat bald mehr einen *katarrhalisch-schleimigen Charakter* mit geringer Rundzelleninfiltration und geringer Eiterbildung *(akuter Nebenhöhlenkatarrh)*, bald ist die Rundzelleninfiltration hochgradig mit reichlicher Eiterbildung *(akute exsudative Nebenhöhleneiterung)*. In selteneren Fällen kann der Eiter fötid sein. Die katarrhalische Form ist häufig nur der Vorläufer der eitrigen Form und es gibt alle Arten von Übergängen. Ausnahmsweise kommt eine ulzerös *nekrotische Form* vor mit Zerfall der Schleimhaut und Zerstörung der Knochenwände (Scharlach).

Symptome und Verlauf. Der Beginn der Nebenhöhlenentzündung wird meistens durch die ursächliche Infektionskrankheit und den sie begleitenden Schnupfen verdeckt. Die rhinogenen Nebenhöhlenentzündungen im Anschluß eines genuinen Schnupfens fangen in der Regel mit einem katarrhalischen Stadium an. Dieser *akute Nebenhöhlenkatarrh* ergreift gewöhnlich *mehrere* (Multisinusitis) oder sogar *sämtliche Nebenhöhlen* (Pansinusitis). Er bereitet hauptsächlich subjektive Beschwerden, während die Rhinoskopie nur die diffuse schleimbildende bzw. seröse Rhinitis ohne Nebenhöhleneiter zeigt. Nicht selten bleibt es bei diesen katarrhalischen Erscheinungen, die ausheilen können, ohne daß sie bemerkt wurden. In anderen Fällen geht der Katarrh in eine *schwerere akute exsudative Nebenhöhleneiterung* über, die sich in der Regel auf *eine Seite* oder auch eine *einzige Nebenhöhle* zurückzieht, unter Bevorzugung derjenigen Nasenseite, bei der durch ungünstige anatomische Verhältnisse die Abflußmöglichkeiten für den Eiter schlechter sind. Die Stirnhöhle erkrankt selten allein, sondern die vorderen Siebbeinzellen werden fast immer miterfaßt.

Die dentogenen Kieferhöhlenempyeme sind entsprechend ihrer Entstehung aus einer Zahnerkrankung einseitig und bleiben im allgemeinen auf die Kieferhöhle beschränkt.

Bei schweren Infektionskrankheiten (Masern, Scharlach) fehlt das katarrhalische Vorstadium und die Eiterung setzt direkt mit stärkeren Erscheinungen ein.

Für erhöhte Temperatur ist, außer im Anfang, beinahe immer die zugrunde liegende Erkrankung verantwortlich. Bei stärkeren Verhaltungen kann sich das Einsetzen der Entzündung durch hohen Fieberanstieg bis zu 40° und Zunahme der *allgemeinen Krankheitserscheinungen* bemerkbar machen.

Die Symptome sind deshalb nach Ursache, Heftigkeit und Ätiologie der Entzündung recht verschieden. Als *allgemeine Symptome* sind zu nennen: Müdigkeit, Arbeitsunlust, Konzentrationsunfähigkeit, Appetitlosigkeit, Übelkeit und Magenbeschwerden durch verschluckten Eiter. Reizbarkeit und Depressionszustände können auch bestehen, sind aber vorwiegend bei den chronischen Entzündungen anzutreffen.

Zu den typischen *lokalen Symptomen* der Nebenhöhlenentzündung gehören vor allem *Kopfschmerzen verschiedener Art*, die sich zum Teil mit den *lokalen Spontanschmerzen* decken, sowie *Druck- und Klopfempfindlichkeit der Nebenhöhlenwandungen*. Häufig wird schon die Grundkrankheit bzw. der Schnupfen von diffusen Kopfschmerzen und einem Eingenommensein des Kopfes begleitet, wobei es fraglich bleibt, ob diese Kopfschmerzen der Allgemeinstörung, dem Schnupfen oder einer allgemeinen katarrhalischen Beteiligung der Nebenhöhlen zuzuschreiben sind. Mit dem objektiv nachweisbaren Auftreten der Nebenhöhlenentzündungen bzw. der eitrigen Sinusitis verstärken sich gewöhnlich die Kopfbeschwerden. Von den diffusen Kopfschmerzen sind die *lokalisierten Nebenhöhlenschmerzen* zu unterscheiden, wie Oberkieferschmerzen, Stirn-, Hinterhauptschmerzen usw. Mehr und mehr ziehen sich die Nebenhöhlenschmerzen auf die erkrankten Höhlen zurück und werden, wie die Nebenhöhlenentzündung selbst, meistens einseitig. Sie können vom leichten Druck bis zu den rasendsten Schmerzen wechseln, gelegentlich von schmerzfreien Intervallen unterbrochen. Heftige Schmerzanfälle mit Fieberanstieg lassen eine stärkere Stauung vermuten. Die *Nebenhöhlenschmerzen wandern nicht*, aber sind zeitlichen Schwankungen unterworfen. Im Gegensatz zu den Schmerzen der Mittelohrentzündung sind sie meistens tagsüber am stärksten, weshalb die Nachtruhe, ausgenommen in den ersten Anfängen, nur wenig gestört wird. Ihre Lokalisation entspricht nicht immer der betroffenen Nebenhöhle, da die Ausstrahlung neuralgiformer Schmerzen in den Ästen des N. trigeminus, vor allem dem N. supra- und infraorbitalis, für die Verbreitung auf entferntere Gebiete sorgt. Hauptsächlich sind es die Schmerzen der Kieferhöhleneiterung, die sich am wenigsten an die Grenzen der Höhle halten.

Die Schmerzen der *Kieferhöhleneiterung* treten bald als Oberkiefer- bzw. Wangenschmerzen mit Spannungen und leichtem Druck, vorwiegend über dem medialen Teil des Jochbogens und dem Tuber maxillare auf, bald als Zahnschmerzen oder sogar als Stirnschmerzen, ohne daß eine Stirnhöhlenentzündung vorliegt. Bei der Kieferhöhleneiterung können Schmerzen auch ganz fehlen, werden jedoch bei den Influenzaempyemen manchmal hochgradig. Im allgemeinen nehmen die Kieferhöhlenschmerzen gegen Abend zu.

Stirnhöhlenentzündungen verursachen Stirnschmerzen, mitunter in Form von Supraorbitalneuralgien. Die Schmerzen können sehr heftig werden. Sie beginnen in der Regel mit großer Pünktlichkeit jeden Tag zu einer bestimmten Vormittagsstunde, halten einige Stunden an und klingen am Nachmittag wieder ab. Von allen Nebenhöhlen gehen die Stirnhöhlenentzündungen am häufigsten mit eigentlichen Schmerzen einher, die nur selten gänzlich fehlen und meistens die vorwiegende Klage der Patienten bedeuten.

Bei der *Siebbeinentzündung* liegen die Schmerzen in der Nasenwurzel mit ausstrahlenden Schmerzen nach dem medialen Teil der Stirn.

Sowohl Stirnhöhlen- wie Siebbeinentzündungen können einen dumpfen Druck hinter den Augen erzeugen und mit *Lichtscheu* und *Tränenträufeln* einhergehen.

Die *Keilbeinhöhlenschmerzen* strahlen nach dem Hinterhaupt und dem Nacken aus.

Alles, was den Blutandrang nach dem Kopf vermehrt, erhöht die Schmerzen (Bücken, Niesen, Husten, Schneuzen, Alkohol- und Tabakgenuß).

Neben den Spontanschmerzen sind vielfach *Druck- und Klopfschmerzen der Höhlenwandungen* nachweisbar (Abb. 49). Charakteristisch und meist vorhanden ist der Druckschmerz bei *Stirnhöhlenentzündungen am Stirnhöhlenboden*, der am inneren oberen Winkel der Orbita der Betastung zugänglich ist. Die an dieser Stelle dünne Knochenwand läßt das äußere Periost rasch empfindlich werden, was für die dicke Vorderwand seltener zutrifft. Auch der N. supraorbitalis ist bisweilen druckempfindlich, jedoch deutet der Druckschmerz an seiner Austrittsstelle eher auf eine einfache Supraorbitalneuralgie hin. Druckschmerzen über der *erkrankten Kieferhöhle* bzw. dem *medialen Teil des Jochbogens* und dem *Alveolarfortsatz* treten weniger häufig auf. Gelegentlich werden die *Zähne* beim Aufbeißen *druckempfindlich* und der Patient hat das Gefühl, als seien „die Zähne zu lang". Druckschmerzen über dem *Tränenbein* und der anstoßenden Lamina papyracea, soweit diese von außen erreichbar ist, sprechen für eine *Entzündung des Siebbeins*. Die Keilbeinhöhle läßt sich ihrer Lage gemäß von außen nicht abtasten.

Ein *zweites wichtiges Lokalsymptom* ist der *reichliche Nasenfluß* und die *Lokalisation des Exsudates in der Nase*. Das katarrhalische und seröse Stadium des Ausflusses wird vielfach durch den Schnupfen verdeckt. Später ist der Ausfluß *eitrig* und wird mit zunehmender Abheilung *schleimig-eitrig* und geballt. Bei einem dentalen Kieferhöhlenempyem und dem geschlossenen Empyem der Stirnhöhle kann der Eiter auch bei akuter Entzündung *fötid* sein. Nicht selten entleert sich, besonders aus der Kieferhöhle, eine eigelbe, stark eiweißhaltige, gerinnende Flüssigkeit in plötzlichen Schüben. Bei Schütteln des Kopfes spürt der Patient gewöhnlich das Schwappen des Kieferhöhlenempyems. Infolge der Lage der Nebenhöhlenostien fließt der Eiter der *Nebenhöhlen erster Serie* zunächst in den Hiatus semilunaris im *mittleren Nasengang* (Abb. 50), der Eiter der *Nebenhöhlen zweiter Serie* in den *oberen Nasengang*. Von dort gelangt stets ein reichlicher Teil — bei den hinteren Nebenhöhlen so gut wie alles — entsprechend dem Flimmerstrom nach hinten in den Schlund, wo das Exsudat verschluckt wird (Magenstörungen). Aus den vorderen Nebenhöhlen kann bei nach vorn gebeugtem Kopf der Ausfluß aus der Nase abtropfen.

Der aus den Ostien fließende Eiter bewirkt eine lokale Reizung der Nasenschleimhaut, wodurch die Symptome eines oftmals *einseitigen Stockschnupfens*, manchmal verbunden mit den Zeichen des Tubenverschlusses, hervorgerufen

Die akuten Nebenhöhlenentzündungen (Sinusitis acuta) 105

werden. Mit der Verstopfung der Nase (Schleimhautschwellung, Sekretstauung, Polypenbildung) entsteht eine *Hyposmie* oder *Anosmie*.

Bei der *Rhinoskopie* erscheint die Umgebung des Nebenhöhlenostiums *gerötet und angeschwollen*, hauptsächlich der *Kopf und das Hinterende der mittleren Muschel*. Der mittlere und obere Nasengang ist eingeengt und kann von kleinen Polypen ausgefüllt sein. Je nach der Nebenhöhle liegt Eiter im mittleren oder oberen Nasengang bzw. in beiden Nasengängen (s. Diagnose, S. 107).

Außer diesen *offenen Nebenhöhleneiterungen* kommen auch *geschlossene Empyeme* vor, bei welchen der Eiterabfluß durch Verschwellung sowie abnormer Enge des Ostiums, oder durch Polypenbildungen zeitweise behindert oder dauernd aufgehoben wird. Der oftmals enge Ductus nasofrontalis der Stirnhöhle und die

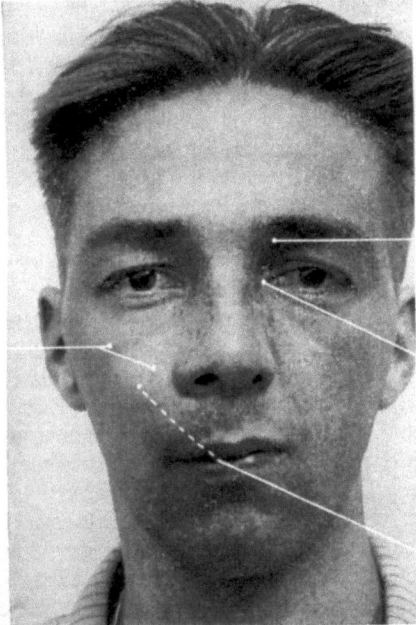

Abb. 49. Schmerzhafte Druckpunkte der Nasennebenhöhlenentzündungen

feinen Ostien der Siebbeinzellen neigen besonders dazu, weshalb Verhaltungen bei den Stirnhöhlen- und Siebbeinentzündungen relativ häufig sind. Die dadurch entstandene Stauung führt zu Fieberanstieg und heftigen Kopfschmerzen, die mit einsetzendem Eiterfluß plötzlich nachlassen. Zuweilen wechseln Schmerzanfälle und Eiterfluß periodisch ab. Der Heilungsprozeß wird in diesen Fällen verzögert, der Eiter zersetzt sich und kann fötid werden. Ohne zureichende Behandlung geht die Entzündung in ein chronisches Stadium über.

Gewöhnlich heilen auch die schweren akuten Nebenhöhleneiterungen spontan aus oder können durch eine einfache konservative Behandlung in einigen Wochen zur vollständigen Abheilung gebracht werden. Dabei lassen sich drei Stadien unterscheiden. Auf das erste Stadium der diffusen Entzündung mit Allgemeinerscheinungen folgt ein zweites Stadium des reifen Empyems, in welchem der Zustand stationär bleibt, bis sich das dritte Stadium der Rückbildung und Heilung anschließt. Vorerst gehen langsam die Schmerzen zurück, schließlich auch der Eiterfluß, der manchmal ziemlich plötzlich versiegt. Als *maximale Dauer* sind ungefähr *fünf bis sechs Wochen* anzunehmen. In einzelnen Fällen bildet sich der Entzündungsprozeß in der einen Höhle zurück, während er in der anderen Höhle weiter bestehen bleibt und einen chronischen Verlauf nehmen kann, wie auch durch Überfließen von Eiter der einen Höhle in die andere die Entzündung immer wieder aufflackern kann, um dann ebenfalls chronisch zu werden. Die Entzündungen *rezidivieren gern*, besonders das katarrhalische Stadium, und vielfach erkrankt immer wieder dieselbe, dem Patienten bereits bekannte Nebenhöhle.

Der *Ablauf des dentalen Kieferhöhlenempyems* hängt von der Zahnerkrankung ab, nach deren Beseitigung die Kieferhöhle in der Regel rasch ausheilt. Bei Fortdauer der Zahnerkrankung wird auch die dentale Kieferhöhleneiterung chronisch.

Nebenhöhlenentzündungen auf Grund von Infektionskrankheiten nehmen im ganzen einen *schwereren Verlauf* als solche im Anschluß an einen einfachen Schnupfen. Ihre spontane Heilneigung ist geringer und sie gehen öfters in ein chronisches Stadium über. Eine Sonderstellung kommt vor allem den *Nebenhöhleneiterungen bei Scharlach* zu, welche ebenso wie die Mittelohreiterungen des Scharlachs bösartig zu sein pflegen. Gewöhnlich ergreift die Eiterung mehrere Nebenhöhlen, und selbst wenn die gefürchtete nekrotische Entzündung mit Zerfall der Schleimhaut und stinkendem dünnflüssigem Exsudat ausbleibt, sind Komplikationen auffallend häufig und schließt sich meistens eine chronische Eiterung an. Auch die *Badesinusitiden* (anaerobe Infektion) verlaufen mitunter ähnlich schwer.

Komplikationen. Die *Nebenhöhlenentzündungen greifen*, abgesehen von den vorher erwähnten Ausnahmen, trotz ihrer nahen räumlichen Beziehungen zur vorderen Schädelgrube, zur Orbita und Retroorbita mit dem Fasciculus opticus (s. Anatomie, S. 9 u. ff.) nur *verhältnismäßig selten* unter Zerstörung und Durchbruch der knöchernen Wände *auf die Umgebung über*. Insbesondere ist dies bei der Kieferhöhle eine große Ausnahme. Sie können in diesen Fällen *intrakranielle Komplikationen* (Meningitis, Hirnabszeß, Thrombosen des Sinus cavernosus), *orbitale Komplikationen* (periorbitale Abszesse, Orbitalphlegmonen, Retrobulbärneuritis) oder *Abszesse unter den Gesichtsweichteilen* verursachen. Die vereinzelten Todesfälle sind fast ausschließlich auf die intrakraniellen Verwicklungen zurückzuführen. Verwicklungen kommen häufiger vor, wenn eine chronische Sinusitis akut aufflammt oder bei allzu frühen und radikalen Operationen einer akuten Sinusitis. Durch die frühe Anwendung von Sulfonamiden und Antibiotica werden Komplikationen wesentlich eingeschränkt. Über die Verwicklungen der Nebenhöhlenentzündungen s. S. 136 u. ff.

Diagnose. Da die Symptome der Grundkrankheit so heftig sein können, daß auch schwerere Nebenhöhleneiterungen unbemerkt bleiben, muß bei allen mit Schnupfen verbundenen Erkrankungen die Möglichkeit einer Nebenhöhleneiterung in Betracht gezogen werden.

Der *Verdacht einer akuten Nebenhöhlenentzündung* ist gegeben, wenn im Verlauf oder im Anschluß an einen akuten Schnupfen, gleichgültig welcher Ätiologie, bestimmt lokalisierte, nicht wandernde, oftmals einseitige Kopfschmerzen bzw. Nebenhöhlenschmerzen auftreten. Er wird erhöht durch Druckschmerzen an den beschriebenen typischen Druckpunkten (Abb. 49) der Stirnhöhle, Kieferhöhle oder des Siebbeines. Die Druckschmerzen können aber auch fehlen.

Läßt sich ein *eitriger Nasenfluß* mit massiger Entleerung beim Schneuzen und Schwellung der mittleren Muschel nachweisen, so ist die Diagnose ziemlich gesichert. Über die Menge des Ausflusses gibt der tägliche Verbrauch an Taschentüchern einigermaßen Auskunft, der bei einer heftigen Sinusitis mehr als ein

Dutzend betragen kann. Der ursprünglich beiderseitige Ausfluß wird in der Regel mehr und mehr einseitig. Die Rhinoskopie zeigt den typischen „Eiterstreifen" (Abb. 50) bzw. die Eiterstraße in den oberen Teilen der Nase. Kommt der Eiter aus dem *mittleren Nasengang*, also lateral von der mittleren Muschel, so stammt der Eiter aus den *Nebenhöhlen erster Serie*, d. h. Stirnhöhle, Kieferhöhle, vorderes und mittleres Siebbein. Eiter im *oberen Nasengang*, also medial von der mittleren Muschel, stammt aus den *Nebenhöhlen zweiter Serie*, d. h. hinteres Siebbein und Keilbeinhöhle. Wird der Eiter ausgetupft, so fließt er als „*Reservoireiter*" rasch wieder nach. Doch auch bei starken Eiterungen ist nicht eine „Nase voll Eiter" zu erwarten, da dieser ausgeschneuzt wird, sobald er die Nase anzufüllen beginnt. Sehr reichlicher schleimiger Eiter *in allen Nasengängen* spricht weniger für eine Nebenhöhlenentzündung als für eine diffuse Eiterung der Nasenschleimhaut selbst (s. S. 89).

Ist bei der rhinoskopischen Untersuchung weder Eiter noch eine Schwellung der mittleren Muschel festzustellen, so werden die Angaben des Patienten über einen Eiterabfluß in den Rachen nicht selten durch einen Eiterstreifen an der hinteren Rachenwand bestätigt, der sich mit der postrhinoskopischen Untersuchung bis in die Choane und zum geschwollenen Hinterende der mittleren Muschel verfolgen läßt.

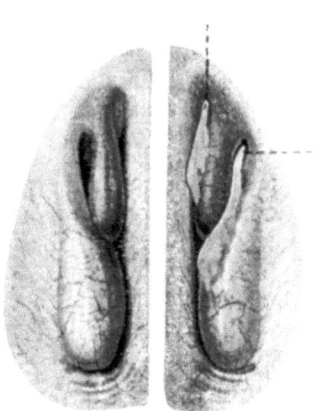

Abb. 50. „Eiterstraßen" bei Nebenhöhleneiterungen. Eiter aus dem mittleren Nasengang (Nebenhöhlen erster Serie) fließt über die untere Muschel, aus dem oberen Nasengang (Nebenhöhlen zweiter Serie) über die mittlere Muschel

Zuweilen muß der Eiter erst in der Nase gesucht werden. Polypöse und hyperämische Schleimhautschwellungen der Muscheln können die Nasengänge derart einengen, daß ein Einblick erst nach Abschwellen mit Adrenalin oder 1⁰/₀₀ Privinlösung möglich ist. Durch Abspreizen der mittleren Muschel mit dem Killianschen langen Nasenspekulum (Rhinoscopia media) lassen sich die Nasengänge unter Lokalanästhesie noch besser zugänglich machen. Wird auch dabei kein Eiter sichtbar, so kann seine Entleerung aus den oberen Nebenhöhlen (Stirnhöhle, Siebbeinzellen, Keilbeinhöhle) manchmal durch Absaugen (s. S. 110) bewirkt werden. Oftmals erscheint dann der Eiter in größeren Mengen.

Fehlen von Eiter in der Nase und im Rachen, auch nach Anwendung der erwähnten Untersuchungen, schließt jedoch eine Nebenhöhlenentzündung immer noch nicht aus. Es kann eine beginnende Sinusitis mit spärlichem Exsudat vorliegen, eine leichtere katarrhalische Sinusitis, ein geschlossenes Empyem infolge Verstopfung des Ausführungsganges oder die Höhle hat sich kurz vor der Untersuchung völlig entleert. In diesen Fällen gelingt die Diagnose nur durch die *direkten Untersuchungsmethoden*, die bei den chronischen Nebenhöhlenentzündungen im einzelnen besprochen werden. In erster Linie ist als einfachstes Verfahren die *Durchleuchtung* heranzuziehen, die hauptsächlich bei den Kieferhöhlen oft ohne weiteres ein klares Resultat ergibt. Dann folgt die *Röntgenuntersuchung*, bei der die Erkrankung der verschiedenen Höhlen im Seitenvergleich gewöhnlich eindeutig zu erkennen ist. Nur in Zweifelsfällen gelangt bei den akuten Entzündungen die *Punktion oder Sondierung* der Nebenhöhlen mit Probespülung zur Anwendung.

Differentialdiagnostisch führen *Kopfschmerzen verschiedener Art und Neuralgien* zur fälschlichen Annahme einer Nebenhöhlenentzündung, insbesondere eines

„akuten Stirnhöhlenkatarrhs". Kopfschmerzen sind ein außerordentlich vieldeutiges Symptom, welches eine große Reihe von Erkrankungen begleitet (s. Sinusitis frontalis chronica, S. 124). Darunter finden sich auch akute fieberhafte Erkrankungen (Grippe, andere Infektionskrankheiten, akute Magen-Darm- und Leberstörungen usw.), bei denen akute Nebenhöhlenentzündungen vorkommen können. Es ist aber ganz unrichtig, allein aus Kopfschmerzen auf eine Nebenhöhlenentzündung zu schließen und ängstlichen Patienten mit dieser Vermutungsdiagnose unnötige Sorgen zu bereiten.

Eine recht häufige Fehldiagnose ist die Annahme einer Kieferhöhleneiterung bei *akuten Zahnwurzelerkrankungen* bzw. einer Parulis. Stärkere Druckschmerzen, vor allem eine Schwellung über dem Oberkiefer bzw. der Fossa canina deuten bei akuten Entzündungen in erster Linie auf eine fortgeleitete Zahnerkrankung hin, da die banale Kieferhöhleneiterung äußerst selten nach außen durchbricht. Beim Neugeborenen und Kleinkind handelt es sich meistens um eine Osteomyelitis des Oberkiefers (S. 148). Nur wenn Eiter in der Nase ist und zudem fötid (übler Geruch in der Nase), kann eine Kieferhöhleneiterung angenommen werden. Schließt sich die Naseneiterung an eine Zahnextraktion an, so ist die Diagnose des akuten dentalen Empyems gegeben.

Eiter in der Nase stammt nicht immer aus den Nebenhöhlen. Schleimigen Eiter sondert auch die Nasenschleimhaut ab, rahmiger Eiter ist seltener. *Fremdkörper, spezifische Geschwüre, luetische Nekrosen* usw. verursachen ebenfalls einseitige, in der Regel fötide Naseneiterungen.

Die Berücksichtigung des klinischen Bildes und der Druckschmerzhaftigkeit der Nebenhöhlenwände, sowie die Anwendung der Rhinoscopia anterior und posterior führen im allgemeinen nicht über eine gewisse Wahrscheinlichkeitsdiagnose hinaus und erlauben nicht eindeutig festzustellen, welche der Nebenhöhlen erkrankt ist. Bei einfachen und leichteren Nebenhöhlenentzündungen darf sich der Allgemeinpraktiker mit einer solchen Vermutungsdiagnose begnügen, weil die konservative Behandlung für die akuten Entzündungen gewöhnlich ausreicht und grundsätzlich für alle Nebenhöhlen dieselbe ist. Die Behandlung gewinnt allerdings auch in diesen Fällen an Sicherheit, wenn die Diagnose mittels der direkten Untersuchungsmethoden der Nebenhöhlen vom Facharzt erhärtet wird, speziell für die Bestrahlung, Diathermie oder Kurzwellen. Unerläßlich ist die genaue Diagnose bei verzögertem Ablauf oder schwerer Erkrankung. Jede *druckempfindliche Schwellung* und jeder *drohende Durchbruch* ist als *Komplikation* anzusehen (s. S. 136 u. ff.) und gehört nicht mehr zum Bild der einfachen akuten Nebenhöhleneiterung.

Um eine folgerichtige Chemo- bzw. Biotherapie durchführen zu können, ist bei allen schweren fieberhaften Sinusitiden eine sofortige *bakterielle Untersuchung des Eiters* mit *Resistenzbestimmung* vorzunehmen.

Die Diagnostik hat sich stets auf die *möglichen Verwicklungen* zu erstrecken (s. S. 136 u. ff.), deren frühzeitige Erkennung und zureichende Behandlung lebenswichtig sein kann.

Behandlung. Bei allen schweren Sinusitiden ist zunächst Bettruhe mit erhöhter Kopflage und später Zimmeraufenthalt zu empfehlen. Verschleppen rächt sich durch Chronischwerden. Die *Allgemeinbehandlung* richtet sich gegen die allgemeine Infektion und die Schmerzen. Im Beginn sind in leichten Fällen Schwitzpackungen (Aspirin 0,5, reichlich Lindenblütentee und trockene Ganzpackung für $1/2$ bis $3/4$ Stunden) mit eventuellem Abführen angezeigt.

Jede schwere exsudativ-eitrige, insbesondere jede fieberhafte Nebenhöhlenentzündung erfordert eine sofortige, möglichst gezielte interne Chemo- und Biotherapie mit Sulfonamiden oder mit Antibiotica eventuell kombiniert mit Sulfonamiden. Die Erreger sind bei der Sinusitis mannigfacher als bei einer akuten Mittelohrentzündung und der Erfolg hängt daher in erhöhtem Maß von der Wahl des Medikamentes ab. Deshalb ist eine der Resistenzprüfung entsprechende gezielte Behandlung wichtig.

Zur Schmerzbekämpfung eignen sich am besten Kombinationspräparate, z. B.:

> *Rp.* Pyramidon. 0,3
> Chinin. muriat. 0,1
> *D.* ad caps. amylac. t. dos. Nr. XII,
> *S.* 3- bis 4mal täglich 1 Pulver;

oder

> *Rp.* Phenacetin. 0,5
> Coffein. natrosalicyl. 0,25
> *D.* tal. dos. Nr. XII,
> *S.* 3- bis 4mal täglich 1 Pulver;

oder entsprechende Spezialpräparate.

Die *Lokalbehandlung* beschränkt sich in der Regel auf eine Wärmebehandlung von außen und, zur Erleichterung des Eiterabflusses aus den Ostien, auf ein Abschwellen der Nasenschleimhaut.

Als *Wärmebehandlung* können heiße Kamillenkompressen oder Kataplasmen angewendet werden; besser ist aber die tiefergreifende strahlende Wärme der Solluxlampe (S. 39), mit der der Patient die in Frage kommende Höhle zu Hause bestrahlen kann. In der gleichen Weise wirken Kopflichtbäder im Kopflichtkasten nach BRÜNINGS oder Kurzwellen und Diathermie (Vorsicht mit zu frühem Weggehen nach der Bestrahlung).

Das *Abschwellen der Nasenschleimhaut* erfolgt durch *Einstäuben oder Einträufeln* von Adrenalin-Ephedrin-Tropfen folgender Zusammensetzung:

> *Rp.* Ephedrin 0,1—0,3
> Sol. Adrenalin 1 : 1000 (in isotonischer NaCl-Lösung) ad 10,0
> *D. S.* 3- bis 4mal täglich 4 Tropfen in jede Nasenseite oder Einstäuben,

oder der sehr wirkungsvollen und stundenlang abschwellenden $0,5-1^0/_{00}$ Privinlösung (Anwendung nicht über drei bis vier Wochen, S. 184).

Denselben Zweck erfüllen die Spezialpräparate: Promucinum liquidum (Siegfried), Adrianol (Merck), Adrephin (Parke-Davis) u. a. Günstige Kombinationen sind Präparate mit *Antiallergica*, z. B. Antistin-Privin (Ciba) oder Benafedrin (Parke-Davis). Entsprechende Salben sind weniger wirksam, da sie nicht bis zu den Nebenhöhlenostien vordringen.

Über die lokale Anwendung von *Sulfonamiden* und *Antibiotica* sind die Meinungen geteilt. Es ist zu bedenken, daß, außer durch Spülungen, die Nebenhöhlen und damit der Infektionsort gar nicht erreicht werden, und deshalb die Wirkung von vornherein fraglich ist.

Eine Verflüssigung des Exsudates unter gleichzeitigem Abschwellen der Mukosa wird durch *Dämpfen* mit Kamillentee oder Heublumen erreicht. Das Dämpfen mit ätherischen Ölen, z. B. mit

> Alkohol 90% 200
> Menthol 10,0

hält die überreichliche Sekretion zurück.

Ist der Eiterabfluß dennoch ungenügend, so kann durch ein- bis zweimalige tägliche Pinselung und Einlegen von Privin- ($0,5-1^0/_{00}$), Ephedrin- (3%) oder

Adrenalin- (1⁰/₀₀) Tampons in den mittleren und oberen Nasengang von seiten des Arztes der Abfluß gefördert werden. Ebenso durch *Absaugen*, das besser mit der Saugpumpe (Wasserstrahlpumpe oder elektrische Pumpe) als mit dem einfachen Gummiballon (Absaugapparat nach MUCK) vorzunehmen ist.

Die Saugeinrichtung besteht aus einem kleinen Auffangglas mit zwei Ansätzen, das zwischen Nase und Saugpumpe eingeschaltet wird. Der eine Ansatz läßt sich direkt oder durch ein Zwischenstuck mit einer Glasolive in das Nasenloch der kranken Seite luftdicht einsetzen. Das andere Nasenloch wird zugehalten. Der Patient muß nun k, k, k, ... phonieren, wodurch der Nasenrachen luftdicht gegen den Mundrachen abgeschlossen wird. Infolge der Saugwirkung entsteht in der Nasenhaupthöhle ein Unterdruck, so daß der Normaldruck in der Nebenhöhle den Eiter heraustreibt. Hierbei gelingt es oftmals, reichliche Eitermengen, wenigstens aus den oberen Nebenhöhlen, zu entfernen und gleichzeitig eine gunstige Hyperämie der Schleimhaut zu erzeugen. Das Ansaugen ist mit einem unangenehmen, manchmal schmerzhaften Gefühl verbunden, worauf der Patient aufmerksam zu machen ist. PROETZ hat dieses Verfahren weiter ausgebaut und benutzt den Unterdruck, der in den Nebenhöhlen während des Ansaugens zustande kommt, um beim Nachlassen des Saugens wässerige Medikamente aus der Nase in die Nebenhöhlen hineinzuziehen (s. S. 129).

Um Schädigungen zu vermeiden, darf der Unterdruck nicht über 180—200 mm Wasser gesteigert werden.

Beim akuten dentalen Empyem steht die *Behandlung* des schuldigen *Zahnes* im Vordergrund, nach der die Kieferhöhleneiterung meist spontan ausheilt.

Tritt nach ein bis zwei Wochen *keine Besserung* ein, dann ist der Facharzt zuzuziehen. Er wird in erster Linie *Spülungen*, gegebenenfalls mit Instillation von gelösten Antibiotica (s. S. 120), der erkrankten Höhle vornehmen, die namentlich bei der Kieferhöhle (s. S. 117) einfach und sicher sind und in der Regel nach wenigen Sitzungen zum Ziel führen. In hartnäckigen Fällen haben sich tägliche Spülungen als zweckmäßig erwiesen (OPPIKOFER sen.). Schwieriger sind die Spülungen der Stirnhöhle (s. S. 124) durch den Ductus nasofrontalis oder der Keilbeinhöhle durch das Ostium. Die Spülungen können auch schon früher begonnen werden, sobald die akuten Symptome abgelaufen sind. In den ersten Tagen können sie jedoch zur Verschlimmerung führen, so lange das Ostium so stark geschwollen ist, daß Eiter und Spülwasser am Austreten verhindert sind. Zur Erweiterung des mittleren Nasenganges wird mit dem Killianschen Nasenspekulum unter Lokalanästhesie der Kopf der mittleren Muschel abgespreizt.

Nur in Ausnahmefällen sind bei den akuten Entzündungen ohne Komplikationen größere *operative Eingriffe* notwendig; am häufigsten bei geschlossenen Empyemen der Stirnhöhle mit starken Schmerzen und Fieber. Durch Eröffnung von außen wird die Stirnhöhle entlastet, der Ductus nasofrontalis jedoch nicht berührt, um eine nachfolgende Narbenverengerung des Ausführungsganges zu vermeiden.

BECK trepaniert dazu die Stirnhöhlenvorderwand mit dem Bohrer und legt einen Drain ein, durch welchen sich die Stirnhöhle mit Antibiotica spülen läßt.

Die Eröffnung der Kieferhöhle ist sehr selten erforderlich.

Jeder Durchbruch nach außen oder die Zeichen einer Nachbarschaftsverwicklung, z. B. bei Scharlachnekrosen, geben die Anzeige zum sofortigen Eingriff.

Prognose. Alle schwereren akuten Nebenhöhlenentzündungen müssen als eine ernsthafte Erkrankung betrachtet werden, besonders diejenigen der oberen Nebenhöhlen oder, wenn sie sich im Laufe einer Infektionskrankheit oder einer Badeinfektion einstellen. Sie heilen spontan oder durch konservative Maßnahmen zwar meistens aus, können aber, vorwiegend bei Verschleppung, in ein chronisches Stadium übergehen oder lebensgefährliche Komplikationen verursachen.

2. Die chronischen Nebenhöhlenentzündungen (Sinusitis chronica)

Ursache und Entstehung. Die Mehrzahl der chronischen Nebenhöhleneiterungen entwickelt sich aus *akuten rhinogenen Entzündungen*, welche nicht zur Ausheilung gelangen, weshalb alle bei der akuten Sinusitis aufgezählten Ursachen auch für die chronische Nebenhöhlenentzündung in Frage kommen. Neben einem *Mißverhältnis zwischen Virulenz und Abwehrkraft*, wie beispielsweise bei den Scharlachsinusitiden, tragen hauptsächlich *ungünstige Abflußverhältnisse* die Schuld. Bei der Kieferhöhle ist es die Lage des Ostiums unter dem Kieferhöhlendach, die einer völligen Entleerung bei aufrechter Kopfhaltung entgegensteht und nur ein Überfließen der beinahe gefüllten Höhle zuläßt, während bei der Stirnhöhle der Ductus nasofrontalis zwar am tiefsten Punkt liegt, aber einen oftmals engen, durch Schwellung der Mukosa sich leicht verschließenden Kanal darstellt. Im Siebbeinlabyrinth ergeben sich aus dem komplizierten Zellsystem ebenfalls oft Verhaltungen, und das Keilbeinhöhlenostium ist ungünstig hoch an der Vorderwand gelagert. Hohe Septumdeviationen oder Schwellung der mittleren Muschel schaffen zusätzliche schlechte Abflußbedingungen.

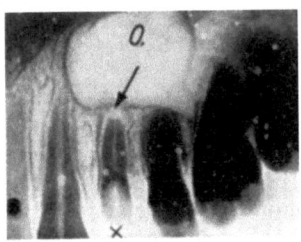

Abb. 51. Zahngranulom des P 1 den Boden der Kieferhöhle (O.) berührend (aus MÜLLER)

Nur der Flimmerbewegung ist es zu verdanken, daß trotzdem in der Regel eine genügende Entleerung und Reinigung der Nebenhöhlen stattfindet. Häufig wiederholte, selbst leichtere Schübe von akuten Entzündungen pflegen aber diesen Mechanismus zu stören und sind ein Grund chronischer Entzündungen.

Durch Überfließen von Eiter, entweder aus der Stirnhöhle und den vorderen Siebbeinzellen in die Kieferhöhle, oder des Nachts aus den hinteren Siebbeinzellen in die Keilbeinhöhlen kann eine Höhle Eiter enthalten, ohne selbst entzündet zu sein (Pyosinus). Entzündet sich die betroffene Nebenhöhle durch den dauernden Reiz mit, so kommt es zu einer Sinusitis e sinuitide (KILLIAN).

Wie bei der akuten Entzündung kann auch bei der chronischen Eiterung die Kieferhöhle vom *Zahnsystem* aus infiziert werden (dentogenes oder dentales Empyem), und zwar meistens von einem der beiden Prämolaren oder der drei Molaren, sehr selten vom Eckzahn. Die Zahnwurzeln reichen teils nahe an die Kieferhöhle heran, teils ragen sie durch knöcherne Dehiszenzen bis unter die Schleimhaut empor (s. Anatomie), weshalb entzündliche Wurzelerkrankungen, hauptsächlich Wurzelgranulome (Abb. 51), direkt in die Kieferhöhle einbrechen können, oder die Entzündung pflanzt sich entlang von Venen durch den Knochen auf die Kieferhöhlenschleimhaut fort. Auch das Einstoßen von Zahnteilen in die Kieferhöhle bei Zahnextraktionen führt mit oder ohne akutes Anfangsstadium zu einem chronischen Empyem.

Weitere Ursachen einer chronischen Entzündung sind *bösartige Geschwülste* der Nase und der Nebenhöhlen, *Fremdkörper* sowie *tuberkulöse und luetische Erkrankungen* in deren Nähe.

Die *sekundären Früh- und Späteiterungen* nach *Verletzungen des Gesichtsschädels und der Nebenhöhlen* gehen vielfach in ein chronisches Stadium über und sind bei gleichzeitiger Verletzung der Schädelbasis sehr gefährlich.

Schon bei den lokal bedingten Erkrankungen zeigt sich ein gewisser Einfluß der *Konstitution* in der Neigung zum Chronischwerden, der in einzelnen Fällen von Nebenhöhlenentzündungen ganz in den Vordergrund tritt. Vor allem sind es die *allergischen Sinusitiden* (s. S. 187), aber auch bei dem auffällig häufigen Zusammentreffen von chronischen Nebenhöhleneiterungen mit Bronchiektasen ist eine *allgemeine Schleimhautminderwertigkeit* anzunehmen. In Übereinstimmung mit der Auffassung über konstitutionelle Einflüsse liegen oft Pansinusitiden vor.

Multisinusitiden und Pansinusitiden treten namentlich auf, wenn eine allergische Komponente mitspielt. *Rein allergische Sinusitiden* sind selten, eine *Mischung von bakteriell-entzündlicher und allergischer Sinusitis* ist jedoch häufig, und die beiden ursächlichen Faktoren beteiligen sich daran in allen Graden. Dabei können die Bakterien gleichzeitig als Allergene und als Entzündungserreger wirken. Eine scharfe Grenze ist nicht zu ziehen und es hält oft auch sehr schwer, die beiden Anteile an der Schleimhautreaktion einigermaßen auseinanderzuhalten. Nur am isolierten einseitigen Kieferhöhlenempyem ist die Allergie selten schuld.

An *Erregern* wird im ganzen dieselbe *Mischflora* wie bei der akuten Sinusitis angetroffen.

Pathologische Anatomie. Die Schleimhaut reagiert in verschiedener Weise auf den Infekt. Für eine katarrhalisch-hyperplastische, namentlich aber für die allergische Form, ist die ödematöse Infiltration mit starker entzündlicher *hyperplastischer Schwellung der Schleimhaut und Polypenbildung* charakteristisch, die das Lumen der Nebenhöhlen ganz ausfüllen kann, während nur wenig *schleimig-eitrig* geballtes Exsudat vorhanden ist. Die andere rein eitrige Form wird durch Rundzelleninfiltration gekennzeichnet, die *Schleimhaut* bleibt *dünn*, entartet eher *fibrös*, weist *Metaplasien* zu Plattenepithel oder Ulzerationen auf und liefert reichlichen, *bröckligen, sandigen, oftmals fötiden Eiter* ohne Schleimbeimengung. Die oft zahlreichen *eosinophilen Leukozyten* im Exsudat und in der Schleimhaut der ersteren Reaktionsart weisen auf die Allergie hin, während das Fehlen dieser neben massenhaften *neutrophilen Leukozyten* die entzündliche Genese der zuweilen eitrigen Entzündung kennzeichnet. Aber auch hier, wie im Blut, können die Eosinophilen große zeitliche Schwankungen aufweisen. Zwischen diesen beiden Extremen kommen alle Übergänge vor. Trotzdem der *Knochen* makroskopisch fast stets unversehrt erscheint, findet sich im anliegenden Knochen unter dem zuweilen fest damit verwachsenen Periost reichlicher An- und Abbau (Ausbildung von *Osteophyten* und Hyperostosen). Sehr selten sind Eiterungen mit dickem käsigem Exsudat und ausgedehnten, unter Sequesterbildung erfolgenden Knochenzerstörungen *(Sinusitis caseosa)*. Dazu gehören auch die sogenannten *Cholesteatome* der Nebenhöhlen, bei welchen sich ein cholesteatomatöser Inhalt findet und die sich von der Sinusitis caseosa nicht scharf abgrenzen lassen.

Symptome und Verlauf. Zum Unterschied von der akuten Entzündung fehlt den chronischen Eiterungen eine fieberhafte *Allgemeinreaktion*. Nur Verhaltungen mit einem akuten Aufflammen verursachen Fieber.

Druckschmerzen und Schmerzen der Höhlenwandungen gehen meistens nicht über eine geringe Druckempfindlichkeit und einen *leichten Kopfdruck* hinaus und sind viel weniger konstant als bei einer akuten Entzündung. Dagegen sind mehr oder weniger *diffuse Kopfschmerzen* oder auch solche im Hinterhaupt ohne bestimmte Beziehungen zu einer Höhle häufig. Nach PROETZ sind aber die Nebenhöhlen nur mit 5% an den Kopfschmerzen überhaupt beteiligt und ein Zusammentreffen bedeutet daher noch keinen sicheren ursächlichen Zusammenhang. Wird das Ostium der erkrankten Höhle durch eine entzündliche Schwellung verlegt, dann kommt es, wie bei der akuten Entzündung, zu starken Schmerzen, die erst nachlassen, wenn der angestaute Eiter abfließen kann. Nicht immer ist eine Exsudatstauung die Ursache der Schmerzen, denn schon der *einfache Abschluß der Nebenhöhle* kann Schmerzen bereiten. Es entsteht hierbei durch Luftresorption ein

„*Vakuumsinus*", dessen Unterdruck die Schmerzen bedingt. Durch Ansaugen mit der Saugpumpe läßt sich die Schmerzhaftigkeit des Unterdruckes in den Nebenhöhlen ohne weiteres nachweisen. Auch der *Überdruck* hat ähnliche Wirkungen. Dieses Verhalten erhält heutzutage infolge des flugtechnisch möglichen raschen Auf- und Abstieges und entsprechenden großen Druckschwankungen des äußeren Luftdruckes eine wesentliche praktische Bedeutung. *Flieger*, besonders Sturzkampfflieger, bei denen die Nebenhöhlenostien durch entzündliche Prozesse verlegt sind, bekommen daher bei *raschem Auf-, vor allem aber bei raschem Abstieg*, zuweilen äußerst heftige stechende *Höhlenschmerzen*, hauptsächlich in der Kiefer- und Stirnhöhlengegend. Die Schleimhaut kann schließlich abgehoben werden und einreißen, woraus sich Blutungen in die Nebenhöhlen unter Bildung eines Hämatoms und Nasenbluten ergeben. Dieser Zustand wird als *Aerosinusitis* oder als *Barosinusitis* bezeichnet. Flieger mit Katarrhen, Hyperplasien oder sonstigen Verlegungen der Nebenhöhlenostien sind deshalb gefährdet (s. S. 61).

Ein auffälliges Symptom der chronischen Sinusitis ist in vielen Fällen der *einseitige Eiterabfluß* aus der Nase, der sich nicht selten zum großen Teil nach dem Rachen entleert und öfters fötid ist. Bei vorwiegend hyperplastischer Entzündung kann *Eiter fehlen*. Bei Verdacht auf eine Nebenhöhlenentzündung und Fehlen von Eiter bei vorderer und hinterer Rhinoskopie ist es zweckmäßig, den Patienten am Morgen zu untersuchen, möglichst vor dem Schneuzen, da dann über Nacht angesammelter Eiter gefunden werden kann.

Das in die Nase fließende Exsudat hat eine *chronische Rhinitis* zur Folge oder löst von Zeit zu Zeit *akute Schnupfenanfälle* aus. Der Patient leidet deshalb an einer mehr oder weniger andauernden Nasenverstopfung auf der Seite der erkrankten Nebenhöhle, die er bei geringerer Sekretion als *einseitigen Stockschnupfen* empfindet. Veränderungen in der Umgebung des Ostiums, *Hyperplasien und Polypenbildungen* sind häufiger als bei der akuten Entzündung, weshalb auch der Geruchssinn mehr gestört wird *(Hyposmie und Anosmie)*.

Der Eiterabfluß nach dem Rachen zieht die *tieferen Luft- und Speisewege* in Mitleidenschaft. Deren Schleimhaut wird durch den ständigen Eiterabfluß gereizt, woraus sich ein absteigender Katarrh entwickelt, der sich als *Rhinopharyngitis, Pharyngitis, Laryngitis* (Stimmstörungen) und *Bronchitis* mit reichlichem Auswurf und Husten äußert. Auch wiederholte Schübe von *Bronchopneumonien* und *lungentuberkuloseartige Erkrankungen* kommen vor. Die hintere Rachenwand kann mit Eiterflecken und Krusten überzogen sein (Pharyngitis sicca). Vielfach sucht der Patient erst infolge der Sekundärerscheinungen den Arzt auf, da die lokalen Beschwerden im allgemeinen sehr gering sind.

Augenerkrankungen verschiedener Art infolge von Nebenhöhlenentzündungen sind nicht selten (S. 137 und S. 144).

Von der Rhinopharyngitis aus kommt es zu *Ohrerkrankungen* durch Tubenverschluß (s. Ohr, S. 195) und tubare Mittelohrinfektionen (s. Ohr, S. 205). Auch Ohrensausen und Schwindel werden beobachtet.

Durch den ausfließenden Eiter können auch *Infektionen der äußeren Haut* an den Naseneingängen und der Oberlippe entstehen, Erytheme, Ödeme, Abszesse, Erysipel usw.

Durch den nachts im Schlaf verschluckten Eiter entstehen, wie bei der akuten Sinusitis, bei magenempfindlichen Patienten *Magen- und Darmstörungen*, und der am Morgen nüchtern untersuchte Magen enthält nicht selten erhebliche Mengen Eiter.

Nebenhöhleneiterungen können als *Herdinfekt* alle Folgekrankheiten eines latenten Eiterherdes hervorbringen, was aber viel seltener ist als tonsilläre Herdinfekte (S. 326).

Die verschiedenen Auswirkungen auf den übrigen Organismus beeinträchtigen auch den *Allgemeinzustand*. Die Patienten fühlen sich nicht eigentlich krank, sondern klagen mehr über ein *Unlustgefühl* mit unbestimmten Beschwerden, verbunden mit einem *Nachlassen der Arbeitskraft*, was ihnen den Stempel des Neurasthenikers aufdrückt. Bisweilen kommen *psychische Depressionen* hinzu, die bei den chronischen Entzündungen bedeutend intensiver sind als bei den akuten Entzündungen. Schwere *psychotische Störungen*, wie sie von verschiedener Seite behauptet werden (WATSON-WILLIAMS, WESSELY), habe ich in überzeugender Weise nie beobachtet.

Das häufige *gleichzeitige Auftreten von Pansinusitiden und Bronchiektasen* wird später erörtert (s. S. 556). Ein ähnlicher Zusammenhang besteht zwischen chronischen Nebenhöhlenentzündungen, vor allem *Nasenpolypen*, und *Bronchialasthma*. Durch die Nebenhöleneiterung wird das Bronchialasthma verschlimmert, weshalb die operative Behandlung der Nebenhöhle das Asthma manchmal weitgehend bessert, trotzdem beide Erkrankungen auf derselben *allergischen Grundlage* beruhen.

Über die **Nachbarschaftskomplikationen** s. S. 136 u. ff.

Chronische Nebenhöleneiterungen heilen *nicht spontan* aus und *nur selten genügen konservative Maßnahmen*. Der lokalen operativen Therapie sind sie gut zugänglich, soweit es sich um ätiologisch bekannte lokale Krankheitsherde handelt, erweisen sich aber als sehr renitent, wenn, wie oft bei Pansinusitiden, Konstitution und Allergie eine wesentliche Rolle spielen.

Während sich der Allgemeinpraktiker bei den akuten Nebenhöhlenentzündungen in den meisten Fällen mit einer allgemeinen Diagnose der Sinusitis begnügen darf, muß bei den chronischen Entzündungen stets genau festgestellt werden, welche der Höhlen erkrankt ist. Darüber können nur die direkten Untersuchungsmethoden Auskunft geben: 1. Durchleuchtung, 2. Röntgenaufnahme und 3. Probespülung. Die *chronische Nebenhöleneiterung* ist schon aus diesen Gründen *dem Facharzt zu überlassen*.

Neben den beschriebenen gemeinsamen Zügen unterscheiden sich die chronischen Entzündungen der verschiedenen Nebenhöhlen im Krankheitsbild, in der Diagnose und der Behandlung wesentlich voneinander, so daß eine gesonderte Besprechung der einzelnen Nebenhöhlenentzündungen notwendig ist.

a) Die chronische Kieferhöhlenentzündung (Sinusitis maxillaris chronica)

Die allgemeinen Eigenschaften der chronischen Nebenhöhlenentzündungen wurden im vorherigen Abschnitt besprochen.

Chronische Kieferhöleneiterungen kommen oft *einseitig* und *isoliert* vor und bleiben vielfach jahrelang auf die Kieferhöhle beschränkt, können aber schließlich zu aufsteigenden Nebenhöhlenentzündungen führen. Außer der *rhinogenen* Infektion der Kieferhöhle ist die *dentogene* Ansteckung nicht selten (s. S. 111). Verhaltungen und akute Schübe sind beim akuten Schnupfen anzutreffen.

Symptome und Verlauf. Das chronische Kieferhöhlenempyem verursacht kaum *lokale Beschwerden*. Schmerzen und Druckempfindlichkeit können ganz fehlen, erstere aber auch als Neuralgie des zweiten Trigeminusastes vorhanden sein. Verschiedentlich bemerkt der Patient nur einen manchmal periodischen Eiterabfluß nach dem Rachen, der ihm oder seiner Umgebung durch die Fötidität (Kakosmia objectiva) auffällt, oder es besteht das Bild des einseitigen Stockschnupfens. Der öfters in die Nase abfließende Eiter kann neue Schnupfenanfälle auslösen, der Eiter nach dem Rachen absteigende Katarrhe und Magen-Darmstörungen (s. S. 113). Die Menge des Eiters schwankt stark. Das Exsudat erweist sich bei der Spülung als schleimig-eitrig, seltener rein eitrig, oftmals sandigbröckelig, mitunter vermengt mit fötider käsiger Masse. Bei wenig Eiterfluß bilden sich Borken und Krusten in der Nase. Hyperplasien in der Umgebung des Ostiums und Polypen sind relativ häufig. Eine seltene Folge ist der *Choanalpolyp* (s. S. 98).

Lokal latent verlaufen hauptsächlich die *dentalen Empyeme*, bei welchen auch das zugrunde liegende Zahngranulom keine Erscheinungen zu machen braucht. Der Kranke weiß daher nicht, wann seine Erkrankung begonnen hat, und wird erst durch die Fötidität des spärlichen einseitigen Nasenflusses auf die Krankheit aufmerksam. *Die stinkende Zersetzung des Exsudates* ist für die *dentale Genese* einigermaßen *charakteristisch*. Ziemlich häufig verursacht die Kieferhöhlent-

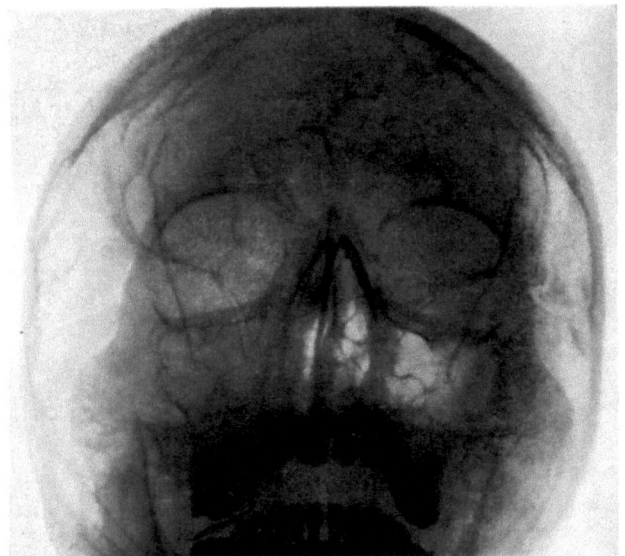

Abb. 52. Rechtsseitige chronische Kieferhöhleneiterung. Verschattung der rechten Kieferhöhle (okzipito-nasale Aufnahme)

zündung überhaupt keinerlei lokale Beschwerden, und der Patient sucht den Arzt wegen Folgekrankheiten auf, deren Art nicht ohne weiteres auf eine Kieferhöhlenentzündung hinzuweisen braucht. Manchmal wird die Kieferhöhleneiterung in solchen Fällen erst nach längerer Zeit diagnostiziert. Bei systematischer Untersuchung der Nebenhöhlen ist die Entdeckung einer Kieferhöhleneiterung oftmals ein Zufallsbefund. Eine Untersuchung der oberen Luftwege ohne spezielle Berücksichtigung der Kieferhöhle, mindestens mittels Durchleuchtung, ist daher unvollständig.

Komplikationen. Selbst langdauernde und heftige Kieferhöhleneiterungen *durchbrechen nur ausnahmsweise die knöchernen Wände*. Einzig die seltene Sinusitis caseosa mit stinkendem käsigem Exsudat kann unter Sequesterbildung die Wände zerstören. Schwellungen an der Außenwand der Kieferhöhle gehören nicht zur unkomplizierten Kieferhöhleneiterung und sind als Verwicklung zu betrachten.

Diagnose. Vordere und hintere Rhinoskopie ergeben in der Regel eine *Schleimhautreizung im mittleren Nasengang* mit der typischen *„Eiterstraße" lateral von der mittleren Muschel*, der auf eine Eiterung der Nebenhöhlen erster Serie hinweist. Geringe Eitermengen sind häufiger in der Choane bzw. im Nasenrachen mittels hinterer Rhinoskopie als von vorne her zu sehen. Bisweilen läßt aber der rhinoskopische Befund im Stich.

Bei Verdacht auf Kieferhöhleneiterung erlaubt die einfache *Durchleuchtung nach* VOHSEN (s. S. 31) in Fällen einseitiger Erkrankung meistens eine rasche Wahrscheinlichkeitsdiagnose an Hand einer deutlichen einseitigen Verschattung. Die Resultate sind im Seitenvergleich ziemlich sicher, weil die Kieferhöhlen fast immer annähernd symmetrisch ausgebildet sind. Eine einseitige Verschattung spricht daher für eine geringere Luftfüllung, wobei ein Unterschied zwischen geschwollenem Gewebe bzw. einem Tumor und einer Exsudatfüllung nicht auffällt. Auch bleibt oft nach einer durchgemachten Entzündung, infolge einer Verdickung der knöchernen Wand oder einer Radikaloperation, ein dauernder

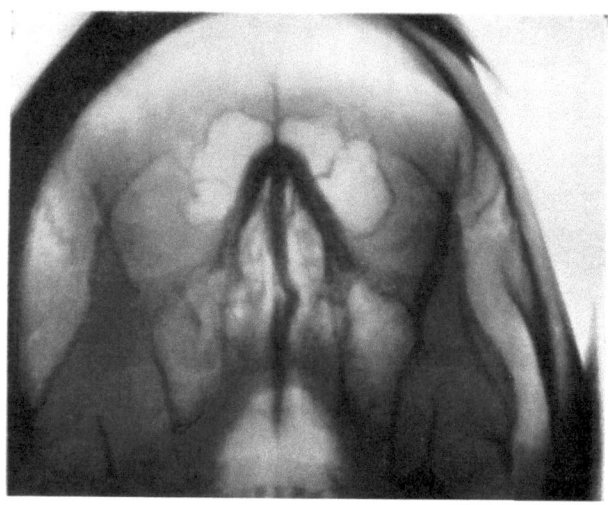

Abb. 53. Beiderseitige chronische Kieferhöhleneiterung mit Schleimzyste in der rechten Kieferhöhle (okzipito-nasale Aufnahme)

Schatten zurück. Asymmetrien des Schädelbaues und teilweise unbekannte Faktoren bedingen weitere Fehlerquellen, die sich beim Röntgen in ähnlicher Weise geltend machen. Eine beiderseitige Verschattung ist nicht mit Sicherheit zu beurteilen. Dieselben Überlegungen gelten für die *Röntgenaufnahme*, nur zeigt diese auch den Wasserschatten wasserklarer Flüssigkeit an (seröses Exsudat von Zahnzysten). Als Aufnahmerichtung empfiehlt sich eine *halbaxiale sagittale* (*okzipito-nasale* oder *okzipito-dentale* [bei offenem Mund]) Richtung (s. Technik S. 32 u. ff.), bei welcher die Kieferhöhle ohne Überlagerung erscheint (Abb. 52, 53). Durch die Kontrastfüllung lassen sich Polypen und eine diffuse Schwellung der Schleimhaut darstellen, die mitunter schon in einer wandständigen Verschattung zum Ausdruck kommt (Abb. 54).

Die in dieser Weise gestellte Vermutungsdiagnose muß durch die *Punktion und Probespülung* der Kieferhöhle erhärtet werden. Die Methode gibt nur in den seltenen Fällen kein eindeutiges Resultat, in denen die Kieferhöhle von Polypen völlig ausgefüllt und kein freies Exsudat vorhanden ist bzw. sich die Punktionsnadel in den Polypen verfängt. Sofern eine Spülung gelingt, läßt sich im Spülwasser die Entzündung zytologisch an reichlichem Vorhandensein von neutrophilen, bei vorliegender Allergie auch eosinophilen Leukozyten nachweisen, selbst wenn sich makroskopisch kein Eiter findet.

Technik der Kieferhöhlenpunktion. Von den beiden Wegen durch den mittleren oder den *unteren Nasengang* bevorzuge ich mit Ausnahmen den letzteren. Ich verwende die gerade *Lichtwitzsche Nadel* mit einem Mandrin als Troikart (Abb. 55).

Zur *Ausführung* ist am sitzenden Patienten nach Reinigung der Nase der untere Nasengang und besonders die Einstichstelle unter der unteren Muschel mit Pantocain-

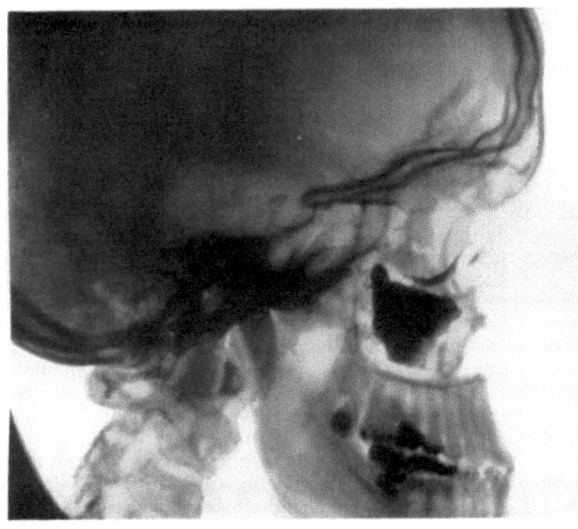

Abb. 54. Chronisch-hyperplastische Kieferhöhlenentzündung. Kontrastfüllung mit Lipiodol. Aussparung der Füllung an Stelle der verdickten Schleimhaut (bitemporale Aufnahme)

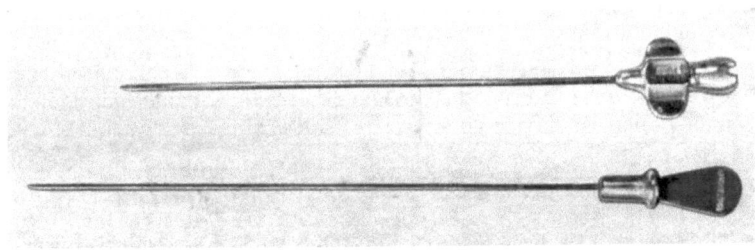

Abb. 55. Punktionsnadel mit Troikart zur Kieferhöhlenpunktion vom unteren Nasengang aus

Privin-Tamponeinlage während 5 bis 15 Minuten zu anästhesieren. Unter Fixierung des Kopfes durch eine Hilfsperson wird die Nadel unter die untere Muschel eingeführt, bis an deren Ansatz in mittlerer Tiefe vorgeschoben und die Spitze durch die an dieser Stelle meist papierdünne Knochenwand gestoßen. Der Durchtritt durch den Knochen ist deutlich zu fühlen, ebenso die freie Beweglichkeit der Nadelspitze im Raum der Kieferhöhle. Nach Herausziehen des Mandrins wird die Saugpumpe angesetzt und mit vorgelegtem Auffangglas die Höhle ausgesogen, wodurch sich die Menge des eitrigen Inhaltes und seine Beschaffenheit feststellen läßt. Es folgt die Durchspülung bei stark nach vorn geneigtem Kopf und offenem Mund mit physiologischer Kochsalzoder mit 2%iger Borlösung mit der Klysopumpe oder der Spritze unter geringem Druck bis zu völlig klarem Spülwasserabfluß. Nachträgliches Absaugen *bei nach rückwärts gebeugtem Kopf,* Herausziehen der Nadel und leichtes Ausschnauben des noch vorhandenen Wassers beendigen den Eingriff.

Bei vorsichtiger Ausführung (Hauptgefahr ist die Perforation der gegenüberliegenden Wand nach der Wange, der Orbita oder nach der Fossa pterygomaxillaris mit Infiltration durch die Spülflüssigkeit beim Versuch zu spülen) ist die *Kieferhöhlenpunktion kaum schmerzhaft und mit seltensten Ausnahmen ungefährlich*. Da die Punktion wegen der Spülung am sitzenden Patienten vorgenommen wird, führt sie hie und da zu einfachem Kollaps.

Infolge Dicke der lateralen Wand läßt sich die Punktion in einem kleinen Prozentsatz nicht durchführen oder bereitet Schwierigkeiten, in welchen Fällen der Weg durch den mittleren Nasengang zu versuchen ist.

Die wenigen beobachteten *schweren Zufälle* (tödlicher Kollaps, Hemiplegie, Erblindung) werden den früher üblichen Lufteinblasungen durch die Kanüle zugeschrieben, mit welcher die Spülflüssigkeit ausgeblasen wurde. Diese eingeblasene Luft hätte, von dem reichlichen Venennetz der Schleimhaut aus, Luftembolien verursacht. Heutzutage wird die Höhle durch Absaugen entleert, womit die gefährlichen Lufteinblasungen fortfallen.

Vom *mittleren Nasengang* aus läßt sich die Kieferhöhle mit einer abgebogenen Kanüle durch das normale Ostium oder am leichtesten durch ein Ostium accessorium sondieren und spülen. Allerdings sind die natürlichen Öffnungen in einem gewissen Prozentsatz nicht erreichbar, jedoch ist in solchen Fällen die laterale Nasenwand im mittleren Nasengang mit ihren teilweise knöchernen Dehiszenzen, jedenfalls aber dünnen Wand in der Regel durchstoßbar. Nach meiner Erfahrung ist die Spülung vom mittleren Nasengang aus für den Patienten meistens unangenehmer als diejenige vom unteren Nasengang und zudem ist es ein Vorteil der letzteren, daß die normalen Ostien nicht geschädigt werden und dicker Eiter leichter austreten kann, wenn das Ostium nicht durch eine Kanüle eingeengt ist. Die in vielen Lehrbüchern vertretene Ansicht, daß die Spülung vom mittleren Nasengang aus ganz ungefährlich sei im Gegensatz zu derjenigen vom unteren Nasengang, ist durchaus nicht richtig. Ich kenne selbst zwei Patienten, die von kompetenter Seite gespült wurden, bei welchen schwere Komplikationen eintraten, beim einen von Seiten der Fossa pterygomaxillaris mit wochenlanger Erkrankung, beim anderen von Seiten der Orbita mit Erblindung, während ich in 30jähriger Tätigkeit *keine schwere Komplikation* bei der *Spülung vom unteren Nasengang aus* erlebt habe. Ich wende daher die Spülung vom mittleren Nasengang nur dann an, wenn die Dicke der Wand im unteren Nasengang Schwierigkeiten bereitet.

Spülung durch eine *Alveolarfistel* kommt höchstens dann in Frage, wenn der Patient eingreifendere Methoden nicht erträgt. Das Offenhalten der Fistel ist im übrigen in jeder Beziehung unzweckmäßig, nicht zuletzt wegen ständiger Reinfektion von der Mundhöhle her.

Durch den unteren Nasengang läßt sich auch ein zystoskopähnliches *Antroskop* oder *Sinusoskop* einführen, das die Kieferhöhle direkt zu besichtigen gestattet. In einzelnen Fällen ist davon eine weitere Aufklärung zu erwarten.

Jede Kieferhöhleneiterung verlangt eine Zahnuntersuchung. Die Entscheidung zwischen dentaler und rhinogener Entstehung der Kieferhöhleneiterung ist leicht, wenn sich nach der Zahnextraktion des verdächtigen Zahnes mit der Sonde eine Fistel nach der Kieferhöhle nachweisen läßt oder eine solche bereits vorhanden ist. Wurzelgranulome und andere Wurzelerkrankungen (Zahnröntgen, Begutachtung durch den Zahnarzt) sprechen für einen Zusammenhang, während lebende Zähne die dentale Genese ausschließen, mit seltenen Ausnahmen tiefgehender Paradentose. Die Beziehungen zwischen Zahnwurzeln und Kieferhöhle sind auf dem Zahnröntgenfilm im übrigen oftmals täuschend (EULER), weshalb bei toten Zähnen ohne Granulome der ursächliche Zusammenhang zwischen Zahnsystem und Kieferhöhleneiterung fraglich bleibt. Besonders die üblichen Halbwinkelaufnahmen projizieren den Kieferhöhlenboden in die Zahnwurzeln hinein, günstiger sind Rechtwinkelaufnahmen nach PARMA. Zahnlückenbuchten der Kieferhöhle mit tief in die Zahnlücke gesenktem Kieferhöhlenboden geben Anlaß zur Verwechslung mit Zahnzysten.

Differentialdiagnostisch kommen bei lokalen Beschwerden *Erkrankungen des Zahnsystems* in Frage, die dieselben neuralgischen Schmerzen wie die Kieferhöhlenentzündung verursachen können. Druckschmerzen über dem Oberkiefer oder sogar eine Schwellung gehen fast stets auf eine erkrankte Zahnwurzel zurück, während der Allgemeinarzt glaubt, eine Kieferhöhlenerkrankung annehmen zu müssen. Die direkte Untersuchung der Kieferhöhle und eine Zahnuntersuchung bringen die nötige Aufklärung. Große diagnostische Schwierigkeiten bereiten die recht häufigen *Oberkieferneuralgien* ohne objektiven Befund. Probeeingriffe zur Besichtigung der Kieferhöhle liegen bei diesen essentiellen Neuralgien nahe, da es schwerhält, umschriebene Kieferhöhlenentzündungen oder auch kleine Zahnwurzelherde mit Sicherheit auszuschließen. Sie sind aber möglichst zu vermeiden, da sie bei essentieller Neuralgie dem ohnehin oft neurasthenischen Patienten höchstens eine kurze vorübergehende Erleichterung bringen und immer radikalere Eingriffe nach sich ziehen.

Auch *Oberkieferzysten* können die Ursache von Verwechslungen sein. Von den Zahnwurzeln ausgehend, wölben sie sich bei den Prämolaren und Molaren vielfach in die Kieferhöhle vor. Treiben sie gleichzeitig die faziale oder palatinale Wand auf, so sind sie als solche leicht zu erkennen, jedoch ist dies selbst bei großen Zysten, die fast die ganze Kieferhöhle einnehmen, nicht immer der Fall. Ihr seröser Inhalt gibt auf dem Röntgenbild einen dichten Wasserschatten, läßt aber die Strahlen der Durchleuchtungslampe ungehindert durch. Bei der Kieferhöhlenpunktion werden sie nicht selten angestochen und entleeren beim Absaugen ihren serösen, zitronengelben, stark eiweißhaltigen Zysteninhalt, der allerdings in ähnlicher Weise auch bei geschlossenen Kieferhöhlenentzündungen vorkommen kann. Durchbruch in die Kieferhöhle führt zu einer Kombination von Zyste und Kieferhöhleiterung. Kleine Kieferzysten sind, wie die Zahngranulome, auf dem Zahnfilm zu erkennen, große Zysten jedoch geben nur bei Kontrastfüllung auf dem Zahnfilm und auf Schädelaufnahmen verläßliche Befunde (Abb. 72).

Die seltenen *gutartigen Geschwülste des Oberkiefers* und der Kieferhöhle sind meist Osteome oder diffuse Hyperostosen, die auf dem Röntgenbild gegenüber der leichteren Verschattung des Kieferhöhlenempyems ohne weiteres als knochendichter Schatten auffallen. Dagegen ist der *Kieferhöhlenkrebs* zunächst nicht von der banalen *Kieferhöhleiterung* zu unterscheiden, weil er im Beginn nur die Schleimhaut betrifft und manchmal über lange Zeit hin einzig die Zeichen einer gewöhnlichen Kieferhöhleiterung hervorruft. *Bei älteren Menschen, die früher nie an Kieferhöhlenentzündung gelitten haben, sind einseitige Kieferhöhleiterungen stets tumorverdächtig.* Treten stärkere neuralgische Schmerzen oder die Zeichen eines Durchbruches auf, so ist der Krebs so gut wie sicher, der Tumor aber schon weit vorgeschritten.

Die *banal osteomyelitischen, tuberkulösen und luetischen Oberkiefererkrankungen* sind an der Knochenbeteiligung und ihrer geschwürigen Zerstörung zu erkennen.

Ist die Kieferhöhlenentzündung festgestellt, so muß in jedem Fall abgeklärt werden, inwieweit eine *allergische Komponente* vorliegt.

Behandlung. Bei sicherem oder möglichem dentalem Empyem ist in erster Linie die an und für sich notwendige *Behandlung des Zahnherdes* vorzunehmen, worauf das dentale Empyem bisweilen ausheilt. Die Beseitigung und Versorgung von Wurzelgranulomen, mit oder ohne Wurzelspitzenresektion, kann auch gleichzeitig mit der Kieferhöhlenradikaloperation erfolgen. Auch ist es notwendig, bei gleichzeitiger Siebbein- und Stirnhöhlenentzündung diese Nebenhöhlen zu behandeln, da sonst die Kieferhöhle dauernd reinfiziert wird.

Ist der Abfluß durch *Polypenbildung, Hyperplasien* oder *hohe Septumdeviationen* behindert, so werden diese *chirurgisch beseitigt*.

Die interne Behandlung mit Sulfonamiden oder Antibiotica ist nur während akuten Rezidiven angezeigt, sonst ist sie, wie auch bei den übrigen chronischen Nebenhöhlenentzündungen, nutzlos.

Handelt es sich um eine allergische Sinusitis oder eine allergisch-bakterielle Mischform, so ist die *Behandlung des allergischen Zustandes* unerläßlich, da sonst keine Ausheilung erfolgen kann (s. allergische Sinusitiden S. 188).

Eine Reihe von chronischen Kieferhöhleneiterungen kommt unter regelmäßigen, zunächst täglichen, später in größeren Intervallen vorgenommenen *Kieferhöhlenspülungen* mit physiologischer Kochsalzlösung oder 2% Borlösung zur Abheilung. Wenn aber zwei Serien von je zehn Spülungen nicht zum Ziele führen (HAJEK), hat es keinen Sinn, diese trotzdem über Monate fortzusetzen. Hat die Kieferhöhleneiterung monatelang gedauert, so erfolgt meistens keine Abheilung. Dabei ist zu berücksichtigen, daß die Spülung zuweilen vorübergehend reizt und daher nach der letzten Spülung bis zur endgültigen Beurteilung eine Woche abgewartet werden soll.

Über die Erfolge einer nachfolgenden Instillation von 1 bis 2 ccm gelöster Sulfonamide oder Antibiotica sind die Meinungen geteilt. Sulfonamide haben sich mir nicht bewährt, dagegen pflege ich eine *gezielte* Behandlung nach Resistenzbestimmung mit Antibiotica durchzuführen. Deren Resultate sind bei den akuten Entzündungen besser als bei den chronischen Eiterungen. Erfolge kommen aber auch bei den letzteren vor. Es müssen ziemlich hohe Konzentrationen verwendet werden, so z. B. 50000 Oxford E. bei Penicillin, wenn auch dadurch die Zilientätigkeit vorübergehend aufgehoben wird.

Eine erweiterte Spülbehandlung, die zugleich einen dauernden guten Abfluß gewährleistet, kann durch eine breite *Fensterung der Kieferhöhle vom unteren Nasengang* aus erzielt werden (MIKULICZ, KRAUSE, CLAOUÉ, ALYEA). Dazu wird nach Lokalanästhesie die laterale Nasenwand vom unteren Nasengang aus mit einem dicken Troikart durchstoßen und die Öffnung mit Stanzen erweitert, die Schleimhaut der Kieferhöhle jedoch belassen. Eine Reihe von Klinikern haben mit dieser Methode in der Mehrzahl der Fälle eine Heilung erreicht und wenden sie daher stets vor der Radikaloperation an (CLAOUÉ, ALYEA). Die Methode eignet sich besonders für Kinder (s. S. 134).

Die Spülbehandlung versagt vor allem bei stark polypöser Entartung der Kieferhöhlenschleimhaut und bei dentalen Empyemen, die daher, neben den seltenen Komplikationen, die Hauptanzeige für die *Radikaloperation der Kieferhöhle* darstellen. Das zuverlässigste Verfahren ist die fazio-nasale Operation nach CALDWELL-LUC (Abb. 56) oder nach DENKER, von denen ich die erstere Methode mit wenigen Ausnahmen vorziehe. Grundsätzlich bestehen diese Eingriffe in der breiten Freilegung der Kieferhöhle von der Fossa canina aus, mit Entfernung der erkrankten Schleimhaut und Anlegen eines weiten Fensters im unteren Nasengang zur Sicherung einer guten Dauerdrainage. Beim Kind mit den noch hochliegenden Zahnkeimen für das bleibende Gebiß ist besondere Vorsicht geboten (s. S. 134).

Technik der Kieferhöhlenradikaloperation nach CALDWELL-LUC *und nach* DENKER. Oberflächenanästhesie von Nase und Vestibulum oris, Infiltrationsanästhesie des Vestibulums über den Zähnen, der vorderen Kieferhöhlenwand mit dem N. infraorbitalis und des Tuber maxillare. Eventuell Leitungsanästhesie des zweiten Trigeminusastes in der Fossa pterygomaxillaris oder perorale Intubationsnarkose. Schnitt durch die Weichteile im Vestibulum oris zirka 1 bis 2 cm über der Zahnreihe vom ersten Molaren bis zum Frenulum. Subperiostales Freilegen der vorderen Kieferhöhlenwand. Eröffnung der Kieferhöhlenvorderwand mit dem Trepanbohrer und Erweiterung der Öffnung mit Stanze und Zange bis zur freien Übersicht der Kieferhöhle. Subendostale Ablösung der erkrankten Kieferhöhlenschleimhaut und Auskratzen zurückgebliebener Reste mit der Kürette. Die Schleimhaut soll, soweit erkrankt, vollständig entfernt werden.

Anlegen eines breiten Knochenfensters gegen den unteren Nasengang nach Ablösen der Nasenweichteile. Bei der Caldwell-Lucschen Operation bleibt die vordere dicke Kante der Apertura piriformis stehen, von DENKER wird sie entfernt. Bildung eines Weichteillappens mit unterer Basis aus den Nasenweichteilen und Einklappen desselben in die Kieferhöhle. Keine Tamponade. Primärschluß des Mundhöhlenschnittes mit Katgut-Matratzennaht.

Spitaldauer sechs bis sieben Tage. Arbeitsunfähigkeit zwei bis drei Wochen. Symptomfreiheit nach drei bis vier Wochen. Die Ausheilung muß gelegentlich durch Kieferhöhlenspülungen mit der stumpfen Kanüle von der Nase aus unterstützt werden; es genügen meist einige wenige Spülungen.

Die Operation ist ungefährlich. Die Durchtrennung der Nervi alveolares sup. in der fazialen Kieferhöhlenwand bei der Radikaloperation desensibilisiert den Alveolarfortsatz, weshalb er vom empfindlichen Patienten für lange Zeit als unangenehm toter Fremdkörper empfunden wird. Die damit verbundene Desensibilisierung (nicht Devitalisierung) der Zähne bedeutet jedoch keine Zahnschädigung. Eine bleibende Kieferhöhlen-Mundhöhlenfistel und Narbenneuralgien sind eine große Seltenheit. Als äußerste Ausnahme sind tödliche Osteomyelitiden des Oberkiefers vorgekommen.

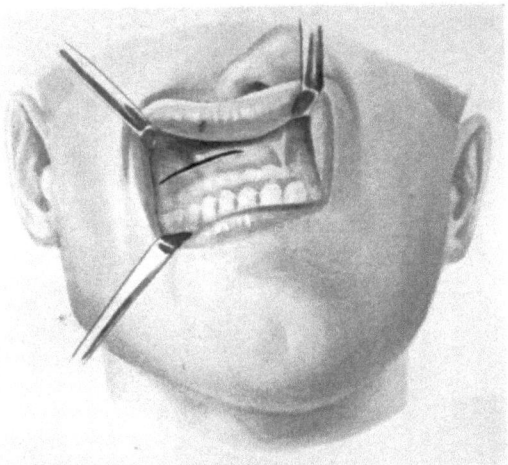 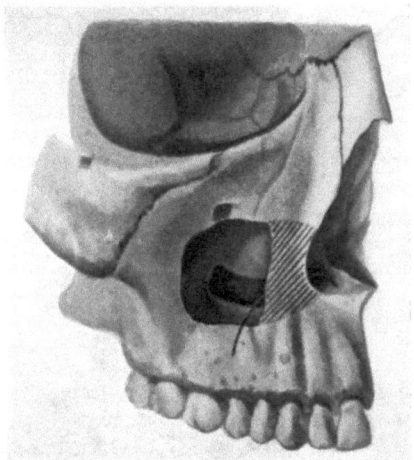

Abb. 56. Fazio-nasale Radikaloperation der Kieferhöhle

Nach STURMANN-CANFIELD läßt sich grundsätzlich dieselbe Operation auch von der Nase aus durchführen, gibt aber einen weniger guten Überblick.

Die Crista piriformis wird vom Vestibulum nasi aus freigelegt, die Weichteile werden von ihr abgeschoben und die Kieferhöhle durch Abtragung eines Teiles der fazialen und eines Teiles der lateralen Nasenwand eröffnet, wodurch sich ein breiter Zugang zur Kieferhöhle verschaffen läßt. Die Operation schont die N. alveolares sup. großenteils und führt daher nicht zur Denervierung der Zähne, auch berührt sie den N. infraorbitalis nicht.

Die breite Eröffnung und Spülung der Höhle *von der Zahnalveole* ausgehend nach Extraktion des entsprechenden Zahnes ist nicht ratsam. Dieser Weg scheint bei dentalen Empyemen gegeben und hat auch manchmal Erfolg. Es kann jedoch eine dauernde *Mundhöhle-Kieferhöhlenfistel* mit all ihren Unannehmlichkeiten beim Trinken zurückbleiben. Derartige Fisteln erfordern zu ihrem Verschluß unverhältnismäßig große Eingriffe.

Prognose. Bei der chronischen Kieferhöhlenentzündung sind Verwicklungen selten, sie hat aber keine spontane Heilneigung. Die *Behandlungsresultate*

122 Die banalen Entzündungen der Nasennebenhöhlen und ihre Verwicklungen

namentlich der Radikaloperation bei Monosinusitis sind *ausgezeichnet*. Die Mißerfolge beruhen entweder auf dem Verschluß des Fensters nach dem unteren Nasengang, starker Narbenbildung in der Kieferhöhle selbst, mit Retention in mehr oder weniger abgeschlossenen Buchten oder allergischer Sinusitis mit Beteiligung anderer Nebenhöhlen. Auch treten infolge der guten Drainage durch das persistierende Knochenfenster im unteren Nasengang selbst während akuter Schnupfen in der Regel keine ernstlichen Rezidive mehr auf.

b) Die chronische Stirnhöhlenentzündung (Sinusitis frontalis chronica)

Auch für die Stirnhöhlenentzündung gelten die gemeinsam beschriebenen Züge (S. 112 u. ff.). Die Stirnhöhle ist, wie alle oberen Nebenhöhlen, *selten allein* erkrankt. In der Regel erstreckt sich die mehr oder weniger ausgedehnte chronische Ent-

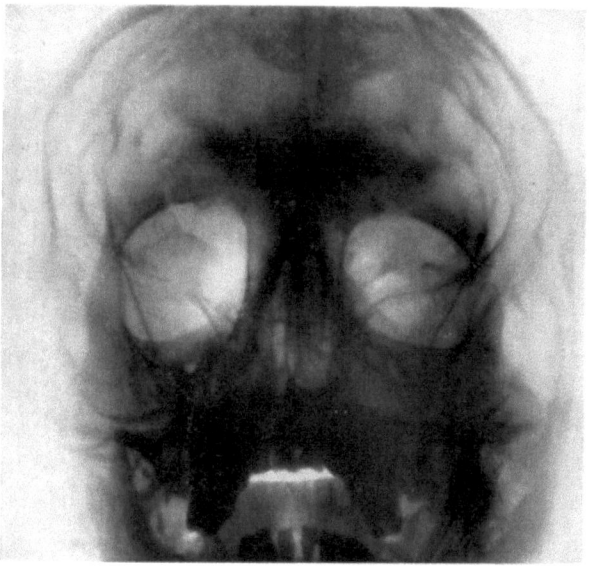

Abb. 57. Fehlen beider Stirnhöhlen und kleine, daher dunkle Kieferhöhlen (okzipito-nasale Aufnahme)

zündung gleichzeitig auf das anliegende Siebbein, von dem die Stirnhöhle nur eine große vordere Zelle darstellt. Die chronischen Entzündungen dieses Gebietes sind stets rhinogener Natur, durch *aufsteigende Infektion* können sie aber aus einem *dentalen Empyem der Kieferhöhle* entstehen. Bei engem und gewundenem Ausführungsgang, dem Ductus nasofrontalis, und einengenden Siebbeinzellen neigt die Stirnhöhle zu *Verhaltungen*, mit *öfteren akuten Rezidiven* und entsprechenden Beschwerden. Trotzdem sind chronische Entzündungen nicht allzu häufig. Oftmals ist eine *Allergie* im Spiel.

Symptome und Verlauf. Neben dem *Eiterfluß*, der je nach der Art der Schleimhautreaktion bald reichlich ist, bald sich wie bei der hyperplastisch-katarrhalischen Entzündung auf etwas Schleim beschränkt, bestehen gewöhnlich *Stirnschmerzen*, die zeitweise fast ganz verschwinden, zeitweise auch über Kopfdruck und Eingenommensein hinaus zu eigentlichen Schmerzen ansteigen. Von allen Sinus bereitet die Stirnhöhle am häufigsten Nebenhöhlenschmerzen. Die Schmerzen zeigen dieselben Tagesschwankungen wie bei den akuten Entzündungen, indem sie gegen Mittag zunehmen und am Nachmittag wieder nachlassen. Bisweilen treten *Neuralgien des ersten und zweiten Trigeminusastes* auf. Im Gegensatz zur Kieferhöhleneiterung ist der Eiter der Stirnhöhle nur ausnahmsweise fötid. Der Stirnhöhlenboden wird gelegentlich deutlich druckempfindlich. Vielfach klagen die Patienten über einseitige *Nasenverstopfung* mit *Hyposmie*. Bücken, Husten und Schneuzen vermehren die Beschwerden. Auch kommen die beschriebenen *sekundären Erscheinungen des Eiterabflusses* von Seiten der tieferen Luftwege und des Allgemeinzustandes vor (S. 112 u. ff.). Ist der Ausführungsgang verlegt, dann stellen sich dieselben Erscheinungen wie bei der akuten Stirnhöhlenentzündung mit Schmerzen, Fieber und erhöhter Komplikationsgefahr ein.

Jede chronische Stirnhöhleneiterung kann auf die Umgebung übergreifen und damit *orbitale* oder *intrakranielle* **Komplikationen** verursachen. Mitunter sind

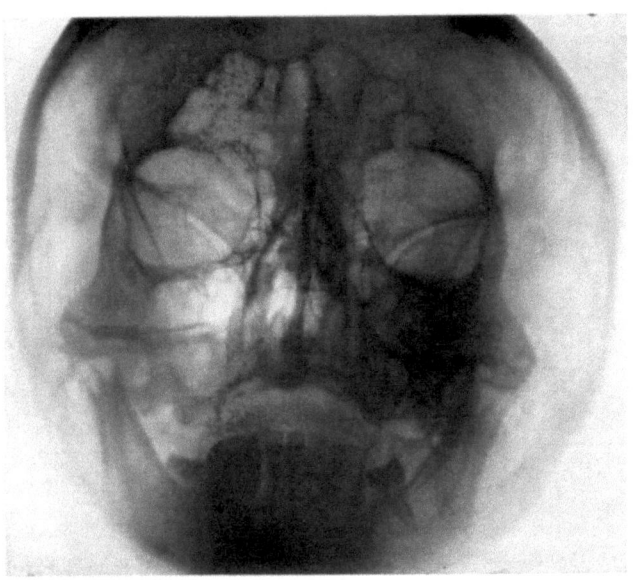

Abb. 58. Chronische Pansinusitis links. Verschattung aller linksseitigen Nebenhöhlen (okzipito-nasale Aufnahme)

Schwellungen der Augenumgebung und Lidödeme die Vorboten der Komplikation. Die Ausbreitung auf die Nachbarschaft ist zwar relativ selten, aber doch viel häufiger als bei der Kieferhöhle. Sie setzt im allgemeinen einen Verschluß des Abflußweges mit akutem Aufflammen der Entzündung voraus, jedoch können sich *chronische Fisteln* auch schleichend entwickeln.

Diagnose. *Eiteransammlung* zuvorderst im mittleren Nasengang mit Schleimhautreizung, eventuell Polypenbildung in der Umgebung, weisen bei der Rhinoscopia anterior auf eine Nebenhöhle erster Serie hin. Die *Vohsensche Durchleuchtung* ergibt eine Verschattung der erkrankten Stirnhöhle, *läßt aber oft im Stich*, da hochgradige Asymmetrien und einseitiges Fehlen der Stirnhöhle (Abb. 57) nicht selten sind und deshalb auch der Seitenvergleich unsicher ausfällt. Das Durchleuchtungsresultat muß daher auf alle Fälle durch die *Röntgenuntersuchung* in okzipito-nasaler bzw. frontaler Aufnahmerichtung (Abb. 58) geklärt werden. Durch Kontrastfüllung läßt sich auch die Dicke der Schleimhaut beurteilen (Abb. 59), ebenso wie, besonders im Tomogramm, Zysten und Polypen zur Darstellung gelangen (Abb. 60). Der sicherste Beweis einer Eiterung, die *Probespülung* durch Sondierung des Ductus nasofrontalis, ist bei der Stirnhöhle viel schwieriger als bei der Kieferhöhle. Sie gelingt nur in etwa 50% der Fälle (DENKER), denn die oftmals erhebliche Größe der Bulla ethmoidea bildet durch ihr Vorwölben zusammen mit den vorderen Siebbeinzellen ein Hindernis. Infolgedessen erhält der Röntgenbefund bei der Stirnhöhle größere Bedeutung als bei der Kieferhöhle. Im Röntgenbild ist neben der Verschattung im Seitenvergleich vor allem auf die Schärfe der Konturen zu achten, die bei Entzündungen abnimmt. Das Röntgenbild gibt sichere Auskunft über die Ausdehnung der Höhle und eine eventuelle Kammerung, was für die nachfolgende Operation von Wichtigkeit ist. Zuweilen kann die Unterscheidung eines vollständigen Fehlens von einer starken Verschattung fast unmöglich sein und *Fehlerquellen* lassen sich auch hier nicht ausschließen.

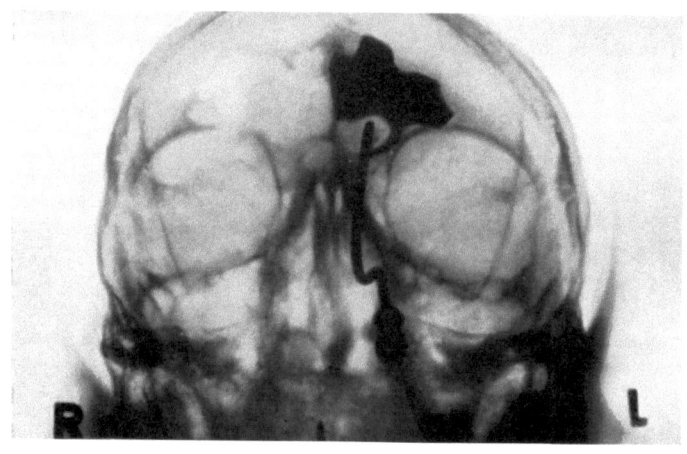

Abb. 59. Verdacht auf hyperplastische Stirnhöhlenentzündung. Die Kontrastfüllung zeigt eine normale Schleimhautdicke (okzipito-nasale Aufnahme)

Technik der Stirnhöhlenspülung. Nach Einlage von 2% Pantocain-Privin-Tampon unter das Vorderende der mittleren Muschel wird ein abgebogenes stumpfes Röhrchen mit seitlichen oder endständigen Öffnungen vom mittleren Nasengang aus durch den Ductus nasofrontalis in die Stirnhöhle eingeführt. Da die Ausmündung im mittleren Nasengang nicht immer an derselben Stelle liegt, muß diese gesucht werden, was von vorne nach hinten geschieht mit der Spitze der Sonde leicht nach lateral gerichtet. Liegt die Kanüle in der Stirnhöhle, so läßt sich das untere Ende auf die Oberlippe legen und die Sonde mehr oder weniger frei bewegen. Ist sie in eine Siebbeinzelle gelangt, so ist beides nicht möglich. Sie kann auch in die Orbita eindringen, weshalb bei der Spülung auf die Weichteile der Orbita zu achten ist. Die Stirnhöhlensondierung muß ohne jede Gewalt ausgeführt werden, um einen falschen Weg nach dem Schädelinnern auszuschließen. Absaugen und Spülen mit isotonischer Kochsalzlösung bzw. 2% Borsäure. Unter Umständen ist zuerst ein Abspreizen, selten eine Resektion des Kopfes der mittleren Muschel notwendig.

Differentialdiagnostisch kommen besonders *Kopfschmerzen anderer Herkunft* in Betracht, die den Kopfschmerzen der oberen Nebenhöhlen (Stirnhöhle, Siebbein und Keilbeinhöhle) gegenüberstehen, wobei die Stirnschmerzen der Stirnhöhlenentzündung und die Hinterhauptschmerzen der Keilbeinhöhlenentzündung die ausgeprägtesten sind. Kopfschmerzen anderer Ursachen finden sich, abgesehen von *Trigeminusneuralgien* und den *akuten fieberhaften Infektionskrankheiten* (Grippe, Scharlach usw.) bei einer Reihe von *Allgemeinerkrankungen*, wie Nierenerkrankungen, Magen-Darmkrankheiten (Obstipation), *Zirkulations-*

störungen (Vasolabilität, Arteriosklerose), *Syphilis, Anämie* und *Chlorose, Intoxikationen* (Alkohol, Nikotin, Kohlenoxyd), ferner bei *allergischen Störungen* (Migräne), bei *intrakraniellen Erkrankungen* (Hirngeschwülste, multiple Sklerose), bei entzündlichen *Ohrerkrankungen*, bei *Augenleiden* und bei *Symptomenkomplexen vom Gl. sphenopalatinum* aus. Nach meiner Erfahrung werden hauptsächlich die *Stirnschmerzen jugendlicher Vasolabiler* mit einem „Stirnhöhlenkatarrh" verwechselt, bei denen die Untersuchung, abgesehen von der Vasolabilität (blaurote, kalte und feuchte Hände sowie Füße) einen normalen Befund ergibt. Da diese Patienten katarrhanfällig sind, liegt die Diagnose einer Stirnhöhlenentzündung nahe, und langdauernde erfolglose Behandlungen mit Wärme, Diathermie, Kurzwellen usw. sind keine Seltenheit. Auch *Refraktionsanomalien* geben zu Fehldiagnosen Veranlassung, hauptsächlich die Überanstrengungskopfschmerzen, die vom Lesen und Schreiben herrühren, vor allem beim Schulkind. Ebenso gleichen die *essentiellen Supraorbitalneuralgien* den symptomatischen Neuralgien der Stirnhöhlenentzündung. Die Differentialdiagnose gegenüber diesen verschiedenen Arten von Kopfschmerzen läßt sich im allgemeinen nur durch eine fachärztliche Untersuchung der Nebenhöhlen stellen und sie ist schwierig bei einem Stirnhöhlenkatarrh ohne wesentliche Exsudatbildung (Röntgenaufnahme!) oder einem Vacuumsinus (s. S. 113). Daneben ist eine Allgemeinuntersuchung gegebenenfalls eine Untersuchung der Augen notwendig. Ohne *gründliche Stirnhöhlenuntersuchung darf eine Stirnhöhlenentzündung nicht diagnostiziert werden*, denn mancher Kranke wird dadurch zum klagenden und schwer zu behandelnden „Stirnhöhlenneurastheniker".

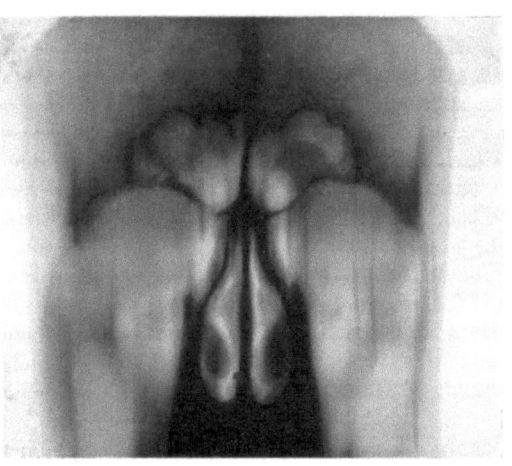

Abb. 60. Eiterzyste in der linken Stirnhöhle im Tomogramm (okzipito-frontale Aufnahme)

In den Anfangsstadien, hauptsächlich vor erfolgtem Durchbruch, gleichen die *bösartige Stirnhöhlengeschwulst* sowie die sehr seltene *luetische* oder *tuberkulöse Erkrankung* einer banalen Stirnhöhlenentzündung.

Ein schleichender *Durchbruch der Wände* kann als Komplikation vorkommen, spricht aber gewöhnlich *gegen eine banale Entzündung*. Meistens liegt ein Stirnhöhlenkrebs vor. Eine Ausweitung der Höhle findet sich bei den seltenen *Mukokelen, Pyokelen* oder *Pneumatokelen*.

Behandlung. Da die operativen Maßnahmen keine sichere Gewähr für eine vollständige Ausheilung bieten, ist ein langdauernder Versuch mit *konservativer Therapie* gerechtfertigt, sofern die Beschwerden gering sind und Zeichen eines Durchbruches fehlen. Insbesondere ist eine *allergische Komponente* zu berücksichtigen.

Die *konservative Behandlung* besteht hauptsächlich im *Abschwellen der Schleimhaut* des mittleren Nasenganges zur Erleichterung des Exsudatabflusses. Die Abschwellung erfolgt durch Einträufeln oder Einsprayen von Adrenalin-Ephedrin-Präparaten bzw. Privinlösung durch den Patienten, wie bei der akuten Sinusitis (s. S. 109), oder durch entsprechende Pinselungen und Einlagen von Seiten des

Arztes. Bisweilen läßt sich die Stirnhöhle durch einfaches *Absaugen* (s. S. 110) entleeren. *Kopflichtbäder, Sollux-Bestrahlung, Diathermie* und *Kurzwellenbehandlung* werden empfohlen, doch bleibt der Erfolg fraglich.

Der „Stirnhöhlenkatarrh" kann bei neurasthenischen Patienten zur fixen Idee werden, die zu einer mitunter kaum glaublichen polygrammatischen Selbstbehandlung mit Nasenduschen, Spray, Salben usw. führt und durch ihre Reizwirkung nur schadet. Oft hält es schwer, die Patienten von ihren Selbstbehandlungsmethoden wieder abzubringen.

Lassen sich *Stirnhöhlenspülungen* gut vornehmen, so soll regelmäßig mit isotonischer Kochsalzlösung oder einer 2%-Borlösung gespült werden. Wie bei der Kieferhöhle läßt sich ein Versuch mit nachfolgender Instillation einer Lösung von Antibiotica machen (s. S. 120). Auch eine gezielte Behandlung nach Resistenzbestimmung der Erreger ist aber unsicher.

Kleinere operative Eingriffe zur Erweiterung des mittleren Nasenganges sind zu erwägen, wenn die Besserung nach einigen Wochen ausbleibt. Sie bestehen in Abtragen des Kopfes der mittleren Muschel, Beseitigung hoher Septumdeviationen, Entfernung von Polypen oder Ausräumung des vorderen Siebbeines. Gleichzeitig kann der Ductus nasofrontalis mit dem Raspel nach VACHER erweitert werden, um die Einführung des Spülröhrchens zu erleichtern. Auf diese Weise gelingt öfters die Abheilung der Stirnhöhleneiterung oder aber, trotz fortbestehender leichter Sekretion, wird Beschwerdefreiheit erzielt. In derartigen Fällen ist mit radikaleren Eingriffen große Zurückhaltung geboten.

Die sogenannten *Radikaloperationen* der Stirnhöhle sind erst dann angezeigt, wenn konservative Maßnahmen nach Wochen oder Monaten erfolglos bleiben, oder aber bei drohender oder bereits eingetretener Verwicklung. Diese Operationen umfassen gewöhnlich auch einen mehr oder weniger großen Teil des Siebbeines, vielfach seine völlige Ausräumung unter gleichzeitiger breiter Eröffnung der Keilbeinhöhle und gelten in entsprechenden Abänderungen für das ganze zusammenhängende System der oberen Nebenhöhlen. Sie bezwecken eine *übersichtliche Freilegung* der erkrankten Nebenhöhlen mit *Entfernung der erkrankten Schleimhaut* und damit des Primärherdes, sowie das Anlegen eines *breiten Abflußweges nach der Nase* zur Herstellung einer Dauerdrainage. Da es sich um Eingriffe im Gesicht handelt, muß besonderer Wert auf das kosmetische Resultat gelegt werden. Die große Zahl der Operationsmethoden, auf die ich hier im einzelnen nicht eingehen kann, zeigt, daß es keine Universalmethode gibt. Das *Operationsrisiko* ist klein, postoperative schwere Verwicklungen können aber vorkommen (Osteomyelitis des Stirnbeines, Frontalhirnabszeß, Meningitis). Auch tritt infolge des Ablösens der Trochlea (M. obliquus superior) zuweilen Doppelsehen ein, welches aber mit seltenen Ausnahmen wieder verschwindet.

Ein häufig angewandtes, einfaches und in der Regel genügendes Verfahren in verschiedenen Modifikationen (JANSEN-RITTER, OGSTON-LUC, LYNCH u. a.) stellt die im folgenden beschriebene Stirnhöhlenoperation dar.

Technik der Stirnhöhlenradikaloperation (Abb. 61). Intubationsnarkose oder seltener Lokalanästhesie. Bogenförmiger Schnitt unterhalb der Augenbraue von medial der Incisura supraorbitalis über die Nasenseite bis unterhalb des Infraorbitalrandes. Abschieben der Weichteile vom Stirnhöhlenboden, der Nasenseite und der vorderen medialen Orbitalwand. Eröffnung der Stirnhöhle im inneren Augenwinkel mit dem Meißel oder dem Bohrer und Abtragung des Stirnhöhlenbodens, des Processus frontalis und des vorderen Teiles der Lamina orbitalis mit Stanze und Zange. Ausräumung des Siebbeines, je nach der Ausdehnung der Erkrankung partiell oder vollständig, unter Umständen mit breiter Eröffnung der vorderen Keilbeinhöhlenwand. Auskratzen der Stirnhöhlenmukosa je nach deren Zustand. Hochschlagen eines

Mukosalappens aus der Nase zum Auskleiden des neuen Ausführungsganges nach der Nase. Gummidrain nach der Nase. Primärnaht des Schnittes mit Seide. Deckverband.

Die Länge des Hautschnittes und die Knochenresektion werden der Größe der Stirnhöhle angepaßt. Wichtig ist der breite Zugang zur Nase durch Resektion der Vorderwand des Ductus nasofrontalis und des vorderen Siebbeines. Gibt diese Methode bei großen Stirnhöhlen keinen genügenden Überblick, so wird erweiternd nach KILLIAN operiert. Unter Stehenlassen einer breiten Knochen-Periost-Spange entsprechend dem Supraorbitalbogen erfolgt eine zusätzliche Eröffnung und Abtragung der Stirnhöhlenvorderwand.

Über die Operation von der Kieferhöhle aus s. S. 133.

Spitalaufenthalt ein bis zwei Wochen. Arbeitsunfähigkeit zwei bis drei Wochen. Schluß des Schnittes ein bis zwei Wochen. Zum Offenhalten des Ausführungsganges gehört eine oft wochenlange Behandlung mit Spülungen, Pinselungen mit Arg. nitr. 5 bis 10% und Sondierung von seiten des Facharztes.

In der Regel wird ein Dauererfolg mit Ausheilung oder doch Beschwerdefreiheit erreicht, jedoch läßt sich eine nachträgliche Verengerung oder ein Ver-

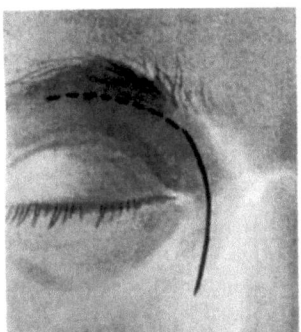
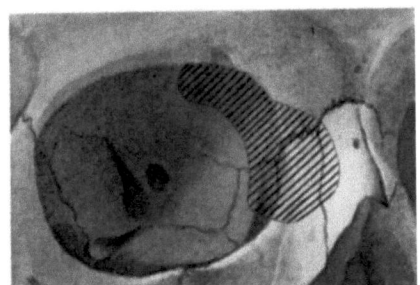

Abb. 61. Extranasale Radikaloperation der Stirnhöhle

schluß des Ausführungsganges nicht immer vermeiden. Es können daher bei jeder Operationsmethode Rezidive auftreten, die neue Eingriffe erfordern. Das kosmetische Resultat ist meist befriedigend, da die Augengegend ihre normale Gestaltung beibehält und die gute Heilneigung der Gesichtshaut sorgt für eine feine, oft kaum sichtbare Narbe.

Nur in Ausnahmefällen ist die völlige Wegnahme der äußeren Stirnhöhlenwand nach RIEDEL notwendig, die bei tieferen Stirnhöhlen ein stark entstellendes Einsinken der Stirngegend hinterläßt.

Diesen äußeren Radikaloperationen steht die *endonasale Eröffnung* der Stirnhöhle nach HALLE u. a. gegenüber, die für unkomplizierte Stirnhöhleneiterungen bei Versagen der konservativen Therapie in Frage kommt. Ihr Anzeigegebiet wird dadurch eingeengt, daß sie sich für große Stirnhöhlen nicht eignet. Zwar fällt die äußere Narbe fort, dafür wird die Sicherheit des Verfahrens durch die mangelnde Übersicht beeinträchtigt, weshalb diese Methodik immer mehr Anhänger verliert.

Prognose. Chronische Stirnhöhleneiterungen sind stets eine ernsthafte Erkrankung mit Komplikationsgefahr. Mit einer spontanen Ausheilung der chronischen Stirnhöhlenentzündung ist nicht zu rechnen und auch der konservativen, ebenso wie der operativen Therapie gegenüber erweist sie sich öfters als *außerordentlich hartnäckig* und *zu Rückfällen neigend*. Fast stets läßt sich dauernde

Beschwerdefreiheit, wenn auch unter Fortbestehen einer gewissen Sekretion, erzielen und vielfach sogar eine vollständige Ausheilung. Im ganzen genommen sind die Behandlungsresultate bedeutend unsicherer als bei den Kieferhöhlenempyemen.

c) Die chronische Siebbeinzellenentzündung (Ethmoiditis chronica)

Bezüglich der *Entstehung* und der gemeinsamen Erscheinungen der Nebenhöhlenentzündungen verweise ich auf den Abschnitt chronische Nebenhöhlenentzündungen S. 112 u. ff.

Im Siebbeinlabyrinth haben die Entzündungen hauptsächlich einen *katarrhalisch-hyperplastischen Charakter*, der zu der früher beschriebenen Polypenbildung führt (s. S. 96). Rein eitrige Ethmoiditiden ohne wesentliche Schleimhautschwellungen oder sogar mit Atrophie der mittleren Muschel sind seltener. Die mitbeteiligten *konstitutionellen* und namentlich *allergischen Faktoren* erklären die *überwiegende Beiderseitigkeit* und erschweren dauernde Behandlungserfolge. Siebbeinentzündungen sind, wie die Keilbeinhöhlenentzündungen, verhältnismäßig häufig. Öfters breitet sich die Entzündung auf das ganze Siebbeinlabyrinth aus, oder, wie unter kombinierte Nebenhöhlenentzündungen näher beschrieben wird, es erkranken die vorderen oder hinteren Siebbeinzellen mit einer der anderen oberen Nebenhöhlen gemeinsam. Infolge des komplizierten Baues und der zum Teil engen Ostien sind Verhaltungen in einzelnen Zellen oder Zellgruppen nicht selten (geschlossene Ethmoiditis).

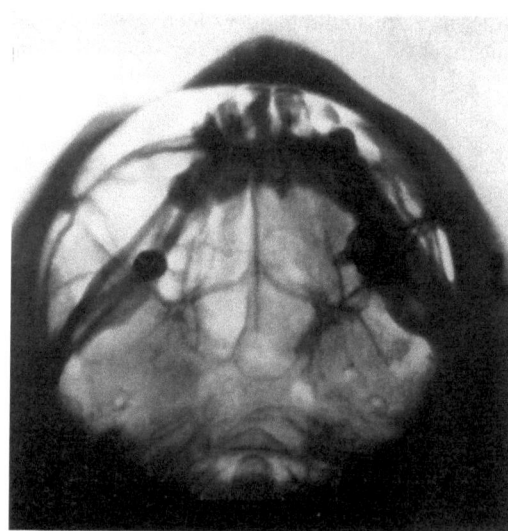

Abb. 62. Chronische Entzündung des linken Siebbeines und der linken Keilbeinhöhle. Verschattung der linken Siebbeinzellen und der linken Keilbeinhöhle (axiale Aufnahme)

Symptome und Verlauf. Vielfach steht die durch die Nasenpolypen bedingte *beiderseitige hochgradige Nasenverstopfung* mit Hyposmie, bzw. Anosmie ganz im Vordergrund, während Kopfdruck und Ausfluß nur gering sind. Es können aber auch *Schmerzen in der Nasenwurzel* und *Druckempfindlichkeit der seitlichen Nasengegend* vorhanden sein, ebenso wie ein reichlicher schleimiger oder *schleimigeitriger Ausfluß*. Häufig erfolgt der Abfluß hauptsächlich nach hinten mit rhinopharyngitischen Beschwerden und Husten. Der Allgemeinzustand ist meist kaum beeinträchtigt. Gleichzeitiges Asthma bronchiale findet sich vor allem bei deutlich allergischer Reaktion (Blut- und Sekreteosinophilie, s. S. 176). Daß dabei die Nasenerkrankung an der Auslösung des Asthmas beteiligt ist, geht aus der Besserung nach der Siebbeinausräumung hervor.

Infolge der nahen örtlichen Beziehungen zur Orbita, zum Sehnerven und zum Endokranium können sich *akut entzündliche* **Nachbarschaftskomplikationen** entwickeln oder es entstehen *chronische Fisteln* nach außen.

Diagnose. Bei Nasenpolypen und Eiter im mittleren oder oberen Nasengang kann eine Ethmoiditis als ziemlich sicher angenommen werden. Doch hält es zuweilen schwer, die Herkunft des Eiters aus dem Siebbein nachzuweisen bzw. eine Stirn- oder Keilbeinhöhlenentzündung auszuschließen. Bei der selteneren atrophischen Entzündung ist die Exsudatmenge meistens so gering, daß sie zu Krusten und Borken auf der mittleren Muschel oder im mittleren Nasengang eintrocknet.

Schwierigkeiten bereiten die *geschlossenen Empyeme* ohne Eiterabfluß nach der Nase. Lassen die klinischen Symptome eine Siebbeinentzündung vermuten, so hilft das *Röntgenbild* weiter, das bei einseitiger Erkrankung im axialen Bild eine Verschattung zeigt (Abb. 62). Bei beiderseitiger Erkrankung ist die Beurteilung unsicher. Dagegen gibt das Röntgenbild nach der *Füllung* der Siebbeinzellen mit einem *Kontrastmittel* nach der Methode von PROETZ (s. unten) weitere Auskunft. Es zeigt sich dabei, ob die Ostien durchgängig sind und sich das Siebbein überhaupt füllen läßt. Sofern das Kontrastmittel eindringt, ist die Dicke der Schleimhaut abzuschätzen. Auch gibt die Raschheit der Entleerung einen gewissen Anhaltspunkt. Normalerweise verschwindet z. B. Lipiodol nach 76 Stunden, während es sich bei Siebbeinerkrankungen länger hält. Im Zweifelsfalle bleibt nur die *probatorische Eröffnung* übrig, die leicht auszuführen ist und der Punktion der großen Nebenhöhlen entspricht.

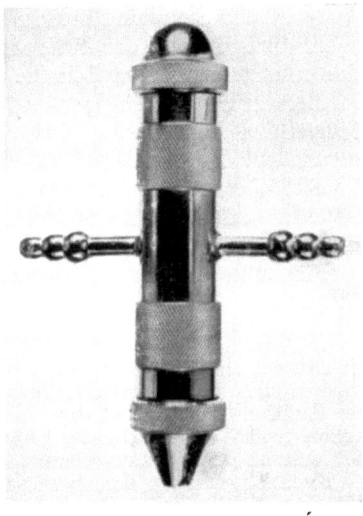

Abb. 63. Saugapparat nach LE MÉE zur Proetzschen Verdrangungsmethode

Betreffen die Erscheinungen hauptsächlich den vorderen Abschnitt der Nase mit dem mittleren Nasengang, so darf auf eine vorwiegend vordere Ethmoiditis geschlossen werden, eine Lokalisation besonders hinten und im oberen Nasengang weist auf eine hintere Ethmoiditis hin, jedoch ist eine derartige Trennung oft unmöglich.

Differentialdiagnostisch kommt bei älteren Leuten und Einseitigkeit eine *bösartige Geschwulst* in Betracht, die hinter den Polypen versteckt sein kann. Biopsien müssen in solchem Falle bis zur Wurzel der Polypen gehen. Der negative Ausfall ist nicht ohne weiteres beweisend. Schleichende Durchbrüche sprechen gegen banale Entzündungen und für *karzinomatöse, luetische oder tuberkulöse Knochenzerstörungen*. Die *Mukokelen* und Pyokelen unterscheiden sich durch die Wandausweitung von der einfachen Ethmoiditis.

Behandlung. Bei dem häufigen Vorkommen einer allergischen Komponente ist deren Berücksichtigung in der Allgemein- und Lokaltherapie unerläßlich, da auch die operative Lokalbehandlung sonst nicht zum Ziel führt. Allerdings bereitet die antiallergische Behandlung gerade der Nebenhöhlenentzündungen noch große Schwierigkeiten.

Bei leichter Entzündung ohne wesentliche Schleimhautschwellung tritt zuweilen eine Abheilung durch dieselben konservativen Maßnahmen wie bei der chronischen Rhinitis ein. Sind nur kleine Polypen vorhanden und handelt es sich um eine subakute Form von nicht allzu langer Dauer, so führt manchmal die Verdrängungsmethode von PROETZ zum Ziel, die gleichzeitig auch die Stirnhöhle und die Keilbeinhöhle miterfaßt.

Technik der Proetzschen Verdrängungsmethode. Grundsätzlich wird bei dieser Methodik die Luft mit einer Saugpumpe aus den Nebenhöhlen ausgesogen und durch Flüssigkeit ersetzt. Dazu wird der Patient mit nach hinten überhängendem Kopf (Kinn senkrecht über dem Ohreingang) horizontal gelagert, so daß die Nebenhöhlen nach unten zu liegen kommen. Während der Patient k-k-k.... phoniert und dadurch den Pharynx abschließt, wird die Nase mit Flüssigkeit aufgefüllt und hierauf unter Zuhalten des einen Nasenloches in wiederholten Malen durch Einsetzen der Saugvorrichtung auf der anderen Nasenseite ein Unterdruck von um 180 mm Wasser erzeugt. Die Luft entweicht bei offenen Ostien durch die überliegende Flüssigkeit und diese dringt an deren Stelle beim plötzlichen Nachlassen des Unterdruckes ein. Als Saugvorrichtung verwenden wir den Apparat von LE MÉE (Abb. 63), als Flüssigkeit zur Kontrastdarstellung eines der jodhaltigen Kontrastmittel, zur Behandlung 2% Ephedrin in isotonischer Kochsalzlösung oder eine Lösung von Antibioticum. Therapeutisch ist die PROETZ-Methode das einzige Verfahren, um Medikamente auf konservativem Wege in das Siebbein hineinzubringen.

In der Mehrzahl der Fälle sind jedoch größere Nasenpolypen vorhanden, was eine rein konservative Lokalbehandlung aussichtslos macht.

Bei isolierten Polypen oder umschriebenen Entzündungen kann unter Umständen die einfache Abtragung des Polypen oder Eröffnung einzelner Zellen ausreichen. In der Regel ist eine mehr oder weniger vollständige *Ausräumung des Siebbeines mit Entfernung der Polypen* notwendig, die sich allerdings nur auf die erkrankten Zellen erstrecken soll und endonasal oder extranasal vorgenommen wird.

Für unkomplizierte Ethmoiditiden bzw. Nasenpolypen geschieht die Ausräumung endonasal.

Technik der endonasalen Ethmoidektomie. 2% Pantocain-Privin-Oberflächenanästhesie des Naseninnern. Abspreizen der mittleren Muschel von der lateralen Nasenwand, gegebenenfalls Abtragung des geschwellten Muschelkopfes. Aufbrechen der Bulla ethmoidea mit dem Konchotom und der Löffelzange, Ausräumen der die Zellen meist vollständig ausfüllenden geschwellten Schleimhaut unter Abtragung der dünnen Knochenzwischenwände.

Nach Beendigung der Operation bildet das ganze Ethmoid eine einheitliche Höhle mit dem Hirnboden als Dach und der Lamina orbitalis als seitliche Begrenzung. Um auch die vordersten Siebbeinzellen zu erreichen, muß nach HALLE der Agger nasi nach Ablösung der Mukosa aufgemeißelt werden, während die vordere Keilbeinhöhlenwand nach hinten freiliegt und eröffnet werden kann. Tamponade mit Vasenolgaze nur bei stärkerer Blutung.

Der Eingriff ist technisch schwierig und erfordert besondere Vorsicht gegen den Hirnboden und lateral gegen die Lamina orbitalis zu. Intrakranielle und orbitale Komplikationen infolge Verletzung der Wände sind allerdings sehr selten. Ganz besonders gefährlich ist die Verletzung der Lamina cribrosa, gegen welche der Ansatz der mittleren Muschel abgrenzt, die daher möglichst, aber mindestens im hinteren Teil geschont werden soll. Auch wahrt ihr Vorhandensein die natürliche Konfiguration des Naseninnern und schützt vor postoperativer trockener krustender Rhinitis.

Spitalaufenthalt ein bis vier Tage. Arbeitsunfähigkeit eine Woche. Heildauer zwei bis drei Wochen. Unter Umständen Nachbehandlung mit Arg. nitric. 2- bis 10%- Pinselungen und abschwellenden Nasentropfen.

Die *extranasale Ausräumung des Siebbeines*, die als Teil der radikalen Operation der Stirnhöhle bereits auf S. 126 beschrieben wurde, ist im allgemeinen erst bei Verwicklungen oder bei kombinierter Stirnhöhlen- und Siebbeinentzündung heranzuziehen. Beschränkt sich die Operation auf das Siebbein und das Keilbein, so genügt als Zugang ein kleiner Hautschnitt an der Nasenseite, der gewöhnlich nur eine feine, wenig sichtbare Narbe hinterläßt.

Prognose. Die chronische Siebbeinentzündung ist mit seltenen Ausnahmen eine zwar störende und sehr hartnäckige, aber harmlose Erkrankung, die vor allem bei Polypenbildung über Jahre und Jahrzehnte bestehen kann. Immerhin birgt jede Entzündung des Siebbeines die Gefahr einer orbitalen oder intrakraniellen Komplikation in sich. Die Heilungsaussichten des hinteren Siebbeines sind ungünstiger als diejenigen der vorderen Siebbeinzellen.

Die *Behandlungserfolge*, auch der vollständigen Ausräumung, sind nicht voll befriedigend und die Behandlung als solche sehr langwierig. Manchmal tritt zwar eine völlige Abheilung ein, oftmals jedoch bleibt eine gewisse Sekretion zurück, ebenso wie die Nasenpolypen zu Rezidiven neigen.

Rezidivieren die Polypen wiederholt, was namentlich bei nicht vollständiger Ausräumung des Siebbeines der Fall ist, so läßt sich deren Wiederauftreten verhindern oder doch verzögern durch *Radiumeinlagen* 10 bis 14 Tage nach der Abtragung. Es werden 200 bis 300 mgSt RaEl gefiltert durch 0,5 mm Platin pro Nasenseite verabreicht. Diese Methode hat sich mir verschiedentlich bewährt. Wenn auch eine gewisse Sekretion zurückbleibt, verhindert doch die durch die Radiumbestrahlung erzeugte derbere Bindegewebsbildung das polypös-ödematöse Quellen der Mukosa.

d) Die chronische Keilbeinhöhlenentzündung
(Sinusitis sphenoidalis chronica)

Auch hier gelten, wie bei allen vorherigen Nebenhöhlen, die im Abschnitt chronische Nebenhöhlenentzündungen beschriebenen gemeinsamen Erscheinungen. Als hinterste und groß entwickelte Zelle des oberen Nebenhöhlenzuges nimmt die Keilbeinhöhle fast stets an den Entzündungen des hinteren Siebbeinlabyrinths teil. Verhaltungen infolge der Enge und Lage des Ostiums sind nicht selten und der Abfluß kann zudem in der schmalen Spalte des Recessus sphenoethmoidalis behindert werden. Nach den Obduktionsbefunden ist die Entzündung der Keilbeinhöhle ebenso häufig wie die Siebbeinentzündung, wird aber infolge des unbestimmten Krankheitsbildes und der versteckten Lage des Keilbeines öfters übersehen. Neben der *rhinogenen Entzündung* kann die Keilbeinhöhle durch *einbrechende Hypophysentumoren* ergriffen werden.

Symptome und Verlauf. Die tiefe Lage des Entzündungsherdes verursacht *Hinterhaupt-* und *Nackenschmerzen*, aber auch Stirn-, Schläfen- und Ohrschmerzen werden beobachtet. Der *Eiter*, teilweise flüssig, teilweise auch dick und zäh, fließt hauptsächlich nach hinten durch die Choane in den Nasenrachen und bringt entsprechend der Lage des Ostiums die Schleimhaut an der *oberen Umrandung der Choane* im oberen Nasengang zur *entzündlichen Schwellung, eventuell Polypenbildung*, ebenso die *mediale Seite der mittleren Muschel* und die gegenüberliegende *Septumschleimhaut* (Schäferscher Wulst). Im Nasenrachen entsteht oftmals eine chronische *Rhinopharyngitis* und das Exsudat erscheint schließlich auch im Mesopharynx.

Verwicklungen sind selten, mitunter geben aber erst deren Zeichen Anlaß zur genaueren Diagnose. Die Nähe des Sehnerven (s. Anatomie S. 16) erklärt die akuten und chronischen *Retrobulbärneuritiden*, die rasch zur Erblindung führen können. Unter den intrakraniellen Komplikationen ist die *Thrombophlebitis* des anliegenden *Sinus cavernosus* besonders gefährlich. Trotzdem der Türkensattel oft in die Keilbeinhöhle hineinragt, kommen Schädigungen der Hypophyse praktisch nicht vor.

Diagnose. Das subjektiv meist unbestimmte Krankheitsbild zeigt bei der Rhinoscopia posterior *Exsudat* aus den Nebenhöhlen zweiter Serie, im *oberen Nasengang*, bzw. an der *oberen Umrandung der Choane* medial von der mittleren Muschel, an welcher Stelle die *Schleimhaut polypös* geschwollen sein kann. Auf dem *axialen Röntgenbild* läßt sich nicht nur die Größe der Keilbeinhöhle feststellen, sondern ist auch eine einseitige Verschattung bei einseitiger Sinusitis gut zu erkennen (Abb. 62). Durch *Kontrastfüllung* läßt sich auch die Dicke der Schleimhaut darstellen (Abb. 64). Den Beweis für die Eiterung erbringt die *Punktion und Spülung* der Keilbeinhöhle.

Technik der Punktion der Keilbeinhöhle. Die Punktion setzt gute anatomische Kenntnisse voraus. Sie erfolgt mit einer entsprechend gebogenen Kanüle (BECK u. a.) in Lokalanästhesie durch die natürliche Öffnung, die durch ihre tiefe und versteckte Lage, je nach den topographischen Verhältnissen der mittleren Muschel und des oberen Nasenganges, vielfach schwer zu finden ist, oder unter Durchstoßung der Vorderwand in seiner Umgebung. Zuweilen sind zur Raumerweiterung und zur freien Sicht für die Punktion vorgängige Eingriffe (Septumresektion, partielle oder totale Abtragung der mittleren Muschel) notwendig.

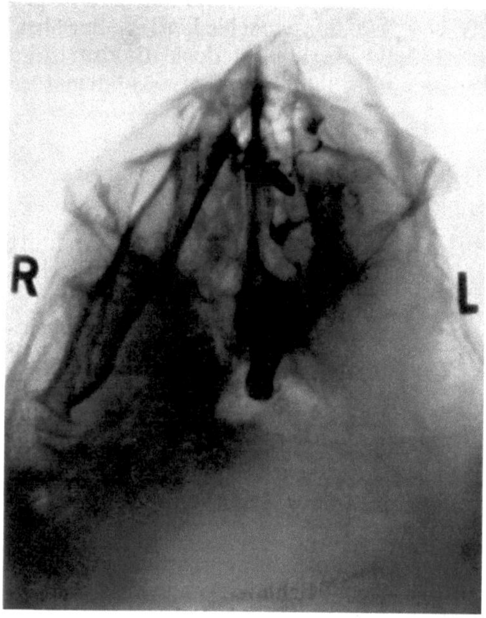

Differentialdiagnostisch sind in erster Linie *Kopfschmerzen anderer Ätiologie* auszuschließen. Bei isolierten Erkrankungen des Keilbeines kommen *Geschwülste der Schädelbasis* in Frage, selten langsam wachsende Karzinome der Schädelbasis selbst, sehr viel häufiger Tumoren der Hirnbasis, hauptsächlich durchbrechende *Hypophysentumoren*. Die Zeichen der Hypophysenerkrankung und die Veränderungen der Sella turcica im Röntgenbild weisen auf die Geschwulst hin.

Behandlung. Unter den *konservativen Maßnahmen* ist die Berücksichtigung einer *allergischen Komponente* wichtig. Raumbeengende Prozesse in der Gegend des Ostiums, wie Polypen oder hohe Septumdeviationen, sind zu beseitigen. Bei gleichzeitiger Ethmoiditis bietet die Verdrängungsmethode nach PROETZ die Möglichkeit, Siebbein und Keilbeinhöhle gemeinsam zu behandeln. Manchmal gelingt es, die chronische Entzündung durch *regelmäßige Spülungen* zur Abheilung zu bringen. Sonst muß die *vordere Keilbeinhöhlenwand unter Erweiterung des Ostiums* nach HAJEK *abgetragen* und in dieser Weise ein weiter Zugang geschaffen werden. Alleinige Eingriffe an der Keilbeinhöhle sind nur ausnahmsweise angezeigt, meist wird die Keilbeinhöhle zugleich mit der endo- oder extranasalen Ausräumung des Siebbeines breit eröffnet und von der erkrankten Schleimhaut befreit. Die Hauptanzeige zu diesen radikalen Eingriffen sind drohende oder bestehende Verwicklungen, akute fortschreitende Retrobulbärneuritis usw.

Die **Prognose** entspricht den Erkrankungen des hinteren Siebbeines.

e) Kombinierte chronische Nebenhöhlenentzündungen

Trotzdem die Nebenhöhlen durch die Nase in offener Verbindung miteinander stehen, ergreift die Entzündung nur *selten sämtliche Nebenhöhlen*. Erkrankt

Abb. 64. Kontrastfüllung der rechten Keilbeinhöhle. Normale Schleimhautdicke (axiale Aufnahme)

die Kieferhöhle zuerst, so bleibt die Entzündung meistens lange Zeit oder dauernd auf die *Kieferhöhle beschränkt* (dentogenes Empyem). Erkrankt jedoch eine der oberen Nebenhöhlen, dann breitet sich die Entzündung in der Regel entsprechend der Ausmündungen der Ostien entweder auf die *vorderen Nebenhöhlen* (Nebenhöhlen erster Serie, mittleres oder vorderes Siebbeinlabyrinth, Stirnhöhle, Kieferhöhle) aus oder auf die *hinteren Nebenhöhlen* (Nebenhöhlen zweiter Serie, hinteres Siebbeinlabyrinth, Keilbeinhöhle) (Abb. 58 und 65). Beiderseitige *Pansinusitiden* treten besonders bei *konstitutionell* bedingten, oftmals *allergischen Entzündungen*, bzw. bei den sehr häufigen *allergisch-bakteriellen Mischformen* (s. S. 187) auf. Manchmal weist nur eine der Nebenhöhlen eine chronische Entzündung auf, verursacht aber wiederholte akute Schübe in anderen Nebenhöhlen.

Es entstehen hieraus Krankheitsbilder, deren kombinierte *Symptomatologie* und *Diagnose* aus dem früher Gesagten hervorgeht.

Behandlung und Prognose. Multiple chronische Nebenhöhlenentzündungen erfordern eine *langdauernde Behandlung*, die von Patient und Arzt große Geduld verlangt. Die Therapie besteht in einem *konservativ-chirurgischen Vorgehen*, dessen Eingriffe durch die Lokalisation und die Art der Entzündung bestimmt werden. Vielfach ist nur eine *gewisse Besserung* mit einer relativen Beschwerdefreiheit zu erzielen, die häufig durch akute Katarrhe und mitunter auch ohne ersichtlichen Grund gestört wird. *Schlechte Operationsresultate* ergeben die

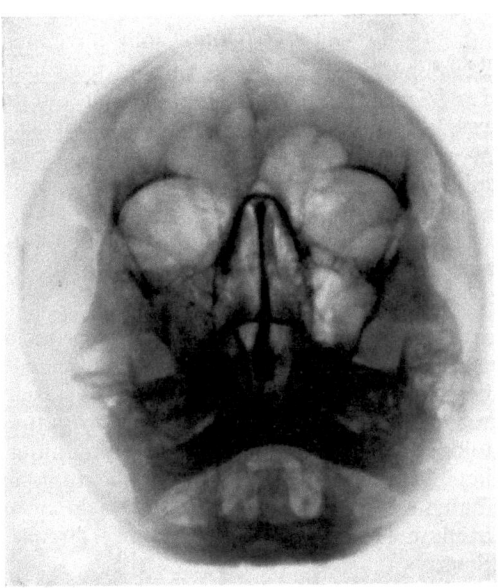

Abb. 65. Chronische Pansinusitis rechts. Verschattung der rechten Stirnhöhle, des Siebbeines und der Kieferhöhle (okzipito-frontale Aufnahme)

hauptsächlich auf konstitutioneller Grundlage beruhenden Pansinusitiden allergischer Art bzw. die allergisch-bakteriellen Entzündungen. Die oft noch wenig aussichtsreiche Behandlung wird im Kapitel der allergischen Rhino- und Sinusopathien S. 187 besprochen. Selbst ausgedehnte radikale Eingriffe sind erfolglos und sollen daher nach Möglichkeit vermieden werden.

Steht die Kieferhöhleneiterung bei rein oder vorwiegend bakterieller Erkrankung im Vordergrund, so empfiehlt sich zunächst eine Radikaloperation der Kieferhöhle, unter Umständen mit Eröffnung des Ethmoides durch deren mediale Wand und nachfolgendem Versuch einer konservativen Behandlung der übrigen Nebenhöhlen, gegebenenfalls durch kleine chirurgische Eingriffe unterstützt. Die gemeinsame Erkrankung der oberen Nebenhöhlen erfordert die auf S. 126 beschriebene extranasale Radikaloperation. Bei einer ausgesprochenen Pansinusitis lassen sich sämtliche Nebenhöhlen durch einen neuerdings nach LIMA benannten Eingriff von der Kieferhöhle aus erreichen. Nach der Radikaloperation der Kieferhöhle werden nach teilweiser Abtragung der medialen Wand die Siebbeinzellen sowie die Keilbeinhöhle ausgeräumt und nach der Stirnhöhle ein breiter Zugang geschaffen.

f) Nebenhöhlenentzündungen im Kindesalter

Die frühere Ansicht der Seltenheit der Sinusitis im Kindesalter läßt sich nicht mehr halten. Sowohl die systematische Untersuchung der Nebenhöhlen bei der Autopsie wie auch die klinischen Befunde bei Serienuntersuchungen von Kindern, insbesondere solchen mit akuten und chronischen Katarrhen der oberen Luftwege, beweisen, daß Nebenhöhlenentzündungen beim Kinde verhältnismäßig häufig sind, wobei allerdings die angegebenen Prozentzahlen weit auseinandergehen. Da außer der Stirnhöhle bereits im Kleinkindesalter alle Nebenhöhlen mehr oder weniger entwickelt sind, kann die Sinusitis wie beim Erwachsenen die verschiedenen Nebenhöhlen betreffen. Am häufigsten scheint eine Kombination von Siebbeinzellen-Kieferhöhlenentzündung vorzukommen.

Ursache und Entstehung sind im ganzen dieselben wie beim Erwachsenen. Die dentalen Infektionen treten aber zurück, abgesehen von der Osteomyelitis des Oberkiefers beim Kleinkind, wogegen die mit der vergrößerten und chronisch entzündeten Rachenmandel verbundenen chronischen Rhinitiden ursächlich in weit größerem Maß hinzukommen. Die Entzündungen der Gaumenmandeln spielen anderseits eine geringe Rolle. Allergie ist gleich häufig wie beim Erwachsenen.

An Erregern werden zumeist Pneumokokken, an zweiter Stelle Streptokokken, fast immer in Mischinfektion getroffen.

Symptome und Verlauf. Im ganzen unterscheidet sich die Nebenhöhlenentzündung weder in der akuten noch in der chronischen Form von derjenigen des Erwachsenen. Allgemeinerscheinungen sind häufiger und insbesondere tritt der Katarrh der übrigen Luftwege oft so sehr in den Vordergrund, daß die Kinder wegen Nasenrachen- und Rachenentzündungen oder Bronchitiden, oft in wiederholten akuten Schüben, ohne Erkennung der Nebenhöhlenentzündungen behandelt werden. Eine weitere Folgekrankheit sind akute Mittelohrentzündungen. Manchmal weist eine verstopfte Nase oder ein reichlicher Nasenfluß auf die Erkrankung hin, während das Kind seltener als der Erwachsene über Schmerzen klagt.

Die Rhinoskopie ergibt dieselben Veränderungen wie beim Erwachsenen. Die Durchleuchtung ist weniger sicher, wogegen das Röntgenbild in derselben Weise wie im späteren Alter verwertet werden kann und einen besonders wichtigen Platz in der Beurteilung einnimmt. Ein negativer Röntgenbefund schließt für die Kieferhöhle eine Entzündung fast sicher aus, während die übrigen Nebenhöhlen weniger eindeutig zu beurteilen sind.

Die Probepunktion vom unteren Nasengang aus mit nachfolgender Spülung als therapeutische Maßnahme läßt sich meistens schon im Kleinkindesalter unter Lokalanästhesie ausführen, sofern dem kleinen Patienten der Eingriff erklärt wird.

Um plötzliche Kopfbewegungen zu vermeiden, ist es bei ängstlichen Kindern am besten, die Nadel im Liegen mit dem Kopf auf die Unterlage gepreßt einzuführen. Dabei wird ein Sandsack unter die Schulter geschoben und der Kopf nach hinten übergeneigt (Stellung von CROOKS). Zur Spülung wird das Kind aufgesetzt.

Die **Diagnose** ergibt sich aus der Rhinoskopie, der Röntgenaufnahme des Schädels und der Probepunktion. Die Kieferhöhlenentzündung ist am leichtesten festzustellen. Fließt der Eiter nach einer Kieferhöhlenspülung rasch wieder nach, so darf auf die Entzündung einer weiteren Nebenhöhle geschlossen werden.

Behandlung. Schwere akute Sinusitiden, z. B. die Badesinusitiden, erfordern Antibiotica, bei den chronischen Entzündungen ist eine allgemeine Roborierung wichtig. Die Behandlung der Allergie spielt die gleiche Rolle wie beim Erwachsenen.

Die lokalen konservativen Maßnahmen sind im ganzen dieselben wie im späteren Alter (Wärmeanwendung bei akuten Entzündungen, Ephedrintropfen zum Abschwellen der Schleimhäute, Nasentropfen kolloidaler Silberlösungen bei chronischen Entzündungen usw.). Menthol und Privin sind im Kindesalter zu vermeiden.

Eine große infizierte Rachenmandel ebenso wie Gaumenmandeln mit häufigen akuten Schüben sind zu entfernen, was manchmal eine rasche Ausheilung herbeiführt. Jedoch muß eine eitrige Sinusitis durch vorgängige Spülungen möglichst in eine katarrhalische Entzündung übergeführt werden, da der Eiterabfluß nach hinten zu postoperativen Komplikationen Anlaß geben kann.

Die lokal operative Behandlung der Kieferhöhle besteht vor allem in regelmäßigen Spülungen. Für die übrigen Nebenhöhlen wird die Verdrängungsmethode von PROETZ herangezogen. Führen diese nicht zum Ziel, so kommt für die Kieferhöhle die Fensterung im unteren Nasengang in Frage, während die Radikaloperationen mit Rücksicht auf das Schädelwachstum und die Zahnentwicklung nur in ausnahmsweise schweren Fällen zur Anwendung gelangen soll. An den oberen Nebenhöhlen sind Radikaloperationen nur bei Komplikationen angezeigt (s. S. 136 u. ff.). Nasenpolypen werden abgetragen ohne Ethmoidausräumung.

Prognose. Die Behandlungsresultate der akuten Nebenhöhlenentzündungen sind eher besser als beim Erwachsenen, da Kinder auf eine zureichende Behandlung gut ansprechen. Auch chronische Sinusitiden lassen sich oft zur Ausheilung bringen, jedoch ist die Hauptsache, den Übergang akuter Entzündungen in die chronische Form zu verhindern. Schwere Komplikationen sind selten.

g) Auftreibende Erkrankungen der oberen Nasennebenhöhlen
(Mukokelen, Pyokelen und Pneumatokelen)

Als seltene Erkrankungen kommen *zystenartige Erweiterungen der Stirnhöhle, einzelner Siebbeinzellen und in Ausnahmefällen der Keilbeinhöhle* vor, die sich *ohne ersichtliche Ursache* oder im Anschluß an ein *Trauma* im Verlaufe von Jahren entwickeln. Ihr Inhalt ist in der Regel *schleimig, weißlich bis schokoladenfarbig (Mukokele),* seltener *wässerig (Hydrokele),* aus denen durch Infektion unter entzündlichen Erscheinungen die *eitergefüllte Pyokele* entsteht. Nur ausnahmsweise kann ein einfacher *Luftsack (Pneumatokele)* vorliegen. Die Pathogenese dieser Höhlenauftreibungen ist nicht sicher bekannt. Wahrscheinlich handelt es sich um einen *Verschluß des Ostiums,* der durch Sekretstauung zum Druck auf die Wände und damit zur Ausweitung der betreffenden Nebenhöhlen führt. Eine entsprechende Erkrankung der *Kieferhöhle* ist nicht sicher bekannt. Die beschriebenen Zysten der Kieferhöhle mit Arrosion oder Ausweitung der Wände sind jedenfalls fast immer Zahnzysten.

In allen Nebenhöhlen finden sich gelegentlich *Schleimzysten* der Schleimhaut, die aus erweiterten Schleimdrüsen entstehen und mit schleimigem gelatinösem Inhalt gefüllt sind. Ob sich daraus bei weiterem Wachstum schließlich eine Mukokele entwickeln kann (ZUCKERKANDL), ist fraglich.

Symptome und Verlauf. Die Erweiterung der Nebenhöhle erfolgt *zunächst symptomlos* und macht sich erst durch eine schmerzlose *rundliche Vorwölbung des innern Augenwinkels* über dem Lig. palpebrale nasale bemerkbar (Abb. 66). Öfters bestehen dumpfe Kopfschmerzen und die Vorwölbung wird druckempfindlich. Zugleich wird der *Augapfel nach außen und unten* gedrängt, aber erst spät in der *Beweglichkeit* behindert. Der Augenhintergrund erscheint normal, Doppelbilder kommen vor, Tränenträufeln ist nicht selten. Die gewöhnlich früh einsetzende Ausdehnung nach der Nase engt deren oberen Teil ein mit Verschiebung der Nasenscheidewand nach der gesunden Seite. Selten kommt es zum schleimigen Abfluß aus der Nase. Solange die Knochenwand erhalten ist, erscheint die äußere Vorwölbung *knochenhart*, später wird der Knochen papierdünn und zeigt *Pergamentknistern*, schließlich entstehen große knöcherne Dehiszenzen, durch welche die *prall-elastische Zystenwand*, oft mit scharfem Knochenrand, zu palpieren ist. In gleicher Weise wird der Knochen auch nach dem Schädelinnern abgebaut und die Zystenwand legt sich der *Dura mater* an. Das langsame aber unaufhaltsame Wachstum verursacht mit der Zeit *hochgradige Verdrängungserscheinungen* von Seiten der Nachbarschaft, sofern nicht vorher eine akute Vereiterung unter Entstehen der Pyokele mit Verwicklungen eintritt, die zum Eingriff zwingen. Durch *intrakranielle Folgekrankheiten* können die Mukokelen bzw. Pyokelen jederzeit lebensgefährlich werden.

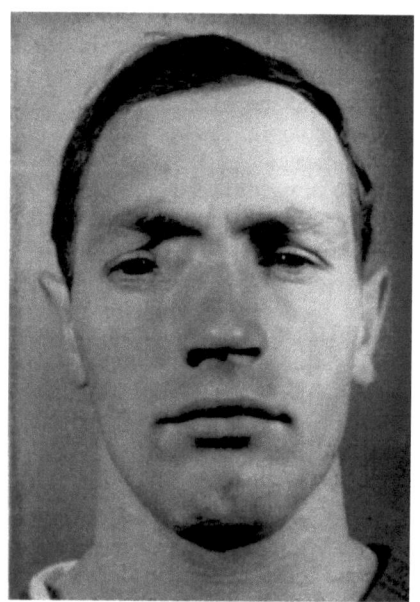

Abb. 66. Mukokele des rechten Siebbeines

Diagnose. Oft stehen zunächst die Symptome von Seiten der Orbita derart im Vordergrund, daß der Augenarzt aufgesucht wird. Zu Verwechslung geben *Enzephalokelen* (Pulsation und Spannung beim Schreien), *gutartige Geschwülste* (Dermoide, variköse Schwellungen der Stirngegend) ebenso wie *bösartige Geschwülste* oder *Gummata* Anlaß. Das *Röntgenbild* zeigt die große einheitliche Höhle ohne die übliche bogige Begrenzung nach oben und ohne einspringende Knochensepten, jedoch sind diese Veränderungen nicht immer deutlich. In der seitlichen Aufnahme kann die Vorwölbung der Hinterwand der Stirnhöhle nach der vorderen Schädelgrube sichtbar werden. Die *Probepunktion* ergibt je nach der Art der Nebenhöhlenauftreibung einen gelblich-schleimigen, wässerigen oder eitrigen Inhalt oder die Luftfüllung.

Behandlung und Prognose. Durch breite Verbindung mit der Nase, Abtragung der vorstehenden erweiterten Knochenwände und Entfernung des Schleimhautsackes lassen sich diese Nebenhöhlenerkrankungen dauernd beseitigen. Die Operationsmethoden sind dieselben wie bei den chronischen Nebenhöhlenentzündungen und richten sich in ihrer speziellen Ausführung nach der Lokalisierung und Größe der vorhandenen Mukokele. Eine endonasale Eröffnung des Siebbeines ist in der Regel ungenügend.

3. Verwicklungen der Nebenhöhlenerkrankungen

Abgesehen von mechanischen Verdrängungserscheinungen am Orbitalinhalt, handelt es sich um *entzündliche Verwicklungen* in der Umgebung der Nebenhöhlen. Meistens liegt eine *banale Nebenhöhlenentzündung* vor, akuter oder chronischer Art, seltener schaltet sich eine *bösartige Geschwulst*, eine *Mukokele*, eine *spezifische Entzündung* der Nebenhöhlen oder der umgebenden Knochen ein, die als solche oder nach Sekundärinfektion die Verwicklung auslösen. *Schädelbrüche* durch die Nebenhöhlenwände bilden offene Überleitungswege, die bei schon bestehender Nebenhöhlenentzündung besonders gefährlich sind, aber auch durch nachträgliche Entzündungen bedrohlich werden. Dasselbe gilt für *operative Perforationen* der Knochenwände.

Daß die Infektion des Schädelinnern bei Brüchen der Lamina cribrosa auch *direkt von der Nase* aus auf das Schädelinnere übergreifen kann, wurde bereits erwähnt (S. 58), ob auch akute Nasenentzündungen dazu führen können, ist nicht sicher, immerhin stellen die Fila olfactoria mit ihren Scheiden mögliche Infektionswege dar.

Trotz streckenweise nur papierdünnen Knochenwänden breiten sich die Nebenhöhlenentzündungen bedeutend seltener auf die Umgebung aus als die Mittelohrentzündungen. Ihrer geringen Häufigkeit steht die zum Teil *große Gefährlichkeit* gegenüber, welche die Laienfurcht vor Nebenhöhleneiterungen rechtfertigt.

Sowohl akute wie chronische Nebenhöhleneiterungen können zu *Komplikationen* führen. Am häufigsten sind es durch Retention oder akute Schnupfen verursachte akute Stadien chronischer Eiterungen.

Das Übergreifen der Entzündung auf die Nachbarschaft findet entweder unter ausgedehnter *Knochenzerstörung*, teilweise unter *Sequesterbildung* (Scharlach) als eigentlicher Durchbruch mit Fistelbildung durch Kontaktinfektion statt, oder die Entzündung kriecht den *Scheiden der Knochenvenen* entlang (Mikroperforation nach MEYER). Perforierende Venen von den Nebenhöhlen nach der Orbita und nach dem Schädelinnern sind in großer Zahl vorhanden. Je nach der Nebenhöhle erfolgt die Ausbreitung der Entzündung durch die *Außenwand nach außen*, durch die *Wände der Orbita zur Orbita* oder durch den *Hirnboden nach dem Endokranium*. Mitunter fällt der Knochen des Stirnbeines einer *Osteomyelitis* anheim. Durch direkten *Einbruch in die Blutbahn* kann eine akute septische Erkrankung oder eine mehr schleichende Herdinfektionskrankheit entstehen. Besonders gefährlich und wegen ihrer raschen Ausbreitung gefürchtet sind die schweren akuten *Scharlachsinusitiden* mit ihren nekrotisierenden Entzündungen.

a) Verwicklungen beim Übergreifen nach außen und orbitale Verwicklungen

Der *Ort des Durchbruches* der Entzündung liegt fast immer in nächster *Umgebung der Orbita* oder *in dieser selbst*, weshalb äußere und orbitale Verwicklungen oftmals kombiniert vorkommen. Mehr als zwei Drittel der Fläche der knöchernen Orbita liegen den Nebenhöhlen an. Beteiligt sind vor allem die *Stirnhöhle und das Siebbeinlabyrinth*. In der Stirnhöhlenvorderwand erleichtern perforierende Venen trotz ihrer Dicke die Entstehung von Fisteln, wie sie auch bei Scharlach unter Bildung großer Sequester zerfallen kann. Viel häufiger geht der Durchbruch von der Stirnhöhle aus durch das dünne Orbitaldach bzw. den Stirnhöhlenboden, vorwiegend im inneren oberen Augenwinkel nach der Orbita und ungefähr gleich oft wird die dünne Lamina orbitalis (papyracea) des Siebbeines von der Entzündung befallen. Das seltenere Übergreifen von der *Keilbeinhöhle* führt in die Tiefe der Orbita oder in die Retroorbita mit Druck auf den Sehnerven, während *Kieferhöhleneiterungen* nur ausnahmsweise unter die Wangenweichteile durchbrechen oder das Kieferhöhlendach bzw. den Orbitalboden ergreifen und damit zum Orbitalinhalt gelangen.

Die Durchbrüche werden gewöhnlich durch *ödematöse Schwellungen* eingeleitet, denen zunächst eine *Periostitis* und später ein *subperiostaler Abszeß* nachfolgt. Die orbitalen Weichteile bleiben in der Regel lange Zeit oder dauernd durch die dünne, aber widerstandsfähige Periorbita geschützt, so daß *Orbitalphlegmonen* eine Seltenheit sind.

Symptome und Verlauf. Bei akuten Stirn- und Siebbeineiterungen treten zuweilen schon in den ersten Tagen *kollaterale Ödeme* in der Orbitalumgebung auf, die vorwiegend bei Kindern zu hochgradigen *Lidschwellungen* (Abb. 67), manchmal mit vollständigem Verschluß des Auges führen. Fieber und heftige Schmerzen sind dabei der Ausdruck einer Exsudatstauung in der Nebenhöhle, deren Beseitigung durch konservative Maßnahmen gelegentlich das Ödem in zwei bis drei Tagen wieder zum Verschwinden bringt. *Hauptsächlich Kinder* erkranken in dieser Weise, bei welchen gleichzeitiges Schwindelgefühl und Brechreiz auf eine meningeale Reizung hindeuten. Die Ödeme können sich auch ohne Schmerzen und Fieber entwickeln und sich sogar wiederholen. Öfters ist aber die ödematöse Schwellung bereits der Vorbote des eigentlichen Durchbruches mit nachfolgender *Periostitis* und *subperiostalem Abszeß*. Die entsprechende *druckschmerzhafte und fluktuierende Schwellung* lokalisiert sich beim Durchbruch der *Stirnhöhlenvorderwand* über dem *Supraorbitalbogen* bzw. der Glabella, von wo aus der Eiter in das Oberlid sinkt und anschließend an das *Lidödem* einen *Oberlidabszeß* verursachen kann. Die Perforation des *Stirnhöhlenbodens* äußert sich in einer *Schwellung im inneren oberen Augenwinkel* (Abb. 68), diejenige der *Lamina orbitalis* (papyracea) *des Siebbeines unmittelbar darunter*. Erfolgt der Durchbruch tiefer in der Orbita, so gelangt der Eiter *unter die Periorbita*, die sich namentlich über der Lamina orbitalis leicht von den Orbitalwänden abheben läßt. Dadurch bilden sich ausgedehnte *subperiorbitale Abszesse*, welche sich weit in die Augenhöhle vorwölben, den *Bulbus* nach unten und lateral *verdrängen* und seine *Beweglichkeit einschränken*. Erstreckt sich der Abszeß bis hinter den Bulbus, so kommt es zur *Protrusio bulbi* und der Druck auf die Zentralarterie kann eine *Amaurosis* nach sich ziehen. Durch kollaterale Entzündungen entstehen Lidschwellungen (eventuell Lidabszesse), *Conjunctivitis* und *Chemosis*. Das seltene Eindringen der Entzündungen durch die Periorbita in den Orbitalinhalt ruft gefährliche *Orbitalphlegmonen* hervor, bei welcher die Chemosis und die Fixierung des Bulbus besonders ausgeprägt sind. Auch kann der *Tränensack* infiziert werden. Dieselben Erscheinungen mit *Schwellung über der Fossa canina* und am unteren Orbitalrand finden sich bei den sehr seltenen Kieferhöhlendurchbrüchen. In der Regel gehen mit den akuten Verwicklungen neben den örtlichen Symptomen die allgemeinen Zeichen einer schweren fieberhaften Erkrankung einher.

Bei *chronischen Eiterungen* greift die Entzündung vielfach schleichend ohne Fieber und Schmerzen auf die Umgebung über und äußert sich in überraschenden Schwellungen in der Augenumgebung. Die Anfälle können sich wiederholen, ohne daß es zu einem Durchbruch kommt. Schließlich brechen sie dann doch spontan durch und hinterlassen *chronische Fisteln*. Liegt ein geschlossenes Nebenhöhlenempyem zugrunde, so kann die Komplikation das erste Zeichen der Erkrankung sein.

Die *äußeren Weichteile* werden im allgemeinen von der Entzündung nicht ergriffen, abgesehen von ödematösen Schwellungen und dem Oberlidabszeß, jedoch kann sich ein subperiostaler Abszeß von der Stirnhöhlengegend weit über die Schädelkalotte ausbreiten.

Diagnose. *Akut entzündliche Schwellungen der Stirn- und Augenumgebung* weisen in erster Linie auf eine nach *außen oder in die Orbita durchbrechende Nebenhöhlenentzündung* hin und sind stets als Zeichen einer *Knochenkomplikation* zu bewerten. Die Diagnose wird so gut wie gesichert durch das Vorliegen einer Nebenhöhlenentzündung, wobei geschlossene Empyeme ohne Eiter in der Nase nicht übersehen werden dürfen. *Differentialdiagnostisch* kommen *Weichteil-*

entzündungen der Augengegend, besonders Furunkel, Abszesse in der Orbita (nach Erysipel usw.) und *phlegmonöse* Dakryozystitiden in Frage. Die Tränensackeiterungen haben ihren Hauptsitz unterhalb des medialen Lidbandes im Gegensatz zu den oberhalb liegenden Siebbeindurchbrüchen, doch können diese auch unterhalb auftreten. Meistens weiß der Patient von früheren Tränensackeiterungen. Schwierigkeiten kann die Unterscheidung der Symptome des orbitalen Einbruches von der septischen *Thrombose des Sinus cavernosus* bereiten. Beschränkung der Symptome auf das Auge (Lidödem, starre Pupille, Chemosis, eventuell Protrusio bulbi, Amaurosis), Beiderseitigkeit und schwere septische Erscheinungen sprechen für eine Cavernosusthrombose. Auf eine *Osteomyelitis des Stirnbeines* weist eine weit über die Stirnhöhle hinausgreifende Schwellung

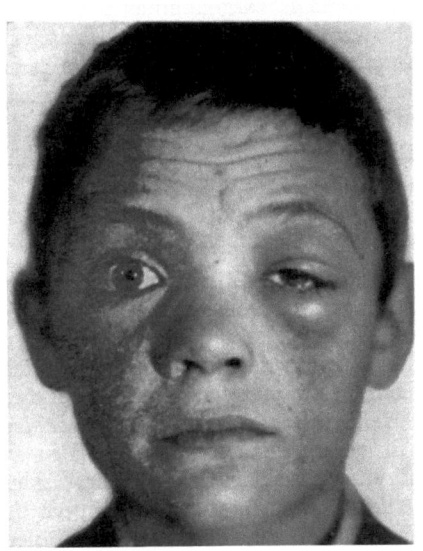
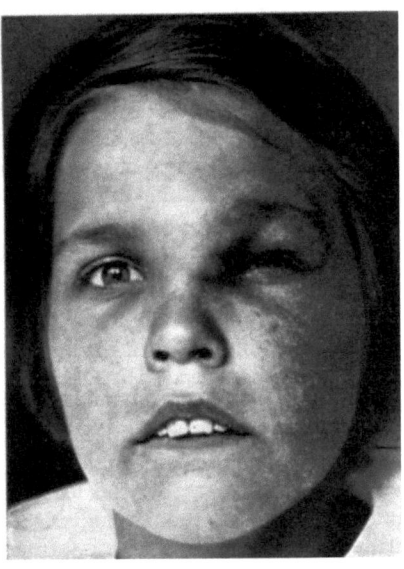

Abb. 67. Lidödem bei akuter Siebbeineiterung

Abb. 68. Chronische Stirnhöhleneiterung, orbitaler Durchbruch mit subperiostalem Abszeß

hin, so lange sie sich auf die Stirnhöhlengegend beschränkt, läßt sie sich an der auffallend starken Druckempfindlichkeit vermuten.

Die *akuten Schwellungen über dem Oberkiefer* gehen fast niemals von einer akuten Kieferhöhlenentzündung aus. Die häufigste Ursache sind *akute Zahnwurzelerkrankungen* ohne oder mit Abszeß *(Parulis)*, s. S. 145. Die für das Kleinkind typische *Osteomyelitis* des Oberkiefers (S. 148) zeigt, entsprechend der diffusen Knochenerkrankung, ausgedehnte Gesichtsschwellungen hauptsächlich über dem Oberkiefer.

Chronische Schwellungen im Gesicht werden nur selten durch banale Nebenhöhlenentzündungen verursacht. Bei älteren Leuten sind es meist *bösartige Nebenhöhlengeschwülste* oder primäre Knochensarkome. Ähnliche Bilder machen die *Dermoide* und variköse Schwellungen der Augengegend, *Mukokelen oder Oberkieferzysten*, traumatische *Enzephalokelen* und angeborene Enzephalokelen beim Kind. Auch kann es sich um *luetische* Gummen, *tuberkulöse und banal-osteomyelitische* primäre Knochenerkrankungen handeln. Die Differentialdiagnose erfordert stets eine gründliche Untersuchung der Nebenhöhlen und ist in der Regel nicht schwierig, wenn nur an die verschiedenen Möglichkeiten gedacht wird (Allgemeinuntersuchung, serologische Reaktion auf Lues, Biopsie usw.).

Behandlung. Zeichen eines drohenden oder erfolgten Durchbruches sind immer als eine ernste Warnung zu betrachten, da sich häufig zugleich der Durchbruch nach dem Endokranium vorbereitet. Sie erfordern daher die *sofortige Entlastung der betroffenen Nebenhöhle*.

Eine *konservative Behandlung* ist nur bei den in den ersten Tagen der Nebenhöhlenentzündung erscheinenden Lidödemen der akuten Stirnhöhlen- und Siebbeineiterung erlaubt, sofern noch keine Zeichen eines Durchbruches mit Abszeßbildung bestehen. Bei Erwachsenen ist große Vorsicht geboten. Stellt sich auf *abschwellende Maßnahmen in der Nase kein rascher Rückgang ein* oder liegt bereits ein subperiostaler Abszeß vor, so wird, ohne abzuwarten, die breite *extranasale Eröffnung und Ausräumung der erkrankten Nebenhöhle* vorgenommen. Eine *Anzeige zu sofortigem Eingriff* ist jede schwerere orbitale Komplikation (Protrusio, Orbitalphlegmone, Amaurosis usw.), ebenso wie ein Durchbruch bei chronischer Eiterung. Die Operationsmethoden sind bereits im Abschnitt über chronische Nebenhöhleneiterungen besprochen worden (S. 120 u. 126).

Prognose. Bei rechtzeitigem Eingriff läßt sich mit wenigen Ausnahmen eine völlige Wiederherstellung mit gutem kosmetischem Resultat erreichen.

b) Rhinogene intrakranielle Verwicklungen

Entstehung. Die Komplikationen von Seiten des Schädelinhaltes sind trotz der Dünnheit des Hirnbodens, der in der vorderen Schädelgrube meist in weiter Ausdehnung zum Teil auch in der mittleren Schädelgrube von den Nebenhöhlenwänden gebildet wird (Ohr, Abb. 23), erheblich seltener als orbitale Verwicklungen und Durchbrüche nach außen. Sie gehen fast immer von den *oberen Nebenhöhlen* (Stirnhöhle, Siebbeinlabyrinth oder Keilbeinhöhle) aus. Die *Stirnhöhlenhinterwand* bzw. das Stirnhöhlendach liegt in ganzer Ausdehnung dem Hirn an, wird aber verhältnismäßig viel weniger häufig durchbrochen als die dicke Vorderwand und der Stirnhöhlenboden. Abb. 69 zeigt einen breiten Durchbruch der Stirnhöhle mit foudroyanter Leptomeningitis. Die Fortleitung der Stirnhöhleneiterung führt ziemlich oft zu *Hirnabszessen*. Das *Siebbeinlabyrinth* stößt mit seinem Dach an das Schädelinnere. Die *Keilbeinhöhle* ragt in das Schädelinnere auf, zu beiden Seiten vom Sinus cavernosus umgeben. Die Durchbrüche ihrer lateralen Wandung und ihres Daches verursachen hauptsächlich eine *Cavernosusthrombose* oder eine *Leptomeningitis*. Trotzdem die *Hypophyse* im Türkensattel beinahe völlig von der Keilbeinhöhle umschlossen sein kann, sind entzündliche Schädigungen eine äußerste Seltenheit. Besonders gefährdet ist das Schädelinnere bei Nebenhöhlenempyemen nach *Schädelbrüchen*. Auch können Komplikationen *postoperativ* auftreten.

Gewöhnlich vollzieht sich die Infektion des Schädelinhaltes durch Einschmelzung der Tabula interna mit breiter Fistelbildung nach dem Endokranium. Zunächst entsteht in der Regel ein *Epiduralabszeß*, aus dem sich schließlich eine *Leptomeningitis*, eine *septische Sinusthrombose* (Sinus cavernosus, Sinus sagittalis superior) oder ein *Hirnabszeß* entwickelt. Aber auch ohne makroskopisch sichtbare Knochenerkrankung kann durch Mikroperforation oder auf dem Blutweg eine Meningitis oder ein Hirnabszeß zustande kommen. Die intrakraniellen rhinogenen Verwicklungen sind grundsätzlich wie die otogenen Komplikationen (Ohr, S. 293) aufzufassen.

Symptome und Verlauf. Der *Epiduralabszeß* fügt dem Bild der Nebenhöhlenentzündung keine weiteren Symptome bei und wird daher oft als Nebenbefund bei radikalen Stirnhöhlenoperationen angetroffen. Die rhinogene *Leptomeningitis* unterscheidet sich nicht von anderen banalen Meningitiden (s. otogene Meningitis, Ohr, S. 298).

Die *Thrombose des Sinus cavernosus* (Abb. 70) bedingt lokale entzündliche Stauungen im venösen Zuflußgebiet des Sinus, welches die Orbita und deren Umgebung umfaßt, und geht mit einer schweren hochfieberhaften Septicopyämie unter septischen Allgemeinerscheinungen und der Bildung entzündlicher Metastasen einher. Die lokale Stauung äußert sich in hochgradiger Schwellung der Augenlider, Chemosis, Protrusio bulbi, Pupillenstarre, Amaurosis und meistens auch Schädigung der Augenmuskelnerven und des Nervus tri-

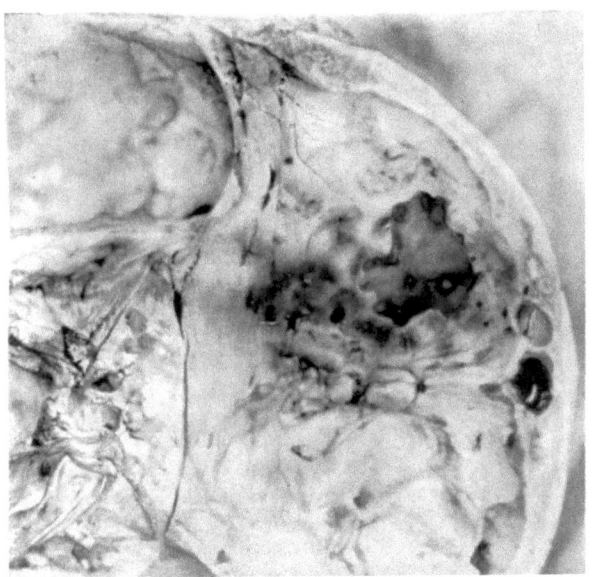

Abb. 69. Akute Stirnhöhleneiterung, breiter Durchbruch in die vordere Schadelgrube. Tod an Leptomeningitis

geminus. In der Mehrzahl der Fälle sind beide Augen ergriffen, aber oftmals sind die Symptome auf der Seite der Nebenhöhlenentzündung stärker ausgeprägt.

Die *Thrombose des Sinus sagittalis superior* verursacht keine typischen lokalen Anzeichen und bleibt daher vielfach verborgen. Es können sich in seinem Verlauf multiple Abszesse bilden.

Der rhinogene *Hirnabszeß* sitzt im Frontalhirn und liegt fast immer in nächster Nähe des primären Krankheitsherdes. Der Abszeß betrifft eine stumme Region (nach Dandy hat die Entfernung des Frontallappens keine Ausfallserscheinungen zur Folge) und macht daher häufig keine oder nur schwer zu deutende Lokalsymptome. An Herdsymptomen sind beschrieben: *Intelligenzdefekte* (Witzelsucht), *Stirnhirnataxien* und der *Greifreflex* sowie das sogenannte *Nachgreifen*. Beim Greifreflex führt die Berührung der inneren Handfläche zu unwillkürlich festem Faustschluß (meist homolaterales Enthemmungsphänomen), während beim Nachgreifen die Hand des Patienten unter Greifbewegungen jedem ihr nahegebrachten und allmählich weggezogenen Gegenstande folgt. Im übrigen zeigt der Hirnabszeß dieselben Stadien und denselben allgemeinen Verlauf wie der otogene Hirnabszeß (s. Bd. I, S. 308).

Diagnose. Die grundsätzlichen diagnostischen Erwägungen sind dieselben wie bei den otogenen Verwicklungen.

Der *Epiduralabszeß* kann gewöhnlich erst bei der Operation nach Freilegung der Dura festgestellt werden.

Die diffuse *Leptomeningitis* und die *Thrombose des Sinus cavernosus* sind in ihrer Symptomatologie im allgemeinen eindeutig, jedoch kann die Cavernosusthrombose mit einer orbitalen Komplikation verwechselt werden. Die Diagnose des *Stirnhirnabszesses* ist im latenten Stadium nicht möglich und bereitet selbst im manifesten Stadium große Schwierigkeiten. Mitunter wird sie erst bei der Operation oder der Autopsie gestellt.

Treten die Verwicklungen im Verlaufe einer schon diagnostizierten Nebenhöhlenentzündung auf, so ist die Ursache gegeben. Bei geschlossenen Nebenhöhlenentzündungen oder solchen mit spärlichen Symptomen kann aber die Verwicklung das erste Krankheitszeichen sein. *Bei allen entzündlichen Erkrankungen des Schädelinhaltes muß daher an eine ursächliche Nebenhöhlenentzündung gedacht werden*, deren Feststellung nicht immer leicht ist.

Behandlung. Verdächtige oder sichere Zeichen einer intrakraniellen Verwicklung sind die Anzeige zu *sofortiger Eröffnung und Drainage der verdächtigen Nebenhöhlen von außen, unter Umständen mit breiter Freilegung der Dura*. Neben der Beseitigung des Primärherdes wird der Frontalhirnabszeß wie der otogene Hirnabszeß (s. Bd. I, S. 308) chirurgisch versorgt. Im übrigen erfolgt die übliche medikamentöse Behandlung (s. Bd. I, S. 295, 302, 307, 317).

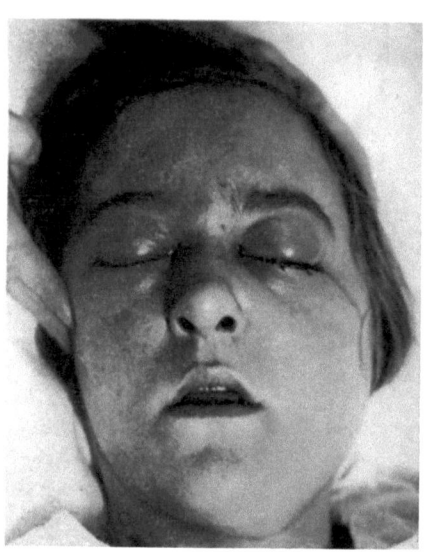

Abb. 70. Akute Pansinusitis. Thrombose des Sinus cavernosus

Prognose. Der Epiduralabszeß als solcher ist gutartig. Die Leptomeningitis und die Thrombose des Sinus cavernosus waren bis vor kurzem fast sicher tödlich. Eine wesentliche Besserung der Heilungsaussichten haben hier die Sulfonamide und die Antibiotica gebracht. Die Stirnhöhlenabszesse sind zwar gefährlicher als die otogenen Abszesse, bei rechtzeitiger Entleerung werden aber Dauerheilungen nicht allzu selten erzielt.

c) Rhinogene Sepsis

Auf die allgemeine Septicopyämie bei der Thrombose des Sinus cavernosus und des Sinus sagittalis superior, sowie der Osteomyelitis des Stirnbeines ist in den betreffenden Abschnitten hingewiesen. Eine *rhinogene Sepsis* bzw. Pyämie *direkt ausgehend von einer Nebenhöhlenentzündung* ohne orbitale oder intrakranielle Komplikation und ohne Knochenerkrankung ist eine *große Seltenheit* (Zange), kann aber bei jeder Nebenhöhlenentzündung durch thrombophlebitische Prozesse in der Nebenhöhlenschleimhaut vorkommen.

d) Osteomyelitis der Schädelknochen

Entstehung. Die knöchernen Sinuswände enthalten keine Markräume, nur in der *vorderen oberen Ecke der Stirnhöhle* tritt die Diploe der platten Schädelknochen an die Nebenhöhlen heran und stehen die *Diploevenen mit den Venen der Nebenhöhlenschleimhaut* in offener Verbindung. Von hier aus wird ausnahmsweise die Diploe durch eine akute oder chronische Stirnhöhlenentzündung, gelegentlich erst nach der Radikaloperation, infiziert, was eine Osteomyelitis des *Stirnbeines* verursacht. Gefährlich sind vor allem die foudroyanten Badesinusitiden. Die Osteomyelitis des *Oberkiefers* kommt fast nur beim Säugling und Kleinkind vor und wird als dentogene Infektion auf S. 148 beschrieben. Beim Erwachsenen sind einige wenige Fälle nach Radikaloperation der Kieferhöhle bekannt. Äußerst selten wird das *Keilbein* ergriffen.

Als Erreger finden sich meistens *Staphylokokken* und *Anaerobe*.

Symptome und Verlauf. Die Erkrankung kann als *stürmische hochfieberhafte Septicopyämie* rasch tödlich verlaufen, während in anderen Fällen eine *chronisch fortschreitende Knochenentzündung* bei gutem Allgemeinzustand nach und nach, teils kontinuierlich, teils sprungweise das ganze Schädeldach ergreift. Sich selbst überlassen führt auch diese Form früher oder später durch intrakranielle Verwicklungen zum Tode.

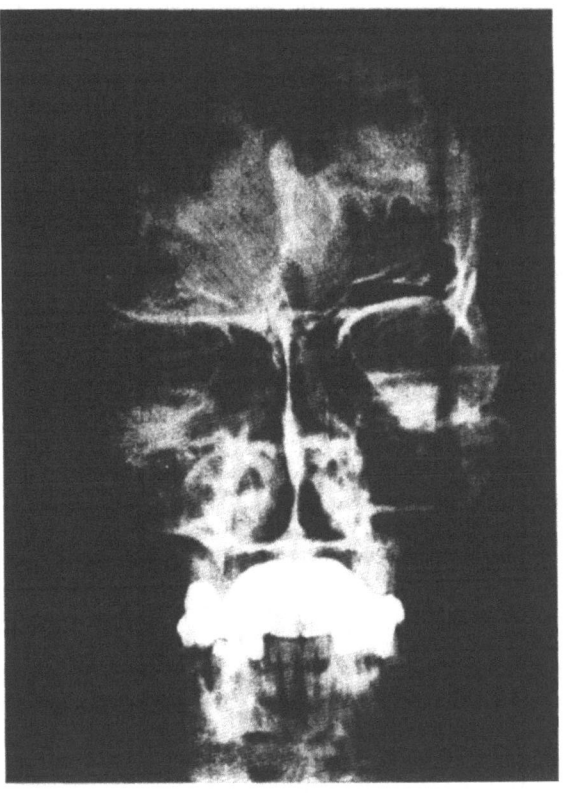

Abb. 71. Osteomyelitis des Stirnbeines bei akuter Stirnhöhleneiterung. Typische „Marmorierung" des Stirnbeines (okzipito-frontale Aufnahme)

Die **Diagnose** der Stirnbeinerkrankung wird klinisch möglich, wenn sich die Druckempfindlichkeit, die subperiostalen Schwellungen und Abszesse über die Grenze der Stirnhöhle ausbreiten und im *Röntgenbild* nach frühestens acht bis zehn Tagen die *typische Marmorierung* der fleckweisen Entkalkung und Einschmelzung des Knochens erscheint (Abb. 71).

Behandlung und Prognose. Die Behandlung besteht in der *Radikaloperation der Stirnhöhle* und ausgedehnter *Abtragung des erkrankten Knochens* des Stirnbeines mit lokaler und interner Penicillinanwendung bzw. anderen Antibiotica. Die Chemotherapie ist zwar nicht in der Lage, die Infektionsherde zu beseitigen, trägt aber doch wesentlich dazu bei, die Ausbreitung hintanzuhalten und erlaubt daher ein etwas konservativeres Vorgehen. Schreitet die Entzündung trotzdem weiter, so werden durch einen Schnitt von Ohr zu Ohr in der Nähe der Haargrenze das Gebiet freigelegt, die Weichteile abgehoben und der erkrankte Knochen vollständig samt einem gesunden Rand entfernt. Die großen postoperativen Knochendefekte schließen sich zuweilen von selbst, müssen aber meist nachträglich plastisch gedeckt werden. Durch die Chemotherapie ist die Prognose wesentlich besser geworden, aber Todesfälle kommen immer noch vor.

e) Rhinogene Erkrankungen des Sehnerven

Ursache und Entstehung. Daß bei orbitalen Verwicklungen auch der Sehnerv geschädigt werden kann, ist bereits erwähnt worden. Daneben gibt es *isolierte Erkrankungen des Sehnerven*, die bei Nebenhöhlenentzündungen ohne eitrigen Durchbruch auftreten und sich nicht selten durch einfache Behandlung der Nebenhöhlenentzündung bessern oder ausheilen. Diese rhinogenen Sehstörungen haben in mancher Hinsicht noch keine Aufklärung gefunden und die Meinungen über deren Häufigkeit, Pathogenese und Behandlung sind geteilt. Von den Erkrankungen des Sehnerven unterscheiden sich die eigentlichen *Herdinfektionen des Auges* (Iritis, Cyclitis, Chorioditis usw.), die, gleich wie durch Tonsillenerkrankungen, auch durch Primärherde in den Nebenhöhlen bedingt sein können.

An den Sehnervenerkrankungen sind vorwiegend, was nach den anatomischen Beziehungen auch verständlich ist, die *Keilbeinhöhlen* und die *hinteren Siebbeinzellen* beteiligt (Abb. 13).

So hat BOMMELI an 50 Schnittserien festgestellt, daß der Sehnerv in 50% der Fälle beiderseits, in 18% einerseits dicht an der Keilbeinhöhle vorbeizieht, während die entsprechenden Zahlen für das hintere Siebbein 20 und 30% betragen. Nicht selten sind knöcherne Dehiszenzen vorhanden.

Auffälligerweise liegen zumeist nicht eitrige Nebenhöhlenempyeme vor, sondern *hyperplastische Entzündungen* mit spärlichem Exsudat. Manchmal ergibt auch die probatorische Eröffnung keine makroskopisch wahrnehmbare Nebenhöhlenerkrankung, obgleich sich die Sehstörung im Anschluß daran bessert. Es kann sich um zirkulatorische Störungen mit überraschend schneller Besserung, um toxische Wirkungen oder bakterielle Invasion handeln, wobei offenbar hauptsächlich die perforierenden Venen der Knochenwände (nach BOMMELI 20% bei der Keilbeinhöhle, 12% beim Siebbein) den Überleitungsweg bilden.

Die Sehnervenerkrankung äußert sich meist als *Neuritis retrobulbaris* mit zentralem Skotom, mitunter aber auch als *Neuritis optica* oder als einfache *Opticusatrophie* bis zur *Amaurose* führend.

Diagnose. Die Wahrscheinlichkeit des rhinogenen Ursprungs ist bei einer manifesten Nebenhöhlenentzündung der hinteren Nebenhöhlen gegeben. Sie ist jedoch bei einem geschlossenen Empyem oder bei einer leichten hyperplastischen Nebenhöhlenentzündung differentialdiagnostisch schwierig gegenüber der *multiplen Sklerose, Intoxikationen (Alkohol, Tabak)* usw. Die Diagnose ist in solchen Fällen oft erst ex juvantibus zu stellen.

Behandlung. *Entzündete Nebenhöhlen* werden wie bei chronischer Eiterung *eröffnet und ausgeräumt*, wozu beim Siebbein und der Keilbeinhöhle in der Regel der endonasale Weg ausreicht. Ist eine Nebenhöhlenentzündung nicht sicher, besteht aber nach längerer erfolgloser ophthalmologischer Behandlung der Verdacht einer rhinogenen Entstehung, so wird versucht, durch *Daueranämisierung der Nase* mit *Adrenalin-Ephedrin-Präparaten* oder *Privin*, und bei deren Versagen durch Eröffnung des Siebbeines und der Keilbeinhöhle, eine Besserung zu erreichen. Die oftmals hervorragenden Dauerresultate, durch welche ein ein- oder beiderseits fast *geschwundenes Augenlicht wieder hergestellt wird*, lassen eine allzu große Zurückhaltung solcher probatorischer Eingriffe nicht angebracht erscheinen.

f) Die rhinogene Herdinfektion

Jede Nebenhöhlenentzündung kann als *Primärherd* die ganze Reihe der der Herdinfektion zur Last gelegten Fernerkrankungen verursachen, jedoch sind *Streuherde* in den Nebenhöhlen sehr viel seltener als in den Tonsillen oder bei Zahnwurzelerkrankungen.

Bei vermuteter Herdinfektion müssen daher auch die Nebenhöhlen einer *eingehenden Untersuchung mit Probespülung* unterzogen werden. Die Feststellung des *ursächlichen Zusammenhanges* ist ebenso schwierig wie bei tonsillären Erkrankungen und erfolgt grundsätzlich in derselben Weise (s. S. 328).

Die **Behandlung** besteht je nach dem Grad und der Art der Entzündung in regelmäßigen Spülungen, meist aber in der Radikaloperation der betreffenden Nebenhöhlen.

VIII. Die Nachbarschaftserkrankungen der Nase und ihrer Nebenhöhlen

Anhangsweise sei hier auf die wichtigsten Nachbarschaftserkrankungen der Nase und ihrer Nebenhöhlen hingewiesen, die in die Nasennebenhöhlen sekundär einbrechen oder zu differentialdiagnostischen Schwierigkeiten Anlaß geben.

1. Die akute Wurzelhautentzündung der Zähne des Oberkiefers und ihre Folgen (Periodontitis acuta, Periostitis alveolaris acuta, Parulis)

Die Infektion der Wurzelhaut der Zähne wird fast immer von einer *gangränös zerfallenden Pulpa* durch das Foramen apicale gesetzt, sei es, daß die Bakterien der gewöhnlich vorhandenen Mischinfektion spontan durch das *Foramen apicale* austreten oder durch zahnärztliche Eingriffe bzw. Speiseteile durchgedrückt werden. Besonders leicht infizieren sich schon vorhandene *Zahngranulome* und verfallen einer akuten Vereiterung. Ausnahmsweise geht die Infektion vom *Alveolarrand* aus. Zuweilen schließt sich die Entzündung an eine *Zahnextraktion* an. Es entsteht zunächst eine *eitrige Entzündung der Zahnwurzelhaut*, die aber rasch auf den *Kieferknochen* übergreift, ihn lokal zerstört und damit unter das Periost des Kiefers gelangt, das durch den sich bildenden Abszeß abgehoben wird. Es kommt in dieser Weise zur *Periostitis alveolaris* und zur *Parulis*. Zugleich entwickelt sich ein in die Umgebung ziehendes kollaterales Ödem. Mit dem Durchbruch des Periosts erreicht der Abszeß die Weichteile und verursacht einen *Zahnfleischabszeß*, der schließlich unter Entleerung von reichlich fötidem Eiter nach der Mundhöhle perforiert. Seltener als nach außen bricht der Abszeß von den Prämolaren und Molaren nach der Kieferhöhle durch und führt zur *akuten Kieferhöhleneiterung*, oder die Wurzelerkrankung der Schneidezähne hat einen Durchbruch in die Nasenhaupthöhle und damit eine fast stets verkannte *einseitige Rhinitis* zur Folge.

Symptome und Verlauf. Die Wurzelhautentzündung kann als hochfieberhafte bedrohliche Erkrankung, aber auch ohne wesentliche Störung des Allgemeinzustandes verlaufen. Die *Schmerzen* sind im Stadium des Kieferdurchbruches und bis das Periost genügend abgehoben ist, *sehr heftig* und haben einen bohrenden und stechenden Charakter, der im Liegen zunimmt. Mit dem Durchbruch unter das Periost beginnt die weitere Umgebung anzuschwellen. Bei den Inzisiven betrifft die *Schwellung* besonders die Oberlippe, welche rüsselförmig wird, bei den

Prämolaren und Molaren die Wange bzw. die ganze Gesichtsseite samt den Augenlidern. Die Schwellung ist über dem Abszeß stark *druckschmerzhaft.* Es besteht *Trismus,* der die Untersuchung der Mundhöhle wesentlich erschwert. Der *schuldige* gewöhnlich *kariöse Zahn,* ist *klopfempfindlich* und auch auf seitliche Bewegung schmerzhaft. Er wird durch den Spitzenabszeß gelockert, etwas aus der Alveole gehoben und erscheint daher beim Aufbeißen als zu lang. Nach dem spontanen Abszeßdurchbruch oder der Inzision verschwinden alle Zeichen in kurzer Zeit. Der Einbruch in die Kieferhöhle, ebenso wie derjenige in die Nase geht mit einem plötzlichen *einseitigen Eiterabfluß aus der Nase* einher. Schwere *Komplikationen* (Sepsis, Meningitis, Thrombose des Sinus cavernosus) treten nur ausnahmsweise auf.

Diagnose. Die rasch einsetzende rüsselförmige Schwellung der Oberlippe oder der Wange mit gleichzeitigen Zahnschmerzen und vorerst unveränderter Haut läßt meist keine Zweifel an der Diagnose zu. Auch ist der kranke Zahn an seiner Klopfempfindlichkeit nicht schwer zu finden. Von einer *akuten Kieferhöhlenentzündung* unterscheidet sich die Parulis vor allem durch die äußere Schwellung, die der Kieferhöhlenentzündung fast immer fehlt, während eine gewisse Druckschmerzhaftigkeit vorkommt. Die beiden Erkrankungen werden leicht verwechselt und der Allgemeinpraktiker neigt dazu, bei jeder Wangenschwellung eine Kieferhöhleneiterung anzunehmen. *Vereiterte Kieferzysten* gleichen in jeder Beziehung der Parulis. *Akute Osteomyelitiden* anderen Ursprungs sind außer beim Säugling sehr selten, dagegen können *Weichteilentzündungen,* wie Erysipel, Furunkel und Karbunkel, Dakryozystitis usw., ähnliche Schwellungen verursachen, während *Parotisschwellungen* und durchbrechende *Siebbeinentzündungen* durch ihre besondere Lokalisation gekennzeichnet sind. Bei mehr schleppendem Verlauf kommen *bösartige Geschwülste* sowie *Syphilis, Tuberkulose* und *Aktinomykose* in Frage.

Behandlung. Bei fieberhafter Allgemeinstörung werden *Antipyretica* und gegebenenfalls *Penicillin* nach den üblichen Grundsätzen verordnet. Die Lokalbehandlung bezweckt die möglichste Förderung der Abszeßreifung durch Wärme *(Kataplasmen, strahlende Wärme)* und Reinigung der Mundhöhle durch Spülungen. Verzögert sich der spontane Durchbruch, so wird vom Vestibulum oris aus *inzidiert.* Die Anzeige zur sofortigen *Zahnextraktion* ist in der Regel bei vereiterten Granulomen und stark kariösen Zähnen gegeben, sonst wird die Zahnbehandlung bis nach dem Ablauf der akuten Entzündung zurückgestellt.

2. Das Zahngranulom (Periodontitis apicalis chronica)

Die große klinische Bedeutung des Zahngranuloms als einer der häufigsten *latenten Primärherde der Herdinfektion* ist eine Erkenntnis der letzten Jahrzehnte und verlangt eine enge Zusammenarbeit des Zahnarztes mit dem Arzt. Auch sind die Zahngranulome die Hauptursache des *dentalen Empyems der Kieferhöhle.*

Die Zahngranulome sind umschriebene chronische Entzündungen der Zahnwurzelhaut an der Wurzelspitze *(Periodontitis chronica apicalis),* die sich teils im Anschluß an akute Wurzelhautentzündungen, teils chronisch und schleichend aus infizierten Zahnpulpen entwickeln. Sie bilden kleinere und größere „*Eitersäckchen", die der Wurzelspitze anhaften,* und bestehen vorwiegend aus Granulationsgewebe, teilweise mit fötidem Eiter im Zentrum. Meist enthalten sie Epithelgewebe aus den Malassezschen Epithelresten, die schließlich zur zystischen Entartung des Granuloms und damit zur Entwicklung der eigentlichen *Kieferzysten* führen.

Im *Ruhezustand* macht das Granulom keine lokalen Erscheinungen und wird erst auf dem Röntgenbild der Zähne entdeckt oder bei der Zahnextraktion als anhängendes Eitersäckchen gefunden. Oft aber kommt es von Zeit zu Zeit zur *akuten Vereiterung* und damit zur Parulis (s. S. 145). Gleich wie das Granulom kann die diffuse chronische Wurzelhautentzündung wirken.

Die **Diagnose** und **Behandlung** gehören in die Hand des Zahnarztes, jedoch muß der Arzt bei Herdinfektionskrankheiten an Zahngranulome denken.

3. Die Oberkieferzysten

Zysten im Oberkiefer sind fast immer odontogene Bildungen im Alveolarfortsatz. Die *Wurzelzysten (radikuläre Zysten)* gehen aus atypischen Epithelwucherungen der Malassezschen Epithelreste in Wurzelgranulomen mit zystischem Zerfall hervor und sind viel häufiger als die *Zahnkeimzysten (follikuläre Zysten)*, die sich aus zystischer Degeneration des Schmelzorgans entwickeln. Beide sind epithelausgekleidete zystische Hohlräume, in welche bei den radikulären Zysten die erkrankte Wurzelspitze, bei den follikulären Zysten ein vollständiger oder unvollständiger Zahn mit der Krone ins Lumen hineinragt. Sehr seltene Befunde sind die zahnlosen *Follikelzysten nach* BROCA, die *Klestadtschen Zysten* aus der lateralen Kieferspalte (Nasenvorhofszyste, s. S. 166), sowie *Zysten des Ductus nasopalatinus*. Der Inhalt besteht aus gelblich-seröser, stark cholesterinhaltiger Flüssigkeit.

Die Kieferzysten wachsen unter Verdünnung und Zerstörung der knöchernen Wand expansiv auf Kosten der Umgebung und wölben sich daher schließlich im Vestibulum oris bzw. an der Wange, am harten Gaumen oder am Kieferhöhlenboden vor. Die Kieferhöhle wird manchmal bis auf eine schmale aufsitzende Haube eingeengt. Sie verursachen keine andern Symptome, wenn sie nicht durch Infektion zu akut-entzündlichen Abszessen werden.

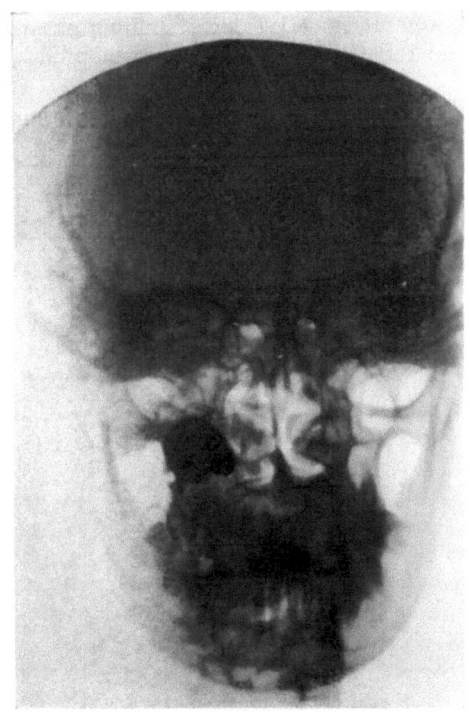

Abb. 72. Radikuläre Oberkieferzyste rechts. Darstellung durch Kontrastfüllung (okzipito-frontale Aufnahme)

Diagnose. Von einer *bösartigen Geschwulst* unterscheiden sich die Zysten durch ihre knochenharte oder prallelastische Konsistenz, von einem *Osteom* in der Regel durch das Pergamentknistern der papierdünnen eindrückbaren Wand, während die Vorwölbung gegen eine banale *Kieferhöhlenentzündung* spricht. Dehnen sie sich nach der Kieferhöhle aus, so können sie ein Kieferhöhlenempyem vortäuschen. Ausschlaggebend sind das Röntgenbild mit Kontrastfüllung (Abb. 72) und die Punktion. Das einfache Röntgenbild läßt bei großen Kieferzysten weder in der Schädelaufnahme, noch auf dem Zahnfilm einwandfrei zwischen Kieferhöhle und Zyste unterscheiden, zumal die Kieferhöhle tief in Zahnlücken hinunterzuwachsen pflegt. Bei Vereiterung und eingeschmolzener knöcherner Wand werden sie mit einfachen *Zahnabszessen*, hauptsächlich den straffen palatinalen Abszessen, verwechselt. Odontogene Tumoren ähnlicher Lokalisation *(Adamantinome)* (vorwiegend im Unterkiefer), *Odontome, zentrale Kieferosteome* bzw. Fibrome und die *Osteodystrophia localisata Paget* sind eine große Seltenheit.

Behandlung. *Kleinere Zysten* werden, wie Granulome, vom Munde aus operiert. Nach der einen Operationsmethode (PARTSCH II) wird die Zyste vollständig exstirpiert und die Schleimhaut darüber vernäht, nach der anderen (PARTSCH I) wird sie in eine Nebenhöhle der Mundhöhle verwandelt. In beiden Fällen muß der ursächliche Zahn extrahiert oder durch Wurzelspitzenresektion behandelt werden.

Große Zysten, die sich in die Kieferhöhle vorwölben, lassen sich mit dieser vereinigen. Die Methode der Wahl besteht in der *radikalen Kieferhöhlenoperation* (s. S. 120), welche an die Exstirpation des Zystenbalges und Abtragung der Zwischenwand zwischen Kieferhöhle und Zyste angeschlossen wird. Der Erfolg kommt einer Wiederherstellung normaler Verhältnisse gleich und hat gegenüber der Partschschen Operationsmethode den Vorteil einer kurzen Nachbehandlung.

4. Die primäre Oberkieferosteomyelitis des Kleinkindes

Im Gegensatz zum Erwachsenen besteht der Oberkieferkörper beim Säugling und Kleinkind noch größtenteils aus spongiösem Knochen, in welchem die Zahnkeime sitzen, während sich die Kieferhöhle auf ein relativ kleines, tief und hoch oben liegendes Säckchen beschränkt. Wahrscheinlich von einem *infizierten Zahnkeim* oder einer *Schleimhautverletzung* aus kann der spongiöse Knochen an einer *diffusen Osteomyelitis* erkranken, welche in der Regel die Kieferhöhle sekundär ergreift und dadurch eine primäre Kieferhöhleneiterung vortäuscht (BROWN-KELLY). Der Knochen wird erweicht und von Granulationen durchsetzt, es stoßen sich Sequester aus und die Zahnkeime werden zum Teil zerstört. Beim Erwachsenen ist die primäre Osteomyelitis des Oberkiefers eine äußerste Seltenheit.

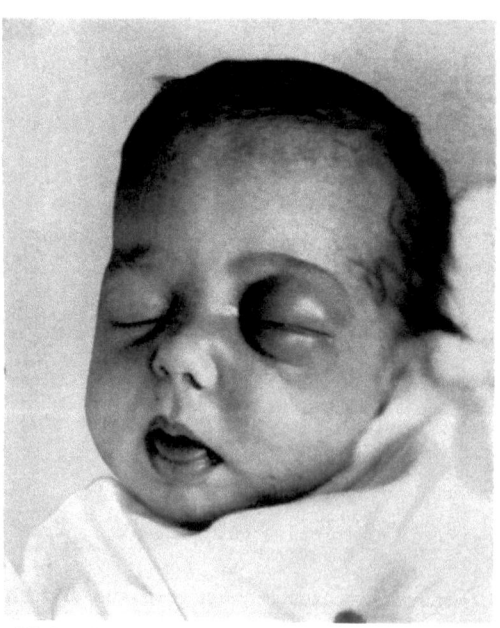

Abb. 73. Primäre Oberkieferosteomyelitis des Kleinkindes

Symptome und Verlauf. Die *lebensgefährliche Erkrankung* verläuft unter *septischen Temperaturen* und schwerem Darniederliegen des Allgemeinzustandes mit *diffuser Schwellung der ganzen Gesichtsseite*, hochgradigem *Lidödem* und *Verdrängung des Bulbus*, sowie *Schwellung des Alveolarfortsatzes* und des *harten Gaumens* (Abb. 73). Schließlich bilden sich *multiple Abszesse* mit ein oder mehreren Fisteln und *nekrotischen Sequestern* über dem Alveolarfortsatz und der Wange. Der Durchbruch nach der Kieferhöhle führt zum eitrigen *einseitigen Nasenfluß*.

Diagnose. Die Osteomyelitis gleicht einem durchgebrochenen akuten Empyem der Kieferhöhle, das jedoch beim Säugling und Kleinkind nicht vorkommt.

Behandlung. Zur Schonung der Zahnkeime ist der Versuch eines möglichst konservativen Vorgehens mit *Kurzwellen, Penicillin* bzw. *anderen Antibiotica* und *Sulfonamiden* angezeigt. Nur reife Abszesse und Sequester werden *chirurgisch* beseitigt.

5. Übrige Knochenerkrankungen und Weichteilentzündungen der Umgebung der Nase und der Nebenhöhlen

Jede septische Erkrankung kann zu *metastatischen osteomyelitischen Herden* und ihren Folgen im Oberkiefer und im Stirnbein führen. *Knochenzerstörungen chronischer Art* finden sich bei *Tuberkulose, Syphilis* und bei den *bösartigen Geschwülsten* des Knochens. Früher oder später brechen diese primären Knochenerkrankungen in die Nebenhöhlen ein und lassen sich kaum oder nicht mehr von primären Nebenhöhlenerkrankungen unterscheiden. Auch zu Beginn liegt die Verwechslung mit durchbrechenden Nebenhöhlenerkrankungen nahe, worüber oft erst die Operation Auskunft gibt.

Die *akuten Weichteilentzündungen* des Gesichtes, wie *Erysipele,* Furunkel und Karbunkel, *akute Entzündungen des Orbitalinhaltes, phlegmonöse Tränensackeiterungen* und *akute Parotisentzündungen* geben ebenfalls zu differentialdiagnostischen Schwierigkeiten mit *Nebenhöhlenverwicklungen* und *Zahnerkrankungen* Anlaß.

Bei den chronischen Weichteilentzündungen spielt hauptsächlich die *Aktinomykose* differentialdiagnostisch eine Rolle.

Eine äußerst seltene Erkrankung ist der **Wasserkrebs** (Noma) der Wange oder der Mundhöhle, der namentlich bei Kleinkindern, aber auch bei Erwachsenen vorkommt. Die *ätiologisch* unklare Erkrankung besteht in einer gangränösen Entzündung, die rasch um sich greift und alle Gewebe erfaßt. Es finden sich fusiforme Stäbchen und Spirillen, die aber wahrscheinlich nicht die Erreger sind. Die *Diagnose* ergibt sich aus der grünlich-schwärzlichen Verfärbung des abgestorbenen Gewebes mit dem Verwesungsgeruch und der raschen Bildung ausgedehnter tiefer Geschwüre, die schließlich zu großen Zerstörungen führen. Die *Behandlung* erfordert neben energischster Chemotherapie und Behandlung mit Antigangränserum eine sofortige elektrochirurgische Exzision des zerfallenden Gewebes. Die *Prognose* ist schlecht. Die meisten Patienten sterben rasch an allgemeiner Sepsis, Toxinresorption oder Pneumonie.

IX. Die chronischen Infektionskrankheiten und weitere entzündliche Erkrankungen der Nase und ihrer Nebenhöhlen

1. Tuberkulöse Erkrankungen der Nase und der Nebenhöhlen

Die Tuberkulose der Nasenhaut und Schleimhaut gehört mit wenigen Ausnahmen zu den gutartig *wuchernden Formen der Hauttuberkulose* bzw. *Schleimhauttuberkulose* und äußert sich entweder als *produktive Tuberkulose* oder, was häufiger der Fall ist, als *Schleimhautlupus.* Die beiden Reaktionsarten der Schleimhaut auf die tuberkulöse Infektion haben wohl in typischen Fällen ihre Eigenheiten, sind aber grundsätzlich nicht voneinander zu trennen und zeigen daher viel Gemeinsames. Die *Prädilektionsstelle* für die beginnende Erkrankung ist stets der *vordere Nasenabschnitt,* während der knöcherne Teil der Nase erst im weiteren Verlauf befallen wird. Die Nasennebenhöhlen sind praktisch nie der Ausgangsort der Tuberkulose und werden umgekehrt auch nur höchst selten von der Nasentuberkulose angesteckt. Dagegen kann eine Knochentuberkulose des Gesichtsschädels auf die Nebenhöhlen übergreifen.

Ursache und Entstehung. Die Lokalisation in der Nähe des Naseneinganges, der in erster Linie von tuberkelbazillenhaltiger Einatmungsluft erreicht wird und äußeren Infektionsmöglichkeiten durch das Taschentuch oder den bohrenden Finger ausgesetzt ist, scheint auf eine vorwiegend *primäre Infektion* durch Kontakt oder Schmierinfektion bzw. eine *Impftuberkulose* hinzuweisen. Wenn eine solche auch vorkommen kann, so haben doch neuere Untersuchungen gezeigt, daß selbst der äußerst chronisch verlaufende Schleimhautlupus vielfach zusammen mit einer Lungentuberkulose auftritt (64% in Lupusheilstätten nach BRÜGGEMANN) und Lupusschübe, sowie Rezidive, oft gleichzeitig mit feinen hämatogenen Streuungen in der Lunge zusammenfallen (BRÜGGEMANN). Sowohl der Schleimhautlupus, wie auch die Nasentuberkulose im engeren Sinne sind daher nach diesen Ansichten mehrheitlich *sekundäre hämatogene Organinfektionen* bei Lungentuberkulose. Bei offener Lungentuberkulose kann die Ansteckung durch die bazillenhaltige Exspirationsluft beim Husten, Niesen oder Schneuzen erfolgen.

In der Regel und besonders beim Lupus ist die allgemeine Immunitätslage eine günstige, obwohl die Ansteckung der Schleimhaut als ein Absinken der Widerstandskraft zu deuten ist (BRÜGGEMANN).

a) Die Tuberkulose

Die Tuberkulose im engeren Sinn befällt in Form von wuchernden Knötchen als Hauttuberkulose den Nasenflügel, die Nasenspitze und den Nasenvorhof, als Schleimhauttuberkulose das knorpelige Septum, hauptsächlich in der Umgebung des Locus Kiesselbachi, und den vordersten Teil der unteren Muschel. Die Erkrankung beginnt und bleibt mehrheitlich einseitig. Die Neigung zum tieferen Zerfall ist gering, es entstehen nur kleine flache, bei Berührung leicht blutende Geschwürchen, doch kommen auch Defekte der Umrandung der Naseneingänge vor. An der Nasenscheidewand bildet sich entweder eine flache Infiltration oder ein eigentliches breit aufsitzendes, selten gestieltes graurötliches Tuberkulom, das durch den Knorpel durchwuchert und nach seinem Zerfall eine gelegentlich zur Spontanheilung führende Septumperforation hinterläßt. Mit der Zeit breitet sich die Tuberkulose im ganzen Naseninnern aus, kriecht zuweilen auch in den Tränenkanal und erreicht durch ihn die Bindehaut des Auges (HINSBERG).

Bei schwerer offener Lungenphthise kann terminal eine ausgedehnte exsudativ-ulzeröse Schleimhauttuberkulose mit tiefgehenden schmierigen Geschwüren auftreten. Die Miliartuberkulose ist eine große Seltenheit.

Symptome und Verlauf. Die Beschwerden sind selbst bei vorgeschrittener Erkrankung gering und die Schmerzlosigkeit erklärt die häufig späte Inanspruchnahme ärztlicher Hilfe. Erst ausgedehnte Wucherungen stören durch die Behinderung der Nasenatmung und gehen vielfach mit einem geringen, aber öfters leicht blutigen Ausfluß einher. Die Verstopfung des Tränenkanals verursacht Tränenträufeln. Am lästigsten ist mitunter das Brennen und Jucken des „skrofulösen" Ekzems der Naseneingänge, von welchem die Krankheit begleitet wird.

Die Besichtigung des Naseneinganges zeigt die wuchernden Knötchen an der äußeren Haut, die vordere Rhinoskopie die kleinhöckerigen blaßroten Veränderungen am knorpeligen Septum oder dem Kopf der unteren Muschel.

Infolge der seichten Erosionen bedecken sie sich gewöhnlich mit einer dünnen Kruste, unter welcher eine granulierende und auf Sondenberührung leicht blutende Fläche erscheint oder es zeigt sich das eigentliche geschwulstförmige Tuberkulom am Septum.

Die wuchernde Form der Nasentuberkulose nimmt einen ausgesprochen chronischen Verlauf.

Die äußerst seltenen Tuberkulosen der *Nasennebenhöhlen* haben anfänglich den Charakter einer banalen chronischen Nebenhöhleneiterung, bis die Knochenzerstörung und ihr Durchbruch nach außen auf die spezifische Entzündung aufmerksam machen.

Diagnose. Der rhinoskopische Befund ist meistens typisch. Trotzdem sind Fehldiagnosen nicht selten, da die wenigen subjektiven und objektiven Erscheinungen den Arzt zunächst nicht an eine schwere Erkrankung denken lassen. Spätfälle sind als bösartige Erkrankung unverkennbar. Gesichert wird die Diagnose durch histologische und bakteriologische Untersuchungen sowie den Tierversuch auf Tuberkelbazillen.

Differentialdiagnostisch kommt hauptsächlich der Lupus in Betracht, dessen mehr infiltrative Ausbreitung und die narbigen Defektheilungen von der Tuberkulose verschieden sind. Eine sichere Unterscheidung ist aber oft selbst histologisch nicht möglich. Die Nasensyphilis ist fast stets in der knöchernen Nase lokalisiert und geht mit tiefgreifenden Knochenzerstörungen einher (serologische Reaktionen auf Syphilis), auch der Krebs kann ähnlich aussehen (Biopsie). Das Tuberkulom an der Nasenscheidewand gleicht dem blutenden Septumpolypen oder einem Sarkom.

Jede *Nasentuberkulose* erfordert eine *gründliche Lungen- und Allgemeinuntersuchung*.

Behandlung. Bei schwerer gleichzeitiger Lungentuberkulose oder tuberkulöser Allgemeinerkrankung tritt die Allgemeinbehandlung in den Vordergrund und diese muß bisweilen erst die Voraussetzung für eine erfolgreiche örtliche Behandlung schaffen. Aber auch bei scheinbar alleiniger Nasenerkrankung an Tuberkulose dürfen die allgemein therapeutischen Maßnahmen nicht vernachlässigt werden. Dazu gehört vor allem die *spezifisch chemotherapeutische Behandlung* mit Streptomycin, mit Paraaminosalicylsäuren, mit einer Kombination der beiden Medikamente, mit Neoconteben oder Rimifon. Größere Erfahrungen liegen allerdings noch nicht vor, jedoch sind von der Kehlkopftuberkulose die günstigen Resultate, namentlich bei exsudativen Schleimhauttuberkulosen, bekannt. Nähert sich die Tuberkulose dem Lupus, so ist von der Behandlung mit hohen Dosen von Vitamin D_2 ein Erfolg zu erwarten (s. S. 154). Die *allgemeine Lichttherapie* (Sonnen-Höhenkuren, Kandem-Kohlenbogenlicht, künstliche Höhensonne) soll besonders günstig auf die Schleimhautherde wirken und diese selbst ohne Lokalbehandlung zum Verschwinden bringen können. Die *örtliche Behandlung* kommt in Betracht, wenn die Schleimhautherde durch die spezifisch chemotherapeutische Behandlung nicht rasch zum Verschwinden gebracht werden, was besonders bei den wuchernden Formen, namentlich den eigentlichen Tuberkulomen, der Fall ist. Befindet sich der Patient mit oder ohne nachweisbare Lungentuberkulose in einem guten Abwehrzustand, was meistens zutrifft, so führt die *Exzision* oder *radikale Zerstörung der Schleimhautherde* gewöhnlich zur narbigen Abheilung. Bei Septumtuberkulomen wird dies auf einfache Weise durch Ausschneiden eines entsprechenden Septumstückes erreicht (KÖRNER) oder auch, wie bei der Lokalisation an anderen Stellen, durch Verbrennung mit dem *Galvanokauter* (Kugelkauter). Dieses Verfahren eignet sich hauptsächlich für kleine umschriebene Herde. Bei ausgedehnteren Erkrankungen, z. B. bei größeren Tuberkulomen, ziehe ich die *Elektrokoagulation* mit ihrer geringen Gewebsreaktion vor. Ist die Erkrankung so diffus, daß eine radikale Verkochung ohne allzu große Defekte nicht erzielt werden kann, dann ist die Radiumbestrahlung zu empfehlen, die ich mit ausgezeichnetem Erfolg anwende (400 bis 500 mg Std. Radiumelement in 24 bis 48 Stunden, Filter: 1 bis 2 mm Platin mit Stanniol als Sekundärstrahlenfilter). Die Abheilung verlangt Wochen bis Monate. Demgegenüber tritt eine *örtliche Lichtbehandlung* ganz zurück.

Zur Nachbehandlung nach chirurgischen oder elektrochirurgischen Eingriffen, oder wenn der Allgemeinzustand keine radikalen Eingriffe erlaubt, werden nach Aufweichung und Entfernung der Krusten *Verätzungen* mit 80% Milchsäure durch wiederholte Tamponeinlagen oder über Wochen fortgesetzte Tamponeinlagen von 10 bis 20% Pyrogallus-Vaseline empfohlen.

Bei ausgesprochen ulzerös-exsudativen Erkrankungen kommt neben der Allgemeinbehandlung nur eine schonende Salbenbehandlung in Betracht.

Auch nach lokaler Abheilung erfordert die Tuberkulose eine *jahrelange regelmäßige Nachkontrolle*, damit Rückfälle sofort erfaßt werden können.

Die *Tuberkulose der Nebenhöhlen* wird einerseits nach den Grundsätzen chronischer banaler Eiterungen, anderseits als Knochentuberkulose behandelt.

Prognose. Primäre örtliche Heilungen lassen sich häufig erreichen, jedoch erleidet die Zahl der Dauerheilungen durch Rückfälle noch nach Jahren anscheinender Wiederherstellung eine erhebliche Einschränkung. Selbst bei gesunder Lunge kann im Verlaufe solcher Rückfälle der Tod an generalisierter Tuberkulose eintreten. Die tuberkulösen Nasenerkrankungen sind daher mit allem Vorbehalt zu beurteilen.

b) Der Lupus

Die lupöse Reaktionsform der Tuberkulose beginnt vorwiegend beim jungen Menschen unter 20 Jahren und findet sich häufiger bei der Frau als beim Mann. Sie bevorzugt die nördlichen Länder und Europa gegenüber Amerika (ST. CLAIR THOMSON). Die Nase und ihre Umgebung sind eine ausgesprochene *Prädilektionsstelle* des Lupus, der bald von der Haut auf die Schleimhaut, bald von der Schleimhaut auf die äußere Haut übergreift. Sehr oft liegt daher eine Kombination von Haut- und Schleimhautlupus vor, was die besonders starke Erkrankung der Naseneingänge erklärt. An der *äußeren Nase* verhält sich der Lupus wie an anderen Stellen der Haut (s. Lehrbücher der Dermatologie). Der *Schleimhautlupus* beschränkt sich in der Regel, wie die Tuberkulose, auf den *vorderen häutigen und knorpeligen Teil* der Nase. Er beginnt meistens an der unteren Muschel (STRANDBERG) oder in der Gegend des Locus Kiesselbachi am Nasenseptum. Nicht selten wandert er von der Haut ein. Gewöhnlich breitet er sich auf beide Nasenseiten aus, während die Tuberkulose fast stets einseitig bleibt. Die multiplen kleinen Lupusknötchen bilden kleinhöckrige, flache, blaßrote, oberflächlich ulzerierte *Infiltrate*, die sich schließlich über große Teile der häutigen und knorpeligen Nasenschleimhaut erstrecken. Der Lupus führt, im Gegensatz zur Tuberkulose, zu ausgedehnten *Substanzverlusten* und derben *verziehenden Narben*.

Symptome und Verlauf. Die *Beschwerden* sind noch geringer als bei der Tuberkulose. In den Anfangsstadien ist die ekzematöse Entzündung der Naseneingänge mit ihren Rhagaden lästig, später kommt es zur *Nasenverstopfung* und starker trockener *Verkrustung* mit etwas *Ausfluß*.

Tuberkulöse Erkrankungen der Nase und der Nebenhöhlen

An der äußeren Nase erscheinen die erkrankten Stellen, besonders die Nasenspitze, durch ein *kleinhöckriges blaßrötliches wucherndes Gewebe* aufgetrieben (Abb. 74). An den Naseneingängen gleicht der Lupus einem *banalen Ekzem* oder zeigt nur tiefe schmerzhafte *Rhagaden* mit etwas verdickten Rändern, die jeder Salbenbehandlung trotzen. Im Naseninnern liegt meistens unter Krusten eine kleinhöckrige, erodierte, gerötete, bei Sondenberührung weiche und leicht blutende, in Form *flacher ausgedehnter Infiltrate* verdickte Schleimhaut.

Ist einmal die häutige und knorpelige Nase von innen und außen in größerer Ausdehnung ergriffen, dann entstehen mit der Zeit große *Defekte*, die bis zum Totalverlust der äußeren Weichteilnase fortschreiten können (Abb. 75). Gleichzeitig erfolgt die spontane Abheilung unter derber Narbenbildung mit Verziehen der noch vorhandenen Nasenreste und hochgradiger Einengung oder sogar

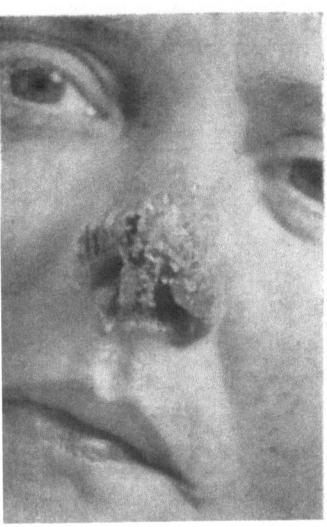
Abb. 74. Lupus der Nasenspitze

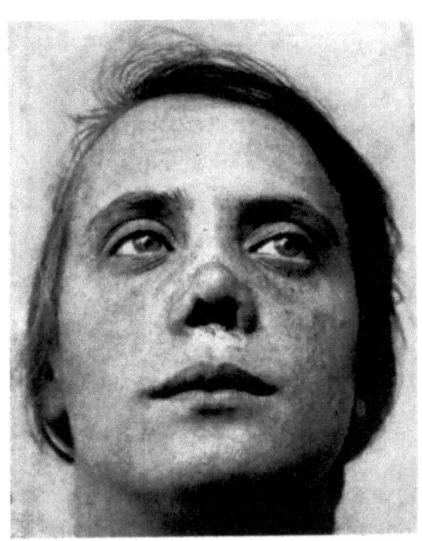
Abb. 75. Lupöse Zerstörung des Naseneinganges

vollständigem Verschluß der Nasenlöcher. Der Name *Totenkopfgesicht* ist für diese schweren Verunstaltungen kennzeichnend. Zugleich verwandelt sich das Naseninnere durch Zerstörung des knorpeligen Septums und der Muscheln in eine einheitliche Höhle, deren Flimmerepithel durch Plattenepithel ersetzt ist. Der Zustand entspricht einer *atrophischen Rhinitis* mit ihrer Austrocknung und Verkrustung und einem geringen Foetor.

Die Krankheit verläuft immer äußerst langsam und zieht sich über Jahre hin. Nach oft langem Stillstand, nach jahrelanger scheinbar völliger Abheilung flammt die Erkrankung plötzlich wieder auf und nimmt zuweilen unter ungünstigen äußeren Bedingungen oder durch Allgemeinerkrankungen einen bösartigen rasch fortschreitenden Verlauf. Trotz des guten Allgemeinzustandes stirbt schließlich ein erheblicher Prozentsatz der Lupuskranken an einer *Generalisation der Tuberkulose* oder einer *Lungenphthise*. Selten entwickelt sich auf der lupösen Haut das sehr bösartige *Lupuskarzinom*.

Diagnose. In typischen und vorgeschrittenen Fällen, zumal wenn ein bereits diagnostizierter Hautlupus besteht, ist die Diagnose gegeben. Die Lupusknötchen als solche sind an der Schleimhaut schwerer zu erkennen als an der äußeren Haut, wo sie bei Kompression als braune Flecken erscheinen. Sie treten bei Anämisierung der Schleimhaut (Adrenalin, Privin) deutlicher hervor. *Jede höckrige Schleimhautveränderung* im Naseneingang, die auf Sondenberührung blutet und die Sonde leicht eindringen läßt, ist *lupusverdächtig*. Dasselbe gilt für langdauernde Ekzeme und Schrunden mit entzündeten Rändern am Naseneingang. In späteren Fällen muß die Nase manchmal zuerst durch Salbentampons von den anhaftenden Krusten befreit werden, worauf Substanzverluste und Lupusgewebe zum Vorschein kommen. Zur Sicherung der Diagnose ist stets eine Biopsie mit histologischer Untersuchung notwendig. *Differentialdiagnostisch* ist der Lupus gegen die *Nasentuberkulose, die Syphilis und bösartige Geschwülste* abzugrenzen. *Kombinationen* mit Syphilis und Krebs kommen vor.

Wie bei der Nasentuberkulose ist auch beim Lupus eine gründliche Allgemein- und Lungenuntersuchung vorzunehmen.

Behandlung. Jeder Lupuskranke ist als *Tuberkulöser* zu behandeln. Auch bei gutem Allgemeinzustand ist daher eine *Allgemeinbehandlung* wie bei der Tuberkulose im engeren Sinn erforderlich. Eine besonders wichtige Rolle spielt die Behandlung mit Vitamin D_2, entweder als Stoßbehandlung nach CHARPY, dem Begründer dieser Behandlung, mit dreimal 600000 I. E. in der ersten Woche und nachfolgend absteigenden Mengen oder der protrahierten Anwendung nach DOWLING und THOMAS, die mit dreimal täglich 50000 I. E. beginnt und über ein Jahr oder mehr fortgeführt wird.

Die *Lokalbehandlung* ist dieselbe wie bei der Nasentuberkulose. Sie kann fast immer dank der guten Immunitätslage energisch durchgeführt werden (*Galvanokauter, Elektrokoagulation, Radium* usw.). Gewöhnlich dauert sie mit häufigen wiederholten Kauterisationen jahrelang.

Nach der Abheilung eines ausgedehnten Schleimhautlupus ist eine sorgfältige Behandlung der zurückbleibenden trockenen atrophischen Rhinitis mit Salbentampons, Einlage von Jod-Lebertran-Tampons und Duschen mit alkalischen Lösungen wie bei leichteren Fällen von Ozaena (s. S. 94) notwendig.

Narbenatresien der Nasenlöcher werden durch die regelmäßige Einführung von eingesalbten Gummiröhrchen oder besser durch angepaßte hufeisenförmige Palladoneinlagen, wie sie auf S. 49 bei der Atresiebehandlung beschrieben wurden, gebessert. Zur Deckung entstellender Defekte werden rhinoplastische Korrekturen, die erst nach langjähriger Abheilung vorgenommen werden dürfen, oder aufgesetzte Nasenprothesen herangezogen.

Die regelmäßigen, über Jahre fortgesetzten *Nachkontrollen*, auch nach scheinbarer Abheilung, sind ebenso nötig wie bei der Tuberkulose im engeren Sinne.

Prognose. Das langsame Fortschreiten der Erkrankung darf nicht über deren Ernst hinwegtäuschen. Zuweilen wird zwar durch die Behandlung eine vollständige Abheilung erzielt, nicht selten aber fallen immer neue Teile der Nase der Zerstörung anheim, bis plötzlich eine allgemeine Tuberkulose ein Ende setzt.

2. Die Syphilis der Nase

Primäraffekte am Naseneingang oder am vorderen Teil der Nasenscheidewand sind eine große Seltenheit. Das *Sekundärstadium* ist als auffällige Erkrankung nur beim Säugling zu finden (Coryza syphilitica neonatorum) (S. 84). Die Nasensyphilis des Erwachsenen gehört dem *Tertiärstadium* an und stellt eine häufige und charakteristische Lokalisation des Gummas dar.

Im Gegensatz zur Tuberkulose ist es für die tertiäre Lues charakteristisch, daß sie im *knöchernen Teil der Nase* beginnt, insbesondere an der knöchernen Nasenscheidewand und erst im weiteren Verlauf auf den knorpeligen Teil übergreift.

Sie führt zur Bildung eines primär von der Schleimhaut oder vom Knochen ausgehenden *gummösen Syphilides*, das alle Gewebe durchsetzt und sich rasch ausbreitet. Nach kurzer Zeit zerfällt das Zentrum des Gummas zum typischen kraterförmigen Geschwür, wodurch alle betroffenen Gewebe, die Weichteile, ebenso wie das knöcherne und knorpelige Nasengerüst unter rasch einsetzender Periostitis und Perichondritis zerstört werden. Oft bilden sich dabei große *Knochensequester*. Die späteren Stadien werden von der *Zerstörung* des Naseninnern und den Durchbrüchen in die Umgebung beherrscht.

In gleicher Weise und verhältnismäßig oft erkrankt die Nase und ihre Umgebung bei der *angeborenen Syphilis*.

Symptome und Verlauf. Der *Primäraffekt* kann am Naseneingang als scheinbar *banale Rhagade* auftreten, meist aber zeigt er eine eigentliche *Initialsklerose* mit zentralem flachem Geschwür bei derben, etwas aufgeworfenen und geröteten Rändern. Bisweilen ist die ergriffene Nasenseite von wuchernden Granulationen ausgefüllt. Heftige Schmerzen, zuweilen auch Fieber, begleiten die einige Wochen dauernden Geschwüre. Bezeichnend sind *indolente Schwellungen* der *Nacken- und Kieferwinkellymphknoten*, mitunter auch der präaurikulären Lymphknoten.

Das *Sekundärstadium* äußert sich manchmal in einem langdauernden leichten *Schnupfen*, der von einem banalen Schnupfen mit geringen Beschwerden nicht zu unterscheiden ist. Plaques muqueuses sind äußerst selten, dagegen können Rhagaden auftreten. Außer beim Säugling spielt der syphilitische Schnupfen keine Rolle.

Bei der *tertiären Syphilis* steht gewöhnlich zunächst ein uncharakteristischer, chronischer und langsam zunehmender *einseitiger* Stockschnupfen (ausnahms-

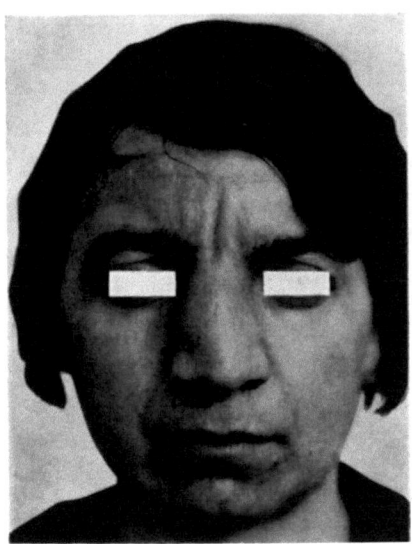

Abb. 76. Gumma der rechten Nasenseite

weise beiderseitige Nasenverstopfung), mit schleimig-eitrigem Ausfluß und Krustenentleerung im Vordergrund. Der Patient geht häufig erst zum Arzt, wenn ihn zunehmende, manchmal äußerst heftige *Kopfschmerzen* oder Nasenbeschwerden zu plagen beginnen und äußerlich am Nasenrücken eine mehr oder weniger schmerzhafte Schwellung sichtbar wird. Verschiedentlich sind die Schmerzen in der Nasengegend sehr heftig, bis das Gumma einschmilzt. Die Untersuchung ergibt als Ursache der Nasenverstopfung eine *tief im knöchernen Teil*, meist das Septum verdickende gummöse Schwellung, die oft bereits die typische, wie mit dem Locheisen gestanzte tiefe *Ulzeration* aufweist. Reichlich *übelriechende festhaftende Borken* erschweren den Einblick und erfordern eine gründliche vorgängige Reinigung der Nase. In einzelnen Fällen ist die Schleimhaut diffus geschwollen und die Nase erscheint beiderseits durch die geschwollenen Muscheln und die Schwellung des Septums austamponiert. Am *Nasenrücken* findet sich eine von normaler Haut bedeckte, mitunter kaum, oder auch stark druckempfindliche *Schwellung*, durch welche die Nasenwurzel aufgetrieben wird. (Abb. 76). *Ulzerierte Gummata am Naseneingang* sind selten anzutreffen. Später folgt das Stadium der *Nekrose* und *Sequesterbildung* mit stark fötidem, reichlichem Eiter aus der Nase.

156 Chronische Infektionskrankheiten und weitere Erkrankungen der Nase

Die Rhinoskopie zeigt die Sequester, die mit der Sonde im Geschwürsgrund als rauher nackter Knochen spürbar werden. Von Zeit zu Zeit werden Sequester verschiedener Größe ausgestoßen oder aspiriert und es kann zu einer Aspirationspneumonie kommen. Im weiteren Verlauf wird das Krankheitsbild immer mehr von einer hochgradigen *Zerstörung des ganzen Naseninnern*, mit Einbezug der Nebenhöhlen, beherrscht, während die äußere Haut der Nase im Gegensatz zum Lupus in der Regel verschont bleibt. Zerstörungen der Nasenbrücke und der Nasenflügel kommen aber auch vor. Die Ausheilung erfolgt unter Bildung von *derben Narbenzügen*, die neben dem fortschreitenden Krankheitsprozeß die Neigung zur Spontanheilung bekunden. Sie können zu einer Verengerung oder zum Verschluß der hinteren und vorderen Nasenöffnungen führen. Der Nasenrücken verliert durch die Zerstörung der Nasenscheidewand sein Stützgerüst und wird eingedellt. Da-

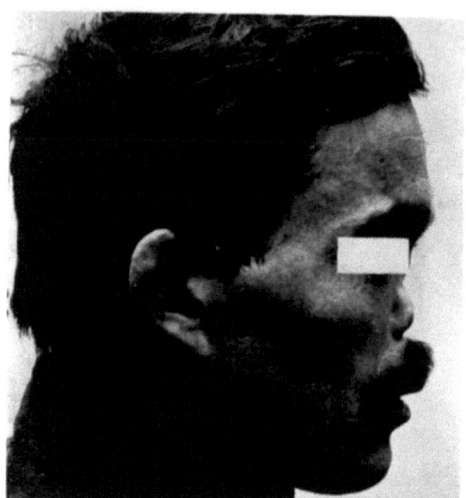 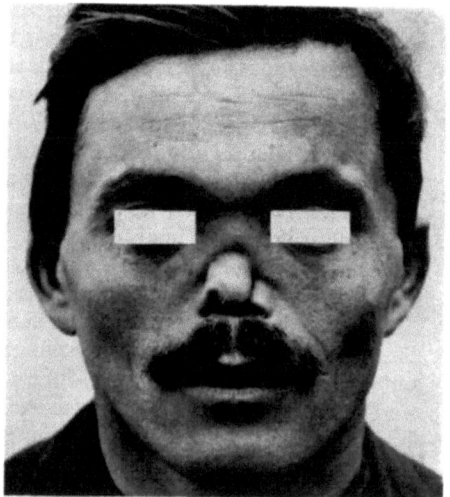

Abb. 77. Kongenital syphilitische Sattelnase („Bulldoggennase")

durch entsteht die berüchtigte und vom Träger gescheute syphilitische *Sattelnase*, die alle Übergänge zwischen der leichten stufenförmigen *Lorgnettennase* bis fast ganz in die Apertura piriformis versunkene *Bulldoggennase* aufweist (Abb. 77). Die Nasenhöhle wird durch den Verlust der Nasenscheidewand sowie durch die Zerstörung der Muscheln abnorm weit und bildet vielfach unter Einbezug der Kieferhöhlen eine große einheitliche Höhle. Die Schleimhaut wird mit der Zeit trocken, atrophisch und verkrustet (Rhinitis atrophica foetida syphilitica S. 96). Neben den Zerstörungen können sich Durchbrüche in die Mundhöhle durch den harten und weichen Gaumen vollziehen und vermehren die ohnehin lästigen Beschwerden. Ein Durchbruch in das Siebbein und nach dem Schädelinnern mit einer *intrakraniellen Komplikation* ist selten.

Die Zerstörung der kindlichen Nase durch die *Erbsyphilis* nimmt denselben Verlauf wie beim Erwachsenen, und hinterläßt besonders hochgradige Rückstände. Die gleichzeitigen äußeren Defekte verursachen ärgste *Gesichtsentstellungen*.

Diagnose. Der Verdacht des *Primäraffektes* bei einem Ulcus am Naseneingang wird in der Regel erst durch die indolenten Drüsenschwellungen im Nacken und im Kieferwinkel erweckt, die in dieser Weise sonst kaum vorkommen.

Das Geschwür kann einer bösartigen Geschwulst gleichen. Zur Sicherung der Diagnose ist die Biopsie und der Spirochätennachweis im Geschwürabstrich notwendig.

Auch bei der tertiären Nasensyphilis ist eine frühzeitige Diagnose von größter Wichtigkeit und bewahrt vor stärkeren Zerstörungen und der Sattelnase. Die Diagnose drängt sich auf, wenn eine *stinkende Eiterung, ausgedehnte Zerstörungen* und Sequesterbildungen auf tiefgreifende geschwürige Veränderungen hinweisen, sie kommt jedoch in diesem Stadium für eine Wiederherstellung zu spät. Zu Beginn führt das klinische Bild nicht über den Verdacht hinaus, der in der Vorgeschichte oftmals durch wissentliches Verschweigen, oder auch in eigener Unkenntnis der luetischen Infektion (vorwiegend bei Frauen) keine Stütze findet.

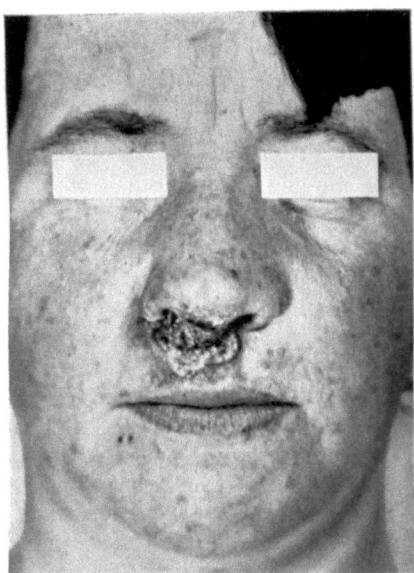
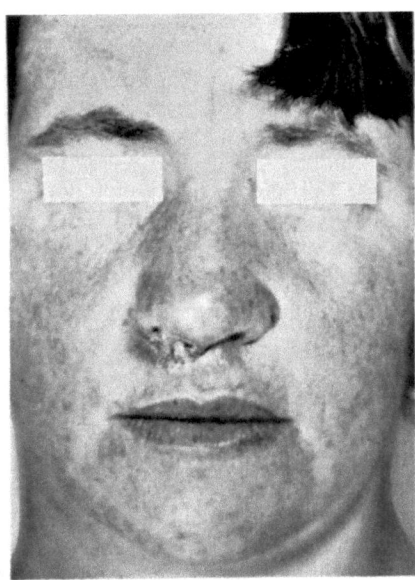

Abb. 78. Tertiäres Syphilid am Naseneingang. Histologischer Befund eines Kankroides

Jede Schwellung an der äußeren Nase, namentlich am *Nasenrücken*, die im Verlaufe von Wochen unter *Schmerzen* langsam zunehmend auftritt, ist *luesverdächtig*, ebenso wie jede *Geschwulst- und Geschwürbildung im Naseninnern*, hauptsächlich im knöchernen Teil der Nase. Um das Geschwür bei einem tiefsitzenden Gumma erkennen zu können, muß gegebenenfalls die geschwollene Schleimhaut mit Adrenalin oder Privin zum Abschwellen gebracht werden. Ein besonderes Verdachtsmoment ist der Nachweis von freiliegendem rauhem Knochen mit der Sonde, was die Syphilis *differentialdiagnostisch* von den ähnlichen Geschwüren einer *bösartigen Geschwulst*, eines *Lupus* oder einer *Tuberkulose* unterscheidet. Sequester können mit *Rhinolithen* oder *Fremdkörpern* verwechselt werden. Wenn der Patient von seiner Syphilis Kenntnis hat oder andere syphilitische Äußerungen keinen Zweifel aufkommen lassen, dann ist die Diagnose so gut wie sicher. Sie läßt sich durch fast immer positiven Ausfall der *serologischen Reaktion* stützen. Das histologische Bild der *Biopsie* ist nicht immer eindeutig und gelegentlich schwer gegen Tuberkulose abzugrenzen, ebenso wie am Naseneingang auch histologisch krebsähnliche Veränderungen vorhanden sein können. Im Zweifelsfalle ist eine probatorische Behandlung mit Jodkali anzuwenden.

Bei einer eigenen Patientin mit einem grobhöckerigen ausgedehnten serpiginösen ulzerierenden Syphilid am Naseneingang lautet die histologische Diagnose bei dreimaliger Biopsie auf Cancroid. Der positive Ausfall der serologischen Reaktionen auf Syphilis veranlaßte zu einer Jodkalikur, die in wenigen Wochen zur Abheilung führte (Abb. 78).

Behandlung. Für die tertiäre Nasensyphilis genügt bei frühem Einsetzen die antiluetische Allgemeinbehandlung, womit ausgezeichnete Erfolge erzielt werden. Ganz besonders gut reagiert sie auf Jodkali. Der Primäraffekt wird zudem mit Calomelpuder eingestäubt oder mit Präzipitatsalbe eingesalbt. Soweit noch nicht irreparable Knochen- und Knorpelzerstörungen eingetreten sind, kommt es zur völligen Wiederherstellung. Das Behandlungsresultat hängt daher in erster Linie von der *Frühdiagnose* ab.

Zur sofortigen *Linderung der Nasenbeschwerden* dienen abschwellende Adrenalin-Ephedrin- bzw. Privin-Tropfen (s. S. 41). Bei reichlichem Eiter sind Nasenduschen mit isotonischer Kochsalzlösung angezeigt. Sequester werden nach völliger Loslösung extrahiert. Durch sorgfältige Reinigung des Naseninnern, Betupfen der Ränder der gereinigten Geschwüre mit Silbernitrat und Einsalben verkrusteter Naseneingänge mit weißer Präzipitatsalbe läßt sich die starke Narbenbildung etwas hintanhalten. Atrophische Endzustände erfordern dieselbe konservative Behandlung wie eine atrophische Rhinitis bzw. Ozaena.

Die Behandlung schließt mit der Abheilung der Nasensyphilis nicht ab, sondern ist erst mit dem langdauernden Negativwerden der Blut- und unter Umständen Liquorreaktion beendet. Die Therapie ist deshalb am besten dem Dermatologen zu überlassen oder unter seiner Leitung durchzuführen.

Sattelnasen lassen sich meist auf einfache Weise *plastisch korrigieren* (s. S. 46). Größere Defekte und Verunstaltungen, wie sie heutzutage noch nach kongenitaler Lues angetroffen werden, erfordern plastische Operationen, die infolge der schlecht durchbluteten narbigen Weichteile häufig undankbar sind. Sie kommen erst in Frage, wenn die Syphilis mehrere Jahre völlig abgeheilt ist. Prothesen sind bei ausgedehnten äußeren Defekten vorzuziehen.

Prognose. Unbehandelt endet die Nasensyphilis stets mit hochgradigen Zerstörungen des Naseninnern und Entstellungen der äußeren Nase oder mit einer intrakraniellen Verwicklung. Bei frühzeitiger und konsequenter antiluetischer Behandlung sind die Aussichten einer restlosen Abheilung günstig, sonst bleiben die beim Einsetzen der Behandlung bestehenden Defekte zurück.

3. Das Sklerom (Rhinosklerom)

Ursache und Entstehung. Das Sklerom, in Anbetracht seines Hauptsitzes in der Nase auch Rhinosklerom genannt, ist eine äußerst chronisch verlaufende Infektionskrankheit, welche in den Schleimhäuten der Luftwege und im Gesicht knorpelharte Infiltrate verursacht, die der Krankheit ihren Namen gegeben haben. Im histologischen Bild sind große geblähte Zellen mit einem Netzwerk von Fäden und Haufen von Sklerombazillen, die sogenannten *Mikuliczschen Zellen*, evtl. mit hyalinen Zelleinschlüssen (Russellsche Körperchen), kennzeichnend. Die Erkrankung breitet sich im Verlaufe von Jahren unaufhaltsam über die Schleimhaut aus, hat aber anderseits eine große Heilneigung, wobei derbe Narbenzüge neben den Infiltraten hochgradige Deformitäten hinterlassen. Trotz jahrelanger Dauer (20 Jahre und mehr) ist das Sklerom nicht lebensgefährlich.

Als *Erreger* findet sich der Sklerombazillus in großen Mengen im Gewebe, ein Kapselbazillus, der dem Bacillus pneumoniae Friedländer und dem Ozaenabazillus Abel-Loewenberg nahesteht. Die Ansteckungsgefahr ist gering.

Das Sklerom ist über die ganze Erde und vorwiegend unter der ärmeren Bevölkerung beider Geschlechter und in jedem Alter verbreitet, in Europa mit einzelnen ausgeprägten endemischen Herden, vor allem im Osten (Polen, Rußland, Rumänien, Ungarn), aber auch vereinzelten Fällen in Italien und der Schweiz.

Symptome und Verlauf. Die Erkrankung geht am häufigsten vom Naseneingang aus, kann jedoch auch an jeder anderen Stelle der Luftwege beginnen. In der Nase sind meist beide Seiten ziemlich gleichmäßig ergriffen. Das Sklerom fängt mit einem katarrhalischen Stadium an, das einer Ozaena weitgehend gleicht. Anschließend treten lupusähnliche Knötchen auf, aber von viel derberer Konsistenz, die langsam zu großen knorpelharten Infiltraten anwachsen, welche die Naseneingänge von allen Seiten einengen und sie endlich mehr oder weniger verschließen. Greift das Sklerom subkutan auf die äußeren Weichteile über, dann bilden sich in der Umgebung der aufgetriebenen und knolligen Nase, namentlich an der Oberlippe weitere derbe Infiltrate, die den mittleren Teil des Gesichtes hochgradig entstellen. Die darauffolgende Abheilung kann durch derbe Narbenbildung und Schrumpfung zu einer starren Gesichtsmaske mit verschlossenen Nasenlöchern führen. Im Naseninnern kriecht das Sklerom in erster Linie den unteren Teilen der Nase entlang nach hinten und verengt, zunächst durch Infiltrate und später durch Narbenzüge, Choanen und Nasenrachen.

Im Weiterschreiten werden die Gaumenbogen und der Mundrachen von knotigen Infiltraten durchsetzt und verwandeln sich mit der Zeit zu derben Narbenmassen. Endlich erkrankt auch der Kehlkopf. Zunächst entstehen Skleromwülste in der Subglottis und später Narbenzüge. Seltener dringt die Erkrankung bis in die Luftröhre vor und kann schließlich bis in die Bronchien gelangen.

Drüsenschwellungen gehören nicht zum Bilde.

Schmerzen fehlen. Die Beschwerden rühren neben katarrhalischen Erscheinungen von den mannigfach möglichen mechanischen Wirkungen her: Verlegung der Nasenatmung, Abschluß des Nasenrachens und Stenosierung des Kehlkopfes, unter Umständen auch der Trachea und einzelner Bronchien. Von der einfachen pathologischen Mundatmung über Heiserkeit bis zur schwersten Atemnot kommen alle Übergänge vor.

Diagnose. Eine Verwechslung mit dem Rhinophym, der Tuberkulose, der Syphilis oder mit Tumoren (Sarkom) ist kaum möglich, kann aber infolge der Seltenheit in Gegenden mit nur sporadischen Fällen im Beginn wohl vorkommen. Durch die Biopsie wird die Diagnose rasch geklärt (Mikuliczsche Zellen).

Behandlung. Eine spezifisch wirksame Chemotherapie ist nicht bekannt. Inwieweit sich die Bildung der Infiltrate durch Röntgen- und Radiumbestrahlung zurückhalten läßt, ist trotz einzelner guter Resultate noch nicht abgeklärt. Die Behandlung beschränkt sich auf operative Beseitigung und elektrokaustische Zerstörung raumbeengender Infiltrate, sowie Dilatierung von Narbenstenosen. Beim Kehlkopf- und Trachealsklerom kann die Tracheotomie erforderlich werden.

4. Der Aussatz (Lepra)

Die Lepra ist eine chronische Infektionskrankheit, die wahrscheinlich durch den *Leprabazillus Armauer-Hansen* (Myobacterium leprae) hervorgerufen wird und in zwei Formen, der *Lepra tuberosa* und der *Lepra anaesthetica* auftritt, welche vielfach ineinander übergehen. Die Lepra tuberosa ergreift neben der äußeren Haut in späteren Stadien auch die *oberen Luftwege*, vorzugsweise die *Nase*, während die zweite Form die oberen Luftwege meistens verschont oder erst nach Jahren eine Analgesie des Gaumens und Rachens verursacht. Ob die Nase auch als Eintrittspforte dient, ist fraglich, jedenfalls aber finden sich im Nasensekret massenhaft Leprabazillen.

Der Aussatz ist heute aus Mitteleuropa fast ganz verschwunden, kommt aber noch in den nordischen Ländern Europas, an der Ostseeküste, an der Riviera, in Spanien, in Griechenland, Galizien, Rumänien und in der Türkei vor. Die Ansteckungsgefahr ist erheblich. Jedenfalls muß die direkte Berührung mit Sekret aus Mundhöhle und Nase vermieden werden und sind vor allem Kinder fernzuhalten.

Die *tuberöse Form* bildet entsprechend ihrem Namen *knollige Tumoren*, welche sich aus konfluierenden Rundzelleninfiltraten der Schleimhaut zusammensetzen. Diese ziehen oft den Gefäßen, Nerven und Lymphgefäßen entlang, weshalb die befallenen Teile atrophieren, blaß und anästhetisch werden. Mit der Zeit erfaßt die Erkrankung sämtliche Gewebe bis auf den Knochen. Die Ulzeration der Infiltrate verursacht schwere Zerstörungen, deren entstellende Wirkung durch die nachfolgende derbe Narbenentwicklung noch erhöht wird.

In der *Nase* beginnt die Lepra mit den Prodromen einer akuten und später trockenen Rhinitis. Die ersten Veränderungen betreffen in der Regel das Septum, jedenfalls die vorderen Teile der Nase. Hierauf setzt die typische Bildung von großen infiltrierenden Knoten innen und außen ein, deren tief geschwüriger Zerfall die äußere und innere Nase zerstört. Die Nase kann dadurch vollständig weggefressen werden, bis die Erkrankung durch derbe Narbenbildung zum Stillstand kommt. An dem abschreckenden Gesicht des Leprösen hat die entstellte Nase einen wesentlichen Anteil.

Im Rachen und in der Mundhöhle sind es ebenfalls ulzerierte Infiltrate, vor allem am harten und weichen Gaumen und an der Uvula, die derbe stenosierende Narbenzüge hinterlassen.

Besonders gefährlich wird die Krankheit im Kehlkopf, wo sie sich mit Vorliebe ansiedelt. Über einen trockenen Katarrh treten auch hier Infiltrate, später Geschwüre und endlich Narbenzüge auf, die zu lebensbedrohlichen Stenosen führen. Häufig wird die Epiglottis in einen unförmlichen Tumor verwandelt.

Diagnose. In der Regel ist die Diagnose an Hand der typischen Hauterkrankungen bereits gestellt, wenn die oberen Luftwege zu erkranken beginnen. Differentialdiagnostisch kommen Lupus, Tuberkulose und Syphilis in Frage.

Behandlung. Zur kausalen Therapie ist von den zahlreichen empfohlenen Medikamenten die innerliche oder intravenöse Anwendung von Chaulmoograöl von praktischer Bedeutung. Sulfonamide haben einen hemmenden Einfluß. Neuerdings wird von TRÉFOUEL das Diaminodiphenylsulfon sog. DD- bzw. Bisulone empfohlen, mit welchem bei langdauernder Behandlung zum Teil ausgezeichnete Resultate erzielt werden. Im übrigen beschränkt sich die Behandlung auf symptomatische Maßnahmen. Bei Kehlkopflepra muß gegebenenfalls tracheotomiert werden.

5. Der Rotz (Malleus)

Diese durch den *Rotzbazillus* (Malleomyces mallei) bedingte Infektionskrankheit der Einhufer wird, wenn auch selten, auf den Menschen übertragen. Sie findet sich daher fast ausschließlich bei Tierärzten, Pferdewärtern, Droschkenkutschern, Eseltreibern und in ähnlichen Berufen.

Der *akute Rotz* führt nach einem kurzen Inkubationsstadium meistens unter septischen Erscheinungen rasch zum Tode. Neben dem variolaähnlichen Ausschlag an der äußeren Haut, Knoten, multiplen Abszessen an Fingern und Händen bilden sich tiefe Geschwüre an der Nasen- und Rachenschleimhaut, die einer tertiärluetischen Zerstörung oder auch einem Noma, bzw. unspezifisch septischen Schleimhautprozessen ähnlich sehen. Das an den Naseneingängen auftretende Ekzem geht mit einer erysipelartigen Rötung und Schwellung der äußeren Nase einher. Die Erkrankung ist sehr schmerzhaft.

Beim *chronischen Nasenrotz* stehen die tiefen Geschwüre im Vordergrund (Sarcinose mutilante), die ein Ekzem des Naseneinganges zur Folge haben und ein blutig eitriges Exsudat liefern. Dieselbe Geschwürsbildung kann sich in den übrigen Teilen des Atemweges abspielen.

Die **Diagnose** bereitet meist große Schwierigkeiten, da an die sehr seltene Erkrankung zunächst nicht gedacht wird. Bei der akuten Form kommen septicopyämische Erkrankungen, Influenza, Enteritis, Typhus, Pneumonie und schwere Erysipele in Frage, beim chronischen Rotz unspezifische Geschwüre, Tuberkulose, ulzerierende Tumoren und Syphilis. Verdacht besteht, wenn es sich bei einer unklaren derartigen Erkrankung um Patienten handelt, die mit Pferden zu tun haben. Die Diagnose kann durch die bakteriologische Untersuchung, den Tierversuch, serologische Reaktionen und durch Malleinproben gesichert werden.

Trotz **Behandlung** mit Autovaccine und Malleinen, sowie chirurgischer Zerstörung der Herde ist die Prognose beim akuten Rotz ganz schlecht, aber auch beim chronischen Rotz nicht vielversprechend. Die Wirkung der Antibiotica ist noch nicht bekannt.

6. Morbus Besnier-Boeck-Schaumann

Unter diesem Namen werden eine Reihe von klinisch verschiedenartigen Erkrankungen der Haut, der Schleimhäute, der inneren Organe und der Knochen beschrieben, die alle ein gemeinsames eigentümliches *Granulationsgewebe* als anatomisches Substrat aufweisen. Es handelt sich um ausgesprochene *Epitheloidzellentuberkel* mit oder ohne Langhanssche Riesenzellen und wenigen Lymphozyten am Rand. Diese treten zu größeren Anhäufungen zusammen und zeigen keinerlei Neigung zum nekrotischen oder käsigen Zerfall.

Entsprechend dem histologischen Bild wird die Erkrankung mit der *Tuberkulose* in Verbindung gebracht und teilweise sind auch Übergänge zum Lupus gefunden worden, ebenso wie selten Tuberkelbazillen nachgewiesen werden konnten. Es ist aber wahrscheinlich, daß auch andere Erreger eine ähnliche Reaktion hervorrufen können. Tuberkulinreaktionen fallen negativ aus.

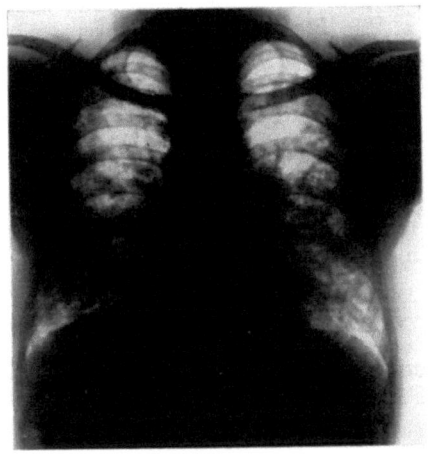

Abb. 79. Morbus Besnier-Boeck-Schaumann. Kleinfleckige Verschattung der Lungen

Die Erkrankung verläuft ausgesprochen *chronisch* und zieht sich, in der Regel beim Menschen im mittleren Alter beginnend, über Jahre hin, meist zuletzt ausheilend, selten zum Tode führend. Der Allgemeinzustand ist kaum beeinträchtigt. Lokal finden sich in der *Haut Knoten* oder *diffuse Infiltrate*, besonders auch im Gesicht, an der *Schleimhaut* der *Nase*, im *Rachen*, namentlich am lymphatischen

Gewebe, so wie es ebenfalls an verschiedenen Stellen des *Kehlkopfes* zur Knötchen- und Knotenbildung kommt. Auch in den Nebenhöhlen, der Trachea, den Bronchien und besonders am Lungengewebe (Abb. 79) sind Infiltrate beobachtet worden.

Die **Diagnose** läßt sich gegenüber anderen Knoten-bildenden Erkrankungen nur am histologischen Befund stellen.

Eine spezifische **Behandlung** ist nicht bekannt. Es werden nach LUTZ Neosilbersalvarsan, Gold, Arsen, Gomenol, Vitamin D, Höhensonne und Röntgen versucht.

7. Andere spezifische Infektionskrankheiten

Nur ausnahmsweise kommen auch andere spezifische Infektionen der oberen Luftwege vor, die in der Regel wegen ihrer Seltenheit zunächst verkannt werden.

a) Milzbrand (Anthrax)

Der Milzbrand befällt Pflanzenfresser und wird zuweilen auf den Menschen übertragen. Erreger ist der Bacillus anthracis. Neben den drei Formen Hautmilzbrand (Milzbrandkarbunkel, Pustula maligna), Darmmilzbrand und Lungenmilzbrand, tritt der Milzbrand ganz selten primär unter den Zeichen einer akuten Rhinitis mit hochgradiger Schwellung der Nasenschleimhaut (KRAUS) oder gleichzeitig mit anderen Erscheinungen im Pharynx und Larynx unter dem Bild akuter ödematöser Schwellungen mit Epitheldefekten (GLAS) auf. Daneben besteht ein hochinfektiöser septischer Allgemeinzustand. Die *Diagnose* stützt sich auf die bakteriologische und serologische Untersuchung, jedoch wird meist nicht an diese Infektionsart gedacht und erst die Autopsie führt zur Erkennung. Verdächtig sind Patienten, die mit Pflanzenfressern umzugehen haben, aber auch Wollsortierer (Lungenmilzbrand) usw. Die *Behandlung* erfolgt mit Milzbrandserum neben symptomatischen lokalen Maßnahmen.

b) Pilzinfektionen

Die *Aktinomykose* ist in einzelnen Fällen in der Nase, dem Siebbein, dem Nasenrachen, an den Tonsillen und im Kehlkopf beschrieben.

Die *Blastomykose* wird durch Hefepilze (Blastomyceten bzw. Sacharomyceten) hervorgerufen und kommt häufiger nur in den Tropen vor. Sie befällt in Ausnahmefällen primär die Nase, Mundhöhle, Rachen und den Kehlkopf. Unter Bildung und Zerfall von kleinen Knötchen mit Eiterpusteln im Zentrum entstehen unregelmäßige Geschwüre, die im Verlauf der chronischen Krankheit immer neu auftreten und narbig abheilen.

Die **Diagnose** ergibt sich aus dem kulturellen Nachweis *tierpathogener* Hefepilze im Abstrich. Sacharomyces findet sich auch als nichtpathogener Syprophyt in der normalen Mundhöhle.

Die **Behandlung** benutzt die spezifisch wirkenden Germanineinspritzungen, die allerdings Rückfälle nicht verhüten können.

Die *Sporotrichose* entsteht durch den Fadenpilz Sporotrichium und gleicht mit seiner Knoten- und Geschwürsbildung der Tuberkulose und Lues. Die meisten Fälle stammen aus Frankreich. Zur Behandlung kommt vor allem Jodkali in Frage.

Über *Leptotrichosen* und *Soor* s. Pharynx, S. 193.

8. Das maligne Granulom

Unter der Bezeichnung malignes Granulom hat Voss eine Reihe von seltenen Erkrankungen der Nase und des Rachens zusammengefaßt, die mit ausgedehnter geschwüriger Zerstörung aller Gewebe bei mehr oder weniger starker Granulationsbildung einhergehen. Der gangränöse Zerfall hat einen außerordentlichen Gestank der abgestorbenen Gewebe zur Folge (Granuloma gangraenescens

KRAUSE). Die histologische Untersuchung ergibt ein unspezifisches Granulationsgewebe, das einer chronischen Entzündung bzw. einer Syphilis entspricht. Das Epithel nimmt nicht daran teil, wird aber zerstört. Ätiologisch konnte kein spezifischer Erreger nachgewiesen werden, so daß die Ursache ganz unbekannt ist. Neuerdings wird von amerikanischer Seite auf die Möglichkeit einer allergischen Reaktion und den Zusammenhang mit einer Periarteritis nodosa hingewiesen.

Die Erkrankung befällt mehr Männer als Frauen mit vorwiegender Beteiligung des mittleren Alters. Auffällig häufig sind Schmutzberufe betroffen. In der Regel beginnt sie in den vorderen Teilen der Nase oder im Nasenrachen und greift von einer zunächst kleinen Läsion rasch bzw. im Verlaufe von Wochen auf die Umgebung über, bis schließlich ausgedehnteste Zerstörungen der Nase, des Gaumens und des Rachens entstehen. Eigentümlich ist der Beginn an den Geweben des mittleren Gesichtsabschnittes (Granuloma of the midline facial tissues). Die Erkrankung bereitet keinerlei Schmerzen. Regionäre Lymphknotenmetastasen fehlen, jedoch kommen Fernmetastasen vor. Der Tod erfolgt an septischen Auswirkungen.

Die **Symptome** bestehen zunächst in einer fötiden Rhinitis, bis die Nekrosen unter Granulationsbildung ganz in den Vordergrund treten.

Die **Diagnose** ist in den Frühstadien schwierig, später kommen vor allem luetische und trophoneurotische Zerstörungen, zerfallende bösartige Geschwülste und Systemerkrankungen in Frage. In einem eigenen Fall stellte sich bei der Autopsie ein atypisches Lymphosarkom heraus (KANAS).

Behandlung. Die medikamentöse Behandlung hat sich bis jetzt als erfolglos erwiesen. Einzig mit Cortison sind ermutigende Resultate erzielt worden, worunter eine Heilung (MOORE, BEARD, THOBURN und WILLIAMS). Radium- und Röntgenbestrahlung soll in einzelnen Fällen wirksam gewesen sein. Antibiotica sind vor allem zur Bekämpfung der Sekundärinfektion anzuwenden.

X. Die Geschwülste der Nase und der Nebenhöhlen

A. Die Geschwülste der äußeren Nase

1. Gutartige Geschwülste

Die *gutartigen Geschwülste* der äußeren Nase weisen gegenüber den an anderen Stellen der äußeren Körperoberfläche vorkommenden Geschwülsten im ganzen keine Besonderheiten auf. Es finden sich: Fibrome (Abb. 80), Lipome, Osteome (meistens vom Naseninnern ausgehend), Angiome, Hautmyome, Papillome, Adenome und Dermoidzysten.

Sie verursachen keine *Beschwerden*, sind aber dem Träger durch ihre Auffälligkeit an der Nase lästig. Besonders das zum langen Hauthorn (Cornu cutaneum) auswachsende Papillom des Naseneinganges ist kosmetisch störend.

Die **Diagnose** ergibt sich aus dem Befund. Bei subkutanen Tumoren kommen entzündliche Schwellungen in Frage.

Die **Behandlung** besteht in der Exzision, der

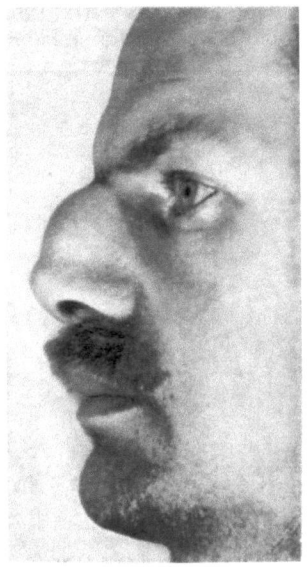

Abb. 80. Fibrom am Nasenrücken

elektrochirurgischen Zerstörung oder der Bestrahlung mit Radium oder Röntgen (Angiome) unter Berücksichtigung des kosmetischen Resultates.

2. Bösartige Geschwülste

Im Gegensatz zu den recht seltenen gutartigen Geschwülsten ist die äußere Nase eine Prädilektionsstelle des *Hautkrebses*, der sich als Altersgeschwulst öfters

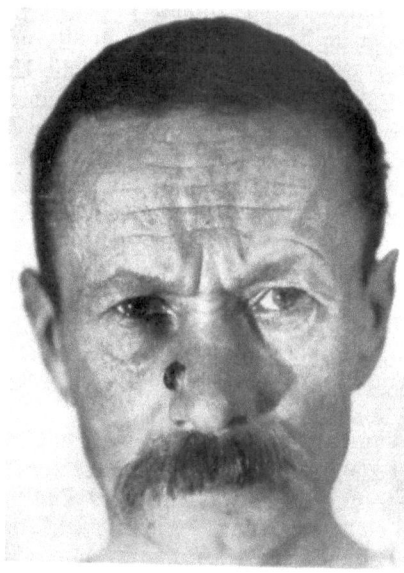
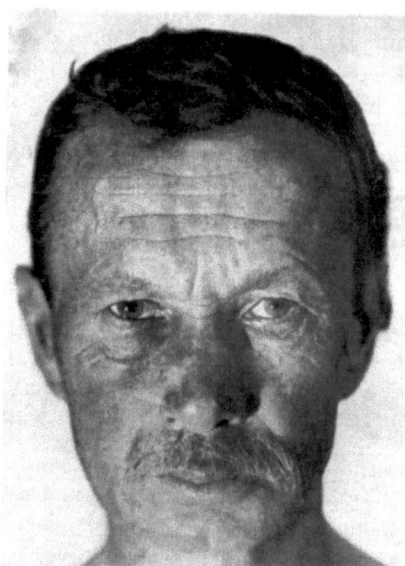

a) Vor der Behandlung b) Nach Abheilung durch Radiumauflage
Abb. 81. Kankroid am rechten Nasenflügel

auf präkanzerösen Hautveränderungen entwickelt. In der Regel sind es langsam wachsende Basaliome oder Kankroide, die hier, wie überall an der äußeren Haut,

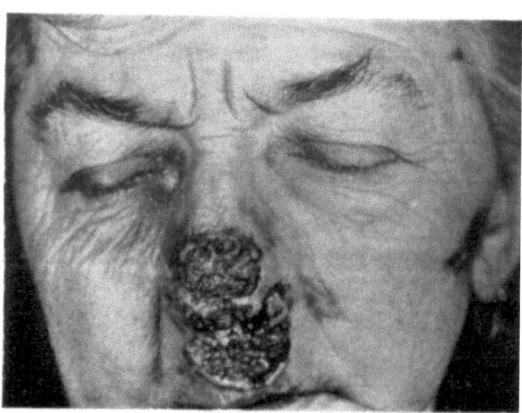

a) Vor der Behandlung
Abb. 82. Ausgedehntes Kankroid der Nasengegend

als unscheinbare kleine „Warze" beginnen, schließlich erodieren und sich in diesem Stadium über Monate und manchmal Jahre immer wieder mit einer kleinen Kruste bedecken, bis sie plötzlich in ein rascheres Wachstum verfallen und damit den Patienten zum Arzt führen. Gelegentlich entstehen sie auf einem Lupus als Lupuskarzinom.

Sarkome. Die Sarkome der äußeren Nase zählen zu den größten Seltenheiten.

Die **Diagnose** liegt bei größeren ulzerierten Geschwülsten nahe, ist aber bereits bei kleinen „Warzen" sicher, sobald diese eine Erosion oder ein Geschwür zeigen

(Abb. 81). Nur im frühesten Stadium läßt sich die Unterscheidung von einer noch präkanzerösen Hautveränderung erst durch die histologische Untersuchung stellen. Immerhin können Verwechslungen mit tuberkulösen und syphilitischen Geschwülsten bzw. Geschwüren vorkommen.

So lautete bei einer meiner Patientinnen die histologische Diagnose bei dreimaliger Biopsie auf ein Kankroid, während ein serpiginöses ulzerierendes Syphilid vorlag, das mit Jodkali in wenigen Wochen abheilte.

Behandlung. Präkanzeröse Hautveränderungen und Karzinome werden je nach Größe und Sitz mit dem Messer oder dem elektrischen Kaltschnitt radikal exzidiert, durch Elektrokoagulation zerstört oder einer Radium- bzw. Röntgenkontaktbestrahlung unterzogen. Größere Defekte der äußeren Nase lassen sich durch Prothesen ersetzen (Abb. 82).

Die **Prognose** ist entsprechend der meist frühen Diagnose und bei sofortiger energischer Behandlung sehr günstig, abgesehen von dem rasch in die Tiefe greifenden Ulcus terebrans oder dem Lupuskarzinom.

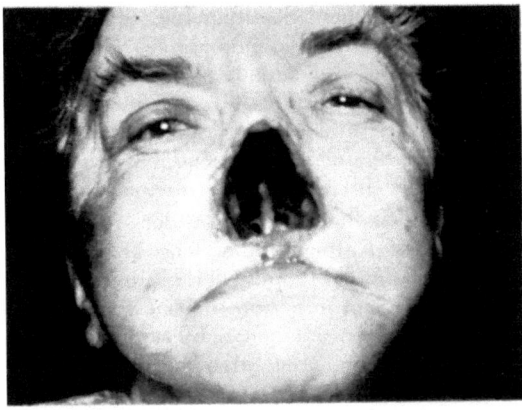

b) Zustand nach elektrochirurgischer Abtragung

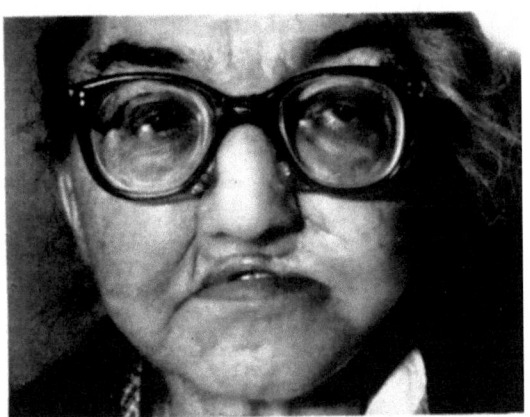

c) Ersatz des Defektes durch Prothese am Brillenbügel

Abb. 82. Ausgedehntes Kankroid der Nasengegend. Nach elektrochirurgischer Abtragung seit $3^{1}/_{2}$ Jahren symptomfrei

B. Die Geschwülste des Naseninnern und der Nebenhöhlen

1. Gutartige Geschwülste

Gutartige echte Neubildungen im Naseninnern sind selten. Gewebswucherungen sind fast immer entzündlicher Art (Nasenpolypen, Muschelhyperplasien usw.).

An der Haut des Vorhofs oder der Schleimhaut der Nase und der Nebenhöhlen können sich kleine *Fibrome* und *Papillome* entwickeln, die als blumenkohlartige, multiple Geschwülstchen am Septum oder an den Muscheln sitzen. Sie sind leicht abzutragen. Nur ausnahmsweise läßt sie der Patient, bevor er den Arzt aufsucht, so groß werden, daß sie eine Nasenseite mehr oder weniger verschließen und damit die Symptome der einseitigen Nasenverstopfung hervorrufen. In einem solchen Fall sind zuweilen größere operative Eingriffe vom Munde aus notwendig.

Der „blutende" Septumpolyp. Es handelt sich um ein erbsen- bis haselnußgroßes glattes oder kleinhöckriges, dem vorderen unteren Teil des knorpeligen Septums breit aufsitzendes hochrotes *Fibroangiom*. Infolge des großen Gefäßreichtums blutet es spontan, vor allem aber bei Verletzung mit dem bohrenden Finger, stark und schwer stillbar.

Differentialdiagnostisch sind ein Tuberkulom oder ein Sarkom zu erwägen, weshalb der entfernte Polyp histologisch untersucht werden muß.

Die **Behandlung** besteht in der Abtragung mit dem Galvanokauter oder dem elektrischen Kaltschnitt, welche bei ausgiebiger Verschorfung der Ansatzstelle die endgültige Abteilung herbeiführen. Um eine Schädigung des Knorpels und damit eine Septumperforation zu vermeiden, kann der Tumor bei breitem Aufsitzen von einem kleinen Schnitt aus vorgängig der Zerstörung subperiostal abgehoben werden. Bei unvollständiger Abtragung besteht eine große Rezidivneigung.

Die **Nasenvorhofzyste** (Mucoid) geht wahrscheinlich von versprengten Epithelkeimen in der embryonalen Gesichtsspalte zwischen lateralem Nasenfortsatz und Oberkieferfortsatz aus und entwickelt sich hauptsächlich bei Frauen im mittleren Alter am Boden des Nasenvorhofs. Sie besteht aus einem derben bindegewebigen Balg, ist mit Epithel ausgekleidet und enthält serösen Schleim. Ein- oder beiderseits wölbt sie sich als blasse oder rötliche prall-elastische fluktuierende Schwellung in das Naseninnere vor.

Die **Diagnose** ist einfach. Durch totale *Ausschälung* läßt sich die Geschwulst dauernd beseitigen.

Osteome. Von den echten Osteomen sind die nicht so seltenen entzündlichen Knochenwucherungen in der Nase und den Nebenhöhlen, ebenso wie die *Hyperostosen* und *Exostosen* zu unterscheiden.

Exostosen sitzen als kleine runde, glatte knochenharte von normaler Schleimhaut überzogene Geschwülstchen am Nasenboden oder am Septum.

Die eigentlichen Osteome bestehen zum Teil aus *kompaktem*, zum Teil aus *spongiösem*, meist aber aus *beiden Knochengewebsarten*, wobei die peripheren Teile gewöhnlich kompakt sind. Ob sie sich aus einem *embryonalen Knorpel* oder aus versprengten *Periostkeimen* entwickeln, ist noch unsicher, jedenfalls aber zeigen sie enge Beziehungen zum embryonalen Knochenwachstum. Im allgemeinen geht ihr Wachstum dem physiologischen Knochenwachstum parallel, sie nehmen daher beim Jugendlichen, vorwiegend um die Pubertät rasch an Größe zu, während sie beim alternden Menschen mehr oder weniger stationär bleiben. Zuweilen scheint ein *Trauma* den Anstoß zur Entstehung zu geben.

Am häufigsten beginnen sie im Innern des *Siebbeines* oder der *Stirnhöhle*, als breit aufsitzende oder dünn gestielte gelappte Geschwulst, wachsen dauernd und unaufhaltsam und dringen dabei, die Knochenwände durch Druckusur zerstörend, in die Umgebung vor. Im ganzen vollzieht sich ihr Wachstum sehr langsam, so daß sie erst nach Jahren eine wesentliche Größe erreichen.

Symptome und Verlauf. Das Osteom bleibt so lange *latent*, bis es *Druck*- und *Verdrängungserscheinungen* verursacht. Entweder wird dadurch die Nase zunehmend verlegt oder es erscheint, gewöhnlich im inneren Augenwinkel, eine knochenharte Vorwölbung, welche den Bulbus mit der Zeit nach außen und unten drängt und Sehstörungen hervorruft. *Gefährlich* ist das Eindringen in die Schädelhöhle durch das Dach des Siebbeines oder der Stirnhöhle, weil sich intrakranielle Verwicklungen anschließen können. Die Verlegung der Nebenhöhlenostien hat *chronische Nebenhöhlenentzündungen* zur Folge.

Die **Diagnose** läßt sich am Befund der knochenharten Schwellung vermuten, muß aber gegen die *Mukokele* oder *Zahnzysten* durch das Röntgenbild abgeklärt werden. Die knochendichte Verschattung läßt keinen Zweifel zu (Abb. 83).

Behandlung. Da die Knochengeschwülste durch ihr unbeschränktes Wachstum gefährlich werden, ist beim Jugendlichen ihre möglichst frühzeitige *radikale Exstirpation*, in der Regel durch eine äußere Operation angezeigt. Nur beim älteren Menschen können kleine Osteome unbehandelt bleiben. Das Knochengewebe verhält sich völlig *strahlenrefraktär*.

Hyperostosen. Im Gegensatz zu den umschriebenen Osteomen, die als Tumoren oder Mißbildungen aufgefaßt werden, stehen mehr oder weniger diffuse Knochenwucherungen der Gesichtsknochen verschiedener Ätiologie. Sie können jeden Gesichtsknochen betreffen, kommen aber am häufigsten am Oberkiefer vor. Ihre Ätiologie und Pathogenese wird noch verschieden aufgefaßt. Teils sind es allgemeine Knochenerkrankungen, wie Ostitis fibrosa v. RECKLINGHAUSEN, die Ostitis deformans PAGET oder die Akromegalie, an denen sich auch der Gesichtsschädel beteiligt, teils Erkrankungen, die sich auf diesen beschränken, wie die Ostitis fibrosa circumscripta oder die Leontiasis ossea oder endlich eine familiäre symmetrische Hyperostose des Oberkiefers (FRANGENHEIM), von welcher wieder eine Hyperostosis maxillarum (HUTTER) unterschieden werden kann. Die letztere hat am meisten Ähnlichkeit mit den umschriebenen Osteomen. Auch kommt an der Innenseite des Stirnbeines eine umschriebene Verdickung vor (Hyperostosis frontalis interna, Morgagnische Krankheit). Zum

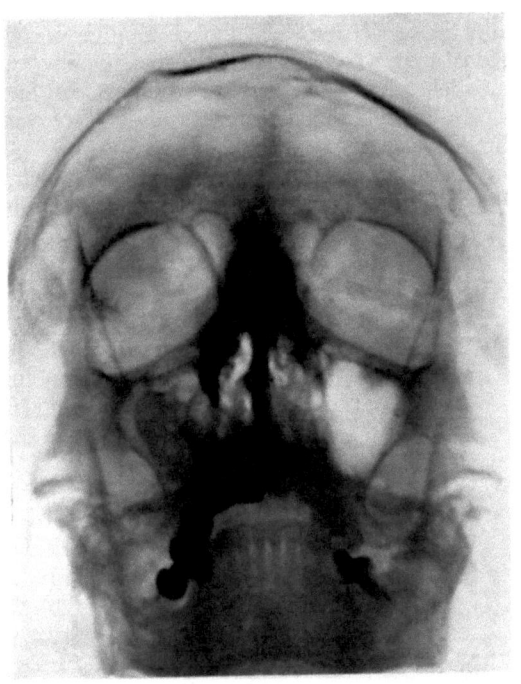

Abb. 83. Osteom der rechten Kieferhöhle. Knochendichter Schatten in der rechten Kieferhöhle (okzipito-nasale Aufnahme)

Teil werden durch diese Knochenwucherungen auch die Nebenhöhlen betroffen. Die Ätiologie ist demnach nicht einheitlich. Abgesehen von einer Systemerkrankung oder Störungen der inneren Sekretion, kommen entzündliche Einflüsse in Frage, die zu einer reaktiven Knochenwucherung führen, wie auch zuweilen Traumen in der Vorgeschichte zu finden sind. Dazu gehören auch Zahnextraktionen. Schon VIRCHOW wies darauf hin, daß der Alveolarfortsatz mit seinen Zähnen besonders leicht der Ausgangspunkt solcher entzündlicher Knochenreize sein kann.

Die *Symptomatologie* ist ähnlich wie bei den Osteomen und hängt von der Größe ab, die schließlich zu Verdrängungserscheinungen führt. Es können Nebenhöhlenentzündungen entstehen oder Druckneuralgien der in Knochenkanälen verlaufenden Nerven auftreten.

Die **Diagnose** ergibt sich aus der knochenharten von normalen Weichteilen überzogenen Schwellung, die auf dem Röntgenbild einen knochendichten diffusen Schatten erkennen läßt. Differentialdiagnostisch ist an größere Kieferzysten, verkalkte Geschwülste, Chondrome, echte Osteome usw. zu denken. Die Allgemeinuntersuchung und Beachtung der Umgebung kann über die spezielle vorliegende Form aufklären.

Behandlung. Sofern eine lokalisierte diffuse Knochenwucherung Erscheinungen macht oder ein fortschreitendes Wachstum zeigt, wird der erkrankte Knochen abgetragen, was unter Umständen größere Resektionen erfordert. Eine unvollständige Entfernung kann ein Rezidiv nach sich ziehen, trotzdem sollen wenigstens beim ersten Eingriff kosmetische Rücksichten genommen werden.

Chondrome. Diese weisen alle Übergänge bis zum bösartigen *Chondrosarkom* auf. Sie verhalten sich klinisch ähnlich wie die Osteome, sind aber von weicherer Konsistenz. In Anbetracht ihrer Neigung zur bösartigen Entartung müssen sie möglichst frühzeitig radikal exzidiert werden.

In Einzelfällen wurden *Gliome, Psammone* und *Neurinome* in der Nase gefunden (NEGUS).

Zwischenstufen zu den bösartigen Geschwülsten stellen die äußerst seltenen **Plasmozytome, malignen Adenome** und **Zylindrome** dar.

2. Bösartige Geschwülste

a) Karzinome

Der Krebs im engeren Sinn, bzw. die Epitheliome kommen von allen Geschwülsten in der Nase und den Nebenhöhlen weitaus am häufigsten vor und sind im ganzen keine seltene Erkrankung. Sie bevorzugen das männliche Geschlecht im Alter zwischen 50 und 70 Jahren.

Histologisch sind es meistens ausgereifte *Plattenepithelkrebse* und *Kankroide*, seltener *Adenokarzinome* oder *Endotheliome*. Ihren Ausgang nehmen sie gewöhnlich von der Schleimhaut der Nasennebenhöhlen, vorzugsweise von der *Kieferhöhle* oder vom *Siebbein*. In der Nasenhaupthöhle haben die krebsigen Geschwülste ihren Sitz fast stets im vorderen Nasenabschnitt, entweder an der unteren Muschel, der lateralen Wand oder hin und wieder auch am Septum. Karzinome des Alveolarfortsatzes, des Gaumens oder des Nasenrachens können auf die Nase und die Nebenhöhlen übergreifen. Ist das Stadium vorgeschritten, dann läßt sich der Ausgangspunkt oftmals nicht mehr feststellen (Abb. 87).

Die Tumoren bilden in der Regel *große Geschwulstmassen*, welche die Nase und die Nebenhöhlen ausfüllen, durch Kompression und Infiltration die *Knochenwände* allseitig *zerstören* und in die *Umgebung vordringen*. Daraus ergeben sich die verschiedenen zum Teil gefährlichen Verwicklungen von Seiten der Orbita und des Schädelinnern. Geschwüriger Zerfall, Blutungen und stark *entzündliche*

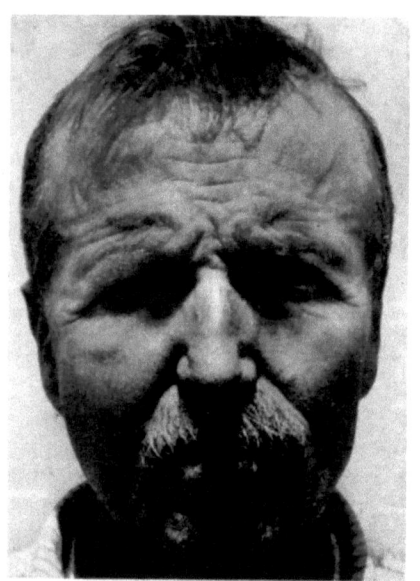

Abb. 84. Karzinom der rechten Kieferhöhle. Leichte Schwellung der rechten Wange.

Veränderungen gehören zu den späteren Stadien. *Fernmetastasen* sind große Ausnahmen. Ebenso sind *regionäre Metastasen* in den Halslymphknoten verhältnismäßig selten und treten im Gegensatz zu den Rachengeschwülsten erst sehr spät auf. Auch die erste retropharyngeale Lymphdrüsenstation erscheint kaum betroffen.

Symptome und Verlauf. Die Geschwülste beginnen und bleiben vielfach bis zu weit fortgeschrittener Entwicklung so gut wie *schmerzlos* und bereiten auch sonst so *wenig Beschwerden,* daß der Patient in seinem *ungestörten Allgemeinzustand* an nichts Böses denkt und erst Monate nach dem Beginn der ersten

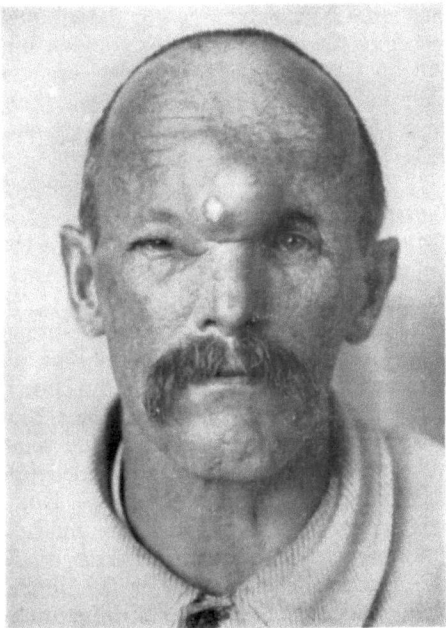

Abb. 85. Primäres Kankroid der rechten Stirnhöhle mit frontalem Durchbruch

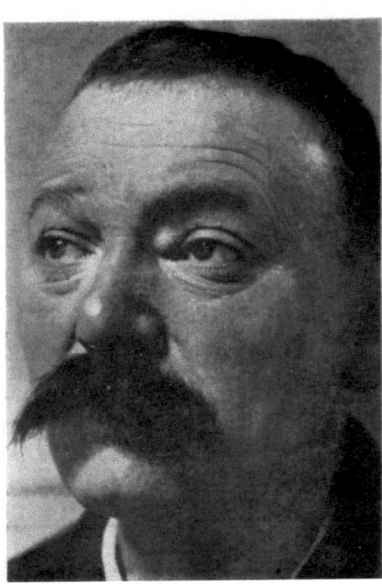

Abb. 86. Plattenepithelkrebs des linken Siebbeines mit orbitalem Durchbruch

Symptome den Arzt aufsucht (S. 342). Dies ist besonders der Fall, wenn sich die Geschwulst im Innern einer Nebenhöhle, hauptsächlich in der geräumigen Kieferhöhle entwickelt. Nur die *Tumoren des Alveolarfortsatzes* können ziemlich frühzeitig *Trigeminusneuralgien* und *Zahnschmerzen* hervorrufen.

Eine der ersten und frühen Äußerungen der Geschwulst in der Nasenhaupthöhle ist im Verein mit entzündlicher Schwellung und Exsudat die *Nasenverstopfung* mit oder ohne Geruchsbeeinträchtigung. Da das Nasenkarzinom zum geschwürigen Zerfall neigt, wird das Exsudat bald zu einem *blutigen* und *stinkenden Ausfluß*. Bisweilen erfolgen *schwere Nasenblutungen.* Die frühen Anzeichen der Nebenhöhlenkarzinome bestehen in einem *banalen chronischen Schnupfen,* bzw. in einer durch die Geschwulst verursachten *Nebenhöhleneiterung,* die sich anfänglich nicht leicht von einer banalen Entzündung unterscheiden läßt. Mitunter ist aber auch der äußere Durchbruch mit umschriebenen Schwellungen im Gesicht die erste Warnung (Abb. 84). Entsprechend dem Sitz des Tumors sind die Beschwerden einseitig. Rhinoskopisch zeigt sich das Karzinom der Nasenschleimhaut in den Anfangsstadien, die allerdings sehr selten zur Beobachtung kommen, als eine rote, glatte oder höckrige, breit aufsitzende oder gestielte, bei Sondenberührung stark blutende Geschwulst. Beim Beginn im Siebbein oder in der Stirnhöhle versteckt sich die Geschwulst nicht selten hinter einem Polster von banalen Schleimpolypen. Diese polypösen Massen, von denen die Nase im allgemeinen ausgefüllt ist, gleichen bisweilen den einfachen Schleimpolypen. Doch unterscheidet sich der Tumor von den Nasenpolypen durch seine rote Farbe, Derbheit und Unbeweglichkeit, sowie durch seine starke und langdauernde Blutung bei Berührung. Das klinische Bild wird erst charakteristisch, wenn die schrankenlos wachsende Geschwulst die Nebenhöhlenwände durchbricht und in der Umgebung erscheint. Nun setzen in der Regel auch *stärkere Schmerzen* und Neuralgien ein. Je nach dem Ursprungsort ergeben sich vorwiegend *Auftreibungen der Wangen-* (Abb. 84) *oder Augengegend, der Stirn- und Siebbeingegend* (Abb. 85 und 86), *Formveränderungen des Alveolarfortsatzes, Schwellungen am harten oder weichen Gaumen. Einbrüche in die Orbita* mit Exophthalmus, Verdrängung und Beweglichkeitseinschränkung des *Bulbus*, *Erblindung* durch Druck auf den N. opticus oder *Verschlüsse der Ohrtrompete* mit serösem Mittelohrerguß und Ohrschmerzen. Fällt die Schädelbasis der Zerstörung anheim, so kann das sich sonst über ein bis eineinhalb Jahre hinziehende Leiden unter *Hirnerscheinungen* (Kopfschmerzen, Sehstörungen, Augenmuskellähmungen usw.) durch eine *intrakranielle Verwicklung* ein rasches Ende finden. Im anderen Fall geht der Kranke unter geschwürigem Durchbruch nach außen und nach der Mundhöhle und heftigen

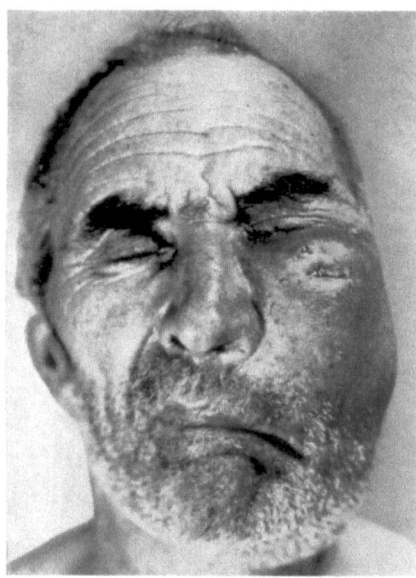

Abb. 87. Vorgeschrittenes Kankroid des linken Oberkiefers

terminalen Neuralgien an Erschöpfung durch *Tumorkachexie*, an wiederholten *Blutungen, septischen Schüben* und *Ernährungsschwierigkeiten* zugrunde.

Diagnose. Die *Spätdiagnose* bei großer durchgebrochener Geschwulst fällt auch dem Allgemeinpraktiker leicht, hat jedoch nur noch einen geringen therapeutischen Wert (Abb. 87). Leider wird der Arzt vielfach erst in diesem Stadium aufgesucht. Die *Frühdiagnose* ist schwierig, aber ausschlaggebend für eine erfolgreiche Behandlung. Sie hängt oftmals vom erstkonsultierten Hausarzt oder Zahnarzt ab.

Ältere Menschen, welche früher nie an länger dauernden Nasen- oder Nebenhöhlenerkrankungen gelitten haben, sind stets krebsverdächtig, wenn schleichend oder anscheinend plötzlich ein einseitiger Schnupfen oder eine einseitige Nasenverstopfung auftritt. Stinkender und blutiger Ausfluß macht den Verdacht zur Wahrscheinlichkeit. Dasselbe gilt für *Trigeminusneuralgien*, die gelegentlich über Wochen als entzündliche Zahnwurzelerkrankungen mit Zahnextraktionen behandelt werden. Ebenso spricht *jede Schwellung in der Umgebung der Nebenhöhlen* gegen eine banale Entzündung und bedeutet beim *älteren Menschen* und *schleichendem*

Eintritt fast sicher ein Karzinom. Geschwülste der Nasenhaupthöhle sind gewöhnlich schon in den Anfangsstadien bei der vorderen Rhinoskopie zu erkennen und zeigen als höckrige, ulzerierte und bei der Sondenberührung stark blutende Schleimhautwucherungen ihren ernsten Charakter. *Differentialdiagnostisch* können sie mit *Tuberkulose, Syphilis* oder einer *gutartigen Geschwulst* verwechselt werden. Bei einem Tumor in einer der Nebenhöhlen ist auch für den Facharzt mitunter die Frühdiagnose schwierig, sei es, daß der Tumor in der Kieferhöhle der Sicht vollständig entzogen ist, sich im Siebbein hinter Nasenpolypen versteckt oder aber die Eiterung für eine banale Entzündung gehalten wird. Die *direkte Untersuchung* der Nebenhöhlen ergibt die Zeichen einer banalen Nebenhöhleneiterung. Erst das *Röntgenbild* kann durch die besonders *hochgradige Verschattung* einen Hinweis geben und gelegentlich sind Knochenzerstörungen zu sehen (Abb. 88). Heilt eine anscheinend banale Nebenhöhleneiterung nach etwa zehn Spülungen nicht aus, oder besteht nach dem Röntgenbild auch nur der geringste Verdacht, so ist bei älteren Menschen eine *baldige Probeeröffnung* mit Biopsie und anschließende Radikaloperation angezeigt, während bei *Nasenpolypen* eine gründliche Ausräumung mit Eröffnung des Ethmoids und *tief entnommenen Probeexzisionen* vorzunehmen sind. Auf Zeichen eines Durchbruches zu warten, bedeutet

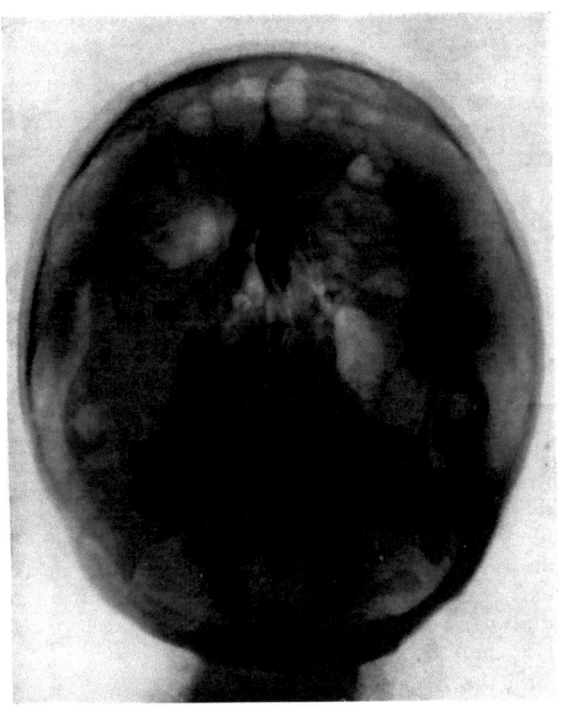

Abb. 88. Karzinom der rechten Kieferhöhle (Abb. 84) Verschattung der rechten Kieferhöhle (okzipito-nasale Aufnahme).

einen unverantwortlichen Zeitverlust. Am Alveolarfortsatz allerdings kann zuweilen schon früh eine Verdickung und Auftreibung festgestellt werden, die mitunter auch zu einer leichten Wangenschwellung Anlaß gibt (Abb. 84).

Die Diagnose ist stets durch die *histologische Untersuchung* einer Probeexzision zu erhärten. Wird durch die Biopsie nur eine „chronische Entzündung" festgestellt, während die übrigen Untersuchungen für einen Tumor sprechen, so muß sie wiederholt werden, da die Geschwulst infolge der kollateralen Entzündung manchmal schwer zu erreichen ist. Auch *Rhinolithen* und *Fremdkörper* können eine wuchernde eiternde fötide Nasenentzündung verursachen.

Die *Ausdehnung des Tumors* läßt sich durch Röntgenbilder, eventuell Tomogramme, in den verschiedenen Richtungen ziemlich genau erkennen, was zur Festsetzung des Operationsplanes notwendig ist.

Behandlung. Die Behandlungsmethode richtet sich nach der Größe und der Art der Geschwulst. *Kleine Tumoren*, wie sie nur ausnahmsweise zur Diagnose gelangen, können auf *endonasalem Wege* oder nach Eröffnung der befallenen Nebenhöhle *elektrochirurgisch* radikal zerstört werden. In der Mehrzahl der Fälle ist selbst bei großen äußeren Eingriffen eine Radikaloperation nicht mehr möglich, weshalb die *besten Dauererfolge* durch ein *kombiniert chirurgisch-radiologisches Vorgehen* zu erzielen sind. Die alleinige *Strahlenbehandlung mit Radium oder Röntgen genügt nur selten und ist zu widerraten*. Wie überall, wo gleichzeitig mit der Geschwulst Knochen durchstrahlt werden muß, ist eine zweckmäßige Strahlenverteilung nicht möglich und bleiben einzelne Geschwulstteile durch den Knochen geschützt. Zudem beeinträchtigt die starke Sekundärinfektion die Strahlenwirkung. Bei nicht operablem Krebs kann die Strahlenbehandlung Palliativresultate ergeben.

Die *Methode der Wahl* besteht deshalb in der Regel in einer *möglichst radikalen chirurgischen Ausräumung des Tumors mit diathermischer Verkochung der Reste und Nachbestrahlung*. Die Elektrochirurgie leistet als Elektroschnitt und als Koagulation hervorragende Dienste (HOLMGREN). Es kommen nur extranasale Verfahren in Frage, die eine breite Freilegung des Operationsgebietes gestatten. Je nach dem Sitz der Geschwulst bestehen sie in mehr oder weniger totalen *Oberkieferresektionen, Radikaloperationen der Stirnhöhle und des Siebbeines* (s. S. 126 u. 130) und seitlicher Aufklappung der Nase (laterale Rhinotomie). Ein möglichst radikales, in einem gewissen Sinne rücksichtsloses Vorgehen ist die Grundbedingung für gute Resultate. Öfters empfiehlt sich eine vorgängige Unterbindung der Carotis externa, die infolge der Blutleere eine radikalere Operation erlaubt. Die früher meistens in Lokalanästhesie vorgenommene Operation läßt sich heute mit Vorteil in *intratrachealer Penthotal-Lachgasnarkose* unter Umständen mit blutdrucksenkenden Medikamenten ausführen. Der meist große Eingriff wird auffällig gut ertragen. Die Nachbestrahlung wird zweckmäßigerweise durch *Einlage von Radiumkapseln* in die Operationshöhle unmittelbar an die Operation angeschlossen (2000 bis 3000 mg Std. Radiumelement in drei- bis fünftägiger Dauerbestrahlung, Filter 1 bis 2 mm Platin). Je nach der Sachlage wird später eine Nachbestrahlung des primären Tumorgebietes und der regionären Lymphknoten durch *fraktionierte Röntgentiefenbestrahlung* vorgenommen.

Technik der Oberkieferresektionen: Je nach Lage und Ausdehnung der Geschwulst kommen verschiedene Verfahren in Frage. Bei Geschwulsten des Alveolarfortsatzes mit Beschränkung auf die unteren Teile der Kieferhöhle und der Nase läßt sich die Geschwulst durch eine erweiterte *Kieferhöhlenoperation nach* DENKER von einem Schnitt im Vestibulum oris aus unter Abtragung des erkrankten Knochens beherrschen. Geschwulste in den oberen Teilen der Kieferhöhle, dem mittleren Teil der Nase und den unteren Abschnitten des Siebbeines, eventuell auch der Keilbeinhöhle, erfordern ein *transmaxillofaziales Vorgehen* durch *laterale Rhinotomie* nach MOURE mit einem Hautschnitt dem Nasenansatz entlang bis zum Nasensteg. Die dadurch ermöglichte Aufklappung der Nase ergibt einen guten Einblick in dieselbe, die Kieferhöhle und das Siebbein, ebenso wie den Zugang zum Keilbein. Nach Abtragung der Kieferhöhlenhinterwand liegt auch die Fossa pterygopalatina frei und können Durchbrüche nach hinten gegen den Schädelgrund verfolgt werden. Ist auch der Alveolarfortsatz ergriffen, so wird das Vorgehen nach DENKER unter senkrechter medianer Durchtrennung der Oberlippe damit kombiniert. Hat die Geschwulst auch den Orbitalboden und die Gegend des Tuber maxillare mit Ausbreitung nach dem Jochbogen erfaßt, kommt nur die *totale Oberkieferresektion* in Frage, die neben dem schon genannten Hautschnitt einen lateralwärts unter dem unteren Orbitalrand verlaufenden Schnitt durch die Wange erfordert. Auf diese Weise kann der ganze Oberkieferkörper freigelegt und samt der Kieferhöhle in toto abgetragen werden. Die Ausdehnung des Tumors nach der Stirnhöhle und gegen den Hirnboden verlangt die Verlängerung des Hautschnittes nach oben bis über den oberen Orbitalrand und die *Kombination* mit einer *radikalen Siebbein-* und *Stirnhöhlenoperation*.

Hat die Geschwulst bereits einen Teil der äußeren Haut und die Gaumenplatte ergriffen, so lassen sich *Defekte* der Gesichtshaut und breite Verbindungen mit der Mundhöhle nicht vermeiden, wogegen die *Eventeration der Orbita* öfters umgangen werden kann. Das sonst gute kosmetische Resultat muß in solchen Fällen durch spätere *Plastik* oder durch *Tragen von Prothesen* verbessert werden, ebenso wie zahnärztliche *Obturatoren* zum Abschluß gegen die Mundhöhle notwendig sind, soweit hier ein plastischer Ersatz nicht möglich ist. Plastiken gelingen bei großen Defekten infolge des schlecht ernährten gefäßarmen Gewebes nur selten und sind daher vielerorts aufgegeben worden. Da oft sämtliche Nebenhöhlen einer Seite mit der Nasenhaupthöhle zu einem großen einheitlichen Hohlraum vereinigt werden müssen, leidet der Patient meistens nachträglich an einer behandlungsbedürftigen postoperativen *Rhinitis atrophica* (s. S. 96). Sofern die äußeren Weichteile erhalten werden können, sind aber die kosmetischen Spätresultate oft auffällig gut, insbesondere, wenn ein Teil des knöchernen Orbitalbodens als Stütze für das Auge zurückbleibt und der Hautschnitt nicht durch die Wange geführt werden muß (Abb. 89).

Prognose. Neben der Tumorart werden die Aussichten weitgehend von der Ausdehnung der Geschwulst bestimmt, weshalb die Frühdiagnose von größter Wichtigkeit ist. Der Ausgang hängt daher häufig von der Diagnosestellung des erstkonsultierten Allgemeinpraktikers oder Zahnarztes ab. Im ganzen betragen die *Dauererfolge*, d. h. eine drei- bis fünfjährige Symptomfreiheit, 20 bis 30%.

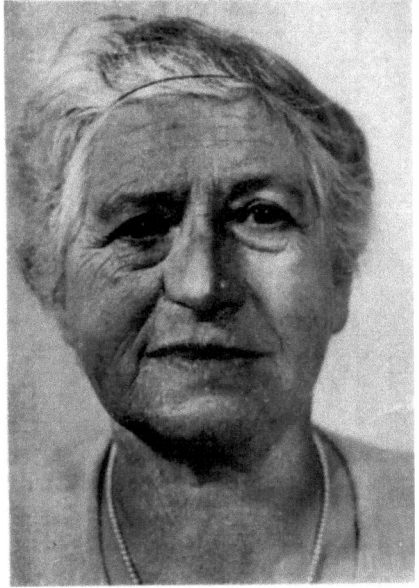

Abb. 89. Plattenepithelkrebs der rechten Kieferhöhle und des rechten Siebbeines. Symptomfrei seit *11 Jahren* nach lateraler Rhinotomie, transmaxillarer Exstirpation und Radiumeinlage

b) Sarkome

Nur eine kleine Zahl aller bösartigen Tumoren sind Sarkome. Sie verteilen sich auf Männer und Frauen gleichmäßiger als die Karzinome und sind schon beim Kind anzutreffen. Es kommen *alle Formen* vor, hauptsächlich Rundzellensarkome, daneben Fibrosarkome, Myxosarkome, Spindelzellsarkome, Melanosarkome, Lymphosarkome, Ewingsche Übergangstumoren u. a. *Chondrosarkome* sind nicht so selten und gehen meistens von der Gegend der Naseneingänge aus.

Klinisch verhalten sie sich außer einem geringeren geschwürigen Zerfall gleich *wie die Karzinome*. Sie sitzen nur häufiger als die krebsige Geschwulst, oft kurz gestielt am Septum, und gleichen dem blutenden Septumpolypen. *Melanosarkome* zeigen im Gebiet der Nase im Gegensatz zu anderen Stellen manchmal ein auffällig langsames Wachstum ohne Metastasenbildung und lassen sich durch gründliche Exstirpation mit Nachbestrahlung dauernd beseitigen. Auch die Prognose der *Chondrosarkome* ist gut, sofern eine radikale Knochenresektion vorgenommen wird, was bei ihrem Sitz am Naseneingang nicht schwierig ist. Die *Lymphosarkome* sind die einzigen bösartigen Geschwülste, welche auch in den Nebenhöhlen durch alleinige Röntgenbestrahlung häufiger zur Abheilung gelangen.

XI. Allergische Erkrankungen und neuro-vaskuläre Störungen der Nase und der Nebenhöhlen

Den gewöhnlichen bakteriellen Entzündungen der Nase und ihrer Nebenhöhlen steht eine große und praktisch wichtige Gruppe von Erkrankungen gegenüber, bei denen eine angeborene oder erworbene *Überempfindlichkeit der Schleimhaut* zur Erkrankung führt und eine besondere *Reaktionsform der Schleimhaut* das Krankheitsbild beherrscht. In der Mehrzahl der Fälle, abgesehen von den Nebenhöhlenerkrankungen, bezieht sich die Überempfindlichkeit auf *abakterielle äußere und innere Reize*, während die Bakterien ätiologisch zurücktreten. Meistens liegt eine allgemeine spezielle körperliche Disposition zugrunde. Die Kenntnis dieser Krankheiten ist eine Errungenschaft der *Allergieforschung* der letzten Jahrzehnte (DOERR, KÄMMERER, URBACH, COCA, HANSEL, ROESSLE, KLINGE u. a.).

Wesen und Entstehung. Die nähere Betrachtung der vorwiegend vaskulären und sekretorischen Störungen zeigt, daß es sich grundsätzlich um Reaktionen der Schleimhaut auf äußere Reize handelt, die sich auch beim normalen Menschen, beispielsweise durch starke Kältereize oder durch hochgradige Verstaubung der Luft, in gewissen Grenzen auslösen lassen. Derartige *Schleimhautreaktionen* gehören zu den allgemeinen *Abwehr- und Anpassungsmechanismen* des menschlichen Körpers, die in ihrer Art und Stärke hauptsächlich vom *vegetativen Nervensystem gesteuert* werden (s. S. 19). Es ist eine Teilerscheinung des allgemeinen Adaptationssyndroms auf bestimmte äußere Reize körperlicher und psychischer Art, zum Teil sich deckend mit den Erscheinungen, die SELYE nach stärkerer Beanspruchung verschiedener Form (stress) beschrieben hat. Infolge einer gesteigerten Reaktionsfähigkeit des Gewebes und einer krankhaften Steuerung der Reaktionsvorgänge schießen die Reaktionen, z. B. beim Heufieberkranken, weit über das Ziel hinaus und werden damit zum quantitativ und z. T. auch qualitativ krankhaften Geschehen. Sie sind eine „ins Extrem gesteigerte Abwehr" (DOERR).

Die Auslösung dieser Überempfindlichkeitserkrankungen wird durch eine ganze Reihe, teilweise sehr verschiedenartige Reizursachen bedingt, die in der folgenden Tabelle zusammengefaßt sind.

Tabelle 2. *Auslösende Reize der Rhinopathia vasomotorica*
1. Psychische Erregungen: Z. B. Krankheitsvorstellungen.
2. Nervos-reflektorische Fernreize:
    a) Geschmacks- und Geruchsreize.
    b) Optische Reize.
    c) Mechanische und thermische Hautreize (kalte Füße).
3. Lokale physikalische Reize:
    a) Mechanische Reize } der Schleimhaut.
    b) Thermische Reize
4. Chemische Reize (Allergie im engeren Sinn):
    a) Inhalationsallergene: Pollen, Hausstaub, Kosmetica, Milben usw.
    b) Alimentäre Allergene.
    c) Bakterielle Allergene (Herdinfektion).
    d) Medikamentöse Allergene und Idiosynkrasien.

Ein großer Teil der Überempfindlichkeiten ist *allergischer Natur*. Sie beruhen auf einer Antigen- (bzw. Allergen-) Antikörper-Reaktion (DOERR) und kommen nach Sensibilisierung, d. h. nach Änderung der Reaktionslage des Gewebes durch wiederholte Einführung eines bestimmten Stoffes in den Organismus zustande (ROESSLE). Dies ist in erster Linie für die Überempfindlichkeit gegen eiweißartige

Stoffe der Fall, wobei, für die *Inhalationsallergene*, die Nasenschleimhaut gleichzeitig Haupteintrittspforte und Erfolgsorgan bzw. Schockorgan wird. Die allergischen Reaktionen mit ihrem allergischen Symptomenkomplex sind zuweilen streng spezifisch monovalent und werden nur von demjenigen Stoff ausgelöst, durch welchen der Körper sensibilisiert wurde (z. B. Pollen-Überempfindlichkeit bei Heufieber). Anderseits sind unter den Nasenerkrankungen mehr oder weniger *diffuse Überempfindlichkeiten* gegen verschiedene Reize bei weitem zahlreicher. Ob es sich hierbei stets um eine Allergie handelt, ist noch nicht klar, jedoch erweisen sich immer mehr solcher Erkrankungen als allergisch. Sämtliche Krankheiten dieser Art sind in mancher klinischer Beziehung wesensverwandt und fallen unter den erweiterten Begriff der Pathergie (ROESSLE) bzw. des Adaptationssyndroms nach SELYE. Daß der serologische Allergiebegriff für diese Erscheinungen zu eng gefaßt ist und insbesondere psychosomatische Abhängigkeiten häufig das Bild beherrschen, macht sich in der ätiologischen Auffassung dieser Erkrankungen immer mehr geltend und bildet in zunehmendem Maß die Grundlage der Behandlung.

Es ist anzunehmen, daß trotz der sehr verschiedenen chemischen Zusammensetzung der Allergene und der Verschiedenheit der auslösenden Reize überhaupt das biochemische Geschehen ein ähnliches ist und hierbei freiwerdendes *Histamin* (DALE) und *histaminähnliche* Stoffe eine wichtige Zwischenrolle spielen. Jedenfalls läßt sich eine Histaminvermehrung bei allergischen Reaktionen nachweisen und hat die künstliche Zufuhr von Histamin gegebenenfalls ähnliche klinische Erscheinungen zur Folge wie die allergische Reaktion. Immerhin sind diese Zusammenhänge noch nicht völlig abgeklärt.

Klinisch wichtig ist vor allem, daß der scheinbar rein örtlichen Überempfindlichkeit der Nasenschleimhaut eine *veränderte Reaktionslage des gesamten Organismus* zugrunde liegt, die sich in zahlreichen ganz verschiedenartigen Erkrankungen äußern kann. Zu ihnen gehören, abgesehen von der vasomotorischen Rhinopathie, um nur einige zu nennen, der Milchschorf und gewisse Ekzeme, Nesselfieber, Asthma bronchiale, Migräne, Ménièresche Schwindelanfälle ebenso wie Hyperazidität, Magengeschwüre, Erkrankungen der Gallenwege u. a. Auffällig ist, daß im Leben dieser Patienten das Schockorgan wechseln kann und manchmal eine Reihe dieser Erkrankungen nacheinander auftreten und sich gewissermaßen ablösen.

Diese veränderte Reaktionslage setzt in der Regel eine besondere Konstitution, die *vererbbare allergische Diathese* (KÄMMERER), voraus, welche mit der exsudativen Diathese viele Berührungspunkte hat. Dabei vererbt sich nicht die einzelne allergische Krankheit, sondern die Bereitschaft zu allergischen Erkrankungen als solche (KÄMMERER), die von DOERR als pathologische Steigerung der physiologischen Sensibilisierbarkeit des Menschen bezeichnet wird. Der Erbgang ist *dominant* (HANHART) und bringt eigentliche Allergikerfamilien hervor, deren Angehörige oftmals an den verschiedensten allergischen Erkrankungen leiden. Die Übertragung durch die Mutter ist besonders häufig.

Die allergische Diathese geht in den meisten Fällen mit einer *erhöhten Reizbarkeit des vegetativen Nervensystems* und einem *gestörten neurovegetativen Gleichgewicht* einher, was in Anbetracht der erwähnten Steuerung dieser Reaktionen durch das vegetative autonome Nervensystem leicht erklärlich ist. Auch lokal hat das autonome Nervensystem auf den Ablauf der Gewebsreaktionen einen großen Einfluß (KLINGE). Die Überempfindlichkeitskrankheiten stehen infolgedessen in engem Zusammenhang mit den *vegetativen Dystonien* und zeigen, je eingehender sie untersucht werden, um so mehr vegetative Stigmata im Sinne BERGMANNS. Häufig sind die Symptome einer ausgesprochenen Vasolabilität vorhanden. Damit sind gleichzeitig die engen Beziehungen zur inneren Sekretion und zur Psyche gegeben, deren fördernder und hemmender Einfluß mitunter sehr ausgeprägt ist. Die Auffassung als *neuro-endokrine Störung* kommt immer mehr zum Durchbruch (GAGEL). In psychischer Hinsicht besteht vielfach eine besondere Empfindlichkeit und Labilität bzw. Neuropathie, wobei das *Zwischenhirn* als neurovegetatives Zentrum eine wesentliche Rolle spielen dürfte. In mancher Beziehung treten psychosomatische Auswirkungen ganz in den Vordergrund.

Der offensichtliche Einfluß des Nervensystems hat im otolaryngologischen Schrifttum den unklaren Begriff der nasalen Reflexneurosen aufkommen lassen, unter welchem Namen neben ganz anderen Erkrankungen früher auch die hier beschriebenen Störungen zusammengefaßt wurden.

Das vegetative Nervensystem ist allerdings nicht immer gestört. Monovalente Allergien können durch Sensibilisierung bei stabilem autonomem Nervensystem ebenfalls hervorgerufen werden. In der täglichen Praxis sind dies aber Ausnahmen.

Auf Grund ererbter Anlage kommt es im einzelnen Falle durch die gemeinsame Einwirkung einer großen Reihe innerer und äußerer Bedingungen zu der zeitlich stark schwankenden *allergischen Bereitschaft* (KÄMMERER). So ist das Zusammentreffen mit Allergenen notwendig, um eine Sensibilisierung und damit eine erworbene Allergie herbeizuführen. Die einzelnen Reize beeinflussen sich gegenseitig im Sinne einer Parallergie (ROESSLE), weshalb es sich öfters um eigentliche Milieukrankheiten handelt, für die eine Summe von körperlichen Reizen und psychischen Einwirkungen maßgebend sind. So können beispielsweise auch schwere Schädeltraumen mit Hirnerschütterung eine Verschlimmerung verursachen. Wie schon betont, sind hierbei die Bakterien mit ihren Endo-Exotoxinen von untergeordneter Bedeutung und ihre zufällige Anwesenheit genügt nicht, sie als Ursache anzusprechen.

Pathologische Anatomie. Die allergischen Gewebsreaktionen gehen entweder auf rein *funktionell-vaskuläre Störungen* oder auf *allergische Entzündungen* zurück (KLINGE, ROESSLE), die sich, wie die bakteriellen Entzündungen, hauptsächlich am Gefäß-Bindegewebsapparat äußern, aber in viel stärkerer und stürmischerer Form ablaufen (KLINGE). Bei hohen Graden können sich auch fibrinoide Quellungen und Nekrosen des Gewebes beimischen (KLINGE). Gerade an der Nasenschleimhaut bleibt es aber meist bei den ersten Phasen der rein funktionell-hyperergischen Reaktion an der glatten Muskulatur, die zur Kontraktion gebracht wird, und den vaskulär-hyperergisch-exsudativen Vorgängen am Gefäßnervenapparat, während eigentliche Parenchymveränderungen fehlen. Gegenüber den bakteriellen Entzündungen mit ihren Parenchymschäden sind daher die allergischen Störungen auch morphologisch *oft vollständig reversibel*. Bei den allergischen Ödemen mit zellulärer Infiltration überwiegt die *Gewebseosinophilie* gegenüber der Neutrophilie der bakteriellen Entzündungen. Ebenso kommt es zur *Sekret-* und *Bluteosinophilie*, die in einem gewissen Sinne für den allergischen Zustand charakteristisch ist. Auch wird das allergische Gewebe *alkalotisch*, im Gegensatz zu der Gewebsazidose der bakteriellen Infektion. Dabei scheint nicht nur das *Säure-Basengleichgewicht*, sondern auch das Verhalten der Ionen als solche eine Rolle zu spielen. Namentlich wird dem *Calcium* eine gewisse Wichtigkeit zugeschrieben, auch in Kombination mit Hormonen, vor allem der *Parathyreoidea*. Über die *Vitamine* ist wenig bekannt, Vitamin C soll günstig wirken.

Allergische Leiden dieser Art sind sehr verbreitet und werden speziell in den angelsächsischen Ländern auf 10% geschätzt. In der Schweiz dürfte der Prozentsatz ähnlich sein. Beide Geschlechter sind gleich beteiligt, jedoch spielen bei der

Frau sexuelle Änderungen eine wesentliche Rolle. Besonders betroffen sind jugendliche Individuen, oft beginnt die Allergie bereits im Kindesalter.

Symptome und Verlauf. In klinischer Hinsicht fällt die Unabhängigkeit der klinischen Erscheinungen von der besonderen Reizart auf, was dem klinischen Bilde eine gewisse Gleichförmigkeit verleiht *(neuro-vaskulärer Symptomenkomplex*, LÜSCHER). Ob hier eine Kälteempfindlichkeit, eine spezifisch monovalente Empfindlichkeit gegen Pollen, oder ob eine psychische Auslösung vorliegt, stets beherrschen die vaskulären und sekretorischen Störungen die Erkrankung. Der neurovaskuläre Symptomenkomplex zeichnet sich durch die *rasche Änderung der Gefäßweite* mit *Transsudation* und *Exsudation in das Gewebe* (Ödeme) und an die Oberfläche *(wässeriger Ausfluß)* aus, verbunden mit *vermehrter oder verminderter Sekretion*. Wenn diese Krankheitserscheinungen in *paroxysmalen Anfällen* kommen und gehen und völlig freie oder beinahe freie Intervalle zwischen sich lassen, so ist die Unterscheidung von bakteriellen Entzündungen nicht schwierig, wie dies aus der Gegenüberstellung des Heuschnupfens und der Rhinitis acuta hervorgeht. In anderen Fällen dagegen können auch die allergischen Erkrankungen eine *gewisse Chronizität* erreichen und dann ist es hauptsächlich die *Eosinophilie* im Gewebe, im Sekret und im Blut, die auf die allergische Genese hinweist.

Der *hochdifferenzierte neurovaskulär-sekretorische Apparat* der Nasenschleimhaut macht es verständlich, warum die Nase ein bevorzugter Erkrankungsort solcher Störungen ist und die Nasenbeschwerden oftmals das einzige Zeichen der allgemeinen Überempfindlichkeit sind. Die Schwellkörper der Nasenmuscheln können als Spiegel des venösen Kreislaufes betrachtet werden und geben die Schwankungen der Vasolabilität getreulich wieder (S. 19 u. 20).

Im *Muckschen Adrenalin-Sondenversuch* kommt gleichfalls die besondere Reizbarkeit der Nasenschleimhaut zum Ausdruck. Wird die Schleimhaut der unteren Muschel durch eine Bespruhung mit einer $1^0/_{00}$ Adrenalinlösung zur leichten blassen Kontraktion gebracht und hierauf mit einer stumpfen Sonde bestrichen, so tritt eine umschriebene Gefäßerweiterung in Form einer strichförmigen oder fleckigen Rötung auf. Unter mannigfachen Umständen, z. B. gleichseitigen Hirnläsionen, bleibt die normale Reaktion aus und entsteht unter der Sondenberührung eine eventuell nur einseitige stärkere Gefäßkontraktion mit weißem Strich. Die klinische Verwertbarkeit dieses Phänomens ist zur Zeit noch nicht genügend gesichert um auf Einzelheiten einzugehen.

Die neurovaskulären Störungen sind nicht lebensgefährlich, jedoch bereiten sie außerordentlich lästige Beschwerden, die den Patienten in seiner Arbeits- und Leistungsfähigkeit manchmal hochgradig beeinträchtigen. Außerdem hängen die Anfälle sehr von der psychischen Verfassung ab und können den Patienten in den ungünstigsten Momenten überfallen (Examen usw.). Eine erfolgreiche Behandlung ist nur unter Berücksichtigung des Wesens dieser Erkrankung möglich. Schon aus diesem Grunde ist die klinische Abtrennung von den bakteriell-entzündlichen Schleimhauterkrankungen notwendig, mit denen sie allerdings durch Mischformen beider Erkrankungsarten verbunden sind.

Klinisch lassen sich verschiedene Krankheitsbilder unterscheiden, insbesondere der saisonbedingte Heuschnupfen von ähnlichen Nasenbeschwerden, die unabhängig von der Jahreszeit auftreten. Die letzteren stehen praktisch im Vordergrund. NEGUS kennt den Heuschnupfen, die ganzjährigen Nasenbeschwerden, das nichtentzündliche Ödem und die Überempfindlichkeit gegen Medikamente. Den praktischen Erfordernissen entspricht die Einteilung in die saisonunabhängige Rhinopathia vasomotorica, den Heuschnupfen und allergisch-hyperplastisch-polypöse Rhinopathien und Sinusopathien am besten.

1. Saisonunabhängige Rhinopathia vasomotorica (Rhinopathia pathergica, „nervöser Schnupfen")

Im Gegensatz zu der bakteriellen akuten und chronischen Rhinitis mit ihrem verhältnismäßig stetigen Verlauf werden *anfallsweise rasch und stark wechselnde Nasenbeschwerden* entweder in Form einer vorwiegenden *Nasenverstopfung* oder in eigentlichen wässerigen *Schnupfenanfällen* als vasomotorische Rhinopathie bezeichnet. Der Volksmund hat dafür den treffenden Ausdruck „*Stundenschnupfen*".

Es empfiehlt sich, diesen Schnupfen zum Unterschied von den früher besprochenen meist bakteriellen Rhinitiden als Rhinopathien (ECKERT-MOEBIUS, URBACH) zu benennen, ein Begriff, der nicht nur die vielfach vorhandene allergische Entzündung, sondern auch reine vaskuläre und sekretorische Störungen umfaßt. Wie ich bereits erwähnte (s. S. 88), ist ein großer Teil der sogenannten Rhinitis chronica hyperplastica zu den Rhinopathien zu rechnen, da das klinische Bild oftmals ganz von den vasomotorischen Störungen und einer allgemeinen Vasolabilität beherrscht wird. Die Hyperplasie bedeutet nur das anatomische Endstadium der vasomotorischen und exsudativen Schwellung der Muschelschwellkörper.

Die vasomotorische Rhinopathie ist weit verbreitet und infolge der lästigen und hartnäckigen Beschwerden wird der Arzt trotz der Ungefährlichkeit der Erkrankung häufig aufgesucht.

Ursache und Entstehung. Ätiologisch treten die Bakterien zurück. Die auslösenden Ursachen (innere und äußere Reize) sind außerordentlich mannigfaltig. In der Regel liegt eine mehr oder weniger *allgemeine Überempfindlichkeit* gegen äußere Reize vor, die aber im einzelnen Fall bestimmte Reizgruppen oder Reize bevorzugt. Es kommen dabei alle auf Tabelle 2 genannten Ursachen in Frage. Selten sind monovalente spezifisch allergische Erkrankungen. Öfters besteht eine *thermische Überempfindlichkeit* gegen plötzlichen Temperaturwechsel. Bei dem einen Patienten wird durch Wärme dasselbe Bild wie bei einem anderen durch Kälte hervorgerufen. Bald wirken die Temperaturreize lokal, bald auch als Fernreize von entfernteren Körperstellen aus (kalte Füße). Berufe wie Bäcker, Köche, Metzger (Kühlräume) usw. sind vorwiegend und stark betroffen. Besonders bei den wässerigen Schnupfenanfällen tritt eine *allergisch* bedingte Überempfindlichkeit gegen bestimmte Stoffe hervor, deren immer noch neue gefunden werden. Unter den *Inhalationsallergenen*, die ätiologisch an erster Stelle stehen, spielen namentlich die Klima- und Hausallergene (Hausstaub und dessen schimmelige Zersetzungsprodukte, Roßhaar, Seegras, Kapok, Bettfedern, Wolle, Seide, in feuchten Wohnungen Schimmelpilze [besonders Aspergillus und Penicillinum] aus Bett- und Möbelfüllungen, Teppichen, Kleidungstücken usw.) eine wesentliche Rolle. Ebenso wichtig sind Menschenhautschuppen- und Tierschuppenallergene (Pferde, Hunde, Katzen und Kaninchen). Auch gehören gewerbliche Allergene dazu: Tuchfasern, Leder, Mehl- (Bäckerschnupfen) und Holzstaub, sowie Drogen bei Drogisten, Apothekern, Zahnärzten und Ärzten. Hauptsächlich bei Frauen und Coiffeuren Kosmetica, die häufig Schwertlilienwurzel enthalten (Puder, Seifen, Parfums, gelegentliche Gerüche mannigfachster Art usw.). Seltener sind es *alimentäre Allergene*, Erdbeeren, Eier, Weizen, Milch, Schokolade, Kartoffeln, Bohnen, Erbsen, Lachs, Tomaten, Zwiebeln, Rindfleisch, Roggen, Birnen, Pfirsiche und viele andere (Zusammenstellung bei URBACH). *Medikamentöse Allergien* und Idiosynkrasien sind bei Chinin, Pyramidon, Aspirin, Atropin, Salicyl, Antibiotica (vor allem Penicillin und Streptomycin) u. a. beschrieben. Zu denken ist auch an Ascariden und Oxyuren. *Herdinfekte* in der Zahnwurzelumgebung, in den Tonsillen, in den Nebenhöhlen usw. können teils die allergische Bereitschaft erhöhen, teils echt bakteriell-allergische Reaktionen auslösen. Aber auch rein psychische Faktoren kommen in Betracht. Bisweilen sind es ganz ausgefallene Reize, wie das schwarze Trauertaschentuch einer Witwe (eigene Beobachtung).

Alles, was die *vegetative Dystonie* fördert, bringt eine Verschlimmerung mit sich, beispielsweise die sitzende Lebensweise in geschlossenen Räumen mit ihrer ungenügenden Vasomotorentätigkeit, stärkere psychische Belastungen der meistens psycholabilen Patienten mit ihren Hemmungen und Konflikten, Scheu, Furcht, Überängstlichkeit usw. Als postkommotionelle Störung bleibt oft ein langdauernder vegetativ-labiler Zustand zurück. Umgekehrt können wirklich schwere Zeiten und Aufgaben die Beschwerden bessern. Bei den „intellektuellen" Städtern ist das Leiden wesentlich häufiger als unter der Landbevölkerung.

Die Abhängigkeit von der *inneren Sekretion*, vor allem von den Geschlechtsdrüsen (Pubertät bei beiden Geschlechtern, normale Menses und Menstruationsstörungen, Gravidität, Klimakterium und Eingriffe an den Ovarien), ebenso wie von der Schilddrüse bei einer Hyperthyreose macht sich öfters deutlich geltend. Auch sind die Nasenbeschwerden familiär und belästigen entsprechend dem dominanten Erbgang die Mehrzahl der Kinder. *Nasenoperationen* sind in solchen Familien „erblich".

Symptome und Verlauf. Die Erkrankung verursacht teils eine Behinderung der Nasenatmung, teils einen anfallsweisen, im ganzen aber „chronischen Schnupfen". Manchmal sind die Beschwerden aus einem akuten Katarrh hervorgegangen, in anderen Fällen haben sie sich langsam entwickelt oder ohne ersichtliche Ursache plötzlich eingesetzt.

Steht die *Behinderung der Nasenatmung* im Vordergrund, so ergibt die nähere Befragung eine *stark und rasch wechselnde Verstopfung* der Nase, während die Sekretion normal oder sogar vielfach herabgesetzt ist und über eine trockene Schleimhaut geklagt wird. Die Verlegung der Nase ist in der Regel beim Liegen und nachts stärker, die unten liegende Seite wird von der Atmung häufig gänzlich ausgeschlossen. Im übrigen ist in raschem Wechsel bald die eine, bald die andere Nasenhälfte, bald sind beide zusammen verstopft, bald auch wieder bleibt die Nasenatmung beiderseits frei. Über Tag werden verschiedentlich rasche Temperaturwechsel oder Zugluft als Ursache beschuldigt, seltener die Einatmung irgend welcher Stoffe. Eine bestimmte Ursache ist dem Patienten meistens nicht bewußt.

Bei einer zweiten Gruppe von Erkrankungen tritt unter Juckreiz in der Nase und heftigen *Niesattacken* eine außerordentlich *reichliche, wässerige*, mitunter aber auch mehr schleimige *Sekretion* auf, die oft in wenigen Minuten eine Menge von Taschentüchern beansprucht und den Patienten durch ihre Stärke äußerst belästigt (Hydrorrhoea nasalis, Rhinitis spastica). Die Nasenatmung ist dabei so gut wie aufgehoben und in der Nasenwurzel setzt ein Druck ein, der zu beiderseitigen Stirnschmerzen, Schmerzen in der Augengegend oder zur halbseitigen Migräne führen kann (*Vakuumsinus und vasomotorische Kopfschmerzen*, s. S. 113 u. 125). Diese Krisen beschränken sich bei starken Anfällen nicht nur auf die Nase, sondern greifen mit ihrem Jucken und Brennen auf die Augen, den Rachen und den Gaumen über. Die Konjunktiven sind gerötet, das Gesicht wird als geschwollen empfunden, ohne objektiv feststellbare Schwellung, jedoch deutet die gleichzeitige Rötung auf die zugrunde liegende Gefäßstörung hin. Nach dem Anfall sind die Patienten müde und abgeschlagen, die Allgemeinstörung geht aber rasch und vollständig vorüber. Die Häufigkeit dieser Krisen ist sehr verschieden. Nicht selten wiederholen sie sich in erträglicher Stärke täglich und bevorzugen bestimmte Stunden, z. B. die Zeit nach dem Aufstehen, in anderen Fällen sind es gelegentliche und unberechenbare heftige Schübe, wodurch der Patient halbtag- oder tagweise bettlägerig wird, zumal, wenn Asthma bronchiale hinzukommt.

Einfache Nasenverstopfung und anfallsweise „Schnupfen" können sich mischen und auch beim gleichen Patienten treten bald die, bald jene Störungen mehr hervor.

Entsprechend den Beschwerden ist auch der *Nasenbefund* einem raschen zeitlichen Wechsel unterworfen. Von der Norm bis zu hochgradig geschwollenen Muscheln mit totaler Verlegung der Nase sind alle Übergänge anzutreffen.

In der Regel handelt es sich um „*nervöse*" *Menschen* mit *vegetativen Stigmata*, mit kalten blauroten Händen und Füßen (Akrozyanose) und vermehrter Schweißabsonderung (Allgemeinuntersuchung!). Verschiedene andere Überempfindlichkeitskrankheiten, ebenso wie Magen-, Darm-, Menstruationsstörungen sowie Cholezystopathien vervollständigen das Bild der vegetativen Dystonie, deren lästigste Äußerung oftmals die Nasenbeschwerden sind. Aus diesem Grunde gibt der Patient häufig nur seine Nasenbeschwerden an.

Infolge der *konstitutionellen Grundlage* kennzeichnet das Leiden den Menschen von der Jugend bis ins Alter. Wellenförmige, langdauernde Stärkeschwankungen weisen auf den durch viele Faktoren bedingten Wechsel der Überempfindlichkeitsbereitschaft hin und sind ein getreuer *Spiegel der körperlichen und seelischen Verfassung* des Patienten. Die vasomotorische Rhinopathie kann schon im Kindesalter beginnen, meistens aber treten die Beschwerden erst *nach der Pubertät* in lästiger Stärke in Erscheinung, weshalb sich viele Jugendliche unter diesen Patienten befinden (Abb. 90). Manchmal, aber nicht immer, bessert sich die Erkrankung im Alter.

Diagnose. Die Vorgeschichte und die Beschwerden sind im allgemeinen so eindeutig, daß die vasomotorische Genese daraus ohne weiteres hervorgeht und die Erkrankung von einem gewöhnlichen bakteriellen Schnupfen unterscheiden läßt. *Nebenhöhlenentzündungen* müssen vorsichtig ausgeschlossen werden, können aber auch allergischer Natur sein (S. 187 u. ff.). Die Rhinoskopie kann normale Verhältnisse zeigen, wobei manchmal die Aufregung oder Angst vor der ärztlichen Untersuchung die Muschelschwellung zum Verschwinden bringt. Während des Anfalls ist die allergische Schleimhautreaktion als *Ödem der Nasenmuschel* durch eine *blaß-livid-rote Färbung* gekennzeichnet, doch kommen auch *hochrote, vasomotorisch dilatierte Schwellkörper* der Nasenmuschel vor. Mitunter trägt der freie Muschelrand *höckerige Hyperplasien*, wie bei der Rhinitis hyperplastica (S. 88), oder es bilden sich kleine Nasenpolypen. In dem manchmal reichlichen wässerigen oder schleimigen Sekret und Exsudat überwiegen die *eosinophilen Zellen*, selten entstehen Charcot-Leydensche Kristalle. Gegebenenfalls ist die Gewebs-, Sekret- und Bluteosinophilie diagnostisch verwertbar. Ihre großen Schwankungen verlangen bei negativem Ausfall mehrfache Untersuchungen. Gegenüber der *Rhinitis hyperplastica* läßt sich keine scharfe Grenze ziehen. Die *zerebrale Rhinorrhoe* ist so selten, daß sie praktisch außer Betracht fällt.

Soweit nicht die häufige diffuse Schleimhautüberempfindlichkeit gegen verschiedenste Reize besteht, läßt sich vielfach eine bestimmte *auslösende Ursache* der Anfälle nachweisen. Diese Detektivaufgabe erfordert einen gewissen Spürsinn und ist im allgemeinen nicht leicht. In den USA beschäftigen sich damit besondere Allergieärzte und Allergiekliniken. Gelegentlich führt eine sehr sorgfältige Vorgeschichte (Beruf, Lebensweise usw.) auf die Spur, sonst sind evtl. Haut- und Schleimhautteste, Ausschaltungskost, Spitalbeobachtung mit Tag- und Nachtprobe, usw. unerläßlich, führen aber auch nicht immer zum Ziel. Bei leichteren Beschwerden und bei vorwiegender Behinderung der Nasenatmung lohnt sich allerdings diese ganze komplizierte Untersuchungsmethodik nicht, weil die Beschwerden teils einer unspezifischen Allgemeinbehandlung, teils einer Lokalbehandlung zugänglich sind.

Unter diesen diagnostischen Maßnahmen nehmen die *Hautteste* eine gewisse Sonderrolle ein. Sie lassen sich durch Skarifikation oder intradermale Injektion ausführen und es stehen dazu eine große Reihe von handelsmäßig hergestellten Allergenen zur Verfügung, die zunächst zu Gruppen zusammengefaßt und endlich einzeln verwendet werden können. Läppchenteste, wie sie bei der Kontaktdermatitis üblich sind, eignen sich weniger. Trotzdem diese Hautteste bereits seit Jahren durchgeführt werden, sind die Ansichten über ihren Wert zur Feststellung einer Schleimhautallergie noch geteilt. Jedenfalls geht die Schleimhautempfindlichkeit nicht immer der Hautempfindlichkeit parallel, so daß ein negativer Hauttest eine positive Schleimhautallergie nicht ausschließt. Aber auch das umgekehrte Verhalten kann vorkommen. Es ist nicht selten, daß die Hautteste keine Auskunft über das schuldige Allergen geben, besonders bei nutritiven Allergenen, selbst wenn die klinischen Erscheinungen von Seiten der Nase mit Sicherheit auf eine allergische Störung hinweisen. Auch können sie auf eine falsche Spur führen. Dementsprechend fallen die nach den Hauttesten ausgerichteten Desensibilisierungen sehr unterschiedlich aus. Leider gibt es bis jetzt keinen brauchbaren Schleimhauttest, außer beim Heufieber (S. 186).

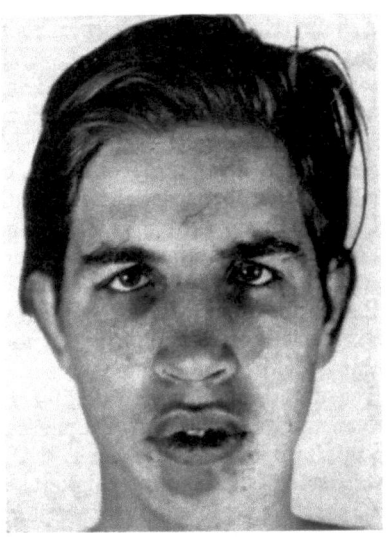

Abb. 90. Gesichtsausdruck des Jugendlichen bei vegetativer Dystonie mit vasomotorisch-hyperplastischer Rhinitis

Wichtig ist aber, daß der Arzt von der vasomotorischen Rhinopathie in richtiger Weise auf die allgemeine Überempfindlichkeitsbereitschaft bzw. vegetative Dystonie schließt und damit dem Patienten in manchen Fragen der Lebensführung zum erfolgreichen Berater werden kann.

Behandlung. Die vegetative Dystonie bzw. die Vasolabilität erfordert nicht nur eine Behandlung der Nasenbeschwerden, sondern auch für die übrigen damit verbundenen Störungen eine *Allgemeinbehandlung*, die in mancher Beziehung mit derjenigen der wesensverwandten exsudativen Diathese beim Kind übereinstimmt. Unweigerlich leidet das vegetative Gleichgewicht unter der im heutigen Berufsleben vielfach großen nervösen Belastung, besonders auf führenden Posten (Managerkrankheit), und ohne das Gegengewicht einer genügenden körperlichen Tätigkeit und ohne genügend Luft und Sonne, ebenso durch die aufregenden Vergnügungen, die der Mensch zusammen mit Tabak und Alkohol als „Ausspannung" sucht (stress in jeder Form). Im gleichen Sinne wirkt das thermokonstante Milieu der Wohnungen und der Kleidung, wodurch die normale Vasomotorentätigkeit der physikalischen Wärmeregulation ausgeschaltet wird. Der Luft- und Sonnenhunger der heutigen Generation ist ein Schritt zur natürlichen Abwehr gegen die Allergiebereitschaft, die sich durch körperliche Betätigung unter harmonischer Entwicklung der gesamten Muskulatur (Bergsteigen, Fuß-, Wasserwanderungen, Skitouren), aber ohne die Überanstrengungen einzelner Rekordsportarten, zusammen mit Luft- und Sonnenbädern fördern läßt. Eine braune friert weniger als eine bleiche Haut. Ein weiterer Schritt liegt in der vereinfachten Lebensweise. Leichte Nahrung, wenig Tabak, wenig

Alkohol, reizlose Kost (salz- und gewürzarm) verbunden mit Rohkost (über die Art der günstigsten Diät sind die Ansichten noch geteilt, eiweißarm usw.), keine regelmäßigen abendlichen heißen Bäder, Bewegung in freier Luft, Sport ohne Rekordsucht vermindern die Neigung zur Vasolabilität. Tägliches Morgenturnen mit kühlen Waschungen und Frottieren, Abreibungen mit Franzbranntwein kann auch neben der täglichen Arbeit gut durchgeführt werden und trägt ebenfalls zur Verminderung bei. Zur langsamen Abhärtung schwächlicher Patienten sind milde hydrotherapeutische Prozeduren, unter Umständen als Badekuren zu empfehlen. Psychische Schwierigkeiten werden nicht selten durch die Badekuren und den dadurch bedingten Milieuwechsel gelöst, manchmal bedürfen sie einer ärztlichen Erörterung, bisweilen unter Zuziehung eines Psychiaters. Alle diese Maßnahmen sind sehr individuell zu gestalten und die körperliche Betätigung muß sich im Rahmen der körperlichen Kräfte halten, weil sonst unter Umständen das Gegenteil erreicht wird. Durchaus falsch ist es, diese Störungen als bakterielle Erkältungen zu behandeln, den Patienten vor jedem Luftzug zu behüten und immer mehr zu verweichlichen.

Eine derartige Regelung der *körperlichen und psychischen Lebensweise*, die oft eine wesentliche und gelegentlich auch unangenehme Umstellung bedeuten, ist mindestens ebenso wichtig wie die *medikamentöse Behandlung*, welche mehr zur Überbrückung akuter Verschlimmerungen dient.

Eine schlagartige Besserung bringen in der Mehrzahl der Fälle die zahlreichen *Antiallergica* bzw. *Antihistaminica*, von denen in den letzten Jahren eine große Reihe auf dem Markt erschienen ist (unter anderem Antistin, Neoantergen, Pyribenzamin, Thephorin, Synopen, Phenergan). Bald ist die Wirkung des einen, bald eines anderen besser. Die meisten von ihnen sind gleichzeitig Sedativa und schläfern zum Teil erheblich ein, jedoch werden einzelne Patienten auch aufgeregt. Einige Präparate, wie z. B. Thephorin, regen an und können Schlaflosigkeit verursachen. Als Nebenerscheinungen sind Schwindel, verminderte Überlegungsfähigkeit, Herzklopfen, Übelkeit, Kopfschmerzen und Magen-Darmerscheinungen seltener. Dabei sind die Patienten auffällig verschieden empfindlich, so daß es sich empfiehlt, stets mit kleinen Dosen zu beginnen. Ganze Tabletten, wie in den Prospekten angegeben, lösen zuweilen starke Begleiterscheinungen aus. Autofahrer müssen auf diese Möglichkeit aufmerksam gemacht werden, da die Fahrsicherheit bedeutend beeinträchtigt werden kann.

Die Antihistaminica sind Antagonisten des Histamins und fangen dieses ab, bevor es zur Wirkung gelangt. So wird z. B. ein vorher gegen ein bestimmtes Allergen positiver Hauttest negativ. Es handelt sich daher um eine rein symptomatische Behandlung, die in den biochemischen Ablauf der Allergieaktion eingreift. Mit dem Aussetzen des Medikamentes pflegen daher die alten Erscheinungen wieder aufzutauchen. Immerhin kann durch eine längere Verabreichung zuweilen eine gewisse lang dauernde Besserung erzielt werden, da die Beschwerdefreiheit den Patienten beruhigt und seine allergische Bereitschaft günstig beeinflußt. Diese Nachwirkungen mögen teilweise auch auf die Wirkung auf die nervösen Zentren des Zwischenhirns und der Großhirnrinde zurückgehen.

Als sehr wirksam können sich *Cortison* und *ACTH* mit ihrer allgemeinen Dämpfung der körperlichen Reaktionen erweisen. Diese Medikamente sind aber auf schwere Fälle zu beschränken und versagen zuweilen ganz.

Weniger wirksam, aber in einem gewissen Sinne kausaler, unter Umständen in Kombination mit den Antiallergica, sind folgende Medikamente: Calciumbehandlung intramuskulär oder per os (Calcium Sandoz, Calcium Merck) und die Atropin-Darreichung in Form z. B. von Bellergal (zwei- bis dreimal täglich 1 Tablette). Beide können mit Brompräparaten kombiniert werden (Kalzibronat oder Kal. bromat. 0,5 bis 1,0 mit Atropin sulfur. 0,00025 zwei- bis dreimal täglich). Dazu gehören auch die Chlorpromazine (Largactil, Megaphen usw.).

Die *Anfälle selbst* können, sofern die Antiallergica und Cortison nicht genügen, durch Ephetonin, Ephedrin oder durch andere Medikamente mit blutdrucksteigernder Wirkung peroral gemildert werden.

Die innersekretorischen Störungen erfordern eine entsprechende *Hormonbehandlung*.

Ist ein auslösender stofflicher Reiz bekannt, so läßt sich der Ausbruch des Leidens durch dessen *Ausschaltung* verhindern, wodurch aber die Allgemeinbehandlung nicht überflüssig wird. In Fällen einer Mehlüberempfindlichkeit ist bei Bäcker- oder Konditorlehrlingen ein Berufswechsel zu empfehlen. Kann dieser aus äußeren Gründen nicht vorgenommen werden, so wird die kutane, intrakutane oder intramuköse *spezifische Desensibilisierung* mit dem betreffenden Stoff, wie beim Heuschnupfen, versucht.

Auf S. 186, im Kapitel Heufieber, wird die früher übliche Desensibilisierungsbehandlung beschrieben, deren Resultate außer bei Heufieber wenig ermutigend waren. In den letzten Jahren hat jedoch HANSEL mit viel größeren Allergenverdünnungen und selteneren Injektionen gute Erfahrungen gemacht, die teilweise bestätigt wurden, jedoch ist ein abschließendes Urteil noch nicht möglich. Als mittlere Dosis wird mit 0,1 ccm einer Allergenlösung von 1 : 1 000 000 begonnen mit zunächst wöchentlichen Injektionen und Steigerung um jeweilen nur 0,05 ccm. Es wird dabei die günstigste Stärke gesucht, bei welcher der Patient Erleichterung verspürt und diese Dosis in immer größeren Intervallen beibehalten. Zuweilen soll schon mit ein bis zwei Injektionen ein gutes Resultat erzielt werden. Gelegentlich muß die Verdünnung auch noch größer sein und HANSEL gibt Fälle an, wo bereits 1 : 1 000 000 000 Rötung an der Injektionsstelle und wässerigen Ausfluß aus der Nase hervorrief.

Sofern kein bestimmtes auslösendes Allergen bekannt ist, ist ein Versuch mit *Hausstaub* zu machen, der die meisten Inhalationsallergene enthält. Im allgemeinen genügt davon ein Standardpräparat aus verschiedenen Wohnungen, namentlich solchen von Allergikern, jedoch kann auch der Hausstaub der Wohnung des betreffenden Patienten verarbeitet werden.

Versagt diese halbspezifische Desensibilisierung, so ist nur eine *unspezifische Desensibilisierung* möglich, die sich allgemein gegen die allergische Überempfindlichkeit richtet. Ich verwende mit wechselndem Erfolg Cutivaccin Paul, Eigenbluteinspritzungen und 5% Witte-Pepton-Lösung subkutan.

In einem gewissen Sinn gehört auch die Beseitigung von Infektionsherden (Tonsillen, Zahngranulome) zu einer Desensibilisierung. Die Tonsillektomie ist aber nur dann angezeigt, wenn ausgesprochene Herdsymptome bestehen. Sie kann auch zur Verschlimmerung eines allergischen Zustandes führen.

Eine eigentliche Desensibilisierung wird übrigens durch keine dieser Methoden erreicht. Es handelt sich um eine gewisse *Hyposensibilisierung*, die allzu große Belastungen nicht erträgt.

Zur Unterstützung ist eine *lokale Behandlung der Nasenschleimhaut* zuweilen unerläßlich. Bei der hyperplastischen Form der Schleimhautschwellung rückt sie sogar in den Vordergrund.

Im Anfall kann die *Nasenschleimhaut* durch Adrenalin-Ephedrin-Präparate, z. B. Adrephin Parke-Davis, Ephedrin-Präparate (Adrianol Merck, Promucinum liquid. Siegfried), oder durch Privin-Ciba (1 : 1000) zum *Abschwellen* gebracht werden, sofern das Medikament nicht durch schwere wässerige Schnupfenattacken rasch weggeschwemmt wird. Neuerdings werden diese Medikamente mit Antiallergica kombiniert, wie Antistin-Privin, Benadryl usw. Bei einfacher Nasenverstopfung wirken diese Medikamente vorübergehend sehr gut, die Behandlung ist aber eine rein symptomatische, der kein Heilwert zukommt. Im Gegenteil, leidet die Schleimhaut nach längerer Anwendung, ohne daß die neurovaskulären Störungen abnehmen, während die Patienten sich von dem die Atmung befreienden Medikament oft kaum mehr trennen können. Diese Behandlungsart eignet sich daher nur für seltene intensive Anfälle oder Zeiten starker Verschlechterung, keineswegs aber für den Dauergebrauch. Länger als zwei bis drei Wochen soll sie nicht fortgesetzt werden.

Die große Erleichterung, welche dem Patienten stark abschwellende Nasentropfen bringen, führt nicht selten zum Mißbrauch, der in Sucht ausarten kann. Es wird namentlich beim Privin auf einen sogenannten Privinismus hingewiesen. Bei vasomotorischem Schnupfen liegt der Mißbrauch besonders nahe, weil es sich zumeist um vegetativ und psychisch labile Patienten handelt. Es ist klar, daß in solchen Fällen mit der Anwendung von Nasentropfen aufgehört und durch andere Maßnahmen für eine genügende Nasenatmung gesorgt werden muß.

Verschiedentlich gelingt eine gewisse „Abhärtung" der Nasenschleimhaut bzw. eine *Gerbung* durch den langdauernden Gebrauch von Tanninschnupfpulver nach dem folgenden Rezept:

Acid. tannic. 0,1
Vioform 1,0
Natr. biboric. 10,0

oder durch Pinselungen mit Arg. nitric. 2 bis 10% unter Massage der Muscheln. Auch Betupfen der Schleimhaut an den „empfindlichen" Stellen, hauptsächlich dem Tuberculum septi und dem Vorderende der unteren und mittleren Muschel, mit Trichloressigsäure kommt in Frage.

Sowohl bei den Maßnahmen zur Bekämpfung der Allergiebereitschaft wie auch der konservativen Lokalbehandlung stehen den Erfolgen eine ganze Reihe Mißerfolge gegenüber. Ohne Zweifel spielt eine suggestive Wirkung der ganzen Behandlung eine gewisse Rolle, weshalb auch die Persönlichkeit des Arztes am Erfolg beteiligt ist. Dies erklärt, warum mit den zahlreichen empfohlenen Verfahren und Medikamenten, von welchen ich nur einige allgemein angewendete aufgezählt habe, die Erfolge des „Erfinders" durch Nachuntersucher oft nicht bestätigt werden können (Zinkionisation, Kohlensäureeinblasung, Röntgenbestrahlung, Chininspray usw.).

Für die stärkeren Muschelschwellungen s. Rhinitis hyperplastica S. 91. Zuweilen empfiehlt sich eine Verödung des Schwellgewebes durch Injektion von „sklerosierenden" Lösungen, wie bei der Varizenbehandlung.

Operative Eingriffe sind im übrigen bei ausgesprochenen Allergien ein zweischneidiges Schwert. So gibt eine submuköse Septumresektion selbst bei hochgradiger Verbiegung selten eine Erleichterung, im Gegenteil kann eine wesentliche und langdauernde Verschlimmerung der allergischen Erscheinungen eintreten. Muß operiert werden, so ist ein kräftiger Schutz durch Antiallergica angezeigt.

Prognose. Die vasomotorischen Rhinopathien sind sehr lästige, aber ungefährliche Erkrankungen, die, wenigstens was den Nasenfluß anbelangt, mitunter jeder Behandlung trotzen können. Sie teilen damit das Geschick der vegetativen Gleichgewichtsstörungen überhaupt, deren Behandlung in mancher Beziehung noch in den Anfängen steckt.

2. Der Heuschnupfen

Eine besonders charakteristische und auffällige Form der Rhinopathia vasomotorica ist der *Heuschnupfen*, der neben der *Konjunktivitis* und dem *Heuasthma* das Hauptsymptom des Heufiebers bildet. Der Heuschnupfen, auch Heufieber genannt, ist eine *spezifisch allergische Erkrankung* mit einer monovalenten Überempfindlichkeit gegen bestimmte *Blütenpollen*, unter denen die *Gräserpollen* an erster Stelle stehen. Der Höhepunkt seines Auftretens fällt daher im allgemeinen mit der Grasblüte bzw. der Heuzeit zusammen, was ihm seinen Namen eingetragen hat, obgleich es sich nicht um eine Heuallergie, sondern um eine Pollenallergie handelt.

Das Heufieber und mit ihm der Heuschnupfen ist mehr oder weniger über die ganze Welt verbreitet, vorwiegend unter der Stadtbevölkerung und den wohlhabenden Kreisen. Seit der Mitte des letzten Jahrhunderts scheint er zugenommen zu haben. Bereits Kinder können an Heuschnupfen leiden, doch wird er erst nach der Pubertät häufiger. Mit zunehmendem Alter nimmt die Erkrankung ab, hat jedoch die Neigung, sich mit jeder folgenden Saison in den Luftwegen mehr auszudehnen und vom Heuschnupfen zum Heuasthma fortzuschreiten.

Eine interessante laienmedizinische Erscheinung sind die *Heufiebervereine* (Deutscher Heufieberbund, American Hay-fever Prevention Association), in denen sich die Heufieberkranken unter dem Eindruck des Versagens der ärztlichen Behandlung zum Austausch von Erfahrungen zusammengeschlossen haben.

Die allergische Sensibilisierung ebenso wie die Auslösung des Heufieberanfalles erfolgt durch die Einatmung pollenhaltiger Luft, weshalb praktisch nur die *Pollen der windpollentragenden Pflanzen* mit ihren unscheinbaren Blüten einen Heuschnupfen auslösen. Zu ihnen gehören die Wiesengräser, viele Getreidearten und einige Sträucher und Bäume. In Mitteleuropa Lieschgras, Wiesenfuchsschwanz, gemeines und Wiesenrispengras, Roggen, Weizen, Mais, Eiche, Linde, Ahorn, Pappel und Weide. Auch durch Blütengerüche von Robinien, Kastanien, Flieder, Jasmin usw. kann ein Heuschnupfen hervorgerufen werden. In Nordamerika kommen die Artemisiaarten dazu. Als Allergene gelten die Pollenproteine, immerhin sind auch Pollenfette, Kohlehydrate und niedrige molekulare Körper (BENJAMINS) nicht ausgeschlossen.

Neben der Pollenallergie besteht gewöhnlich eine allgemeine allergische Bereitschaft und es lassen sich als Zeichen der vegetativen Dystonie eine Reihe vegetativer Stigmata finden.

Symptome und Verlauf. Nach leichten Prodromen mit *Müdigkeit* und *Unbehagen* setzen mit Beginn der Pollenaussaat die eigentlichen Heufieberanfälle ein. Sie beginnen mit einem *unerträglichen Jucken und Beißen* bald mehr in der Nase, bald mehr am Gaumen oder in den Augen, das durch kaum zu beherrschendes Reiben noch weiter gesteigert wird. Unter *heftigsten Niesanfällen* mit profusem wässerigem Nasenfluß und gleichzeitiger Konjunktivitis mit Lichtscheu und *Tränenfluß* löst sich die einzelne Krise, nach der auch die meistens vollständige Verlegung der Nase wieder zurückgeht.

Die *Rhinoskopie* zeigt im Anfall eine hochgradige *ödematöse Schwellung aller Muscheln* mit reichlich *wässerigem Exsudat* in den engen Spalten der verschwollenen Nase. Die Augen nehmen mit einer starken *Konjunktivitis* teil. Bald steht die Rhinitis, bald die Konjunktivitis im Vordergrund. Zwischen den Anfällen ist der Nasen- und Augenbefund normal. Sehr qualvoll wird das Leiden, wenn im Laufe der Jahre auf der Höhe der Anfälle noch ein eigentliches *Bronchialasthma (Heuasthma)* hinzukommt, was nicht selten ist. Breitet sich die allergische Reaktion ausnahmsweise auf die Haut, die Gelenke und den Magen-Darmkanal (Koliken und Diarrhoen) aus, so kann sich hohes Fieber einstellen und die Krankheit den Charakter eines schweren allgemeinen *anaphylaktischen Schocks* annehmen. Sonst ist zwischen den leichten Heufieberanfällen der Allgemeinzustand nicht wesentlich gestört und der Ausdruck Heufieber bezieht sich allein auf das subjektive Wärmegefühl.

Je nach der Schwere der Anfälle wird die Arbeitsfähigkeit nur vorübergehend beeinträchtigt oder während der Heufieberwochen dauernd aufgehoben.

Das *Auftreten* des Heufiebers ist an die *Blütezeit* der erwähnten *windpollentragenden Pflanzen* gebunden und erstreckt sich daher jedes Jahr je nach der geographischen Lage über bestimmte Wochen oder Monate. In Mittel- und Westeuropa blühen die Gräser im *Mai und Juni*, weshalb sich hierzulande das Heufieber regelmäßig in diesen Monaten wiederholt. Es kann bei einzelnen Menschen schon mit der Baumblüte im April beginnen und bis in den September dauern. Schwerere Anfälle im Herbst, die auf die Herbstblüte von Artemisiaarten zurückgehen, sind in Nordamerika bekannt. Die Stärke der Erkrankung hängt eng mit der Pollenmenge der Inspirationsluft zusammen. Trockene und windige Tage sind infolgedessen am schlimmsten, während die Pollen durch den Regen zu Boden gerissen werden. Der Heufieberkranke hat daher jeden Ausgang und jeden schönen trockenen Tag mit vermehrten Anfällen zu bezahlen, auch ein greller Lichteindruck, z. B. Besonnung, kann sofort einen Anfall auslösen. In den ersten Morgenstunden, während denen eine Anzahl von Gräsern reichlich Pollen streuen, und in der Bettwärme sind die Anfälle besonders schwer.

Diagnose. Sich jährlich wiederholende wässerige Schnupfenanfälle mit Konjunktivitis in der kritischen Heufieberzeit Mai und Juni lassen an der Diagnose nicht zweifeln. Diagnostische Schwierigkeiten erheben sich höchstens im ersten Jahr des Anfalls, oder wenn diese außerhalb der typischen Zeit auftreten, denn das Symptomenbild als solches unterscheidet sich nicht von einer durch andere Ursachen bedingten Rhinopathia vasomotorica.

In unklaren Fällen, ebenso wie außerhalb der Heufieberzeit läßt sich während des ganzen Jahres die Pollenüberempfindlichkeit auf einfache Weise durch *kutane oder intrakutane Hautteste* oder durch den *Schleimhauttest* nachweisen.

Die *Hautteste* werden mit Pollenextrakten vorgenommen, wovon verschiedene im Handel sind, z. B. Helisen. Durch gesonderte Testung mit verschiedenen Pollenarten läßt sich meistens eine unterschiedliche Empfindlichkeit nachweisen.

Auf der äthergereinigten Beugeseite des Vorderarmes werden nebeneinander ein Tropfen des Pollenallergens und der Kontrollflüssigkeit gebracht und die Haut durch den Tropfen hindurch skarifiziert. Der positive Ausfall zeigt nach 15 bis 30 Minuten eine Urtikariaquaddel, eventuell mit „Pseudopodien", an der Stelle des Pollenallergens.

Beim *Schleimhauttest* wird eine kleine Pollenmenge (Pollenkassette nach URBACH) mit einem Stieltupfer oder einer Platinöse in die Nase eingebracht, worauf bei Pollenallergie ein typischer Heuschnupfenanfall einsetzt. (Vorsicht vor zu starker Reaktion!)

Behandlung. Trotz erheblicher Fortschritte der spezifischen Desensibilisierung sind die *Behandlungserfolge* immer noch *unsicher* und auch im besten Falle einer zu starken Polleneinwirkung nicht gewachsen. Die Allergie wird nur abgeschwächt, nicht aber beseitigt. Deshalb muß sich der Heufieberkranke auf alle Fälle vor zu starker Exposition hüten und in der Blütezeit einige *Vorsichtsmaßregeln* innehalten, wie: Schlafen bei geschlossenem Fenster oder hinter engem Drahtnetz, zu Hause bleiben an windigen und trockenen Tagen, keine Eisenbahn- und Autofahrten, blühende Felder und Wiesen vermeiden, Tragen dunkler Brillen. Bei schweren Fällen läßt sich zuweilen ein Ortswechsel zum Vermeiden der Grasblüte nicht umgehen. In Betracht kommen das Hochgebirge oder das Meer (längere Seereisen, Helgoland).

Die *spezifische Behandlung* besteht in der *Desensibilisierung* vor der Heufieberzeit durch wiederholte Einspritzungen von Pollenextrakten in steigenden Mengen. Dadurch nimmt die Pollenempfindlichkeit zuweilen aus noch nicht klargestellten Gründen wesentlich ab. Im Handel werden polyvalente Pollenallergene mit den für die betreffenden verschiedenen Gegenden wirksamen Pollen hergestellt. In ganz Mittel- und Westeuropa läßt sich z. B. Helisen nach HANSEN (I. G. Farben) anwenden; aus lokalen Gräsern hergestellte Extrakte sollen noch besser wirken (STREBEL, VOSS).

Die Einspritzungen werden Ende Februar mit den schwächsten Konzentrationen begonnen und in zwei- bis dreitägigen Intervallen rasch bis zur Reizdosis gesteigert, worauf die Desensibilisierung mit einer etwas schwächeren Dosis erfolgt. Mit abnehmender Empfindlichkeit läßt sich die Dosis steigern, so daß bis zur Heufieberzeit die höchsten Konzentrationen erreicht sind, ohne daß im Verlaufe der Behandlung starke Reaktionen auftreten. Eine vorsichtige Steigerung ist bei empfindlichen Patienten unerläßlich (anaphylaktischer Schock).

Die Desensibilisierung verliert sich nach Aufhören der Einspritzungen rasch wieder, weshalb die amerikanische Schule die Behandlung in Abständen von zwei bis vier Wochen während des ganzen Jahres fortsetzt, unter Umständen über Jahre. Die Behandlung erfordert viel Erfahrung.

Neben *guten Erfolgen* ist in einem erheblichen Prozentsatz mit *vollständigen Fehlschlägen* zu rechnen.

Ob sich die von URBACH eingeführte perorale Methode mit artspezifischen Pollenpeptonen (Deallergisierung) während der Heufieberzeit auf die Dauer bewähren wird, steht noch nicht fest.

Zur Beeinflussung der *allgemeinen Disposition* und der *Milderung der Anfälle* gelten dieselben Behandlungsgrundsätze mit den gleichen Medikamenten, wie bei der saisonunabhängigen vasomotorischen Rhinopathie (S. 181). Insbesondere sind *Antiallergica* und in schweren Fällen *cortisonartig* wirkende Medikamente zu erwähnen.

Häufig muß die Allgemeinbehandlung durch eine *Lokaltherapie* der Nasenschleimhaut und der Konjunktiva unterstützt werden, deren Besprechung bereits bei der saisonunabhängigen Rhinopathie erfolgte. Adrenalin-Ephedrinpräparate, Privin und deren Kombination mit Antiallergica stehen im Vordergrund. Die Anwendung als Spray ist besonders geeignet. Chirurgische Eingriffe kommen nicht in Frage.

Prognose. Die Behandlungsresultate sind auffällig unberechenbar. Bald gelingt es, die Anfälle fast zum Schwinden zu bringen, zum mindesten für eine Saison, bald ist kein Erfolg zu erzielen. Viele Heuschnupfenkranke mit mäßigen Erscheinungen verzichten daher nach einigen Jahren auf jede Behandlung.

3. Allergisch-hyperplastisch-polypöse Rhinopathien und Sinusopathien

Neben dem typischen, anfallsweisen allergischen Symptomenkomplex der Rhinopathia vasomotorica können die allergischen Krankheitserscheinungen auch in einer mehr *chronischen Form* auftreten, zwar ebenfalls mit Exazerbationen, aber fehlenden freien Intervallen, die deshalb das Bild einer bakteriellen Nasen- und insbesondere Nebenhöhlenerkrankung bieten.

Wie ich bereits bei der Besprechung der Ethmoiditis und ihrer *Nasenpolypen* erwähnt habe, weist die sehr ausgesprochene Gewebseosinophilie der Polypen auf eine allergische Ursache hin. Ähnliche Befunde werden bei einer Reihe von *chronischen hyperplastischen Entzündungen der großen Nebenhöhlen* erhoben. In den meisten derartigen Fällen tritt die Eiterbildung im Gegensatz zu den infektiösen bakteriellen Nebenhöhlenentzündungen zurück, während die charakteristisch allergische Schleimhautreaktion, das Ödem, von der einfachen diffusen Verdickung der Schleimhaut bis zur Bildung eigentlicher Polypen, im Vordergrund steht. Daß es sich um eine allergische Schleimhautentzündung handelt, zeigt der

Erfolg einer desensibilisierenden Allgemeinbehandlung, unter welcher die Polypen verschwinden können. Auch das häufig gleichzeitige allergische Bronchialasthma ist bezeichnend. Fast immer gesellt sich eine überlagernde bakterielle Infektion hinzu, so daß eine *gemischt allergisch-bakterielle* Nebenhöhlenentzündung entsteht. Es liegt in der Natur der allergischen Schleimhautdisposition, daß in der Regel mehrere Nebenhöhlen zugleich und, zum Unterschied von bakteriell-eitrigen Sinusitiden, meistens beide Seiten betroffen sind.

Diagnose. Die Abgrenzung von den rein bakteriellen Rhinitiden und Sinusitiden ist oft schwierig, zumal sehr häufig Mischfälle vorkommen, die bald mehr die Symptome der allergischen Schleimhautreaktion, bald mehr diejenige der bakteriellen Entzündung aufweisen. Die Unterscheidung ist hinsichtlich der verschiedenen Therapie der beiden Erkrankungsarten von praktischer Bedeutung.

Verdächtig sind vor allem *beiderseitige hyperplastisch-polypöse Nasen- und Nebenhöhlenentzündungen mit blasser Schwellung der Muscheln oder Polypenbildung* und Beteiligung mehrerer Nebenhöhlen, bis zur eigentlichen *polypösen Pansinusitis*. Die Durchleuchtung der großen Nebenhöhlen, ebenso wie die Röntgenuntersuchung ergibt eine der geschwollenen Schleimhaut entsprechende Verschattung, während die Spülung nur wenig und meist nicht eitriges Exsudat zutage fördert.

Diagnostisch wichtig ist die *Eosinophilie* im Exsudat, im Gewebe und im Blut. Ein positiver Ausfall bzw. eine erhebliche Eosinophilie, wird insbesondere von den amerikanischen Klinikern (HANSEL) als sicheres Zeichen der Allergie bewertet, während ein negativer Ausfall erst bei mehrmaliger Untersuchung maßgebend ist.

Der Nachweis des speziellen ursächlichen Allergens bereitet die gleichen Schwierigkeiten, wie bei der Rhinopathia vasomotorica und erfordert dieselbe komplizierte Untersuchungstechnik (S. 180).

Behandlung. Da die allergische Entzündung auf einer allergischen Disposition der ganzen Schleimhaut beruht, geben *chirurgische Eingriffe* allein in der Regel *keine* befriedigenden *Dauererfolge*. So sind beispielsweise Rückfälle nach Entfernung von Nasenpolypen häufig (S. 100), ebenso wie hyperplastische Pansinusitiden manche Enttäuschung bereiten. Selbst die bei bakteriell-eitrigen Erkrankungen sichere Radikaloperation der Kieferhöhle läßt bei allergischer Genese zu wünschen übrig. Deshalb ist mit Radikaloperationen bei allergischen Sinusitiden Zurückhaltung geboten und der Arzt darf sich nicht durch die oftmals klaghaften, psychisch empfindlichen und ungeduldigen Patienten zu immer radikaleren Eingriffen verleiten lassen. Einzig größere, die Nase verlegende Polypen oder stark polypös entartete Nebenhöhlen müssen operiert werden, auch sind radikale Ausräumungen der Nebenhöhlen bei gleichzeitigem Bronchialasthma angezeigt. Im übrigen ist hauptsächlich für eine genügende Drainage zu sorgen, bei der Kieferhöhle vorerst durch endonasale Fensterung. Stets ist neben der chirurgischen Behandlung eine antiallergische Therapie, besonders durch Desensibilisierung, z. B. mit Autovaccine, vorzunehmen.

Bei den allergisch-bakteriellen Mischformen treten nach möglichster Ausschaltung der allergischen Komponente (Allgemeinbehandlung, Vermeiden des Allergens, spezifische (Autovaccine) und unspezifische Desensibilisierung) die gleichen Radikaloperationen wie bei der einfachen chronischen Sinusitis in ihr Recht. Zur Desensibilisierung verwendet HANSEL ein Staphylokokken-Toxoid.

Prognose. Eine Gefahr besteht nicht, aber chronisch-allergische Entzündungen haben einen hartnäckigen Charakter. Die Behandlungserfolge sind in einzelnen Fällen bei bekannten ursächlichen Allergenen gut, im ganzen läßt aber die noch in ihren Anfängen steckende Behandlung häufig im Stich und ist nur eine gewisse, zuweilen unbefriedigende Besserung zu erzielen.

XII. Störungen der nervösen Versorgung der Nase

1. Störungen der Geruchsempfindung

Anosmie

Die Herabsetzung und der Verlust der Geruchsempfindung, die Hyposmie und die Anosmie, äußert sich entweder in einer *respiratorischen* oder *essentiellen Anosmie*. Die respiratorischen Störungen gehen auf eine Behinderung des Zustromes der Riechstoffe zum peripheren Riechapparat zurück, die essentiellen auf eine Erkrankung des Riechapparates selbst.

Die *respiratorische Hyposmie bzw. Anosmie* hat ihren Grund meistens in einer mechanischen Verlegung des oberen Nasenganges, wodurch die Riechspalte mit dem Riechepithel vom Luftstrom, auch beim Schnüffeln, ausgeschlossen wird. Als Ursache kommen entzündliche Schwellungen der Schleimhaut (besonders Nasenpolypen), Exsudat, Tumorgewebe oder starke Deformitäten des Naseninnern (Septumdeviationen, Verwachsungen usw.) in Betracht. Seltener handelt es sich um eine Ablenkung des Luftstromes von der Riechspalte infolge veränderter Strömungsverhältnisse (durch Septumleisten, eine fehlende Nasenspitze usw.), oder um eine Aufhebung der Nasenatmung durch eine vordere bzw. hintere vollständige Atresie. Bei langdauernder Ausschaltung kann der Riechapparat atrophieren.

Bei der *essentiellen Anosmie* ist der Riechapparat ganz oder teilweise geschädigt. Es kann ein angeborenes Fehlen der Riechfäden und des Bulbus olfactorius vorliegen. Zu einer *peripheren Anosmie* durch Erkrankung oder Zerstörung des Riechepithels führen vor allem Entzündungen im Bereich der Riechspalte bei Ozaena oder chronischem Empyem der oberen Nebenhöhlen, Infektionskrankheiten (Grippe, Malaria) oder Intoxikationen (Blei, Tabak, Alkohol) verursachen zuweilen eine *Neuritis*. Die *zentrale Anosmie* geht auf Schädigungen des Bulbus olfactorius, der zentralen Bahnen und der Rindenzentren im Gyrus occipito-temporalis und Gyrus hippocampi zurück. Sie findet sich, allerdings selten, bei endokraniellen Erkrankungen, Tumoren, Paralyse, Tabes usw. Von diesen organisch bedingten Geruchsstörungen ist die *funktionelle Anosmie* zu unterscheiden, bei welcher eine organische Grundlage nicht nachweisbar ist und die namentlich bei hysterischen und psychopathischen Menschen vorkommt. Die Abgrenzung der verschiedenen essentiellen Anosmien gegeneinander bereitet vielfach große Schwierigkeiten.

Einen wichtigen Platz nehmen die recht häufigen Hyposmien und Anosmien nach *Schädeltraumen* ein, besonders nach Schädelbasisbrüchen. Respiratorische Anosmien sind dabei seltener als essentielle Anosmien, die durch Schädigungen des Riechapparates in der vorderen Schädelgrube entstehen. Neben Quetschungen des Bulbus olfactorius können die Fila olfactoria bei ihrem Durchtritt durch die Lamina cribrosa abgeschert werden. Ein nicht seltenes Symptom der Unfallneurose und bewußt simulierter posttraumatischer Störungen ist die funktionelle Anosmie mit ihrer vollständigen Aufhebung der Wahrnehmung von olfaktiven *und* scharfen Riechstoffen (s. S. 21 u. 37).

Durch die Störung der Geruchsempfindung wird auch der Geschmack im landläufigen Sinn beeinträchtigt, da der „Geschmack" eine wesentliche Geruchskomponente enthält, die den vier Geschmacksqualitäten süß und bitter, salzig und sauer diejenigen Feinheiten beifügt, die das „Genossene" angenehm und schmackhaft machen. Die Riechstoffe gelangen dabei vom Schlunde durch die

Choanen nach der Riechspalte (gustatorisches Riechen). Der Verlust des Geruches ist aus diesen Gründen nicht nur für Berufe hinderlich, für die der Geruch wichtig ist (Chemiker, Apotheker, Ärzte, Tierärzte, Parfumerie- und Tabakhändler usw.), sondern auch für diejenigen, die einen feinen „Geschmack" verlangen (Weinhändler, Köche und Köchinnen, Zuckerbäcker usw.). Für solche Berufe bedeutet der Verlust des Geruchssinnes eine erhebliche Einbuße an Erwerbsfähigkeit, aber auch sonst ist die Anosmie nicht belanglos. Sie kommt dem Verlust eines ganzen Sinnesgebietes gleich und wird als quälende Störung empfunden, da sie den Patienten einer ganzen Reihe täglicher, angenehmer Genüsse (Aroma der Speisen und Getränke) beraubt. Außerdem stellen die Gerüche der Speisen den Verdauungsapparat in fördernder Weise auf die Verdauung ein (Absonderung von Speichel, Magensaft usw.). Lebensgefährlich kann sich die Anosmie auswirken, wenn giftige flüchtige Stoffe, z. B. Leuchtgas, nicht wahrgenommen werden, worauf bei Begutachtungen mit einem Vorbehalt Rücksicht zu nehmen ist.

Die **Diagnose** wird durch die *Prüfung des Geruchsvermögens* gestellt (s. S. 37). Über die Ursache einer rein respiratorischen Anosmie unterrichtet die Rhinoskopie (s. Prüfung des Geruchsvermögens).

Eine Unterscheidung zwischen organisch-essentieller und funktioneller Anosmie läßt sich bis zu einem gewissen Grade durch die Prüfung mit zwei Arten von Riechstoffen erzielen, von denen bei der organisch-essentiellen Anosmie nur die olfaktiven (Kölnischwasser, Asa foetida), bei der funktionellen Anosmie öfters auch die scharfen Riechstoffe (Salmiak, Eisessig) ausfallen. Dasselbe gilt für simulierte Anosmien.

Behandlung. Die respiratorische Anosmie bessert sich oder verschwindet, wenn es gelingt, die Riechspalte durch Behandlung der ursächlichen Nasenkrankheiten der Respirationsluft zugänglich zu machen, sofern das Riechepithel noch nicht degeneriert ist. Bei der essentiellen peripheren Anosmie ist meistens jede Behandlung erfolglos, immerhin ist Vitamin B^1 zu versuchen, während die zentrale Anosmie durch Beseitigung der Grundkrankheit in einzelnen Fällen rückgängig gemacht werden kann. Funktionell hysterische Anosmien werden wie jede andere hysterische Störung behandelt.

Hyperosmie

Die *Hyperosmie* ist als eine krankhafte Steigerung der Geruchsempfindung, klinisch nur von geringer Bedeutung. Sie wird hauptsächlich bei neurasthenischen oder hysterischen Menschen, oder während der Schwangerschaft bei sonst gesunden Frauen, beobachtet, die schon auf normale Geruchsstärken mit nervösen Störungen, wie Kopfschmerzen, Übelkeit, Herzklopfen, Ohnmacht usw. reagieren.

Parosmie

Die Parosmien treten in Form eines „Andersriechen" von Riechstoffen oder als Geruchshalluzinationen auf. Gewöhnlich handelt es sich um eine *Kakosmia subjectiva*, d. h. um subjektiv üble Geruchsempfindungen, die in ihrer Schilderung als verfaultem Fleisch-, Apotheken-, Teer-, Schwefel-, Leichen-, Kot- und Brandgeruch usw. die psychische Komponente zu erkennen geben.

Die Parosmie ist in der Regel der Ausdruck einer Neurasthenie oder Hysterie und läßt sich mitunter nicht sicher von eigentlichen Geruchshalluzinationen des Geisteskranken unterscheiden. Zuweilen findet sie sich auch bei organischen intrakraniellen Erkrankungen. Gelegentlich verursacht die Grippe eine vorübergehende Geruchstäuschung. Einfachem Andersriechen können auch periphere Störungen des Geruchsapparates zugrunde liegen.

Dieser Kakosmia subjectiva steht die *Kakosmia objectiva* oder *respiratoria* gegenüber, bei welcher der Patient an einer fötiden Erkrankung leidet, deren übler Geruch sich der Respirationsluft bzw. Exspirationsluft beimischt (fötider Eiter aus der Nase und den Nebenhöhlen, stinkende Tonsillenpröpfe, faulige Zahnerkrankungen usw.). Zuweilen wird der üble Geruch auch oder vorwiegend von der Umgebung des Kranken wahrgenommen (übler Mundgeruch bei Magen-Darmerkrankungen).

Jede Parosmie erfordert eine sorgfältige Suche nach fötiden Krankheiten und führt nicht selten auf die Spur eines versteckten Leidens. Einseitigkeit der üblen Geruchsempfindung ist verdächtig, die Wahrnehmung durch die Umgebung des Patienten beweist das Vorliegen einer übelriechenden Erkrankung.

Zur **Behandlung** der oft sehr lästigen Kakosmia subjectiva werden Kampferinjektionen empfohlen (STERNBERG), die die üblen Geruchsempfindungen durch den Kampfergeruch des in den Lungen ausgeschiedenen Kampfers ersetzen und sie schließlich zum Verschwinden bringen sollen. Bei Hysterie ist daneben eine Allgemeinbehandlung durchzuführen.

2. Störungen der Sensibilität

Wie in der Physiologie erläutert wurde, ist die Nase ein ausgesprochenes Reflexorgan, welches in die gesamten neurovegetativen Regulationen eingeschaltet ist und besonders zur Atmung und zum Kreislauf Beziehungen hat. Neben der reichlichen sensiblen Innervation durch den N. trigeminus besteht ein dichtes Netz von sympathischen und parasympathischen Fasern. Von den vier in Betracht kommenden Ganglien, dem Ggl. Gasseri, dem Ggl. ciliare, dem Ggl. cervicale superior als sympathisches Ganglion und dem Ggl. sphenopalatinum als parasympathischem Ganglion kommt namentlich dem letzteren infolge seiner Lage bei Nasenerkrankungen eine besondere Bedeutung zu.

Hypo- bzw. *Anästhesien* und *Hyperästhesien* der Nasenschleimhaut kommen aus denselben teils organischen, teils rein funktionellen Gründen wie im übrigen Trigeminusgebiet vor. Ziemlich häufig wird von empfindlichen Patienten über allerlei *Parästhesien* geklagt, worunter abnormes Kältegefühl, Kribbeln und Jucken, Trockenheit usw. vorwiegen, ohne daß sich eine erklärende organische Ursache finden läßt. Jedoch sei der Arzt mit der Annahme rein funktioneller Störungen in solchen Fällen vorsichtig.

Wichtiger sind *ausstrahlende Beschwerden*, namentlich die ausstrahlenden Kopfschmerzen, zum Teil verbunden mit neurovaskulären sekretorischen Symptomen von Seiten der Nasenschleimhaut und der Augen. So kann die Berührung zwischen der unteren oder mittleren Muschel und dem Septum Kopfschmerzen hervorrufen, die in der Nasenwurzel, dem inneren Augenwinkel oder der Stirne empfunden werden. Da diese Berührung je nach dem Schwellungszustande der Muscheln wechselt, treten die Kopfschmerzen nur zeitweise auf. Erkrankungen in der Nähe des Ganglion sphenopalatinum haben ein eigenes Syndrom, Schmerzen im Ober- und Unterkiefer, ausstrahlend bis zum Mastoid, im Hinterhaupt bis über die Schulter, gelegentlich mit nervösem Schnupfen zur Folge *(Syndrom von Sluder)*. Die Neuralgie des N. nasociliaris verursacht Schmerzen zwischen den Augenbrauen, nach der Stirne und dem Nasenrücken ausstrahlend *(Syndrom von Charlin)*.

Überempfindlichkeiten in Form einer krankhaften Steigerung oder abnormen Art der von der Nasenschleimhaut auslösbaren Reflexe werden als *nasale Reflex-*

neurosen bezeichnet. Meistens gehen die Reflexe vom Trigeminusgebiet aus, wobei das vordere Ende der unteren und mittleren Muschel, das Tuberculum septi und das hintere Ende der unteren Muschel, sowie der gegenüberliegende Septumabschnitt die empfindlichsten Stellen sind; gelegentlich spielt auch der Nervus olfactorius mit. Soweit sich diese Reflexe in neurovaskulär-sekretorischen Störungen in der Nase selbst äußern, sind Übergänge und Zusammenhänge mit den bereits besprochenen allergischen Erkrankungen anzunehmen. Diesen liegt aber nicht nur eine Überempfindlichkeit des N. trigeminus, sondern auch eine Überempfindlichkeit der neurovegetativen Mechanismen zugrunde. Anderseits können die übersteigerten und krankhaften Reflexe weit über das Gebiet der Nase hinausgreifen, und es sind diesen eine große Reihe von klinischen Erscheinungen zugeschrieben worden. Am Auge: Tränen, Conjunctivitis, Blepharospasmen, Lichtscheu, Flimmerskotome, verminderte Sehschärfe; an den Luft- und Speisewegen: Nasenhusten, asthmatische Anfälle (zu unterscheiden von echtem allergischem Asthma), Laryngospasmen, Rachenkrämpfe, Schluckbeschwerden und Erbrechen; am Kreislauf: Herzklopfen, paroxysmale Tachykardie, Herzbeklemmungen, Ohnmachten; am Nervensystem: Schwindel, Epilepsie, Stottern, Schlafstörungen, Enuresis, Gesichtstic und anderes mehr. Wechselbeziehungen mit dem Genitalsystem scheinen vorhanden zu sein. Sofern durch entsprechende endokrine Einflüsse bzw. Störungen der Genitalsphäre Nasenbeschwerden auftreten, wie das bereits im früheren Kapitel der neurovaskulären Störungen der Nase erörtert wurde, sind diese wohl verständlich, da sie meistens mit vegetativ-dystonischen Störungen einhergehen. Anderseits haben insbesondere FLIESS und andere darauf hingewiesen, daß von sogenannten „Genitalstellen" in der Nase dysmenorrhoische Beschwerden, Kreuz- und Bauchschmerzen verursacht werden können, ebenso wie die Auslösung echter Epilepsie von der Nase aus behauptet wurde. Die ausgiebige Spekulation über derartige Zusammenhänge, denen nur wenige gesicherte Tatsachen gegenübergestellt werden können, führt von Zeit zu Zeit zu Ärzten, die im Rufe stehen, alle möglichen Erkrankungen durch einfache Ätzungen oder Skarifikationen bestimmter Nasenstellen mit großem Erfolg heilen zu können. Eine erlernbare Behandlung hat sich aber trotz der technischen Einfachheit und der verlockenden Verdienstmöglichkeiten nie daraus ergeben, da die offenbar rein suggestive Heilwirkung derartiger Maßnahmen an die Persönlichkeit des Wunderdoktors gebunden ist.

Diagnose. Überempfindlichkeitsstörungen sind nur dann anzunehmen, wenn es gelingt, den Anfall durch mechanische Reizung der angeblich empfindlichen Stellen mit der Sonde hervorzurufen oder einen Anfall durch Lokalanästhesie zu unterbrechen. Daß das früher dazu verwendete Kokain mit seiner Euphoriewirkung zu Trugschlüssen Anlaß geben konnte, dürfte kaum zu bezweifeln sein. Die Diagnose wird durch das Vorliegen von Nasenerkrankungen (Berührung der Wände bei starken Septumverbiegungen oder Leisten, entzündliche Schwellungen der Muscheln, Nasenpolypen usw.), die als auslösender Reiz wirken können, gestützt, es kann aber auch eine Überempfindlichkeit ohne makroskopische Veränderungen vorliegen. Neurovaskulär-sekretorische Störungen sind stets allergieverdächtig.

Behandlung. Fehlt eine lokale, in üblicher Weise zu behandelnde Erkrankung, so werden die empfindlichen Stellen mit Trichloressigsäure oder Chromsäure verätzt. Beim Sluderschen Syndrom, ausgehend vom Ganglion sphenopalatinum, kann die Daueranästhesie des Ganglions mit Alkoholinjektionen versucht werden (SLUDER). Eine entsprechende Allgemeinbehandlung der gewöhnlich vorhandenen allgemeinen Überempfindlichkeit unterstützt die Lokaltherapie.

Die Krankheiten des Rachens

Allgemeiner Teil

I. Die Anatomie des Rachens

Der *Rachen* oder Schlundkopf (Pharynx) ist ein langgestreckter mit Schleimhaut ausgekleideter Muskelschlauch von etwa 12 bis 14 cm Länge und keulen-

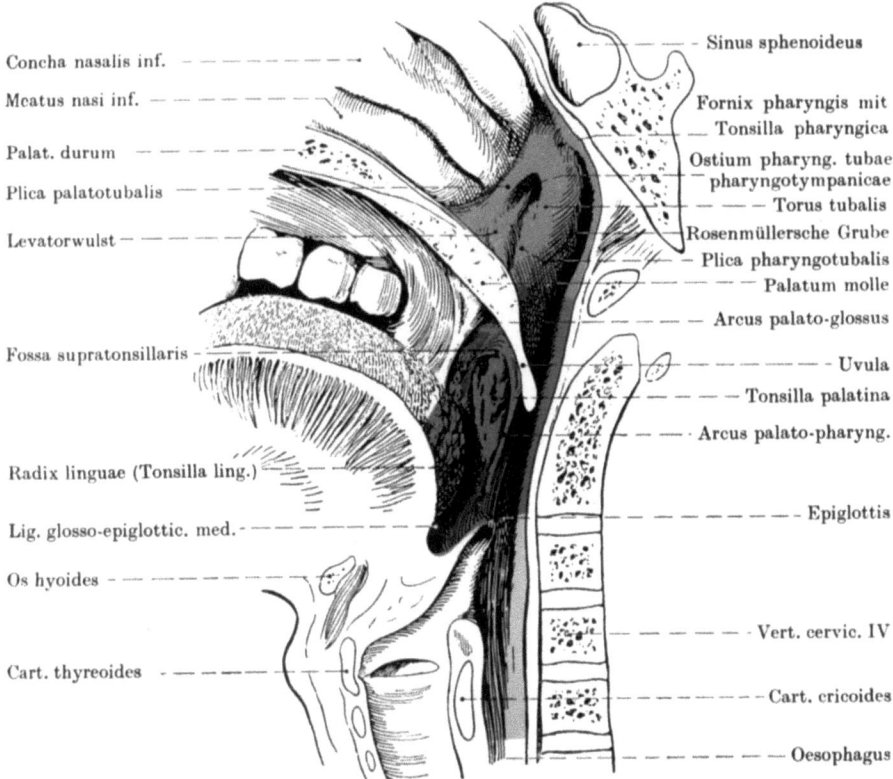

Abb. 91. Medianschnitt durch den Rachen und die Nachbargebiete. Nasenrachen rot, Mundrachen violett, Kehlkopfrachen blau (aus CORNING)

förmiger Gestalt, der an der Schädelbasis aufgehängt ist. Er erstreckt sich von der Schädelbasis bzw. den Choanen bis zum Speiseröhrenmund, wo er in die Speiseröhre übergeht. Der Rachen liegt unmittelbar vor den sechs ersten Halswirbeln und deren vorderen Muskeln. Von vorn münden die Nase, die Mundhöhle und der Kehlkopf in den Rachen ein. Dementsprechend lassen sich drei Etagen unterscheiden, der *Nasenrachen*, der *Mundrachen* und der *Kehlkopfrachen* (Abb. 91 und 92). In den beiden unteren Abschnitten kreuzen sich der Luft- und Speiseweg. Als Abgrenzung zwischen Nasen- und Mundrachen gilt eine Horizontalebene durch den Unterrand des Gaumensegels, zwischen Mund- und Kehlkopfrachen eine solche durch den Oberrand des Kehldeckels. Die drei Abschnitte gehen ineinander über und bilden auch klinisch eine Einheit.

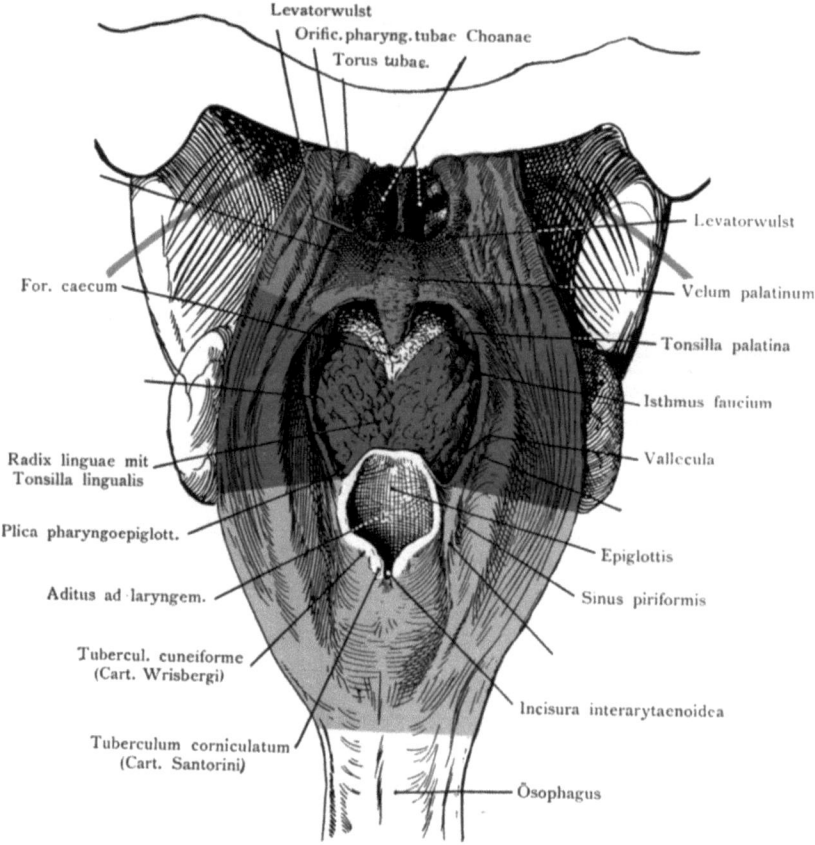

Abb. 92. Rachen von hinten eröffnet. Nasenrachen rot, Mundrachen violett, Kehlkopfrachen blau (aus CORNING)

1. Der Nasenrachen (Rhino- oder Epipharynx)

Er steht nach vorn durch die Choanen mit der Nase in breiter Verbindung und nimmt als Fortsetzung des Atemweges häufig an deren Erkrankungen teil. An seinem *knöchernen Dach* (Fornix pharyngis), das dem Boden der Keilbeinhöhle und dem vorderen Teil des Hinterhauptbeines entspricht, befindet sich die klinisch wichtige *Rachenmandel*, an der seitlichen Wand die *Ausmündung der Ohrtrompete* mit der Muskulatur des Gaumensegels. Die Rachenöffnung der Ohrtrompete wird von einer vorderen und einer hinteren vorspringenden Lippe umsäumt, dem *Tubenwulst*, der von dem hakenförmig gebogenen Tubenknorpel gestützt wird. Er grenzt die Rachenöffnung von der dahinterliegenden kleinen

Vertiefung, der *Rosenmüllerschen Grube* ab. Nach oben vereinigen sich die beiden Lippen, nach unten streben sie auseinander. Von der vorderen Lippe zieht die kürzere *Plica palatotubalis* nach dem weichen Gaumen, vom unteren Ende der hinteren Lippe die *Plica pharyngotubalis*, die anfänglich kräftig vortritt, sich rasch abflacht und im Mundrachen verliert. Unterhalb der Tubenöffnung verläuft der *Levatorwulst* (Levator veli palatini) von vorn schräg absteigend nach hinten in den weichen Gaumen.

Am Rachendach finden sich in der Embryonalzeit drei Ausstülpungen. Vorn die *Rathkesche Tasche*, nach hinten anschließend die *Seesselsche Tasche* und zu hinterst die *Bursa pharyngica*. Alle drei Taschen verschwinden in der Regel mit dem zunehmenden Wachstum ganz oder fast ganz. Aus der Rathkeschen Tasche entwickelt sich der vordere Teil der *Hypophyse*. Durch die Verknorpelung und spätere Verknöcherung der Schädelbasis wird die Tasche in ihrem unteren Teil zu einem Stiel abgeschnürt, der meistens vollständig atrophiert. Bleibt er ausnahmsweise erhalten, so kann die Adenotomie zu einer Meningitis führen. Seesselsche Tasche und Bursa pharyngica liegen dicht hintereinander. Die erstere ist ein Überrest der Anheftung des vorderen Endes der *Chorda dorsalis* an der Rachenschleimhaut. Die Bursa pharyngica (LUSCHKA) wird durch eine epitheliale Verdickung der Rachenschleimhaut gebildet. Sie entspricht dem hinteren Ende der Rachenmandel und kann auch später eine ziemlich tiefe Einstülpung darstellen, deren Weichteile mit dem Periost fest verwachsen sind. Sie ist zu unterscheiden vom *Recessus medianus der Rachenmandel*.

Der *weiche Gaumen (Palatum molle)*, auch Gaumensegel genannt (Velum palatinum), besteht aus einer beweglichen Weichteilplatte mit einer muskulären Unterlage von fünf Muskelpaaren, überzogen von einer Faszie und der Schleimhaut. Die fünf Muskeln sind der M. levator veli palatini, der M. tensor veli palatini, der M. levator uvulae, der M. palatoglossus und der M. palatopharyngicus. Das Gaumensegel trennt den Nasenrachen von der Mundhöhle. Bei ruhiger Atmung hängt ein Teil des Gaumensegels mit seinem Zäpfchen (Uvula) in den Mundrachen, während beim Schlucken und bei Verschlußlauten die Gaumenmuskulatur den beweglichen Gaumensegelteil nach hinten oben hebt, das sich dann an der Stelle des Passavantschen Wulstes der hinteren Rachenwand luftdicht anlegt und dadurch den Mundrachen vollständig vom Nasenrachen abschließt.

2. Der Mundrachen (Oro- oder Mesopharynx)

Zum Mundrachen gehört die klinisch wichtige Regio tonsillaris, die mit der *Rachenenge* (Isthmus faucium) zwischen den vorderen Gaumenbögen beginnt und als Übergangsregion von der Mundhöhle zum Rachen den größten Teil der Seitenwand des Mundrachens einnimmt. Am weichen Gaumen entspringen die beiden Gaumenbögen, von denen der vordere (Arcus glossopalatinus) zum Zungengrund, der hintere (Arcus pharyngopalatinus) zur seitlichen Rachenwand zieht. Zwischen den beiden nach oben spitz zulaufenden Gaumenbögen senkt sich die tiefe dreieckige, nach unten offene *Mandelbucht* (Recessus tonsillaris) ein, die größtenteils von der Gaumenmandel ausgefüllt wird (s. S. 202). Zu beiden Seiten hinter den hinteren Gaumenbögen bilden die *Seitenstränge* mit ihrem lymphoiden Gewebe den Übergang zur Hinterwand des Rachens, in welchem zahlreiche *lymphatische Einzelfollikel* verstreut sind und dort bald mehr, bald weniger deutlich als rundliche Follikel hervortreten. Die Zungenwurzel mit den *Zungenbälgen* oder Zungenmandel (Tonsilla lingualis) und den beiden *Valleculae epiglottidis* entsprechen der unvollständigen Vorderwand des Mundrachens. Die beiden Valleculae befinden sich vor der Epiglottis zwischen der Plica glossoepiglottica mediana in der Mitte und den seitlichen Plicae glossoepiglotticae laterales.

3. Der Kehlkopfrachen (Laryngo- oder Hypopharynx)

Der Kehlkopfrachen erstreckt sich von der Spitze der Epiglottis nach unten bis zum unteren Rand des Ringknorpels und geht dort über die krikopharyngeale Falte in den quergeschlossenen Eingang des Ösophagus über. In den Kehlkopfrachen ragt von unten und vorn der Kehlkopfeingang hufeisenförmig vor, zu dessen beiden Seiten sich die Schleimhaut zwischen Schildknorpel und Aryknorpel zum *Recessus bzw. Sinus piriformis* einbuchtet. Die laterale Wand des Sinus piriformis legt sich dem hinteren Teil der Schildknorpelplatte an. Während sich beim Schlucken der Kehlkopfeingang schließt, öffnen sich die Sinus piriformes trichterförmig und leiten die Nahrung in den tieferen, gewöhnlich zur Spalte geschlossenen Hypopharynx. Oberhalb des Speiseröhreneingangs weichen die Ringmuskeln auseinander, dazwischen liegt das *Laimersche Dreieck*. An dieser Stelle kann sich die Schleimhaut zu einem Pulsionsdivertikel bzw. Pharynxdivertikel ausweiten.

Die **Schleimhaut** des Nasenrachens ist mit Flimmerepithel, die der übrigen Rachenteile mit Plattenepithel bedeckt. Neben zahlreichen Schleimdrüsen enthält die Submukosa Anhäufungen von lymphatischem Gewebe, das in seiner Gesamtheit den *Waldeyerschen lymphatischen Rachenring* bildet, der den ganzen Schlundeingang umzieht (s. S. 201 u. ff.).

Muskulatur des Rachens. Die Muskelwand des Rachens besteht aus dem zirkulär und schräg ziehenden dreiteiligen Rachenschnürer, auch Schlundschnürer genannt, den M. cephalopharyngicus, hyopharyngicus und laryngopharyngicus (früher M. constrictores pharyngis sup., med. und inf.), teilweise verstärkt durch zwei längsverlaufende innere Muskelpaare, die Rachenheber, den M. stylopharyngicus und M. palatopharyngicus (früher M. levatores pharyngis). Die einzelnen Teile des Rachenschnürers setzen am Flügelfortsatz des Keilbeines, am Zungenbein, am Ringknorpel und an den dazwischenliegenden bindegewebigen Raphen an und vereinigen sich nach Umgreifen des Pharynx hinten in der medianen Raphe. Die Ringmuskulatur verengt das Schlundrohr, die Hebung besorgen die Mm. stylopharyngicus und palatopharyngicus, deren Funktion durch die Mm. stylohyoideus und M. styloglossus unterstützt werden. Am Übergang zum knöchernen Rachendach ist der Schlundkopf mit der Schädelbasis bindegewebig verbunden (Fascia pharyngobasilaris). Die Muskulatur wird an ihrer äußeren Fläche von der Fascia pharyngica überzogen (s. Faszienräume).

Die Blutversorgung erfolgt durch die A. pharyngica ascendens sowie die A. maxillaris und A. facialis. Die Gaumenmandeln werden sehr reichlich mit Gefäßen aus der A. pharyngica ascendens und der A. palatina versorgt, von denen die erstere die A. tonsillaris als besonderen Ast abgibt. Die venösen Abflußwege leiten über den Plexus pharyngicus und Plexus palatinus, teils über die V. facialis, in die V. jugularis interna. Bei einer äußerst seltenen Anomalie zieht die Carotis interna nahe der Rachenschleimhaut durch und ist als pulsierender Strang in der Gegend der Plica pharyngotubalis sichtbar. Auch kann eine abnorm weite A. palatina ascendens mit der Schleimhaut in Berührung kommen. Bei Operationen an den Gaumenmandeln oder deren Umgebung besteht in solchen Fällen die Gefahr der Verletzung eines großen Gefäßstammes und einer schweren Blutung.

Die *sensible und motorische Innervation* geht aus dem Plexus pharyngicus hervor, welcher von vier Nerven, dem N. vagus, N. glossopharyngicus, N. accessorius und dem Sympathicus, Fasern erhält. Nur der Nasenrachen wird sensibel vom zweiten Trigeminusast versorgt. Auch erhält der M. tensor veli palatini Fasern vom N. trigeminus. Die früher angenommene Beteiligung des N. facialis an der Innervation der Gaumenmuskulatur wird neuerdings bestritten. Der N. laryngicus cranialis versorgt als Ast des N. vagus den Kehldeckel und die Hinterwand des Kehlkopfes.

Das reiche *Lymphnetz* des Rachens mündet in die *oberflächlichen und tiefen Halslymphknoten*, von denen die letzteren der Vena jugularis interna anliegen. In die

Lymphbahnen des oberen Teiles des Rachens und der Rachenmandel sind, wie in diejenigen der Nasenschleimhaut, *retropharyngeale Lymphknoten* und die *Nackenlymphknoten* am Hinterrand des Kopfnickers eingeschaltet, während die Lymphe der Gaumenmandeln und des Hypopharynx direkt nach den tiefen Halslymphknoten fließt.

Die retropharyngealen Lymphknoten sind besonders beim Kleinkind entwickelt. Von den zunächst vorhandenen acht bis zehn Lymphknoten atrophieren später alle bis auf ein bis zwei auf jeder Seite.

Die Speiseröhre (Ösophagus) beginnt hinter der Ringknorpelplatte in der Höhe des sechsten Halswirbels mit dem *Speiseröhrenmund*. Über die weitere Anatomie der Speiseröhre s. S. 507.

Die **Faszienräume** (Abb. 93). Die ungleichmäßig entwickelte Fascia pharyngica, die das Schlundrohr umgibt, grenzt den Rachen nach hinten und nach der

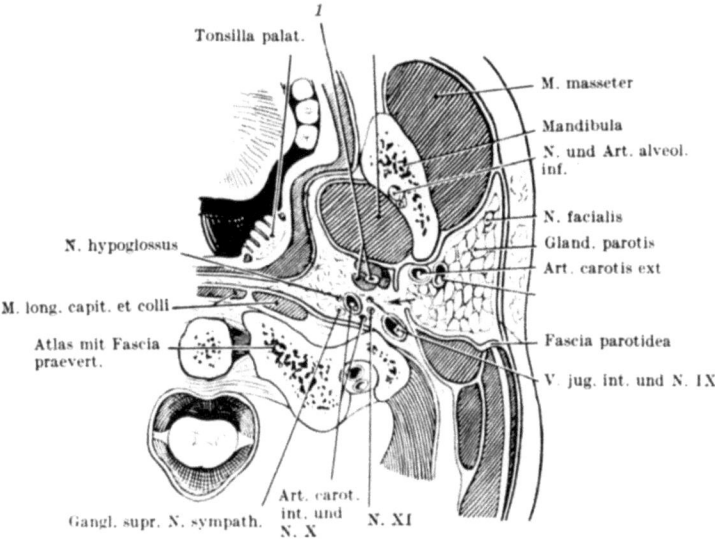

Abb. 93. Spatium parapharyngicum und Parotisloge im Horizontalschnitt durch die Gegend der Gaumenmandeln (aus CORNING). *1* Proc. styloides mit Mm. stylo-hyoid., stylo-glossus und stylo-pharyng.

Seite von zwei langgestreckten zusammenhängenden Bindegewebsspalten ab, das *Spatium retropharyngicum* und das *Spatium parapharyngicum*. Die Räume dehnen sich nach oben unter Einschluß des *Spatium pterygomaxillare* bis zur Schädelbasis aus und setzen sich nach unten ohne Grenze in dem *para- und retropharyngealen* Raum und damit das hintere und vordere Mediastinum fort. Hierdurch erhält der Rachen seine für den Schluckakt notwendige Beweglichkeit, ebenso wie die gesamten Halsweichteile bei Kopfbewegungen ohne Funktionsstörungen verlagert werden können. Das spaltenförmige *Spatium retropharyngicum* befindet sich unmittelbar hinter dem Pharynx vor der Fascia colli profunda (praevertebralis) und geht seitlich, teilweise durch Faszienblätter abgegrenzt, in das Spatium parapharyngicum über. Es enthält die regionären Lymphknoten der Rachenmandel, des Ostium pharyngicum tubae und der Nasenhöhle. Das *Spatium parapharyngicum* dehnt sich als seitlicher Bindegewebsraum zwischen der seitlichen Schlundwand vorn medial, dem M. pterygoideus medialis vorn lateral, der Parotisloge nach lateral und einer Fortsetzung der Fascia colli profundi nach hinten aus. Es wird durch das tiefe Blatt der Fascia parotidea von der *Parotisloge* getrennt, jedoch unvollständig, so daß die beiden Räume zusammenhängen. Von oben ragt der Griffelfortsatz hinein und teilt mit den daran ansetzenden Muskeln (M. stylohyoideus, M. stylopharyngicus und M. styloglossus) und einer frontal gestellten Faszie den *Parapharyngealraum* in einen *kleineren* vorderen und einen *größeren hinteren* Abschnitt. Dem vorderen Teil liegt medial, durch die Fascia pharyngica, die Muskelwand und das peritonsilläre Gewebe getrennt, die Mandelbucht mit der Gaumenmandel an. Der Raum wird von der Carotis externa (im oberen Teil in der Parotisloge verlaufend) und einem dichten Venennetz durchsetzt, das nach oben mit dem Plexus pterygoideus in Beziehung steht. Im hinteren Teil verläuft das *große Gefäß-Nerven-Längsbündel* (A. carotis interna, A. carotis communis, V. jugularis interna, N. vagus und Grenzstrang des Sympathikus), das sich unten dem Pharynx nähert, nach oben von ihm entfernt. Oben wird der Raum von N. accessorius, N. glossopharyngicus und N. hypoglossus gekreuzt. Entlang der V. jugularis interna finden sich die tiefen Halslymphknoten, deren Haupteinzugsgebiet die Gaumenmandeln darstellen. Beide Räume haben hinten eine offene Lücke, die *Skalenrinne*. Wird diese von Entzündungen ergriffen, so treten Schwellungen hinten am Nacken mit steifer Kopfhaltung auf.

Der *Griffelfortsatz* (Proc. styloides) ist gewöhnlich 2,5 bis 3 cm lang und endet mit einer knorpeligen Spitze. Diese geht in das Lig. stylohyoideum über, das ihn mit dem kleinen Horn des Zungenbeines verbindet. Er kann abnorm lang werden und verursacht dadurch gelegentlich Ohrschmerzen, Schluckbeschwerden oder die Symptome einer Neuralgie des N. glossopharyngicus. Auf dem Röntgenbild ist die Anomalie leicht nachzuweisen.

Die beiden Faszienräume lassen sich auch noch im *oberen Teil der Speiseröhre* erkennen und gehen nach unten in das vordere, namentlich aber in das hintere Mediastinum über, welches dorsal von der Speiseröhre durchzogen wird. Die Fascia pharyngica umgibt noch teilweise den Halsteil der Speiseröhre und verliert sich weiter unten im Bindegewebe des Mediastinums. Da die Speiseröhre bis zum 8. und 9. Thorakalwirbel der Fascia praevertebralis dicht anliegt, bleibt das Spatium retropharyngicum bis in diese Tiefe als Spalte erhalten.

Die zusammenhängenden Bindegewebsräume des Halses wirken sich beim Einbruch einer Infektion äußerst ungünstig aus, da die Entzündung keine natürlichen Schranken findet und rasch in das Mediastinum gelangt oder die Schädelbasis erreicht. Es entstehen daher leicht lebensgefährliche Entzündungen des Mediastinums oder intrakranielle Komplikationen (Leptomeningitis, Thrombose des Sinus cavernosus). Zudem nehmen die tiefen Halslymphknoten die Infektion aus dem Rachen auf und verbreiten sie zuweilen durch Periadenitis weiter, ebenso wie die Entzündung in die großen Venenstämme, besonders die V. jugularis interna, einbrechen kann, deren Thrombophlebitis eine allgemeine Sepsis hervorruft. Die Haupteintrittspforte sind die Gaumenmandeln, deren schwere Komplikationen, abgesehen von der Thrombose kleiner Mandelvenen, über diese Bindegewebsräume erfolgen, in zweiter Linie die Fremdkörper des tiefen Hypopharynx und der Speiseröhre mit ihren infizierten Verletzungen. Aber auch eine Parotitis oder eine Entzündung der Schädelbasis kann in sie eindringen. Die Entzündungen bleiben am Hals einseitig, da die mediane Raphe durch dichteres Bindegewebe mit der praevertebralen Faszie zusammenhängt und in dieser Weise eine mediane Schranke bildet.

Sowohl die tiefen Bindegewebsräume, wie Rachen und Halsteil der Speiseröhre lassen sich vom äußeren Hals her operativ freilegen, wodurch selbst schwere Entzündungen häufig an der weiteren Ausbreitung verhindert werden.

II. Die Physiologie des Rachens

Als Teilstück und Überkreuzungsstelle des Luft- und Speiseweges hat der Rachen, abgesehen vom lymphatischen Schlundring, vorwiegend *mechanische Aufgaben beim Schlucken und bei der Atmung*. Nur der Nasenrachen ist als hintere Verlängerung der Nase allein dem Respirationstraktus zuzurechnen.

Die *Überkreuzung von Luft- und Speiseweg* vollzieht sich auf der *gemeinsamen Strecke von Mundrachen und oberem Teil des Kehlkopfrachens*. Beim *Säugling* steht der Kehlkopf hoch, der Kehldeckel reicht bis gegen das Gaumensegel und trennt dadurch schon anatomisch einen *mittleren Atemweg* von *zwei seitlichen Schluckstraßen*, wodurch ein ruhiges Saugen und Trinken während des Atmens ermöglicht wird. In den ersten zwei Wochen ist dem Säugling die Mundatmung fast unmöglich. Beim Erwachsenen mit seinem tiefer liegenden Kehlkopf lenkt zwar der Kehldeckel den Bissen ebenfalls seitlich über den Zungengrund und die Valleculae, die Sinus piriformes in den Hypopharynx und die Speiseröhre (bevorzugter Sitz der Reizkrebse), aber die *zeitweise Trennung von Luft- und Speiseweg* während des Schluckens erfolgt doch fast ausschließlich durch den *funktionellen Abschluß des Luftweges nach oben und unten* (Weichenstellung nach BRÜNINGS). Der Schluckakt kommt durch die Tätigkeit des Schluckapparates zustande, dessen zahlreiche Muskeln auf das genaueste nervös koordiniert sind. Das *Schlucken* ist ein *Reflex*, der durch die Berührung bestimmter Stellen der Rachenschleimhaut, besonders des Zungengrundes, in der Gegend des Isthmus faucium, ausgelöst wird. Seine Steuerung geht von einem Schluckzentrum im Vagusgebiet der Medulla oblongata aus, das als zuführende Bahnen den N. glossopharyngicus, den N. laryngicus cranialis und den N. trigeminus, als motorische Nerven den N. hypoglossus, den N. vagus, den N. glossopharyngicus und den N. accessorius hat. Der Reflex läßt sich willkürlich einleiten, indem Mundbewegungen Nahrung oder Speichel nach dem Rachen befördern, welche dort die Schluckstellen berühren (Mundphase). Nun beginnt der reflektorische, dem Willen entzogene Teil des Schluckaktes mit dem Abschluß des Rachens gegen die Mundhöhle durch Heben des Zungengrundes und Vortreten der beiden vorderen Gaumenbögen sowie des luftdichten Abschlusses des Epipharynx durch Heben des weichen Gaumens und Anlegen an den Passavantschen Wulst der hinteren Rachenwand. Fast gleichzeitig vollzieht sich auch der Verschluß des Kehlkopfes und die damit verbundene trichterförmige Erweiterung der Sinus piriformes bzw. des Hypopharynx. Der Kehlkopf rückt höher und nach vorn, der Zungengrund und der Kehldeckel legen sich über den Kehlkopfeingang und zugleich preßt die Kontraktion der „Ringmuskulatur" des Kehlkopfes die beiden aryepiglottischen Falten, die Taschenbänder und die Stimmbänder aneinander, wodurch ein vollständiger flüssigkeits- und luftdichter Verschluß erzielt wird. Dabei hilft der reflektorisch bedingte Atemstillstand während des Schluckens wesentlich mit. Nach dem allseitigen Abschluß des Rachens befördert die von oben nach unten fortschreitende Kontraktion der Rachenschnürer die Nahrung in die noch allein offenstehende Speiseröhre (Rachenphase). Sobald der Speiseröhrenmund überwunden ist, saugt der negative Druck im Thoraxinnern, der sich auf die Speiseröhre überträgt, den Inhalt in den Thoraxteil der Speiseröhre. Dieser erweitert sich derart, daß flüssige Nahrung in einem Zug aus dem Rachen bis zur Cardia gespritzt werden kann, während festere Bissen in langsamerer Bewegung durch die Peristaltik zur Cardia gelangen. An die erste buccopharyngeale Phase des Schluckaktes schließt sich in dieser Weise die ösophageale Phase an.

Der Schluckakt kann durch verschiedene Ursachen gestört oder erschwert werden. Entzündungen des Rachen- und Zungengebietes (Angina, Peritonsillär-, Retropharyngeal- und Zungenabszesse), Hypoglossuslähmung, Neuritis bei Diphtherie, Spalten oder Defekte des Gaumens, Gaumenmandelhyperplasie, zentrale Vaguskernläsion (Bulbärparalyse), Karzinome, Einengungen von außen, Strumen und Mediastinaltumoren, Divertikel, Fremdkörper usw. Über Schluckbehinderungen im Ösophagus s. S. 515 u. ff.

Anderseits kann eine weitgehende Anpassung an anatomisch veränderte Verhältnisse stattfinden. So tritt nach operativ abgetragenem Kehldeckel kein Verschlucken ein, wie auch ein Teil des Kehlkopfeinganges, bei einseitiger Abtragung bis auf Stimmbandhöhe, ohne wesentliche Schluckstörung ertragen wird. Dagegen kann schon ein partieller Verlust des Zungengrundes zu einer hochgradigen Behinderung des Schluckens führen.

Auch ohne Nahrungsaufnahme erfolgt ein regelmäßiges Schlucken des Speichels (1 bis $1^1/_2$ Liter täglich) und des im Mesopharynx angesammelten Schleimes. Dieser unwillkürliche Vorgang bedeutet den Abschluß des *Selbstreinigungsprozesses* von den durch die Luft- und Speisewege eingedrungenen Verunreinigungen mit deren Bakterien. Denn der Flimmerstrom schafft alles Sekret und Exsudat aus der Nase und aus den tieferen Luftwegen in den Mesopharynx. Durch die Säure des Magensaftes werden die meisten verschluckten Bakterien vernichtet, sofern nicht eine Eiterung in den Nasennebenhöhlen oder auch reichliche Mandelpfröpfe eine allzu große Menge von Bakterien liefern. Zugleich reinigt das Schlucken die Schleimhaut des Meso- und Hypopharynx, wo das Plattenepithel eine andere Art der Säuberung ausschließt. Dabei wischen die Bewegungen des Gaumensegels einen Teil der Rachenhinterwand ab.

Dem Schluckakt stehen die *Würgreflexe des Rachens* gegenüber, die sich teils auf eine starke Kontraktion des Rachenschnürers beschränken, teils als Brechakt auch auf die Speiseröhre übergreifen. Sie haben einen Abschluß des Speiseweges oder sogar eine rückläufige Bewegung des Inhaltes des Verdauungsrohres zur Folge, wodurch dieser in die Mundhöhle zurückgelangt. Der Würgreflex kann durch Berührung des weichen Gaumens *(Gaumenreflex)*, der Rachenhinterwand *(Rachenreflex)* oder des Zungengrundes ausgelöst werden. Bei empfindlichen Menschen genügen schon ekelerregende Vorstellungen, wie überhaupt große individuelle Schwankungen in der Auslösbarkeit bestehen. Hochgradige Reflexe erschweren die Untersuchung des Rachens und des Kehlkopfes in hohem Maße.

Der Rachen stellt außerdem einen Teil des *Ansatzrohres bei der Stimm- und Sprachbildung* dar. Er formt die *dritte Artikulationsstelle* und wirkt als veränderlicher *Resonanzraum*.

Durch seinen Schluckakt ist der Rachen an der *Öffnung der Ohrtrompete* und damit am Druckausgleich zwischen Mittelohr und äußerem Luftdruck beteiligt. Das in kurzen Intervallen unwillkürlich und unbewußt erfolgende Schlucken des Speichels und der Sekrete der Luftwege sorgt für die dauernde Druckgleichheit, die für eine normale Hörschärfe notwendig ist (s. Ohr, S. 195).

Als Abschnitt des Respirationstraktus vervollständigt die Rachenschleimhaut die größtenteils in der Nase erfolgte Anfeuchtung, Vorwärmung und Reinigung der Inspirationsluft. Wird sie aber bei Mundatmern (Verlegung der Nase, vergrößerte Rachenmandel) allein zu dieser Funktion gezwungen, so führt dies durch Austrocknung und Abkühlung zu entzündlichen Veränderungen der Rachenschleimhaut und der tieferen Luftwege.

III. Anatomie und Physiologie des lymphatischen Rachenringes

Unter der Bezeichnung lymphatischer Rachenring (nach WALDEYER), wird das ganze lymphoepitheliale Gewebe, das die Eingänge des Mund- und Nasenrachens umgibt, verstanden. Die *Lamina propria der Schleimhäute* enthält überall *reichlich Rundzellen* (Lymphozyten), die an einzelnen Stellen zu *Lymphknötchen* (Lymphfollikel) zusammentreten, welche ihrerseits wieder an bestimmten Orten große *Anhäufungen von lymphoidem Gewebe* bilden. So entsteht das ausgedehnte Gewebssystem der *peripheren Lymphknoten* (SCHAFFER) bzw. des *lymphoepithelialen* (lymphadenoiden, lymphoiden) *Gewebes der Schleimhaut*. Dieses so gebaute lymphoepitheliale Gewebe umfaßt nicht nur, neben zahlreichen Einzelknötchen, den lymphatischen Rachenring, sondern ist in ganz bestimmter Weise über den ganzen Respirations- und Digestionstraktus verteilt (in den Peyerschen Plaques des Zwölffingerdarmes, den Solitärknötchen des Dünndarmes sowie dem lymphoiden Gewebe des Wurmfortsatzes).

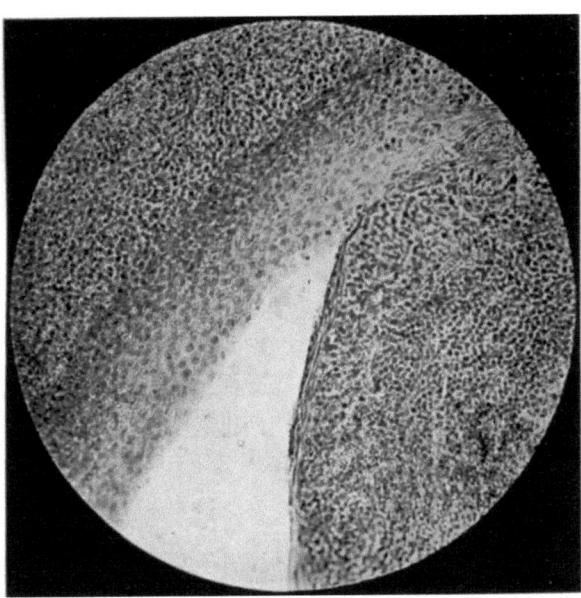

Abb. 94. Schnitt durch die Tiefe einer Mandelkrypte. Beziehung zwischen lymphatischem Gewebe und Epithel

Der *lymphatische Rachenring* umzieht mit seinen vier großen Anhäufungen von Lymphknötchen, den *Mandeln* (Tonsillae), und zwar der *Rachenmandel* (Tonsilla pharyngica), den *paarigen Gaumenmandeln* (Tonsillae palatinae) und der *Zungenmandel* (Tonsilla lingualis), den Eingang des Nasen- und Mundrachens. Der Ring wird durch die stark *follikelhaltigen Seitenstränge* (Plicae pharyngo-tubalis), die die Rachenmandel mit den Gaumenmandeln verbinden, ergänzt, während der untere Pol der Gaumenmandel über die Dreiecksfalte vielfach direkt in die Zungenbälge der Zungenmandel übergeht. Außerdem finden sich um und im pharyngealen Tubenostium als *Tubentonsille*, in der hinteren Rachenwand als *Follikel* und im Morgagnischen Ventrikel des Kehlkopfes als *Kehlkopfmandel* weitere Anhäufungen von Einzelknötchen.

Das lymphoide Gewebe ist *hauptsächlich im Kindesalter* entwickelt und macht häufig eine *Hyperplasie* durch, deren Stärke individuell sehr verschieden ist. Die Zunahme setzt gewöhnlich im dritten bis vierten Altersjahr ein, während der Rachenring als lymphatisches Gewebe nach der Pubertät einer fortschreitenden *Altersinvolution* verfällt. Im Alter sind die Rachenmandel und die Zungenbälge fast ganz zurückgebildet, nur die Gaumenmandel bleibt, mindestens bis in das höhere Alter, funktionstüchtig und in wesentlicher Größe erhalten. Mehr oder weniger starke akute und chronisch-entzündliche Veränderungen gehören, besonders beim Erwachsenen, zum „normalen" Befund. Die Gaumenmandel behält zeitlebens eine klinische Bedeutung und spielt als Eintrittspforte vieler Krankheitserreger eine wichtige Rolle. Über die Ursache und Entstehung der Hyperplasie der Gaumen- und Rachenmandel s. S. 245 und S. 262.

Histologisch besteht das lymphoide Gewebe der Schleimhaut aus einem *retikuloendothelialen Stützgewebe* mit eingelagerten *Haufen von weißen Blutkörperchen*, zum Teil in Form von Keimzentren wie in den Lymphknoten, und ist durch seine enge Verbindung mit dem Epithel als *lymphoepitheliales Gewebe* gekennzeichnet (Abb. 94). Die Lymphfollikel wachsen aus der Lamina propria bis in die epithelialen Schichten vor. Die in den Keimzentren gebildeten Lymphozyten, aber auch zahlreiche Leukozyten, durchsetzen das Epithel massenhaft und gelangen damit an die freie Schleimhautoberfläche. Die größeren Anhäufungen von Lymphfollikeln gleichen im Bau weitgehend den Lymphknoten, unterscheiden sich aber von ihnen durch das Fehlen von Lymphsinus und von zuführenden Lymphgefäßen (SCHAFFER und SCHLEMMER). Bei den Tonsillen wird die Oberfläche bzw. Berührungsfläche zwischen Epithel und lymphoidem Gewebe außerordentlich vergrößert, bei der Rachenmandel durch Faltung der Schleimhaut, bei der Gaumenmandel durch ein, die Mandel durchziehendes, verzweigtes System von Epithelschläuchen, den *Krypten*. An der Stelle der zukünftigen Mandeln legt sich die Schleimhaut schon vor der Durchsetzung mit Lymphzellen in Falten.

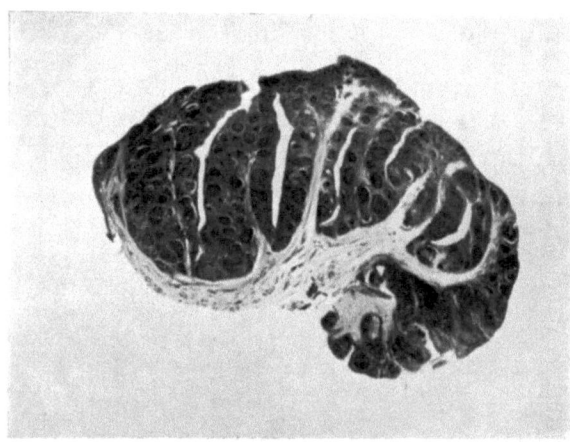

Abb. 95. Langsschnitt durch die Gaumenmandel

Die *Rachenmandel* (Tonsilla pharyngica). Die im Fornix des Nasenrachens sitzende, in der Kindheit gewöhnlich hyperplastische Rachenmandel ist ein aus mehreren Längswülsten zusammengesetztes lappiges Gewebspolster mit tiefen Längsfurchen. Am tiefsten senkt sich eine mittlere Furche als *Recessus medianus* ein, in welcher hinten die übrigen Furchen zusammenlaufen und eine Tasche bilden, deren Hinterwand durch Zusammenschluß der seitlichen Längswülste entsteht. In dieser Gegend liegt auch die embryonale Bildung der *Bursa pharyngica*, welche zuweilen als Ausstülpung erhalten bleibt (S. 195). In den Furchen münden zahlreiche Schleimdrüsen, deren Schleimsekretion eine gewisse Reinigung der Furchen bewirkt. Die Rachenmandel ist, wie die übrige Schleimhaut des Nasenrachens, von Flimmerepithel bedeckt. Nach der Pubertät pflegt die Rachenmandel wie erwähnt zu atrophieren und verschwindet beim Erwachsenen meistens ganz oder bis auf kleine Reste.

Die paarigen *Gaumenmandeln* (Tonsillae palatinae) liegen in der dreieckigen tiefen Mandelbucht. Die Mandeln entwickeln sich in einer oben am vorderen und hinteren Gaumenbogen ansetzenden, sie nach unten umziehenden schlingenartigen Schleimhautfalte, von der gewöhnlich nur der vordere Teil als bald schwach, bald stark ausgeprägte *Dreiecksfalte* (Plica triangularis) mit mehr oder weniger lymphoidem Gewebe übrig bleibt. Oben ist die Dreiecksfalte am vorderen Gaumenbogen angeheftet und verliert sich nach unten seitlich in der Rachenwand. Sie kann mit der Mandel verwachsen, wird dadurch bei der Hyperplasie mitgezogen und kann die Mandelvorderfläche fast ganz bedecken. Zwischen Dreiecksfalte und vorderem Gaumenbogen entsteht ein kleiner dreieckiger, von der Mandelbucht abgetrennter Raum, der nach unten in die Zungenmandel übergeht und verschieden weit hinaufreichende Zungenbälge enthält. Die Gaumenmandel selbst gleicht in Form und Größe sowie der Oberfläche mit den Fossulae tonsillares, den Ausmündungen der Mandelkrypten einer „Mandel". Normalerweise soll sie die Gaumenbögen nicht überragen, doch sind, hauptsächlich beim Kind, Hyperplasien häufig. Infolgedessen zeigt sie starke individuelle Größenschwankungen. Über dem oberen Mandelpol bleibt innerhalb der Mandelkapsel und rings von lymphoidem Gewebe umschlossen, im Winkel zwischen den spitz zulaufenden Gaumenbögen, ein kleiner Raum frei, die verschieden große und tiefe *obere Mandelbucht*, Fossa supratonsillaris, die sich wie eine große Mandelkrypte verhält. Von der Rachenwand ist die Gaumenmandel durch eine Schicht von *lockerem peritonsillärem Gewebe* (Sitz der Peritonsillärabszesse) getrennt und ist an ihrer breiten Anheftungsstelle von einer *bindegewebigen Kapsel* umgeben, die ein vollständiges stumpfes Ausschälen gestattet. Der M. palatopharyngicus tritt mit ihr mit einzelnen Muskelfasern in direkte Verbindung (M. palatotonsillaris). Die Kapsel sendet bindegewebige Septen in die Mandel hinein, um welche sich das lymphoide Gewebe mit seinen *Sekundärfollikeln* und *Keimzentren* gruppiert (Abb. 95). Zuweilen enthält das Gewebe kleine Knorpel- und Knochenstücke, deren Herkunft verschieden erklärt wird. Von der Oberfläche her senken sich tiefe, bis an die Mandelkapsel heranreichende und verzweigte *Mandelkrypten* als kompliziertes Röhrensystem in das lymphoide Gewebe, so daß sich ein schwammähnlicher Aufbau mit sehr großer Oberfläche ergibt (Abb. 96). In der Gegend des oberen Poles sind die Krypten am längsten und am meisten gewunden. Diese Krypten sind, ebenso wie die Oberfläche, von Plattenepithel überzogen. Im Gegensatz zu den Furchen der Rachenmandel und den Balghöhlen der Zungenbälge besitzen die Krypten keine Schleimdrüsen. Der *Krypteninhalt*, bei reichlicher Ansammlung als *Mandelpfropf* bezeichnet, enthält neben abgestoßenen Epithelien, massenhaften Mandellymphozyten und Leukozyten eine bakterielle Mischflora mit vorwiegend Strepto- und Staphylokokken aller Art und auch Pilzdrusen.

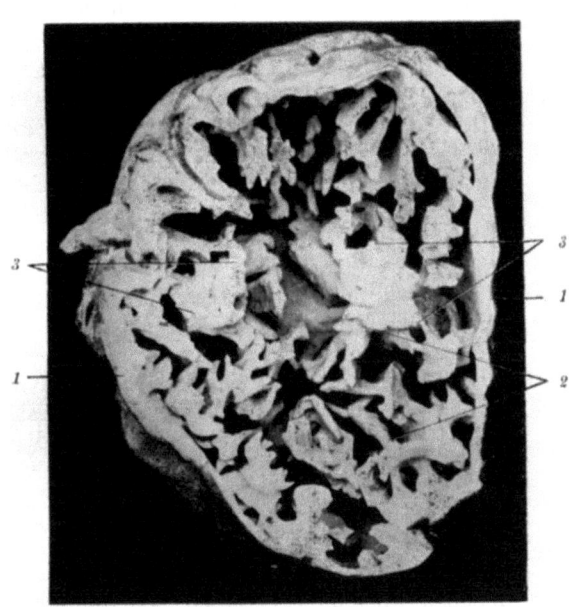

Abb. 96. Wachsplattenmodell des Kryptensystems der Gaumenmandel (nach ZOLLNER)
1 Grenze zwischen oberer und unterer Mandelanlage
2 Verzweigungen einer gemeinsamen Kryptenöffnung
3 Zystenartig erweiterte Krypten

Die *Zungenmandel* (Tonsilla lingualis) setzt sich aus einzelnen Zungenbälgen zusammen, die dem Zungengrund sein höckeriges Aussehen verleihen. Auch hier ist die Stärke des lymphatischen Gewebes sehr verschieden. Um je eine Balghöhle, die den Mandelkrypten entspricht, gruppieren sich eine Reihe von Follikeln. In die Tiefe der Balghöhle können Schleimdrüsen ausmünden.

Die *Funktion des lymphoepithelialen Gewebes* der Schleimhäute ist noch umstritten. Innerhalb der Gesamtfunktion der Schleimhaut läßt der gleichartige Bau der verschiedenen Anhäufungen bzw. der verschiedenen Tonsillen und Einzelknötchen das ganze System als eine funktionelle Einheit auffassen, an welcher die Mandeln als größere Anhäufungen nur einen quantitativ wichtigeren Anteil nehmen. In diesem Sinne wird im folgenden von der Funktion der Gaumenmandeln gesprochen. Der verhältnismäßig bedeutende Stoffwechsel der Gaumenmandeln zeugt von einer lebhaften biologischen Tätigkeit (LÜSCHER), die über das eigene Ernährungsbedürfnis hinausgeht. Eine histologisch nachweisbare Funktion stellt die *Bildung von Mandellymphozyten* dar, ebenso wie deren massenhafte Abwanderung nach der Oberfläche, wo sie sich als Schleim- und Speichelkörperchen mit dem Inhalt des Digestions- und Respirationstraktus mischen. Die Tätigkeit dieser freien Lymphozyten ist nicht bekannt. Anderseits ist die Tonsille imstande, kleinste tote Teilchen (z. B. Kohlenstaub oder Tuschekörnchen) und Bakterien, in ihr Gewebe aufzunehmen. Aus ihrer Zugehörigkeit zum *retikuloendothelialen und lymphatischen System* kann geschlossen werden, daß sie sich nach der *Aufnahme der Bakterien in das Gewebe* an der *Abtötung* und an der *Zerstörung dieses artfremden Eiweißes und der Toxine* beteiligt. Diese Vorgänge sind vorwiegend in die Keimzentren zu verlegen, wo nicht nur weiße Blutkörperchen entstehen, sondern auch zerstört werden (*Reaktionszentren* von HELLMANN und HEIBERG). Das lymphoepitheliale Gewebe der Schleimhäute gehört nach dieser Ansicht zum *Abwehrapparat des Organismus gegen bakterielle Infektionen*, ähnlich wie die Lymphknoten, wobei der Eintritt der Bakterien in die Tonsillen nicht durch Lymphgefäße, sondern von der Oberfläche her erfolgt. Daß die Mandeln über die örtliche Zerstörung von schädlichen Bakterien hinaus noch als natürliche *Bildungsstätte von Immunstoffen* (GOOD, DIGBY) wirken, ist möglich, aber nicht erwiesen. Da die Mandelkrypten, als eigentliche Brutöfen, stets reichlich banale Eitererreger enthalten und diese dauernd mit dem lymphoiden Gewebe in engste Berührung kommen, ist eine solche Annahme naheliegend. Die histologische Untersuchung zeigt auch in fast jeder Mandel eine Kryptentonsillitis (THIESBÜRGER), also dauernde Reaktionen zwischen Bakterien und Gewebe. Diese verschiedenen Tatsachen und Überlegungen haben zu der *Abwehr- und Schutzhypothese* (BRIEGER-GOERKE) geführt, die unter den zahlreichen Vermutungen über die Mandelfunktion immer noch die wahrscheinlichste ist und auch mit den klinischen Erfahrungen am besten übereinstimmt. Ein direkter Beweis konnte allerdings bis jetzt nicht erbracht werden. Sie macht auch verständlich, warum der lymphatische Rachenring beim Kind mit seiner noch mangelhaften Immunität besonders stark entwickelt ist und beim Erwachsenen an Bedeutung verliert. Der physiologischen Schutzwirkung steht unter pathologischen Bedingungen die Möglichkeit des Einbruches von Entzündungserregern durch das Mandelgewebe gegenüber (S. 248).

Ob die Tonsillen daneben noch *inkretorische Funktionen* besitzen, ist zweifelhaft. Weder für die Bildung von wachstumshemmenden Stoffen (ALLEN, VOSS), noch solchen mit Wirkung auf den Kalk- und Zuckerstoffwechsel (BRUZZONE), noch auf die Sexualfunktion (italienische Autoren) lassen sich überzeugende tierexperimentelle oder klinische Tatsachen anführen. Eine Einordnung in das übrige endokrine System gelang bisher nicht.

Auch eine Beteiligung an der Verdauung ist trotz verschiedener, in der Tonsille vorhandener Fermente (lebhafte Glycolyse) (LÜSCHER) und der massenhaften Auswanderung von weißen Blutkörperchen in den Verdauungskanal nicht nachweisbar.

Im Gegensatz zur Exstirpation der Drüsen mit innerer Sekretion verursacht die *vollständige Ausschälung* der Gaumenmandeln und die gleichzeitige Entfernung der Rachenmandel, selbst beim Kind, *keine klinisch nachweisbaren Ausfallserscheinungen,* und daher sind gesundheitliche Schäden von der Tonsillektomie und Adenotomie nicht zu befürchten (s. S. 261). Ausfallserscheinungen sind schon deshalb kaum zu erwarten, weil nach diesen operativen Eingriffen immer noch reichlich lymphoides Gewebe in den Schleimhäuten zurückbleibt, das die Funktion der entfernten Mandeln übernehmen kann.

IV. Untersuchung des Rachens

A. Aufnahme der Anamnese

1. Lokale und allgemeine Beschwerden

Rachenerkrankungen können einerseits entzündliche Beschwerden in Form von *Schmerzen* und *Sekretionsstörungen,* anderseits eine *mechanische Behinderung der Rachenfunktionen, der Atmung, der Mittelohrlüftung, des Schluckens* und *der Sprache* verursachen.

Die *Schmerzen* bestehen teils spontan, teils beim Schlucken, und sind oft durch ihre Lokalisation, ihren Grad und ihre Art, für bestimmte Erkrankungen charakteristisch.

Stärkere *Schluckschmerzen* sprechen für eine akute Entzündung, leichtere *Reizempfindungen* (Parästhesien), wie Trockenheit, Kratzen, Brennen, Kitzeln, Rauhigkeit, Fremdkörpergefühl usw. für eine chronische Affektion, meistens einen Rachenkatarrh, jedoch kann sich auch eine bösartige Geschwulst oder ein spezifisches Geschwür in dieser Weise äußern. Schwere Schluckschmerzen und Fieber kennzeichnen die Angina und den Peritonsillärabszeß. Eine ausgesprochene Seitenlokalisation deutet auf die Mandeln oder die Seitenstränge (Pharyngitis lateralis) hin. Unbestimmte würgende Beschwerden, vor allem beim Leerschlucken, lassen auf eine nervöse Störung schließen. Bei den *nach dem Ohr ausstrahlenden Schmerzen* handelt es sich um einen tiefen Krankheitsherd (Peritonsillitis, tiefe krebsige Geschwüre usw.). Doch können selbst ausgedehnte Geschwüre (Krebs, Lues, Tuberkulose) manchmal auffällig wenig Schmerzen bereiten, außer am Kehlkopfeingang, wo besonders tuberkulöse Geschwüre zu einer *schmerzhaften Dysphagie* führen.

Die *Sekretionsstörungen* äußern sich in Trockenheit oder lästiger Vermehrung einer oft zähen, klebenden Schleimabsonderung. Der Kranke sucht sich dieses Schleimes durch wiederholtes Räuspern und Husten zu entledigen. Viele Reizzustände organischer, aber auch rein nervöser Art haben reichlichen Speichelfluß zur Folge, der vom Patienten als Schleim empfunden wird.

Von Zeit zu Zeit ausgestoßene *Mandelpfröpfe* fallen dem Patienten durch ihren üblen Geschmack und Geruch auf. Im übrigen ist der *Auswurf* nicht fötid, außer bei zerfallenden Geschwüren.

Blutbeimischungen im Sputum kommen als kleine Blutfäden im Speichel bei vielen entzündlichen Rachenerkrankungen vor. Auch stammen sie gelegentlich aus kleinen Venektasien im Rachen, am Zungengrund oder am Zahnfleisch.

Regelmäßige stärkere Blutungen jedoch sind immer ein ernstes Zeichen und weisen in der Regel auf Geschwüre hin (Krebs, Lues, Tuberkulose), die bei tiefem Zerfall eine tödliche Massenblutung verursachen können. Seltener sind Blutungen bei Zirkulationsstörungen oder Blutkrankheiten.

Blut im Auswurf stammt oft nicht aus dem Rachen. Überängstliche Patienten klagen mitunter über Blutgeschmack im Mund und blutigen Auswurf, ohne daß Blut vorhanden ist, was sich mikroskopisch leicht nachprüfen läßt. Bei geringen Blutbeimengungen im Speichel ist deren Herkunft manchmal schwer festzustellen. Nicht selten fließt das Blut aus der Nase nach hinten oder kommt, auch ohne wesentlichen Husten, aus den tieferen Luftwegen. Gelegentlich blutet das Zahnfleisch, verstärkt durch unwillkürliches Saugen.

Störungen der Sprache treten bei verlegter Durchgängigkeit der Nasenatmung als geschlossenes Näseln (Rhinolalia clausa) auf, als offenes Näseln (Rhinolalia aperta) bei mangelndem Abschluß zwischen Mundrachen und Nasenrachen bzw. Nase während der Phonation (Wolfsrachen, Gaumendefekte, postdiphtherische Lähmungen des Gaumensegels usw.). *Klossig* und *verwaschen* tönt die Sprache bei schmerzhaften Affektionen oder größeren Schwellungen in der Mundhöhle und im Rachen.

Trockene Schleimhautentzündungen, Erkrankungen der Rachen- und Gaumenmandel können zu einem *Reizhusten* mit heftigsten, keuchhustenähnlichen Anfällen führen.

Schwellungen im Mundrachen und im Kehlkopfrachen gehen selbst bei Beiderseitigkeit (beiderseitige Peritonsillärabszesse, Tumoren) entgegen der Laienmeinung nur ausnahmsweise mit einer wesentlichen *Behinderung der Atmung* bzw. einer *Erstickungsgefahr* einher. Die normalerweise lautlose Atmung wird allerdings hörbar und rasselnd. Die Gefahr tief lokalisierter Entzündungen im Rachen besteht in dem Übergreifen auf den Kehlkopfeingang, was plötzlich einen eigentlichen *Stridor* und Erstickungsgefahr mit sich bringen kann.

Eine mechanische *Schluckbehinderung* (Dysphagie) tritt um so leichter ein, je tiefer das Hindernis (entzündliche Schwellung, Geschwulst, Striktur) im Rachen sitzt. Bei organischer Stenose bleibt zunächst der feste Bissen stecken, vor allem Fleisch und Brot, während Flüssigkeiten und hauptsächlich Brei passieren: im Gegensatz dazu verursachen Krämpfe der Schlundmuskulatur einen momentanen, aber zeitlich stark wechselnden, vollständigen Verschluß, der auch, oder sogar vorwiegend, die flüssige Nahrung zurückhält.

Selten sind Schluckstörungen, die von Lähmungen der Schlundmuskulatur herrühren. Namentlich die postdiphtherische Lähmung der Gaumenmuskulatur aber auch Gaumendefekte (Wolfsrachen, Syphilis) bedingen ein *Fehlschlucken nach der Nase*, das infolge mangelhaften Abschlusses des Nasenrachens vom Mundrachen zustande kommt. Fehlschlucken *in den Kehlkopf* und die tieferen Luftwege mit heftigen Hustenanfällen beim Schlucken sind die Folge von Sensibilitätsstörungen und beiderseitigen Lähmungen der Kehlkopf- und Schlundmuskulatur, teilweise auch von tiefgehenden Geschwüren des Kehlkopfeinganges.

Die Verlegung des *Nasenrachens* führt zu einer mehr oder weniger hochgradigen *Behinderung der Nasenatmung* und schließlich zur pathologischen Mundatmung, mit ihren weittragenden Folgen und Schäden.

Die krankhafte Mundatmung

Ursachen der Mundatmung. Die häufigste, aber nicht die einzige Ursache der Mundatmung bzw. des offenstehenden Mundes, ist die *Behinderung der Nasenatmung* durch Nasen- oder Nasenrachenerkrankungen. Beim Kind steht die

Hyperplasie der Rachenmandel, welche den engen kindlichen Nasenrachen ausfüllt, an erster Stelle, beim Erwachsenen hauptsächlich *Schwellungen der Nasenmuscheln* (vasomotorische Rhinopathie und hyperplastische Rhinitis) oder starke *Verbiegungen der Nasenscheidewand*. Vollständige Verstopfungen ergeben sich zuweilen bei *Nasenpolypen*. *Gut- und bösartige Geschwülste* in der Nase und im Nasenrachen, *spezifisch-entzündliche Gewebswucherungen*, *Narbenstenosen*, angeborene *Choanalatresien* oder das *Ansaugen der Nasenflügel* können die Nasenatmung ebenfalls beeinträchtigen.

Von diesen eigentlichen krankhaften Mundatmern ist eine zweite Gruppe von Patienten mit offenstehendem Mund zu unterscheiden, bei denen durch eine *Bißanomalie* der Schluß des Mundes unmöglich wird. Alle stärkeren Grade von *prognather Zahnstellung*, die sich unter anderem infolge der Behinderung der Nasenatmung beim Kind entwickeln, gehören zu dieser Gruppe. Ebenso ein starkes Vorstehen der Molaren, welche zum Aufbiß gelangen, bevor sich die übrige Zahnreihe schließt.

Eine dritte Gruppe bilden *geistig hochgradig Debile* (Idiotie, Mongolismus, Kretinismus), die den Mund trotz normalanatomischen Verhältnissen dauernd offen lassen. Selten besteht eine entsprechende funktionelle Störung bei Hysterischen.

Vielfach kommen Kombinationen dieser drei Ursachen vor. Fast regelmäßig haben beispielsweise Rachenmandelträger auch eine stark prognathe Zahnstellung.

Ein offenstehender Mund bedeutet deshalb nicht immer eine Behinderung der Nasenatmung. Die Berücksichtigung dieser Tatsache schützt vor Fehldiagnosen und unnötigen Eingriffen an der Rachenmandel und in der Nase.

Folgen der Mundatmung. Der Mensch ist zwar im Gegensatz zu einzelnen Tieren (z. B. Kaninchen) nicht allein auf die Nasenatmung angewiesen, sondern kann, zunächst ohne ersichtlichen Nachteil, durch den Mund atmen. Nach UDDSTRÖMER ist eine Mitbeteiligung der Mundatmung an der Gesamtatmung bis zu 10% noch normal. Bei starken Körperanstrengungen mit entsprechend vermehrtem Sauerstoffbedürfnis ist der Mund der zusätzliche physiologische Atemweg. *Krankhaft wird die Mundatmung erst, wenn die Nasenatmung auch in der Ruhe und besonders im Schlaf nicht mehr ausreicht.* Diese *pathologische Mundatmung* ist der Nasenatmung durchaus nicht gleichwertig, sondern zieht eine Reihe von teils unmittelbaren, teils späteren Schäden nach sich. Die Folgen sind beim Kleinkind am stärksten und prägen sich um so mehr aus, in je früherem Alter die Mundatmung einsetzt.

Subjektiv wird der Übergang von der Nasenatmung zur Mundatmung als lästige Behinderung der Atmung bzw. als Gefühl des Lufthungers empfunden. Unwillkürlich versucht der Betroffene immer wieder durch die Nase zu atmen und erst nach längerer Zeit tritt eine subjektive Gewöhnung ein, die dann allerdings so weit geht, daß die Mundatmung auch nach der Beseitigung des Hindernisses beibehalten wird und z. B. die Kinder nach der Adenotomie den Mund nicht mehr von selbst schließen lernen. Das bedeutet aber nicht eine schadenfreie Anpassung an den Zustand der Mundatmung. Vorwiegend im *Schlaf* hält die instinktive Bevorzugung der Nasenatmung noch weiter an, so daß die Betroffenen nachts Anfälle von Atemnot bekommen. Zugleich sinkt die Zunge infolge der mangelnden Stütze durch den Gaumen und des fehlenden Muskeltonus, wie bei Rückenlage in der Narkose, zurück, der Atemweg wird völlig verschlossen, es erfolgt ein *Erstickungsanfall*, der vor allem die Kinder verängstigt aus dem Schlaf aufschrecken läßt. Dieser Vorgang wiederholt sich jedesmal, wenn das Kind wieder eingeschlafen ist, was den Schlaf hochgradig stört. Wahrscheinlich geht ein Teil der Fälle von Enuresis nocturna, wie auch nächtlicher Kehlkopfkrämpfe, auf diese plötzlichen Anfälle von Atemnot zurück.

Ein auffälliges Zeichen der behinderten Nasenatmung ist die *geräuschvolle Atmung im Schlaf* oder eigentliches *Schnarchen*. Die Geräusche sind teils Stenosengeräusche oder Rasselgeräusche des angesammelten Schleims, teils entstehen sie durch Flattern des erschlafften Gaumensegels im Luftstrom der Mundatmung. Beim Erwachsenen hat das Schnarchen allerdings meistens funktionelle Gründe und findet manchmal auch bei geschlossenem Mund statt. Eine Besserung durch Naseneingriffe ist daher bei Erwachsenen in der Regel nicht zu erwarten.

Auch die *Störung der Sprache*, das geschlossene Näseln (Rhinolalia clausa) macht sich hauptsächlich beim Kind geltend, während sie beim Erwachsenen nicht so auffällig ist. Der „tote gestopfte Mundton" ist durch unreine Klangfärbung der Vokale und Ausfall der Nasallaute gekennzeichnet (z. B. d statt n). Eigentliche Sprachfehler, z. B. Sigmatismus oder Stottern, sind keine direkten Folgen der behinderten Nasenatmung.

Die *Herabsetzung der Geruchsempfindung* (respiratorische Anosmie) gehört zu den häufigen Klagen des erwachsenen Mundatmers, während sich das Kind nicht darum kümmert.

Die Mundatmung verhindert den normalen Rhythmus zwischen Atmen und Schlucken beim *Essen*, weshalb zu langsam oder zu hastig und ohne zureichendes Kauen gegessen wird. Die Kinder sind daher „schlechte" Esser, was irrtümlicherweise als Appetitlosigkeit gilt. Eine *schwerere Ernährungsstörung* erleidet allerdings nur der Säugling, der das Saugen in kurzen Zeitabständen zum Luftschöpfen unterbrechen muß.

Der Mundatmer neigt zu *wiederholten akuten und chronischen Katarrhen* der oberen und tieferen Luftwege. Schon bei verhältnismäßig geringer ein- oder beiderseitiger Behinderung der Nasenatmung fehlt die normale Ventilation und wird die Reinigung von Sekret und Exsudat durch Schneuzen durch die Schwächung des Exspirationsstoßes erschwert. Inwieweit auch veränderte Druckverhältnisse hinter dem Hindernis einen störenden Einfluß auf die Blutzirkulation in der Schleimhaut haben, ist fraglich. Es entsteht eine chronische Rhinitis — gegebenenfalls auch eine chronische Sinusitis —, die oftmals schon an einem Ekzem des Naseneinganges kenntlich ist. Die Mundatmung führt außerdem zur Austrocknung der Mund-, der Rachen- und Kehlkopfschleimhaut, weil diese für die Wasser- und Wärmeabgabe an die Inspirationsluft sowie deren Reinigung nicht geeignet sind, weshalb vor allem Erwachsene über einen morgendlich trockenen Mund und Rachen klagen. Mit der Zeit entwickeln sich hartnäckige, *trockene Rachen-, Kehlkopf- und Bronchialkatarrhe*.

Daß ähnliche Gründe eine vermehrte *Zahnkaries* bewirken, ist unwahrscheinlich.

Im Wachstumsalter verursacht die Mundatmung auch *Entwicklungsstörungen des Skelettes*. Am auffälligsten ist die *Verbildung des Oberkiefers* (Abb. 97). Es kommt zur seitlichen Kieferkompression mit vorderem Engstand, d. h. der Oberkiefer wird schmal und lang, der flach gewölbte harte Gaumen wird zum abnorm hoch scheinenden Spitzbogen (Spitzbogengaumen, gotischer Gaumen, hoher Gaumen), ebenso wie der gleichmäßige hufeisenförmige Bogen des Alveolarfortsatzes nach vorn spitz zuläuft und zwischen den Schneidezähnen geknickt erscheint. Die Artikulation der ersten bleibenden Molaren ist wenigstens in meso-distaler Richtung normal, vorn aber besteht eine mehr oder weniger hochgradige Prognathie mit Vorstehen der oberen Schneidezähne, die oft schief nach vorn gerichtet sind (Protrusio). Schon die Milchzähne haben kaum Platz und decken sich dachziegelförmig, die zweite Dentition verspätet sich und die Zähne brechen in unregelmäßiger Reihe und schief stehend durch, da die Kieferentwicklung teilweise ausbleibt. Die Oberlippe ist in typischer Weise hochgezogen. Am Unterkiefer treten die Veränderungen weniger deutlich hervor.

Die starke Prognathie hat ihrerseits eine Behinderung des Mundschlusses zur Folge, weshalb, abgesehen von kosmetischen Rücksichten, eine orthodontische Korrektur erforderlich ist.

Über die *Pathogenese der Kieferverbildung* sind die Meinungen noch geteilt. Neben der Annahme einer primären, von der Mundatmung unabhängigen Entwicklungsstörung, liegt möglicherweise eine Folge der Mundatmung vor, indem bei offenem Mund z. B. dem Wangendruck kein Zungendruck entgegenwirkt. Die deformierenden Kräfte machen sich daher besonders während des Zahnwechsels geltend. Die Kieferdeformation kann sich bei frühzeitiger Beseitigung des Atemhindernisses zurückbilden.

Der *Thorax* des kindlichen Mundatmers ist oft lang und schmal, mit flacher, bisweilen eigentlicher Trichterbrust. Dafür wölbt sich das Abdomen groß und schlaff hervor. Diese Erscheinungen sind wahrscheinlich neben der Konstitution den veränderten atemmechanischen Bedingungen der Mundatmung und dem Fehlen der reflektorischen Atemsteuerung durch die Nasenschleimhaut zuzuschreiben. Die Mundatmung erhöht den „schädlichen Raum", auch kann der Reibungswiderstand vergrößert werden, insbesondere bei den nächtlichen vergeblichen Bemühungen durch die Nase zu atmen.

Die Gesamtheit dieser Wirkungen ergibt den sogenannten „*adenoiden Habitus*" *des Rachenmandelkindes* (Abb. 122), der schon am typischen „*adenoiden Gesichtsausdruck*" (Abb. 123) mit dem offenstehenden Mund und den dadurch heruntergezogenen äußeren Augenwinkeln leicht kenntlich ist. Die Störung der körperlichen Entwicklung äußert sich im *asthenischen Körperbau*.

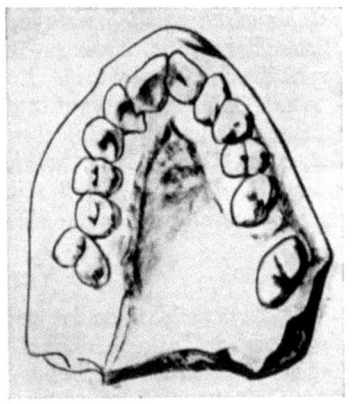

Abb. 97. Verbildung des Oberkiefers bei krankhafter Mundatmung des Kindes

Die geistige Entwicklung erfährt ebenfalls eine gewisse und manchmal recht bedeutende Verzögerung *(Aprosexia nasalis)*. Die Kinder werden in der Schule unaufmerksam und fallen in ihren Leistungen zurück. Der durch den offenstehenden Mund bedingte einfältige Gesichtsausdruck läßt sie dümmer erscheinen als sie sind. Schwerere geistige Defekte oder Debilitäten dürfen natürlich nicht der Rachenmandel zur Last gelegt werden, oft zur großen Enttäuschung der Eltern, die alle ihre Hoffnungen auf die Adenotomie setzen.

Beim *Erwachsenen* sind Rückwirkungen der Mundatmung auf den gesamten Organismus und den allgemeinen Gesundheitszustand bedeutend geringer. Neben der subjektiven Unannehmlichkeit der Mundatmung, die vom Erwachsenen stärker empfunden wird als vom Kind, fallen hauptsächlich die häufigen Katarrhe und die ausgetrockneten Schleimhäute lästig. In individuell verschiedenem Maße kann aber auch die körperliche und geistige Leistungsfähigkeit leiden.

Die *Entstehung* der Entwicklungshemmung und der Allgemeinstörungen ergibt sich zum Teil aus den verschiedenen geschilderten direkten Folgen der Mundatmung (subjektives Unbehagen, mechanische Wirkungen, häufige Katarrhe, Störung der Ernährung und Nachtruhe usw.), zum Teil scheinen noch weitere Faktoren mitzuspielen. Nach einer alten a priori angenommenen Hypothese soll die „oberflächliche" Mundatmung den Luftwechsel in den Lungen und den

Gasaustausch in den Alveolen beeinträchtigen und deshalb eine Sauerstoffarmut des Blutes (Hypoxyämie) und eine entsprechend ungenügende Sauerstoffversorgung der Gewebe verursachen. Eigene Untersuchungen (Sinken der Alkalireserve und Steigen der Milchsäurewerte im Blut des Mundatmers) konnten diese Annahme stützen und zeigten, daß die Mundatmung jedenfalls den allgemeinen Stoffwechsel beeinflußt. Ein großer Anteil kommt der konstitutionellen Grundlage zu. Unter den Rachenmandelträgern finden sich zahlreiche schwächliche exsudative Lymphatiker, deren Konstitution als solche den asthenischen „adenoiden" Habitus in sich birgt. Auch sind in vielen Fällen infektiös entzündliche Schäden durch rezidivierende akute und chronische Entzündungen der Rachen- und Gaumenmandeln beteiligt. So erklärt sich, daß es einen adenoiden Habitus, ja selbst ein adenoides Gesicht ohne Rachenmandel bzw. Adenoide gibt. Anderseits weist die häufig weitgehende Besserung der Gesamtstörung auch des Asthenikers nach der Adenotomie auf die ursächliche Bedeutung der Rachenmandel hin.

Viele *Nasenrachenerkrankungen* engen die *pharyngeale Öffnung der Ohrtrompete ein oder verschließen sie ganz* (Rachenmandelhyperplasie, akute und chronische Rhinopharyngitis, Nasenrachenfibrome, bösartige Geschwülste, tuberkulöse und syphilitische Geschwüre). Zugleich findet oft eine Infektion der Tuben- und Paukenhöhlenschleimhaut statt. Die Nasenrachenerkrankung äußert sich in solchen Fällen in *einfachem Tubenverschluß* (Ohr, S. 195), *Tubenmittelohrkatarrhen* (Ohr, S. 197), *wiederholten akuten Mittelohrentzündungen* (Ohr, S. 205) oder *chronischem Ohrfluß* (Ohr, S. 259), deren gemeinsames Symptom zu einer mehr oder weniger hochgradigen und wechselnden Mittelohrschwerhörigkeit führt.

2. Die Vorgeschichte der Erkrankung

Zu berücksichtigen ist der *Allgemeinzustand*, ebenso wie die Aufklärung der *Lebensweise* (Tabak, Alkohol, heiße und kalte Getränke) sowie äußerer beruflicher und nichtberuflicher *Reizwirkungen* (extreme Temperaturen, Staub, Chemikalien, anstrengender und falscher Stimmgebrauch). Ängstliche und nervöse Menschen verlegen ihre Beschwerden häufig in den „Hals" und unterhalten ihre Angstvorstellungen (Krebsangst usw.) durch dauernde Selbstbeobachtung im Spiegel. Häufig ist die Beurteilung des *psychischen Verhaltens* und der *ganzen Persönlichkeit* wichtig.

Oftmals deckt die Befragung ähnliche *frühere akute Erkrankungen* auf (halsempfindliche Menschen) und gibt damit eine gute Wegleitung für den weiteren Verlauf oder die Vorgeschichte weist auf ein *chronisches Leiden* hin. Im Alter erstmals auftauchende Halsbeschwerden sind krebsverdächtig. Aus der *Familienanamnese* wird der familiäre bzw. erbliche Charakter zahlreicher Halsleiden erkennbar.

B. Untersuchungsmethoden des Rachens

1. Untersuchung des äußeren Halses

Durch das häufige Übergreifen der Rachenerkrankungen auf den äußeren Hals (Lymphknoten, parapharyngeale Räume) und die Schmerzprojektion nach außen, wird die Besichtigung und Betastung des äußeren Halses notwendig, auch wenn keine großen Drüsenpakete auffallen.

Die Betastung erfolgt am sitzenden Patienten mit leicht nach vorn gebeugtem Kopf *bimanuell von hinten* mit den Fingerspitzen und im Seitenvergleich (Abb. 98). Der Untersucher beginnt mit der Unterkinngegend (submentale und submaxillare Lymphknoten), gleitet zum Kieferwinkel (oberste Zervikallymphknoten, Projektion des unteren Mandelpoles, Phlegmonen im Spatium parapharyngicum) und führt dem Gefäßnervenstrang am vorderen Rand des Kopfnickers entlang zum Brustbein (tiefe Zervikallymphknoten, Jugularisthrombose, tiefe Halsphlegmone bzw. kollare Mediastinitis). Anschließend werden die Nackenlymphknoten und die Lymphknoten im hinteren Halsdreieck untersucht, deren Einzugsgebiet im Epipharynx, der Kopfhaut und im Ohr liegt, sowie diejenigen in der Supraklavikulargrube. Am Oberrand des Kehlkopfes befindet sich die vielfach schmerzhafte Austrittsstelle des N. laryngicus cranialis, auf der Membrana thyreocricoidea der praelaryngeale mediane Lymphknoten und unterhalb des Kehlkopfes median und zu beiden Seiten die Schilddrüse (s. auch Betastung des Kehlkopfes, S. 375).

Neben der *Schmerzhaftigkeit* hat die Palpation festzustellen, ob es sich bei *Schwellungen* um umschriebene Lymphknoten, um eine diffuse Infiltration der Weichteile oder eine thrombosierte V. jugularis handelt, was bei gut abgegrenzten Lymphknoten leicht fällt, aber auch schwierig sein kann. So ist die Unterscheidung einer thrombosierten Jugularis von einem derben schmerzhaften Lymphstrang durchaus nicht einfach (UFFENORDE). Bei jeder Schwellung ist auf die Größe, die Konsistenz, deren Beweglichkeit und auf das Verhalten der bedeckenden Haut zu achten.

Schwellungen am äußeren Hals sind stets ein schwerwiegendes Krankheitszeichen. Bei akuten Entzündungen deuten sie auf ein Übergreifen der Infektion auf die Umgebung hin, bei chronischen Erkrankungen sind sie beim Jugendlichen in der Regel die Folge einer Rachen- bzw.

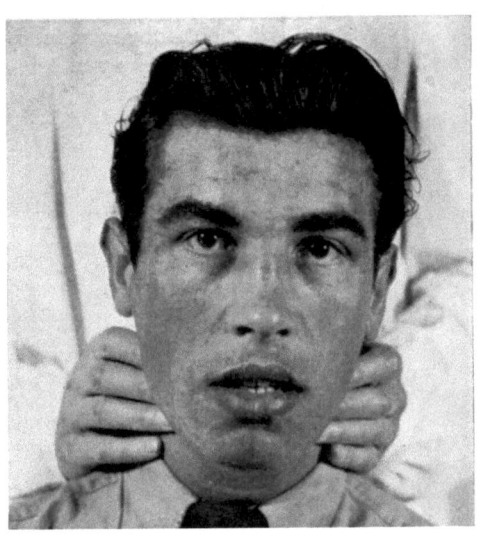

Abb. 98. Bimanuelle Palpation des äußeren Halses

Mandeltuberkulose, beim älteren Menschen dagegen Ableger einer *bösartigen Geschwulst* in den oberen Luft- und Speisewegen. Nicht selten fallen sie dem Patienten als erste Äußerung seiner schweren Erkrankung auf.

2. Untersuchung des Mundrachens (Mesopharyngoskopie) Instrumente und Ausführung

Eine gründliche Untersuchung des Mundes und des Mundrachens verlangt neben dem Mundspatel die Anwendung der Stirnlampe oder des Stirnspiegels. Für einen raschen Überblick über den Mundrachen (Angina) genügen im Notfall das direkte Tageslicht oder eine elektrische Taschenlampe und ein Löffelstiel zum Herunterdrücken der Zunge.

Als *Mundspatel* bzw. Zungenspatel ist der gefensterte Mundspatel nach BRÜNINGS (Abb. 99) am geeignetsten oder ein einfacher, an beiden Enden leicht abgebogener Metallspatel. Für Kinder, die vor dem blanken Metall des Spatels Angst haben („Messer"), kann ein Holzspatel verwendet werden.

Bei ängstlichen Kindern und überempfindlichen Erwachsenen ist es zweckmäßig, die Untersuchung ohne Instrumente zu beginnen und bei weitgeöffnetem Mund a—a—a phonieren zu lassen. Nun erfolgt die Besichtigung der *Mundhöhle* (Vorhof, Mundboden, Zunge, Zähne), wozu die Weichteile mit dem Mundspatel voneinander abgehoben werden. Anschließend wird der *Mundrachen* untersucht. Hierfür bleibt die Zunge möglichst erschlafft im Mund, die Zungenspitze hinter der unteren Zahnreihe. Der Mundspatel wird sanft eingesetzt, drückt aber die Zunge energisch nach unten mit leichtem Zug nach vorn, so daß die ganze hintere Rachenwand und die Mandelgegend bis zum unteren Pol sichtbar wird (Abb. 100). Gleichzeitiges Phonieren von a—a—a oder o—o—o unterstützt wesentlich die Abflachung der Zunge.

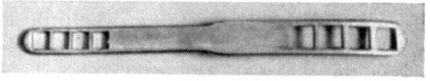

Abb. 99. Gefensterter Mundspatel nach BRUNINGS

Es ist *fehlerhaft*, den Zungenspatel zu tief einzusetzen, weil die Berührung des Zungengrundes Würgreflexe auslöst und sich dadurch die Zunge kontrahiert und aufbäumt. Ein Zurückschieben der Zunge mit dem Spatel muß ebenfalls vermieden werden.

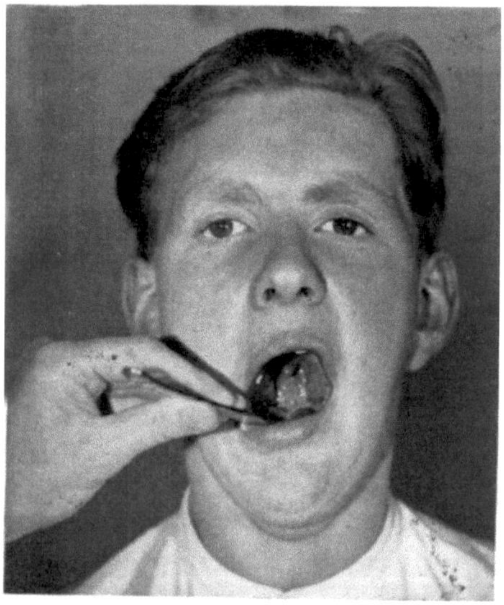

Schwierigkeiten treten nur bei stark reflexempfindlichen Patienten und ängstlichen Kindern auf. Die Reflexe und das Aufbäumen der Zunge sind fast stets durch behutsame Untersuchung und Aufforderung zum ruhigen Atmen und regelmäßigen Phonieren zu vermeiden. In Ausnahmefällen ist eine Anästhesie (2% Pantocain) des Zungengrundes und des Rachens notwendig. Mitunter führt bei starken Reflexen ein sehr rasches Vorgehen zum Ziel.

Will ein Kind trotz freundlichem und beruhigendem Zuspruch den *Mund nicht öffnen*, dann wird durch *Einführen einer stumpfen Sonde* hinter dem hintersten Zahn bis zur Rachenwand das Kind auf einfache und schmerzlose Weise zum Würgen gebracht, wodurch es den Mund öffnet. Schnelles Einführen des Spatels bis auf den Zungengrund unterhält das Würgen und verschafft den gewünschten Überblick über den Rachen und die Mandeln, die durch das Würgen zudem aus den Mandelnischen hervortreten.

Abb. 100. Untersuchung des Mundrachens

Für die *Untersuchung der Gaumenmandeln* dreht der Patient seinen Kopf etwas seitlich. Da oft ein größerer Teil der Mandel in der Mandelbucht versteckt liegt, muß die Mandel nach der einfachen Besichtigung zur näheren Beurteilung mit einem *Mandelquetscher* (z. B. Tonsillentaster nach ZANGE), einem Gaumenhaken oder einem zweiten Mundspatel, der bei heruntergedrückter Zunge auf den vorderen Gaumenbogen zwischen Gaumenmandel und aufsteigendem Unterkieferast aufgesetzt wird und durch langsam stärker werdenden Druck die Mandel aus der Mandelnische nach medial herausdrückt. Die Untersuchung mit dem Mandelquetscher hat während oder unmittelbar nach einer akuten Entzündung zu unterbleiben, da die Gefahr eines Aufflackerns des Entzündungsprozesses besteht. Der vordere Gaumenbogen und die Dreiecksfalte lassen sich mit einem stumpfen Gaumenhaken abheben, wodurch besonders auch die obere Mandelbucht zugänglich wird. Die Untersuchung der Gaumenmandel ohne Betastung des äußeren Halses ist unvollständig.

Normales Bild des Mundrachens (Abb. 101). Das Blickfeld umfaßt die hinteren Teile des Zungenrückens, die Rachenenge mit den Gaumenmandeln, den weichen Gaumen und die hintere Rachenwand des Mundrachens.

An den *Gaumenmandeln* ist ihre Größe, Farbe, die Gestalt, die Oberfläche, der Inhalt der Krypten und ihr Verhalten zur Umgebung zu beachten.

Die *normalen Gaumenmandeln* sitzen beiderseits frei in der Mandelnische, welche von den häufig etwas röteren *vorderen* und *hinteren Gaumenbögen* begrenzt wird. Beim Erwachsenen sollen die Mandeln die Gaumenbögen nicht überragen, beim Kind sind sie relativ etwas größer und treten meistens zwischen den Gaumenbögen hervor, aber auch beim Erwachsenen sind *Hyperplasien* mäßigen Grades nicht selten. Die Gaumenmandeln sind normalerweise *blaßrot*, *mandelförmig* oder mehr *kugelig* und haben eine *glatte Oberfläche*, die von den regelmäßig verteilten grubenartigen Vertiefungen der *Mandelkryptenausgänge* durchsetzt wird. Der dreieckige Raum zwischen Gaumenbögen und oberem Mandelpol bildet die *obere Mandelbucht*, die einer großen Krypte entspricht. In den Kryptenausgängen und der oberen Mandelbucht sind mitunter weißliche *Mandelpfröpfe* zu sehen, welche bei reichlichem Auftreten auf eine

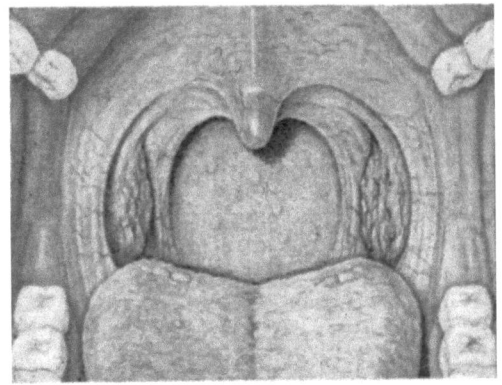

Abb. 101. Normales Bild des Mundrachens. Gaumenmandeln leicht hyperplastisch

chronische Entzündung hinweisen. Zwischen dem vorderen Gaumenbogen und der Mandel zieht die *Dreiecksfalte* nach unten, die in der Gegend des oberen Poles an der Mandel ansetzt und unten im Gegensatz zum vorderen Gaumenbogen in der seitlichen Rachenwand verläuft. Eine Verwechslung mit dem vorderen Gaumenbogen ist bei Beachtung dieses Verlaufes nicht möglich. Bald ist sie kaum sichtbar, bald besteht sie in einer breiten Schleimhautduplikatur, die zudem durch lymphatisches Gewebe verdickt sein kann. Dieses hängt öfters direkt mit den Zungenbälgen zusammen, die sich zwischen vorderem Gaumenbogen und Dreiecksfalte nach oben ziehen. Mitunter verbirgt sich die Vorderfläche der Mandel fast ganz hinter der Dreiecksfalte, besonders, wenn sie infolge wiederholter Entzündungen mit der Mandelfläche verwächst und bei Hyperplasie mitgezogen wird.

Durch *Druck auf den vorderen Gaumenbogen* läßt sich die normale Mandel leicht aus der Mandelnische herausdrängen und zeigt dabei ihre *wirkliche Größe*, deren intramuraler Anteil sonst in der Mandelnische verborgen bleibt. *Verwachsungen* mit der Umgebung als Folge wiederholter akuter Entzündungen einer chronischen Tonsillitis oder einer Tonsillotomie bilden Adhäsionen mit den Gaumenbogen und der Dreiecksfalte, sowie peritonsilläre Vernarbungen des Mandelbettes und verhindern die Luxation aus der Mandelbucht. Der Druck auf den Gaumenbogen bringt auch den *Inhalt der Mandelkrypten* an die Oberfläche, seien es dicke Mandelpfröpfe oder dünnflüssiges graues Exsudat, dessen bakteriologische und zytologische Untersuchung zuweilen notwendig ist.

In vereinzelten Fällen ist am Übergang des vorderen Gaumenbogens in den Zungengrund das beim Menschen rudimentäre *Organum foliatum* stärker entwickelt und fällt als gelapptes geschwulstähnliches Gebilde auf, das gelegentlich für eine krebsverdächtige Geschwulst gehalten wird.

Häufig sind der *weiche Gaumen* und die *Gaumenbögen* etwas *röter* als die Umgebung.

Das *Gaumenzäpfchen* zeigt nach Dicke und Länge große individuelle Schwankungen, die aber nur dann klinische Bedeutung haben, wenn die Uvula auf den Zungengrund herunterhängt und diesen dauernd reizt.

Die *hintere Rachenwand* zwischen den Mandeln ist je nach Mandelgröße mehr oder weniger gut zu sehen. In normalem Zustand hat sie eine glatte, leicht feuchte Oberfläche von blaßroter Farbe. Die Tönung wechselt jedoch erheblich und nur eine stärkere Rötung, meist mit einem Stich ins Bläuliche, kennzeichnet die Entzündung. Wie überall an der Schleimhaut, ist auch hier eine entzündliche Rötung viel schwerer zu beurteilen als an der äußeren Haut. Kleine Venektasien gehören zum normalen Befund.

Über die hintere Rachenwand sind nicht selten kleinere gelbrötliche *Lymphfollikel* verstreut oder sitzen in den *Seitensträngen* hinter dem hinteren Gaumenbogen. Mit zunehmender Zahl und Größe leiten sie zur Pharyngitis granulosa und Pharyngitis lateralis („Granulationen") über.

Während der Phonation mit hochgehobenem Gaumensegel kann eine an der hinteren Rachenwand *stark vorspringende Tuberositas atlantis* zur Verwechslung mit einer krankhaften Schwellung Anlaß geben.

Die Beweglichkeit des weichen Gaumens und der hinteren Rachenwand läßt sich beim Phonieren und Würgen beurteilen.

Jede *Schwellung, Gewebswucherung* oder Bildung von *Geschwüren* an der Schleimhaut ohne akute Entzündung weist auf eine nicht banale Erkrankung hin (Krebs, Lues, Tuberkulose) und ist durch Biopsie, Blutuntersuchung und Allgemeinuntersuchung abzuklären. Retropharyngeale Abszesse zeigen sich durch pralle Schwellungen an der hinteren Rachenwand an. Außerdem ist auf fleckige Rötung und Auflockerung zu achten, Dicke der Schleimhaut, Trockenheit und Atrophie der hinteren Rachenwand, Exsudat und Beläge, Schwellung und Rötung der Seitenstränge (Seitenstrangangina).

Die *Betastung* mit dem Finger (Gummihandschuh) ist in der Mundhöhle zum Nachweis von Schwellungen und Infiltrationen gelegentlich sicherer als die Besichtigung und kann auch in der Mandelgegend und im Rachen bei der Beurteilung der Härte der Mandel oder bei der Suche nach kleinen Fremdkörpern (Fischgräte) gute Dienste leisten. Beim Kind reicht der Finger bis zum Kehlkopfeingang. Alle Stellen sind der Sondenbetastung zugänglich (Schwellungen, Konsistenz des Gewebes, Schmerzempfindlichkeit, Reflexerregbarkeit).

3. Untersuchung des Nasenrachens (Epipharyngoskopie)

Die Untersuchung des Epipharynx wird gemeinsam mit den hinteren Teilen der Nase durch die *hintere Rhinoskopie* bzw. *Epipharyngoskopie* oder mit *Pharyngoskopen* vorgenommen (Methodik und normaler Befund des Nasenrachens, s. S. 29).

Beim Kind wird die hintere Rhinoskopie hauptsächlich zur *Beurteilung der Rachenmandel* herangezogen. Im Kindesalter ist die hintere Rhinoskopie schwierig und beim Kleinkind oft unmöglich. An ihre Stelle tritt die allerdings unangenehme Austastung des Nasenrachens mit dem Finger, eine Methode, die der Facharzt, dem die hintere Rhinoskopie geläufig ist, zu vermeiden trachtet.

Austastung des Nasenrachens (Abb. 102). Das sitzende Kind wird durch eine geübte Hilfsperson festgehalten. Der Arzt stellt sich hinter das Kind, legt den linken Arm zur Fixation um dessen Kopf und drückt mit dem Finger der linken Hand die Wange des Kindes zwischen die Zahnreihe, damit es nicht zubeißt. Die Palpation erfolgt mit dem rechten, mit einem Gummifinger versehenen Zeigefinger, oder beim Kleinkind mit dem rechten Kleinfinger, der den reflektorischen Abschluß des Nasenrachens durch das hochgezogene Gaumensegel in schonender Weise zu überwinden hat, um in den Nasenrachen zu gelangen. Normalerweise sind hinter den Choanen ringsherum harte Knochenwände zu spüren, bei hyperplastischer Rachenmandel gerät der Finger in deren weiches Gewebe, wodurch sich diese von derberen Tumoren unterscheidet. Die Beurteilung des Befundes erfordert ziemliche Übung.

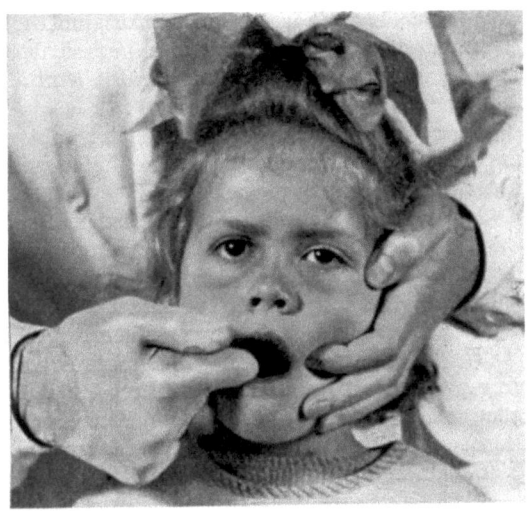

Abb. 102. Palpation des Nasenrachens

4. Untersuchung des Kehlkopfrachens (Hypopharyngoskopie)

Der obere, hinter dem Kehlkopfeingang gelegene Teil des Hypopharynx, zusammen mit den Sinus piriformes läßt sich in gleicher Weise wie der Kehlkopf mit dem Kehlkopfspiegel besichtigen (s. indirekte Laryngoskopie, S. 376 u. ff.), wogegen der untere Abschnitt hinter der Kehlkopfhinterwand normalerweise auch bei der Phonation spaltförmig geschlossen ist und sich daher der Sicht entzieht. Er öffnet sich nur während des Schluckens, jedoch ist die Untersuchung während des Schluckaktes unmöglich. Durch Vorziehen des Kehlkopfes mit einem *starken gebogenen Haken* (SIEBENMANN, V. EICKEN) kann dieser von der Wirbelsäule abgezogen und dadurch der Hypopharynx geöffnet werden, so daß er im Spiegelbild erscheint. Nach Lokalanästhesie wird der Haken tief in den Kehlkopf eingeführt und durch kräftigen Druck auf die Vorderwand nach vorn gezogen. Diese Methodik ist aber fast ganz verlassen.

Die *direkte Hypopharyngoskopie* (s. S. 510) gestattet eine sehr viel zuverlässigere Untersuchung des tiefen Hypopharynx, und erlaubt gleichzeitig kleinere Eingriffe. Beim Kleinkind mit dem leicht nach vorn verdrängbaren Zungengrund ist es öfters möglich, einen direkten Einblick schon mit dem *Mundspatel* zu erlangen. Dazu wird am sitzenden Kind der Kopf stark nach hinten gebeugt, der Zungenspatel bis auf den Zungengrund eingeführt und ein starker Druck auf die Zunge nach vorn ausgeübt. Der vor dem Kind stehende Arzt kann häufig den ganzen oberen Teil des Hypopharynx bis zum Kehlkopfeingang überblicken.

Die *Austastung* erfolgt indirekt mit abgebogenen Sonden oder direkt durch das Spatelrohr der direkten Hypopharyngoskopie.

5. Röntgenuntersuchung des Rachens

Auf weichen *seitlichen Aufnahmen* sind die Weichteile des Rachens in ihrer Abgrenzung von den Hohlräumen gut sichtbar. Zuweilen ist auch die *axiale* (Epipharynx) und die *anteroposteriore*, von der Wirbelsäule überlagerte Aufnahmerichtung erforderlich.

An erster Stelle steht die Suche nach röntgenopaken *Fremdkörpern* im Hypopharynx. Verknöcherungen des Kehlkopfgerüstes beim Erwachsenen können zu Täuschungen Anlaß geben.

Sehr wichtig sind seitliche Halsaufnahmen bei *Rachen- und Speiseröhrenverletzungen*. Parapharyngeale und paraösophageale Entzündungen sind an der Dicke der Weichteile zwischen Wirbelsäule und Kehlkopf bzw. Speiseweg zu beurteilen. Bei *Emphysem* erscheinen spaltförmige Aufhellungen. In derselben Weise lassen sich Retropharyngealabszesse anderer Genese darstellen.

Die Durchleuchtung mit Kontrastbrei zeigt den *Schluckakt* und seine Störungen (Schlundlähmungen mit Hängenbleiben des Kontrastbreies in den Valleculae, Rückspritzen des Kontrastbreies bei unkoordinierten Krämpfen, organische Stenosen [Narbenstrikturen und Tumoren, Divertikel]).

Bei den *bösartigen Geschwülsten des Nasenrachens* läßt die axiale und bitemporale Schädelaufnahme deren Ausdehnung und die Knochenarrosion der Schädelbasis erkennen. Die Konturen der *Hypopharynxtumoren* sind auf der seitlichen Halsaufnahme mit und ohne Kontrastbrei sowie unter Aufblähung des Kehlkopfrachens durch Valsalvasches Pressen darstellbar (Baclesse). Zugleich zeigt sich die geschwulstige Durchsetzung der Kehlkopfknorpel.

Zuweilen sind *Tomogramme* erforderlich und aufschlußreich.

6. Weitere Untersuchungsmethoden bei Rachenerkrankungen

Wie im ganzen Fachgebiet sind auch Rachenerkrankungen oft nur der Ausdruck von *Nachbarschaftserkrankungen* (Nasen- und Nebenhöhleneiterungen, pathologische Mundatmung, Erkrankung der tieferen Luftwege) oder von *Allgemeinstörungen* (Zirkulationsstörungen, Magen-Darmaffektionen usw.), wie umgekehrt von Rachenerkrankungen (chronische Tonsillitis, Angina) *Allgemeinerkrankungen ausgelöst* werden können (postanginöse Sepsis, Herz-, Nieren- und Gelenkentzündungen, Herdinfektionen aller Art). Eine Allgemeinuntersuchung mit Blut- und Urinuntersuchung ist daher häufig angezeigt.

Die *bakteriologische Untersuchung* befaßt sich mit Belägen (Diphtherie), dem Sputum und dem Krypteninhalt der Tonsillen. Die *zytologische Untersuchung* wird in gleicher Weise angewendet und ist unter anderem zur Bestimmung der Herkunft und Art von Auswurf nützlich.

Von *Probeexzisionen*, die sich in Lokalanästhesie leicht und schmerzlos vornehmen lassen, soll in allen unklaren und verdächtigen Fällen (Geschwulst, Tuberkulose und Syphilis) weitgehender Gebrauch gemacht werden. Dasselbe gilt für die *serologischen Reaktionen* auf Syphilis.

C. Funktionsprüfung des Rachens

Die Prüfung des Nasenrachens als Atemweg deckt sich mit der Prüfung der Nasenatmung. Die Beurteilung der Atemnot bei starken Schwellungen oder Geschwülsten des Mund- und Kehlkopfrachens ist dieselbe wie bei den Verengerungen des Kehlkopfes (S. 384 u. 588) und geht ohne besondere Prüfung aus dem subjektiven Lufthunger, dem röchelnden Rachenstridor, den Weichteileinziehungen (Jugulum, Supraklavikulargruben, Thoraxseiten) und den allgemeinen Zeichen der mangelhaften Sauerstoffversorgung hervor.

Schluckstörungen sind mittels Kontrastdurchleuchtung vor dem Röntgenschirm näher zu untersuchen (S. 216).

V. Allgemeine Therapie der Rachenkrankheiten

Für die Behandlung des *Nasenrachens* mit dem empfindlichen Flimmerepithel gilt dieselbe Vorsicht wie für die Nase, mit welcher der Nasenrachen oftmals eine klinische Einheit bildet. Es kommen deshalb dieselben Medikamente wie bei der Nase in Betracht. Ihre Applikation läßt sich durch die Nase vornehmen (Einträufelungen, Spülungen, Pinselungen usw.). Oder der Nasenrachen wird durch Spülungen, Pinselungen oder Zerstäuben vom Mund aus erreicht. Zum Pinseln werden abgebogene Watteträger gebraucht. Zur Nasenrachenspülung vom Mund aus kommen entsprechend gebogene Kanülen zur Anwendung, die der Patient selbst in den Nasenrachen einführen lernt.

Die folgenden Ausführungen beziehen sich auf den *Mund-* und *Kehlkopfrachen.*

Das widerstandsfähige Plattenepithel des Mundrachens und des Kehlkopfrachens erträgt stärkere Medikamente als das zarte Flimmerepithel des Nasenrachens.

Lokale Wärme- und Kälteanwendungen. Erstere können durch Halswickel, Lichtbäder, Diathermie oder Kurzwellen, letztere durch Eisauflage erfolgen.

Als Wärmewickel zur Schmerzlinderung und „Verteilung" eignen sich feuchte Prießnitzsche Umschläge (ein in lauwarmem Wasser, Kamillenaufguß oder Wasser mit Essigzusatz angefeuchteter Stoff, darüber gut deckend wasserdichter Stoff und Flanellbinde), die über Tag mit einem elektrischen Wärmekissen warm gehalten werden und über Nacht liegen bleiben. In gleicher Weise lassen sich Ölwickel oder 24stündige Umschläge mit Antiphlogistin oder einem Ersatzpräparat anwenden. Sehr günstig wirken Halslichtbäder mit dem Brüningsschen Halslichtbad während 20 Minuten ein- bis zweimal täglich. Dasselbe leisten Diathermie und Kurzwellen. Kataplasmen (heißer Leinsamenbrei in Baumwolloder Leinenstoff eingeschlagen) fördern eine rasche Einschmelzung bei Peritonsillärabszessen.

Zur Kältebehandlung, wie bei starken Ödemen oder nach einer Tonsillektomie, dient die Eiskrawatte.

Spülen und Gurgeln. Spülen und Gurgeln bei Mandel- und Rachenentzündungen lindern die Beschwerden, trotzdem beim Gurgeln die Rachenenge nicht überschritten wird und daher das Medikament höchstens nach Beendigung des Gurgelns in geringen Quantitäten in den Rachen fließt (BECK).

Es erübrigt sich, hier auf die verschiedenen Arten des Gurgelns, wie Mundgurgeln, Rachengurgeln, Kehlkopfgurgeln und Nasenrachengurgeln (KASHNITZ) einzugehen, weil die meisten Menschen nur das Mundgurgeln, auf welches sich die obige Besprechung bezieht, ausführen. Nur wenige Patienten erlernen das sogenannte tiefe Gurgeln bzw. Rachen- oder Kehlkopfgurgeln, bei dem die Spülflüssigkeit im Rachen bewegt wird und selbst bis zu den Stimmbändern in den Kehlkopf vordringt. Auch das Gurgeln zur Nase hinaus erfordert Übung.

Eine wesentliche desinfizierende Wirkung ist nicht zu erwarten, weil die Empfindlichkeit der Schleimhaut keine genügende Konzentration des Medikamentes erlaubt und die sich oft in der Tiefe abspielende Entzündung (z. B. in den Mandelkrypten) überhaupt nicht erreicht wird. Dagegen wird eine gründliche mechanische Reinigung, vor allem der Mundhöhle erzielt, deren Selbstreinigung beispielsweise bei schmerzhaft entzündlichen Rachenerkrankungen, wie der dicke Zungenbelag zeigt, völlig versagt. Zugleich tritt wohl auch, besonders bei warmem Gurgeln, eine günstige Hyperämisierung der Schleimhaut und vermehrte Salivation ein.

Das zur Zeit von mancher Seite verpönte und zugunsten von Lutschtabletten aufgegebene Gurgeln halte ich in Übereinstimmung mit der alten Erfahrung der angenehmen und lindernden Wirkung immer noch für wertvoll. Dagegen ist bei schweren akuten Anginen auf der Höhe der Entzündung oder beim Übergreifen der Entzündung auf die Umgebung (Peritonsillitis, Entzündung der parapharyngealen Räume) eine weitgehende Ruhigstellung angezeigt und sind auch mit Rücksicht auf die starken Schmerzen nur leichte Mundspülungen vorzunehmen.

Gegurgelt wird je nach Vorschrift zweimal täglich bis alle zwei Stunden mit Mineralwasser oder gewöhnlichem warmem Wasser, dem entweder Kochsalz, Wasserstoffperoxyd, Natr. bicarbon. beigegeben wird oder mit Salizylspiritus, Ratanhia- und Myrrhentinktur, Kaliumpermanganat, Alaun, Kal. chloricum, Zinc. chlorat. in Aqua Foeniculi, mit Salbei- und Eibischtee usw.

Kau- und Lutschtabletten. Die Menge der verschiedenen „Halstabletten" (Formaminth, Formitrol, Silargetten, Panflavin, Targesin, Euphagin, Gaba-, Walda-Tabletten und viele andere) zeigt die große Beliebtheit dieser Medikation beim Laien, die aber der therapeutischen Wirkung nicht entspricht. Die Linderung leichter Reizempfindungen bei den häufigen, oftmals psychisch überlagerten, Rachenkatarrhen und rein nervösen Halsbeschwerden erklärt ihre weite Verbreitung. Ihre Anwendung wird, wie beim Kaugummi, daher oft zur mißbräuchlichen Gewohnheit. Die Verteilung der gelutschten Tablette erstreckt sich allerdings mehr als beim Gurgeln auch auf die Mandelgegend und den Rachen, aber eine zureichende Keimtötung findet höchstens bei Antibiotica an der Oberfläche statt, wogegen die Kryptentiefe der Mandeln mit ihren Eitererregern dem Medikament unzugänglich ist. Die Wirkung dürfte größtenteils einer Hyperämisierung der Schleimhaut und Vermehrung des Speichelflusses zuzuschreiben sein. Zuweilen ist das Verschlucken des Medikamentes, sofern es dauernd genommen wird, ungünstig. Für leichtere Beschwerden von subakutem und chronischem Charakter oder zur Anästhesie oberflächlich schmerzhafter Prozesse sind Lutschtabletten am meisten geeignet.

Zu einem eigentlichen Mißbrauch haben besonders Tabletten mit *Antibiotica*, namentlich mit *Penicillin*, geführt. Wenn auch ihre Wirksamkeit bei schweren oberflächlichen Schleimhautentzündungen feststeht, ist ihr Gebrauch bei jeder leichten Halsreizung streng zu widerraten. Auch bei tiefliegenden Entzündungen, z. B. einer Angina, haben sie sich nicht bewährt. Einmal ist die Mundhöhlen- und Rachenschleimhaut nicht so selten penicillinempfindlich und antwortet zuweilen mit einer außerordentlich heftigen Reaktion, anderseits wird vielfach eine Allergie gegen Penicillin und gleichzeitig eine Resistenz banaler Eitererreger erzeugt. Eine spätere Anwendung von Penicillin wird damit unmöglich. Außerdem können sich infolge einer Verschiebung der Mischflora zugunsten der gewöhnlich nur saprophylitischen Pilze und durch verschiedene andere Faktoren Pilzerkrankungen entwickeln, die früher nur unter besonderen Umständen vorkamen (s. S. 333). Der Laie kennt zur Zeit fast nur die günstige Wirkung der Antibiotica und überschätzt sie bei einfachen katarrhalischen Erkrankungen, während er sich der möglichen Schäden nicht bewußt ist. Deshalb sollten solche Lutschtabletten der Rezeptur unterstehen.

Pinseln und Ätzen. Flüssige Medikamente werden am besten mittels einem Watteträger mit Tamponschraube nach HARTMANN (Abb. 169), auf dem ein vorn lockerer Wattetampon aufgedreht wird, aufgepinselt. Das Pinseln muß sich auf den ganzen Mundrachen sowie nach dem Hypopharynx hin erstrecken und dem Patienten, wenn er selbst pinseln soll, erklärt werden. Der Wattebausch wird an den gewünschten Stellen angepreßt oder es wird damit leicht über die Schleimhaut gewischt, wogegen „Einreiben" zu vermeiden ist. Jedes gewaltsame Vorgehen reizt die Schleimhaut und löst heftige unangenehme Reflexe aus. Adstringentien und Desinfizienzien sind 10% Tannin-Glyzerin, 2 bis 5% Silbernitratlösung, 2% Protargol- und Kollargollösung, 5 bis 10% Argyrollösung, 10% Methylenblaulösung. Zur Auflockerung und Sekretsteigerung 2 bis 5% Jod-Jodkali-Glyzerin (Mandlsche Lösung). Ein Zusatz von ätherischen Ölen wirkt sekretionsvermindernd.

Ätzungen sind mit kleinen, fest aufgedrehten Watteknöpfchen vorzunehmen, von welchen das Ätzmittel nicht abtropfen kann (konz. Chromsäure, konz. Trichloressigsäure, 50 bis 80% Milchsäure).

Zerstäubungen. *Grobzerstäuber* ergeben große Tropfen, mit denen der Rachen bzw. die Rachenschleimhaut gewissermaßen gewaschen werden kann (Hand- und stabile Apparate, Warm- und Kaltzerstäubungen). Zum Zerstäuben eignen sich vor allem Salzlösungen (Kochsalz, Natr. bicarbon., Mineralwässer), um den Schleim zu lösen, mit oder ohne Zusatz von ätherischen Ölen. Da die letzteren austrocknend wirken, sollten sie bei trockenen Entzündungen höchstens als Korrigentien angewandt werden. Für den Gebrauch von öligen Lösungen, die in den Kehlkopf gelangen können, gelten dieselben Vorsichtsmaßnahmen wie bei der Nasenbehandlung (s. S. 42).

Inhalationen und Feinzerstäubungen sind bei den Kehlkopfkrankheiten beschrieben.

Einstäuben von Pulvern. *Pulver* werden mit einem *Pulverbläser* eingeblasen, dessen einfachste Form in einem Gummiballon mit abnehmbarem geradem oder gekrümmten Glasansatz besteht. Die Pulver haften infolge der Schleimschicht nur schlecht auf der Schleimhaut und werden rasch weggeschwemmt. Immerhin kann bei schmerzhaften Geschwüren mit Orthoform oder Anästhesin eine gewisse Schmerzlinderung erzielt werden.

Zur *Oberflächenanästhesie* eignet sich 1 bis 2% Pantocainlösung mit Privinzusatz (S. 43), die aufgepinselt oder eingesprayt wird. (Über Intoxikationen s. S. 43.)

Operative Eingriffe im Rachen. Abgesehen von kleinen Kauterisationen mit dem Galvanokauter gehören die Eingriffe in die Hand des geschulten Facharztes. Die Zeiten der Sprechstundenchirurgie an den Rachen- und Gaumenmandeln sind vorbei.

Strahlenbehandlung. Röntgen- und Radiumbestrahlungen stehen bei der Behandlung vieler bösartiger Geschwülste allein oder in Kombination mit der Operation im Vordergrund und sind zuweilen auch bei ausgedehnter Rachentuberkulose von Vorteil. Die Bestrahlung banal chronischer Entzündungen der Mandeln hat sich nur gegen adenoide Reste der Rachenmandel in den Tubenwinkeln und bei Kontraindikationen der Tonsillektomie eingebürgert. Die Einzelheiten der Technik werden in den speziellen Kapiteln erörtert.

Spezieller Teil

I. Mißbildungen und Krankheitsrückstände des Rachens

1. Hirnbrüche und geschwulstartige Fehlbildungen

In den Nasenrachen wölben sich die sehr seltenen Hirnbrüche der Schädelbasis, die verschiedenen *Enzephalokelen*, als prall elastische Zysten aus. Ebenso entspringen am Rachendach *geschwulstartige Fehlbildungen*, die vom einfachen *kongenitalen*, zuweilen behaarten *Rachenpolypen* über polypöse *Teratome* bis zur vollständigen parasitären Doppelbildung des *Epignathus* alle Übergänge aufweisen.

2. Hemmungsmißbildungen

Die embryonalen Gesichtsspalten und die Kiemenfurchen führen bei unvollständigem Schluß zu verschiedenen Hemmungsmißbildungen.

Oberkieferspalte. Von den angeborenen Spaltbildungen ist nur die *seitliche Oberkieferspalte* bzw. die *Gaumenspalte* häufig. Sie entspricht einer mangelhaften Vereinigung von Oberkiefer und Zwischenkiefer, liegt deshalb in der Oberlippe seitlich von der Mittellinie, zieht zwischen Schneidezähnen und Eckzahn durch den Alveolarfortsatz, den harten und weichen Gaumen, und endet median mit der Spaltung des Gaumenzäpfchens. Der leichteste Grad ist die *Lippenspalte* bzw. *Hasenscharte* und die gespaltene fischschwanzähnliche Uvula (Uvula bifida).

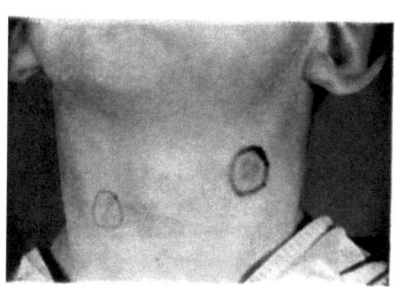

Abb. 103. Beiderseitige laterale Halsfistel

Bei weiterer Ausdehnung bildet sich die Gaumenspalte bzw. der *Wolfsrachen* (Abb. 124), wodurch die Mundhöhle mit der einen oder mit beiden Nasenseiten in offene Verbindung gebracht wird, je nachdem ob es sich um eine ein- oder beiderseitige Spaltbildung handelt.

Symptome und Verlauf. Neugeborene und Säuglinge erleiden durch die Gaumenspalte schwere Ernährungsstörungen, da sie nicht saugen können und sind zudem durch Schluckpneumonien gefährdet, weil sie sich, behindert durch den gestörten Schluckmechanismus, in den Kehlkopf verschlucken. Deshalb ist die Mortalität in den ersten Lebensmonaten sehr hoch. Später kommt es zu einer Sprachstörung, die als *Rhinolalia aperta* auftritt, während die Zunge mit großer Fertigkeit ein annähernd normales Schlucken zustande bringt.

Die **Diagnose** ergibt sich aus dem Befund.

Zur **Behandlung** eignen sich verschiedene plastische Operationen (s. chirurgische Lehrbücher).

Halsfisteln und Halszysten. Die lateralen Halsfisteln (Abb. 103), die lateralen *Halsdivertikel* und *Zysten* sind Überbleibsel der Kiementaschen und Kiemenfurchen, die einander in der Embryonalzeit zwischen den Kiemenbögen von innen und außen entgegenwachsen, ohne aber in der Regel in offene Verbindung zu treten. In der postembryonalen Zeit bleibt nur die erste Kiemenfurche und -tasche als Ohrtrompete, Paukenhöhle und äußerer Gehörgang erhalten, während die übrigen drei vollständig verschwinden. Die zweite Kiementasche entspricht dabei der Rosenmüllerschen Grube und der Tonsillenbucht, die dritte dem Sinus piriformis.

Nach WEGLOWSKI entstehen die seitlichen Halsfisteln nicht aus den Kiemengängen, sondern aus Überresten des paarigen Ductus thymopharyngicus, eine Ansicht, die umstritten ist.

Bei teilweisem Persistieren der zweiten Kiementasche und Kiemenfurche entwickeln sich die angeborenen seitlichen Halsfisteln, die fast nie ganz durchgehen (komplette Halsfisteln), häufiger entweder nur nach außen (Halsfisteln) oder nur nach innen (Schlunddivertikel) offen bleiben. Außen münden sie im vorderen Halsdreieck vom Kieferwinkel bis zum Sternum, innen stets in der Gegend der Tonsillennische mit Ausnahme der seltenen kleinen seitlichen *Taschen der Rosenmüllerschen Grube* als *Pertiksche Divertikel* oder Ausstülpungen der Ohrtrompete als *Kirchnersche Divertikel*. Die Fistelgänge sind mit sezernierendem Epithel ausgekleidet, weshalb, wenn sie nach beiden Seiten blind endigen, durch Retention und Erweiterung Epithelzysten entstehen (laterale Halszysten).

Aus einem offenen Ductus thyreoglossus gehen *mediane Halsfisteln* und *Halszysten* oder *Zysten im Zungengrund* hervor.

Eine große Seltenheit ist die durchgehende *Ohr-Hals-Fistel*, die sich vom äußeren Gehörgang zum äußeren Hals im vorderen Halsdreieck endigend erstreckt (s. Ohr, S. 136).

Die Zysten können zu *branchiogenen Karzinomen* entarten, die dann karzinomatösen Drüsenmetastasen gleichen.

Auch ist im ganzen Verlauf die Entwicklung von abgesprengten Schilddrüsenknoten möglich. Am häufigsten entsteht auf diese Weise die *Zungenstruma*.

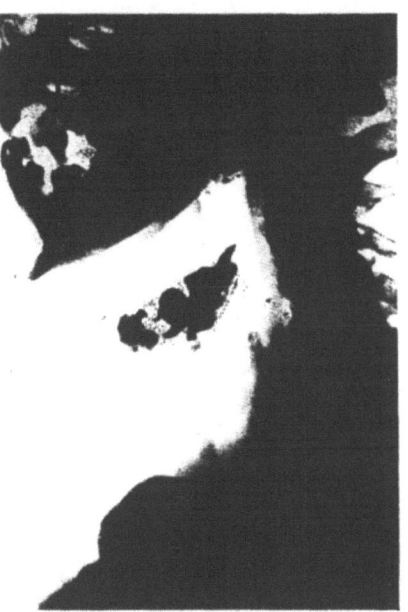

Abb. 104. Laterale Halszyste. Darstellung durch Kontrastfüllung

Die **Diagnose** der äußeren sezernierenden Fisteln ist leicht. Die Zysten können mit *Halslymphomen, versprengten Kropfknoten* oder *gutartigen Geschwülsten* verwechselt werden; der Ausfall der Punktion ist entscheidend. Zysten und Fisteln lassen sich durch Kontrastfüllung im Röntgenbild (Abb. 104) darstellen.

Die **Behandlung** erfordert die totale Exstirpation des ganzen Fistelganges oder des Zystensackes. Bei kürzeren äußeren Halsfisteln ist die Koagulation mit einer geknöpften Diathermiesonde (HOFER, eigene Beobachtungen) ein einfaches und gewöhnlich zureichendes Verfahren.

Die Fistelgänge ziehen auf der Innenseite des Zungenbeines durch und haben mit diesem oft eine enge Verbindung. Mitunter muß das Zungenbein gespalten oder teilweise entfernt werden. Um ein gutes kosmetisches Resultat zu erzielen, wird von einem oder zwei übereinanderliegenden Kragenschnitten operiert. Füllung mit Methylenblau vor der Operation erleichtert die Verfolgung des Fistelganges.

Andere Mißbildungen. Infolge *angeborener Kürze des harten Gaumens* kann der funktionelle Abschluß des Nasenrachens beim Hochheben des Gaumensegels unvollständig sein (LERMOYEZ). Diese sehr seltene Affektion bessert sich mit dem Alter.

In den vorderen Gaumenbögen finden sich ausnahmsweise symmetrische, wahrscheinlich *angeborene Lückenbildungen*.

Eine, zwar nicht vom Rachen ausgehende, aber Rachenbeschwerden verursachende anlagemäßige Anomalie ist ein *verlängerter Griffelfortsatz* (Abb. 105). Wenn er sich stark nach vorn und medial richtet, erscheint er als Wulst in der seitlichen Rachenwand oder dringt in die Tonsille ein. Beim Schlucken wird die Rachenwand in seine Spitze hineingedrückt und darüber hin- und hergezogen, was ein unangenehmes Fremdkörpergefühl oder heftige Schluckschmerzen, die bis in das Ohr ausstrahlen können, auslöst. Die Schmerzen bleiben immer an derselben Stelle und wandern nicht.

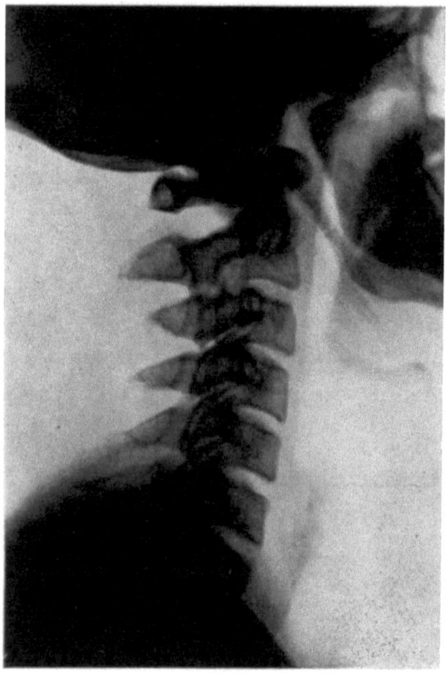

Die **Diagnose** ist durch bimanuelle Palpation von außen und innen und durch das Röntgenbild leicht zu stellen, sofern überhaupt an diese seltene Möglichkeit gedacht wird. In der Regel werden pharyngitische Beschwerden angenommen. *Differentialdiagnostisch* kommen *Mandelsteine* und *Fremdkörper* in Frage.

Behandlung. Abtragung des verlängerten Fortsatzes vom Rachen aus. Wird die Entfernung der Gaumenmandel notwendig, empfiehlt es sich, die Abtragung in Anbetracht der Infektionsgefahr erst nach der Abheilung der Tonsillektomiewunde vorzunehmen (V. EICKEN).

Krankheitsrückstände. Tiefere geschwürige Erkrankungen, welche zur Abheilung gelangen, oder Operationen hinterlassen Narben und teilweise bleibende Zerstörungen, wobei es durch Defekte und Verwachsungen zu hochgradiger Deformierung des Rachens kommen kann. Selten beschränken sie sich auf Lückenbildungen in den vorderen Gaumenbögen. In erster Linie bleiben stark narbige Verwachsungen, neben ausgedehnten Defekten, nach *tertiärer oder kongenitaler Syphilis* zurück und führen zu Atresien zwischen Gaumensegel oder Zungengrund bzw. Epiglottisumgebung und hinterer Rachenwand. Dieselben Folgen finden sich mitunter nach *Scharlach, Diphtherie, Tuberkulose, Lupus, abgeheilten Tumoren, Verätzungen oder Verbrühungen*.

Je nach dem Grad der Verwachsungen, der Defekte und der Narben kommt es zu Störungen der Atmung, des Schluckens und der Sprache.

Die **Diagnose** ist zumeist einfach. Über die Ursache gibt die Vorgeschichte Auskunft.

Behandlung. Bei geringen Beschwerden unterbleibt, außer phonetischen Übungen, am besten jede Behandlung. Hochgradige Veränderungen verlangen eine oft sehr schwierige operative Korrektur. Die plastischen Operationen treffen auf ein schlecht ernährtes Narbengewebe und die Kontraktionsneigung der ge-

Abb. 105. Verlängerter Griffelfortsatz (seitliche Halsaufnahme) bildeten Gewebslappen bedingt eine langdauernde mühsame und nicht immer erfolgreiche Dilatation der geschaffenen Erweiterungen, daneben phonetische Übungen.

II. Fremdkörper des Rachens und der Speiseröhre

Ursache und Entstehung. Beim Erwachsenen gelangt die Mehrzahl der Fremdkörper während des Essens in den Schlund und die Speiseröhre (Knochensplitter, Fischgräte, große Fleischstücke usw.). Oft werden auch *im Mund gehaltene Gegenstände* (Stecknadeln bei Näherinnen, Nägel bei Tapezierern, offene Sicherheitsnadeln usw.) bei plötzlicher stoßweiser Inspiration (Lachen, Schrecken) verschluckt oder aspiriert. Zuweilen lösen sich beim Zähneputzen Borsten aus der Zahnbürste und spießen sich irgendwo ein. Gebißplatten und Zahnbrücken

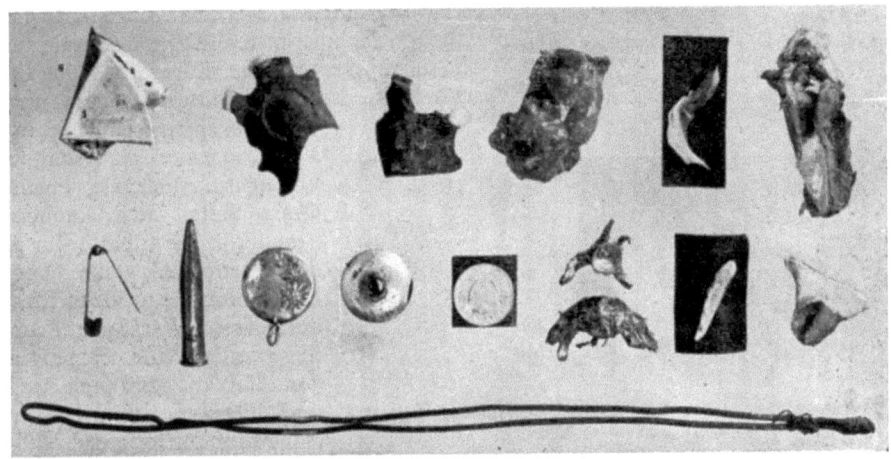

Abb. 106. Verschiedene aus dem Rachen und der Speiseröhre extrahierte Fremdkörper

werden vorwiegend im Schlaf, im Rausch und in der Narkose verschluckt. Oft nimmt das *Kind* spielend, das *Kleinkind* lutschend allerlei Gegenstände (Münzen, Knöpfe, Spielzeug, Sicherheitsnadel) in den Mund, die dann verschluckt werden. *Geisteskranke und Strafgefangene* würgen in selbstmörderischer Absicht die verschiedensten Gegenstände hinunter (Abb. 106).

Ausnahmsweise stammen die Fremdkörper aus der Nase oder den tieferen Speisewegen (Spulwürmer beim Erbrechen) oder dringen, wie Getreidegrannen, vom äußeren Gehörgang durch die Tube in den Nasenrachen.

Eine große Anzahl verschluckter Fremdkörper erreichen unter mehr oder weniger starken Beschwerden und Verletzungen den Magen, von wo sie den Darm fast immer ohne Schädigung in einigen Tagen, mitunter aber auch erst nach Wochen, durchwandern und den Körper auf natürlichem Wege wieder verlassen.

Fremdkörper im *Nasenrachen* sind selten.

Im *Mundrachen* spießen sich vor allem kleine spitze nadelartige Fremdkörper, wie Fischgräte, Nähnadeln, Borsten der Zahnbürste, Knochenspieße, Strohhalme, Glasstücke usw., in die Wände der Rachenenge ein, mit Vorliebe in die Tonsillen, den Gaumenbogen, den Zungengrund oder in die Valleculae.

Im *Kehlkopfrachen* verengt sich der Speiseweg und wird im anschließenden Speiseröhrenmund in Form einer frontalgestellten Spalte geschlossen, die sich

224 Fremdkörper des Rachens und der Speiseröhre

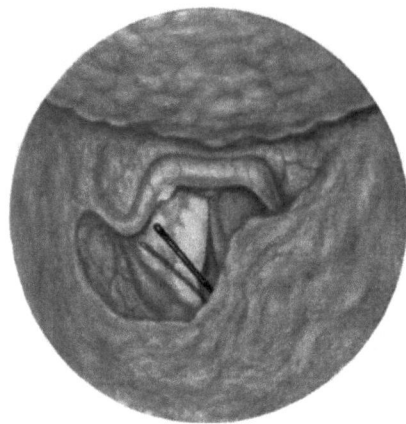

Abb. 107. Nähnadel im Hypopharynx bei einer 48jährigen Geisteskranken einige Wochen nach dem Verschlucken (nach Extraktion unter direkter Hypopharyngoskopie geheilt)

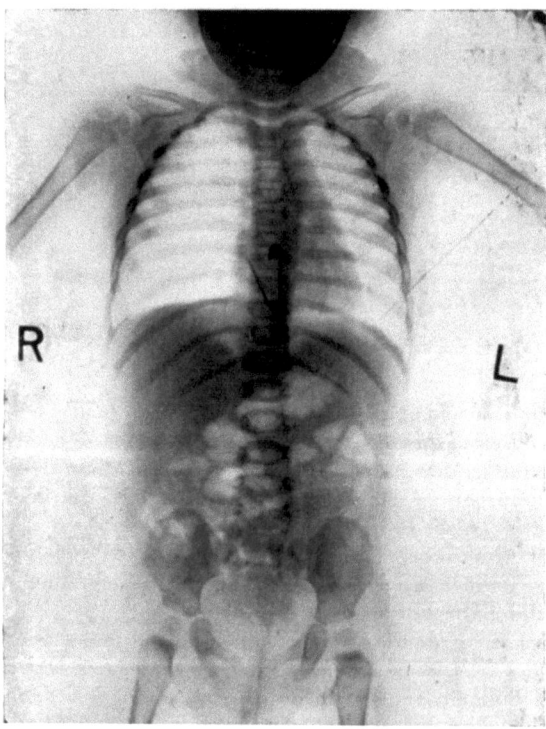

Abb. 108. Offene Sicherheitsnadel im Brustteil der Speiseröhre bei einem $^3/_4$jährigen Mädchen (nach Extraktion durch das Ösophagoskop geheilt)

nur beim Schlucken öffnet. In dieser ersten Enge der Speiseröhre, dem *Speiseröhrenmund*, bleiben weitaus die meisten Fremdkörper stecken, weil sie zu groß sind, um den Speiseröhrenmund zu passieren oder weil sie sich durch den Schluckakt in die Wand einspießen. Neben Knochensplittern, Nadeln (Abb. 107, 108, 111) usw. werden daher auch unzerkaute Fleischstücke, Gebißplatten (Abb. 109) usw., beim Kleinkind Münzen (Abb. 110), Knöpfe usw. aufgehalten. Hat der Fremdkörper einmal den Speiseröhrenmund überschritten, so gelangt er gewöhnlich ohne weiteres in den Magen. Nur selten hält ihn die Cardia als untere Enge fest oder er bleibt in der mittleren Enge, in Höhe der Kreuzung des linken Hauptbronchus und des Aortenbogens stecken. *Narbenstenosen* und andere Verengerungen lassen je nach ihrer Weite auch kleinere Fremdkörper nicht durch und erfordern eine entsprechende Auswahl der Kost und sorgfältiges Kauen. Häufig werden die Patienten von Zeit zu Zeit nachlässig und blockieren den Durchgang durch unzerkaute Nahrungsstücke, durch einen Kirsch- oder Pflaumenkern oder anderes.

Symptome und Verlauf. Die Fremdkörper im *Mundrachen* verursachen mehr oder weniger heftige stechende *Schmerzen*, besonders beim Leerschlucken. Die Schmerzen werden an einer bestimmten umschriebenen Stelle verspürt, die auf den äußeren Hals bezogen oft die richtige Seite angibt, aber häufig tiefer liegt, als dem Sitz des Fremdkörpers entspricht. Bei Tonsillenfremdkörpern zeigt der Patient im allgemeinen auf den Kieferwinkel, doch können selbst Nasenrachenfremdkörper auf Kehlkopfhöhe empfunden werden. Die Folgen gehen gewöhnlich nicht über harmlose lokale Entzündungen hinaus. Große eingespießte Gegenstände (Pfeifenmundstücke, Holzstäbe) können durch ihre stärkeren Zerreißungen ernstliche Entzündungen nach sich ziehen.

Fremdkörper im *Kehlkopfrachen* und in der *Speiseröhre* wirken *in hohem Grade beängstigend* und die Mahlzeit wird fast immer sofort unterbrochen. Nur kleine Fremdkörper passieren die reflexempfindliche Überkreuzungsstelle von Luft- und Speiseweg in der Höhe des Kehlkopfeinganges, ohne aufgehalten zu werden. Meistens setzt infolge der Berührung des Kehlkopfeinganges sofort ein heftiges anfallsweises Husten, Würgen und Brechen ein, wodurch der Fremdkörper gelegentlich wieder ausgewürgt wird. Meistens aber zieht ihn der mit dem Würgen abwechselnde Schluckakt in die Speiseröhre, selten erfolgt die Aspiration in die Luftröhre. Die initialen Symptome des verschluckten oder aspirierten Fremdkörpers sind deshalb zunächst ähnlich, erst wenn sich der Fremdkörper entweder im Hypopharynx oder in der Speiseröhre endgültig festgesetzt hat, treten die lokalen Schmerzen hervor.

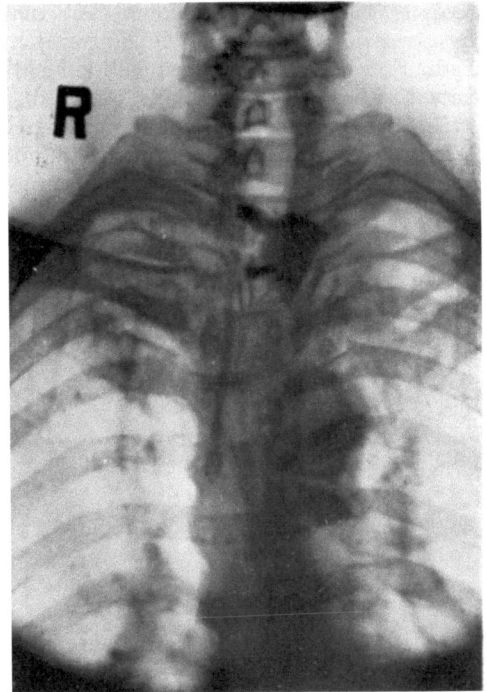

Abb. 109. Gebißprothese im Halsteil der Speiseröhre eines 52jährigen Mannes (Extraktion durch das Ösophagoskop, geheilt)

Große rundliche und glatte Fremdkörper bereiten einen *Druck hinter dem Sternum*, eingespießte Kanten und Spitzen heftige stechende *Schmerzen*, die sich bei jedem *Schlucken steigern* und den Patienten zu schmerzhaften Grimassen veranlassen. Gleichzeitig wirken sie als *mechanisches Hindernis*, das zusammen mit reflektorischen Krämpfen manchmal auch Flüssigkeiten zurückhält. Die Schmerzen werden beim Sitz im Speiseröhrenmund in das Jugulum median oder seitlich, mitunter aber auch viel zu hoch, lokalisiert, bei tieferem Sitz hinter dem Brustbein, im Rücken oder im Epigastrium. Wenn der Fremdkörper sehr groß ist, kann er durch direktes Verlegen des Kehlkopfeinganges oder Vordrängen der hinteren Wand des Kehlkopfes bzw. der Luftröhre zur *Atemnot*, in seltenen Fällen zu einer raschen Erstickung führen.

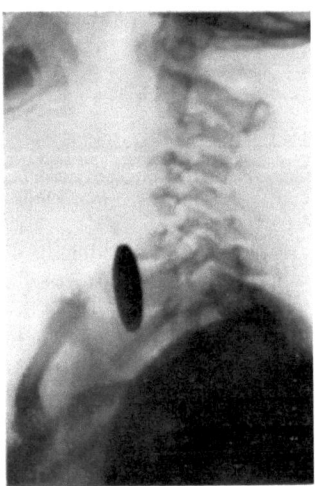

Abb. 110. 20-Rappenstück in typischer Frontalstellung im Speiseröhrenmund eines 4jährigen Mädchens (Extraktion durch das Ösophagoskop, geheilt)

Wird der *Fremdkörper nicht extrahiert*, dann ist früher oder später fast immer mit einer *tödlichen Erkrankung* zu rechnen. Die *Art des Fremdkörpers* ist dabei für den Verlauf der Komplikationen maßgebend. *Runde* und *glatte Fremdkörper* (Münzen,

Knöpfe) bleiben öfters längere Zeit reaktionslos liegen, bis sich schließlich *Drucknekrosen* und damit die Folgen der Wandverletzung bemerkbar machen. *Spitze Fremdkörper* gehen stets mit einer *Wandverletzung* einher und durchspießen mitunter die Wand vollständig. Auch in diesem Fall wird der Fremdkörper zuweilen merkwürdig lange ohne stärkere Reaktion ertragen. Anderseits können Durchstechungen der Wand des Kehlkopfrachens und der Speiseröhre, ja selbst oberflächliche Schleimhautverletzungen, hauptsächlich bei hohem Keimgehalt des Fremdkörpers (Knochenstücke, Gebißteile), in *kürzester Zeit schwere Erkrankungen* hervorrufen. Zunächst schwillt die Wand unter *fibrinös belegter Verletzung* enorm an, teils durch eine *phlegmonöse Entzündung* mit *kollateralem Ödem*, teils durch *intramurale Abszeßbildung*. Dadurch wird der Fremdkörper derart in die geschwollene Schleimhaut eingebettet und festgehalten, daß er im späteren Verlauf praktisch nie vollends geschluckt oder ausgewürgt werden kann. In der Höhe des Kehlkopfeinganges entstehen *Glottisödeme* mit Erstickungsgefahr. Manchmal greift die Entzündung rasch in die Tiefe und führt sogleich zu ausgedehnten *parapharyngealen* und *paraösophagealen Phlegmonen* (Abb. 111) oder großen abgesackten *Abszessen*. Je tiefer die Verletzung, desto gefährlicher sind diese Entzündungen. Bei perforierenden Verletzungen kann durch das Schlucken *Luft in das Gewebe gepreßt werden*, welche sich röntgenologisch nachweisbar als Emphysem um das Speiserohr ansammelt. Durch tieferes Eindringen in das Mediastinum kommt es zuweilen zur tödlichen äußeren

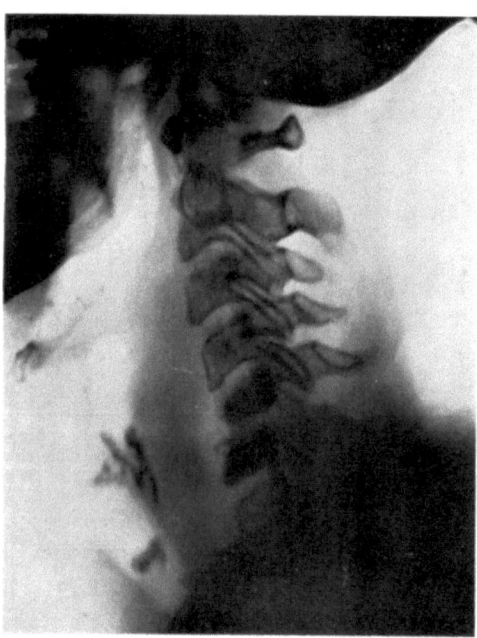

Abb. 111. Knochenstück im Speiseröhrenmund. Hochgradige Schwellung der retropharyngealen und retroösophagealen Halsweichteile (Extraktion durch das Ösophagoskop, geheilt)

Herztamponade oder die Luft erscheint als *Luftemphysem* am Hals. Selten wird ein großes Gefäß (Aorta, Carotis) unter *Hämatombildung* am Hals oder *Blutung in die Speiseröhre* angespießt. Das Übergreifen der Entzündung auf die parapharyngealen und paraösophagealen Bindegewebsräume (s. Entzündung des Spatium parapharyngicum) bedeutet stets die Vorbereitung für *schwere septische Erkrankungen*, eine *absteigende tödliche Mediastinitis*, tödliche Arrosionsblutungen oder eine *eitrige Lungenerkrankung* (Pneumonie, Abszeß, Gangrän), mit ihrem oftmals tödlichen Ausgang. Zuweilen kündigt sich die schwere Folgekrankheit bereits nach Stunden an, mitunter setzt sie erst nach einer langen irreführenden, so gut wie *symptomlosen Latenz* ein.

Dieselben Schmerzen wie ein steckender Fremdkörper verursachen die *Verletzungen*, die der Fremdkörper auf seinem Weg durch Rachen und Speiseröhre hinterlassen kann. Sie finden sich hauptsächlich am Kehlkopfeingang bzw. den Aryhöckern, wo der verschluckte oder aspirierte Fremdkörper durch heftiges Husten, Würgen und Brechen die Schleimhaut verletzt. An dieser Stelle neigt das Gewebe auch zur Ödembildung. Im allgemeinen sind jedoch die Beschwerden von nicht steckengebliebenen Fremdkörpern nur gering und verschwinden rasch. Sie können aber auch, je nach der Schwere der Verletzung und der Empfindlichkeit des Patienten, mehrere Tage dauern oder die Verletzung bringt sogar dieselben Folgen hervor wie der steckende Fremdkörper.

Diagnose. Wenn die *Vorgeschichte* auf einen Fremdkörper hinweist, muß die Untersuchung entscheiden, ob er noch steckt oder nur noch die Beschwerden einer Fremdkörperverletzung vorliegen. *Bestimmte Schmerzlokalisation, sofortiges Unterbrechen der Mahlzeit* bei Fremdkörpern des Hypopharynx und der Speiseröhre, *rasches Aufsuchen des Arztes* sprechen für das *Vorhandensein eines Fremdkörpers.* Ängstliche Menschen, die einen Fremdkörper zu spüren glauben, ohne daß einer da ist, pflegen ihre Beschwerden nur unbestimmt, bald da, bald dort, zu lokalisieren, essen meistens ihre Mahlzeit noch ruhig zu Ende und kommen erst Tage nach dem vermeintlichen Mißgeschick zum Arzt. Werden dabei kleine glatte Fremdkörper, wie Apfelkerne, Tabletten oder auch Brotkrumen beschuldigt, so ist die Sachlage klar und eine Brommedikation mit der beruhigenden Versicherung, daß der Fremdkörper nicht mehr stecke, wird das Fremdkörpergefühl im Verlauf einiger Tage zum Verschwinden bringen. Oft handelt es sich um „*habituelle Fremdkörperpatienten*", die ähnliches schon wiederholt erlebt haben und deren Beschwerden auf Krämpfe in der Schlundmuskulatur zurückzuführen sind.

Beim *Fehlen* einer entsprechenden *Vorgeschichte*, beispielsweise wenn der Fremdkörper im Rausch oder in der Narkose verschluckt wurde oder bei einem Kleinkind, kann die *Differentialdiagnose* gegenüber einer schmerzhaften *entzündlichen Erkrankung* schwierig sein. Vor allem muß bei phlegmonösen Entzündungen des Erwachsenen und *bei jeder unklaren fieberhaften, mit Atem- oder Schluckstörungen* (Abwehr gegen die Nahrungsaufnahme, Auswürgen) verbundenen Krankheit *des Kleinkindes* an einen Fremdkörper gedacht werden.

Ein 6 cm langes Mundstück einer Tabakpfeife wurde beim Fallen im Rausch in den Rachen gestoßen und blieb dort acht Tage unerkannt stecken, weil es durch den hinteren Gaumenbogen verdeckt wurde. Ebenso wurde eine offene Sicherheitsnadel im Hypopharynx bei einem einjährigen Arztkind erst nach einer zweimonatigen unklaren fieberhaften Erkrankung mit Atem- und Schluckbeschwerden auf dem Röntgenbild erkannt.

Aufsuchen des Fremdkörpers. Jeder Fremdkörperverdacht erfordert in erster Linie eine sehr sorgfältige und gründliche Inspektion der Mundhöhle und des Rachens, bei negativem Befund eines im Mundrachen vermuteten Fremdkörpers außerdem eine vorsichtige streichende Palpation des Schlundes. Zuweilen ist der Weg des Fremdkörpers durch kleine Verletzungen gekennzeichnet. Die Aufregung des Patienten, der vermehrte Speichelfluß und die erhöhten Reflexe erschweren die Untersuchung, weshalb eine ausgiebige Lokalanästhesie mit dem Zerstäuber vielfach notwendig ist. Diese Schwierigkeiten gelten besonders für die indirekte Besichtigung des Nasen- und Kehlkopfrachens.

Im allgemeinen wird die *Seite des Schmerzes* richtig angegeben, doch der *Schmerzpunkt* im *Epi- und Mesopharynx* meist zu *tief*, im *Hypopharynx* und der *Speiseröhre* öfters zu *hoch* lokalisiert. Im Mesopharynx müssen vor allem die Tonsillen, der Zungengrund und die Valleculae abgesucht werden, die ersteren unter sorgfältigem Abheben der Gaumenbögen. Kleine Fischgräten und Zahnbürstenborsten können fast ganz in der Mandel verschwinden und der herausragende Teil ist infolge seiner Feinheit, Durchsichtigkeit und Farbe leicht zu übersehen oder wird mit einem Schleimfaden verwechselt.

Steckt der Fremdkörper tief im Hypopharynx oder im Ösophagus, so läßt die indirekte Laryngoskopie im Stich, sofern nicht nach längerem Liegen eine Schwellung in der Höhe des Kehlkopfeinganges auf ihn hinweist. *Einseitige Ödeme der Arygegend* sind beim Fehlen einer spezifischen Erkrankung stets fremdkörperverdächtig (Abb. 112).

Bei größeren röntgenopaken Fremdkörpern gibt die *Röntgenuntersuchung* (Durchleuchtung und Aufnahme) schnelle und eindeutige Auskunft (Abb. 108, 109, 110, 111). Sie wird in zwei zueinander senkrechten Richtungen (gewöhnlich antero-posterior und seitlich) vorgenommen, um den Fremdkörper (Münzen, Knöpfe, Knochenplatten) in größtmöglichem Durchmesser darzustellen. Trotzdem entgehen kleinere Knochenstücke dem Nachweis recht häufig. Beim Erwachsenen können umschriebene Verknöcherungsherde der Kehlkopfknorpel einen Fremdkörper vortäuschen. Wichtig ist die Röntgenkontrolle auch zur Beurteilung der periösophagealen Entzündung (Abb. 111), deren Ausdehnung am Abstand des Kehlkopfes von der Wirbelsäule bemessen werden kann. Fleckweise Aufhellungen deuten auf ein Emphysem und damit eine Wanddurchbohrung hin. Die Entscheidung, ob der Fremdkörper in der Speiseröhre oder der Luftröhre liegt, ergibt sich in der Regel aus der lateralen Aufnahme. Frontal gestellte Fremdkörper befinden sich fast stets in der Speiseröhre, sagittal gestellte in der Luftröhre.

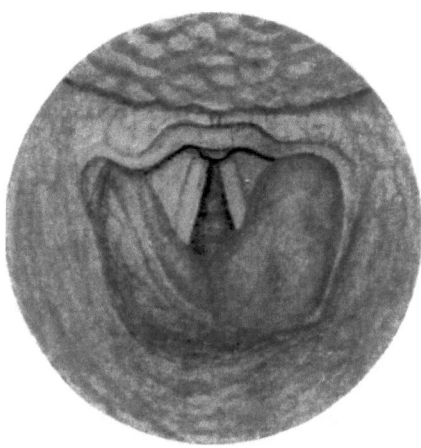

Abb. 112. Fremdkörperverletzung des Hypopharynx durch Fischgräte. Hochgradiges Ödem der aryepiglottischen Falte

Kontrastaufnahmen mit röntgenopakem Brei bringen die durch einen Fremdkörper verursachte Stenose zur Ansicht und zeigen gelegentlich dessen Konturen, auch wenn er röntgendurchlässig ist. Sie haben den Nachteil, daß der Kontrastbrei bei der Ösophagoskopie die Suche nach dem Fremdkörper und dessen Fassen erschwert. Ich nehme sie deshalb nur dann vor, wenn die Ösophagoskopie möglichst vermieden werden soll.

An die Röntgenuntersuchung schließt sich die *direkte Endoskopie bzw. Hypopharyngoskopie* und *Ösophagoskopie* an, die nicht nur die sichere Diagnosestellung, sondern beinahe immer auch die Entfernung des Fremdkörpers durch das Ösophagoskoprohr gestattet (s. S. 229). In der Regel sind die Fremdkörper und ihre Verletzungen durch das Ösophagoskoprohr leicht zu sehen, nur flache Fremdkörper, wie Münzen, verbergen sich manchmal in den Schleimhautfalten. Schwierig ist das Suchen, wenn der Fremdkörper bereits zu einer starken Schleimhautschwellung geführt hat. Ein *Sondieren zu diagnostischen Zwecken* ist nicht nur unsicher, sondern sehr gefährlich und gilt als *Kunstfehler*.

Wenn der Fremdkörper nicht gefunden werden kann, müssen weitere Kontrollen in den nächsten Tagen bis zur Auffindung des Fremdkörpers oder bis zur Beschwerdefreiheit vorgenommen werden.

Behandlung. Bei kleineren Fremdkörpern hilft gelegentlich ein Nachschlucken von *weichem Brot* oder *Kartoffelbrei*, die den Fremdkörper beim Schlucken mitziehen. Dieses Mittel hat der Patient meistens schon bevor er zum Arzt kommt versucht. Wegen der starken Ösophaguskontraktionen sind *Brechmittel* gefährlich.

Gut sichtbare Fremdkörper im *Mundrachen* können in Lokalanästhesie mit einer knieförmigen starken Nasenzange entfernt werden.

Fremdkörper im Hypopharynx oder in der Speiseröhre gehören so schnell als möglich zum Facharzt. Je früher die Extraktion erfolgt, desto leichter ist sie und desto geringeren Gefahren wird der Patient durch Folgekrankheiten ausgesetzt.

Sondierungen, um den Fremdkörper in den Magen zu stoßen, und blinde Extraktionsversuche sind streng kontraindiziert. Die früher zu diesen Zwecken üblichen Münzen- oder Grätenfänger, gestielte Schwämmchen usw., wie auch einfache Sonden sollten endgültig aus dem Instrumentarium verschwinden. Spitze Fremdkörper werden damit oftmals nur tiefer in die Wand gestoßen, woraus sich schwere und gefährliche Verletzungen ergeben, bei großen und verstopfenden Fremdkörpern liegt die Gefahr eines „falschen Weges" mit tödlicher Mediastinitis nahe (Abb. 113). Wer einmal eine dadurch zerfetzte Speiseröhre gesehen hat, wird in Zukunft die Hand von diesen gefährlichen Methoden lassen. Allein bei Erstickungsgefahr ist eine sofortige digitale Entfernung oder Verrückung bei tief gelagertem Kopf zu versuchen. Gegebenenfalls kann nur eine Nottracheotomie bzw. Konikotomie (s. S. 389 u. ff.) retten.

Im *Zungengrund*, in den *Valleculae* und den *Sinus piriformes* gelingt es gewöhnlich, den Fremdkörper mit abgebogenen Zangen unter *indirekter Laryngoskopie* zu entfernen. Zweckmäßiger ist jedoch die Extraktion unter *direkter Endoskopie* am *liegenden Patienten* bzw. mit tief gelagertem Oberkörper, damit der Fremdkörper bei Entgleiten aus der Zange nicht geschluckt oder aspiriert wird, sondern herausfällt.

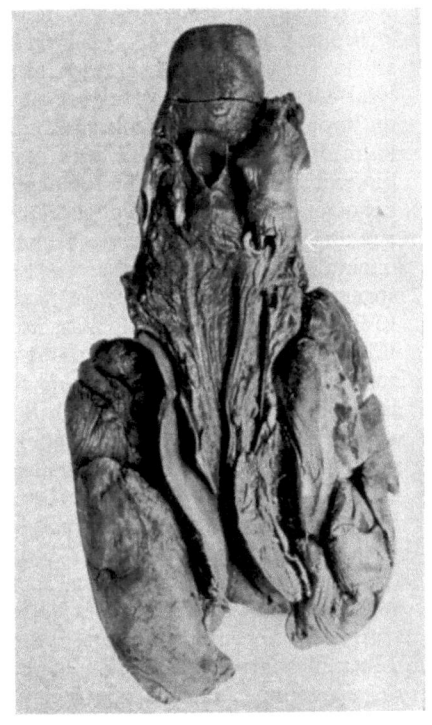

Abb. 113. Perforation der Speiseröhre durch blinde Extraktionsversuche mit dem „Münzenfänger" (mit eingelegter Sonde)

Bei tiefer im Hypopharynx und im Ösophagus befindlichen Fremdkörpern ist *einzig die Extraktion unter Sicht mittels direkter Hypopharyngoskopie bzw. Ösophagoskopie zulässig.*

Die *Extraktion eines Fremdkörpers* aus der Speiseröhre ist eine *Kunst*, die vor mannigfache mechanische Probleme stellt. Eine gründliche Vorbereitung des Eingriffes und ein eingehendes Studium der zu erwartenden Situation mit der Wahl der für den betreffenden Fremdkörper richtigen Zange ist unerläßlich. Es ist falsch, zunächst ohne Bereithalten des erforderlichen Instrumentariums nur eine diagnostische Ösophaposkopie auszuführen. Eine große Erleichterung bedeutet die Vornahme der Extraktion in Narkose zusammen mit muskellähmenden Medikamenten (S. 511), weil der Fremdkörper meist zu lokalen Ösophagospasmen Anlaß gibt, die den Fremdkörper festhalten und in die Wand pressen. Nur bei Atemnot, z. B. durch große Fremdkörper im Kleinkindesalter, mit Druck auf die hintere Trachealwand ist eine Narkose kontraindiziert. Im übrigen erlaubt die heutzutage bis in alle Einzelheiten ausgearbeitete Technik mit ihren den verschiedenen Fremdkörpern angepaßten Zangen (s. Abb. 178, S. 408) fast immer, den Fremdkörper so zu fassen und zu drehen, daß er ohne Gewalt und ohne weitere Verletzung durch das Rohr oder mit diesem zusammen extrahiert werden kann.

Glatte und runde Fremdkörper, wie Münzen, Knöpfe usw., sind leicht herauszuziehen. Ihre Frontalstellung im Ösophagusmund kann allerdings zur Folge haben, daß sich eine Falte der Speiseröhrenschleimhaut darüber legt und sie der Sicht entzieht besonders, wenn der kontrahierte M. cricopharyngicus das Ösophagoskoprohr nach vorne ablenkt. Bei der Extraktion selbst sind Wandverletzungen nicht zu befürchten. Zackige oder mit mehreren Spitzen versehene Dinge, wie Knochenspieße und Knochenplatten, Fischgräten, Gebißteile usw., verhaken sich dagegen in der Regel derart in der Schleimhaut, daß sie unbeweglich festsitzen. Oft stellen sie sich quer, mit den spitzen Enden beiderseits in der Schleimhaut eingespießt. Es ist klar, daß sie nicht einfach herausgerissen werden dürfen, da dadurch die Speiseröhrenwand schwer verletzt, ja ganz durchtrennt werden kann. Bei Querstecken, z. B. von Knochenspießen, wird die eine, im allgemeinen die mehr nach oben gerichtete Spitze, mittels der Lippe des Rohres in dieses eingefangen und mit der Zange gefaßt, so daß die andere Spitze, auch wenn der Fremdkörper samt dem Rohr herausgezogen werden muß, ohne zu verletzen nachfolgt. Keineswegs darf der Fremdkörper in der Mitte gepackt werden. Die sogenannten Rotationszangen nach JACKSON (Abb. 178), die eine Drehung des Fremdkörpers nach dem Fassen zulassen, erleichtern das richtige Vorgehen. Für Nadeln und Hohlkörper sind besondere Zangen vorgesehen (Abb. 178). Ein schwieriges Problem sind offene Sicherheitsnadeln, die meistens mit der Spitze nach oben stecken. Neben dem Schluß der Nadeln mit besonderen Instrumenten kann versucht werden, die Nadelspitze in das Ösophagoskoprohr einzufangen, worauf die Nadel mit der Schließe außerhalb des Rohres extrahiert werden kann. Oder die Nadel wird mit einer Rotationszange am Ring gefaßt, in den Magen gestoßen, wo sie sich bei Herausziehen von selbst dreht und, Öse voran, herausgezogen wird. Selten müssen große Fremdkörper endoösophageal zerkleinert werden (Gebißplatten). Große Schwierigkeiten kann die Extraktion nach längerer Verweildauer des Fremdkörpers mit Schwellung der Speiseröhrenwand oder bei stärkeren Verletzungen durch den Fremdkörper bereiten. Leicht kommt es dabei zu Blutungen, die die Sicht erschweren, so daß die Feststellung der Lage des Fremdkörpers bereits schwierig ist, geschweige das richtige Fassen. Es ist begreiflich, daß eine kunstgerechte Fremdkörperextraktion oft größte Erfahrung und Übung erfordert.

Nur ausnahmsweise läßt sich ein Fremdkörper nicht zangengerecht fassen und wird eine äußere *Pharyngotomie* oder *Ösophagotomie* notwendig.

Nachbehandlung. Bei stärkeren Verletzungen ist ein Schluckverbot von 24 bis 48 Stunden nötig, nachfolgend flüssige und weiche Nahrung während 8 bis 14 Tagen, die bei unverletzter Speiseröhre von Anfang an gegeben werden darf. Penicillin-Lutschtabletten alle drei bis vier Stunden mit Verschlucken des Lutschsaftes haben eine günstige lokale antiseptische Wirkung. Je nach der Schwere der Verletzung, der Liegedauer und der Allgemeinreaktion muß sofort mit einer prophylaktischen internen Antibioticabehandlung begonnen werden. Der *Verlauf* nach entfernten Fremdkörpern ist auch bei ausgedehnten Verletzungen, sogar bei vollständigen Wanddurchbohrungen im allgemeinen komplikationslos und die Beschwerden verschwinden rasch. Eine *ärztliche Kontrolle* ist trotzdem während zwei bis drei Wochen durchzuführen, da auch nach geringen Verletzungen, wie sie jeder spitze Fremdkörper mit sich bringt, noch nach Tagen anscheinend normalen Verlaufes plötzlich schwere Verwicklungen eintreten können. Selbst ein kleiner Nadelstich kann unerwarteterweise eine tödliche Erkrankung verursachen. Meistens gehen steigende Temperaturen, Schüttelfrost, schlechter Allgemeinzustand und lokale Schmerzen der schweren Sepsis oder Mediastinitis voran (Röntgenbild). Die Schwere der Erkrankung erfordert eine sehr energische Chemotherapie mit Sulfonamiden und Antibiotica, gegebenenfalls gelingt es durch eine rasche kollare Mediastinotomie oder endoösophageale Schlitzung des Ösophagus (SEIFFERT), der weiteren Ausbreitung der Entzündung vorzubeugen (s. postanginöse Sepsis, S. 323).

Prognose. Fremdkörper im Mesopharynx sind gewöhnlich harmlos, solche im Hypopharynx und im Ösophagus dagegen immer lebensgefährlich. Durch die Ösophagoskopie ist die *Mortalität auf weniger als* 2% gesunken, während sie mit der Ösophagotomie noch 20 bis 40% betrug (CH. JACKSON).

III. Verletzungen, Verbrennungen und Verätzungen des Rachens und der Speiseröhre

Schwerere Verletzungen des Rachens durch *äußere Einwirkungen* (Schuß, Hieb, Stich usw.) vielfach zusammen mit solchen des Gesichtes oder des äußeren Halses sind in Friedenszeiten *selten*. Oftmals werden lebenswichtige Teile der Nachbarschaft, der Kehlkopf, die großen Gefäße oder die Wirbelsäule mitverletzt, was meistens einen raschen Tod zur Folge hat. Sonst heilen die Verletzungen in der Mundhöhle und im Mundrachen auffallend gut, im Hypopharynx haben sie dieselben Folgen wie Fremdkörperverletzungen. Über Emphyseme, submuköse und parapharyngeale Ausbreitung der Entzündung s. Fremdkörper, S. 226. Größere Zerreißungen der Wangen und Pfählungen des harten und weichen Gaumens sowie der Rachenhinterwand werden durch den Fall auf im Munde gehaltene lange Gegenstände, wie Bleistifte, Tabakpfeifen, Stöcke, Spielzeug usw. verursacht. Zuweilen bleiben sie ganz oder abgebrochen als Fremdkörper stecken. Ausgedehnte Verletzungen hinterlassen mitunter Narbenatresien, weshalb größere Risse, z. B. im weichen Gaumen, genäht werden müssen.

Am häufigsten sind kleinere Fremdkörperverletzungen (s. S. 225). Blinde und unvorsichtige Extraktionsversuche können zu schweren Zerreißungen der Rachen- und Speiseröhrenwand führen.

Die **Diagnose** ist bei äußeren Verletzungen und groben inneren Zerreißungen leicht zu stellen, jedoch läßt sich deren Ausdehnung oft schwer beurteilen. Kleine innere Verletzungen durch Fremdkörper erfordern dieselbe sorgfältige Inspektion wie die Fremdkörpersuche selbst.

Behandlung. Für schwere Verletzungen gelten die Grundsätze der allgemeinen Chirurgie. Über Schußverletzungen s. Lehrbücher der Kriegschirurgie. Als *erste Hilfe* steht die Beherrschung der Blutung und die Behebung der Erstickungsgefahr im Vordergrund. Letztere ist infolge der Verlegung des Atemweges und der Blutaspiration sehr groß. Eine zurückgesunkene Zunge wird vorgezogen und fixiert. Bei bedrohlicher Atemnot ist eine sofortige Nottracheotomie erforderlich. Die endgültige Wundversorgung kann nur im Spital erfolgen.

Kleine Verletzungen heilen unter Schonbehandlung (Sprechverbot, flüssige oder weiche Nahrung, eventuell rektale Ernährung) von allein. Eiskrawatte und Kalzium intravenös bekämpfen die Ödembildung. Sekundäre Entzündungen sind durch prophylaktische Behandlung mit Antibiotica einzuschränken. Bei Verletzungen in der Nähe des Kehlkopfeinganges ist die Tracheoskopie und Tracheotomie bereitzuhalten.

Stiche von Wespen und Bienen, die mit der Nahrung lebend verschluckt werden, sind lebensgefährlich. Die starke reaktive Schwellung greift nicht selten auf den Kehlkopfeingang über und führt zu einem bedrohlichen Glottisödem, das neben hochgradigen Schmerzen schwere Atemnot und Erstickungsgefahr mit sich bringt. Die sofortige intravenöse Mischeinspritzung von Kalzium (Calcium Sandoz 20% 10 ccm) und Antistin (0,1) oder Sandosten bedeutet gegenüber den früheren Maßnahmen, wie Kälteapplikationen und Skarifikationen, einen großen Fortschritt und macht eine Nottracheotomie fast immer überflüssig. Daneben werden die Eiskrawatte und Lutschen von Eisstückchen zur lokalen Schmerzlinderung herangezogen. Baldmöglichste Extraktion des Stachels ist angezeigt.

Verbrühungen sind zumeist die Folge von zu heißen Getränken (Kaffee, Tee) oder anderer Nahrungsmittel (Suppe, Kartoffeln usw.), die versehentlich oder in Gedanken getrunken bzw. gegessen wurden. Das Einatmen von heißem Wasserdampf oder heißen Gasen bei Explosionen und Bränden kann neben der Verbrühung auch eine eigentliche **Verbrennung** bewirken. Da die Speisen die Mundhöhle und den Rachen rasch passieren und der Schluckakt erst in der Speiseröhre infolge der langsameren Peristaltik eine gewisse Verlangsamung erfährt, sind die Schluckverbrühungen im Munde und im Rachen bis zum Speiseröhrenmund gewöhnlich unerheblich und beschränken sich auf eine oberflächliche Koagulation der Schleimhaut. Diese erscheint weißlich belegt. Die starke Schmerzhaftigkeit erfordert kühle, flüssige und weiche Nahrung, gegebenenfalls rektale Ernährung, anästhesierende Tabletten oder Einstäuben von Orthoform bzw. Anästhetica und Analgetica (Cibalgin- oder Treupelsuppositorien).

Ähnlich verhalten sich die **Verätzungen.** Sie werden durch versehentlich oder in selbstmörderischer Absicht getrunkene *Säuren* (konz. Schwefelsäure, Salzsäure, Essigessenz, d. h. 80% Essigsäure usw.) oder *Laugen* (häufig konz. Natronlauge) hervorgerufen. Auch hier finden sich die schwersten Schädigungen im Hypopharynx und in der Speiseröhre mit ihrem langsameren Schluckvorgang. Bei leichter Einwirkung beschränken sie sich auf die Schleimhaut, welche koaguliert wird und sich mit fibrinösen Belägen bedeckt, in schweren Fällen zerfällt auch die Muskulatur, es kommt zur Perforation oder es schließen sich schwere Narbenstenosen an.

Behandlung. In den ersten sechs Stunden ist neben *Verdünnung* durch Trinken von reichlich Wasser eine *Neutralisierung* durch Magenspülungen mit zwei bis drei Litern einer alkalischen oder sauren Lösung angezeigt. Bei Säuren wird Milch oder am besten eine Aufschwemmung von Magnesia usta angewendet, während Natriumbikarbonat wegen der starken Kohlensäureentwicklung im Magen ungeeignet ist. Bei Laugen verdünnter Essig (ein Eßlöffel auf einen Liter Wasser) oder Zitronensäure. Die übrige lokale Behandlung ist dieselbe wie bei den Verbrühungen. Durch Resorption kann es z. B. durch Salzsäure zu einer schweren allgemeinen Vergiftung mit hochgradigem Schockzustand kommen, dessen Bekämpfung lebenswichtig ist.

Nach der Überwindung des Schockzustandes ist die *Verhütung einer Narbenstriktur* die Hauptaufgabe der Behandlung. Während früher die dazu notwendige *Frühbougierung* bzw. *Frühdilatation* als gefährlich galt, hat sich heute deren Durchführung allgemein durchgesetzt. Es müssen weiche Sonden, am besten die *quecksilbergefüllten Sonden* nach Hurst, verwendet werden. Die letzteren rutschen durch ihre Schwere fast von selbst durch die Speiseröhre hinunter, wodurch die Gefahr eines falschen Weges auf ein Minimum herabgesetzt wird. Die Bougierung kann bereits am zweiten Tag nach der Verätzung begonnen werden und führt durch die Anwendung steigender Sondendicken in zunächst täglichen Bougierungen ohne Liegenlassen der Sonden, später jeden zweiten Tag, oftmals erstaunlich rasch zu einer genügenden Speiseröhrenweite. Selbst Kleinkinder lernen in der Regel oft rasch die Sonde schlucken. Ist die gewünschte Weite erreicht, so wird sie durch seltenere Bougierung erhalten, die meistens über Wochen und Monate, zuweilen sogar über Jahre fortgesetzt werden muß. Am achten bis zehnten Tage nach der Verätzung gibt eine sorgfältige Ösophagoskopie über den Grad und die Ausdehnung der Verätzung Auskunft. Sofern infolge stärkerer fieberhafter Reaktion die Dilatation nicht regelmäßig ausgeführt werden kann oder die dünnste Sonde in der Speiseröhre stecken bleibt, muß eine Gastrostomie angelegt und unter ösophagoskopischer Kontrolle ein Faden mit einer filiformen Sonde in den Magen gebracht und zur Gastrostomie herausgezogen werden. An diesem ,,*Faden ohne Ende*" läßt sich eine retrograde Bougierung mit Tuckerbougies (S. 517) ohne Gefahr einer Perforation vornehmen, bis die gewonnene Ösophagusweite die beschriebene perorale Sondierung erlaubt. Auf diese Weise ist eine völlige Atresie der Speiseröhre mit Sicherheit zu vermeiden, deren Behebung außerordentlich schwierig sein kann. Mit der Einführung eines Fadens darf daher nicht gezögert werden. Um die stets einsetzende Entzündung zu bekämpfen, sind hohe Dosen von *Antibiotica* oder deren Kombination anzuwenden.

Tierversuche haben ergeben, daß durch *Cortisonwirkung* die Narbenbildung hintangehalten werden kann, weshalb eine derartige Behandlung zur Zeit versucht wird. Einen Nachteil bildet die Entzündungsförderung durch diese Medikamente, was besonders hohe Dosen von Antibiotica erfordert, zuweilen aber auch zum Aussetzen der Medikation zwingt.

IV. Die banalen Entzündungen des Rachens

Zur Einteilung und Nomenklatur. Nasenrachen, Mundrachen und Kehlkopfrachen stehen zwar miteinander in breiter Verbindung, aber es finden sich Unterschiede im anatomischen Bau und in der Exponiertheit gegenüber äußeren Reizen, weshalb zwar gemeinsame Erkrankungen vorkommen, öfters jedoch der eine oder andere Teil klinisch in der Erkrankung in den Vordergrund tritt. Ganz besonders aber hebt sich häufig die Erkrankung des lymphoiden Gewebes von der übrigen Schleimhaut ab. Akute und chronische Entzündungen ergreifen deshalb entweder die gesamte Schleimhaut gleichmäßig oder führen zu Teilerkrankungen, die sich mehr oder weniger scharf voneinander abgrenzen lassen.

Die banalen akuten Entzündungen erstrecken sich oftmals auf die ganze Rachenschleimhaut, einschließlich des ,,Mandelgewebes" und rufen, hauptsächlich beim Kind, diffuse akute Entzündungen hervor, die das lymphatische Gewebe und die übrige Schleimhaut beinahe in gleichem Grad beteiligen, was die Bezeichnung *Tonsillo-Pharyngitis acuta* rechtfertigt. In manchen Fällen steht jedoch die akute Entzündung der Mandeln klinisch im Vordergrund, zuweilen als Entzündung des ganzen lymphatischen Rachenringes, mitunter auch nur oder vorwiegend einzelner Teile. Bereits beim Kind kommt eine so gut wie isolierte Entzündung des Nasenrachens bzw. der Rachenmandel vor, bekannt als *Tonsillitis pharyngica acuta*, und beim Erwachsenen mit der Fähigkeit, Entzündungen zu lokalisieren, sind akute Entzündungen der Gaumenmandeln, die *Tonsillitis palatina acuta*, ohne wesentliche Beteiligung der Umgebung, mit Ausnahme der Gaumenbogen, nicht selten. Anderseits zeigt der Erwachsene akute

Entzündungen der Rachenschleimhaut ohne stärkere Entzündung der Gaumenmandeln, die *Pharyngitis acuta*. Sind die Lymphfollikel der Rachenwand mitbeteiligt, so wird von *Pharyngitis acuta lateralis* (Seitenstrangangina) oder *Pharyngitis follicularis* gesprochen. Diese verschiedenen Krankheitsbilder gehen ineinander über, wobei im einzelnen Fall die vorherrschende Lokalisation der Krankheit ihren Namen gibt.

Im Schrifttum und auch in den Lehrbüchern wird das Wort *Angina* in verschiedenem Sinn gebraucht. Die Bezeichnung Angina umschreibt weder eine ätiologisch, noch pathogenetisch, noch histologisch, noch klinisch einheitliche Erkrankung, sondern bedeutet Beengung, Zuschnürung und wird daher für ganz verschiedene Zustände, wie Angina tonsillaris, Angina Ludovici, Angina pectoris angewendet, wo auch immer ein beengendes Gefühl, aber nicht nur Atemnot, mit der Krankheit verbunden ist. Bei den akuten Halsentzündungen sprechen die einen Autoren dann von Angina, wenn die gesamte Rachenschleimhaut nebst dem lymphatischen Gewebe bzw. den Mandeln von der Entzündung erfaßt wird (Tonsillo-Pharyngitis acuta), während andere darunter die vorwiegende Entzündung der Mandeln verstehen (Tonsillitis acuta). Die letztere Definition entspricht in mancher Hinsicht dem gebräuchlichen Begriff Angina besser als die erstere. So weist der Ausdruck Angina lacunaris auf die Entzündung der Mandelkrypten hin, als typischer Unterschied zwischen Angina und Rachendiphtherie wird die Beschränkung der Angina auf die Tonsillen hervorgehoben, ebenso wie sich die Plaut-Vincentsche Angina und die Angina agranulocytotica auf die Mandeln beziehen. *Von Angina wird demnach dann gesprochen, wenn die akute Entzündung der Mandeln die klinischen Erscheinungen beherrscht* (ZARNIKO). Angina tonsillaris oder kurzweg Angina in ihren verschiedenen Formen kennzeichnet die akute Entzündung der Gaumenmandeln, die Tonsillitis palatina acuta. Im folgenden werde ich mich an diese Definition halten.

Bei den chronischen Entzündungen ist die Lokalisation entweder auf das Mandelgewebe oder auf die übrige Schleimhaut ausgesprochener als bei den akuten Entzündungen. Vor allem liegt häufig eine isolierte *Tonsillitis chronica* vor, während umgekehrt die *Pharyngitis chronica* das Mandelgewebe vielfach ebenfalls einschließt.

A. Die banalen Entzündungen des lymphatischen Rachenringes

Die banalen entzündlichen Erkrankungen des „Mandelgewebes" sind *außerordentlich häufig* und können im Gegensatz zu den meist harmlosen Entzündungen der übrigen Schleimhaut zu akuten septischen lebensgefährlichen Erkrankungen (Sepsis, Myocarditis, Endocarditis, Nephritis, Polyarthritis) führen oder bei chronischer Entzündung als Quellherde einer Herdinfektionskrankheit auftreten.

1. Die banalen akuten Entzündungen des lymphatischen Rachenringes (akute Mandelentzündungen)

Das *lymphoide Gewebe* der Rachenschleimhaut *beherrscht hauptsächlich im Kindesalter die Klinik der akuten banalen Entzündungen* der Luftwege und ist oft der Ausgangspunkt diffuser *banaler und grippöser Katarrhe*. Auch bei den *Infektionskrankheiten* nimmt das lymphatische Gewebe meistens an der Erkrankung teil. Mitunter erkrankt mehr oder weniger der ganze Rachenring, manchmal stehen einzelne Teile im Vordergrund, weshalb sich verschiedene Lokalisationen unterscheiden lassen.

a) Die Angina (Angina catarrhalis, Angina lacunaris, Angina follicularis)

Ursache und Entstehung. Die Angina ist in ihrer leichten *katarrhalischen Form*, vornehmlich im Kindesalter, gewöhnlich nur die *Teilerscheinung einer allgemeinen akuten Entzündung des lymphatischen Rachenringes* bzw. der Schleimhaut der oberen Luftwege, während sie sich beim Erwachsenen als schwere *lakunäre Angina* oftmals auf die *Gaumenmandeln beschränkt* und die Umgebung nur in geringem Grade teilnimmt. Im ganzen ist die Angina eine Krankheit des Jugendlichen und wird nach dem fünfzigsten Altersjahr selten.

Die Angina ist eine, wie die übrigen akuten Entzündungen der oberen Luftwege, durch *verschiedene Erreger* verursachte Infektionskrankheit. Bei den grippösen Anginen liegt wahrscheinlich zunächst eine *Virus-Infektion* vor, im übrigen wurden bei den schweren Anginen vorwiegend *hämolytische Streptokokken*, seltener *Staphylokokken, Pneumokokken*, ausnahmsweise *Friedländer Bazillen, Bacterium coli oder Meningokokken* gefunden. Meist liegt eine Mischinfektion vor. Die bakteriologische Beurteilung bezüglich des Erregers ist übrigens schwierig, weil die Tonsillen schon normalerweise die meisten der genannten Bakterien enthalten.

Die Inkubationszeit beträgt zwei bis vier Tage.

Die leichtere katarrhalische Angina befällt vor allem *halsempfindliche Menschen* wie der akute Schnupfen bzw. der akute absteigende Katarrh (Erkältung, Ansteckung usw., s. S. 77). Die schweren lakunären Formen verhalten sich im ganzen ähnlich. So kann auch die schwere Angina *ansteckend* sein und sich in Familien, in Krankensälen, in gemeinsamen Schlaf- oder Schulräumen ausbreiten. Begünstigt wird dabei das Ausbrechen der Angina durch unhygienische Milieueinwirkungen, wie Überbelegung von Kranken- und Schlafsälen, ungenügende Lüftung usw. Öfters und jedenfalls viel häufiger als der akute Katarrh bleibt aber die Angina isoliert. Für die zahlreichen Fälle, bei denen eine Ansteckung oder eine Ursache nicht nachgewiesen werden kann, kommen die *Eigenbakterien* in den Mandelkrypten (s. S. 203) in Frage, welche bei einer Störung des Gleichgewichtes zwischen Virulenz und Abwehrkräften ihrem „Wirt" gegenüber plötzlich ihre krankmachenden Eigenschaften entfalten. Begünstigt wird das Aufflammen durch eine *chronische Tonsillitis*, die mit ihren zahlreichen kleinen Entzündungsherden in der Kryptentiefe und der Möglichkeit von Verhaltungen zu akuten Schüben neigt. Jede Angina ist infolge der Zunahme der chronischen Tonsillitis der Wegbereiter für die folgende (habituelle Anginen) und da das Verhalten des lymphatischen Gewebes in der Regel konstitutionell bestimmt ist, treten *gehäufte Anginen* nicht selten *familiär* auf. Auch Mandelstümpfe nach einfacher Mandelkappung können schädliche Bakterienherde enthalten (St. Clair Thomson, Negus). Die Störung des Gleichgewichtes läßt sich zuweilen auf eine „Erkältung" zurückführen, weshalb die Anginen vielfach dem Vorüberziehen von *Wetterfronten* parallel gehen (de Rudder). Die Abhängigkeit von bestimmten Jahreszeiten ist aber nicht so deutlich wie bei dem gewöhnlichen Katarrh. Manchmal scheinen auch *psychische Schockwirkungen* eine Rolle zu spielen.

Eine ätiologisch noch fragliche Form ist die *postoperative Angina* nach Naseneingriffen, die hauptsächlich in überfüllten Krankensälen beobachtet wird. Eine Fremdinfektion ist daher wahrscheinlich; ob die Erreger von der verletzten Nasenschleimhaut durch Gewebsspalten oder über die Schleimhautoberfläche zu den Mandeln gelangen, ist nicht sicher. Auch die *Infektion* der Gaumenmandeln *durch die Nahrung* ist noch nicht abgeklärt. Es kommen namentlich Wasser- und Milchinfektionen (Streptokokken) in Frage. Selten entstehen Anginen nach Verletzungen durch *Fremdkörper* oder durch steckende Fremdkörper.

Nach dieser Schilderung sind die Gaumenmandeln der primäre Eintrittsort der Erreger, die durch ihr Eindringen eine akute Entzündung hervorrufen. Die Gaumenmandeln können aber auch auf *hämatogenem Weg*, z. B. bei allgemeiner Sepsis oder bei Infektionskrankheiten infiziert werden, ähnlich wie dies für die tuberkulöse Infektion oder die infektiöse Mononukleose gilt. Dagegen hat sich die Meinung von FEIN nicht durchgesetzt, daß die Angina stets eine sekundäre Lokalisation einer septischen Allgemeininfektion sei (Anginose). Sie wird schon durch die Erfolge der Tonsillektomie widerlegt. Eine Infektion auf dem *Lymphweg* ist unmöglich, da die Tonsillen keine zuführenden Lymphgefäße besitzen, anderseits ist ihre Ansteckung von der *Nasenschleimhaut* aus durch Spalträume des Gewebes nicht ausgeschlossen (BARRAUD, TAILLENS).

Pathologisch-anatomisch ist die Angina eine *Parenchymerkrankung* des lymphatischen Gewebes, welche sich nicht nur als katarrhalische Entzündung der Schleimhaut an der Oberfläche abspielt, sondern meistens in der *Kryptentiefe* beginnt und in den Keimzentren *kleine multiple leukozytäre Entzündungsherde* bildet. Diese sind von einem Wall von Lymphozyten umgeben und enthalten reichlich Bakterien, in der Regel intrazellulär in den Leukozyten, meistens Kokkenarten, die mit zunehmender Abheilung verschwinden. Bei der *Angina catarrhalis simplex* beschränkt sich die Entzündung auf eine Rötung, Schwellung und Auflockerung des Gewebes. Schreitet die Entzündung weiter, so kommt es zu einer starken leukozytären Infiltration mit Exsudation in die Krypten und es entstehen schließlich kleinste *multiple Abszesse* in der Umgebung der Kryptentiefe, welche vielfach in die Krypten durchbrechen. Dabei geht das Epithel zugrunde. Aus der Tiefe wandert die Entzündung an die Oberfläche, wo sich das leukozytäre Exsudat bzw. der *vermehrte Krypteninhalt* unter Fibrinbeimengung *fleckweise um die Kryptenöffnungen* ablagert *(Angina lacunaris)* und gelegentlich die ganze Tonsille bedeckt *(Angina lacunaris confluens)*. Selten bilden sich dicke fibrinöse Pseudomembranen, wie bei Diphtherie *(Angina pseudomembranacea)*. Anderseits greift die Entzündung mit leukozytärer Infiltration durch die Mandelkapsel auf das peritonsilläre Gewebe über und bildet klinisch latente peritonsilläre Entzündungsherde, zuweilen richtige kleine Abszesse, die bindegewebige Adhäsionen hinterlassen. Bei heftiger Entzündung fließen die kleinen Abszesse zusammen und hinterlassen unter Parenchymzerstörung derbes *Narbengewebe* (chronische Tonsillitis). Infolgedessen verschwindet mit zunehmender Zahl der Anginen das lymphatische Gewebe mehr und mehr und es bleiben schließlich kleine *atrophisch-narbige Mandeln* zurück. Oberflächliche *Epithelerosionen*, die zuweilen auch auf die nächste Umgebung übergreifen, verursachen Verwachsungen mit den Gaumenbögen.

Die verschiedenen Anginaformen gehen ohne scharfe Grenzen ineinander über. Häufig ist die katarrhalische Form nur der Vorläufer der lakunären Angina. Unter *Angina follicularis* wird eine vorwiegende Entzündung der Keimzentren ohne Durchbruch in die Krypten verstanden.

Ulzeröse, nekrotisierende und gangränöse Anginen durch banale Eitererreger sind eine große Seltenheit. Solche Entzündungen breiten sich meistens als diffuse Pharyngitis auf die umgebende Rachenschleimhaut aus, z. B. das Scharlachdiphtheroid, und werden in späteren Kapiteln besprochen (S. 300).

Mandelabszesse. Im Gegensatz zu den häufigen kleinsten Abszessen in der Tiefe der Mandelkrypten sind größere Eiterherde im Mandelgewebe, eigentliche intratonsilläre Mandelabszesse, eine Seltenheit. Vorwiegend handelt es sich um die Vereiterung von retinierten submukösen Mandelpfröpfen mit der Bildung von *glattwandigen Eiterzysten*, doch finden sich auch *spalten- und buchtenreiche echte Abszesse*.

In der Regel machen sie keine Beschwerden und bestehen als chronische Abszesse oft lange Zeit, bis sie als durchschimmernde gelbliche Zysten erkannt oder bei einer Tonsillektomie auch unversehens eröffnet werden, sofern sie tief liegen.

Diese Mandelabszesse sind nicht mit den außerhalb der Mandelkapsel gelegenen Peritonsillärabszessen (S. 311) zu verwechseln, die manchmal fälschlich als Mandelabszesse bezeichnet werden.

Symptome und Verlauf. Leichte katarrhalische Anginen können fieberlos und ohne Allgemeinerscheinungen verlaufen. Schwere Anginen beginnen nach wechselnd starken Prodromen (Abgeschlagenheit, Appetitlosigkeit, Durst und Kopf- und Gliederschmerzen) mit einem plötzlichen hohen *Fieberanstieg*, der auch beim Erwachsenen häufig 39 bis 40° erreicht und durch einen *initialen Frost*, unter Umständen einen richtigen Schüttelfrost oder meningitische Reizerscheinungen im Kleinkindesalter, eingeleitet wird. Zuweilen verleiten Bauchbeschwerden zur Annahme einer akut entzündlichen Abdominalerkrankung. Manchmal gehen die Allgemeinsymptome den Halsschmerzen voran, meistens aber bestehen von Anfang an zunächst geringe Halsschmerzen, die sich rasch zu heftigen, ins Ohr ausstrahlenden *Schluckschmerzen* steigern. Der Patient vermeidet ängstlich jedes Schlucken und will nicht essen. Oft beginnt die Affektion auf der einen Seite, um nach einigen Tagen auch die andere Seite zu ergreifen. Auf der Höhe der Erkrankung am zweiten bis dritten Tag macht der Patient einen *schwerleidenden Eindruck* mit raschem Puls, seltener Albuminurie, mitunter tastbarer Milz. Die *Blutsenkungsgeschwindigkeit* ist stark erhöht und es besteht eine *neutrophile Leukozytose*.

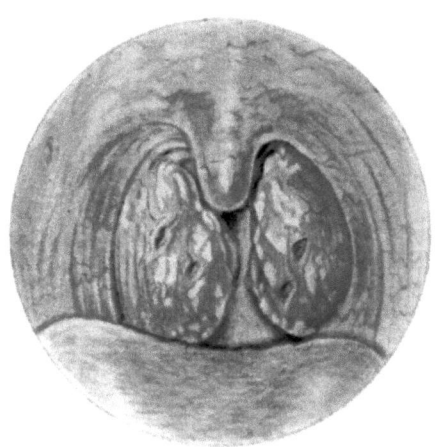

Abb. 114. Angina lacunaris

Die mangelnde Selbstreinigung der Mundhöhle äußert sich in einem dicken Zungenbelag und einem oft hochgradigen *Foetor ex ore*. Die Sprache wird klossig und schwer verständlich, der Patient verschluckt sich gelegentlich nach der Nase und schnarcht im Schlaf. Geschmack und Geruch verschwinden. *Speichelfluß* und *Schleimabsonderung* sind stark vermehrt, mit dickem Speichel und Schleim, dessen sich der Patient kaum entledigen kann.

Bei der *Angina catarrhalis simplex* erscheinen die *Mandeln* mehr oder weniger *geschwollen* und von *livider dunkler Rötung*; nimmt die Entzündung zu, so treten zunächst feine *schleierartige graue Beläge* auf, nach ein bis zwei Tagen zeigen sich um die Kryptenöffnungen kleine *schmutzigweißliche* Flecken, die rasch an Zahl zunehmen und der geschwollenen Mandeloberfläche ein gesprenkeltes Aussehen verleihen, was als *Angina lacunaris* (Abb. 114) bezeichnet wird. Schließlich kann sich ein mehr oder weniger einheitlicher Belag bilden, *Angina lacunaris confluens*. Der leicht abwischbare schmierige Belag bleibt auf die Tonsille beschränkt. Ausnahmsweise, z. B. bei Pneumokokkenanginen, finden sich die *dicken diphtherischen*, über die Tonsille hinausgreifenden *Pseudomembranen* der *Angina pseudomembranacea*. Die *Mandelumgebung* ist gerötet, geschwollen und aufgelockert. Der vordere Gaumenbogen und der weiche Gaumen können durch die vergrößerte Mandel vorgetrieben sein; die Uvula ist oft durch ein glasiges Ödem in einen unförmigen Klumpen verwandelt. Eigentliche Phlegmonen der Umgebung, die *Angina phlegmonosa*, sind selten und leiten zu den gefährlichen Entzündungen der parapharyngealen Räume über.

Die *Kieferwinkel* werden druckempfindlich und vielfach etwas geschwollen. Eine gewisse leichtere regionäre *Lymphadenitis* ist fast immer nachzuweisen: besonders beim Kind können sich große akute *Lymphknotenabszesse* mit einer phlegmonösen Periadenitis entwickeln, die eröffnet und dräniert werden müssen.

Am dritten bis fünften Tag beginnt das *Fieber* in großen Sprüngen *lytisch zu fallen* oder schließt mit einem *Temperatursturz* ab. Zugleich gehen die lokalen und allgemeinen Beschwerden zurück und die Beläge verschwinden. Subfebrile Temperaturen und ein erhebliches Krankheitsgefühl bleiben selbst in unkomplizierten Fällen mitunter noch einige Zeit bestehen. Die *Bettlägerigkeit* beträgt in schweren Fällen gewöhnlich *ein bis zwei Wochen*, die *Arbeitsunfähigkeit zwei bis drei Wochen*. Die Mandelschwellung und Rötung gehen nur langsam zurück.

Abweichungen von dem geschilderten Verlauf sind zahlreich. Trotz heftigem Beginn kann der Patient bereits nach zwei bis drei Tagen fieberfrei sein, während sich subakute Fälle manchmal schleppend und langwierig hinziehen. Zuweilen steht die Geringfügigkeit der Allgemeinerscheinungen und der Schmerzen in einem auffälligen Gegensatz zu den hochgradigen lokalen Veränderungen einer schweren Angina lacunaris.

Komplikationen. Die akute Angina wird wegen einer Reihe von teilweise *gefährlichen Komplikationen* gefürchtet (S. 311). Die häufigsten sind der Peritonsillärabszeß sowie eine leichtere Beteiligung der Nieren in Form einer Albuminurie. Verhältnismäßig oft kommen auch schwerere diffuse Glomerulonephritiden oder septische Herdnephritiden, Entzündungen des Endokards und Myokards (Carditis [FANCONI]), Polyarthritis und Erythema nodosum vor (S. 326). Auch kann sich eine Mittelohrentzündung anschließen, die aber meist einer gleichzeitigen Rhinopharyngitis bzw. einer Angina retronasalis zuzuschreiben ist. Dasselbe gilt für *Nebenhöhlenentzündungen*. Selten greift die Entzündung auf das Spatium parapharyngicum (S. 319) über oder es entsteht eine lebensbedrohliche postanginöse Sepsis, eine Mediastinitis, Meningitis, Thrombose des Sinus cavernosus, perinephritischer Abszeß (S. 323) oder eine andere septische Komplikation, wie Orchitis, Pleuropneumonie, Osteomyelitis usw. Auch soll sich gelegentlich eine Appendicitis anschließen. Daß Herzerkrankungen, worunter auch die Angina pectoris, verschlimmert werden können, ist leicht verständlich. Auch schwere Spontanblutungen aus der Tonsille sind bekannt.

Diagnose. Die Feststellung der akuten Mandelentzündung am Lokalbefund bereitet keine Schwierigkeiten, jedoch ist der Ausschluß von *paratonsillären Abszessen* nicht immer leicht. Kleine retrotonsilläre Abszesse werden durch die geschwollene Mandel verdeckt, aber selbst größere Peritonsillärabszesse können der Feststellung entgehen.

Die weitere Abklärung stützt sich auf den *bakteriologischen Befund* (zur Festlegung einer gezielten antibiotischen Behandlung oder zum Ausschluß einer Diphtherie), auf die *Blutuntersuchung* bei irgendwie atypischem Verlauf (Mononukleose, Agranulozytose, Leukämie) und gegebenenfalls auf *serologische Reaktionen* (Lues, Mononukleose). Die Möglichkeit von Komplikationen verlangt bei jeder Angina eine *Allgemeinuntersuchung* und Überwachung des Allgemeinzustandes im Verlauf der Erkrankung.

In Hinsicht auf eine gezielte Chemo- bzw. Biotherapie ist die Feststellung der Erreger und ihrer Resistenz gegenüber den verschiedenen Antibiotica bei allen schweren und besonders bei atypisch verlaufenden Anginen von wesentlicher Bedeutung. Es ist deshalb angezeigt, in solchen Fällen sofort einen *Rachen-*

abstrich vorzunehmen. Gegebenenfalls ergibt sich aus der Blutuntersuchung mit dem Nachweis einer Mononukleose das Vorliegen einer Virusinfektion.

Differentialdiagnostisch ist vor allem die Unterscheidung von *Diphtherie* und von *Scharlach* wichtig.

Gegenüber der *Diphtherie* ist die Ausbreitung und die Art der Membranen meistens kennzeichnend. Typisch weiße Membranen, die über die Tonsillen weit hinausgreifen, charakterisieren die Diphtherie. Beschränkt sich der Belag auf die Tonsille selbst, so läßt er sich bei der Angina lacunaris in der Regel leicht und ohne Blutung abwischen, während er bei der Diphtherie festhaftet. Die Unterscheidung am Lokalbefund kann aber unmöglich sein. Hoher, initialer Temperaturanstieg mit relativ gutem Allgemeinzustand sprechen für eine Angina lacunaris, wogegen mäßiges Fieber mit schlechtem Allgemeinzustand, schwachem Puls und große, öfters zunächst einseitige (NEGUS), akute Halslymphome diphtherieverdächtig sind. Auch die sofortige starke Beteiligung der Nieren (Albuminurie, Zylinder) weist gegenüber der banalen Angina auf die Toxinüberschwemmung des Organismus bei Diphtherie hin. Verkannt werden vor allem die sporadischen Fälle des Erwachsenen. In jedem Zweifelsfall ist ein sofortiger Abstrich vorzunehmen, der bei positivem Ausfall mit dem bakterioskopisch-kulturellen Nachweis von Löfflerschen Diphtheriebazillen für Diphtherie entscheidet, bei negativem Ausfall wiederholt werden soll. Klinisch verdächtige Fälle sind unverzüglich als Diphtherie mit Serum zu behandeln, da der Zeitverlust bis zur sicheren Diagnose das Leben gefährdet.

Die initiale Rachenentzündung des *Scharlach* zeigt neben der hochroten Scharlachzunge (Himbeerzunge) eine flammende Rötung nicht nur der geschwollenen Tonsillen, sondern des ganzen Rachens mit scharfer Absetzung gegen den harten Gaumen. Diese verschwindet jedoch im Verlauf von 24 bis 48 Stunden größtenteils und es bleiben nur die Veränderungen der Tonsillen übrig. Die Mandelentzündung ist symmetrisch. Später treten auch bei der Scharlachangina lakunäre Flecken auf. Die Allgemeinerkrankung erscheint bei Scharlach von Anfang an besonders schwer und steht im Mißverhältnis zu den Lokalerscheinungen. Die Lymphknoten schwellen rasch beiderseitig an. Die sichere Entscheidung bringt der Ausbruch des Exanthems, allerdings kann auch die banale Angina in Ausnahmefällen einen kurzdauernden Hautausschlag hervorrufen. Scharlach ohne Hautausschlag wird außerhalb einer Scharlachepidemie leicht als banale Angina verkannt. In Verdachtsfällen entscheiden der positive Dick-Test und eine Bluteosinophilie zugunsten von Scharlach.

Häufig wird die *infektiöse Mononukleose* als banale subakute Angina angesehen, von welcher sie sich, sofern keine Mandelgeschwüre auftreten, am Lokalbefund nicht unterscheiden läßt. Verdächtig sind große Halslymphknoten und Lymphknotenschwellungen an anderen Stellen. Beweisend ist das *Blutbild* mit der Mononukleose und den Drüsenfieberzellen, das sich allerdings erst nach einigen Tagen auszuprägen beginnt. Die Mononukleose ist viel häufiger als gewöhnlich angenommen wird, weshalb es angezeigt ist, bei jeder irgendwie atypischen Angina das Blutbild festzustellen. Im weiteren Verlauf werden auch die Seroreaktionen nach PAUL-BUNNEL bzw. HANGANATZIU-DEICHER positiv.

Ulzeröse und nekrotisierende Anginen (Plaut-Vincentsche Angina, Agranulozytose, Leukämie, Primäraffekt der Lues) beginnen wie eine banale Angina, fallen aber meist rasch durch die entstehenden Geschwüre auf, welche sie von der stets ungeschwürigen banalen Angina schon lokal unterscheiden. Ein Abstrich (Symbiose von fusiformen Stäbchen und Spirillen bei Plaut-Vincentscher Angina, Spirochaeten im Dunkelfeld) bzw. eine Blutuntersuchung sichern die *Differentialdiagnose*.

Eine schleichend subakut verlaufende Angina ohne wesentliche Allgemeinerscheinung und lokale Beschwerden läßt an eine *Angina syphilitica* des Sekundärstadiums denken. Die *Hyperkeratosis lacunaris* verursacht weißlich gesprenkelte Mandeln, wie eine Angina lacunaris, jedoch erweisen sich die weißen Flecken bei näherer Betrachtung als harte, vorstehende und festhaftende Konkremente.

Die Untersuchung hat auch die möglichen *Komplikationen* zu berücksichtigen: Schwellung der Umgebung bei *Peritonsillärabszeß*, wiederholte Schüttelfröste als Zeichen einer beginnenden Sepsis, *Herzgeräusche* bei einer Endocarditis, *Gelenkschmerzen* bei Polyarthritis acuta, *Urinbefund* bei Nephritis.

Behandlung. Als allgemeine Infektionskrankheit erfordert die Angina eine entsprechende *Isolierung* und *Allgemeinbehandlung*. Zur Zeit der Prodrome kann eine sofortige *Schwitzpackung* (Lindenblütentee, heißes Bad [wenn noch kein stärkeres Fieber], Aspirin 0,5, Ganzpackung von $1/2$ bis $3/4$ Stunden) und kräftiges Abführen den Anfall gelegentlich unterbrechen. Nach Ausbruch des fieberhaften Stadiums ist Bettruhe unerläßlich, reichlich Flüssigkeit (Fruchtsäfte, Lindenblütentee) und Schwitzen. Antipyretica dämpfen das Fieber (Pyramidon 0,3 dreimal täglich, Aspirin 0,5 dreimal täglich). Bei starken Schluckschmerzen sind Suppositorien zu empfehlen, z. B. Cibalgin-Suppositorien 0,5 oder Treupelzäpfchen.

Wie jede bakterielle Erkrankung ist auch die Angina behandlungsmäßig zu einem vorwiegend bakteriologischen Problem geworden. Infolge der Mischinfektion und dem häufigen Vorkommen von Anaerobiern liegen allerdings die Verhältnisse nicht so einfach, wie z. B. bei der akuten Mittelohrentzündung, trotzdem erhebt sich bei jeder Angina die Frage der internen Chemo- bzw. Biotherapie. Leichte Anginen ohne Fieber und Allgemeinerscheinungen schließen aus, schwere fieberhafte Anginen dagegen verlangen eine möglichst früh einsetzende Chemotherapie. Die Erfolge sind allerdings bis jetzt wesentlich unsicherer als etwa bei der akuten Mittelohrentzündung, aber wenn auch die lokale kurative Wirkung nicht immer eintritt, ist doch ein Schutz gegen die Streuung und damit gegen schwere Komplikationen zu erwarten. Fraglich ist die Verhütung eines Peritonsillärabszesses. Von den verschiedenen Medikamenten sind nach unserer klinischen Erfahrung die Sulfonamide so gut wie unwirksam (VOET). Wir beginnen daher mit einem kräftigen Penicillinstoß (1 000 000 O. E. pro die), dessen Wirkung aber nicht immer klar ersichtlich ist. Sichere Resultate sind mit einer gezielten Behandlung zu erwarten, die sich auf eine Resistenzprüfung stützt.

So gelangten zwei Fälle der seltenen Coli-Angina, die erfolglos mit Penicillin behandelt wurden, durch Streptomycin rasch zur Abheilung.

Wir gehen daher mehr und mehr zu einer sofortigen Resistenzprüfung der Erreger über und nehmen sie namentlich bei irgendwie atypischem Verlauf der Angina oder anscheinender Penicillinresistenz vor.

Die von MONTEIRO empfohlene möglichst frühzeitige intramuskuläre Injektion von *Bismutpräparaten* (mindestens 0,05 g metallisches Wismut als Casbis, Lecibis, Spirobismol usw.) zur Abkürzung des Krankheitsverlaufes hat sich trotz vieler Empfehlungen nicht eingebürgert.

Angenehm wird eine *äußere Wärmeapplikation* durch Halswickel mit Kamillentee, Ölwickel oder Prießnitzumschläge empfunden. Dieselbe Hyperämisierung kann durch Akohol- oder Antiphlogistinwickel erzielt werden.

Lokale Applikationen sind nicht imstande, die Infektion durch Keimtötung wirksam zu bekämpfen. Nur bei leichten Anginen können Pinselungen mit 2% Arg. nitric., mit 10% Tannin-Glyzerin oder mit Mandlscher Jod-Jodkali-glyzerinlösung die Halsbeschwerden rasch bessern; bei schwerer Entzündung ist jede Berührung der Mandeln zu unterlassen.

Dagegen bringt eine regelmäßige sorgfältige Reinigung des Mundes bis zur Rachenenge durch *Spülen* und bei nicht allzu großen Schmerzen durch *Gurgeln* wesentliche Erleichterung und hat gleichzeitig bei Anwendung adstringierender Medikamente einen günstigen Einfluß auf die geschwollene Schleimhaut. Bei den leichteren und mittelschweren Formen können auch Lutschtabletten (Silargetten, Panflavin, Formitrol, Formaminth u. a.) verordnet werden.

Mit dem Aufkommen der Penicillinbehandlung wurden vielfach Penicillinlutschtabletten empfohlen und fanden zunächst eine weite Verbreitung. Da sich die Angina aber größtenteils in der Tiefe der Tonsille abspielt, war eine wesentliche desinfizierende Wirkung nicht zu erwarten und tritt erfahrungsgemäß auch nicht ein, im Gegensatz zu oberflächlichen Pharyngitiden und Stomatitiden. Es besteht im Gegenteil die Gefahr einer Resistenzvermehrung der Erreger und eines der äußerst unangenehmen und nicht so seltenen allergischen Penicillinenanthems von Mund- und Rachenschleimhaut. Auch kann es vorkommen, daß durch die Zurückdrängung der Bakterienflora die Pilzflora die Oberhand gewinnt und sich aus diesem Grund zusammen mit einer Reihe anderer Faktoren Pilzerkrankungen von Rachen- und Mundhöhle entwickeln, die bis jetzt kaum bekannt waren (S. 333 u. 334). Die Behandlung mit Penicillintabletten wird daher immer mehr aufgegeben. Daß sich neuere Antibiotica besser bewähren werden, ist unwahrscheinlich.

Für Mundspülungen, anfänglich mit leichtem Gurgeln, eignet sich Salizylspiritus nach folgendem Rezept:

Rp. Acid. salicyl.   5,0
Spiritus dilut. ad   50,0

D. S. 20 bis 30 Tropfen auf zwei Drittel Glas Wasser.
Dreimal täglich bis zweistündlich warm spülen oder gurgeln;

oder

Rp. Acid. salicyl.   1,0
D. tal. dos. Nr. XII

S. ein Pulver in 1 Liter heißem Wasser lösen.
Zum spülen und gurgeln;

oder Salbeiaufguß oder eines der zahlreichen Spezialgurgelwasser. Auf der Höhe der Entzündung ist eine möglichste Ruhigstellung für den Patienten am angenehmsten und für den Heilungsprozeß am zweckmäßigsten.

Die Schmerzhaftigkeit und mechanische Behinderung des Schluckens lassen nur eine *weiche Kost* zu, die im allgemeinen besser geschluckt werden kann als Flüssigkeit (Fleischgelee, Hühnerpüree, weiche Eier, weiche Breie, Crème, Bananenmus usw.). Ein großer Schluck schmerzt nicht mehr als ein kleiner. Flüssigkeiten lassen sich am besten durch ein Röhrchen aufsaugen. Fruchtsäfte, Mineralwasser und Tee sind der klebenden Milch vorzuziehen.

In der Rekonvaleszenz fördern *Stärkungsmittel* (Redoxon, Eisen, Arsen usw.) die Wiederherstellung.

Operative Eingriffe kommen bei einer unkomplizierten Angina nicht in Frage. Nur bei drohender Sepsis, schweren septisch-metastatischen Erkrankungen (Endocarditis usw.) oder Spontanblutungen ist die sofortige Mandelausschälung während der Angina angezeigt (S. 323 u. 314).

Kein Patient darf ohne *abschließende Urin-* und *Herzkontrolle* aus der Behandlung entlassen werden.

Prognose. Die meisten Anginen verlaufen unkompliziert, doch ist stets mit einer schweren, zuweilen lebensgefährlichen Verwicklung zu rechnen. Eine häufige Folge ist der schmerzhafte, in der Regel aber harmlose Peritonsillärabszeß.

Prophylaxe. Leichtere wiederholte Anginen lassen sich zuweilen, wie die katarrhalische Anfälligkeit, durch eine roborierende Allgemeinbehandlung oder eine Lokalbehandlung der Nase bei Behinderung der Nasenatmung bzw. des Nasenrachens bei einer vergrößerten und dabei meist chronisch entzündeten Rachenmandel verhüten. Erfolge sind namentlich im Kindesalter zu erwarten. Eine schwere einmalige Angina erfordert keine besonderen vorbeugenden Maßnahmen, jedoch neigen Anginen, wie erwähnt, zu Rückfällen, die öfters jedesmal schwerer verlaufen und schließlich mit Komplikationen enden. Bei rezidivierenden schweren Anginen oder einer Angina mit Verwicklungen müssen deshalb weitere Anfälle durch eine *Mandelausschälung* im *freien Intervall*, frühestens drei Wochen nach der letzten Angina, verhindert werden. Die Entfernung der Mandeln gewährt einen fast sicheren Schutz (S. 260). Alle anderen Verfahren (Gurgeln, Pinseln, Absaugen usw.) sind in dieser Beziehung so gut wie wertlos und auch kleinere Eingriffe an den Mandeln (Schlitzen, Kappen usw.) genügen nur ausnahmsweise. Über Röntgen s. S. 254.

b) Die akute Entzündung des Nasenrachens
(Rhinopharyngitis acuta, Angina retronasalis)

Die akute Entzündung des Nasenrachens befällt die *gesamte Schleimhaut des Nasenrachens*, jedoch ist die *Rachenmandel der Hauptherd* und die klinischen Erscheinungen gehen hauptsächlich von der Entzündung des lymphoiden Gewebes der Rachenmandel aus, weshalb die Erkrankung ihren Namen *Angina retronasalis* mit Recht trägt. Die akute Rhinopharyngitis bleibt selten auf den Nasenrachen lokalisiert, sondern ist gewöhnlich die *Einleitung eines Schnupfens* oder eines allgemeinen akuten Katarrhes der Luftwege. Im *Säuglings- und im Kindesalter* ist die *Rhinopharyngitis die häufigste grippale Erkrankung*.

Für ihre **Ursache** und **Entstehung** gilt dasselbe wie für den akuten Schnupfen bzw. den einfachen und grippösen Katarrh (s. S. 77).

Symptome und Verlauf. Beim *älteren Kind* und *Erwachsenen* beschränken sich die Erscheinungen meistens auf lokale Beschwerden, während der *Allgemeinzustand kaum gestört* wird. Die Temperatur ist normal oder subfebril. Die anfängliche *Trockenheit* mit lästigem, oft heftigem *Brennen* „hinter der Nase" geht über in einen zuerst wässerigen, später schleimigen und schleimig-eitrigen *Ausfluß*. Die Stärke der Sekretion hängt von der Größe des noch vorhandenen adenoiden Polsters ab. Dieses zeigt dieselbe *Rötung, Schwellung* und *schmierige Beläge*, wie die Gaumenmandeln bei Angina. Da die Erkrankung sich im allgemeinen rasch im Respirationstraktus ausbreitet, verschwinden die Symptome in kurzer Zeit hinter den Zeichen des Schnupfens und des absteigenden akuten Katarrhes.

Beim *Säugling und Kleinkind* setzt die akute Rhinopharyngitis als *schwere Allgemeinerkrankung*, gewöhnlich mit hohem Fieber ein, das rasch über 40° ansteigt, in der Regel einige Tage dauert oder mit septischem Charakter selbst zwei bis drei Wochen anhalten kann. Eintägige Fieberstöße kommen öfters vor. Nicht selten begleiten meningitische Reizerscheinungen den plötzlichen Temperaturanstieg, während Fröste fehlen.

Nach ein bis zwei Tagen werden die lokalen Symptome deutlich und das Kind fängt an, bei *geräuschvoller Nasenatmung* mit *offenem Mund* zu schlafen und zu schnarchen. Gleichzeitig mit der Nasenverstopfung beginnt eine mehr oder weniger starke, anfänglich wässerige, später schleimig-eitrige *Sekretion aus den Nasenlöchern* und als leicht sichtbarer *Schleimeiterpfropf nach hinten in den Mundrachen.* Die Rachenmandel erscheint, wie beim Erwachsenen, geschwollen und gerötet, mit Schleimeiter bedeckt oder trägt weißliche, teils fleckige, teils zusammenhängende Beläge.

Ausbreitung und Komplikationen. Fast stets pflanzt sich die Erkrankung in Form einer *akuten Rhinitis* nach der Nase und als akute *Entzündung der Seitenstränge* und der *Solitärfollikel des Rachens* nach dem Mesopharynx fort. Auch tritt manchmal eine *Angina* der Gaumenmandeln hinzu. Akute *tubare Mittelohrkatarrhe* oder schwerere *akute Mittelohrentzündungen* sind häufig.

Eine mehr oder weniger starke *Schwellung der regionären Lymphknoten,* die mitunter rasch zu großen Drüsenabszessen einschmelzen, gehört zum Krankheitsbild. Typisch ist die Beteiligung der Lymphknoten *hinter dem Kopfnicker* und *im Nacken.* Ebenso kann im Säuglings- und Kleinkindesalter die Entzündung der retropharyngealen Lymphknoten zum *Retropharyngealabszeß* führen.

Die Allgemeinstörung nimmt im weiteren Verlauf um so mehr zu, je jünger das Kind ist. Im *Säuglingsalter* leidet die *Ernährung* wesentlich und der Durst, mehr noch als der Hunger, hat eine bedrohliche Wasserverarmung zur Folge mit schweren Schäden für den Allgemeinzustand. Das abfließende und aus dem Epipharynx heruntertropfende Exsudat kann unstillbare *Hustenanfälle* auslösen und eine weitere Ausdehnung auf die tieferen Luftwege mit Laryngitis, *Bronchitis* und *Bronchopneumonie* begünstigen. Außerdem infiziert manchmal der Schleimeiter die Verdauungswege, was zum Erbrechen und zu *akuten Verdauungsstörungen* führt. Bei älteren Kindern können initiale Bauchschmerzen eine Appendicitis vortäuschen. Öfters besteht noch eine *Nierenreizung.*

Nervöse und *magere Kinder* sind besonders der ganzen Schwere der akuten Rhinopharyngitis ausgesetzt. Zuweilen handelt es sich um eine tuberkulöse Allergie, die neben der Überempfindlichkeit gegen das tuberkulöse Gift auch eine solche gegen banale Infektionen verursacht (GLANZMANN). Bei der Anfälligkeit der exsudativen Diathese bleiben Rezidive nicht aus und die Kinder erkranken in kurzen Intervallen immer wieder. Da sie sich schon vom einzelnen Anfall schwer erholen, werden sie von rasch aufeinanderfolgenden Rückfällen in ihrer körperlichen und geistigen Entwicklung in hohem Maße gehemmt. Jede Erkrankung vermehrt außerdem die Hyperplasie des lymphatischen Rachenringes, die im schädlichen Kreislauf wiederum die Rückfälle fördert.

Diagnose. Beim Erwachsenen und älteren Kind lassen die *lokalen Beschwerden* kaum einen Zweifel zu. Die Diagnose Rhinopharyngitis ist aber in der Regel lediglich eine lokale Teildiagnose des Schnupfens bzw. des akuten Katarrhs. Die seltene isolierte *Nasenrachendiphtherie,* die sich nur durch die Beläge im Nasenrachen von der banalen Rhinopharyngitis unterscheidet, bleibt daher oft längere Zeit unerkannt. Auch kann jede andere *Infektionskrankheit,* die mit einem akuten Katarrh der oberen Luftwege einhergeht (Grippe, Masern), mit einer banalen Rhinopharyngitis beginnen. Beim *Kleinkind* steht der Arzt zunächst vor einer *fieberhaften Allgemeinerkrankung unbekannten Ursprungs,* die erst nach ein bis zwei Tagen durch die hinzukommenden Nasensymptome und den charakteristischen großen Schleimpfropf hinter dem weichen Gaumen ihre Aufklärung erfährt. Das letztere Zeichen ersetzt den direkten Nachweis der Nasenrachenerkrankung durch die beim Kleinkind vielfach unmögliche Rhinoscopia posterior.

Behandlung. Für die *Erwachsenen* und das ältere Kind deckt sich die Behandlung mit derjenigen des akuten Schnupfens (s. S. 80).

Jüngere Kinder gehören ins Bett mit mindestens *einem* fieberfreien Tag vor dem Aufstehen. Die *Allgemeinbehandlung* richtet sich nach dem Allgemeinzustand. Im ganzen werden reichliche Fruchtsäfte, Kamillen- oder Lindenblütentee verordnet, gegen die Fieber Antipyretica (Aspirin, Alcacyl, Pyramidon je nach Alter) oder Waden- bzw. Brustwickel.

Im oft zunächst vorliegenden Virusstadium (akuter fieberhafter Katarrh, Grippe) ist die Chemo- und Biotherapie erfolglos, jedoch schließt sich meist rasch die bakterielle Sekundärinfektion an, die vor allem für die Komplikationen verantwortlich ist. Es gelten dafür dieselben Grundsätze der spezifisch-chemotherapeutischen Behandlung wie bei der Angina tonsillaris (s. S. 240).

Beim *Säugling* wird vor dem Stillen die Nasenatmung befreit und damit eine zureichende Ernährung gesichert. Zu diesem Zweck wird der Schleim in der Nase mit einem Gummiballon ausgesogen und die geschwollene Mukosa durch Einträufeln von ein bis zwei Tropfen Adrenalinlösung (1 : 1000) oder Ephedrinlösung 0,5% zum Abschwellen gebracht. Privin ist zu vermeiden.

Zur *Lokalbehandlung* eignen sich kolloidale Silberpräparate als Nasentropfen, z. B. 5% Argyrol oder 1 bis 2% Protargol zwei- bis dreimal täglich ein bis vier Tropfen in jede Nasenseite. Gegen die Nasenverstopfung Adrenalin-Ephedrinlösungen oder bei Erwachsenen Privinlösung. Das Schneuzen soll sehr vorsichtig geschehen, um eine Verschleppung des infektiösen Schleimes in das Mittelohr zu verhüten.

Das *Wundwerden der Naseneingänge* läßt sich durch Lanolin, eine Fettcreme oder weiße 2 bis 5%ige Präzipitatsalbe verhüten.

Halsdrüsenschwellungen und auch die lokalen Schmerzen werden durch *Halskompressen* (Kamillen-, Öl-, Alkohol-, Antiphlogistinwickel oder Prießnitzumschläge) günstig beeinflußt.

Prognose. Die akute Rhinopharyngitis kann beim Säugling und Kleinkind als lebensbedrohliche Erkrankung verlaufen, im späteren Alter ist sie ein zwar lästiges aber meist harmloses Leiden, das neben Komplikationen allerdings durch die Häufung der Anfälle schließlich zu einer Schwächung und Beeinträchtigung der Gesundheit führt.

Prophylaxe. Ebenso wichtig wie die Behandlung des einzelnen Anfalles ist die Verhütung der Rückfälle. Hier steht die Entfernung der Rachenmandel, die *Adenotomie*, im Vordergrund, welche frühestens drei Wochen nach dem akuten Anfall vorzunehmen ist (s. S. 267). Da aber die Rachenmandel in der Regel nur einen der Faktoren der Anfälligkeit darstellt und oftmals die Konstitution einen ebenso großen Einfluß hat, bedeutet die Adenotomie einzig die Voraussetzung einer rationellen stärkenden Allgemeinbehandlung (s. S. 252).

c) Die Pharyngitis lateralis acuta und die Pharyngitis granulosa acuta

Als Teilerscheinung einer allgemeinen akuten Entzündung des lymphatischen Rachenringes oder einer diffusen Entzündung der Rachenschleimhaut werden häufig auch die lymphatischen Seitenstränge und die Lymphfollikel in der hinteren Rachenwand ergriffen. Sind die *Gaumenmandeln bereits ausgeschält*, so gewinnt das *Krankheitsbild eine gewisse Selbständigkeit* und die akute Entzündung spielt sich vorwiegend an diesen Anhäufungen von lymphatischem Gewebe ab. Die oft hochfieberhafte Erkrankung kann alle Komplikationen der gewöhnlichen Angina nach sich ziehen.

Die *Entzündung der Lateralstränge* bereitet auffallend heftige *Schluckschmerzen*, die in das *Ohr ausstrahlen*. Die Seitenstränge und die Follikel an der hinteren Rachenwand sind dick und geschwollen und zeigen in schweren Fällen kleine Pfröpfe und Beläge im Zentrum der Lymphfollikel, die der lakunären Angina der Gaumenmandeln entsprechen.

Die **Diagnose** stützt sich auf die Beschwerden und den Lokalbefund.

Die **Behandlung** ist dieselbe wie bei der gewöhnlichen Angina.

d) Die Angina der Zungentonsille (Tonsillitis lingualis acuta)

An der allgemeinen Entzündung des lymphatischen Schlundringes nehmen die Zungenbälge am wenigsten teil. Isolierte Erkrankungen sind eine Seltenheit. Neben den Ursachen der gewöhnlichen Angina kommen Verletzungen durch Fremdkörper vor.

Schwerere Entzündungen gehen mit einer *hochfieberhaften bedrohlichen Erkrankung* einher, deren heftige Beschwerden sich in Schluckschmerzen, Fremdkörpergefühl, stark behinderter Sprache und Mundsperre äußern. Das Übergreifen der *kollateralen Entzündung* auf die *Epiglottis* und *den Kehlkopfeingang* verursacht Atemnot und *Erstickungsgefahr*. Zuweilen entwickelt sich schließlich ein *Zungengrundabszeß*. Die Submentallymphknoten sind geschwollen, die ganze Unterkinngegend ist druckempfindlich.

Die stark belegte Zunge kann kaum vorgestreckt werden. Der Zungengrund erscheint geschwollen und gerötet mit Belägen auf den Zungenbälgen und schmerzt bei Berührung.

Die Erkrankung ist zwar nicht so gefährlich wie eine Mundbodenphlegmone, kann aber neben der Erstickungsgefahr die *Verwicklungen der akuten Angina* zur Folge haben.

Die **Diagnose** ergibt sich aus dem Lokalbefund. Die eigentliche *Mundbodenphlegmone*, die Angina Ludovici, bringt ähnliche Erscheinungen hervor, jedoch ist dabei der Mundboden als solcher beteiligt mit einer meistens schweren septischen Allgemeinerkrankung. Die Unterscheidung ist nicht immer leicht. Auch eine *Parulis* der hinteren unteren Molaren kann mit einer Angina der Zungentonsille oder einer Mundbodenphlegmone verwechselt werden.

Die **Behandlung** entspricht derjenigen einer gewöhnlichen Angina. Ein Zungengrundabszeß läßt sich fast immer von innen eröffnen und entleeren, sei es durch einfachen Druck auf den Zungengrund mit dem Finger, mit einer abgebogenen Sonde oder einem Messer. Es ist zweckmäßig, die Reifung abzuwarten, sofern keine Ausbreitung auf den Kehlkopfeingang zu rascherem Eingreifen zwingt. Die Fluktuation ist allerdings zuweilen schwer festzustellen.

2. Hyperplasie und chronische Entzündung des lymphatischen Rachenringes

Das lymphoide Gewebe in den Schleimhäuten bildet nicht nur anatomisch und physiologisch, sondern auch klinisch eine Einheit, aus welcher die Mandeln als große und speziell gebaute Anhäufungen, besonders bei den chronischen Entzündungen, hervortreten.

a) Die Hyperplasie und chronische Entzündung der Gaumenmandeln
(Tonsillitis chronica)

Krankhafte Gaumenmandeln sind *außerordentlich häufig*. Im Kindesalter fällt, wie bei der Rachenmandel, besonders die abnorme Größe auf, beim Erwachsenen sind es die entzündlichen Veränderungen. Die Gaumenmandeln sind seltener als die Rachenmandel isoliert vergrößert, in der Regel geht aber die Volumzunahme der Gaumenmandeln der Entwicklung des ganzen lymphatischen Rachenringes parallel. Das Geschlecht hat keinen Einfluß.

Ursache, Entstehung und pathologische Anatomie. Die Ursache der Hyperplasie und chronischen Tonsillitis ist nicht einheitlich. Die Hyperplasie entwickelt sich oftmals auf dem Boden einer *allgemeinen Disposition*, der die *exsudative* Diathese als *erbliche* und *familiäre Konstitution* zugrunde liegt und dürfte als Ausdruck einer abnorm starken Reaktion dieser Konstitutionstypen auf Infekte aufzufassen sein (Lymphatismus). Dabei spielt zuweilen auch der Tuberkelbazillus, insbesondere der Typus bovinus durch alimentäre Infektion eine Rolle. *Äußere Umstände*, wie Klima, Lebensweise, Ernährung (zu viel Zucker und andere Kohlehydrate, Mastkuren) usw., beeinflussen die Disposition. Trotz verschiedener äußerer Bedingungen ist die Hyperplasie der Mandeln auf alle Gesellschaftsschichten verteilt, jedoch mit erheblichen regionären Unterschieden. Neben der Disposition sind *wiederholte Entzündungen* als *lokaler auslösender Faktor* maßgebend und bestimmen hauptsächlich die Entwicklung der chronischen Tonsillitis. Dieser Reiz kann auch bei sonst kräftigen Kindern zur Hyperplasie führen. An den Gaumenmandeln läßt sich direkt beobachten, wie sie sich nach jeder Angina vergrößern und wie Infektionskrankheiten (Masern, Scharlach, Diphtherie, Keuchhusten usw.) eine dauernde Mandelschwellung hinterlassen und die Narben und Verwachsungen zunehmen. Dabei vermehren sich in der Tiefe nicht mehr ausheilende multiple Entzündungsherde. Anamnestisch sind aber klinisch manifeste akute Anginen keineswegs immer nachzuweisen.

Pathologisch-anatomisch erweist sich die krankhafte Mandelvergrößerung als eine vorwiegende oder ausschließliche *Hyperplasie* des lymphatischen Gewebes mit einer *Vermehrung* und *Vergrößerung der Keimzentren*. Deshalb setzt die Hyperplasie der Mandeln gewöhnlich mit der physiologischen Volumzunahme des ganzen lymphatischen Apparates ein, welche im dritten bis vierten Lebensjahr beginnt und erreicht dabei individuell sehr verschiedene Grade. Das ausgedehnte, verzweigte und bis in die Mandelkapsel reichende Kryptensystem enthält eine reiche *Mischflora von Bakterien*, an welcher das Vorhandensein pathogener Erreger, wie z. B. hämolytische Streptokokken, auffällt (Tab. 3).

Tabelle 3. *Bakterienflora der Mandelkrypten*
(nach THIESSBÜRGER)

Hämolytische Streptokokken	56%
Pneumokokken	53,7%
Anhämolytische Streptokokken	36,6%
Staphylococcus aureus	29,5%
Mundstreptokokken und Enterokokken	17%
Viridansstreptokokken	14,6%
Pyocyaneus	9,8%
Streptococcus mucosus, Proteus und Hefe	4,9%
Streptococcus longissimus und Staphylococcus albus	2,4%

Verschiedene Anaerobier (B. colofoetidus und B. alcalofoetidus [CASTELLANI]) sind die Ursache der fauligen Zersetzung des Krypteninhaltes bzw. der Mandelpfröpfe und deren penetranten Fäulnisgeruches.

Gleichzeitig spielen sich in diesen großen Mandeln eine Reihe verschiedener entzündlicher Vorgänge ab, die in ihrer Gesamtheit als *chronische Tonsillitis* bezeichnet werden. Es können kleine *akute Entzündungsherde in allen Stadien* vorhanden sein, wie Epithelzerstörungen, Leukozytenansammlungen mit vermehrter Durchwanderung von Leukozyten in die Krypten und eigentliche kleine, zum Teil in die Kryptentiefe durchgebrochene Abszesse, neben *chronisch entzündlichen Gewebsreaktionen* (Abschilferung und Retikulierung des Epithels, Parakeratosen usw.). Durch vermehrte Absonderung entstehen in den Mandelkrypten die sogenannten *Mandelpfröpfe* oder ein eitriges flüssiges Exsudat aus abgestoßenen Epithelien, Mandellymphozyten und Leukozyten, der erwähnten bakteriellen Mischflora, Pilzfäden und Pilzdrusen. Mit der Zeit wird das lymphatische Gewebe durch *Narben* ersetzt und in einzelne Inseln aufgeteilt. Die Narbenzüge engen die Kryptenöffnungen teilweise ein, was zur *Retention* in erweiterten Krypten, kleinen Zysten oder zu chronischen Abszessen führt. Diese Retention unterhält und verstärkt ihrerseits die entzündlichen Vorgänge (RUF, MEYER). Schließlich verwächst die Mandel narbig mit dem Mandelbett und mit dem Gaumenbogen durch Übergreifen der Entzündung auf das *paratonsilläre Gewebe*, in welchem sich gleichfalls kleine dauernde Entzündungsherde bilden können.

Hyperplasie und chronische Tonsillitis mischen sich in allen Graden und die beiden pathologisch-anatomisch verschiedenen Begriffe lassen sich klinisch oft nicht voneinander trennen. Während es sich bei der Rachenmandel nicht selten um eine reine Hyperplasie handelt, reagieren die Gaumenmandeln mit einzelnen Ausnahmen bereits im Kindesalter mit einer chronischen Tonsillitis auf die Eigenbakterien und die zahlreichen Fremdinfektionen. Die großen Mandeln beim Kind lassen daher vielfach entzündliche Herde erkennen, welche die manchmal raschen Schwankungen der Mandelgröße erklären. Beim Kind steht immerhin die Hyperplasie im Vordergrund, mit der Pubertät aber setzt die *physiologische Altersinvolution* ein und viele Mandeln schrumpfen außerdem noch durch die narbige Atrophie der zunehmenden Tonsillitis zu einem unscheinbaren, aber stark verwachsenen und pfropfhaltigen, zwischen den Gaumenbogen verschwindenden Mandelpolster zusammen. Mitunter bleiben aber bis ins Alter große Mandeln bestehen. In jedem Fall, und nun unabhängig von der Konstitution, nimmt die chronische Tonsillitis zu und entwickelt sich vielfach auch ohne vorgängige Hyperplasie und ohne akute Schübe ganz unbemerkt. Die Mehrzahl der Erwachsenen hat daher, nach dem klinischen Aspekt zu urteilen, eine chronische Tonsillitis und bei der histologischen Untersuchung weisen auch normal aussehende Mandeln in ungefähr 70% (THIESSBÜRGER) eine Kryptentonsillitis auf. *Die chronische Tonsillitis gehört infolgedessen beim Erwachsenen zum normalen Körperbestand.*

Die Anhänger der Abwehrfunktion des lymphatischen Gewebes der Schleimhäute erblicken in der Hyperplasie eine *Leistungssteigerung durch Gewebsvermehrung*, die den noch empfindlichen kindlichen Organismus gegen Infekte schützt und ihm schließlich die Immunität des Erwachsenen verleiht. Die Hyperplasie und chronische Tonsillitis sind nach dieser begründeten Ansicht der *Ausdruck der Reaktion und dauernden Wechselwirkung zwischen Organismus und bakteriellen Erregern*, welche sich vor allem im Kindesalter abspielt, aber in mehr oder weniger erheblichem Maße bis ins Alter andauert. Physiologische und pathologische Reaktionen gehen ohne scharfe Grenzen ineinander über und *nicht jede Hyperplasie und entzündliche Veränderung ist ohne weiteres als krankhaft und schädlich zu betrachten*. Erst wenn die Hyperplasie zum mechanischen Hindernis oder die Mandeln zur Eintrittspforte schwerer lokaler und allgemeiner Entzündungen werden, *überwiegt der Schaden den Nutzen* und ist der Zustand behandlungsbedürftig.

Symptome und Verlauf. Aus der Mischung von Hyperplasie und chronischer Tonsillitis und der verschiedenen Reaktion von Seiten des Organismus ergibt sich ein *vielfältiges Krankheitsbild*, das beim Kind anders aussieht als beim Erwachsenen. Die Krankheitserscheinungen entsprechen der Stärke der Hyperplasie und chronischen Entzündung durchaus nicht immer. Zahlreiche große Mandeln mit allen Zeichen der chronischen Entzündung verursachen *keinerlei Störungen* und werden nur zufällig bei der Racheninspektion entdeckt.

Lokale Beschwerden sind *beim Kind* fast ausschließlich auf die *Größe der Mandel* zurückzuführen und machen sich erst bei einer außerordentlichen Volumzunahme durch Raumbeengung in Störungen der *Sprache*, des *Schluckens* und der *Atmung* geltend. Die *Sprache* wird durch die Einengung des Resonanzraumes und die Behinderung der Gaumensegelbewegung *klossig* und undeutlich, was aber mit eigentlichen Sprachfehlern (Stottern und Stammeln) nichts zu tun hat. Eine Behinderung des Schluckens größerer Bissen ist eine große Seltenheit. Gelegentlich steckt die Abwehr gegen unbeliebte Speisen von seiten der kleinen Patienten dahinter. Die Atmung wird, mit seltensten Ausnahmen, einzig während akuten Schwellungen großer Mandeln gefährdet, jedoch können die Gaumenmandeln bei stärkerer Entwicklung nach hinten die Nasenatmung behindern. Entzündliche Dauerbeschwerden (Schmerzen, Reizempfindungen) gibt das Kind nur ausnahmsweise an und auch die schon in den Kindermandeln öfters in großen Mengen vorhandenen Mandelpfröpfe bleiben klinisch latent. Vielfach lassen sich die Symptome der Gaumenmandelerkrankung nicht scharf von derjenigen einer gleichzeitigen Rachenmandelhyperplasie trennen.

Beim *Erwachsenen* wird die *Hyperplasie* fast immer klinisch *bedeutungslos*, dagegen gehören *lokale Dauerbeschwerden entzündlicher Art*, wie Fremdkörpergefühl, leichtes Stechen und Kratzen zu den täglichen Klagen und belästigen weniger durch ihre Stärke als durch ihr jahrelanges Bestehen. Da die chronische Pharyngitis dieselben Beschwerden verursacht, ist ihr Ursprungsort zuweilen nicht leicht festzustellen. Immerhin sind öfters die *Mandelpfröpfe* daran schuld, auf welche der Patient durch einen *üblen Geschmack* im Mund oder durch periodisch *übelriechenden Atem* aufmerksam wird, wenn sie durch das Schlucken aus den Mandeln ausgepreßt werden. Sie können außerdem, ebenso wie tiefliegende kleine Entzündungsherde, die Ursache von *stechenden Schmerzen nach dem Ohr* sein. Wird der eitrige Krypteninhalt in großer Menge produziert und verschluckt, so treten bei magenempfindlichen Menschen gelegentlich *Verdauungsstörungen* auf, während im übrigen der Allgemeinzustand (Temperatur, Blutbefund) bei der unkomplizierten chronischen Tonsillitis keine Störung erleidet. Dauerbeschwerden können auch beim Erwachsenen vollständig fehlen.

Fernwirkungen und Komplikationen. Die große *klinische Bedeutung* der banal entzündlichen Gaumenmandelerkrankungen beruht aber nicht auf diesen lokalen, manchmal störenden, aber als solche harmlosen Erscheinungen, sondern auf den teilweise durch die latenten kleinen Entzündungsherde bedingten *schweren Anginen mit ihren Verwicklungen* und auf der *stummen Streuung von Bakterien in den Organismus* (Herdinfektion, S. 326). Die chronische Tonsillitis ermöglicht oder erleichtert den Übertritt von Krankheitserregern ins Blut und die Gaumenmandeln werden damit zu einer Haupteintrittspforte der banalen Eitererreger und der rheumatischen Infektion mit ihren gefährlichen, der internen Behandlung schwer zugänglichen Allgemein- und Organerkrankungen.

Beim Kind macht sich der *Einfluß der Konstitution* in den allgemein klinischen Erscheinungen deutlich geltend. Die *exsudative Diathese* mit ihrer übermäßigen Reaktion auf Infekte beherrscht das Bild und unter den Kindern mit Hyperplasie und chronischer Tonsillitis finden sich viele schwächliche, pastöse, dicke *Lymphatiker*, anderseits bleiche und magere *Astheniker* von großer Anfälligkeit. Daneben gibt es allerdings auch kräftige Kinder mit großen, entzündlich veränderten Mandeln. Die Hyperplasie und chronische Entzündung geht im Kindesalter mit *häufigen akuten Schüben* und *leichteren und schweren Anginen* einher, die aus der allgemeinen katarrhalischen Anfälligkeit der Luftwege mehr oder weniger hervortreten. Eine Ausbreitung über die Mandelkapsel hinaus in Form von Peritonsillarabszessen ist selten, jedoch üben die wiederholten akuten Anginen mit ihrer Beteiligung des ganzen Organismus einen *sehr ungünstigen Einfluß* auf den Allgemeinzustand und die *körperliche Entwicklung* aus. Konstitution und Infektion bilden einen schädlichen Kreislauf, der oft durch die Tonsillektomie unterbrochen werden kann. Beim *Jugendlichen* stellen sich mit der wachsenden Fähigkeit zur Lokalisation entzündlicher Erkrankungen immer mehr *isolierte schwere Anginen* ein. Offenbar als Folge der zunehmenden chronischen Tonsillitis beginnen nun auch *Peritonsillärabszesse* in größerer Zahl aufzutreten, womit die akuten Verwicklungen zahlreicher werden. Die *Konstitution verliert*, wie erwähnt, *ihre Bedeutung*, so daß schwächliche und kräftige *Erwachsene* in gleichem Maße betroffen erscheinen. Mit der Zeit können die schweren Anginen wieder aufhören und nur noch eine *Halsanfälligkeit* mit leichtem Aufflammen bei jeder Erkältung deutet auf die chronische Tonsillitis hin. Die *Streuung in den Organismus* aber setzt sich fort, nun vorwiegend als stumme eigentliche Herdinfektion.

Die *banal entzündlichen Erkrankungen der Gaumenmandeln* ziehen sich daher als *langdauernde chronische Erkrankung* mit teils lokalen Erscheinungen, teils Rückwirkungen auf den ganzen Organismus über Jahre hin und durchlaufen, wie andere chronische Infektionskrankheiten, *verschiedene Phasen*, die sich mehr oder weniger gut voneinander abgrenzen lassen. Die Gaumenmandeln spielen dabei für die banalen Eitererreger und die rheumatische Infektion als Eintrittspforte eine ähnliche Rolle wie die Lungen für die Tuberkulose. Die *Anginen* sind nur *akute Schübe dieser chronischen Erkrankung*, die teils einem Aufflammen der Eigenherde, teils einer Superinfektion zuzuschreiben sind. Die *Krankheitserscheinungen* können *in jedem Alter dauernd aufhören*, nicht selten

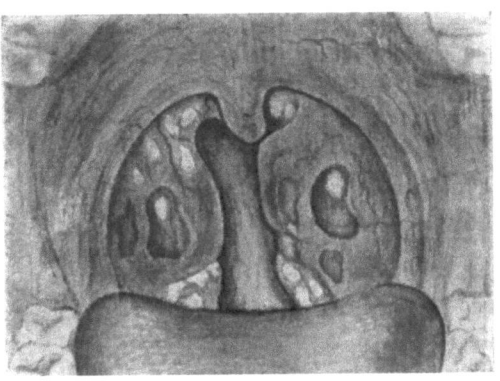

Abb. 115. Hyperplastische Gaumenmandeln mit Mandelpfropfen

bringt die starke Altersinvolution unmittelbar *nach der Pubertät* die Wendung zur klinischen Heilung, öfters aber begleiten die Halserkrankungen den Menschen von der Kindheit bis ins *Alter*, in dem sie sich fast immer endgültig verlieren.

Der *lokale Untersuchungsbefund* ergibt, entsprechend der *Hyperplasie, Mandeln in allen Größen* bis zur breiten Berührung in der Mittellinie (Abb. 115). Den vorderen Gaumenbogen etwas überragende Mandeln sind beim Kind der Norm zuzurechnen, während die normalerweise mandelgroßen Tonsillen des Erwachsenen zwischen den Gaumenbögen verborgen bleiben. In der Regel besteht eine gewisse Symmetrie, jedoch kommen auch sehr ungleich große Mandeln vor. Kugelige Mandeln treten zwischen den Gaumenbogen hervor, ,,versenkte" Mandeln wachsen hauptsächlich intramural und zeigen deshalb ihre wahre Größe erst, wenn sie durch Würgen oder durch Drücken aus der Mandelnische herausgedrängt werden. Im allgemeinen ist die hyperplastische Mandel gleichmäßig rundlich, mit glatter Oberfläche und regelmäßig verteilten, mehr oder weniger gut sichtbaren Kryptenöffnungen, manchmal ist sie stark zerklüftet *(Tonsilla succenturiata)* bis zur stielförmigen Abschnürung größerer Teile *(Tonsilla pendula)*.

Die *chronische Tonsillitis* wird in erster Linie durch den *vermehrten Krypteninhalt* gekennzeichnet, der aus dem beschriebenen faulig zersetzten, *äußerst fötiden Detritus* (Mandellymphozyten, Leukozyten, abgeschilferten Epithelien, bakterieller Mischflora, Pilzfäden [Abb. 116]) besteht. Aus den zystenartigen Erweiterungen der Krypten (Kryptenabszesse) und aus der oberen Mandelbucht entleert sich dieser Inhalt bei Druck vielfach in reichlichen Mengen. Die bis kirschkerngroßen, glattwandigen und prallen Retentionszysten ganz verschlossener Krypten schimmern gelblich oder rötlich durch das überliegende Gewebe durch.

Teilweise bildet der Krypteninhalt *käsig dicke* oder sogar *krümelig feste, schmutzigweißliche oder gelbliche Mandelpfröpfe*, teilweise liegt ein halbflüssiges oder dünnflüssiges, trübgraues, eitriges Exsudat vor, immer aber von *sehr üblem Geruch*. Manchmal sind die Mandelpfröpfe ohne weiteres in den Kryptenmündungen sichtbar (Abb. 115), manchmal erscheinen sie, wie das dünnflüssige Exsudat, erst beim Druck auf den vorderen Gaumenbogen oder beim Würgen als wurstförmige Massen. Durch den Druck können auch kleine Abszesse im Gewebe ausgepreßt werden.

Selten sind eigentliche *Mandelsteine*, d. h. Konkremente aus kohlensaurem oder phosphorsaurem Kalk und Magnesium.

Ein weiteres Symptom der chronischen Tonsillitis sind *narbige Verwachsungen* mit den Gaumenbogen und der Plica triangularis, welche zuweilen von der Hyperplasie mitgezogen wird und die Vorderfläche der Mandel ganz verdeckt. Die gleiche Bedeutung haben Narbenzüge auf der Mandeloberfläche selbst. Auch lassen sich verwachsene Mandeln infolge des narbigen Mandelbettes nicht oder schwer aus den Gaumennischen herausdrücken (ZANGE).

Eine wesentliche *Rötung* der Mandel wird durch die chronische Entzündung nicht hervorgerufen und auch die Rötung der Gaumenbogen ist diagnostisch kaum zu verwerten. Ebenso wenig ist die *Konsistenz der Mandel* für den Grad der Entzündung maßgebend. Derbe fibröse Mandeln kommen ebenso häufig wie aufgelockerte, brüchige, matschige Mandeln vor. Dagegen spricht eine *Druckschmerzhaftigkeit* der Mandel für entzündliche Vorgänge.

Die chronische Tonsillitis verursacht *nicht immer klinisch nachweisbare Veränderungen*, da sie sich versteckt in der Tiefe der Mandel abspielen kann (Kryptentonsillitis).

Die Mandelentzündung bewirkt vielfach eine Infektion und Vergrößerung der *Halslymphknoten* der V. jugularis interna entlang, die als Kette von mehr oder weniger großen Halslymphknoten am Vorderrand des Kopfnickers spürbar und sichtbar sind. Beim Kind ist diese Ausbreitung auf die erste Lymphknotenstation in Form einer Kette von kleinen Halslymphknoten die Regel, beim Erwachsenen bedeuten einzelne geschwollene Lymphknoten den Beginn einer Streuung auf dem Lymphweg. Meist sind die Knoten indolent, nur während akuten Entzündungen werden sie druckschmerzhaft. Größere Halslymphome sind oft tuberkulös und durch eine Mandeltuberkulose verursacht (s. S. 301).

Diagnose. Jede gründliche Manduntersuchung erfordert außer der *Besichtigung* auch eine *Abtastung* und das *Auspressen* der Mandel, wodurch sie aus ihren Mandelnischen herausgedrängt und Pfröpfe sowie Exsudat ausgequetscht werden. Gegebenenfalls auch Abheben des vorderen Gaumenbogens mit dem Gaumenhaken (s. Untersuchungstechnik, S. 212).

Die *Größe der Mandel*, welche bei versenkten Tonsillen erst durch Herausdrücken aus den Mandelnischen voll sichtbar wird, läßt die Hyperplasie beurteilen, gibt aber über den Grad der chronischen Tonsillitis so gut wie keine Auskunft. Sie wird vom Allgemeinpraktiker gewöhnlich in ihrer klinischen Bedeutung überschätzt, weil er kleine Mandeln zu Unrecht für stets harmlos hält.

Die *chronische Tonsillitis* ist von der Mandelgröße ganz unabhängig. Sie läßt sich manchmal an ihren *objektiven Zeichen* (Mandelpfröpfe, dünnflüssiges Exsudat, Verwachsungen mit der Umgebung, Narben auf der Oberfläche, Unmöglichkeit des Herausdrückens aus der Mandelnische, Druckempfindlichkeit) leicht diagnostizieren, zuweilen bleibt sie *vollständig verborgen*.

Differentialdiagnostisch ist die *Mandeltuberkulose* in ihrer gutartigen, auf die Mandel beschränkten Form nicht von einer banalen chronischen Mandelerkrankung zu unterscheiden. Einzig größere, vor allem vereiterte Halslymphome sind verdächtig.

Bei vorwiegender Hyperplasie kommen *akut entzündliche Mandelschwellungen* in Betracht, die aber hochrot sind und stärkere entzündliche Beschwerden bereiten. Ähnliche diffuse Vergrößerungen finden sich bei den *Lymphosarkomen, Lymphogranulomen und leukämischen Mandelschwellungen*. Sie fallen durch ihr besonders beim Erwachsenen verdächtiges rasches Wachstum und öfters durch ihre Einseitigkeit auf. Entstehen Geschwüre, so ist eine banale Mandelerkrankung auszuschließen, denn *Geschwüre gehören nicht zum Bild der banalen Hyperplasie*

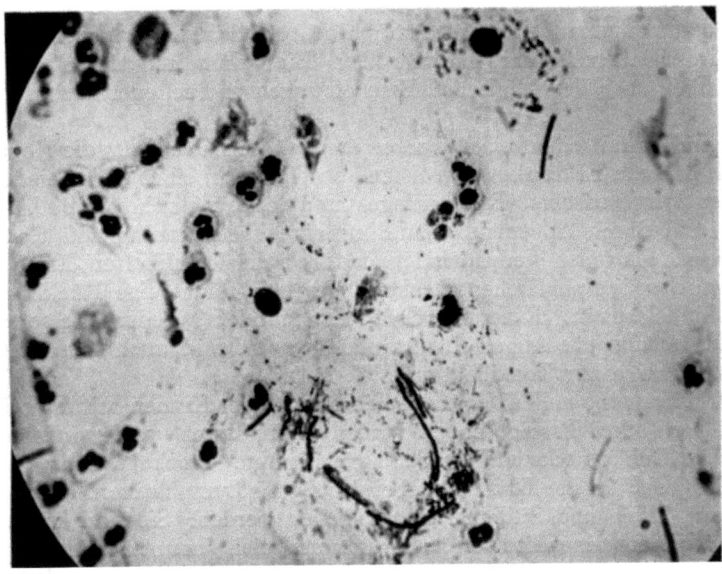

Abb. 116. Kryptenausstrich aus der Gaumenmandel, ,,Mandelpfropf" (Plattenepithelien, Leukozyten, Mandellymphozyten, Bakterienmischflora, Pilzfäden)

und chronischen Entzündung. Geschwüre auf den Mandeln bedeuten, außer bei der Plaut-Vincentschen Angina, stets eine bösartige Mandelerkrankung.

Sind die Mandeln mit Pfröpfen weiß gesprenkelt, so gleichen sie einer *Angina lacunaris* oder einer *Hyperkeratosis lacunaris*. Von der ersteren unterscheiden sie sich durch das Fehlen akut entzündlicher Erscheinungen, von der letzteren durch die Weichheit der Pfröpfe, die sich im Gegensatz zu den harten festhaftenden Konkrementen der Hyperkeratosis leicht auspressen lassen.

Fötor ex ore kann von Mandelpfröpfen herrühren, wird aber auch durch kariöse Zähne hervorgerufen und stammt am häufigsten von einem Magenleiden her.

Mit der Feststellung der Hyperplasie und chronischen Tonsillitis ist aber die Diagnose nicht beendet. *Wichtig und für die Behandlung entscheidend ist die Beurteilung der klinisch-pathologischen Bedeutung* der Gaumenmandeln bezüglich schwerer Anginen und Fernerkrankungen. Hierin ist in der Regel die *Vorgeschichte maßgebender als der Befund*. Sie erteilt Auskunft über wiederholte Anginen, Peritonsillarabszesse, tonsilläre akute Allgemeinerkrankungen bzw. Herdinfektionen und über lokale Dauerbeschwerden. Der Lokalbefund ist nur bei exzessiver Größe der Mandel oder bei sehr reichlich Pfröpfen eindeutig. Im übrigen geht *die „Gefährlichkeit" der Tonsille dem Lokalbefund*, wie erwähnt, *oft nicht parallel*. Einerseits schließen „normale" Gaumenmandeln einen gefährlichen Infektionsherd nicht aus, anderseits können die Mandeln trotz starker Veränderungen harmlos sein. Bei stummer Anamnese lassen sich deshalb kaum sichere Schlüsse ziehen und manchmal führt erst eine längere Beobachtung zur Abklärung. Zuweilen zeigen sich dann akute Schübe ohne nennenswerte subjektive Beschwerden (s. auch „Herdinfektion", S. 326). Bei gleichzeitiger Rachenmandelhyperplasie ist deren Anteil an den Störungen zu berücksichtigen. Mitunter schafft erst die probatorische Behandlung bzw. die Tonsillektomie Klarheit.

Behandlung. Die Hyperplasie und die chronische Entzündung der Gaumenmandeln erfordern nur dann eine Behandlung, wenn sie Ursache lokaler oder allgemeiner Erkrankungen sind (S. 247). Es ist völlig zwecklos, jede hyperplastische Gaumenmandel auf ihre normale Größe zurückzuschneiden oder jeden Mandelpfropf dauernd beseitigen zu wollen. Die Behandlung richtet sich deshalb hauptsächlich nach den klinischen Erscheinungen und seltener nach dem Lokalbefund.

Bei Kindern mit einer *ausgesprochen exsudativen Diathese* ist die Konstitution gegen die örtliche Erkrankung (meistens bestehend in einer allgemeinen Hyperplasie des lymphatischen Rachenringes und katarrhalischer Anfälligkeit) abzuwägen und durch Allgemeinbehandlung eine Umstimmung und Roborierung anzustreben. Zuweilen verschwinden dadurch die krankhaften Erscheinungen von seiten des lymphatischen Rachenringes und findet eine Rückbildung der großen Mandeln statt. Exzessive Größe der Mandeln, wiederholte schwere Anginen oder tonsillogene Allgemeinerkrankungen sind aber auch beim exsudativen Kind die Anzeige zur Tonsillektomie (S. 254).

Zur *Umstimmung und Abhärtung* solcher anfälliger Kinder, mitunter auch von Jugendlichen oder Erwachsenen, wirken Klimakuren von mindestens drei Monaten im Gebirge oder am Meer am günstigsten. Trockenes Klima ist besser als Feuchtigkeit. In der Diät sollen bei den fetten Lymphatikern Mastkuren mit Fett, Eiern, Milch und Süßigkeiten vermieden werden. Sie sind kochsalz- und wasserarm (Transmineralisation), aber vitaminreich (hauptsächlich Vitamin C) mit viel Gemüse, Obst und Fruchtsäften zu ernähren. Magere Kinder erfordern eine ähnliche, aber reichliche Kost. Kräftige Bewegung im Freien mit viel Licht und Luft (Sonnenbäder), bei leichter Kleidung oder im Badekleid, sorgt für eine gute Blutzirkulation und Hautfunktion. Dieses wird durch morgendliche Abreibungen mit Alkohol oder lauwarme, später kalte Waschungen mit Frottieren, weiterhin gefördert. Die Zimmertemperatur soll 17 bis 18° nicht übersteigen. Die Sonne läßt sich durch die Quarzlampe, der Meeraufenthalt durch Solbäder (bei fetten, nicht aber bei mageren Kindern) ersetzen. An Medikamenten sind neben Vitaminpräparaten Lebertran im Winter und Jod-Eisen im Sommer angezeigt. (Im übrigen s. Lehrbücher der Kinderheilkunde.)

In der **örtlichen Behandlung** stehen sich konservative Maßnahmen bei geringen örtlichen Beschwerden des Erwachsenen und die Ausschälung der Gaumenmandeln in jedem Alter, bei allen schweren lokalen Erkrankungen und bei den tonsillogenen Fernerkrankungen gegenüber.

Die *konservative örtliche Behandlung* ist bei leichten Beschwerden dieselbe wie bei der chronischen Pharyngitis (S. 292). (Gurgeln, Pinseln, Lutschtabletten usw.)

Störende *Mandelpfröpfe* lassen sich mit einem Mundspatel oder einem Mandelquetscher, z. B. nach Hartmann, durch Druck auf den vorderen Gaumenbogen *auspressen* oder durch *Kryptenspülung* mit einem leicht abgebogenen Röhrchen ausspülen. Zuweilen fällt damit der Reiz der Neubildung weg, oft aber treten die Pfröpfe rasch wieder auf.

Ein ähnliches Verfahren stellt das *Absaugen* dar. Das Instrumentarium besteht aus verschieden großen gestielten Saugglocken, welche auf einen durchbohrten Handgriff aufgesetzt und mit einem Gummiballon oder besser einer Wasserstrahlpumpe verbunden werden. Das Absaugen ist zwei- bis dreimal wöchentlich mit drei- bis viermaligem Ansaugen jeder Mandel vorzunehmen.

Die Wirkung ist vornehmlich einer starken Hyperämisierung zuzuschreiben, wie beim Schröpfen an der äußeren Haut, zugleich erfolgt auch ein Ausquetschen der Mandeln, jedoch keine völlige Reinigung von Pfröpfen. Die übertriebene Bedeutung, welche die Volksmedizin dem Absaugen der Mandeln unter der Bezeichnung „Roedern" (nach ihrem Hauptbefürworter Dr. ROEDER) beimißt, ist ungerechtfertigt, immerhin sind bei örtlichen Beschwerden gewisse Besserungen zu erzielen.

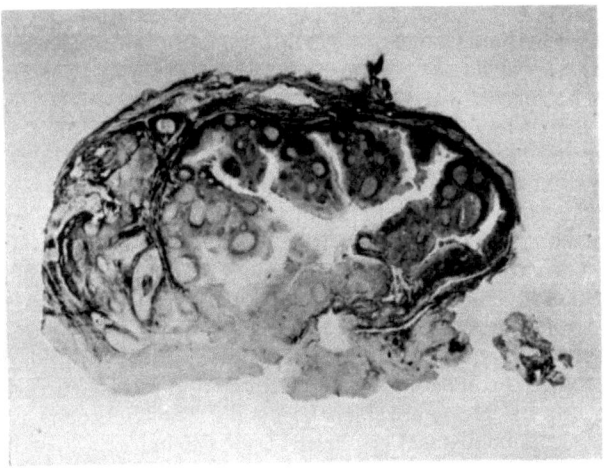

Abb. 117. Vernarbter kryptenreicher Rest einer Gaumenmandel nach Tonsillotomie

Einzelne größere Pfröpfe in erweiterten Krypten mit engen Mündungen oder in der oberen Mandelbucht sind mitunter durch *Aufschlitzen der Krypten* und Vereinigung mit den Nachbarkrypten mit dem Kryptenschlitzer (rechtwinklig abgebogenes geknöpftes Messerchen) dauernd zu beseitigen. In derselben Weise kann mit dem *Kauter* oder durch *Elektrokoagulation* eine weite Öffnung geschaffen werden, aus welcher sich das Kryptenmaterial leichter entleert. Gleiches gilt für die Eröffnung von Retentionszysten.

Die *operative Behandlung* besteht in der vollständigen *Ausschälung der Gaumenmandeln* in ihrer bindegewebigen Kapsel, der *Tonsillektomie*.

Die Tonsillektomie bzw. die Mandelausschälung ist zur Zeit eine der häufigsten Operationen nicht nur im Fachgebiet, sondern überhaupt. Sie erlangt damit eine Bedeutung, die mich veranlaßt, eingehender auf diesen Eingriff einzutreten, als ich das sonst im vorliegenden Lehrbuch bei Operationen tue.

Die früher beim Kind allgemein und auch jetzt noch vereinzelt geübte Kappung der Gaumenmandeln, die *Tonsillotomie*, eignet sich höchstens für die wenigen Fälle, in welchen nur eine Raumbeengung vorliegt. Sie hat auch hierbei den Nachteil eines vielfach raschen Wiederwucherns des Stumpfes, was mitunter zur Wiederholung des Eingriffes zwingt. Zur Beseitigung der Mandel als Infektionsherd ist sie ungenügend, denn die bis an die Kapsel reichenden verzweigten

Krypten bleiben zum Teil bestehen und zudem vernarbt der Mandelrest unter Einengung oder völligem Verschluß einzelner Kryptenausgänge (Abb. 117). Es kommt deshalb zur vermehrten Bildung kleiner Retentionsabszesse und die zurückgelassenen Mandelreste sind manchmal schädlicher als die unberührte Mandel. Allerdings läßt sich nicht bestreiten, daß der früher übliche, aus Tonsillotomie und Adenotomie bestehende Eingriff beim Kind auch bei wiederholten Anginen manchmal zum Ziel geführt hat, aber es ist wahrscheinlich, daß dabei die Adenotomie ausschlaggebend war, da sie allein die Anfälligkeit auch der Gaumenmandeln weitgehend herabsetzen kann (STEURER u. a.). Anderseits zeigt die Erfahrung, daß die akuten Schübe trotz der Tonsillotomie nicht selten weiter auftreten und daß auffällig oft von den Mandelresten nach Jahren Peritonsillärabszesse und tonsilläre Herdinfektionen ausgehen und deren nachträgliche, durch die Narbenbildung erschwerte Tonsillektomie erfordern (anglo-amerikanische Schule, LÜSCHER, VOGEL). *Die Tonsillektomie ist daher auch beim Kind die Methode der Wahl, ein Grundsatz, der sich beim Erwachsenen allgemein durchgesetzt hat.* Ausfallserscheinungen nach der Tonsillektomie und Adenotomie sind nicht zu befürchten, womit der gewichtigste Einwand gegen die Tonsillektomie dahinfällt. Zudem ist die für das Kind geeignete Tonsillektomie nach dem Verfahren von SLUDER kein wesentlich größerer Eingriff als die Tonsillotomie.

Galvanokaustische Stichelungen oder die Zerstörung der Gaumenmandeln durch *Elektrokoagulation* in mehreren Sitzungen können die *Tonsillektomie nicht ersetzen.* Auch die letztere Behandlungsart läßt stets Reste und damit Ausgangsherde neuer Entzündungen zurück. Über die Aussichten der *Röntgen- und Radiumbestrahlung* sind die Meinungen noch geteilt. Prophylaktische Erfolge werden hauptsächlich bei einfachen rezidivierenden Anginen erzielt, ohne daß sich die Größe der Mandel oder der übrige lokale Befund wesentlich ändern (SCHULTE, WITHERBEE, VOGEL). Die Resultate sind bei rezidivierenden Anginen weniger sicher als diejenigen der Tonsillektomie und ganz unzuverlässig bei Herdinfektionen. Nur bei Gegenanzeigen gegen die Tonsillektomie ist die Röntgenbestrahlung als schonendstes Verfahren heranzuziehen.

Für die *Tonsillektomie* gelten die folgenden *Anzeigen:*
1. Rezidivierende fieberhafte Anginen.
2. Wiederholte Peritonsillärabszesse.
3. Eine einmalige Angina mit Komplikationen (Entzündung des Spatium parapharyngicum, atypische Peritonsillärabszesse, postanginöse Allgemeinerkrankungen (Sepsis, Endocarditis, Myocarditis, Polyarthritis, Nephritis usw.).
4. Sichere oder wahrscheinliche tonsillogene Herdinfekte (S. 326).
5. Größere Halslymphome (Verdacht auf Tuberkulose).
6. Außerordentliche Größe der Gaumenmandeln mit Raumbeengung,
7. Reichlich störende Mandelpfröpfe nach Versagen der konservativen Behandlung,
8. Diphtheriebazillenträger nach Versagen der konservativen Behandlung.

Bei Entzündungen der oberen Luftwege, die sich nicht vorwiegend auf die Mandeln beschränken, wie häufige allgemeine Katarrhe und leichtere Halsbeschwerden, ebenso bei fraglichen Herdinfektionen, ist die Indikationsstellung schwierig und muß von Fall zu Fall entschieden werden. Eine zu weitgehende Anzeigestellung liegt nahe, jedoch ist die Vornahme der Tonsillektomie ohne triftige Gründe zu vermeiden.

Es finden sich übrigens unter den vermeintlich katarrhanfälligen Patienten eine ganze Reihe von *Allergikern*, bei welchen entweder rein allergische Erkrankungen vorliegen oder sich allergische Reizzustände und bakterielle Katarrhe mischen. Exsudative und allergische Diathese haben viele Berührungspunkte.

Sofern es sich um reine allergische Erscheinungen handelt oder die allergische Komponente im Vordergrund steht, ist von der Tonsillektomie und der meist gleichzeitig ausgeführten Adenotomie kein befriedigender Erfolg zu erwarten. Die Allergie wurde bis jetzt als bedingte Gegenanzeige zu Unrecht kaum berücksichtigt.

In der Anzeigestellung gibt im ganzen der Lokalbefund als solcher seltener den Ausschlag als die Vorgeschichte. Mehr zu berücksichtigen ist er besonders dann, wenn wegen großen Adenoiden eine Adenotomie vorgenommen werden muß und daher eine gleichzeitige Tonsillektomie naheliegt. In solchen Fällen werden große und chronisch entzündete Mandeln auch bei sonst fraglicher Anzeigestellung entfernt, um einen zweimaligen Eingriff möglichst zu vermeiden. Das gilt besonders, wenn *rezidivierende Mittelohrentzündungen* leichterer oder schwerer Art vorliegen. Ist der Nasenrachen bereits gesäubert, so können diese auch als solche die Tonsillektomie angezeigt erscheinen lassen.

Die Tonsillektomie läßt sich in jedem Lebensalter vornehmen, doch ist beim Kleinkind unter fünf bis sechs Jahren und im Alter von über 50 Jahren Zurückhaltung geboten.

Gegenanzeigen sind *Hämophilie* und *schwere Allgemeinerkrankungen* (Arteriosklerose, Herzkrankheiten usw.), soweit die letzteren nicht auf einen tonsillären Herdinfekt zurückgehen. Es ist selbstverständlich, daß während eines *akuten Katarrhes* der oberen Luftwege, besonders mit Fieber, nicht operiert wird. Ebenso erfordern Infektionskrankheiten der Umgebung, vor allem eine *Epidemie akuter Exantheme* und der *Poliomyelitis* (S. 259) eine Verschiebung des Eingriffes. Mit besonderer Vorsicht ist das Stadium des *Primärinfektes einer Lungentuberkulose* zu vermeiden. Über die Mandeltuberkulose s. S. 301. Auch können Umstände, die eine *Lokalanästhesie* oder eine *Narkose gefährlich* machen, eine Gegenanzeige bedeuten. *Trockene Pharyngitiden* werden durch die Tonsillektomie verschlimmert.

Im *akuten Stadium während einer Angina* wird die Tonsillektomie nur wegen schweren Verwicklungen oder bei atypischen nach der Inzision fortbestehenden Peritonsillärabszessen ausgeführt. Die von LINK u. a. empfohlene grundsätzliche Abszeßtonsillektomie (S. 316) hat sich nicht allgemein eingebürgert, aber doch die großen Bedenken gegen den Eingriff im akuten Stadium („à chaud") zerstreut. Während früher ein Intervall von vier bis sechs Wochen nach der letzten akuten Entzündung verlangt wurde, gewinnt heute beim Peritonsillärabszeß die Tonsillektomie à tiède sechs bis acht Tage nach der Entfieberung immer mehr Anhänger (s. S. 318). Dagegen gilt eine Wartezeit von mindestens drei Wochen nach einer Angina ohne Abszeß und nach akuten, besonders fieberhaften Katarrhen der oberen Luftwege (Ausschälung „à froid"). Häufen sich die Anginen zeitlich derart, daß eine solche nicht möglich ist, so wird unter Penicillinschutz operiert.

Ob der *Penicillinschutz* derart vor Streuung und lokaler Entzündung schützt, daß ein freies Intervall nach der akuten Entzündung der Mandeln nicht mehr nötig ist, wurde bis jetzt nicht untersucht. Mit Sulfonamiden jedenfalls konnten wir einen solchen nicht erreichen. Ein Penicillinschutz ist auch im freien Intervall angezeigt, wenn Zeichen einer Streuung vorliegen.

Jeder Mandelausschälung hat eine vollständige und gründliche *Allgemeinuntersuchung* voranzugehen. Sie hat namentlich auch die Anfangsstadien einer Tuberkulose zu berücksichtigen, da unter den heutigen Verhältnissen der Primärinfekt gewöhnlich nicht mehr beim Kleinkind erfolgt, sondern in jedem Alter eintreten kann. Wird die Tonsillektomie in der kritischen Zeit der Primärinfektion ausgeführt, so kann sich eine Miliartuberkulose anschließen.

Die systematische Feststellung der Koagulations- und Blutungszeit hat sich nicht eingebürgert, da auch diese Nachblutungen nicht verhüten kann. Wichtig ist dagegen, anamnestisch aufzuklären, ob eine vermehrte Blutungsneigung vorliegt. Merkwürdigerweise berichtet der Patient nicht von sich aus von einer solchen, auch wenn sie ihm bekannt ist, und auch die Eltern zu tonsillektomierender Kinder denken meist nicht daran. Besteht der Verdacht einer Blutungsneigung, so muß diese abgeklärt werden. Läßt sie sich therapeutisch nicht beeinflussen oder ist sie hochgradig, so ist von der Tonsillektomie Abstand zu nehmen. In fraglichen Fällen werden die Mandeln nicht gleichzeitig entfernt.

Wird in Lokalanästhesie operiert, so ist es zweckmäßig, nach früheren Lokalanästhesien zu fragen, weil der Patient in der Regel auch frühere Zwischenfälle nicht selbst erwähnt und zudem die Lokalanästhesie der Tonsillen gegenüber einer solchen an anderen Stellen verhältnismäßig gefährlich ist. Die beiden Fragen nach Blutungsneigung und dem Verhalten bei der Lokalanästhesie oder eventuell der Narkose sind daher immer zu stellen. Über Zufälle s. S. 257.

Es gibt zwei Verfahren der Mandelausschälung: Die sogenannte chirurgische Tonsillektomie und die Tonsillektomie nach SLUDER.

Die *chirurgische Tonsillektomie* besteht in der präparatorischen schrittweisen Enukleation der Mandel mit gleichzeitiger Entfernung des lymphatischen Zwischengewebes (LOEBELL) zwischen unterem Mandelpol und Zungenbälgen. Sie sichert die vollständige Entfernung des lymphatischen Gewebes in den Mandelnischen auch bei starken Verwachsungen und ist daher die Methode der Wahl beim Erwachsenen und Jugendlichen. Beim Kind unter zwölf Jahren wird sie bei septischen Erkrankungen, bei Herdinfektionen, nach mehrfachen Peritonsillärabszessen, bei großen Halslymphomen mit Verdacht auf Mandeltuberkulose oder nach vorgängiger Tonsillotomie ausgeführt. Auch bei einseitigen Beschwerden werden immer beide Mandeln ektomiert, mit wenigen Ausnahmen gleichzeitig.

Der Eingriff ist in örtlicher Betäubung fast schmerzlos außer bei starken Verwachsungen. Trotzdem eignet sich die Lokalanästhesie nur für den Erwachsenen, während beim Kind und Jugendlichen eine Narkose vorzuziehen ist. Auch ängstliche Erwachsene bevorzugen öfters eine Allgemeinanästhesie. Um in diesem Fall die Aspiration zu vermeiden, wird am tief gelagerten Kopf mit der Mundsperre nach DAVIS-NEGUS operiert.

Die neueren anglo-amerikanischen Narkoseverfahren (Lachgas-Äther, besonders aber Penthotal-Lachgas mit dem raschen Erwachen), ausgeführt durch einen geübten Anästhesisten, sind im Begriff, auch auf dem Kontinent eine gewisse Wandlung zu bringen. Wir führen die chirurgische Mandelausschälung beim Kind und Jugendlichen seit 1928 in Narkose durch und haben keine häufigeren Komplikationen erlebt als mit der Lokalanästhesie. Insbesondere ist die Aspirationsgefahr offensichtlich nicht größer. Die Narkose erscheint zum mindesten nicht gefährlicher als die Lokalanästhesie, einzig ist die Blutung während des Eingriffes größer.

Die Operation ist leicht, wenn keine wesentlichen Verwachsungen mit der Umgebung bestehen, während starke Narbenzüge nach wiederholten schweren Anginen oder Peritonsillärabszessen die Tonsillektomie zu einem schwierigen Eingriff machen können.

Die Tonsillektomie ist nicht als „kleiner" Sprechstundeneingriff aufzufassen, sondern erfordert die Vorbereitung und die Durchführung unter aseptischen Kautelen, wie jede größere Operation. Dazu gehört die Spitalaufnahme am Vorabend und eine mehrtägige Hospitalisation.

Technik der chirurgischen Tonsillektomie (Abb. 118). 0,5 Veronal am Vorabend, Pantopon-Atropin oder Narkosevorbereitung eine Stunde vor dem Eingriff. Operation in horizontaler Rückenlage bei Lokalanästhesie, unter Tieflagerung des Kopfes bei Narkose. Örtliche Betäubung (Pantocain-Privin zur Oberflächenanästhesie, 20 bis 30 ccm $1/2$% Novocain-Adrenalin [3 Tropfen $1/1000$ auf 20 ccm] zur Umspritzung), oder Äther-Lachgas- bzw. Penthotal-Lachgas-Narkose. Vorziehen der Mandel mit der

Faßzange, Durchschneiden der Schleimhaut am Rande der Gaumenbogen bis auf die Kapsel mit dem Messer oder der Cooper-Schere. Stumpfes Ausschälen der Mandel in der Kapsel durch Spreizen der Cooper-Schere und Abschieben mit dem Elevatorium bis zum Übergang in die Zungenbälge. Abschnüren des „Stieles" mit der Schlinge. Tamponade mit Stryphnongaze während fünf Minuten. Sehr sorgfältige Stillung aller noch blutenden Gefäße mit Eisenchlorid oder Abbinden mit der Roeder-Schlinge. In Lokalanästhesie oder reiner Lachgasnarkose ohne Äther Koagulation am Schieber des gefaßten Gefäßes als einfachste Methode. Ausnahmsweise Naht der Gaumenbogen (diffuse Blutung, erhöhte Nachblutungsgefahr bei Hochdruck oder starker Vasolabilität).

Im Gegensatz zu der üblichen Position im Sitzen oder Halbsitzen bei Lokalanästhesie üben wir die Operation seit Jahren, wie erwähnt, in horizontaler Rückenlage aus. Es ist kein Zweifel, daß die Operation am liegend entspannten Patienten auch unter örtlicher Betäubung ruhiger durchgeführt werden kann als im Sitzen oder Halbsitzen. Plötzliche Blutdruckstürze mit Ohnmacht kommen im Liegen im Gegensatz zum Sitzen und Halbsitzen so gut wie nie vor (LÜSCHER), wie überhaupt die Blutdruckschwankungen geringer sind (ESCHER). Die angeblich erhöhte Aspirationsgefahr im Liegen ist eine rein theoretische Annahme, die nach unseren Erfahrungen keineswegs zutrifft. Nach NEGUS ist die Aspirationsgefahr im Sitzen größer als im Liegen. Unsere Resultate hinsichtlich von Zufällen und Komplikationen sprechen für die Operation im Liegen.

Hauptsächlich wegen der Nachblutungen ist *Hospitalisierung für fünf bis acht Tage* angezeigt. Die Nachbehandlung besteht in vier- bis fünftägiger Bettruhe mit Temperaturkontrolle und möglichster lokaler Ruhigstellung durch Vermeiden von Sprechen und Kauen (flüssige und breiige Nahrung) in den

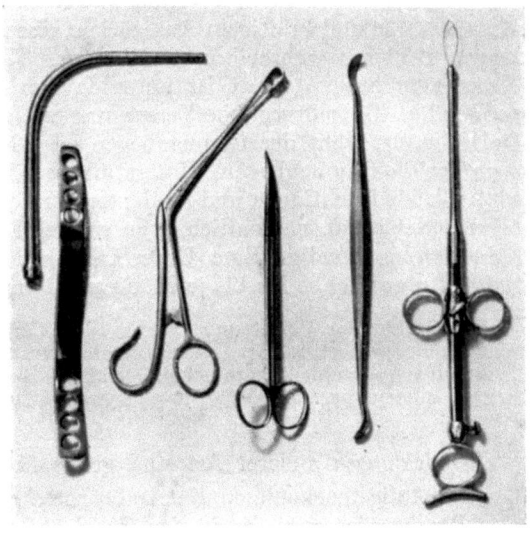

Abb. 118. Instrumente für die „chirurgische" Tonsillektomie (Saugrohr, Mundspatel, Faßzange, Tonsillenschere, Tonsillenelevatorium, Schlingenschnurer)

ersten Tagen. Eiskrawatte am ersten Tag. Regelmäßiges Aufpudern von Penicillin-Cibazolpuder scheint die lokale Entzündung mit der Bildung fauliger Beläge in den Mandelnischen hintanzuhalten. Vom zweiten Tag an zur Mundspülung 10% Salizylspiritus (25 Tropfen auf ein Glas warmes Wasser). Im übrigen ist es am besten, die Mandelnischen möglichst in Ruhe zu lassen. Die *Arbeitsunfähigkeit* beträgt um *zwei Wochen*, die *Heildauer* um *drei bis vier Wochen*.

Die Nachschmerzen sind oft erheblich und werden am besten in den ersten Tagen mit Suppositorien, später mit Pulvern von Analgetica (z. B. Treupel) bekämpft. Die Abheilung vollzieht sich unter dicken, weißen, wie Diphtherie aussehenden Fibrinbelägen.

Komplikationen. Mit an erster Stelle stehen hinsichtlich der Lebensgefahr die *Zwischenfälle* der *Lokalanästhesie* und der *Narkose*. Daß die Lokalanästhesie der Tonsille erfahrungsgemäß besonders viele Todesfälle aufweist, wurde bereits betont. Ich verweise auf die Operationslehren.

Nachblutungen, welche der Laie übermäßig fürchtet, sind selten und ereignen sich meistens als Frühblutungen innert der ersten 24 Stunden, können aber als

Spätblutungen bis am 18. Tag eintreten. Gefürchtet sind vor allem die Frühblutungen. Nach der Lokalanästhesie ist zum Teil die anschließende Gefäßerweiterung schuld, die besonders beim vasolabilen Jugendlichen infolge eines gleichzeitigen allgemeinen Gefäßkollapses bedeutend sein kann. Nach meiner Erfahrung ist entgegen früherer Meinung der ältere Patient mit stabilerem Gefäßsystem weniger gefährdet. Spätblutungen erfolgen am häufigsten am fünften bis achten Tag mit dem Abfallen der Wundbeläge.

Eine plötzliche Verblutung ist eine äußerste Seltenheit, dagegen kann sich der Patient ausbluten, ohne daß die Blutung rechtzeitig bemerkt wird. Eine sorgfältige Überwachung durch geschultes, mit den Zeichen der Blutung vertrautes Pflegepersonal während der ersten 24 Stunden ist deshalb unerläßlich. Geringe Blutungen erfordern außer Ruhigstellung keine Behandlung. Bei starken Blutungen besteht die erste Hilfe in der Entfernung der Blutkoagula aus der Mandelnische und kräftigem Aufdrücken eines Stryphnon-Stieltupfers mit einem langen Schieber während zehn Minuten. Viele Blutungen kommen in dieser Weise zum Stehen, sonst ist unter dauernder Tamponade fachärztliche Hilfe notwendig. Die chirurgische Versorgung erfolgt durch Koagulation am Schieber, Gefäßligatur, Naht der Gaumenbogen oder Einnähen eines Stryphnontampons zwischen die Gaumenbogen. Unterstützt werden diese lokalen Maßnahmen durch blutstillende Injektionen und Analeptica sowie gefäßkontrahierende Medikamente beim kollabierten, namentlich beim vasolabilen Patienten. Eine Bluttransfusion ist selten notwendig. Eine Unterbindung der Carotis externa oder sogar der Carotis interna habe ich bis jetzt nie ausführen müssen.

Die Gefahr der Verletzung eines großen Gefäßstammes bzw. der Carotis interna oder einer erweiterten A. palatina ascendens ist äußerst gering. Gewöhnlich zieht die Carotis interna 15 bis 25 mm neben der Mandelbucht durch und ist durch den M. constrictor pharyngis, den M. stylo-pharyngicus und die Halsaponeurose von dieser getrennt.

Verwicklungen anderer Art sind große Ausnahmen.

Am häufigsten kommen *Entzündungen der tieferen Luftwege* als Bronchitiden oder Pneumonien vor, die in der Regel auf Sulfonamide oder Antibiotica gut ansprechen. Sehr viel seltener sind Lungenabszesse.

Inwieweit bei diesen Komplikationen die Aspiration von Blut oder entzündlichem Sekret (Pfröpfen) aus den Mandeln eine Rolle spielt, oder ob es sich um Infektionen auf dem Blutweg handelt, ist noch nicht klar. Eine Aspiration von Blut läßt sich nachweislich durch keines der Operationsverfahren ganz ausschließen. Im Gegenteil zeigt die Bronchoskopie haufig Blut in den Bronchien, das offenbar hauptsächlich resorbiert und nicht ausgeworfen wird. Lungenabszesse wurden vor allem in den USA beobachtet, sollen aber in letzter Zeit auch dort seltener geworden sein. CH. JACKSON ist der Meinung, daß dafür eine Aspiration nicht verantwortlich gemacht werden kann, weil selbst septisches Material, das in die Bronchien gelangt, keine Abszesse zur Folge hat. Nach seiner Meinung liegt ein septischer Infarkt vor. Selbstverständlich muß trotzdem eine Aspiration möglichst verhindert werden. Die Gefahr des Herunterlaufens von Blut ist ubrigens nicht während der Operation am größten, sondern in den ersten darauffolgenden Stunden. Narkotisierte Patienten mussen deshalb in halbe Bauchlage gebracht werden bis zum volligen Erwachen.

Die übrigen ebenfalls sehr seltenen Verwicklungen gehen auf eine *lokale Wundentzündung* zurück, die zu entzündlichen *Nachbarschaftserkrankungen* oder zur *allgemeinen infektiösen Streuung* führen kann. Dazu gehören peritonsilläre und parapharyngeale Phlegmonen, akute Lymphknotenentzündungen bis zur Abszedierung, akute Mittelohrentzündungen, Meningitis, Hirnabszeß und Cavernosusthrombosen, Sepsis und Pyämie, Wundscharlach bzw. Erysipel und Wunddiphtherie.

Aufsehenerregende Berichte aus den USA wiesen in den letzten Jahren auf das vermehrte Auftreten der *Poliomyelitis acuta* und namentlich das gehäufte Vorkommen der schweren *bulbären Form* im Anschluß an die Tonsillektomie und Adenotomie ungefähr während des ersten Monats hin. Tierexperimentelle und histologische Untersuchungen schienen die klinischen Beobachtungen zu stützen. Verschiedeue große amerikanische Statistiken (z. B. D. S. CUNNING, E. R. ROBERTS) konnten jedoch einen kausalen Zusammenhang nicht sicher nachweisen. Immerhin ist die Frage nicht restlos abgeklärt. Deshalb ist es selbstverständlich, daß während einer Poliomyelitisepidemie oder Krankheitsfällen in der Umgebung zu tonsillektomierender Patienten mit dem Eingriff zugewartet werden soll.

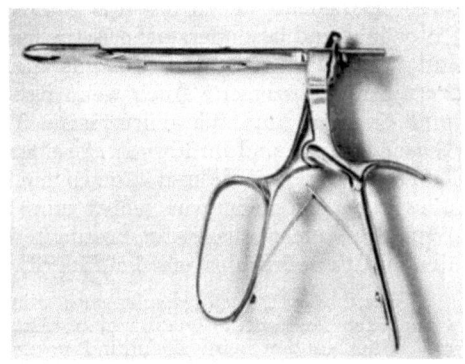

Abb. 119. Instrument nach SLUDER-BALLENGER für die Tonsillektomie beim Kind

Ferner wurden *Verschlimmerungen organischer Erkrankungen*, insbesondere bei Herdinfektionen, *Lungenfremdkörper* (Tonsillenteile, Zähne, Tupfer, Instrumententeile), *Hautemphysem* und *apoplektiforme Lähmungen* beobachtet. Von NEGUS wird auf eine unerklärte *Atrophie der Uvula* hingewiesen, die in den Wochen nach der Tonsillektomie ohne deren Verletzung beobachtet wurde.

Im ganzen hat die Tonsillektomie ein geringes Risiko, immerhin mahnen die Todesfälle zu strenger Indikationsstellung und sorgfältiger Operation.

Zufälle und Verwicklungen lassen sich bei aller Sorgfalt in der Operationsvorbereitung, der Operation selbst und der Nachbehandlung nicht ganz vermeiden, aber doch weitgehend herabsetzen. So haben wir an der Basler Klinik in den letzten elf Jahren bei 6440 Tonsillektomien keinen Todesfall erlebt.

Beim *Kind unter zwölf Jahren* mit einfach rezidivierenden Anginen — die große Mehrzahl der Fälle — oder Raumbeengung durch die Mandeln ist die *Tonsillektomie nach* SLUDER vorzuziehen, welche sich als Schnellmethode in wenigen Minuten, beim Kind von drei Jahren an in einem kurzen Ätherrausch, durchführen läßt.

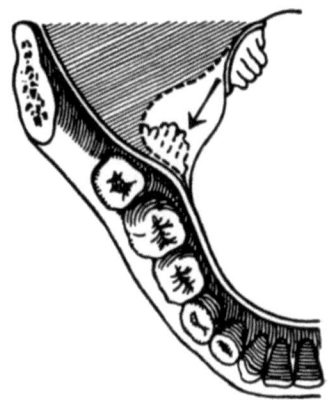

Abb. 120. Tonsillektomie nach SLUDER unter Benutzung der Eminentia alveolaris des Unterkiefers als Widerlager zum Einpressen der Mandel in das Instrument

Im Gegensatz zur chirurgischen Tonsillektomie gelingt die vollständige Ausschälung nicht immer und das lymphatische Zwischengewebe gegen den Zungengrund wird nicht erfaßt, kann aber ebenso wie stehengebliebene Reste ganz oder größtenteils mit der Zange nach RUAULT, dem Konchotom oder der Schlinge beseitigt werden. Die Sludersche Tonsillektomie wird mit einem guillotineartigen Instrument (z. B. nach SLUDER-BALLENGER [Abb. 119]) vorgenommen. Unter Benützung des Unterkiefers bzw. dessen Eminentia alveolaris als Widerlager (Abb. 120) gelingt es, die Mandel vollständig in den Ring des Instrumentes hineinzudrücken, worauf sich beim Schluß des Instrumentes die stumpfe „Schneide" hinter der Mandel der Kapsel entlangschiebt und sie, ohne Mandelgewebe zu durchtrennen, „ausschält". Die Technik erfordert große Übung und ist in einem gewissen Sinn schwieriger als die chirurgische Ausschälung. Die Methode ist nur angezeigt, wenn die Mandeln nicht zu stark mit der Umgebung verwachsen sind, was beim Kind unter zwölf Jahren meistens der Fall ist. Später werden diese zu bedeutend, so daß die Sludersche Tonsillektomie nach dem zwölften Altersjahr und besonders beim Erwachsenen nicht versucht werden soll. Dasselbe gilt, wie erwähnt, für den Zustand nach einer Tonsillektomie oder mehrfachen Peritonsillärabszessen. Auch wenn eine vollständige Ausschälung gesichert sein muß, kommt nur die chirurgische Tonsillektomie in Betracht (S. 256). Die Gegenanzeigen sind im übrigen dieselben wie bei der chirurgischen Ausschälung. Kinder unter drei Jahren können noch nicht richtig auswerfen und schlucken alles Blut, das nicht von selbst zum Mund herausfließt. Sie sind daher der Aspiration mehr ausgesetzt, weshalb ich jede Anästhesie unterlasse. Bis zu diesem Alter wird übrigens der Eingriff ohne Narkose auffällig gut ertragen.

Technik der Tonsillektomie nach SLUDER. Vorbereitung mit Cibalginsuppositorien oder Nembutal. Operation im Sitzen am gut fixierten Kind. Rauschnarkose mit Äther (außer beim Kleinkind unter drei Jahren). Einsetzen der Mundsperre nach WHITEHEAD. Einführen des Sluderschen Instrumentes vom gegenseitigen Mundwinkel, für die linke Tonsille mit der linken, für die rechte mit der rechten Hand. Fassen der Mandel in den Guillotinenring, nach vorne und oben Ziehen bis über die „Eminentia alveolaris". Hineindrücken der Mandel in den Guillotinenring durch Anpressen des Schneideblattes an den Unterkiefer. Kräftiger Schluß des Instrumentes. Das Schneideblatt gleitet hinter der Kapsel durch und quetscht die Schleimhaut mit den Verwachsungen, ohne sie ganz zu durchtrennen. Abstreifen der Verwachsungen hinter dem Schneideblatt mit dem Zeigefinger der anderen Hand. In der Regel anschließende Adenotomie.

Es ist zweckmäßig, die Kinder für *24 bis 48 Stunden in das Spital* zu nehmen, möglichst schon am Vorabend der Operation. Bettruhe wird vier bis fünf Tage innegehalten bei weicher Nahrung. Spülungen mit Salizylspiritus und Temperaturkontrolle. Die *Schulabsenz* beträgt *zehn bis zwölf Tage*, die *Heildauer* ungefähr *drei Wochen*.

Die *Komplikationen* sind dieselben wie bei der chirurgischen Tonsillektomie. Schwere Nachblutungen sind seltener als bei dieser, wie auch die übrigen Komplikationen weniger häufig beobachtet werden.

Durch die *Sludersche Tonsillektomie* lassen sich um *90% aller Mandeln* (einschließlich der tiefliegenden und verwachsenen) *vollständig und sauber in der Kapsel ausschälen*, ohne daß Mandelgewebe durchtrennt wird (Abb. 121). Bleibt ein Rest stehen, so gehört dieser fast ausnahmslos dem unteren Pol an und verursacht nur ganz ausnahmsweise klinische Erscheinungen. Verletzungen der Gaumenbogen in größerem Ausmaß als bei der chirurgischen Tonsillektomie lassen sich bei richtiger Technik vermeiden. Ich sehe daher keinen Grund, die Sludersche Tonsillektomie zugunsten der viel länger dauernden, eine tiefe Narkose verlangenden chirurgischen Ausschälung aufzugeben.

Die *Erfolge der Tonsillektomie* sind bei richtiger Anzeigestellung *ausgezeichnet*. Bei schwächlichen, lymphatischen Kindern ist die nachfolgende Kräftigung, verbunden mit gutem Appetit, Gewichtszunahme ohne starkes Längenwachstum und die rasche Entwicklung oftmals auffällig und erleichtert die Behandlung der konstitutionellen Schwäche. Rezidivierende Anginen und Peritonsillärabszesse wiederholen sich mit seltenen Ausnahmen nicht wieder. Schmerzhafte, aber meist fieberlose und ungefährliche Rachenentzündungen können allerdings noch vorkommen. Herdinfektionskrankheiten verschwinden vollständig, sofern der Primärherd in der Tonsille lag und noch keine Sekundärherde bestehen. Diphtheriebazillenträger werden in der Regel rasch bazillenfrei. Die allgemeine katarrhalische Anfälligkeit dagegen wird oft nicht wesentlich beeinflußt, ebenso wie gegenüber den akuten Infektionskrankheiten des Kindesalters keine erhöhte Resistenz eintritt (KAYSER).

Der Laie befürchtet von der Tonsillektomie verschiedene *Nachteile*. Seine Bedenken gehen in der Hauptsache auf die Vorstellung der Entfernung eines Organes mit einer wichtigen Abwehrfunktion zurück und der Volksmund schreibt daher der Mandelausschälung eine *vermehrte Katarrhanfälligkeit* zu. Wie bereits betont, sind eigentliche Ausfallserscheinungen nach der Tonsillektomie auch beim Kind nicht bekannt. Bei vielen stark fibrösen Mandeln mit weitgehend reduziertem lymphatischem Gewebe ist eine normale Funktion nicht mehr zu erwarten, wogegen sie eine ständige Infektionsquelle bilden. Dies sieht auch der Laie in der Regel ohne weiteres ein. Einzelne Patienten machen aber doch nach der Mandelausschälung eine vorübergehende oder dauernd vermehrte Katarrhanfälligkeit mit Schnupfen, Rachen-, Kehlkopf- und Bronchialkatarrhen geltend, was PATON an Schulkindern teilweise statistisch bestätigen konnte. Nach meiner Erfahrung handelt es sich vorwiegend um Patienten, welche schon vor der Tonsillektomie allgemein anfällig waren, ohne daß starke Anginen im Vordergrund standen. Daß am Mißerfolg in solchen Fällen häufig das Vorliegen einer *Allergie* schuld ist, habe ich bereits betont. Ich bin deshalb in solchen Fällen, wie erwähnt, mit der Anzeigestellung vorsichtig.

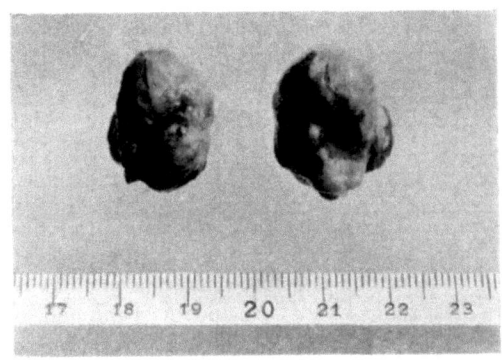

a) laterale Seite mit der intakten Mandelkapsel

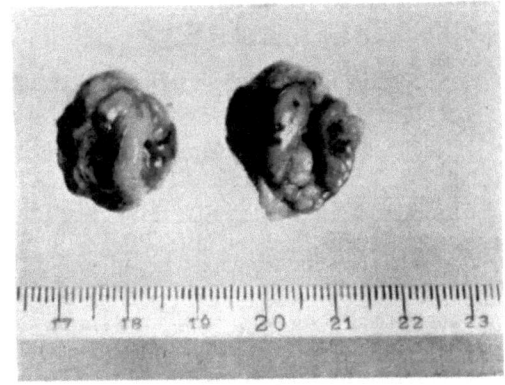

b) mediale Seite mit den Krypteneingängen

Abb. 121. Nach dem Sluderschen Verfahren vollständig ektomierte Gaumenmandeln

Hauptsächlich bei lymphatischen Kindern kann die Tonsillektomie eine *Hyperplasie des übrigen lymphatischen Rachenringes* mit der Bildung von dicken Seitensträngen und zahlreichen großen Follikeln an der Rachenhinterwand bewirken. Die Folge ist eine *chronische folliculäre Pharyngitis* mit ihren Beschwerden (S. 289), die schwere akute Schübe, selbst mit Peritonsillärabszessen, verursachen kann.

In etwa 40% (LÜSCHER) erscheint neues lymphatisches Gewebe in den Mandelnischen, größtenteils durch *Einwuchern des „Zwischenmandelgewebes"* vom Zungengrund her, seltener durch Neubildung von lymphatischen Knötchen in der Mandelbucht. In Ausnahmefällen kann selbst nach vollständiger Tonsillektomie mit Entfernung des Zwischengewebes wieder eine eigentliche Mandel mit Krypten entstehen. Führen diese, fälschlich als „Reste" bezeichneten, neuen

Anhäufungen von lymphatischem Gewebe selten einmal zu lokalen oder allgemeinen Erkrankungen (Peritonsillärabszesse, Herdinfektionskrankheiten), so müssen sie ausgeschält oder kauterisiert werden.

Manche Patienten klagen vorübergehend über *Trockenheit, Fremdkörpergefühl* oder *Spannungen* im Hals. Es ist möglich, daß hierbei die nicht immer zu vermeidende Narbenbildung in den zum Teil erhaltenen, zum Teil verstrichenen Mandelnischen mitspielt; meistens sind die Narben klinisch bedeutungslos.

Die *Singstimme* erleidet in der Regel *keine Veränderung* (WISHART), jedoch muß sich der Sänger an die neuen Verhältnisse gewöhnen. Ist die Stimme bereits ausgebildet und hat sie einen für den betreffenden Sänger oft ganz bestimmten individuellen klanglichen Ausdruck erlangt, so ist es immerhin möglich, daß sie dauernd ihren klanglichen Charakter ändert und der Sänger darüber enttäuscht ist. Dabei hat der Berufssänger ohnehin die Neigung, allerlei Unzulänglichkeiten seines Stimmorganes nachträglich der Tonsillektomie zuzuschreiben. Beim *Berufssänger* ist daher große Zurückhaltung geboten, außer er steht am Anfang seiner Ausbildung und wolle sich durch die Tonsillektomie von Halsentzündungen befreien. Als Seltenheiten wurden Störungen der am Mandelbett vorbeiziehenden Hirnnerven (N. glossopharyngicus, N. lingualis und N. hypoglossus) mit Bewegungs- und Geschmacksstörungen vorübergehender Natur beobachtet.

Prognose. Die Hyperplasie und chronische Entzündung der Gaumenmandeln ist harmlos, sofern sie nicht akute Schübe von Anginen mit ihren Verwicklungen oder eine stumme Streuung von Bakterien (Herdinfektion) verursacht. Dauernde Behandlungserfolge werden in solchen Fällen durch die Tonsillektomie erzielt.

b) Die Hyperplasie und chronische Entzündung der Rachenmandel
(Adenoide Vegetationen, Wucherungen, dritte Mandel)

Ursache, Entstehung und pathologische Anatomie sind grundsätzlich dieselben wie bei den Gaumenmandeln (S. 245).

Die krankhafte Vergrößerung der Rachenmandel ist im *Kindesalter weitverbreitet*, betrifft beide Geschlechter in gleichem Ausmaß und kommt in allen Gesellschaftsschichten und bei allen Rassen vor. Eine gewisse Häufung findet sich in Ländern mit kühlem und feuchtem Klima. Sie ist nicht so selten isoliert ohne Beteiligung des übrigen lymphatischen Rachenringes anzutreffen. Sie kann angeboren sein oder sich schon beim Säugling entwickeln, in der Regel aber setzt die starke Volumzunahme erst mit dem physiologischen Wachstum des lymphatischen Gewebes im dritten bis vierten Altersjahr ein. Die Vergrößerung beruht, wie erwähnt, häufig auf einer *einfachen Hyperplasie*, doch schwankt die Größe infolge zahlreicher leichterer und schwerer akuter und subakuter Entzündungen erheblich. Auch entwickeln sich mit der Zeit immer mehr *chronisch entzündliche Veränderungen*. Mit der *Pubertät verschwindet* die Rachenmandel durch eine weitgehende Altersinvolution gewöhnlich *fast vollständig*, immerhin finden sich zuweilen auch noch bei älteren Leuten große Rachenmandeln oder, was öfters vorkommt, es bleibt ein *kleines flaches, fibröses, entzündetes Gewebspolster* mit reichlichem Detritus übrig, welches dieselben chronisch entzündlichen Veränderungen wie die Gaumenmandel aufweist. Diese Überreste können eine chronische Rhinopharyngitis unterhalten, im allgemeinen hören aber alle Erscheinungen von Seiten der Rachenmandel beim Erwachsenen auf, während die chronische Tonsillitis der Gaumenmandeln auch beim Erwachsenen eine wichtige Rolle spielt. Die banalen chronischen Erkrankungen der Rachenmandel sind daher eine *ausgesprochene Kinderkrankheit*.

Schon bei mäßiger Größe engt die Rachenmandel zusammen mit dem abgesonderten Schleim den niedrigen, kanalförmig gestreckten kindlichen Nasenrachen stark ein. Sie wird damit zum *mechanischen Hindernis* für die Nasenatmung und zur Ursache der *pathologischen Mundatmung*. Daneben gibt sie unabhängig von ihrer Größe zu akuten und chronischen Entzündungen der oberen Luftwege, der Ohren und des Verdauungskanales Anlaß. Im ganzen genommen steht die *Rachenmandelhyperplasie* im Mittelpunkt der *banal katarrhalischen und grippalen Erkrankungen des Kindesalters* und gehört deshalb zu den häufigsten Krankheitsursachen überhaupt.

Symptome und Verlauf. Das vielgestaltige Krankheitsbild setzt sich aus den *mannigfaltigen Zeichen* der behinderten Nasenatmung bzw. der *krankhaften Mundatmung* und der *dauernden Entzündung des Nasenrachens* mit wiederholten akuten Schüben zusammen. Je nach dem Alter und der Reaktionsart des Patienten, der Größe der Rachenmandel und dem Grad ihrer chronischen Entzündung treten bald diese, bald jene Anzeichen in den Vordergrund. Die Auswirkungen der krankhaften Mundatmung wurden auf S. 207 eingehend besprochen und sind dort zum Verständnis der folgenden Erörterungen nachzulesen.

Krankheitsbild beim Kind. Das *Säuglingsalter* bleibt meistens noch verschont. Wird aber der Nasenrachen bereits beim Säugling verlegt, so sind die Störungen besonders hochgradig. Die Behinderung des ruhigen Saugens, das infolge der verlegten Nasenatmung durch häufiges Luftschnappen unterbrochen werden muß, ist das auffälligste Symptom der Rachenmandelhyperplasie. Eine zureichende Ernährung durch Saugen an der Brust oder an der Flasche ist unmöglich. Die Säuglinge leiden an zunehmender Unterernährung mit ihren bedrohlichen Auswirkungen.

Bei der Großzahl der Kinder entwickeln sich die klinischen Folgen der Rachenmandelvergrößerung erst allmählich und bestehen *hauptsächlich zwischen dem dritten und vierzehnten Altersjahr*. Neben den lokalen Symptomen sind im Kindesalter vor allem die *Rückwirkungen auf den gesamten Organismus* von Bedeutung. Die Kinder werden zum Arzt gebracht, weil sie dauernd (auch im Schlaf) den *Mund offenhalten, nicht schneuzen* können, dabei nachts geräuschvoll atmen oder eigentlich *schnarchen*. Gewöhnlich ist der Schlaf unruhig und durch Erstickungsanfälle gestört. Als Reflexneurosen sollen auch Enuresis nocturna, Zähneknirschen, Laryngospasmen und Asthma vorkommen, doch sind diese wahrscheinlich zum Teil als Parallelerkrankungen konstitutioneller Art zu betrachten. Die Kinder erwachen mit *Kopfschmerzen*, sind *übelgelaunt, träge* und *ängstlich*. Infolge des gestörten Rhythmus von Atmen und Schlucken essen sie mit Unlust, teils zu hastig, teils zu langsam, sind daher „schlechte Esser" und gelten zu Unrecht als appetitlos. Ihr ungenügendes Kauen, zusammen mit dem herunterfließenden Schleim, verursacht Ernährungsstörungen, welche mithelfen, den Allgemeinzustand zu beeinträchtigen. Wiederholte hochfiebernde grippöse *Rhinopharyngitiden* mit absteigenden Katarrhen und habituellen Anginen bedingen zahlreiche Schulabsenzen. Zuweilen schließen sich langdauernde Bronchitiden an, manchmal mit keuchhustenähnlichen *Hustenanfällen* und *subfebrilen Temperaturen*. Die entzündlichen Wirkungen werden durch die oft gleichzeitige Hyperplasie und chronische Entzündung der Gaumenmandeln sowie des übrigen lymphatischen Rachenringes verstärkt.

Die Rachenmandelhyperplasie ist weitaus die häufigste Ursache *kindlicher Hörstörungen*, deren starker Wechsel einigermaßen charakteristisch ist. Die hyperplastische Rachenmandel bzw. die allgemeine Hyperplasie des lymphatischen Gewebes im Nasenrachen (Verdickung der Tubenwülste) engt die pharyngeale Tubenöffnung ein, deren Verschluß durch eine entzündliche Schwellung der Tubenschleimhaut meist noch erhöht wird. Infolgedessen leiden die Rachenmandelträger gewöhnlich an einem chronischen *Tubenverschluß* (Ohr, S. 195) oder einem *Tubenmittelohrkatarrh* mit einer mehr oder weniger hochgradigen Schwerhörigkeit. Neben der Behinderung der Mittelohrlüftung führt die fast immer vorhandene Rhinopharyngitis zu tubaren Infektionen der Mittelohrräume, die sich in wiederholten *akuten Mittelohrentzündungen* aller Grade äußert oder *chronische Schleimhauteiterungen* des Mittelohres nicht zur Ausheilung gelangen läßt (chronischer Tubenfluß, Ohr, S. 259). Bleibt die Rachenmandelhyperplasie unbehandelt, so kommt es schließlich durch „Mittelohrresiduen" (Ohr, S. 322) zu irreparablen Hörschäden.

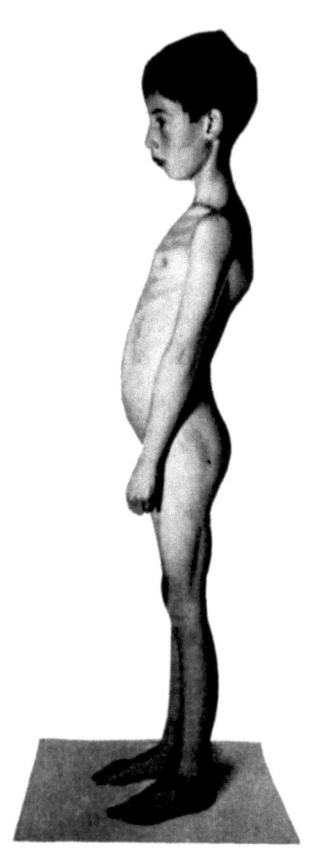

Abb. 122. Adenoider Habitus bei Rachenmandelhyperplasie

Die *Sprache* ist klanglos und „tot", die Nasallaute können nur mangelhaft oder gar nicht ausgesprochen werden (Rhinolalia clausa, S. 208). Eigentliche Sprachfehler, wie beispielsweise Lispeln usw., sind aber nicht durch die Rachenmandel bedingt, ebenso wie Stottern bekanntlich psychoneurotische Ursachen hat.

Zahlreiche Umstände treffen demnach zusammen, um die Kinder in ihrer körperlichen und geistigen Entwicklung zu hemmen, und es ist nicht verwunderlich, daß sie in der Schule versagen und in den Leistungen unter ihren Intellekt sinken. Manchmal werden sie von den Eltern und in der Schule verkannt und wegen ihrer anscheinenden Trägheit, Unaufmerksamkeit und Schläfrigkeit durch Strafen zur Verstocktheit und zum Trotz gebracht.

Der *Untersuchungsbefund* beim Kind ergibt vielfach *exsudativ-lymphatische Kinder*, teils *dick und pastös*, teils von *magerem, asthenischem „adenoidem" Habitus* (Abb. 122) als Ausdruck des Zusammenwirkens von Konstitution und krankhafter Mundatmung. Das Gesicht zeigt den typischen stumpfen und etwas blöden „*adenoiden" Gesichtsausdruck* (Abb. 123), gekennzeichnet durch den weit offenen Mund mit emporgeschobener Oberlippe, hängender Unterlippe und fliehendem Kinn, ist schlaff und ausdruckslos mit verstrichener Nasolabialfalte und heruntergezogenen äußeren Augenwinkeln. Es fällt die *prognathe Zahnstellung* (obere Inzisiven vor den unteren) mit den vor- und oft gedrängtstehenden Schneidezähnen auf, ebenso wie der abnorm hoch scheinende *Spitzbogengaumen* (Abb. 97). Die *Nase* enthält reichlich *schleimig-eitriges Exsudat*, welches zum Teil aus dem Nasenrachen stammt, zum Teil durch die fortgeleitete chronische Rhinitis, manchmal auch Sinusitis, erzeugt wird.

Zwischen der chronischen Rhinitis sowie gegebenenfalls einer Sinusitis und der Rachenmandelhyperplasie entwickelt sich ein schädlicher Kreislauf, indem sich die Entzündungen an den beiden Stellen gegenseitig steigern. Dabei steht jedoch die

Rachenmandelhyperplasie kausal im Vordergrund und es dürfte nicht zutreffen, daß sie durch entzündliche Nasenveränderungen hervorgerufen wird.

Der Nasenfluß verursacht borkige *Ekzeme* an den *Naseneingängen* und durch Verschleppung mit dem bohrenden Finger impetiginöse Ausschläge im Gesicht. Häufig besteht eine Kette von *Halsdrüsen,* wovon diejenigen unter und hinter dem Kopfnicker für die Nasenracheninfektion typisch sind.

Nur selten *fehlt die Behinderung der Nasenatmung* und eine kleine, wenig hyperplastische Rachenmandel zieht lediglich lokale entzündliche und allgemeine Folgen nach sich. Oft sind es ebenfalls schwächliche Kinder, bei welchen häufig rezidivierende akute Rhinopharyngitiden zur ärztlichen Beratung führen. Bisweilen täuschen beim Kleinkind fieberhafte und infektiöse Verdauungsstörungen eine primäre Erkrankung des Verdauungstraktus vor. In solchen Fällen liegt die Ursache des Leidens nicht auf der Hand und der Urheber der entzündlichen Krankheitserscheinungen muß gesucht werden.

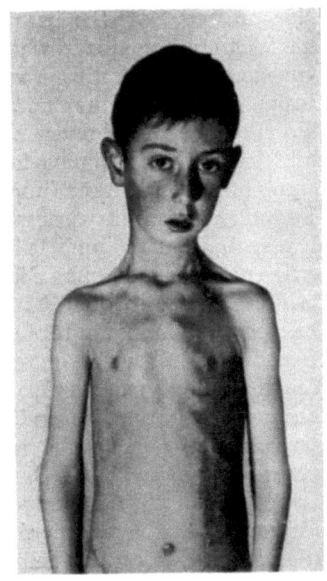

Abb. 123. Adenoider Gesichtsausdruck bei Rachenmandelhyperplasie

Die Rachenmandelträger sind aber, wie erwähnt, nicht immer Astheniker. Mitunter werden auch *kräftige und gesunde Kinder* betroffen, bei welchen die Behinderung der Nasenatmung mit dem offenen Mund die einzige Äußerung der Rachenmandel darstellt und keine katarrhalische Anfälligkeit besteht.

Die *Untersuchung des Nasenrachens* zeigt Rachenmandeln verschiedener Größe. Bei stärkerer Hyperplasie hängt die Rachenmandel als *gelapptes, durch tiefe Spalten in vier oder mehr Längswülste geteiltes Gebilde* (Abb. 124) vom Rachendach herunter oder das lymphoide Gewebe füllt als diffuses Polster den Raum zwischen den Tubenwülsten aus, deren lymphoides Gewebe ebenfalls stark hyperplasieren und mit der Rachenmandel brückenförmig verwachsen kann. Je nach der Größe sind die Choanen mehr oder weniger verdeckt. Zuweilen ist die Oberfläche von Schleimeiter

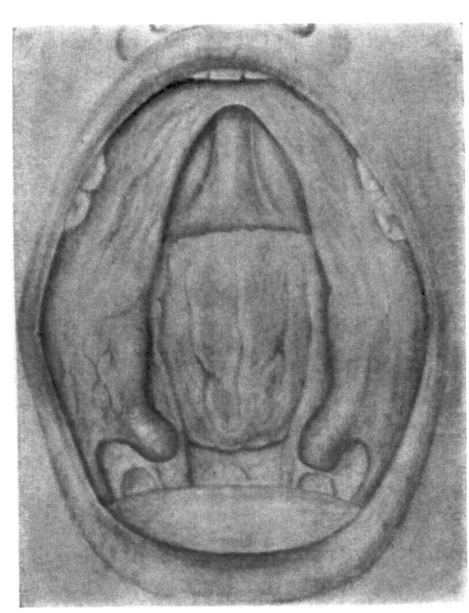

Abb. 124. Hyperplastische Rachenmandel durch die breite Gaumenspalte eines Wolfsrachens sichtbar

überzogen, der den Nasenrachen ausfüllt und beim Würgen als dicker weißlicher *Schleimpfropf hinter dem Gaumensegel* in den Mundrachen heruntergedrängt wird.

Krankheitsbild beim Erwachsenen. Nach der Pubertät nehmen die Beschwerden infolge der Atrophie der Rachenmandel und der relativen Größenzunahme des

Nasenrachens ab. Sie beschränken sich mehr und mehr auf den Nasenrachen, die Behinderung der Nasenatmung hört auf und der Allgemeinzustand bleibt verschont. Gewöhnlich aber weisen eine Reihe von Zeichen (Schwerhörigkeit, Prognathie, gewohnheitsmäßige nächtliche Mundatmung und Schnarchen) auf die Dauerschäden einer unbehandelten kindlichen Rachenmandelhyperplasie hin. Trotz ihrer Kleinheit kann die Rachenmandel auch beim *Erwachsenen* durch eine chronische Entzündung lästige *trockene Rachenkatarrhe* mit unangenehmem Fremdkörpergefühl verursachen, deren zähes Exsudat auch durch ständiges Räuspern, Husten und Rückwärtsschnüffeln nur mit Mühe und unzulänglich entfernt werden kann. Die Besichtigung ergibt schmutzigweißlichen, dicken *fötiden Detritus* in den Falten und Furchen der *kleinen fibrösen Rachenmandel*, welcher den Mandelpfröpfen der Gaumenmandeln entspricht *(Tornwaldtsche Krankheit)*. Mitunter entsteht in der mittleren Tasche eine Retentionszyste, die als praller hochroter Abszeß zeitweilig Eiter entleert. Er kann Hinterhauptschmerzen verursachen und als Streuherd wirken. Selten findet sich auch beim Erwachsenen eine große hyperplastische Rachenmandel mit denselben Kennzeichen wie beim Kind (S. 263, s. auch Rhinopharyngitis chronica, S. 290).

Diagnose. *Mundatmung* und *adenoider Gesichtsausdruck* erwecken im Kindesalter stets den Verdacht einer Rachenmandelhyperplasie, der zur Wahrscheinlichkeit wird, wenn das Kind *schnarcht, nicht schneuzen* kann, sowie an häufigen Erkältungen, Ohrschmerzen und *Hörstörungen* leidet. Die Diagnose ist jedoch nur durch die Untersuchung des Nasenrachens zu sichern, denn auch im Kindesalter bedeutet nicht jeder offenstehende Mund eine vergrößerte Rachenmandel. *Fehldiagnosen* werden besonders bei *geistig debilen Kindern*, hauptsächlich Mongoloiden und Kretinen, gestellt, welche den Mund trotz freier Nasenatmung nicht schließen, und liegen auch nahe, wenn eine *starke Prognathie* oder *vorstehende Molaren* den Schluß des Mundes verhindern. Zudem kann eine andere Erkrankung des Nasenrachens oder ein Hindernis in der Nase selbst dieselben Symptome verursachen.

Umgekehrt sind *nicht alle Rachenmandelträger Mundatmer*. Die Rachenmandelerkrankung bleibt häufig unerkannt, sofern sich eine kleine adenoide Wucherung nur in lokalen Entzündungen oder einer Verdauungsstörung äußert.

Die *Untersuchung des Nasenrachens* bereitet nicht selten Schwierigkeiten und ist meistens unangenehm. Um Kinder an die Untersuchung zu gewöhnen, pflege ich zuerst die bei jeder vermuteten Rachenmandelerkrankung erforderliche *Untersuchung der Ohren* vorzunehmen. Erscheint bei der Inspektion des Mundrachens, besonders beim Würgen, ein *Schleimpfropf aus dem Nasenrachen*, so liegt beim Kind fast sicher eine große Rachenmandel vor. Allerdings kann das Exsudat auch aus einer Nebenhöhle stammen, was beim Erwachsenen häufiger ist.

Die *Besichtigung des Nasenrachens* durch die *hintere Rhinoskopie* ist selbst für den Facharzt nicht immer leicht und beim jüngeren Kind öfters unmöglich (s. S. 29). Gelingt sie, so ist die Rachenmandel in ihrer Größe und Art leicht zu beurteilen. Wenn sie mit dem oberen Choanalrand abschneidet oder die Choanen teilweise verdeckt, bedeutet sie ein mechanisches Hindernis.

Besonders beim Kind gewinnt die direkte Untersuchung des Nasenrachens durch *Pharyngoskope*, welche durch die Nase eingeführt werden, eine immer zunehmende Verbreitung. Bei großen Rachenmandeln ist aber die Beurteilung infolge des geringen Abstandes vom Pharyngoskop manchmal recht schwierig.

Beim Erwachsenen gibt die instrumentelle Hochhebung des Gaumensegels und nachfolgende Spiegeluntersuchung den besten Einblick (s. S. 30).

Demselben Zweck dient das Nasenrachenspekulum nach YANKAUER, jedoch gibt das Hochziehen des Velums nach meiner Erfahrung einen besseren Einblick.

Bei weitem unterem Nasengang wird die Rachenmandel bei *vorderer Rhinoskopie* sichtbar. An Stelle der hinteren Rachenwand erscheint die weiter vorne liegende Rachenmandel mit ihrer unregelmäßigen Oberfläche, auf welcher bei der Phonation von Verschlußlauten durch das anschlagende Gaumensegel zahlreiche kleine Lichtreflexe bewegt werden. Die vordere Rhinoskopie ist auch deshalb stets vorzunehmen, weil sie zeigt, ob das Hindernis der Nasenatmung in der Nase selbst liegt (Septumdeviation, chronisch hyperplastische Rhinitis, Nasenpolypen, Fremdkörper usw.).

Versagen alle genannten Methoden, bleibt beim Kind nur die *Austastung des Nasenrachens* (Technik s. S. 215), die aber sehr unangenehm ist, das Kind erschreckt und verängstigt. Zudem erfordert die Beurteilung des Befundes ziemliche Übung. An Stelle der harten Knochenwände des Nasenrachens spürt der Finger das weiche gelappte Polster der Rachenmandel.

In der Praxis ist es am zweckmäßigsten, wenn der Nichtfacharzt die endgültige Diagnose dem Facharzt überläßt. Gegebenenfalls tastet dieser den Nasenrachen unmittelbar vor der Adenotomie im dazu notwendigen Ätherrausch aus, womit dem Kind die Verängstigung der Austastung erspart bleibt.

Differentialdiagnostisch kommen *Choanalpolypen, echte Geschwülste* und die sehr seltenen *tuberkulösen und luetischen Geschwüre* in Frage. Gerade im Nasenrachen treten bereits beim Kleinkind Sarkome und Karzinome auf. Die frühzeitigen regionären Metastasen in den Halslymphknoten gleichen entzündlichen Halslymphomen, bis deren Härte und Verwachsungen auffallen. Die meistens gestellte Fehldiagnose einer Rachenmandelhyperplasie wird daher in der Regel erst später berichtigt. Ausnahmsweise geben angeborene *Enzephalokelen* oder behaarte *Nasenrachenpolypen* zur Verwechslung Anlaß. Beim Jüngling verursacht das *Nasenrachenfibrom* zu Beginn gleiche Erscheinungen wie die Rachenmandel.

Behandlung beim Kind. Die zuverlässigste und meistens einzig erfolgreiche Behandlung der Rachenmandelhyperplasie bzw. -entzündung und ihrer Folgen ist deren operative Entfernung durch die *Adenotomie*. Die Adenotomie bezweckt die Beseitigung möglichst der ganzen Rachenmandel durch Abschneiden am Ansatz. Ein Ausschälen wie bei der Gaumenmandel ist jedoch nicht möglich.

Die *Anzeige zur Adenotomie* ist gegeben, sobald die Rachenmandel durch ihre Größe oder als Infektionsherd Schaden stiftet, dagegen sind zufälligerweise entdeckte symptomlose Rachenmandeln geringer Größe keine Operationsobjekte. Soll die Behandlung vollen Erfolg haben, so muß sie rechtzeitig einsetzen, bevor sich irreparable Dauerschäden gebildet haben.

Die Rachenmandelhyperplasie ist, wie eingangs erwähnt, bis zu einem gewissen Grad physiologisch und eine scharfe Grenze nach pathologischer Größe läßt sich nicht ziehen. Deshalb gibt, außer bei starker Hyperplasie, nicht der lokale Befund die Operationsanzeige, sondern deren schädliche Folgen.

Nur eine hochgradige exsudative Diathese mit allgemeiner Hyperplasie des lymphatischen Gewebes und großer Anfälligkeit läßt, wie bei ähnlichen Gaumenmandelerkrankungen, eine Allgemeinbehandlung in Erwägung ziehen. Beim Mundatmer, also bei starker Hyperplasie, ist auch hier die Adenotomie angezeigt, bei häufiger Rhinopharyngitis ohne Mundatmung kann eine *allgemeine Roborierung* (S. 252) gleichzeitig mit einer konservativen Behandlung des Nasenrachens (s. akute Rhinopharyngitis, S. 242) die Beschwerden von seiten des Nasenrachens zum Verschwinden bringen. Auch einer unterstützenden *Nasenerkrankung* ist Rechnung zu tragen. Es fällt nicht immer leicht, von Anfang an den richtigen Weg zu finden und der Versuch der konservativen Behandlung endet oftmals doch mit einer Operation.

Ausgesprochen *allergische Erscheinungen* von seiten der oberen Luftwege werden durch die Adenotomie nicht gebessert, was bis jetzt kaum beachtet wurde. Es hält in dieser Beziehung bei chronischen Rhinitiden und Sinusitiden der Kinder bisweilen schwer, bakterielle und allergische Komponente gegeneinander abzuschätzen. Mißerfolge der Adenotomie sind besonders dem Überwiegen eines allergisch bedingten Reizzustandes zuzuschreiben. Es ist klar, daß die Rachenmandel auch beim Allergiker entfernt werden muß, wenn sie ein mechanisches Hindernis bildet.

Sofern eine Rachenmandelhyperplasie vorliegt, sind die *Anzeigen zur Adenotomie*

1. Pathologische Mundatmung,
2. Tubenstenose oder häufigere entzündliche Mittelohrerkrankungen,
3. Häufige Katarrhe der oberen Luftwege,
4. Nasenrachenkatarrhe,
5. Chronische Rhinitis und Sinusitis,
6. Verbildung des Oberkiefers mit vorderem Engstand der Zähne,
7. Fernwirkungen im Sinn der beschriebenen Allgemeinstörungen und entsprechenden geistigen Verhaltens.
8. Ungeklärte kurzdauernde Fieberschübe.
9. Reizhusten nach Ausschluß anderer Ursachen.

Oftmals verlangen die Eltern *geistig zurückgebliebener Kinder* (Imbezille, Mongoloide, Kretinen) die Adenotomie, weil sie von der schädlichen Wirkung der Rachenmandel auf die geistige Entwicklung gehört haben und erhoffen von der Adenotomie eine Besserung des geistigen Zustandes. Dasselbe gilt für Kinder mit eigentlichen Sprachfehlern (Lispeln, Stottern usw.). In solchen Fällen hat die Adenotomie nur dann einen Wert, wenn zugleich eine der Anzeigen zur Adenotomie besteht. Im übrigen ist keine Besserung zu erwarten. Geistig Debile neigen in auffälligem Grad zu postoperativen Komplikationen.

Im Gegensatz zu den Gaumenmandeln, deren Ausschälung vor dem fünften bis sechsten Altersjahr nach Möglichkeit vermieden wird, bestehen bei der Rachenmandel keine Bedenken gegen eine Operation beim Kleinkind. Nur im Säuglingsalter empfiehlt sich ein Aufschub unter konservativer Behandlung des Nasenrachens und gegebenenfalls unter Fütterung mit dem Löffel zur Erzielung einer ausreichenden Ernährung bis zum Abschluß des ersten Lebensjahres. Es ist zweckmäßig, die Adenotomie vor dem Schuleintritt mit seiner vermehrten Infektionsgefahr und vor der zweiten Dentition vorzunehmen.

Gegenanzeigen sind dieselben wie bei der Tonsillektomie (s. S. 255) (*Hämophilie* und andere *Blutungsneigungen, schwere Allgemeinerkrankungen* usw.); ferner die *Ozaena*, der *nichtoperierte Wolfsrachen* und die *funktionelle Rhinolalia aperta*, die durch die Adenotomie irreparabel verschlechtert werden. Akute Schübe einer Rhinopharyngitis und eine akute Mittelohrentzündung erfordern vor der Operation ein freies Intervall von mindestens drei Wochen. Dauernde chronische Nasenrachenkatarrhe, subfebrile Temperaturen oder Reizhusten bedeuten keine Kontraindikationen und bessern oft erst nach dem Eingriff. Dagegen ist die Adenotomie bei Epidemien von infektiösen Kinderkrankheiten mit ihrer prodromalen, meistens zur ärztlichen Behandlung führenden Pharyngitis, namentlich bei vermehrter Poliomyelitis, hinauszuschieben. Eine besonders gründliche Besichtigung des Nasenrachens ist beim Jüngling mit Mundatmung und Nasenbluten angezeigt, da ein Nasenrachenfibrom eine Rachenmandel vortäuschen kann. Die Adenotomie kann bei solchen Verwechslungen zu sofortiger Verblutung führen. Im übrigen gelten dieselben Vorsichtsmaßnahmen wie bei der Tonsillektomie.

Ausführung der Adenotomie. Von den verschiedenen Operationsverfahren ist das Abschneiden an der Basis mit dem ungedeckten *Beckmannschen Fenstermesser* (Abb. 125) am einfachsten und gründlichsten. Um ein Herunterfallen der Mandel während des Ätherrausches in die tieferen Luftwege und damit lebensgefährliche Erstickungsanfälle zu verhüten, pflege ich die Hauptmasse der Mandel zuerst mit

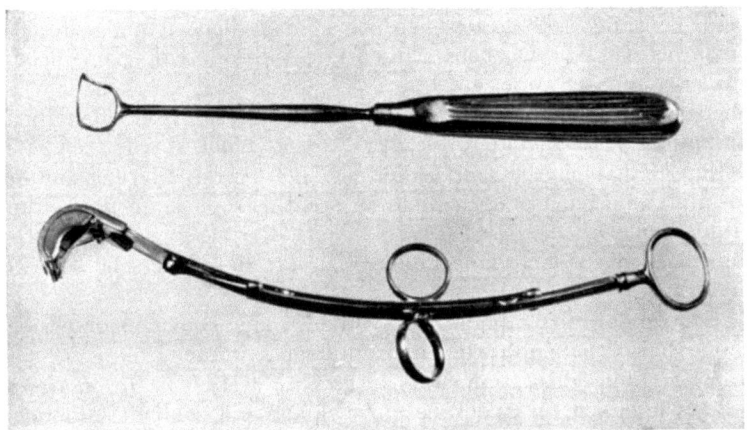

Abb. 125. Instrumente für die Adenotomie. Beckmannsches Fenstermesser und Guillotine nach LA FORCE

der *Guillotine nach* LA FORCE (Abb. 125) abzuscheren. In gleicher Weise läßt sich das mit einem Korb versehene gedeckte Beckmannsche Ringmesser verwenden.

Beim Kleinkind bis zu drei Jahren, das weder ausspucken, noch richtig ausschnauben kann, ist, wie bei der Sluderschen Tonsillektomie, jede Anästhesie wegen der Aspirationsgefahr zu unterlassen, beim älteren Kind verschafft der Ätherrausch ein gefahrloses kurzdauerndes schmerzloses Stadium, während beim Erwachsenen eine gründliche Lokalanästhesie zwar nicht die Unannehmlichkeit, aber doch die Schmerzhaftigkeit des Eingriffes verhütet.

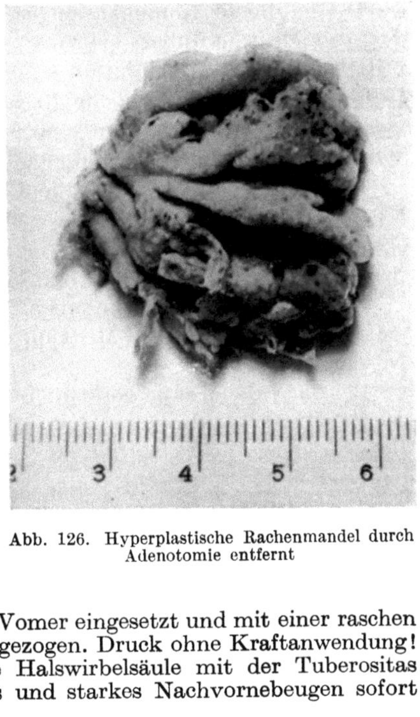

Technik der Adenotomie. Operation im Sitzen oder im Liegen, wenn im Anschluß an die chirurgische Tonsillektomie in Narkose. Halten des Kleinkindes durch eine Hilfsperson, Festschnallen des älteren Kindes auf einem Operationsstuhl. Anästhesie s. oben.

Einsetzen des Mundöffners nach WHITEHEAD beim Kind. Einführen der Guillotine nach LA FORCE durch den Mund in den Nasenrachen. Anpressen an das Rachengewölbe, Schluß des Instrumentes durch Vorschieben des Schneideblattes zur Entfernung der Hauptmasse der Rachenmandel. Einführen des ungedeckten Beckmannschen Ringmessers zur Entfernung der Reste. Das

Abb. 126. Hyperplastische Rachenmandel durch Adenotomie entfernt

bis zum Vomer geführte Instrument wird am Vomer eingesetzt und mit einer raschen streichenden Bewegung über das Rachendach gezogen. Druck ohne Kraftanwendung! Leicht nach vorne gebeugter Kopf, um die Halswirbelsäule mit der Tuberositas atlantis nicht vorspringen zu lassen. Rasches und starkes Nachvornebeugen sofort nach der Operation mit leichtem Ausspucken und Ausschnauben zum Vermeiden der Blutaspiration, Kontrollinspektion des Rachens und Palpation des Nasenrachens. Abschneiden etwaiger herunterhängender Reste mit dem scharfen Conchotom.

Der Eingriff ist technisch schwieriger als er scheint, da er ohne Sicht vorgenommen werden muß. Trotz richtiger Ausführung und genügender Übung können kleine Reste am Rand stehen bleiben. In der Regel sind sie ohne klinische Bedeutung, größere Reste jedoch können die Atmung weiter behindern und zudem als Entzündungsherd wirken, weshalb der Erfolg in solchen Fällen ausbleibt oder nur teilweise eintritt.

Es liegen verschiedene Operationsverfahren vor, um die Adenotomie unter Sicht auszuführen, sie konnten sich aber bis jetzt nicht durchsetzen.

Der Eingriff hat eine augenblicklich ziemlich starke Blutung zur Folge, die in der Hauptsache nach einigen Minuten steht, jedoch kann noch stundenlang etwas Blut nachsickern.

Häufig wird die Adenotomie unmittelbar an die Sludersche Tonsillektomie angeschlossen.

Erwecken große Halslymphome den Verdacht einer Rachenmandeltuberkulose, so muß die Rachenmandel histologisch untersucht werden.

Die Adenotomie darf ambulant ausgeführt werden. *Hospitalisierung für 24 Stunden* ist jedoch für alle Teile angenehmer und schließt unnötige Risiken aus. Als *Nachbehandlung* zwei bis drei Tage Bettruhe mit flüssiger und breiiger Nahrung, Temperaturkontrolle und Mundspülung mit Salizylspiritus oder einem anderen Gurgelwasser über zwei bis drei Wochen. Die Schorfe pflegen um den achten Tag abzufallen. Während der ersten zehn Tage besteht eine gewisse Blutungsgefahr, weshalb sich die Kinder mindestens eine Woche ruhig halten sollen. Die vollständige Abheilung erfordert zwei bis drei Wochen. Nachschmerzen und Allgemeinreaktion sind gewöhnlich unbedeutend.

Die häufigste **Komplikation** ist die *Nachblutung*, meistens innert der ersten 24 Stunden. Sie äußert sich in Nasenbluten oder Bluten aus dem Mund. Unmittelbar nach der Operation stammt sie hauptsächlich aus hängengebliebenen Resten, die durch ein nochmaliges Eingehen mit dem Fenstermesser entfernt werden. Bei späterem Eintreten steht die Blutung meist von selbst, sonst erfordert sie eine hintere Tamponade.

Bei der Nachblutung aus dem Nasenrachen wird das Blut, besonders vom Kleinkind, öfters fortlaufend geschluckt, so daß die Blutung erst durch Bluterbrechen, zuweilen nach vorgängigem Kollaps, bemerkbar wird. Das Pflegepersonal muß daher auf häufiges Schlucken achten!

Im übrigen können dieselben Verwicklungen wie nach der Tonsillektomie eintreten. Dazu kommen Mittelohrentzündungen, Steifhals und vorübergehendes Näseln.

Bei der Adenotomie gerät nicht selten Blut in die Paukenhöhle, woraus sich durch tubare Infektion eine *Mittelohrentzündung* entwickeln kann. Auch in dieser Beziehung ist die Operation im Sitzen geeigneter, da das Blut aus dem Epipharynx rasch abfließt und die Tubenöffnungen nicht unter einen Blutspiegel geraten. Mittelohrentzündungen sind daher bei der beschriebenen Technik selten. Chronischer Ohrfluß wird zuweilen vorübergehend verschlimmert.

Der *Steifhals* (Torticollis) dürfte von der Wundentzündung in der Nähe der Wirbelsäule herrühren und kann mehrere Wochen dauern. Das vorübergehende *Näseln* ist einer mechanischen oder toxischen Schädigung der Gaumenmuskulatur zuzuschreiben oder diese war durch die Mundatmung derart funktionsentwöhnt, daß sie zuerst erstarken muß. Im ganzen sind schwere Komplikationen nach der

Adenotomie sehr selten und die Lebensgefahr ist äußerst gering. Die vorgekommenen Todesfälle sind in der Großzahl Anästhesiezufälle.

Der *Operationserfolg* zeigt sich beim kräftigen nicht anfälligen Kind sofort und eindrucksvoll. Der Schlaf wird ruhig, das Schnarchen hört auf, das Kind wird geistig lebhafter und hat in kurzer Zeit seine Altersgenossen in jeder Beziehung eingeholt. Wird die Mundatmung gewohnheitsmäßig beibehalten, so muß die Nasenatmung neben geduldiger Anweisung zum Mundschluß durch Turnen mit Atemgymnastik und sportliche Betätigung mit geschlossenem Mund wieder anerzogen werden. Bisweilen verhindert eine starke Prognathie den Mundschluß und erfordert die Korrektur durch den Orthodonten. Diese notwendige Nachbehandlung ist den Ärzten noch zu wenig bekannt, ebenso wie viele Zahnärzte nicht wissen, daß eine prognathe Kieferverbildung auf eine Rachenmandel hinweist. Mitunter kommen daher Spangenträger in ärztliche Behandlung, die vorerst hätten adenotomiert werden müssen.

Auch der lymphatische und exsudative Astheniker erfährt oftmals durch die Adenotomie eine rasche Besserung seines ganzen Zustandes, da die Behinderung der Nasenatmung wegfällt, jedoch bessert sich die Katarrhanfälligkeit öfters nicht ganz. Auch hierbei ist häufig eine allergische Komponente schuld. Deshalb ist eine entsprechende Nachbehandlung erforderlich. Sie besteht in einer allgemeinen *Roborierung* unter Berücksichtigung allergischer Komponenten mit Höhenkur, oder Kur am Meer, Lebertran, Jodeisen, Quarzen, Solekur usw. (S. 252). Auf diese Weise wird auch das *Wiederwuchern* der adenoiden Vegetationen am besten verhindert. Da auch bei vollständiger Entfernung der Rachenmandel häufig noch lymphatisches Gewebe im Nasenrachen vorhanden bleibt, ist eine Zunahme dieses Gewebes besonders beim Kleinkind und Lymphatiker nach CROWE fast die Regel, aber nur selten werden dadurch neuerdings klinische Erscheinungen verursacht. Rezidive in dieser Hinsicht sind durch eine nochmalige Adenotomie zu beseitigen.

Der Tubenverschluß verschwindet nach der Adenotomie oft von selbst, sonst sind regelmäßige Luftduschen angezeigt, die aber erst drei bis vier Wochen nach der Adenotomie begonnen werden sollen. Wenn sich schon narbige Adhäsionsprozesse in der Paukenhöhle gebildet haben, nützt weder die Adenotomie noch die Luftdusche und die Schwerhörigkeit bleibt bestehen. Zuweilen wird der Tubenverschluß trotz korrekter Adenotomie nicht behoben, denn die Adenotomie ist nicht in der Lage, das adenoide Gewebe im Tubenwinkel und besonders in der Tubenöffnung (Tubentonsille) zu beseitigen. Ein Versuch, die Tubenwinkel zu säubern, bringt die Möglichkeit der Verletzung der knorpeligen Tubenwülste und eine nachfolgende Vernarbung mit sich, was auf alle Fälle vermieden werden muß. Nach CROWE läßt sich das lymphatische Gewebe durch Radiumbestrahlungen des Nasenrachens zum Schrumpfen bringen. Dasselbe leisten Röntgenbestrahlungen.

Nach Oberflächenanästhesie der Nase wird ein gestielter Radiumträger durch diese in den Nasenrachen eingeführt. Die Dosis beträgt pro Nasenseite bei einer Filterung von 1 mm Monelmetall zirka 10 mg-Stunden, gegebenenfalls zwei- bis dreimal wiederholt.

Dieses Verfahren wurde im zweiten Weltkrieg in großem Ausmaß bei den Fliegern zur Verhütung der Barootitis mit ausgezeichnetem Erfolg verwendet. Beim Tubenverschluß sind die Resultate unsicherer, wie besonders die Nachuntersuchungen der letzten Zeit ergeben haben. Jedenfalls ist eine strenge Anzeigestellung einzuhalten. Schäden sind trotz theoretischer Bedenken bis jetzt keine bekannt. Zur Beseitigung größerer adenoider Reste eignet sich die Bestrahlung nicht.

Über die *Behandlung beim Erwachsenen* s. Rhinopharyngitis chronica, S. 290.

Prognose. Die Rachenmandelhyperplasie und deren chronische Entzündung sind zwar keine lebensgefährlichen Erkrankungen und haben nur ausnahmsweise schwere akute Verwicklungen zur Folge, aber die Hyperplasie bringt, je früher sie einsetzt, um so mehr Dauerschäden mit sich, die die Entwicklung des Kindes und die Leistungsfähigkeit des Erwachsenen erheblich beeinträchtigen. Die Behandlungsresultate sind bei rechtzeitiger Adenotomie ausgezeichnet.

c) Die Hyperplasie und chronische Entzündung der Seitenstränge und der Follikel der hinteren Rachenwand
(Pharyngitis lateralis chronica und Pharyngitis follicularis)

Diese beiden Entzündungslokalisationen werden bei der diffusen Pharyngitis besprochen (S. 285).

d) Die Hyperplasie und chronische Entzündung der Zungenmandel

Die Zungenbälge hyperplasieren mitunter zu einer *flachen höckerigen Geschwulst*, welche mehr oder weniger starke entzündliche Veränderungen zeigen kann. Bei starker Vergrößerung wird der Kehldeckel berührt oder sogar verdeckt. Mit zunehmendem Alter nimmt die Hyperplasie meistens ab.

Es hält schwer zu entscheiden, ob die mancherlei Beschwerden, wie *Kratzen, Druckgefühl, Husten* usw. der hyperplastischen Zungenmandel zuzuschreiben sind, da sie in gleicher Weise bei diffuser Pharyngitis und als neuropathische Störungen vorkommen. Dasselbe gilt für das *Fremdkörpergefühl*, welches die Berührung zwischen geschwollenem Zungengrund und Epiglottis hervorrufen soll und dessen sich der Patient durch ständiges erfolgloses Räuspern und Schlucken zu entledigen sucht.

Die **Diagnose** ergibt sich aus der Inspektion, die schon beim Herunterdrücken des Zungengrundes mit dem Mundspatel die dicken Zungenbeläge ein- oder beiderseits erkennen läßt, im übrigen mit Hilfe des Kehlkopfspiegels leicht durchzuführen ist. Eine ähnliche Schwellung kann eine *Zungenstruma* oder ein *echter Tumor* (Karzinom) verursachen.

Die **Behandlung** ist dieselbe wie bei der chronischen Pharyngitis (S. 292). Starke Hyperplasien werden mit der Schlinge oder dem Konchotom abgetragen oder durch Koagulation zerstört.

3. Besondere Entzündungsformen des lymphatischen Rachenringes und ihre Verwicklungen

a) Plaut-Vincentsche Angina (Angina ulceromembranacea)

Die Erkrankung ist gekennzeichnet durch eine *umschriebene nekrotisierende Entzündung* mit der Bildung oberflächlicher Erosionen, welche sich mit einem weichen, schmierigen Belag von nekrotischem Gewebe mit mehr oder weniger Fibrinausscheidung bedecken. Sie ist eine der wenigen *harmlosen* geschwürigen Krankheiten der Schleimhaut.

Die auslösende **Ursache** ist unbekannt und die Ansicht beginnt zu überwiegen, daß es sich überhaupt nicht um eine ätiologisch einheitliche Erkrankung handelt. Die eigentümliche und ziemlich häufige Anginaform befällt hauptsächlich jüngere Menschen, vorwiegend Männer, sehr selten Kinder, und scheint in den letzten Jahrzehnten zuzunehmen. Nach NEGUS kommt sie besonders bei geschwächten Menschen unter ungünstigen hygienischen Verhältnissen vor, was aber nach unseren Erfahrungen keineswegs immer zutrifft. Im Krieg wurde sie in Massenlagern von Männern beobachtet. Entsprechend ihrer geringen Infektiosität tritt sie meist sporadisch auf.

Im Abstrich findet sich die von PLAUT und VINCENT beschriebene Symbiose von *Bacillus fusiformis* und *Spirochaeta refringens* fast in Reinkultur (Abb. 127). Beide kommen auch in der normalen Mundhöhlenflora vor und vermehren sich in allen Geschwüren und Fibrinbelägen außerordentlich stark. Es ist eher unwahrscheinlich, daß sie als Erreger der Plaut-Vincentschen Angina zu betrachten sind.

Symptome und Verlauf. Die *lokalen und allgemeinen Beschwerden* bleiben gewöhnlich im Vergleich zum Lokalbefund auffällig *gering*. Der Beginn wird kaum bemerkt: unter einem gewissen Krankheitsgefühl mit Müdigkeit und Kopfschmerzen stellt sich gewöhnlich, aber nicht immer, etwas Fieber ein. Die leichten Beschwerden, vor allem beim Schlucken, bestehen mehr in einem Fremdkörpergefühl als in Schmerzen. Der nekrotische Gewebszerfall erzeugt einen üblen Mundgeruch. Zuweilen sind *geschwollene* und druckempfindliche regionäre Halslymphknoten, die zum Bilde gehören, das erste Zeichen, das auf den Rachen hinweist. Öfters entwickelt sich schließlich ein großes weiches Drüsenpaket im Kieferwinkel. Die Erkrankung bleibt fast immer auf *eine Seite* beschränkt.

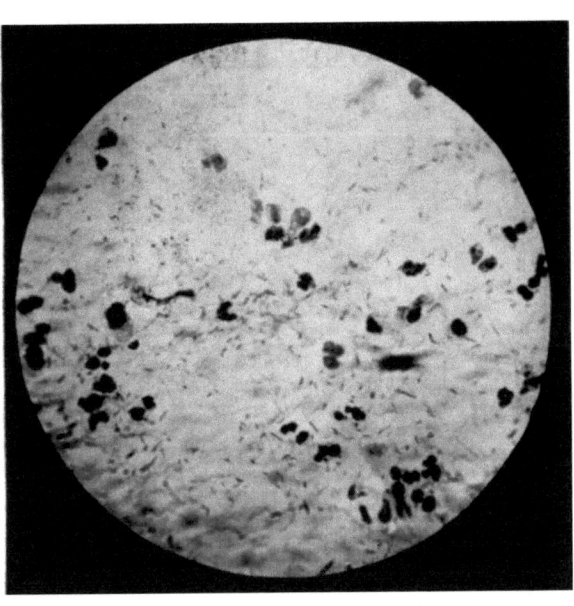

Abb. 127. Abstrich bei Plaut-Vincentscher Angina. Symbiose von Bacillus fusiformis und Spirochaeta refringens

Auf der *geschwellten und geröteten Tonsille* erscheint, mit Vorliebe am oberen Pol, ein scharf *umschriebener schmutzigweißlicher oder grünlicher Belag*, welcher sich leicht abwischen läßt und eine scharfrandige, nicht schmerzhafte Erosion ausfüllt, deren Grund leicht blutet (Abb. 128). In schwereren Fällen entstehen tiefe, kraterförmige Geschwüre *(ulzeröse Form)*, die narbig abheilen, in anderen Fällen breiten sich flächenhafte fibrinöse Beläge auf der Tonsille aus *(diphtheroide Form)*. Die Geschwürs- und Membranbildung kann von der Tonsille auf die Gaumenbogen, das Zahnfleisch und die Wangenschleimhaut (Stomatitis ulceromembranacea), den Rachen, ja selbst auf den Larynx übergreifen. Auch in den Bronchien wurden einige Fälle beobachtet (CH. JACKSON).

Die Erkrankung *heilt* im allgemeinen ohne Verwicklung *in ein bis zwei Wochen* unter Zurücklassen eines mehr oder weniger großen Defektes aus. Manchmal zieht sie sich unter Rückfällen über Monate hin; nur ausnahmsweise nimmt sie einen hochfieberhaften schweren Verlauf mit Blutungen und ausgedehnten Zerstörungen.

Diagnose. Das *klinische Bild* (Lokalbefund, Gegensatz der hochgradigen lokalen Veränderungen zu den geringen Beschwerden) ist diagnostisch ziemlich eindeutig, muß jedoch bakteriologisch gesichert werden. Die bakteriologische Untersuchung erfolgt am frischen, mit Methylenblau gefärbten Ausstrichpräparat des Geschwürbelages. Der *Nachweis massenhafter fusiformer Stäbchen und grober Mundspirochäten* mit steilen Windungen stützt die klinische Diagnose wesentlich, ohne daß andere geschwürige Erkrankungen auszuschließen sind.

Insbesondere sehen der *luetische Primäreffekt* und die *tertiäre Lues* ähnlich aus, weshalb bei längerer Dauer die Spirochaeta pallida im Ausstrich im Dunkelfeld gesucht und die serologischen Reaktionen auf Syphilis vorgenommen werden müssen. Die diphtheroide Form gleicht der *Diphtherie*, die aber in der Regel doppelseitig auftritt, deren Pseudomembranen auch fester haften und sich als Membran abziehen lassen. Ausschlaggebend ist das Fehlen der Löfflerschen Diphtheriebazillen. Von der geschwürigen Form der *infektiösen Mononukleose* und bei schweren Allgemeinerscheinungen von den Geschwüren der *Agranulozytose* unterscheidet das Blutbild, welches bei der Plaut-Vincentschen Angina eine neutrophile Leukozytose aufweist. Bei längerer Dauer sind auch Skorbut, Blei- und Bismutschäden sowie Tuberkulose, Krebs und eine Rachengangrän zu erwägen.

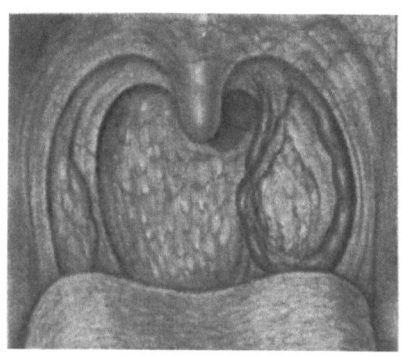

Abb. 128. Plaut-Vincentsche Angina

Behandlung. Je nach der Schwere der Erkrankung ist Zimmer- oder Bettruhe angezeigt. Die Behandlung mit Vitaminen, insbesondere dem Vitamin-B-Komplex, hat keine überzeugenden Heilerfolge gebracht. Intravenöse Einspritzungen von *Neosalvarsan* (0,3 g in mehrtägigen Intervallen) oder *Bismutpräparaten* kommen höchstens in schweren Fällen in Betracht. Gegen die Sekundärinfektion richtet sich die Behandlung mit Antibiotica. Penicillin hat aber keine spezifische Wirkung, für breitspektrige Antibiotica ist dies noch nicht entschieden.

Die *lokale Behandlung* erfordert *weiche Kost* und *sorgfältige Mundpflege* durch Spülen und Gurgeln mit Wasserstoffsuperoxyd (3% Lösung, ein Kaffeelöffel auf ein Glas Wasser). Empfohlen werden *Pinselungen* mit Jodtinktur, Methylenblau, 20% Chromsäurelösung oder 10% Silbernitratlösung oder Aufstreuen von Salvarsanpuder. Eine spezifische Wirkung scheint der Pinselung mit *Thyrotricin* zuzukommen, wodurch die Erosionen, auch nach unserer Erfahrung, rasch verschwinden.

Prognose. Die Plaut-Vincentsche Angina ist fast immer harmlos. Eine schwere Krankheit mit tödlichem Ausgang ist eine große Seltenheit.

b) Angina necroticans, Angina gangränosa

Abgesehen von der Plaut-Vincentschen Angina, der Mononukleose, der Agranulozytose und den Leukämien sind nekrotische und gangränöse Entzündungen an den Mandeln Ausnahmen. Die bekannteste ist die Angina necroticans beim *Scharlachdiphtheroid* des Scharlachs. Meistens greifen sie rasch über die Mandel auf die Umgebung über oder es entstehen Geschwüre an anderer Stelle der Rachenschleimhaut, die die Mandel sekundär erfassen. Ich werde sie bei den diffusen Rachenentzündungen bzw. der Rachengangrän besprechen (S. 282).

c) Hyperkeratosis pharyngis sive lacunaris (Pharyngomycosis leptothricia)

Diese eigentümliche, nach ihrem ersten Beschreiber auch als Angina Siebenmann bezeichnete Mandelerkrankung beruht auf einem abnorm starken *Verhornungsprozeß des Mandelepithels*, vor allem in den *Krypten*. Es entstehen bald kalkweiße, bald gelbliche Auswüchse, die als zapfenartige, öfters sichelförmige „Stalaktiten" aus den Krypten hervorragen. Neben den verhornten Epithelien enthalten sie reichlich Fäden des *Leptothrixpilzes*, dem aber vermutlich keine pathologische Bedeutung zukommt. Das übrige Mandelgewebe bleibt normal und entzündungsfrei.

Daneben gibt es eine echte Pharyngomykose, durch Leptothrix hervorgerufen, mit diphtherieähnlichen weißen Flecken im Rachen.

Die Hyperkeratosis tritt ohne ersichtliche und ohne bekannte **Ursache** plötzlich auf, kann Wochen und Monate, ja selbst Jahre dauern und verschwindet wieder spontan, wie sie erschienen ist. Sie betrifft hauptsächlich Frauen und soll öfters bei bekümmerten deprimierten Patienten vorkommen (St. Clair Thomson und Negus). Bei Rauchern ist sie nicht bekannt (Lederer).

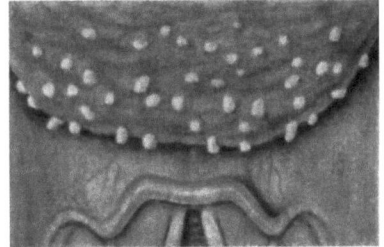
Abb. 129. Hyperkeratosis der Zungenbälge

Symptome und Verlauf. Die Krankheit wird oftmals nur zufällig bei einer Racheninspektion durch den Patienten selbst oder durch den Arzt entdeckt, da sie keine *Allgemeinerscheinungen* und vielfach auch keine lokalen Beschwerden verursacht. Vor allem am Zungengrund können die Stacheln *Stechen und Kratzen* hervorrufen, Beschwerden, die durch *Angstvorstellungen* des Patienten vor schwerer Krankheit unterhalten werden, wenn er einmal die auffälligen Gebilde in seinem Halse entdeckt hat. Diese Bedenken sind völlig unbegründet, da Residuen oder Komplikationen der harmlosen Erkrankung nicht bekannt sind.

Am häufigsten werden die *Gaumenmandeln* und die *Zungenbälge* befallen, die wie mit *weißen Stacheln gespickt* oder mit *weißen* Höckern gesprenkelt (Abb. 129) aussehen. Seltener sitzen die Epithelverdickungen auf den Seitensträngen, den verstreuten Lymphfollikeln der Rachenhinterwand, der Rachenmandel oder des Tubenwulstes. Auch im Kehlkopf und in der Luftröhre ist eine ähnliche Erkrankung bekannt. Die Auswüchse zeichnen sich durch ihre *Härte* und ihr *festes Haften* aus, das selbst ein Losreißen mit der Pinzette schwierig macht und eine blutende Ansatzstelle hinterläßt.

Diagnose. Bei oberflächlicher Besichtigung liegt die Verwechslung mit gewöhnlichen *Mandelpfröpfen* oder mit einer *Angina lacunaris* nahe. Die Härte der vermeintlichen „Pfröpfe", ihr festes Haften und, gegenüber einer akuten Angina, auch die reizlose Umgebung, lassen den Irrtum ohne weiteres erkennen.

Eine **Behandlung** ist nur bei Beschwerden oder Ängstigung des Patienten nötig. Sie richtet sich mit beruhigender Erklärung in erster Linie gegen die Befürchtungen des Patienten unter gleichzeitiger Stärkung des Allgemeinzustandes. Jede konservative Therapie versagt. Die Stacheln müssen einzeln ausgerissen und ihre Ansatzstelle mit dem Galvanokauter verschorft werden. Auch auf diese Weise sind Rückfälle nicht zu vermeiden. Eine Tonsillektomie beseitigt nur die Erscheinungen an den Gaumenmandeln. Es ist daher im allgemeinen am besten, die spontane Heilung der Krankheit abzuwarten.

d) Die Lymphogranulomatose des lymphatischen Rachenringes

Das *Lymphogranulom*, die *Hodgkinsche Krankheit*, ist nach neuerer Ansicht eine *chronische Infektionskrankheit* durch eine *Virusinfektion*, welche vor allem das lymphatische Gewebe und damit auch den lymphatischen Rachenring erfaßt, und deren *Eintrittspforte* vermutlich in diesem liegt. Ein isolierter Beginn im Rachen, mit erst nachträglicher Schwellung der Lymphknoten, ist allerdings selten. Die Krankheit befällt Frauen und Männer im mittleren Alter.

Das *Mandelgewebe schwillt diffus* an, wie bei einer banalen Hyperplasie, und es entstehen in kurzer Zeit *große Tumoren*, die im Gegensatz zu bösartigen Geschwülsten nicht ulzerieren. In dieser Weise werden die einzelnen Teile des lymphatischen Schlundringes (Rachenmandel, Gaumenmandeln, Zungenmandel) miteinander oder nacheinander ergriffen. *Beschwerden fehlen*, bis die *mechanische Behinderung* die *Atmung*, die *Sprache* und das *Schlucken* stört. Meist sind schon vorher *indolente große Halslymphknoten* vorhanden, die zusammen mit den geschwollenen *submaxillären, submandibulären und den Nackendrüsen* eine einheitliche Masse bilden können. Ebenso lassen sich Lymphdrüsentumoren an anderen Stellen *(Axial-, Inguinal- und Bronchialdrüsen)* nachweisen. Die Blutsenkung ist stark beschleunigt, öfters liegt eine Eosinophilie vor.

Die Krankheit schreitet langsamer oder rascher, aber dauernd, vorwärts bis zum Tod durch allgemeine Schwäche oder eine interkurrente Verwicklung.

Diagnose. Die Schwellung der Gaumenmandeln gleicht einer *banalen Mandelhyperplasie* oder einem *Peritonsillärabszeß*. Von der ersteren unterscheidet sie sich durch ihr rasches Wachstum, zuweilen auch durch ihre Einseitigkeit, vom Peritonsillärabszeß durch ihre lange Dauer und das Fehlen von akuten Erscheinungen, z. B. Schmerzen. Ist der Tumorcharakter einmal offensichtlich, so kommt das *Lymphosarkom* oder ein *gutartiger Tumor* in Frage. Diese wachsen aber langsamer und verursachen keine allgemeinen Lymphknotenschwellungen. In Zweifelsfällen gibt die Biopsie Auskunft.

Behandlung. Eine spezifische Behandlung der Erkrankung ist nicht bekannt. Nach HEILMEYER sind die besten Erfolge durch kleine Mengen von Stickstofflost zu erzielen, dessen Nebenwirkungen sich durch Cortison aufheben lassen, gegebenenfalls mit einer kräftigen lokalen Röntgenbestrahlung kombiniert. Auch wird Aktinomycin (Sanamycin) empfohlen. Der Wert einer Tonsillektomie ist fraglich.

Die **Prognose** ist infaust. Heilungen werden durch die Behandlung nur ausnahmsweise erzielt. Die palliativen Erfolge können aber Jahre anhalten.

4. Beteiligung des lymphatischen Rachenringes an den Systemerkrankungen des lymphatischen und des blutbildenden Apparates

a) Die infektiöse Mononukleose
(Monozytenangina, Lymphozytenangina, Pfeiffersches Drüsenfieber)

Bestimmte Anginen mit verschiedenen lokalen und allgemeinen Krankheitserscheinungen und häufig schleppendem Verlauf zeichnen sich durch eine starke *Vermehrung der agranulierten mononukleären weißen Blutkörperchen* aus. Diese Monozytenanginen Typus SCHULTZ bzw. Lymphozytenanginen sind nach heutiger Ansicht identisch mit dem Pfeifferschen Drüsenfieber und werden mit diesem zusammen als infektiöse Mononukleosen bezeichnet. Es handelt sich um eine *infektiöse Systemerkrankung des lymphatischen Apparates*, welche zu einer Schwellung des lymphatischen Gewebes und einer Zunahme der ungranulierten weißen Zellen im Blut führt. Die Beteiligung der Gaumen- und Rachenmandeln ist neben der allgemeinen Lymphknotenschwellung eines der häufigsten Symptome. PAUL und BUNNEL bzw. HANGANATZIU und DEICHER konnten eine typische *Agglutinationsreaktion* im Serum nachweisen.

Nach den fachärztlichen Erfahrungen erscheint es immerhin noch fraglich, ob alle derartigen Erkrankungen als eine nosologische Einheit aufzufassen sind.

Die Krankheit tritt beim Erwachsenen hauptsächlich sporadisch, beim Kind vorwiegend in Schulepidemien auf. Wie die regelmäßige Blutuntersuchung bei scheinbar banalen Anginen zeigt, ist die Mononukleose viel häufiger als angenommen wird. Der Erreger ist ein *Virus* mit einer Inkubationszeit von durchschnittlich fünf bis acht Tagen oder länger.

Symptome und Verlauf. Das Krankheitsbild wechselt von Fall zu Fall erheblich. Von ganz *leichten Anfällen* mit wenig Fieber bis zu *schweren septischen Erkrankungen* gibt es alle Übergänge. Meistens setzt zunächst eine *fieberhafte Allgemeinstörung* ein, bis nach kürzerer oder längerer Zeit die *Lymphknoten an verschiedenen Stellen*, hauptsächlich am Hals, *anzuschwellen* beginnen, zugleich mit einer Vergrößerung von Milz und Leber. Manchmal schon vorher, öfters auch erst nachher, entwickelt sich eine *schmerzhafte Angina*, die mitunter von einer gewöhnlichen katarrhalischen, einer lakunären Angina oder einem Peritonsillärabszeß nicht zu unterscheiden ist. Auffällig wird die Mandelerkrankung, wenn schmierige *diphtheroide Beläge* oder ein *geschwüriger Zerfall*, welcher seltener die Grenzen der Mandel überschreitet, hinzukommen. Die Entzündung kann auch vorwiegend auf die Rachenmandel oder die verstreuten Lymphfollikel beschränkt sein. Die schwere geschwürige Form, mit hohem Fieber, starken Allgemeinerscheinungen und zuweilen einem makulo-papulösen Hautausschlag findet sich mehr bei den sporadischen Fällen des Erwachsenen, während bei den Kinderepidemien des eigentlichen Drüsenfiebers die Lymphknotenschwellung mit großen Hals- und Nackendrüsen im Vordergrund steht. Die Rachenbeteiligung kann dabei sehr gering sein und der Verlauf ist nach kurzem Fieberstoß ein stets gutartiger.

Das *weiße Blutbild* zeigt eine Verschiebung nach den ungranulierten weißen Blutkörperchen bei einer wechselnden Leukozytose von im Durchschnitt 10 000 bis 20 000 Zellen. Die Vermehrung beruht auf einer Zunahme der mononukleären Zellen. Die Lymphomononukleose prägt sich meistens erst im Verlauf der Krankheit aus und ist sehr verschieden stark.

Die mononukleären Zellen des weißen Blutbildes setzen sich aus verschiedenen Formen zusammen. Zum großen Teil sind es reife Lymphozyten, daneben finden sich Lymphoblasten und eigentümliche „Monozytoide" mit hyperbasophilen Eigenschaften (Drüsenfieberzellen). Zudem zeigen die Zellen die Neigung zu plasmozytärer Umwandlung mit tiefblauem vacuolendurchsetztem Plasma (nach HEILMEYER).

Die Erkrankung nimmt mit wenigen Ausnahmen auch in schweren Fällen einen *günstigen Ausgang*, indem alle Symptome langsam wieder verschwinden. Der Hauptfieberschub läuft beim Kind in einigen Tagen, beim Erwachsenen in *10 bis 14 Tagen* ab, jedoch kann sich ein *schleppendes subfebriles Erholungsstadium* anschließen, das wochenlang andauert.

Diagnose. Viele leichte sporadische Fälle sind nur durch die Blutuntersuchung von einer banalen Angina zu unterscheiden und dürften oftmals undiagnostiziert bleiben. Das ausgeprägte Krankheitsbild mit der *Pfeifferschen Trias: allgemeine Lymphknotenschwellung, Angina, Milz- und Leberschwellung* ist beim Kind kaum zu verkennen. Auch ist jede geschwürige oder diphtheroide Angina beim Erwachsenen verdächtig. Das Blutbild sichert die Diagnose und schützt bei pseudomembranöser oder geschwüriger Angina vor der Verwechslung mit *Diphtherie, Plaut-Vincentscher Angina, Syphilis (I und III)* und *Angina agranulocytotica*.

Die Mononukleose als solche ist ubrigens nicht ohne weiteres typisch. Das Blutbild kann in dieser Beziehung demjenigen einer lymphatischen Leukamie gleichen und kann in ähnlicher Form auch bei anderen Viruskrankheiten (Masern, Rubeolen, Pertussis, Varizellen, Grippe usw.) vorkommen. Die Unterscheidung von Rubeolen kann schwierig sein (LÜDIN).

Der positive Ausfall der *Seroreaktion* nach PAUL und BUNNEL bestätigt die Diagnose, die negative Seroreaktion schließt aber nicht aus. In Zweifelsfällen ist stets eine Seroreaktion auf Syphilis vorzunehmen.

Behandlung. Gegen die Virus-Infektion richtet sich die Behandlung mit *Aureomycin* oder *Terramycin*. Der Erfolg ist jedoch weniger sicher als bei bakteriellen Infektionen. Zugleich wird dadurch die Sekundärinfektion bekämpft. Die Therapie besteht im übrigen in der üblichen symptomatischen Pflege einer Infektionskrankheit und der Lokalbehandlung einer gewöhnlichen Angina mit indifferenten Gurgelungen (S. 241). Größere Geschwüre können mit 20% Chromsäure oder 10% Arg. nitr. gepinselt werden. Die Beteiligung der Rachenmandel erfordert Nasentropfen von kolloidalem Silber (S. 244) mit Adrenalin oder Privin wie bei der akuten Rhinopharyngitis.

Die **Prognose** ist im allgemeinen gut. Auch bei leichtem Verlauf dauert die Erholung länger als bei einer gewöhnlichen Angina.

b) Die Angina agranulocytotica

Die geschwürige Angina ist ein *lokales Symptom der Agranulozytose* (s. Lehrbücher der internen Medizin), bei welcher die *hämatopoetische Knochenmarksfunktion* darniederliegt. Von den drei Hauptfunktionen, der Erythropoese, der Granulozytopoese und der Thrombopoese ist gewöhnlich die *Granulozytopoese* am stärksten betroffen, weshalb eine *hochgradige Granulozytopenie* mit Abnahme der neutrophilen Leukozyten im Blut bis auf wenige Hundert oder bis zum völligen Schwund eintritt. Das *Sternalpunktat* zeigt, ob es sich um eine Entwicklungshemmung oder um eine Beeinträchtigung der Ausschwemmung handelt. Mit der gestörten Blutbildung gehen häufig ausgedehnte *nekrotische Geschwüre an den Schleimhäuten der oberen Luftwege* einher, wovon hauptsächlich der Waldeyersche Schlundring und *vorwiegend die Gaumenmandeln* erfaßt werden. Infolgedessen kann die *nekrotische Angina* in den Vordergrund der lokalen Beschwerden und Veränderungen treten. Daneben entsteht, vermutlich infolge der fehlenden Abwehr durch die Granulozyten, eine *schwere Sepsis* mit einer Bakteriämie von banalen Eitererregern.

Die **Ätiologie** ist keine einheitliche. Bei teilweise ererbter, teilweise erworbener Disposition (Tuberkulose, Lues, Rheumatismen, Malaria, Grippe, Anginen) wird die Erkrankung durch verschiedene Ursachen ausgelöst. Dazu gehören Infektionen (Streptokokken, Pneumokokken usw.) sowie chemisch-toxische Schäden, besonders einige Medikamente (Amidopyrin, Arsen, Sulfonamide, Antibiotica), Strahlwirkungen, diätetische Störungen und hormonale Einflüsse (Praemenstruum), operative Schädigungen (Tonsillektomie) usw. Pathogenetisch sind es allergische Reaktionen neben direkt toxischen Wirkungen.

Symptome und Verlauf. Die Agranulozytose betrifft vorwiegend Frauen zwischen 40 bis 50 Jahren. Sie beginnt häufig mit *Halsschmerzen und leichter Allgemeinstörung*, bis plötzlich die *hochfieberhafte septische Erkrankung* mit Prostration, Schüttelfrösten, Erbrechen, Kopfschmerzen, Gliederreißen, subikterischer Hautverfärbung, Albuminurie usw. durchbricht. An den *Gaumenmandeln* erscheinen an Umfang und Tiefe rasch zunehmende *kraterförmige Geschwüre*, welche mit fötiden, schmutzig bräunlichen, nekrotischen Massen bedeckt sind, die in kurzer Zeit auf den Gaumen, den Rachen, den Zungengrund und sogar auf den Kehlkopf übergreifen. Die Umgebung bleibt auffällig reaktionslos. Seltener zerfällt die *Nasenschleimhaut* oder die Weichteilauskleidung des *Mittelohres mit dem Trommelfell* in ähnlicher Weise. In einzelnen Fällen sieht die Mandelgegend nach einer *phlegmonösen Angina* oder einem *Peritonsillärabszeß* aus, wie auch der Kehlkopfeingang ödematös anschwellen kann. Dadurch kommt es zur Dyspnoe und Dysphagie. Drüsenschwellungen fehlen, dagegen können sich *Halsphlegmonen* ohne Eiterbildung anschließen. In der Regel führt die Krankheit in ein bis zwei Wochen zum Tode, andernfalls schleppt sie sich durch Wochen hin.

Diagnose. Gegenüber einer phlegmonösen Angina bzw. einer Rachenphlegmone oder einem Peritonsillärabszeß mit einer tonsillogenen Sepsis sowie gegenüber ulzero-membranösen Mandelentzündungen mit Allgemeinerscheinungen anderer Genese (Diphtherie, infektiöse Mononukleose, Plaut-Vincentsche Angina, lymphatische Leukämie, malignes Granulom) weist das *Blutbild eine Granulozytopenie* mit Abnahme oder Verschwinden der Leukozyten auf, hie und da gleichzeitig mit Anämie und Thrombopenie.

Behandlung. Mögliche *schädigende Medikamente* (Amidopyrin, Arsenpräparate, Sulfonamide) werden sofort *abgesetzt*. Die Sekundärinfektion, die am letalen Ausgang wesentlich beteiligt ist, wird mit hohen Dosen von *Antibiotica* hintangehalten, sofern diese nicht als Ursache in Frage kommen. Die antibiotische Behandlung ist besonders indiziert, wenn bakterielle Erreger als Ursache vermutet werden. Wiederholte *Bluttransfusionen*, nach LAINER am besten mit Fieberblut, neben Injektion von *Nucleoproteiden* (Nucleotrat 20 ccm intramuskulär täglich), sollen einen Knochenmarkreiz ausüben. Unterstützt wird mit *Vitamin C* (Redoxon) und *Vitamin B*. Lokal beschränkt man sich auf indifferente Mundspülungen, während jeder Eingriff kontraindiziert ist, sofern nicht ein sicherer Herd, z. B. in den Tonsillen, zu entfernen ist. Auslösende Schäden müssen zeitlebens vermieden werden.

Die **Prognose** ist schlecht. Auch bei früher Diagnose und sofortiger sachgemäßer Behandlung bleiben Heilungen vereinzelt. Rückfälle ereignen sich öfters noch nach Jahren.

c) Die Mandelerkrankungen bei den Leukämien

Die **lymphatische Leukämie** verursacht zuweilen schon frühzeitig eine starke Hyperplasie des lymphatischen Rachenringes, an welcher die *riesigen Gaumenmandeln* auffallen. Im Gegensatz zur banalen Hyperplasie geht das Wachstum rasch und zusehends vor sich, wodurch eine subakute Tonsillitis vorgetäuscht werden kann. Manchmal kommt es zu torpiden tiefen *nekrotischen Geschwüren* oder zu einer gangränösen Angina. Die Umgebung beteiligt sich mit einer entzündlichen Infiltration und die starke Schwellung der Gaumenbogen gleicht einem Peritonsillärabszeß. Auch außerhalb des lymphatischen Schlundringes können ausgedehnte Infiltrate in der Schleimhaut auftreten und geschwürig zerfallen. Die Halslymphknoten schwellen oft erst im weiteren Verlaufe an.

Geringere Veränderungen, aber grundsätzlich gleicher Art, verursacht die **myeloische Leukämie.**

Die **Diagnose** ist gegeben, wenn die Leukämie bereits feststeht. Gelegentlich bedeutet aber die auffällige Hyperplasie der Mandeln das erste klinische Zeichen der Leukämie. Jedes sichtlich rasche Wachstum der Gaumenmandeln, hauptsächlich beim Erwachsenen, ist verdächtig und erfordert ein Blutbild. Folgenschwere *Verwechslungen* mit einer *einfachen Hyperplasie* liegen, vor allem beim Kind, nahe und veranlassen zu lebensgefährlichen Eingriffen an den Gaumenmandeln. Oder es wird eine *akute Angina* bzw. ein *Peritonsillarabszeß* angenommen. Auch können das *Lymphogranulom* und das *Lymphosarkom* gleich aussehen. Bei geschwürigem Zerfall ist der Befund ähnlich wie bei der *Plaut-Vincentschen Angina*, der *Syphilis*, der *Agranulozytose*, dem *malignen Granulom*, dem *malignen Tumor* usw. Im aleukämischen Stadium bleibt die Diagnose zunächst zweifelhaft.

Als örtliche **Behandlung** kommt bei einfacher Hyperplasie nur die Röntgenbestrahlung zur Reduktion der Mandelgröße in Betracht. Jeder operative Eingriff ist, außer bei Lebensgefahr, streng kontraindiziert. Bei geschwürigem Zerfall lindert eine symptomatische reinigende Behandlung die örtlichen Beschwerden. Durch die Behandlung mit radioaktiven Isotopen ist die *Prognose* der Leukämien im allgemeinen viel besser geworden.

B. Die banalen diffusen Entzündungen der Rachenschleimhaut
1. Die akute katarrhalische Rachenentzündung (Pharyngitis acuta)

Der akute Rachenkatarrh ist eine *diffuse oberflächliche Entzündung der Rachenschleimhaut* mit *Störungen der Schleimsekretion, teils infektiöser, teils nichtinfektiöser Art.*

Es können die drei Abschnitte des Rachens ziemlich gleichmäßig erkrankt oder auch der eine oder andere stärker betroffen sein. Im allgemeinen ist der Hypopharynx am wenigsten beteiligt, vermutlich infolge der geschützten Lage und der geringeren Verbreitung des lymphatischen Gewebes, wogegen der Nasenrachen mit der Nase oft klinisch eine Einheit bildet oder primär und mehr oder weniger selbständig erkrankt. Dabei spielt die relativ bedeutende Ausbreitung des lymphatischen Gewebes als hyperplastische Rachenmandel beim Kind eine wesentliche Rolle. Die akute Entzündung des Nasenrachens (Rhinopharyngitis acuta, Angina retronasalis) wurde daher zusammen mit der Entzündung der Rachenmandel besprochen (S. 242).

Pathologisch-anatomisch handelt es sich um eine akute exsudative Entzündung der Mucosa und Submucosa mit Rundzelleninfiltration und schleimig-eitriger Exsudation nach der Oberfläche.

Gewöhnlich ist die Pharyngitis nur die *Teilerscheinung eines akuten ab- oder aufsteigenden Katarrhs* bzw. einer allgemeinen „*Erkältungskrankheit*", deren Ätiologie auf S. 77 eingehend besprochen wurde. Häufig spielt dabei die Konstitution eine wesentliche Rolle und erklärt die zahlreichen Rückfälle. Verschiedene Infektionskrankheiten (Grippe, Masern, Scharlach, Windpocken, Typhus usw.) gehen mit manchmal heftigen Rachenentzündungen einher. Über die luetische Pharyngitis s. S. 307. Die Bereitschaft zum akuten Rachenkatarrh kann durch *Alkohol- und Tabakmißbrauch* sowie durch *eiternde Entzündungen der Umgebung* (Sinusitiden, Rhinitiden, Alveolarpyorrhoe, chronische Tonsillitis usw.) erhöht werden. Nicht selten sind es in diesen Fällen *akute Exazerbationen einer chronischen Pharyngitis*. Vielfach greift die Entzündung bei der Angina von den Gaumenmandeln auf den Rachen über, immerhin kann die Rachenschleimhaut selbst bei schweren Anginen fast entzündungsfrei bleiben.

Zuweilen kommen *isolierte Rachenentzündungen als Ausdruck* der Infektiosität gehäuft vor, manchmal treten sie *nach einer Tonsillektomie* zur Enttäuschung des Patienten als selbständige Erkrankungen an Stelle der Anginen auf.

Wie bei den akuten Katarrhen überhaupt findet sich kein einheitlicher *Erreger*. Im Abstrich werden hauptsächlich Streptokokken, Diplokokken, aber auch Staphylokokken angetroffen; oftmals dürfte es sich primär um eine Virusentzündung handeln.

Neben diesen infektiösen Rachenkatarrhen können *mechanische, chemische und thermische Schädigungen*, denen die Rachenschleimhaut vor allem bei der pathologischen Mundatmung direkt ausgesetzt ist, *abakterielle Reizzustände* mit oder ohne Sekundärinfektion verursachen. So hat *kalte und trockene Luft* bei Mundatmung nach kurzer Zeit eine stark brennende Rachenreizung zur Folge. Ebenso wirkt die *überhitzte, staubige*, mit Tabakrauch geschwängerte *Luft* überfüllter Lokale schädlich, zumal wenn der Betroffene durch Alkohol- und Tabakmißbrauch weitere Schäden beifügt. Als *Gewerbekrankheit* tritt die Rachenentzündung bei der Inhalation von vielen Gasen und Dämpfen infolge thermischer und chemischer Wirkung auf (Chlor, Brom, Jod, Säuredämpfe, heiße Luft vor Backöfen usw.). Auch kann sie medikamentös bedingt sein (Kaliumjodat, Quecksilber, Bismut). Gewohnheitsmäßig oder unabsichtlich zu *heiß oder zu kalt* geschluckte *Speisen* und *Getränke* oder eine allzu *scharfe Nahrung* reizen ebenfalls. Sekundäre Entzündungen schließen sich an *Fremdkörperverletzungen, Verätzungen, Verbrühungen* usw. an.

An der diffusen Rachenentzündung nimmt immer auch das lymphatische Gewebe mehr oder weniger teil. Im Nasenrachen läßt sich die Entzündung, namentlich beim Kind, wie erwähnt, nicht von derjenigen der Rachenmandel abtrennen. Auch im Mesopharynx beteiligen sich meistens die *Solitärfollikel der hinteren Rachenwand* (Pharyngitis granulosa, S. 244) daran oder die Entzündung der lymphatischen Seitenstränge tritt als *Pharyngitis lateralis acuta* (S. 244) in den Vordergrund. Die Gaumenmandeln bleiben oftmals fast ganz verschont.

Symptome und Verlauf. Die initiale Rachenentzündung bei fieberhaften Katarrhen, bei der Grippe und den Infektionskrankheiten fällt mit deren fieberhaftem Beginn zusammen, weshalb die hohe Temperatur, die Fröste, die Kopfschmerzen und das allgemeine Krankheitsgefühl nicht als Folge der Rachenentzündung, sondern als Ausdruck der Allgemeininfektion zu betrachten sind. Isolierte Rachenentzündungen verlaufen häufig *ohne Allgemeinstörung und ohne Fieber*.

Lokal beginnt die Rachenentzündung mit einem *lästigen Trockenheitsgefühl* hinter dem weichen Gaumen, das rasch in ein heftiges *Brennen und Kratzen* übergeht, welches zu ständigem Räuspern und Rückräuspern veranlaßt oder **Reizhusten** hervorruft. Zuweilen, besonders bei stärkerer Beteiligung der Seitenstränge, strahlen die *Schmerzen ins Ohr* aus und machen das Schlucken zur Qual. Auch besteht oft eine gewisse Halssteife. Später schließt sich eine reichliche *eitrig-schleimige Sekretion* mit klebendem zähem Sekret an, das nur mühsam aus dem Nasenrachen und von der hinteren Rachenwand entfernt werden kann. Reizhusten ist häufig. Es besteht ein *übler Mundgeruch* und die *Sprache* wird bei stärkerer Schwellung des Gaumens kloßig und verwaschen.

Die *Schleimhaut* erscheint *dunkel-hochrot* und *geschwollen*, im Anfang eher trocken, später mit *Schleimeiterstraßen* überzogen. Die Uvula kann wurstähnlich verdickt und glasig ödematös werden. Selten verwandelt sie sich durch einen Bluterguß in einen unförmlichen als Fremdkörper wirkenden Klumpen *(Apoplexia uvulae)*. Über den Befund an den Seitensträngen und den Lymphfollikeln der hinteren Rachenwand s. S. 244.

Plötzliche Blutungen in das Gaumenzäpfchen kommen auch ohne Entzündung und ohne ersichtliche Ursache vor.

Die einfache akute Rachenentzündung *heilt* fast immer *in kurzer Zeit* ab. Dieselben Verwicklungen wie bei einer Angina der Gaumenmandeln können von den Seitensträngen ausgehen, hauptsächlich, wenn diese nach einer Tonsillektomie hyperplasieren. Solche Komplikationen sind aber große Ausnahmen.

Diagnose. Die Beschwerden und der Lokalbefund lassen meistens nicht im Zweifel. Beim Kind, aber auch beim Erwachsenen, ist daran zu denken, daß die Rachenentzündung eine *akute Infektionskrankheit* einleiten, beim Erwachsenen, daß die Syphilis im Beginn des Sekundärstadiums mit einer einfachen Rachenentzündung einhergehen kann. Die *syphilitische Pharyngitis* verläuft subakut, unterscheidet sich aber im Befund nicht vom banalen Rachenkatarrh. Die serologischen Reaktionen auf Syphilis sind daher in jedem Zweifelsfall vorzunehmen. Bei isolierten Rachenentzündungen muß nach der Ursache gesucht werden.

Behandlung. Leichte Rachenentzündungen können bisweilen durch sofortiges *Pinseln* des Nasen- und Mundrachens mit 2% Arg. nitric., 10% Kollargol, 10% Tannin-Glyzerin oder 2% Mandlscher Jod-Jodkali-Glyzerinlösung unterbrochen werden. Tabak und Alkohol, rauchige, staubige und kalte Luft sind zu vermeiden. Auch ist zu vieles Reden einzuschränken und durch reizlose weiche Kost für die Schonung der Schleimhaut zu sorgen. Warmzerstäubungen bzw. Inhalationen von salinischen oder alkalischen Wässern (isoton. Kochsalz- oder Natr.-bicarbon.-Lösung, Emsersalz oder ein natürliches Schwefel-, salinisches oder alkalisch-muriatisches Mineralwasser) helfen die Trockenheit bekämpfen und zähen Schleim verflüssigen, während Inhalation mit ätherischen Ölen die übermäßige Schleimproduktion einschränkt. Über die Lokalbehandlung mit *Antibiotica* (Einblasungen von Pulvern, Spray oder Lutschtabletten) sind die Meinungen geteilt. Bei Penicillin besteht die Gefahr einer allergischen Reizung.

Schwerere Entzündungen als Teilerscheinung eines allgemeinen Katarrhs oder einer Infektionskrankheit werden neben der Behandlung der Grundkrankheit je nach dem Vorwiegen der Entzündung im Nasenrachen oder im Mundrachen wie ein akuter Schnupfen bzw. eine akute Rhinopharyngitis (S. 243) oder wie eine Angina der Gaumenmandeln (S. 240) behandelt.

Prognose. Der akute Rachenkatarrh ist eine harmlose Erkrankung, die allerdings zu Rückfällen neigt. Verwicklungen sind äußerst selten.

Prophylaxe. Roborierende Allgemeinbehandlung des Asthenikers, Behandlung von Stoffwechselstörungen, Beseitigung chronischer Nachbarschaftsentzündungen und der Behinderung der Nasenatmung sowie Vermeiden äußerer Schädlichkeiten setzt die Bereitschaft zu wiederholten Anfällen herab.

2. Akute septische Entzündungen des Rachens

Unter diesem Namen werden eine Reihe von anatomisch und klinisch verschiedenen akuten mehr oder weniger diffusen Rachenentzündungen zusammengefaßt, die im Gegensatz zum Rachenkatarrh mit zuweilen sehr schweren septischen Erscheinungen einhergehen. Sie sind selten und ihre Abgrenzung gegeneinander ist teilweise unscharf. Bei ihrer Entstehung scheint mitunter ein schlechter Allgemeinzustand, ein Diabetes oder chronischer Alkoholismus mitzuspielen, doch wird auch der gesunde und robuste Mensch ergriffen, in welchen Fällen offenbar die Virulenz der Erreger, eventuell auch eine allergische Reaktion den Ausschlag gibt. Meistens sind es Erwachsene.

Im Lokalbefund beschränkt sich die Entzündung in der Regel nicht auf die Oberfläche, sondern greift in die Tiefe über, so daß ödematöse Schwellungen, Phlegmonen, Abszesse oder Nekrosen mit gangränösem Zerfall eintreten.

a) Rachenphlegmone

Durch das Übergreifen der Entzündung auf das submuköse Gewebe bis in größere Tiefen entwickeln sich phlegmonöse Entzündungen, die über ein Ödem rasch zur schweren *Rachenphlegmone (Pharyngitis phlegmonosa)* führen. Eine der häufigsten *Ursachen* sind kleine *Fremdkörperverletzungen*, in anderen Fällen breitet sich die *Entzündung vom Mandelgewebe* (Angina phlegmonosa), von einer Mundbodenphlegmone (Angina Ludowici), schweren eitrigen *Zahnerkrankungen* usw. auf den Rachen aus. Diesen sekundären Formen stehen *idiopathische Formen* ohne ersichtliche Ursache gegenüber.

Dazu gehört auch eine eigenartige *scharlachähnliche Infektionskrankheit*, die in Epidemien auftritt und in England, Schottland, Skandinavien und Nordamerika unter dem Namen *acute septic sore throat* bekannt ist. Sie hat eine diffuse Rachenentzündung mit mehr oder weniger phlegmonösem Charakter zur Folge und verläuft in 1 bis 5% tödlich. Sie wird durch den Genuß von roher Milch verursacht, die mit aus den Zitzen des Kuheuters stammenden hämolytischen Streptokokken infiziert ist.

Unter den verschiedenen *Erregern* steht, wie bei der acute septic sore throat, der Streptococcus hämolyticus an erster Stelle, daneben kommen Staphylokokken, Pneumokokken, B. coli, B. pyocyaneus, die Symbiose von fusiformen Stäbchen und Spirillen und Anaerobier vor.

Die Rachenphlegmone ist stets eine *lebensgefährliche Erkrankung* mit schwerer Prostration, die sich unter oftmals perakutem septischem Krankheitsverlauf mit großer Geschwindigkeit über den ganzen Rachen ausdehnt und bis auf den Kehlkopfeingang sowie das Kehlkopfinnere übergreift, also mit einer *phlegmonösen Laryngitis*, besonders des Kehlkopfeinganges, einhergeht. Dementsprechend bestehen neben den Halsschmerzen auch Heiserkeit und Atemnot. Das *Spatium parapharyngicum* nimmt mitunter mit einer Phlegmone teil, welche den Hals vom Kinn bis über das Schlüsselbein hinaus ein- oder beiderseits mit einer *bretthartem schmerzhaften Schwellung* einmauert. Die Krankheit kann aber auch anscheinend harmlos beginnen und erst im weiteren Verlauf ihren bösartigen Charakter zeigen.

Die *Rachenschleimhaut* erscheint *dunkelrot* mit einer livid bläulichen Tönung und ist *stark geschwollen*. Umfaßt die Schwellung hauptsächlich die Tonsillengegend mit dem weichen Gaumen, der Tonsille selbst und der Uvula, so gleicht das Bild täuschend einem *Peritonsillärabszeß*. In anderen Fällen ist vorwiegend die Gegend des unteren Mandelpoles mit dem Zungengrund geschwollen und der *Kehlkopfeingang* wird durch die wurstförmige Epiglottis, das pralle Ödem der aryepiglottischen Falten und der Arygegend eingeengt. Die Gaumenmandeln können die Veränderungen einer lakunären oder membranösen Angina zeigen.

Der Tod kann innert 24 Stunden eintreten, meistens dauert die Erkrankung ohne Behandlung bis zum tödlichen Ausgang durch *schwere Sepsis mit Herzversagen, Mediastinitis oder eine intrakranielle Komplikation* (S. 323) einige Tage, sofern nicht nach septischem Krankheitsverlauf Erholung eintritt.

Die **Diagnose** ergibt sich aus den *septischen Allgemeinerscheinungen* und dem *lokalen Befund* der heftigen, sich rasch ausbreitenden diffusen Entzündung oft mit starker Schwellung. Die naheliegendste *Verwechslung* ist diejenige mit dem *Peritonsillärabszeß* und mit der *malignen Diphtherie*. Das *Rachenerysipel* ist kaum davon zu unterscheiden, wenn die äußere Haut nicht mitergriffen ist.

Behandlung. Sofortige Hospitalisation ist unerläßlich. Neben der üblichen kräfteerhaltenden Pflege der schweren Infektionskrankheit mit Stimulation des Kreislaufes und Antischockmaßnahmen steht die Chemo- und Biotherapie mit hohen Mengen von Sulfonamiden und Antibiotica im Vordergrund. Wie bei jeder schweren Sepsis sind Blut- und Plasmatransfusionen von großer Bedeutung. Auch im übrigen entspricht die Behandlung derjenigen der Sepsis.

Breitet sich die Erkrankung nach dem Spatium parapharyngicum aus, so ist eine frühzeitige Lüftung des Spatium parapharyngicum bzw. eine kollare Mediastinotomie angezeigt (S. 321). Meistens entleert sich nur wenig fötides dünn-graues eitriges Exsudat aus einer diffus entzündeten Weichteilmasse mit zahlreichen Spalten und Buchten. Starke Atemnot erfordert die Tracheotomie.

Lokal muß beim geringsten Verdacht auf *Fremdkörper* dieser *gesucht und extrahiert* werden (S. 227). Im übrigen beschränkt sich die Lokalbehandlung auf die Reinigung der Mundhöhle durch indifferente Spülungen. Lutschtabletten von Antibiotica sind zu versuchen. Das Ödem läßt sich zuweilen durch einen Privinspray ($^1/_2$ bis 1 Promille) vermindern und dadurch die Tracheotomie hinausschieben.

Die **Prognose** ist schlecht. Immerhin ist sie durch die energische Chemo- und Biotherapie und frühzeitiges chirurgisches Vorgehen bedeutend besser geworden.

b) Rachennekrose und Rachengangrän (Pharyngitis necroticans et gangraenosa)

Neben der Plaut-Vincentschen Angina als gutartiger geschwüriger Entzündung und den nekrotischen Geschwüren der Agranulozytose, den Leukämien usw. gibt es noch eine Reihe von anderen entzündlichen bösartigen Geschwürsbildungen im Rachen. Es handelt sich um *ätiologisch und in ihrem Verlauf wesentlich verschiedene Krankheiten*, deren auffälligstes Symptom die *fortschreitende Geschwürsbildung* durch Nekrose und eventuell durch Gangrän ist.

Am häufigsten entwickelt sich die Gangrän aus der nekrotisierenden Angina beim Scharlach, dem *Scharlachdiphtheroid* oder bei der *Diphtherie*, selten bei anderen Infektionskrankheiten *(Masern, Varizellen, Typhus, Influenza, Malaria)*, eine weitere Gruppe wird bei *Diabetes, Lues III* und anderen schweren konsumierenden Krankheiten oder schlechtem Ernährungszustand angetroffen oder sie kompliziert *Dermatosen der Rachenhöhle*, wie Pemphigus, Herpes usw. Bekannt sind die Geschwürbildungen bei *Skorbut* als Ausdruck des Vitaminmangels C, auch andere *Hypovitaminosen* können eine Rolle spielen. *Arzneiwirkungen*, z. B. Wismut und Quecksilber (OPPIKOFER jun.) haben mitunter ausgedehnte Geschwüre zur Folge. Daneben gibt es eine *primäre Rachengangrän* ohne ersichtliche Ursache, die teilweise als *trophische Störung* aufzufassen ist.

Ein einheitlicher *Erreger* ist nicht bekannt. Neben den banalen Eitererregern enthalten die zerfallenden Gewebe eine wechselnde Mischflora von fusiformen Stäbchen und Spirillen, B. coli, Proteus-Bakterien, Anaerobiern und Leptothrixfäden u. a.

Die Erkrankung ist *äußerst bösartig*. Im Gegensatz zu den Phlegmonen mit ihren zunächst stürmischen Abwehrreaktionen (hohes Fieber, Fröste) verläuft sie vielfach *auffällig reaktionslos* mit von Anfang an *schwerem Darniederliegen der Gesamtfunktionen*, raschem Verfall des Allgemeinzustandes und toxischen Fernkomplikationen. Unter hochgradigem Krankheitsgefühl bei freiem Sensorium, mäßigem Fieber oder Untertemperatur, wachsfarbener Haut, spitzer Nase, schwachem Puls und Vasomotorenkollaps tritt eine rasche Kräfteabnahme ein, bis terminale septische Komplikationen, eine Pneumonie oder eine tödliche Blutung manchmal schon nach Tagen, bisweilen aber erst nach monatelangem chronischem Verlauf das Ende herbeiführen.

Lokal beginnt die *Zerstörung des Gewebes* oft an den Tonsillen (Angina necroticans, Angina gangränosa), wo sich die von einer Pseudomembran bedeckten Nekrosen bald in tiefe *brandige Geschwüre* umwandeln. Typisch sind die *dunkel schwärzliche Verfärbung* des absterbenden Gewebes und der penetrante *aashafte Gestank*. Mehr oder weniger rasch dehnen sich die Geschwüre auf die zunächst phlegmonös geschwollene Umgebung aus und erfassen die Gaumenbogen, den ganzen weichen Gaumen und die Rachenhinterwand. Nach oben dringen sie durch den Nasenrachen bis in die Nase, nach unten bis zum Kehlkopfeingang und bis in die Speiseröhre. Die *Schmerzen* sind nicht so hochgradig, wie die ausgedehnten geschwürigen Flächen erwarten ließen; Schlucken, Sprechen und Atmung dagegen werden mechanisch stark beeinträchtigt. Häufig sind schwere, vielfach tödliche *Blutungen* aus den zerfressenen kleineren und größeren Gefäßen. Die Halsdrüsen können geschwollen und schmerzhaft sein; im übrigen hat die Gangrän weniger die Neigung, auf die weitere Umgebung überzugreifen als die Phlegmone.

Die **Diagnose** des gangränösen Gewebszerfalles ist einfach und gibt sich schon am Gestank zu erkennen. Mit schweren Fällen der *Plaut-Vincentschen Angina* hat die Rachengangrän viel Ähnlichkeit, jedoch fällt der putride Gestank und die dunkelschwärzliche Verfärbung des nekrotischen Gewebes auf. *Agranulozytosen* und *Leukämien* sind am Blutbild zu unterscheiden, der *Primäraffekt der Syphilis* ist umschrieben und läßt den Allgemeinzustand ungestört, das *Noma* (s. Ohr, S. 156) greift auch auf die Haut über und das ätiologisch ebenfalls unklare *maligne Granulom* (S. 162) bildet neben dem Gewebszerfall reichlich Granulationsgewebe. Therapeutisch wichtig ist an die maligne Diphtherie zu denken.

Behandlung. Die Schwere der Erkrankung erfordert eine sofortige Hospitalisierung. Die *Allgemeinbehandlung* richtet sich gegen die Grundkrankheit und ist im übrigen dieselbe wie bei einer Sepsis (Sulfonamide, Antibiotica, Bluttransfusionen, Kreislaufmittel, Antischockbehandlung usw.). Besteht der Verdacht auf Vitaminmangel, so sind hohe Vitamindosen angezeigt. Die *Lokalbehandlung* sorgt für eine möglichste Reinigung der Geschwüre durch Mundspülungen, Aussprayen mit alkalischen Lösungen und sorgfältige Abtragung größerer nekrotischer Gewebsfetzen. Zur Desodorierung eignet sich eine schwache Lösung von Kaliumpermanganat. Stärkere Ätzungen und Auskratzen der Geschwüre sind wegen der Blutungsgefahr zu vermeiden.

Die **Prognose** ist sehr ernst. Unerwartete Heilungen kommen vor.

3. Die chronische katarrhalische Rachenentzündung (Pharyngitis chronica)

Die Bezeichnung chronische Pharyngitis umfaßt verschiedene jahrelang dauernde *diffuse oberflächliche Entzündungsformen* der ganzen Rachenschleimhaut von teils *katarrhalisch-hyperplastischem*, teils *trocken-atrophischem Charakter*, welche mit *Sekretionsstörungen* der Schleimdrüsen einhergeht und an der auch das *lymphatische Gewebe* der Schleimhaut beteiligt ist. Sie ist oft nur die Teilerscheinung eines chronischen Katarrhs, der sich von der Nase bis in den Kehlkopf und die Luftröhre erstreckt. Zuweilen ist sie als *Rhinopharyngitis* hauptsächlich auf den Nasenrachen beschränkt.

Der chronische Rachenkatarrh ist ein *sehr häufiges Leiden*. Er kommt *vorwiegend beim Mann* mit seiner größeren Ausgesetztheit gegen äußere Reize und hauptsächlich beim Erwachsenen vor. Das Kind erkrankt zwar infolge größerer Schleimhautanfälligkeit leicht an rezidivierenden akuten Rachenentzündungen, diese gehen aber erst mit zunehmendem Alter in ein subakutes und chronisches Stadium über. Auch bei Erwachsenen sind wiederholte akute Exazerbationen die Regel.

Die lästigen Beschwerden und der ausgesprochen chronische Verlauf veranlassen den Kranken, den Arzt immer wieder aufzusuchen und führen ihn öfters vom einen zum andern. Die Patienten sind die *Stammgäste der Trink- und Inhalationsorte* mit alkalisch muriatischen Wässern und Schwefelquellen.

Ursache und Entstehung. Wie bei allen katarrhalischen Erkrankungen der Luftwege wirken teils *dauernde bakterielle Infektionen,* teils *abakterielle Schädigungen* als *lokale äußere (exogene) Ursachen,* neben einer *endogenen Disposition* auf Grund von *konstitutionellen Schleimhauteigenheiten* oder von *Allgemeinerkrankungen.*

Exogene lokale Ursachen sind:

1. *Bakterielle Infektionen von seiten der Nachbarschaft.* Schleim und Exsudat aus der *Nase und den Nebenhöhlen* werden durch den Flimmerstrom in den Rachen befördert, weshalb alle Nasen- und Nebenhöhlenentzündungen den Rachen dauernd infizieren. Absteigende Katarrhe entstehen vor allem durch die großen Eitermengen der Kieferhöhlenempyeme und bei der Ozaena, deren gestörter Wasserhaushalt der Nase hinzukommt.

Der Reizzustand der *Tonsillitis chronica* der Rachen- und der Gaumenmandeln breitet sich nicht selten auf den Rachen aus, ebenso wie infektiöse Erkrankungen der Mundhöhle (ausgedehnte Zahnkaries, Alveolarpyorrhoe) reichlich Infektionskeime liefern.

Auch aus den *tieferen Luftwegen* kann bei Bronchitis, Bronchiektasen, Emphysem, Asthma und Tuberkulose dauernd schleimiges und eitriges Sekret in den Rachen gelangen. Zugleich übt der damit verbundene Husten eine Reizwirkung aus.

2. *Die krankhafte Mundatmung.* Jede Behinderung der Nasenatmung mit der pathologischen Mundatmung als Folge setzt die Rachenschleimhaut einer Abkühlung und Austrocknung der Inspirationsluft aus, der sie auf die Länge nicht gewachsen ist. Alle äußeren Schädlichkeiten wirken bei der Mundatmung doppelt stark.

3. *Abakterielle Schleimhautschädigungen.* Es handelt sich um die Austrocknung der Schleimhaut oder um chemische, thermische und mechanische Schleimhautschäden, welche durch die Inspirationsluft oder durch Speisen und Getränke verursacht werden. Vielfach mischen sich verschiedene Komponenten.

Durch die Reizwirkung von *Tabak und Alkohol* entwickelt sich der *Raucher- und Säuferkatarrh,* unterstützt durch die Allgemeinstörung dieser Genußstoffe (Gastwirte). Hochkonzentrierter Alkohol (Schnaps usw.) ist besonders schädlich.

Oft wird der Katarrh durch den gewohnheitsmäßigen Genuß von untemperierten, *zu heißen oder zu kalten Getränken und Speisen* oder durch *zu stark gewürzte Nahrung* (Salz und Pfeffer beim Raucher) unterhalten. Kaffee und Suppe werden oft überheiß eingenommen.

Trockenes und kaltes (Hochgebirge) oder *feuchtes und warmes Klima* ist je nach der Art des Katarrhs ungünstig. Die Patienten sind daher stark klimaabhängig. Die trockene, mit einem sehr feinen, scharfen Staub beladene Luft bei *Zentralheizung* verursacht zusammen mit der Trockenheit neben dem Klimawechsel die winterlichen Verschlimmerungen. Durch *Staub* oder *Dämpfe* und *Gase* verunreinigte Inspirationsluft bringt zahlreiche chemische und thermische Schädigungen mit sich (Hausstaub, Straßenstaub, Staub von Kohlen, Holz, allerlei Geweben, Tabak, Mehl usw., Thomasschlacke, Säuredämpfe, Phosphordämpfe, Ammoniak usw.). Die chronische Pharyngitis ist deshalb nicht selten eine *Gewerbekrankheit.* Die verpestete Luft der Großstädte ist ein Gemisch von Schädlichkeiten. Bei bestimmten Berufen (Köche, Bäcker, Schmiede, Metzger [Kühlräume] usw.) wirken *starke Temperaturdifferenzen* und extreme Temperaturen der eingeatmeten Luft schädigend.

4. *Funktionelle Überanstrengungen.* Übermäßiger und falscher Stimmgebrauch, vor allem das Detonieren nach oben, rufen bei manchem Pfarrer und Lehrer dauernde Reizzustände des Rachens hervor (clergyman's sore throat).

Ist die Pharyngitis einmal entstanden, so kommt als weitere Schädigung das durch sie bedingte *dauernde Räuspern und Husten* hinzu. Die Beseitigung des Sekretes der gesamten Schleimhäute des Respirationstraktus, welches durch den Flimmerstrom von oben und unten in den Mundrachen und Kehlkopfrachen geschafft wird, erfolgt normalerweise durch das regelmäßige unwillkürliche Schlucken des Speichels. Dadurch wird das Sekret in den Magen geschafft und dort unschädlich gemacht. Bei den Sekretionsstörungen und Exsudatbildungen der chronischen Rachenentzündung versagt dieser Mechanismus. Infolgedessen muß der Rachen durch mühsames Husten und Räuspern vom Sekret und Exsudat befreit werden, was nicht oder nur ungenügend gelingt, dafür aber seinerseits eine starke mechanische Reizwirkung auf die Schleimhaut ausübt. Infolgedessen bildet sich ein schädlicher Kreislauf, der die Fortdauer der Rachenentzündung begünstigt.

Neben diesen lokalen Ursachen tritt die *konstitutionelle familiäre Veranlagung* manchmal deutlich hervor. Es gibt Menschen, die von der Jugend bis ins Alter dauernd „mit dem Hals zu tun haben" und neben akuten Schüben fortwährend unter leichten Halsbeschwerden leiden. Zuweilen sind es magere Patienten, deren Kindheit durch die *exsudative Diathese* gekennzeichnet war, häufig sind es *arthritische dicke Plethoriker.* Ob auch eine rein *lokale Schleimhautminderwertigkeit* vorkommt, ist noch fraglich. Die disponierende Wirkung von *Organ- und Allgemeinkrankheiten* ist mitunter offensichtlich *(Verdauungsstörungen, Obstipation), Klimakterium, Zirkulationsstörungen bei Kreislaufinsuffizienzen und Nierenerkrankungen, Stoffwechselstörungen (Diabetes, Gicht), schwächende Allgemeinerkrankungen (Skrofulose, Tuberkulose, Lues, Anämien, Kachexien)* und *Intoxikationen (Alkohol, Tabak* usw.). Auch lokale Stauungen *(enger Kragen)* sind schädlich. Der Rachenkatarrh ist eine regelmäßige Teilerscheinung der allgemeinen *Stauungs- und Alterskatarrhe.*

Die Beschwerden der Rachenentzündung werden nicht selten durch *psychische Faktoren,* teils durch *allgemeine Überreiztheit,* teils durch Angstvorstellungen verschlimmert und unterhalten. Dazu gehören die verschiedenen *Phobien* vor Krebs, Tuberkulose, Syphilis, Verschlucken von Eiter usw. Die Aufklärung des autoplastischen Krankheitsbildes (BLEULER) ist oft die Voraussetzung für eine rationelle Behandlung (s. Halsneurose, S. 291).

An der Entstehung der chronischen Pharyngitis sind fast immer eine Reihe der genannten Faktoren beteiligt. Sie muß ätiologisch, wie die chronische Rhinitis und Laryngitis, konditional aufgefaßt und entsprechend behandelt werden. Entweder entwickelt sie sich schleichend, ohne daß der Patient den meistens weit zurückliegenden Beginn angeben kann, oder er schließt sich an eine oder wiederholte Rachenentzündungen an.

Pathologische Anatomie. Die Schleimhaut reagiert auf zwei grundsätzlich verschiedene Arten. Bei der *Pharyngitis hypertrophica* wird sie dick und aufgelockert, die anfänglich bestehende Hyperämie mit zahlreichen Venektasien und zelliger Infiltration geht über in eine Hyperplasie mit Verdickung des Epithels und Vermehrung des Bindegewebes, der Muskulatur und der Schleimdrüsen unter gleichzeitiger Hypersekretion. Zuweilen beteiligt sich hauptsächlich das lymphoide Gewebe als *Pharyngitis granulosa* mit den verstreuten Lymphfollikeln der Rachenhinterwand, als *Pharyngitis lateralis* chronica mit dem lymphoiden Gewebe der Seitenstränge oder als *Tornwaldtsche Krankheit* mit der Rachenmandel (S. 266) daran. Die lymphoiden Anhäufungen vermehren und vergrößern sich und zeigen die chronisch entzündlichen Veränderungen der Tonsillitis chronica (S. 246). Um die Ausgänge der Schleimdrüsen bilden sich mehr oder weniger große lymphoide Anhäufungen. Anderseits atrophiert die Schleimhaut bei der *Pharyngitis atrophica et sicca* unter Verlust der Schleimdrüsen wie auch des lymphoiden Gewebes und wird durch fibröse Schrumpfung dünn und trocken.

Symptome und Verlauf. Die Klagen stehen manchmal in auffälligem Gegensatz zum objektiven Befund. Während viele Raucher und Trinker trotz allen Zeichen einer schweren chronischen Pharyngitis beschwerdefrei bleiben, können geringe Veränderungen mit lästigster Stärke empfunden werden. Im allgemeinen sind die Patienten erheblich geplagt und durch ihr ständiges Räuspern und Husten mit der Neigung zum Spuken beruflich und gesellschaftlich stark behindert.

Die Beschwerden bestehen in *Reizempfindungen*, Gefühl der *Trockenheit* oder der *Verschleimung, Brennen, Stechen, Kitzeln oder Kratzen, Fremdkörper- oder Druckgefühl.* Sie sind oft unbestimmt, kaum definierbar und werden bald da, bald dort empfunden. Manchmal weisen sie mindestens auf die Nähe des Sitzes der Erkrankung hin (beim Nasenrachenkatarrh hinter der Nase oder zwischen Nase und Rachen, beim Katarrh des Mundrachens hinter der Mundhöhle). Nach außen projiziert, zeigt der Patient auf den Kieferwinkel oder auf die gelegentlich druckempfindliche Austrittsstelle des N. laryngicus cranialis. Stärkere Schluckschmerzen mit Ausstrahlungen bis ins Ohr kann die Lateralstrangentzündung verursachen. Hyperästhesie und Steigerung der Reflexe können sich über ein unangenehmes Würgen bis zum *Vomitus matutinus* des Alkoholikers steigern. Nicht so selten beteiligt sich auch die Speiseröhre mit einem Globus hystericus und Spasmen am Ösophagusmund (s. auch S. 354 u. 528).

Diese Reizempfindungen werden zum großen Teil durch die *Sekretionsstörungen* mit Vermehrung oder Verminderung des Schleims und die Bildung von Exsudat hervorgerufen. Es bildet sich dadurch ein festhaftender *zäher klebriger Schleim*, jedoch nicht in größerer Menge, oder die ausgetrocknete Schleimhaut bedeckt sich mit *borkigen Auflagerungen* (Pharyngitis atrophicans). Der gequälte Patient sucht durch dauerndes *Räuspern und Rückräuspern, Hüsteln, Husten, Würgen und Spucken* den Schleim zu entfernen. Hauptsächlich der Nasenrachen ist aber auf diese Weise nicht zu reinigen und durch die forcierten Anstrengungen können mitunter kleine Blutungen eintreten, die den Patienten ängstigen. Die Beschwerden sind am Morgen nach dem Erwachen besonders hochgradig, weil sich das Sekret über Nacht ansammelt. Auch kommt ein reflektorischer anfallsweiser *krampfartiger Husten* oder *dauernder Schluckzwang* vor.

Die *Stimme* ist ermüdbar und leicht belegt, zumal vielfach auch eine chronische Laryngitis vorliegt. Längere Reden bereiten große Mühe, müssen durch Räuspern, Hüsteln und Schlucken häufig unterbrochen werden, bis manchmal die Stimme plötzlich ganz versagt.

Zuweilen nimmt die Rachenmündung der Ohrtrompete an der Entzündung teil, was eine wechselnde *Schwerhörigkeit* zur Folge hat.

Die chronische Pharyngitis dauert gewöhnlich *Jahre und Jahrzehnte*, sofern sie überhaupt einmal zur Abheilung gelangt. Sie setzt sich in der Regel aus einer langen Reihe von leichteren und stärkeren *subakuten und akuten Schüben* zusammen, so daß die Beschwerden teils aus ersichtlichen Gründen, teils scheinbar grundlos stark wechseln.

Die im folgenden beschriebenen *klinischen Formen* unterscheiden sich hauptsächlich durch den *Untersuchungsbefund*.

Pharyngitis simplex und Pharyngitis hypertrophica. Der einfache und hypertrophische Rachenkatarrh ist die häufigste Art der chronischen Rachenentzündungen und findet im *Raucher- und Trinkerkatarrh* seinen reinsten Ausdruck.

Die *Schleimhaut* der Rachenhinterwand erscheint in den Anfangsstadien katarrhalisch gereizt, später *dick* und *aufgelockert* mit zahlreichen Venektasien, manchmal *feucht* und mit wenig *zähflüssigem* oder *schaumigem Schleim* bedeckt, mitunter auch auffällig *trocken* mit verstreuten schmierigen eingetrockneten Exsudatfetzen. Ihre Farbe ist *graurötlich* oder livid *dunkelrot*, jedoch ist die gleichmäßige Rötung als Zeichen der Entzündung schwierig zu beurteilen, da die Schleimhaut schon normalerweise verschieden getönt sein kann. Eindeutig ist eine *fleckige* und *streifige Rötung*, aus welcher die grauen fleckweisen Epithelverdickungen hervortreten und zusammen mit den ungleichmäßigen bindegewebigen Verdickungen die Schleimhaut uneben erscheinen lassen. Wulstige Verdickungen finden sich besonders entsprechend den Seitensträngen parallel den hinteren Gaumenbogen. Häufig ist zugleich eine *chronische Tonsillitis* vorhanden, und die Uvula hängt als dicker *geschwollener Klumpen* mit einem durchsichtigen Ödem am Rand (ESCAT) bis auf die Zunge herunter. Stark beteiligt ist häufig die *Zungentonsille*. Die Rachenöffnung erscheint deshalb eng.

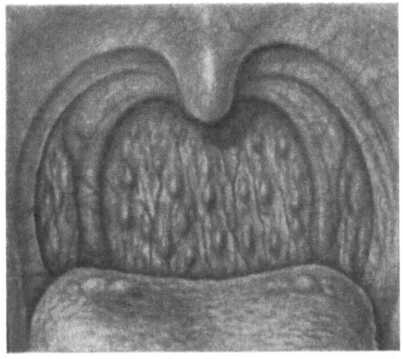

Abb. 130. Pharyngitis chronica granulosa

Die Veränderungen erstrecken sich in der Regel vom Nasenrachen bis in den Kehlkopf. Die *Reflexe* sind bei der Raucher- und Trinkerpharyngitis oft enorm gesteigert.

Pharyngitis granulosa chronica und *Pharyngitis lateralis chronica* (Abb. 130). Aus der diffusen Entzündung der Schleimhaut heben sich die großen gelb- bis dunkelroten rundlichen oder länglichen lymphatischen Knötchen ab. An der Rachenhinterwand können ganze *Beete* oder *Polster* von *Follikeln* auftreten (Pharyngitis granulosa chronica). Die *Lateralstränge* werden zu dicken *höckerigen Wülsten*, die parallel hinter den hinteren Gaumenbogen herunterziehen (Pharyngitis lateralis chronica). Nach der Tonsillektomie hyperplasiert bisweilen das ganze verstreute Lymphgewebe. Eine scharfe Grenze gegen die Norm läßt sich nicht ziehen, da die Seitenstränge und die Rachenhinterwand fast stets mehr oder weniger zahlreiche Follikel aufweisen.

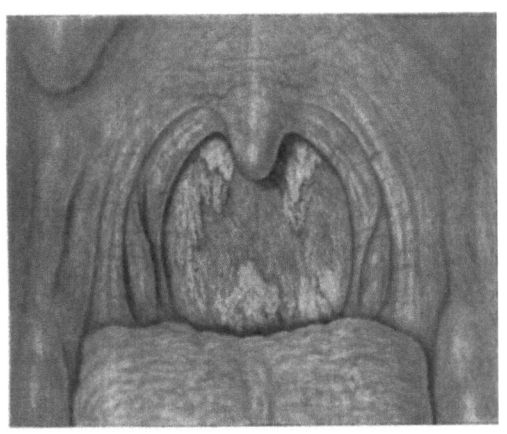

Abb. 131. Pharyngitis chronica sicca

Auch hält es schwer, an den Follikeln die chronische Entzündung festzustellen, wenn sie nicht gerade einen Pfropf enthalten. Sie werden in ihrer klinischen Bedeutung vielfach überschätzt.

Über die chronische Entzündung des Nasenrachens s. S. 290.

Pharyngitis chronica atrophicans et sicca (Abb. 131). Der atrophische Rachenkatarrh nimmt eine gewisse Sonderstellung ein und ist in der Regel nicht der Endzustand der hypertrophischen Pharyngitis. Die höheren Grade sind zumeist eine *Begleiterscheinung der Ozaena*, deren Schleimhautveränderungen sich von der Nase über den Rachen und den Kehlkopf bis in die Trachea erstrecken können. Auch für leichtere Formen muß eine besondere *Schleimhautkonstitution* angenommen werden, deren Erkrankungsdisposition durch Alter, Anämie, chronische Nephritis, Magen-Darmstörungen, Eiterung aus den Nebenhöhlen und hauptsächlich durch den Diabetes gefördert wird. Die atrophische Rachenentzündung tritt oft familiär auf und verläuft *schubweise*, ohne daß eine äußere Ursache für die plötzliche Verschlechterung, ebensowenig wie ein Grund für die Besserung ersichtlich ist. Alles, was die Feuchtigkeitssättigung der Inspirationsluft, bevor sie den Rachen erreicht, herabsetzt, vermehrt die Beschwerden. Dazu gehört die Mundatmung und die ungenügende Wasserabgabe in der Nase, die in geringerem Grad als bei der Ozaena bei jeder zu weiten Nase (nach ausgedehnter Operation bösartiger Tumoren, zu weitgehender Conchotomie, Bestrahlungen mit Röntgen oder Radium, Lues, Lupus usw.) vorkommt, ebenso wie überhitzte und trockene Luft.

Diese Umstände können auch ohne konstitutionelle Faktoren eine gewisse Trockenheit des Rachens herbeiführen, hingegen geht der Zustand nicht über einen trockenen Rachenkatarrh ohne Atrophie hinaus.

Die Untersuchung ergibt eine *weite Rachenöffnung* mit *dünnen Gaumenbögen* und *kleiner Uvula*. Die *Schleimhaut* ist *dünn, trocken, glänzend* und ohne Follikel. Sie läßt Einzelheiten der Wirbeloberfläche erkennen. Bei der Phonation legt sie sich nicht in die normalen Falten, sondern knittert wie *dünnes Pergamentpapier* und kann infolge eines dünnen eingetrockneten Sekretschleiers wie *gefirnißt* aussehen. Oft haften angetrocknete gelbliche oder bräunliche *Schleimstreifen und Borken* fest auf ihr, die den Nasenrachen teilweise ausfüllen. Die Beschwerden sind manchmal äußerst lästig und veranlassen, vor allem wenn der Nasenrachen betroffen ist, ein *krampfhaftes Räuspern, Würgen und Husten* ohne Erleichterung.

Rhinopharyngitis chronica. Der chronische Katarrh des Nasenrachens, die Rhinopharyngitis chronica, nimmt eine *gewisse Sonderstellung* ein, da der Nasenrachen nicht so selten vorwiegend oder ausschließlich erkrankt. Der Nasenrachen bildet in einem gewissen Sinn eine Fortsetzung und klinische Einheit mit der Nase und ihren Nebenhöhlen, wozu auch die gemeinsame Auskleidung mit Flimmerepithel beiträgt, und Nasen- sowie Nasennebenhöhlenerkrankungen pflanzen sich daher in erster Linie auf den Nasenrachen fort. Dazu kommt die Hyperplasie und chronische Entzündung der Rachenmandel, die in vielen Fällen die Nasenrachenerkrankung beherrscht. Auch fehlt eine Selbstreinigung des Nasenrachens durch Schlucken, wie das beim Mund- und Kehlkopfrachen der Fall ist, weshalb für diese nur der nach dem Mundrachen gerichtete Flimmerstrom in Betracht kommt. Versagt dieser Mechanismus, z. B. durch Austrocknung, so bleibt das Sekret auf der Schleimhaut liegen.

Im *Kindesalter* steht die Rachenmandelerkrankung im Vordergrund. Die dabei entstehende chronische Rhinopharyngitis wurde im Kapitel über die Erkrankungen der Rachenmandel eingehend erörtert (S. 262).

Beim *Erwachsenen* kann eine kleine, aber entzündete Rachenmandel ebenfalls Beschwerden verursachen, die als Tornwaldtsche Erkrankung bereits besprochen wurde (S. 266), aber häufig ist in diesem Alter die Nasenrachenentzündung ein Ausläufer einer Nasen- oder Nasennebenhöhlenerkrankung, wie einer Ozaena oder einer eitrigen Kieferhöhleneiterung. Zuweilen tritt die Rhinopharyngitis auch primär auf.

Ausnahmsweise entstehen entzündliche Herde aus Überbleibseln der *Rathkeschen Tasche* oder des *Notochordes*.

Die *Beschwerden* sind dieselben wie bei einem chronischen Rachenkatarrh, meist in trockener Form, und beschränken sich auf den Nasenrachen. Sie sind oft besonders lästig, da der Nasenrachen vom Patienten weniger leicht gereinigt werden kann als der Mundrachen und alles Rückräuspern, Hüsteln und Schnauben das anklebende Sekret nicht entfernt.

Der Untersuchungsbefund zeigt eine mehr oder weniger große Rachenmandel, zuweilen mit dickem, schmutzig weißlichem Detritus in den Falten und Furchen (Tornwaldtsche Krankheit) oder einen leeren Nasenrachen mit trockener Schleimhaut und Auflagerung von dickem, mitunter eingetrocknetem, borkigem Sekret. Bei der Ozaena der Nase entspricht der Befund im Nasenrachen oftmals demjenigen in der Nase. Eiter aus der Nase zieht in Eiterstraßen aus den Choanen über die Wände des Nasenrachens.

Die verschiedenen Formen mischen sich und zeigen auch alle Übergänge zur *Halsneurose*. Die Halsneurose mit ihren funktionellen Beschwerden ist oftmals eine stark *psychisch überlagerte chronische Pharyngitis* oder schließt sich an eine solche an, weshalb ich sie an dieser Stelle bespreche. Sie ist teils die Folge *allgemeiner Überempfindlichkeit*, teils *von Angstvorstellungen*, teils von *psychischen Konflikten* als neurotische oder hysterische Objektivierung.

Der *Halshypochonder* ist ein *häufiger Patient* der täglichen Praxis. Viele Frauen im Klimakterium leiden darunter und die Beschwerden sind hauptsächlich in *höherem Alter* bei beiden Geschlechtern sehr hartnäckig. Aber auch in jüngeren Jahren lenken ängstliche „orale" Menschen und Psychopathen

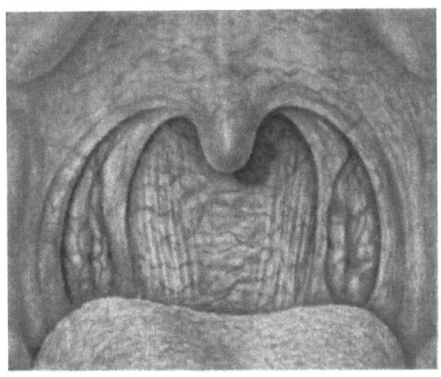

Abb. 132. „Strichzeichnung" der Rachenhinterwand bei der Halsneurose

ihre ganze Aufmerksamkeit gern auf die Körpereingänge, die dabei einer eingehenden *Selbstkontrolle* vor dem Spiegel unterzogen werden. Patienten, die sich täglich mehrmals in dieser Weise untersuchen, sind keineswegs selten. Sie wissen über jeden Flecken und jeden Höcker in ihrer Mundhöhle, an den Tonsillen und im Rachen Bescheid und verlangen eingehende Auskunft. Zuweilen besteht eine *Krebsangst* oder beim jungen Patienten *Angst vor Tuberkulose* oder *Syphilis*. Es ist mir aufgefallen, daß der Patient dem Arzt seine Befürchtungen in der Regel erst mitteilt, wenn er danach gefragt wird, den Arzt aber sofort wechselt, sofern diese Frage ausbleibt. Interessanterweise erkrankt der Krebsängstliche fast nie an Krebs. Die Mentalität des Krebskranken ist das gerade Gegenteil. Er hat die Neigung, seine Beschwerden zu verkleinern und, umgekehrt wie beim Halsneurotiker, sind sie im Vergleich zu dem erschreckenden objektiven Befund auffällig gering.

Die Halsneurose ist gekennzeichnet durch die *Diskrepanz* zwischen den hochgradigen *Klagen* und dem geringfügigen oder normalen *objektiven Befund*. Die Patienten klagen außer den *Reizempfindungen* der Pharyngitis über stark *schmerzhafte Würggefühle* und haben oftmals, neben krampfartigen Zuständen von *Atemnot, Schluckstörungen* funktioneller Art. Manchmal sind die Beschwerden besonders beim *Leerschlucken* vorhanden, in anderen Fällen haben die Krämpfe der Rachen- und Speiseröhrenmuskulatur eine Schluckbehinderung beim Essen zur Folge (s. Krämpfe, S. 354). Viele dieser Patienten sind gezwungen, in kurzen

Intervallen, selbst in der Nacht, Tee oder andere Getränke zu sich zu nehmen. Die *Reflexe* sind manchmal stark *gesteigert* und lassen sich sogar durch Lokalanästhesie nicht dämpfen, zuweilen *fehlen* sie, was mit einem gewissen Recht als *hysterisches Stigma* betrachtet wird. Die im übrigen normale oder nahezu normale Rachenschleimhaut weist vielfach eine eigentümliche *schräge Strichzeichnung* auf, deren Verlauf den Würgefalten des Pharynx entspricht (LÜSCHER, Abb. 132). Auch kann übermäßig viel Speichel auf der trockenen Schleimhaut bis in die Epipharynx verstreut sein.

Komplikationen. Ob die chronische Rachenentzündung als „rheumatische Pharyngitis" (NEERGARD) wie die chronische Tonsillitis *Fernerkrankungen* im Sinne einer Herdinfektion (S. 326) verursachen kann, ist noch fraglich (VOGEL). Verwicklungen sind jedenfalls äußerst selten.

Diagnose der chronischen Pharyngitis. Gelegentlich macht eine hochgradige Reflexsteigerung selbst die Untersuchung des Mundrachens schwierig und diejenige des Nasenrachens und des Kehlkopfes unmöglich.

Ein ausgesprochener *Lokalbefund* ist unverkennbar und läßt auch die verschiedenen Formen des Rachenkatarrhs ohne Schwierigkeiten auseinanderhalten. Leichte Fälle zeigen alle Übergänge zur Norm und der funktionelle Anteil im Sinne einer Halsneurose ist manchmal schwer abzuschätzen. Auch sind die Beschwerden der chronischen Tonsillitis nicht sicher von denjenigen des Rachenkatarrhs zu trennen. Follikel sind zwar auffällig, dürfen aber in ihrer klinischen Bedeutung nicht überwertet werden.

Unerläßlich ist bei unbestimmten Halsbeschwerden, sorgfältig (auch mit dem Kehlkopf- und dem Nasenrachenspiegel) *nach schweren lokalen Erkrankungen (Krebs, Tuberkulose, Syphilis) zu suchen.* Geschwülste und Geschwüre im Nasenrachen und im Kehlkopfrachen werden vom Allgemeinarzt häufig lange Zeit übersehen und als einfacher Katarrh behandelt. Zuweilen verstecken sie sich zwischen Tonsille und Zungengrund oder im Zungengrund selbst. *Wucherungen und Geschwüre sind nie banaler Art.* Krebsverdächtig sind Halsbeschwerden bei älteren Menschen, die früher stets halsgesund waren. Die *syphilitische Angina* des Sekundärstadiums gleicht, bis eigentliche Kondylome auftreten, einer subakuten Pharyngitis und wird oft als solche verkannt. Mitunter steckt eine *Lungentuberkulose* hinter dem Rachenkatarrh. Lupöse und syphilitische Narben täuschen bei oberflächlicher Betrachtung eine trockene Entzündung vor. Ein *langes Styloid* ebenso wie Erkrankungen der *Halswirbelsäule* können pharyngitische Beschwerden verursachen (Palpation!) (S. 222).

Steht die Diagnose der banalen Pharyngitis fest, so hat die Diagnostik die *Ätiologie* unter Berücksichtigung psychischer Faktoren abzuklären (Lebensweise, Nachbarschaftsentzündungen, Diabetes usw.) (S. 286).

Behandlung. Der Erfolg hängt in erster Linie von der *Ausschaltung der Ursache* ab. Gelingt es, diese zu beseitigen, so heilt der Katarrh in der Regel ohne Lokalbehandlung ab.

So muß für eine zureichende Nasenatmung gesorgt werden. Bakterielle Erkrankungen der Nachbarschaft (Nase, Nebenhöhlen, Tonsillen, Zähne, Bronchien) erfordern eine entsprechende Behandlung. Der Gewohnheit des Alkohol- und Tabakmißbrauches zu steuern, hält meist schwer, während sich der Patient eher zum Genuß einer richtig temperierten, wenig gesalzenen und gepfefferten Kost entschließt. Ein völliges Rauchverbot durchzuführen ist leichter als eine Einschränkung, aber es genügt nicht, wie viele Patienten glauben, einige Tage mit dem Rauchen auszusetzen, um die Halsbeschwerden zu verlieren. Die trockene Luft der Zentralheizung läßt sich durch reichliches Verdunsten von Wasser mittels ausgebreiteten nassen Tüchern anfeuchten, da die üblichen Verdunstungsgefäße gewöhnlich nicht ausreichen. Raumbefeuchter leisten bei hartnäckigen trockenen Katarrhen sehr gute Dienste. Stimmliche Überanstrengungen bzw. eine falsche Sprechtechnik sind durch methodisches Anlehren einer richtigen Sprechtechnik zu bessern. Pfarrer und Lehrer verlieren dadurch ihre lästigen Halsbeschwerden öfters sofort und dauernd.

Neben der Konstitution müssen unter den disponierenden Allgemeinerkrankungen auch leichtere Störungen durch roborierende Behandlung und Regelung der Lebensweise behandelt werden (Bekämpfung der Obstipation, genügende tägliche Bewegung im Freien, geeignete Diät.

Wichtig ist die *Beachtung psychischer Faktoren*. Überängstliche Menschen mit ihren Phobien lassen sich meistens nicht mit einer einzigen Besprechung dauernd beruhigen, sondern werden im Lauf der Zeit immer wieder von Angstzuständen überfallen, die erneuter Beruhigung bedürfen. Gelegentlich muß der Nervenarzt psychische Konflikte abklären, doch kann im allgemeinen der Hausarzt mit seiner Kenntnis der ganzen Familienverhältnisse am besten raten (Änderung der Lebensweise, Milieuwechsel usw.). Durch Sedativa wird nicht nur die psychische Beruhigung unterstützt, sondern auch der lokale Schleimhautreiz gedämpft. Die unbedingt notwendige Disziplinierung und Unterdrückung des fortgesetzt reizenden Räusperns und Hustens, gewöhnlich zu einer hartnäckigen Gewohnheit geworden, wird dadurch wesentlich erleichtert. Folgende Mischung wirkt manchmal besser als alles Pinseln und Gurgeln:

  Rp. Kal. bromat.   1,0
    Atropin. sulfur.   0,00025
    D. tal. dos. Nr. XXX
    S. Zwei- bis dreimal täglich ein Pulver in $^1/_2$ Glas Wasser nach dem Essen.

Die vorwiegend symptomatische *Lokalbehandlung* richtet sich nach der Art der Schleimhautveränderungen und ist für die sezernierend-hyperplastischen Katarrhe eine andere als für die atrophischen Formen. Grundsätzlich soll sie nicht zu einer Polypragmasie führen, zu welcher viele dieser Patienten neigen. Bei vorwiegend funktionellen Beschwerden ist eine Lokalbehandlung gelegentlich vollständig zu unterlassen oder doch möglichst bald einzustellen. Sie jedoch stets von vornherein abzulehnen, bringt dem Patienten keinen Nutzen und veranlaßt ihn nur, den Arzt zu wechseln.

Für die Pharyngitis hypertrophica, die Pharyngitis lateralis und die Pharyngitis granulosa eignen sich austrocknende und gerbende Menthol-, Tannin- und Silberpräparate oder die Salizylsäure.

Dazu gehören die folgenden Gurgelwässer:

  Rp.
    Menthol.   2,0
    Tinct. Ratanhiae
    Tinct. Myrrhae āā 10,0
    Spirit. dilut. ad   50,0
    D. S. Acht bis zehn Tropfen auf ein Glas Wasser. Zwei- bis dreimal täglich gurgeln,

oder
  Rp.
    Acid. salicyl.   5,0
    Spirit. dilut. ad   50,0
    D. S. 15 bis 20 Tropfen auf ein Glas Wasser. Zwei- bis dreimal täglich gurgeln,

oder Kamillenaufguß (Kamillosan), Salbeiaufguß, schwache Lösungen von Kochsalz oder Natr. bicarbon. (eine Messerspitze auf ein Glas Wasser) oder eines der zahlreichen Spezialpräparate.

Mineralwässer (Ems, Vichy, Weißenburg) werden zum Trinken und Gurgeln verwendet.

Gegen das Gurgeln wird eingewendet, daß das Medikament die Rachenenge nicht überschreitet und daher im Rachen nicht wirken kann. Erfahrungsgemäß bringt es aber doch oft die gewünschte Erleichterung (S. 217).

Für *Pinselungen* sind folgende Lösungen zu empfehlen:

Rp.
Acid. tannic. 5,0
Glycerin. ad 50,0

oder

Rp.
Argent. nitric. 2 bis 5% 50,0

oder

Rp.
Argyrol 10% 50,0

oder Mandlsche Jod-Jodkali-Glyzerinlösung (S. 295) oder ähnliche Spezialpräparate: Targesin usw.

Die Pinselungen werden alle zwei bis drei Tage mit dem Kehlkopfwatteträger durch den Arzt vorgenommen und dabei auch der Nasenrachen leicht ausgewischt (Vorsicht Flimmerepithel!). Gegebenenfalls kann sie der Patient selbst ausführen. Die dauernde Verwendung von Silberpräparaten ist wegen der Gefahr einer Argyrie zu vermeiden.

Zur Beruhigung des Schleimhautreizes wirkt mitunter das *Einstäuben* von Orthoform oder Anästhesin günstig, trotzdem die Schluckbewegungen das Pulver rasch beseitigen.

Indifferente Lösungen (Salzlösungen, Mineralwässer, ätherische Öle) können durch *Inhalation* oder den *Spray* gleichmäßig über die Rachenwände bis in den Kehlkopf verteilt werden (S. 219). Trockenes Sekret wird dadurch verflüssigt und weggespült.

Eine einfache Form der Selbstbehandlung ist das *Lutschen von Tabletten* (Silargetten und Panflavin [bei subakuten und akuten Schüben], Emserpastillen, Formamint, Formitrol, Wybert- und Gabatabletten und viele andere). Der Nutzen wird im allgemeinen vom Patienten stark überschätzt, da er sich davon eine „desinfizierende" Wirkung verspricht. Abgesehen von vorübergehender Erleichterung, ist ein Erfolg hauptsächlich bei subakuten und akuten Schüben zu erwarten. Penicillintabletten sind auch dabei mit großer Zurückhaltung zu verwenden, da öfters eine allgemeine Allergisierung eintritt und zudem eine manchmal schwere lokale Reaktion oder eine Pilzerkrankung ausgelöst werden kann. Auch der Wert anderer Antibiotica ist fraglich. Der Mißbrauch aller dieser Lutschtabletten liegt nahe, und es ist weder lokal noch für den Magen von Vorteil, wenn 20 bis 30 Tabletten täglich verbraucht werden.

In der Behandlung der *trockenen Rachenkatarrhe* ist die Anwendung von Tannin-, Silber- oder starken Mentholpräparaten, wie das öfters geschieht, falsch und führt zu einer vermehrten Austrocknung.

Bei vorübergehenden Verschlimmerungen helfen *Expektorantien*, vor allem Jod, die Schleimsekretion vermehren. Beispielsweise:

Rp.
Kal. jodat. 10,0
Aq. Menthae 20,0
M. D. S. Dreimal täglich 10 bis 20 Tropfen in $^1/_2$ Glas Wasser.
(Tagesdosis 0,6 bis 1,2 g Jodkali.)

Bei der häufig zugleich vorhandenen Rhinitis sicca bzw. Ozaena geht die Lokalbehandlung des Nasenrachens mit derjenigen der Nase zusammen (Nasenspülungen, S. 40). Die Schleimsekretion wird angeregt durch *Pinselungen mit Jod-Jodkali-Glyzerin* (Mandlsche Lösung) nach folgendem Rezept:

Rp.
Jodi puri	0,5	1,25
Kal. jodat.		
Aq. Menthae $\overline{aa}$	1,0 (2%-Lösung)	2,5 (5%-Lösung)
Glycerin	25,0	25,0

Zum Gurgeln, Sprayen und Inhalieren sind schleimanregende *Salzlösungen und Mineralwässer* geeignet (Natr. chlorat. + Natr. bicarbon. $\overline{aa}$ 5,0 auf einen Liter Wasser oder ein alkalisch muriatisches Mineral- bzw. Schwefelwasser). Dadurch wird der trockenen Schleimhaut zugleich Feuchtigkeit zugeführt.

Versagt die konservative Behandlung, so drängen viele Patienten zur *Mandelausschälung* oder zur *Zerstörung von lymphatischen Anhäufungen* in der Rachenwand. Bei der trockenen Pharyngitis sind alle derartigen Eingriffe kontraindiziert, weil die Austrocknung der Schleimhaut danach nur zunimmt. Die Mandelausschälung ist nutzlos, wenn nicht eine ausgesprochene chronische Tonsillitis mit ihren schädlichen Folgen vorliegt (s. Anzeigen zur Tonsillektomie, S. 254). Auch ist es zwecklos, jeden Follikel mit dem Galvanokauter zu zerstören. Die früher üblichen wiederholten Kauterisationen im Rachen beruhten auf einer Überwertung der klinischen Bedeutung der Follikel und hinterließen eine narbige Rachenschleimhaut, häufig ohne Besserung der Beschwerden. Nur einzelne größere Follikel oder dicke Seitenstränge aus lymphatischem Gewebe, welche lokalisierte Beschwerden hervorrufen und auf jedes akute Aufflackern der Pharyngitis mit einer Schwellung und Rötung reagieren, werden durch den Kauter oder Elektrokoagulation zerstört. Für kleinere Follikel kann auch die Ätzung mit konz. Trichloressigsäure (nach Lokalanästhesie) vorgenommen werden.

Die *Behandlung der Rhinopharyngitis* richtet sich nach dem Befund. Besteht eine Rachenmandelerkrankung, so ist vor allem eine Säuberung des Nasenrachens von adenoidem Gewebe durch Adenotomie (S. 268) und eventuell eine Radiumeinlage vorzunehmen. Kausale Nasenleiden müssen beseitigt werden. Der Nasenrachen selbst läßt sich dabei teilweise mit der Nasenerkrankung zusammen behandeln durch Nasenspülung (S. 40) mit isotonischer Kochsalzlösung, einem Gemisch von Kochsalz und Natriumbikarbonat oder einem Mineralwasser. Ebenso gelangen Nasentropfen in den Nasenrachen (Lösungen von kolloidalem Silber usw. s. chronische Rhinitis, S. 90), wie auch Naseninhalationen den Nasenrachen erreichen. Mit abgebogenen Instrumenten ist der Nasenrachen vom Mund aus für Spülungen, Pinseln, Spray und Einblasungen zugänglich, wobei dieselben Medikamente wie bei der chronischen Pharyngitis des Mundrachens verwendet werden können, jedoch ist auf das zarte Flimmerepithel Rücksicht zu nehmen.

Eine zweckmäßige Verbindung von Allgemein- und Lokalbehandlung für *alle chronischen Katarrhe der Luftwege* [chronischer Nasenkatarrh (S. 87), Tuben-Mittelohrkatarrh (Ohr, S. 197), chronischer Kehlkopfkatarrh (S. 427)] wie auch für die Katarrhanfälligkeit stellen die *Badekuren* bzw. die *Balneotherapie* dar, deren Zusammenwirken verschiedener Komponenten, wie Milieuwechsel, Trink- und Inhalationskuren zugleich mit hydrotherapeutischen Anwendungen sich durch eine Behandlung zu Hause nicht ersetzen lassen. Wiederholte drei- bis vierwöchige Kuren erzielen deshalb vielfach auch in hartnäckigen Fällen von vorwiegend konstitutionell bedingten Rachenkatarrhen weitgehende Besserungen, die auf andere Weise nicht zu erreichen sind. Der behandelnde Arzt überläßt die Einzelheiten der Behandlung am besten dem Badearzt, welcher die Anwendungsmöglichkeiten des betreffenden Badeortes kennt, anderseits muß er wissen, an welchen *Badeort* seine Kranken zu schicken sind. Für den Katarrh als solchen eignen sich vor allem *Schwefelwässer*, ferner *alkalische Wässer*, *erdige Wässer* und *leichtere Solen*.

Schwefelwässer sind:

Schweiz: (kalte Quellen) Alvaneubad, Bex, Gurnigel, Heustrich, Schwefelberg, Lenk;
(warme Quellen) Baden, Schinznach, Yverdon, Lavey-les-Bains.
Ausland: Aachen, Langensalza, Baden b. Wien, Weilbach, Langenbrücken, Nenndorf, Aix-les-Bains, Cauterets, Challes, Luchon, Saint-Honoré, Uriage, Harrogate, Strahtpeffer.

Erdige Wässer:

Schweiz: (kohlensaure Erde) Henniez, Montreux, Rheinfelden;
(schwefelsaurer Kalk) Andeer, Silvaplana, Tenigerbad, Yverdon;
(warme Gipsquellen) Leukerbad, Weißenburgbad.
Ausland: (Arsen-Silizium) Mont Dore.

Alkalische Wässer:

Schweiz: (alkalisch-erdige Wässer) Passugg;
(alkalisch-muriatische Wässer) Passugg;
(alkalisch-muriatisch-salinische Wässer) Schuls-Tarasp-Vulpera.
Ausland: Fachingen, Ems, Karlsbad, Franzensbad, Soden, Salzbrunn, Vichy, Royat.

Kochsalzwässer und Solen:

Schweiz: Rheinfelden, Bex.
Ausland: Baden-Baden, Reichenhall, Kissingen, Nauheim, Wiesbaden.

Oft steht der gestörte Allgemeinzustand (Anämie, Plethora, rheumatische Beschwerden) so im Vordergrund, daß der Kurort danach zu wählen ist, z. B. Arsen-Eisenwässer bei Anämie (Aquarossa, Val Sinestra, Levico), Wildbäder bei Zirkulationsstörungen, Verdauungsstörungen usw. (Ragaz-Pfäfers, Bad Gastein), sofern nicht eine Kombination mit einem der oben genannten Bäder getroffen werden kann.

Prognose. Die chronische Rachenentzündung ist harmlos, aber sehr hartnäckig. Eine Heilung ist einzig zu erwarten, wenn eine kausale Behandlung möglich ist; die symptomatische Behandlung bringt in der Regel nur Besserungen, die durch zahlreiche Rückfälle unterbrochen werden.

V. Die akuten Infektionskrankheiten des Rachens

Die im folgenden besprochenen Infektionskrankheiten finden ihre ausführliche allgemeine Darstellung in den Lehrbüchern der inneren Medizin und der Kinderheilkunde. Ich werde mich hauptsächlich auf die Erörterung der Rachenerkrankung beschränken.

1. Die Diphtherie des Rachens

Der Klebs-Löfflersche Diphtheriebazillus verursacht an der Stelle seines Haftens auf der Schleimhaut eine *pseudomembranöse Entzündung als lokale Erkrankung*, von wo aus der *Organismus mit Toxinen überschwemmt* wird. Die Folge davon ist eine *Toxinämie* mit einer Reihe von gefährlichen Schäden, vorwiegend am Myokard und verschiedenen peripheren Nerven.

Die Rachenschleimhaut, hauptsächlich Rachen- und Gaumenmandeln, sind neben dem Kehlkopf der bevorzugte Ansiedlungsort des Diphtheriebazillus und die *Rachendiphtherie* ist deshalb die häufigste Lokalisation.

Pathologische Anatomie. Die Infektion der Schleimhaut mit Diphtheriebazillen führt über eine anfänglich uncharakteristische Entzündung mit Schwellung und Rötung zur Bildung von *Pseudomembranen*. Diese bestehen aus einer gequollenen und aufgelockerten Epithelschicht mit Rundzelleninfiltration und reichlicher Einlagerung von Fibrin und Bakterien, welche nekrotisch wird und sich dadurch von der Unterlage als Membran abgrenzt. Bisweilen ruft das Diphtherietoxin einen ausgedehnten *gangränösen Gewebszerfall* hervor und erzeugt eine Rachengangrän mit tiefen braun- oder grünschwärzlich belegten Geschwüren. Die Pseudomembranen haben einen widerlichen, leicht süßlichen Geruch.

Symptome und Verlauf. Die Erkrankung beginnt gewöhnlich an den Gaumenmandeln. Bei abortiven und leichten Formen entsteht nur das Bild einer *katarrhalischen Angina*. Der meistens mittelschwere Verlauf nimmt seinen Anfang mit mäßigem, allmählich steigendem Fieber um 38° und auffällig starker Störung des Allgemeinzustandes (Kopfschmerzen, Übelkeit, Krankheitsgefühl). Auf den zunächst nur katarrhalisch entzündeten Tonsillen erscheinen verstreute weißliche Beläge, wie bei einer *Angina lacunaris*. Diese verschmelzen in kurzer Zeit zu einer festhaftenden, grauweißlich glänzenden fibrinösen *Pseudomembran*, deren Abreißen eine leicht blutende erodierte Fläche hinterläßt. Allerdings können im Beginn auch schmierige abwischbare Beläge auftreten. Der Belag bleibt selten auf die *Tonsille* beschränkt, fast immer greift er rasch auf die Umgebung über und bedeckt die *Gaumenbögen*, den *weichen Gaumen* und Teile der *hinteren Rachenwand*. Einzelne Fälle haben die Neigung zu diffuser Ausbreitung, aufsteigend zu einer Nasenrachendiphtherie, absteigend zu einem Kehlkopfkrup.

Die *Beschwerden* sind erheblich geringer als bei einer banalen akuten Angina und gehen fast nie über etwas *Schluckschmerzen*, gegebenenfalls mit *klossiger Sprache* hinaus. Kinder beklagen sich bisweilen über den Hals überhaupt nicht.

Ausnahmsweise spielt sich die Diphtherie als *Nasenrachendiphtherie* nur an der Rachenmandel ab und bleibt auf den Nasenrachen lokalisiert. Von einer banalen Rhinopharyngitis unterscheidet sie sich nur durch die Beläge.

Außer bei der abortiven Form sind große geschwollene *beiderseitige Halslymphknoten* die Regel.

Die schwere *toxische*, sogenannte *maligne Diphtherie* (HEUBNER) setzt in der Regel mit *stürmischen Allgemeinerscheinungen* (Schüttelfrost, Erbrechen, Prostration) unter hohem Fieber ein, doch kann eine völlige Resistenzlosigkeit und fehlende Allgemeinreaktion anfänglich über die Schwere der Erkrankung hinwegtäuschen. Lokal zeichnet sich diese bösartige Form durch die starke *ödematöse und phlegmonöse Schwellung der Tonsillengegend* aus, die einem Peritonsillarabszeß ähnlich sieht, aber im allgemeinen beide Seiten betrifft. Die Verwechslung ist um so leichter möglich, als die Beläge in dem verschwollenen schleimgefüllten Rachen nicht auffällig sind. Infolge des *gangränösen Zerfalls* nehmen sie nach kurzer Zeit eine dunkelbräunlich- oder grünschwärzliche Färbung an und verdecken tiefe *nekrotische Geschwüre*, die spontan und bei Berührung leicht bluten. Beläge und Exsudat werden jauchig stinkend. Die Rachengangrän erstreckt sich meistens auch auf den Nasenrachen und zuweilen selbst auf die tieferen Luftwege (S. 284). Die Beteiligung der Halslymphknoten und des parapharyngealen Gewebes führt zu ausgedehnter *beiderseitiger Schwellung der Halsseiten*. An diesen schweren lokalen Veränderungen ist die Sekundärinfektion, vor allem mit Streptokokken (Streptodiphtherie), wesentlich beteiligt.

Blutungen aus den Schleimhäuten (Magen, Darm), Blutungen in die Haut, schwere Myokardschäden, Nierenentzündungen und pneumonische Herde geben ein sepsisähnliches Bild. An *toxischer Vasomotorenlähmung* und *Herzschwäche* gehen die Kranken oft in wenigen Tagen zugrunde.

Die *postdiphtherischen Lähmungen*, worunter diejenigen des Gaumensegels die häufigsten sind (S. 353), stehen in keinem Verhältnis zur Schwere der lokalen Erkrankung. Auch bei abortiven Fällen können Lähmungen eintreten.

Diagnose. Jeder weißlich fibrinöse zusammenhängende Belag auf den Tonsillen ist diphtherieverdächtig. Greift die Pseudomembran wesentlich über die Tonsillen hinaus, so ist die Diagnose klinisch so gut wie erwiesen, muß aber durch den *bakterioskopisch-kulturellen Nachweis der Klebs-Löfflerschen Diphtheriebazillen* gesichert werden. Im Abstrichpräparat, zu dessen Herstellung bei festem Haften der Membran ein Stück mit der Kniezange abgerissen wird, finden sich auch bei der Diphtherie massenhaft Streptokokken, fusiforme Stäbchen und Spirillen. Eine solche Mischflora spricht deshalb nicht gegen Diphtherie. Bei negativem Ausfall muß die Untersuchung in Zweifelsfällen wiederholt werden. *Differentialdiagnostisch* läßt sich die seltene pseudomembranöse Angina anderer Ätiologie, z. B. durch Pneumokokken bedingt, nur bakteriologisch von der Diphtherie unterscheiden. Bleiben die Beläge auf die Tonsillen beschränkt, so gleicht das Bild einer *Angina lacunaris*, einer *Scharlachangina* oder einer *Plaut-Vincentschen Angina*. Mäßiges Fieber, geringe Beschwerden, große Halslymphknoten und Albuminurie sind Zeichen der Diphtherie, deren Membranen außerdem fast immer weißlicher sind und fester haften als die abwischbaren Beläge einer banalen Entzündung. In diesen Fällen, ebenso wie bei der nur katarrhalischen Tonsillitis der abortiven Form, wird eine sichere Differentialdiagnose ebenfalls einzig durch den Nachweis von Diphtheriebazillen ermöglicht. Bei sporadischem Vorkommen weist zuweilen erst die postdiphtherische Lähmung auf die überstandene Diphtherie hin. Während einer Diphtherieepidemie ist jede banale Angina verdächtig und erfordert einen Abstrich, auch sonst ist die häufige Vornahme der bakteriologischen Untersuchung angezeigt.

Die nekrotische bzw. *gangränöse Rachendiphtherie* kann im Anfang einen *Peritonsillärabszeß* bzw. eine banale paratonsilläre Phlegmone vortäuschen, zumal sie öfters sporadisch und beim Erwachsenen auftritt. Erfolglose Inzisionen veranlassen oft erst die genaue Diagnosestellung. Beiderseitigkeit und Membranen sind verdächtig. Die Geschwüre sind denen einer geschwürigen *Plaut-Vincentschen Angina*, einer *nekrotischen Scharlachangina*, einer *tertiären Lues*, einer *Agranulozytose*, einer *Leukämie* oder einer schweren *infektiösen Mononukleose* ähnlich. Vorgeschichte, Abstrich und Blutbefund lassen die Differentialdiagnose stellen.

Die *isolierte Nasenrachendiphtherie* des Kindes wird vom Allgemeinarzt trotz ihren typischen Belägen fast immer für eine *banale* bzw. *grippale Rhinopharyngitis* gehalten, da die Symptome in beiden Fällen dieselben sind und der Nasenrachen beim Kind nur schwer untersucht werden kann.

Behandlung. Die *passive Immunisierung* mit Antitoxin bzw. dem Behringschen *Diphtherieheilserum* wirkt gewöhnlich lokal ausgezeichnet. Bei der malignen Diphtherie kann sie allerdings trotz enormen Dosen auch vollständig versagen, jedoch sind die Aussichten durch die Kombination mit hohen Dosen von Sulfonamiden und Antibiotica zur Bekämpfung der Sekundärinfektion bedeutend besser geworden. Die Wirkung des Antitoxins beschränkt sich auf das kreisende Toxin, das noch nicht an den empfänglichen Geweben haftet, und ist deshalb um so besser, je früher das Serum angewendet wird. In allen *klinisch verdächtigen Fällen* darf daher die *bakteriologisch-kulturelle Kontrolle*, welche mindestens

24 Stunden beansprucht, *nicht abgewartet werden.* Über die Serumbehandlung, die Kombination mit Sulfonamiden und Antibiotica und über die zusätzliche Allgemeinbehandlung geben die Lehrbücher der Kinderheilkunde und der inneren Medizin Auskunft.

Die *örtliche Behandlung* besteht in der Reinigung des Mundes und Rachens durch Spülen, leichtes Gurgeln [Wasserstoffperoxyd 3% (ein Kaffeelöffel auf ein Glas Wasser) oder Acid. salicyl. $1^0/_{00}$] oder Sprayen mit warmer alkalischer Lösung von Natriumbikarbonat. Beim Kleinkind kann der Mund mit Kamillentee leicht ausgespritzt werden. Der Bronchitiskessel oder Inhalationen helfen die Membranen lockern. Jedes Abreißen der Membranen ist zu unterlassen. Flüssige und weiche Nahrung erleichtern das Schlucken. Die Lokalbehandlung mit Antibiotica hat keinen wesentlichen Vorteil.

Prognose. Trotz der großen Erfolge der Serumbehandlung ist die Voraussage mit aller Zurückhaltung zu stellen. Sehr gefährlich ist die maligne Diphtherie. Auch bei scheinbar abortiven Fällen können schwere Spätlähmungen auftreten. Lokal hinterläßt die Erkrankung nur bei der Rachengangrän Residuen in Form von Narbenzügen. Die Lähmungen gehen vollständig zurück.

Diphtheriebazillenausscheider und Diphtheriebazillenträger. Mit erfolgter Abheilung verschwinden die Diphtheriebazillen nicht immer, sondern bleiben zuweilen auf der Schleimhaut noch monatelang virulent, ebenso wie alle, die mit einem Diphtheriekranken in Berührung kommen, zum Diphtheriebazillenträger werden können, ohne selbst zu erkranken. Diese Diphtheriebazillenausscheider bedeuten für die Umgebung eine große Gefahr und sind die Verbreiter neuer Epidemien. Sie werden daher vielerorts gesetzlich isoliert, was bei der manchmal wochenlangen Dauer eine wesentliche berufliche und gesellschaftliche Behinderung bedeutet.

Die Entkeimung der Schleimhäute ist schwierig. Keines der zahlreichen angepriesenen Medikamente und kein konservatives Verfahren (Penicillin lokal und intern) führt sicher zum Ziel. Das beste ist die *Tonsillektomie und Adenotomie,* wodurch die offenbar in der Tiefe der Krypten und Falten verborgenen Diphtheriebazillen gewöhnlich rasch und dauernd beseitigt werden.

Ein Bazillenträger ist als keimfrei zu betrachten, wenn drei Abstriche im Abstand von fünf Tagen negativ ausfallen.

2. Die akuten Exantheme und andere Infektionskrankheiten des Rachens

Die *Eintrittspforte* für die Erreger der *akuten Exantheme* und *verschiedener anderer Infektionskrankheiten* (Grippe, Kinderlähmung und Keuchhusten) liegt hauptsächlich in der *Rachenschleimhaut* bzw. im *lymphatischen Rachenring.* An der Stelle ihres Eindringens entsteht bei allen eine mehr oder weniger starke katarrhalische Entzündung der Rachenschleimhaut, die sich rasch sekundär infiziert, besonders mit Streptokokken, und sich je nach der Krankheit in besonderer Weise weiterentwickelt.

Der Scharlach. Die Erkrankung beginnt in der Regel wie eine hochfieberhafte *Angina* mit Schüttelfrost und Erbrechen. Die ganze Rachenschleimhaut und die Gaumenmandeln sind hochrot, die ersteren symmetrisch stark geschwollen. Die Rötung betrifft auch die Zunge (Himbeerzunge) im Gegensatz zum starken Zungenbelag der banalen Angina. Nach kurzer Zeit treten auf den Gaumenmandeln fleckweise Beläge, wie bei einer Angina lacunaris auf. Beim Scharlach ohne Exanthem beherrscht die Angina das Krankheitsbild und erst die nachfolgende

Hautschuppung weist auf den durchgemachten Scharlach hin, sofern nicht, z. B. während einer Epidemie, daran gedacht wird.

Das Scharlachtoxin kann auf der Höhe der Erkrankung an den Gaumenmandeln wie im Mittelohr (Ohr, S. 250) und in den Nasennebenhöhlen (S. 120) *tiefe Nekrosen* verursachen. Es bildet sich die *nekrotisierende Scharlachangina*, welche als Rachengangrän auf die Umgebung bis in die Nase und auf den Kehlkopf übergreift (S. 284). Die ausgedehnten Geschwüre mit ihren dunkelbraun- oder grünschwärzlich verfärbten, jauchig stinkenden Belägen in phlegmonös geschwollener Umgebung gleichen einer malignen Diphtherie und werden deshalb als *Scharlachdiphtheroid* bezeichnet. Die Geschwüre führen nicht selten zu tödlichen Blutungen. *Große beiderseitige Halslymphknoten*, die zuweilen abszedieren, weisen auf die Ausbreitung der Erkrankung hin. Seit der frühen Penicillinbehandlung des Scharlach ist ein schwerer Verlauf selten geworden, ebenso wie Komplikationen fast ganz verhütet werden.

Diagnose. Die Angina als solche kann durch ihre satte Rötung und die symmetrische Erkrankung beider Mandeln scharlachverdächtig erscheinen, ist aber oft von einer banalen Angina nicht zu unterscheiden. Einen gewissen Hinweis gibt die *Himbeerzunge*. Gesichert wird die Diagnose durch das Auftreten des *Scharlachexanthems* oder durch den positiven *Dick-Test*. Die nekrotisierende Angina entwickelt sich meistens erst im späteren Verlauf der Erkrankung, wenn die Diagnose bereits gestellt ist. Fehlt das Exanthem, so liegt eine Verwechslung mit anderen Arten der Angina necroticans bzw. der Rachengangrän nahe. Gegenüber der malignen *Diphtherie* entscheidet der negative Abstrich. Diphtherie und Scharlach können gleichzeitig vorkommen.

Die örtliche **Behandlung** beschränkt sich auf schonende Reinigung von Mundhöhle und Rachen wie bei einer gewöhnlichen Angina (S. 240).

Bei **Masern** und **Röteln** werden die ganzen Luftwege, hauptsächlich auch der lymphatische Rachenring, von einer uncharakteristischen *katarrhalischen Entzündung* ergriffen. Beginnend mit einer heftigen akuten Rhinitis, gelangt der Katarrh absteigend bis in die Bronchien. Tiefer greifende Entzündungen oder Nekrosen sind Ausnahmen. Bei Masern gehen dem Exanthem zunächst die *Koplikschen Flecken* an der Wangenschleimhaut und kurz darauf ein eigentliches fleckig *sternförmiges Enanthem* in der Mund- und Rachenhöhle voraus.

Die **Grippe** verursacht in der Regel einen diffusen, öfters sehr heftigen *akuten Katarrh* der Schleimhäute der oberen Luftwege, der sich bald da, bald dort stärker festsetzt. Zuweilen führt die Hyperämie zu leichten Blutungen. Komplikationen als Folge von Sekundärinfektionen mit banalen Eitererregern sind häufig. Namentlich oft werden die Nebenhöhlen und das Mittelohr ergriffen.

Auch die **akute Kinderlähmung** und der **Keuchhusten** gehen mit katarrhalischen Entzündungen der Schleimhäute einher.

Die **Pocken** werden eingeleitet durch einen akuten Katarrh der Luftwege mit Schnupfen und Heiserkeit. Am dritten bis sechsten Tag erscheinen gleichzeitig an der Haut und in den Luftwegen die typischen *Pockenpusteln*, die an der Schleimhaut rasch zu kleinen Erosionen zerfallen. Diese können zusammenfließen und größere Geschwürsflächen bilden, deren Sekundärinfektion weitere Komplikationen herbeiführt.

Bei den **Windpocken** treten die *Bläschen* auch in Mundhöhle und Rachen auf. Wie an der Haut sind sie harmlos.

Der **Typhus** wird durch einen *trockenen Katarrh* der Rachenschleimhaut eingeleitet. Auf der Höhe der Erkrankung in der zweiten Woche treten vorzugsweise am weichen Gaumen und im Kehlkopfrachen spezifische rundliche oberflächliche *Geschwüre* auf (s. Kehlkopftyphus, S. 444). Auch kann das lymphatische

Gewebe des Rachens in gleicher Weise wie die Peyerschen Plaques befallen werden und nach anfänglichen Belägen kleine Nekrosen zeigen. Selten sind schwere phlegmonöse und nekrotisierende Entzündungen des Rachens und seiner Umgebung.

3. Das Erysipel des Rachens

Das Erysipel der Schleimhaut ist wie dasjenige der äußeren Haut eine *Streptokokkenentzündung*, die sich auf dem Lymphweg oberflächlich in der Schleimhaut ausbreitet, oft aber auch in die Tiefe greift.

Das Schleimhauterysipel ist eine Seltenheit und wurde als eigenes Krankheitsbild verschiedentlich überhaupt bestritten. Gesichtserysipele machen fast immer am Übergang der Haut in die Schleimhaut im Nasenvorhof und an den Lippen halt und auch die primäre Entstehung im Rachen, z. B. von kleinen Verletzungen aus, kommt kaum vor. Das Rachenerysipel wandert wie das Hauterysipel, kann dabei auf den Kehlkopf und die Mundhöhle übergehen und schließlich durch die Nase, den Tränenkanal oder das Mittelohr auf die äußere Haut gelangen.

Symptome und Verlauf. Unter dem bekannten sprunghaften *Fieberanstieg bis 39 und 40°* und initialem *Schüttelfrost* beginnt der Kranke über heftige, nach dem Ohr ausstrahlende *Schluckschmerzen* zu klagen. Die Untersuchung zeigt aber nicht die erwartete Angina, sondern eine *flammende Rötung der Rachenschleimhaut*, bald der Gaumenbogen, bald der Rachenhinterwand, bald der nur wenig geschwollenen Gaumenmandeln. Das Gewebe erscheint prall glänzend gespannt infolge eines oberflächlichen Ödems, das vor allem an der Uvula deutlich ist. Eine wallartig erhabene scharfe Grenze wie beim Erysipel der äußeren Haut fehlt, jedoch setzt in den nächsten Tagen die typische *wandernde Ausbreitung* ein. Die *Halslymphknoten* sind geschwollen. Bei unkompliziertem Verlauf *heilt die Erkrankung in etwa acht Tagen* ab. Dehnt sich die Entzündung nach der Tiefe aus, so entwickelt sich das Bild einer gewöhnlichen Rachenphlegmone (S. 283).

Diagnose. Das Erysipel gleicht einer fieberhaften heftigen *banalen akuten Pharyngitis* oder einer *Rachenphlegmone*. Theoretisch unterscheidet es sich von der ersteren durch sein lokalisiertes Auftreten, von der letzteren durch seine oberflächliche Ausbreitung. Praktisch bleibt aber die Diagnose *oft unsicher*, außer wenn es auf seiner Wanderung die äußere Haut erreicht und dort ein Hauterysipel erzeugt.

Behandlung. Wie beim Hauterysipel steht die Behandlung mit Sulfonamiden und Antibiotica im Vordergrund. Die Lokalbehandlung ist dieselbe wie bei einer akuten Angina (S. 240) oder einer Rachenphlegmone (S. 283).

VI. Die chronischen Infektionskrankheiten des Rachens
1. Tuberkulöse Erkrankungen des Rachens

Bei den tuberkulösen Rachenerkrankungen stehen sich zwei verschiedene Arten gegenüber, einerseits die gutartige isolierte Tuberkulose der Mandeln, anderseits die sekundäre Rachentuberkulose von bösartigem Charakter bei schwerer Phthise und der von ihr nicht immer scharf abzutrennende Rachenlupus.

a) Die isolierte Tuberkulose der Rachenmandel und der Gaumenmandeln

Ursache und Entstehung. Die histologische Untersuchung von *exzidierten Rachen- und Gaumenmandeln* (Abb. 133) ergibt in etwa *3 bis 5% oder mehr eine latente Tuberkulose*, deren Träger im allgemeinen *tuberkulöse Halslymphome*, aber sonst keine klinischen Zeichen einer Tuberkulose aufweisen. Bei der Prüfung durch den Tierversuch ist der Prozentsatz noch höher. Befallen sind hauptsächlich Kinder und Jugendliche. Diese klinisch meist latente Form der Mandeltuberkulose ist gutartig und gelangt, im Fall einer Primärinfektion, nur in wenigen Fällen über eine Infektion der regionären Halslymphknoten hinaus. Es ist möglich, daß sie eine nützliche allgemeine Immunisierung zur Folge hat.

Vielfach handelt es sich um eine *Primärinfektion* mit einem entsprechenden Primärkomplex. Dabei scheint eine alimentäre Ansteckung im Vordergrund zu stehen, namentlich die Infektion durch tuberkelbazillenhaltige Milch, weshalb oftmals der Typus bovinus gefunden wird. Die Häufigkeit ist in den einzelnen Ländern sehr verschieden und dort größer, wo die Rindertuberkulose verbreitet ist. Inwieweit auch eine Erkrankung durch Inhalation vorkommt, ist nicht sicher.

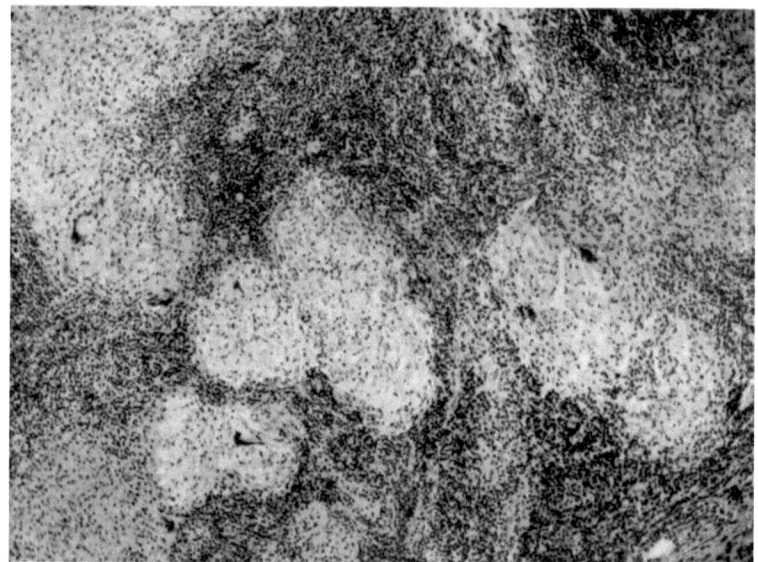

Abb. 133. Isolierte Tuberkulose der Gaumenmandel. Epitheloidzellentuberkel mit Langhansschen Riesenzellen

Jedenfalls aber zeigt der hohe Prozentsatz von 10 bis 40% von isolierter Mandeltuberkulose bei Lungentuberkulösen, daß auch eine *sekundäre Beteiligung* der Mandeln, wahrscheinlich durch hämatogene Streuung, eintreten kann. TAILLENS kennt in solchen Fällen eine Tonsillitis tuberculosa, die als subakute oder chronische Tonsillitis verläuft.

Symptome und Verlauf. Die *lokalen Beschwerden* der Mandeltuberkulose sind dieselben *wie bei einer banalen chronischen Mandelentzündung* und auch das *Aussehen der Gaumen- und Rachenmandel* unterscheidet sich nicht von einer *banalen Mandelhyperplasie* bzw. einer *chronischen Tonsillitis*. Die kleinen, aber typischen Tuberkuloseherde in der Tonsille sitzen in der Tiefe des lymphatischen Gewebes und entziehen sich der klinischen Erkennung vollständig. Nur die Tonsillitis tuberculosa kann nach TAILLENS einen mehr subakuten Verlauf zeigen. Gewöhnlich entwickeln sich große, öfters *vereiternde Halslymphome* (Abb. 134). Sind keine vergrößerten *Halslymphknoten* vorhanden, so verläuft die Mandeltuberkulose ganz *latent*.

Diagnose. An der Mandel läßt sich die Tuberkulose, wie oben erwähnt, allein durch die *histologische Untersuchung* der ektomierten Mandeln feststellen.

Eine Mandeltuberkulose ist unabhängig vom lokalen Befund wahrscheinlich, wenn große Halslymphknoten bestehen. Die *tuberkulösen Halslymphome* (Abb. 134) bilden meistens große, öfters einseitige Lymphknotenpakete, weich bis derb, indolent, während akuten Schüben aber schmerzhaft, zuweilen vereitert und fluktuierend. Manchmal sind die Knoten gut beweglich, manchmal mit dem großen Gefäßstrang verwachsen. Die Haut kann intakt sein oder der Knoten liegt unter einem Skrophuloderm. Der Beweis der Tuberkulose läßt sich durch die Untersuchung des punktierten Eiters (Ausstrich, Tierversuch) oder durch die Biopsie erbringen. Kleine palpable, beim lymphatischen Kind fast regelmäßig als ganze Kette vorkommende Halslymphknoten sind vielfach banaler Art, aber gewöhnlich ebenfalls tonsillogen. Neben den Tonsillen sind die Zähne ein weiterer möglicher Primärherd, andere Primärerkrankungen treten ganz zurück.

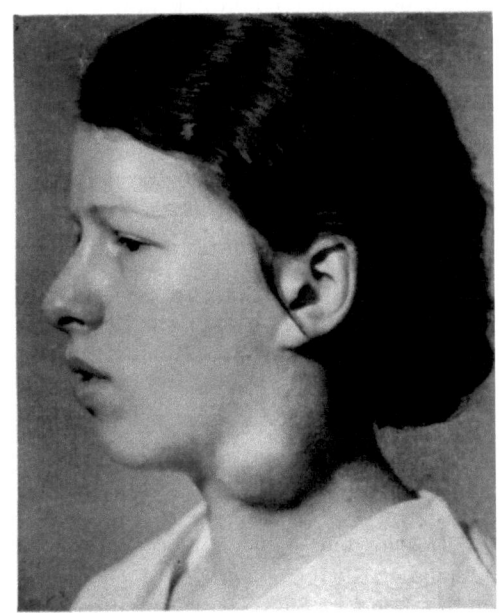

Abb. 134. Tuberkulöses Halslymphom bei Mandeltuberkulose

Die *Differentialdiagnose* der *vergrößerten Halslymphknoten* ist in der Regel am Palpationsbefund einfach zu stellen. Immerhin können die *Ableger bösartiger Geschwülste in den Lymphknoten, gutartige Geschwülste* (Lipome, Atherome usw.), *seitliche Halszysten, Aktinomykosen* und andere Schwellungen der Halsweichteile damit verwechselt werden.

Behandlung. Die tuberkulösen Herde in der Mandel lassen sich einzig durch eine *Adenotomie* bzw. eine *Tonsillektomie* vollständig und dauernd beseitigen, weshalb diese Behandlung mit histologischer Untersuchung der Mandeln in allen Verdachtsfällen angezeigt ist. Da die tuberkulösen Halslymphome ihren Primärherd fast immer in den Gaumenmandeln haben, sind sie eine der *Anzeigen zur Tonsillektomie* oder Adenotomie, auch wenn Erscheinungen von seiten der Mandeln fehlen. Die Anwendung der Chemotherapeutica gegen Tuberkulose, Streptomycin und Paraaminosalizylsäuren, hat sich als beinahe nutzlos erwiesen. Über Rimifon fehlen Erfahrungen.

Jedem derartigen Eingriff hat eine sehr gründliche Allgemeinuntersuchung auf Tuberkulose voranzugehen. Sofern eine solche, abgesehen von den tuberkulösen Halslymphomen, vorliegt, muß diese gegebenenfalls zunächst behandelt werden. Der Eingriff selbst wird unter Streptomycinschutz vorgenommen. Mißachtung dieser Vorsichtsmaßnahmen kann eine Miliartuberkulose zur Folge haben, wie sie ausnahmsweise nach der Adenotomie und Tonsillektomie beim Kind mit rasch tödlichem Ausgang vorgekommen ist. Jede frische aktive Tuberkulose mahnt zu größter Vorsicht, im dritten Stadium der Tuberkulose ist die Tonsillektomie allerdings nicht mehr gefährlich.

Übrigens wird die Anzeigestellung zur Tonsillektomie bei tuberkulösen Halslymphomen nicht allgemein geteilt (WISSLER u. a.).

Die Hoffnung eines *regelmäßigen spontanen Rückganges* der *tuberkulösen Halslymphome nach der Tonsillektomie*, auch beim Vorliegen einer Mandeltuberkulose, hat sich nicht erfüllt. Die Halslymphome sind meistens bereits vom Primärherd unabhängig geworden und bilden sich nur selten von selbst zurück. Im Gegenteil können sie im Anschluß an den Eingriff zunehmen und bringt sie offenbar die Streuung während der Tonsillektomie manchmal rasch zur Vereiterung. Dabei spielt wohl die Sekundärinfektion die Hauptrolle.

Die *Halslymphome* müssen daher nach der Tonsillektomie als solche *behandelt* werden. Streptomycin hat sich nicht bewährt, von den Paraaminosalizylsäuren, intern und lokal angewendet, werden von einzelnen Seiten gute Resultate mitgeteilt, von denen ich mich nicht überzeugen konnte. Über Rimifon liegen noch zu wenig Erfahrungen vor, die aber nicht ermutigend sind. Zur Zeit wird von verschiedener Seite (OPPIKOFER jun. u. a.) die möglichst vollständige Enukleation in Kombination mit Chemotherapie empfohlen, die bei noch beweglichen Knoten ein gutes Primärresultat gibt. Rezidive kommen aber verhältnismäßig häufig vor, ebenso wie sich Verletzungen des Mundwinkelastes des N. facialis und des N. accessorius nicht immer vermeiden lassen. Vereiterte Halslymphome können meistens nur noch punktiert oder exkochleiert werden. Im übrigen kommen Röntgenbestrahlungen und Höhenkuren in Frage, oft auch eine Kombination verschiedener Behandlungsarten. Im ganzen sind tuberkulöse Halslymphknoten auch heute noch trotz aller Behandlung eine langwierige und hartnäckige Erkrankung.

Im übrigen bedürfen die Patienten einer *präventiven Allgemeinbehandlung* gegen Tuberkulose, obwohl gewöhnlich nicht mit einer fortschreitenden Tuberkulose gerechnet werden muß. Diese ist besonders bei Kindern als Höhenkur angezeigt, während beim Erwachsenen zwischen dem Nutzen und Schaden längerer Sanatoriumskuren abzuwägen ist.

Prognose. Die Aussichten der Mandeltuberkulose sind lokal und allgemein günstig.

b) Die Rachentuberkulose

Ursache und Entstehung. Die *Rachenschleimhaut* setzt der Infektion mit Tuberkelbazillen einen *großen Widerstand* entgegen, weshalb sie trotz ihrer Exponiertheit nur *sekundär* und fast ausschließlich bei *vorgeschrittener aktiver offener Lungenphthise* oder bei Miliartuberkulose erkrankt. Die Rachentuberkulose entsteht durch *hämatogene* Streuung oder durch *Kontaktinfektion* mit bazillenhaltigem Sputum und bildet mit ihrem ulzerös-exsudativen fortschreitenden Charakter den sichtbaren Ausdruck einer ungünstigen Immunitätslage.

Die zunächst *submukösen flächenhaften kleinhöckerigen tuberkulösen Infiltrate* zerfallen meist rasch zu *seichten, schmierig belegten Geschwüren* mit zackigen girlandenförmigen Rändern (Abb. 135). *Tiefere nekrotische Geschwüre* sind der Sekundärinfektion zuzuschreiben. Solche Herde treten oft multipel auf und sitzen mit Vorliebe am *weichen Gaumen*, an der *hinteren* und *seitlichen Rachenwand*, können aber auch die Tonsillen und alle anderen Stellen des Rachens ergreifen. Mit ihrer Neigung zum Weiterschreiten dehnt sich die geschwürige Fläche schließlich auch auf die Mundhöhle und den Kehlkopf aus. Neben dieser mehr chronischen Form der Rachentuberkulose kommt bei der Miliartuberkulose eine akut verlaufende Form mit einer Aussaat *rasch zerfallender miliarer Knötchen* vor, die zu einer geschwürigen Fläche konfluieren können.

Symptome und Verlauf. Stärkere Beschwerden stellen sich erst mit der Geschwürsbildung ein. Entsprechend ihrer oft großen Ausdehnung verursachen die Geschwüre *äußerst heftige, nach dem Ohr ausstrahlende Schluckschmerzen*, vor allem wenn die hintere Rachenwand und der Kehldeckel betroffen sind. Neben der Schmerzhaftigkeit wird die Dysphagie häufig noch durch *Fehlschlucken* nach der Nase oder in den Kehlkopf gesteigert. Die Ernährung leidet deshalb in hohem Maße. Der Patient kann sich infolge der Schmerzhaftigkeit des Schleimes kaum mehr entledigen, die *Sprache* wird undeutlich und ein hochgradiger *Foetor ex ore* weist auf die mangelnde Selbstreinigung und auf Geschwüre hin.

Die schmerzlosen Anfangsstadien werden vielfach nicht beobachtet. Ausnahmsweise und meist zufällig wird das Stadium der Infiltrate gefunden. Später zeigt die *Rachenuntersuchung* die beschriebenen seichten Geschwüre als kleinhöckerige, schmierig oder pseudomembranös belegte Flächen an verschiedenen Stellen oder auch tiefe Gewebszerstörungen. Gaumenperforationen sind aber im Gegensatz zu den syphilitischen Geschwüren große Ausnahmen.

Die Rachentuberkulose ist eine *schwere Komplikation der Tuberkulose.* Bei den ohnehin schon kachektischen Phthisikern beschleunigt die durch die Dysphagie bedingte Unterernährung den Kräftezerfall und den Tod wesentlich. Die akute Aussaat der Miliartuberkulose verläuft in *einigen Wochen tödlich* (maladie de LATULLE) und auch die subakute Form (maladie d'ISAMBERT) dauert daher in der Regel nicht lange. Immerhin gibt es auch *gutartige Rachentuberkulosen,* die sich über Jahre hinziehen und schließlich unter Hinterlassen von weißlichen Narben ausheilen.

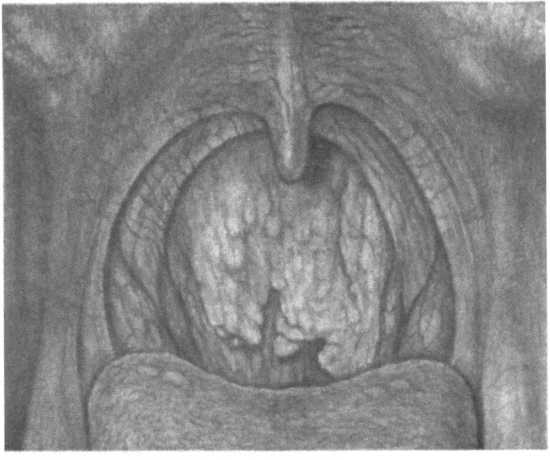

Abb. 135. Tuberkulose der Rachenhinterwand

Diagnose. Die *Wucherungen und oberflächlichen Schleimhautgeschwüre,* die die Tuberkulose kennzeichnen, können sich unter diphtherieähnlichen Pseudomembranen verbergen, im allgemeinen sind sie aber unschwer festzustellen. Eine *gleichzeitige Lungen- oder Kehlkopftuberkulose* spricht für ihre tuberkulöse Genese. Am ähnlichsten sieht der *Lupus* aus, gewöhnlich wiegt aber bei diesem die Knötchenbildung und Abnarbung vor. Gesichts- oder Nasenlupus sichern die Diagnose. Von den *syphilitischen Geschwüren* unterscheidet sich die Tuberkulose durch ihren oberflächlichen Charakter, doch kann die Differentialdiagnose nach dem Lokalbefund unmöglich sein. Auch kommen Tuberkulose und Syphilis zusammen vor. Flächenhaft *ulzerierte Epitheliome* und andere unspezifische Geschwürsbildungen gleichen der Rachentuberkulose ebenfalls. Die Sicherung der Differentialdiagnose durch eine Allgemeinuntersuchung, die serologischen Reaktionen auf Syphilis und eine Biopsie ist daher in allen Zweifelsfällen unerläßlich. Oftmals lassen sich die Tuberkelbazillen durch den Tierversuch im Abstrich direkt nachweisen.

Behandlung. In erster Linie muß die *Grundkrankheit* behandelt werden.

Während sich früher die Behandlung der *ulzerös-exsudativen Formen* auf symptomatische Maßnahmen beschränkte, hat die spezifische Chemotherapie mit Streptomycin, Paraaminosalizylsäure, Rimifon, Conteben usw. einen großen Fortschritt gebracht. Selbst ausgedehnte geschwürige Herde kommen vielfach verhältnismäßig rasch zur Ausheilung. Die Einzelheiten der Behandlung der Schleimhauttuberkulose werden bei der Kehlkopftuberkulose S. 452 erörtert. Im übrigen richtet sich die Behandlung vor allem *gegen die schmerzhafte Dysphagie*, bis die Wirkung der Chemotherapie einsetzt oder zu deren Ergänzung. Ist der Prozeß nicht zu ausgedehnt und nicht zu akut (Miliartuberkulose), so bringt die *Ätzung der Geschwüre* mit 50 bis 80% Milchsäure oder konz. Chromsäure die Schmerzen für einige Zeit zum Verschwinden. Von kurzer Wirkung, aber stets anwendbar ist das Aufstäuben von Orthoform oder Anästhesin 10 bis 20 Minuten vor dem Essen oder der Spray bzw. Mundspülungen und Gurgeln mit 0,5 bis 1% Pantocainlösung. Morphium ist vielfach nicht zu vermeiden. Die *Ernährung* hat sich auf körperwarme und wenig gesalzene breiige und flüssige Kost zu beschränken, von denen die erstere besser geschluckt werden kann als die letztere. Wie bei der Kehlkopftuberkulose ist das Essen bei vornübergebeugtem, manchmal auch seitlich geneigtem Kopf am wenigsten schmerzhaft (S. 455). Wird eine Schlundsonde notwendig, so ist die Einführung durch die Nase mit den geringsten Beschwerden verbunden.

Bei guter Immunitätslage und *produktiven Veränderungen* lassen sich die Infiltrate und Geschwüre durch energische *Galvanokaustik* zur Vernarbung bringen, sofern sie nicht zu groß sind. Produktive Tuberkulosen jeder Ausdehnung reagieren gut auf *Röntgenbestrahlungen*.

Prognose. Die Rachentuberkulose verschlechtert die Aussichten der meist exsudativen ungünstigen ursächlichen Tuberkulose und ist oftmals der Anfang vom Ende. Bei den gutartigen produktiven Formen ist die lokale Prognose günstig.

c) Der Rachenlupus

Der Lupus des Rachens gehört zu den schwereren Lupusarten. Er entwickelt sich fast immer *absteigend aus einem Nasenlupus* und kommt daher auch häufig zusammen mit dem Lupus der Gesichtshaut vor. Seltener greift der *Kehlkopflupus* auf den Rachen über oder er entsteht *primär*. Die Schleimhaut zeigt hauptsächlich an den Gaumenbogen, am weichen Gaumen oder an der hinteren Rachenwand die typischen *kleinhöckerigen dichtstehenden Infiltrate ohne entzündlichen Hof*, die einesteils zu einer *geschwürigen Fläche* zerfallen, anderseits unter *derber Narbenbildung* abheilen. Selten ergreift der Lupus die Tonsillen. Durch Narbenzug können die Uvula und der weiche Gaumen zu einem schmalen Narbenband einschrumpfen. Im übrigen sind die narbigen Verziehungen weniger stark als nach abgeheilter Lues, immerhin kann es zu starker Stenosierung zwischen weichem Gaumen und Rachenwand kommen.

Im Gegensatz zur Rachentuberkulose bereitet der Lupus auffällig *wenig Beschwerden*, die kaum über ein gewisses Fremdkörpergefühl hinausgehen. Er wird daher selbst bei großer Ausdehnung oft nur als Nebenbefund eines Nasen- oder Gesichtslupus entdeckt.

Diagnose. Die flächenhafte, leicht geschwürige und narbende Erkrankung ohne stärkere entzündliche Erscheinungen mit ihren geringen Beschwerden ist ziemlich typisch. Bei gleichzeitigem Gesichts- oder Nasenlupus liegt die Diagnose auf der Hand, sonst ist die Biopsie ausschlaggebend. Im übrigen gelten dieselben Erwägungen wie bei der Tuberkulose.

Behandlung. Der Rachenlupus, mehr noch als der Nasenlupus, erfordert in erster Linie eine gegen die Tuberkulose gerichtete *Allgemeinbehandlung*. Die in der Regel ungebrochenen Abwehrkräfte erlauben eine energische örtliche Behandlung. Bei einzelnen Infiltraten ist die *galvanokaustische Zerstörung*, bei ausgedehnten Herden die *Röntgenbestrahlung* angezeigt. Unterstützend wirkt die

Behandlung mit Vitamin D, wie sie beim Nasenlupus (S. 154) näher beschrieben wurde. Nach der Abheilung bleibt zuweilen neben der erwähnten Narbenbildung, besonders im Nasenrachen, eine trockene Pharyngitis zurück.

Auch nach scheinbar vollständiger Abheilung ist die Neigung zu lokalen Rückfällen und zu weiterer Ausbreitung groß und erfordert *jahrelange Kontrollen*.

Prognose. Örtliche Abheilungen lassen sich durch die Behandlung nicht selten erzielen. Das Leiden ist aber sehr hartnäckig und der Patient erliegt vielfach noch nach Jahren einer allgemeinen Tuberkulose. Die Aussichten sind daher stets zweifelhaft.

2. Syphilis des Rachens

Alle Stadien der Syphilis, die angeborene Syphilis eingeschlossen, können mit syphilitischen Rachenerkrankungen einhergehen.

Von großer diagnostischer Bedeutung sind die *Schleimhautveränderungen des Sekundärstadiums*, welche neben den Hauteruptionen zu den häufigsten örtlichen Erkrankungen der sekundären Syphilis gehören. Öfters wird der syphilitisch Infizierte erst durch die sekundär-syphilitische Rachenerkrankung mit ihren meistens geringfügigen, aber hartnäckigen Halsbeschwerden auf seine Krankheit aufmerksam. Die Kenntnis der in der Regel typischen, aber wenig auffälligen Schleimhauteffloreszenzen ist daher für die Frühdiagnose und Frühbehandlung der Syphilis vielfach ausschlaggebend.

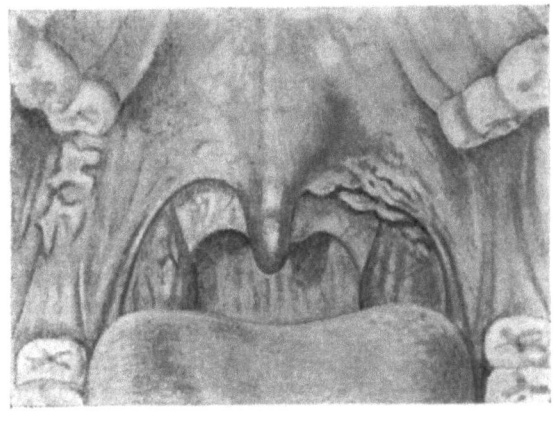

Abb. 136. Plaques muqueuses der sekundären Syphilis des Rachens

Symptome und Verlauf. Der *Primäraffekt* ist im Rachen selten und betrifft sozusagen immer die Tonsillen als *Tonsillenschanker*. Außer durch widernatürlichen Geschlechtsverkehr erfolgt die Infektion durch Küssen, durch Gebrauchsgegenstände (Trinkgläser, Löffel, Zahnbürsten, Tabakpfeifen, Musikinstrumente usw.) oder durch unsaubere ärztliche und zahnärztliche Instrumente. Der zentrale Zerfall der Induration bildet eine seichte *Erosion mit Belägen* oder ein *größeres und tiefes Geschwür*, dessen Grund und Umgebung durch Knorpelhärte ausgezeichnet sind. Ausnahmsweise versteckt sich das Primärstadium hinter einer *einfachen einseitigen Angina*, wie überhaupt die banale Nachbarschaftsentzündung des Tonsillengewebes das typische Aussehen des Schankers verwischt. Selbst bei starker Mandelschwellung sind die Rachenbeschwerden mit Brennen, leichten Schluckschmerzen und einer gewissen Schluckbehinderung verhältnismäßig gering. Der *Allgemeinzustand* bleibt meistens *ungestört*. Es kann aber auch, offenbar durch Sekundärinfektion, eine *fieberhafte Allgemeinstörung* mit Kopfschmerzen und Krankheitsgefühl eintreten.

Auf der betroffenen Halsseite bilden sich *große, zunächst indolente Lymphknoten*, die aber durch Sekundärinfektion später druckschmerzhaft werden.

Das *Sekundärstadium* äußert sich an der Rachenschleimhaut als *Erythem* in zeitlicher Übereinstimmung mit der Roseola der äußeren Haut und später als *papulöses Syphilid*.

Das teils diffuse, teils fleckige Erythem umfaßt als *Angina syphilitica* hauptsächlich die Mandelgegend. Die Mandelschwellung ist im Gegensatz zu der dunkellividroten Tönung der Gaumenbogen und des weichen Gaumens gering. Ihr scharfes Absetzen gegen die blaßrote Mundhöhlenschleimhaut gilt als einigermaßen charakteristisch. Die Entzündung verursacht wenig Beschwerden, dauert aber wochenlang.

Auf diese diffuse Schleimhauterkrankung folgen im ersten und zweiten Jahr nach der Infektion die umschriebenen, meist multiplen Papeln, die *Plaques muqueuses* (Abb. 136), die für den Kundigen eindeutig sind. Sie sitzen vorwiegend an den *Gaumenbogen*, dem *weichen Gaumen* und den *Tonsillen* um die Kryptenausgänge herum, ebenso wie an *verschiedenen Stellen der Mundhöhle*. Zuweilen verbergen sie sich im Nasenrachen oder treten an der hinteren Rachenwand auf. Im Beginn sind es *rundliche* oder *ovale zarte milchig-bläuliche, perlgraue oder gelbliche Flecken*, die wie Ätzschleier nach Arg. nitricum-Ätzung aussehen und von einem feinen roten Saum umzogen sind (Plaques opalines). Später entstehen daraus flache Erosionen und endlich können sie unter Gewebswucherung in dicke erhabene Papeln übergehen. Durch ihren Zusammenfluß kommt es zu serpiginösen und girlandenartigen Formen. Die einzelnen Papeln haben eine erhebliche *spontane Heilneigung, rezidivieren aber über Monate und Jahre* immer wieder. Mitunter sind die etwas geschwollenen Tonsillen von einem *diffusen leichten grauen Schleier* überzogen. Im Übergang zum Tertiärstadium treten *papulösulzeröse Schleimhautsyphilide* auf, welche durch tiefere Geschwüre gekennzeichnet sind.

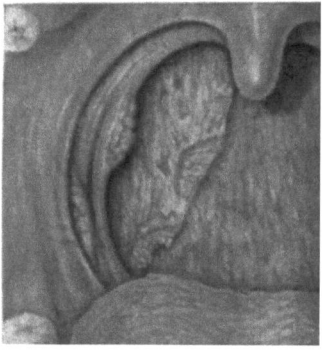

Abb. 137. Geschwürig zerfallendes Gumma der Rachenhinterwand

Die *Nacken- und Halslymphknoten* schwellen an, ohne Schmerzen zu bereiten, aber, wie bei der primären Lues, kann die Sekundärinfektion zur Druckdolenz führen.

Der Allgemeinzustand ist ungestört und die *örtlichen Beschwerden* sind vielfach nur *gering*. Deshalb erscheint die Erkrankung dem Patienten und manchmal auch dem Arzt harmlos. Außer bei tieferen Geschwüren bleiben nach der Abheilung keine Spuren zurück.

Die *Syphilome des Tertiärstadiums* sind als einfache oder multiple *Gummaknoten* im Rachen nicht selten; sie zeigen sich als rundliche, ovale oder auch unregelmäßige *hochrote umschriebene Schwellungen*, die rasch zentral zerfallen und dann das charakteristische *tiefe kraterförmige*, wie mit dem *Locheisen gestanzte Geschwür mit speckigem Grund* aufweisen (Abb. 137). Mit Vorliebe sitzt das Gumma am *harten und weichen Gaumen*, vor allem auf der *pharyngealen Seite*, seltener an der *hinteren* und *seitlichen Rachenwand*, im *Nasenrachen* oder im *Zungengrund*. *Diffuse gummöse Infiltrationen* der Gaumenmandeln, wie auch der Rachenwände, sind Ausnahmebefunde.

Die geschwürige Zerstörung aller Gewebe hat *große Substanzverluste* zur Folge, welchen vorwiegend der harte Gaumen, der weiche Gaumen mit der Uvula und die Gaumenbogen anheimfallen. Es entstehen zunächst breite offene Verbindungen zwischen der Mundhöhle und dem Nasenrachen bzw. der Nase mit *Schluckstörungen* und Störungen der *Phonation*. Die Speisen fließen zur Nase heraus und die Sprache wird infolge der Rhinolalia aperta beinahe unverständlich. Defekte an der hinteren Rachenwand erstrecken sich zuweilen bis auf die Wirbelsäule und erzeugen Senkungsabszesse.

Die *Schmerzen* sind im Beginn sehr gering, weshalb der Arzt manchmal erst spät mit ausgedehnten Defekten aufgesucht wird. Vor allem bleiben die Knoten im Nasenrachen, auch beim Sitz auf der Rückseite des weichen Gaumens, lange Zeit symptomlos. Die verursachte Starre des weichen Gaumens ist wenig auffällig, weshalb sich völlig unerwartet eine Gaumenperforation bilden kann. Tiefe Geschwüre rufen aber bisweilen äußerst heftige Schmerzen hervor, die vom Nasenrachen in das Hinterhaupt und den Nacken, vom Gaumenbogen in das Ohr ausstrahlen.

Syphilitische Rückstände. Neben dem ausgedehnten Gewebszerfall neigt die tertiäre Lues unter immer neuen Schüben zur Abheilung mit *derben weißlichen strahligen Narben*, welche sich bei sachgemäßer Behandlung manchmal überraschend schnell entwickeln. Die Narbenretraktion läßt *hochgradige Verziehungen und Verwachsungen* zurück, die den Rachen zusammen mit den Defekten bis zur Unkenntlichkeit entstellen. So können die Tubenostien verschlossen werden oder die Verwachsung des zerfetzten weichen Gaumens mit der hinteren Rachenwand trennt die Mundhöhle fast vollständig vom Nasenrachen. Schwere funktionelle Störungen in Form von Tuben-Mittelohrerkrankungen, Rhinolalia clausa et aperta, krankhafter Mundatmung, Anosmie und Schluckbehinderung bereiten dem Kranken die größten Beschwerden.

Die *angeborene Syphilis* äußert sich als Syphilis congenita tarda wie die sekundäre und tertiäre Syphilis mit vielfach noch ausgedehnteren Zerstörungen (Abb. 138). Zuweilen sind schon beim Neugeborenen tertiäre Syphilome vorhanden.

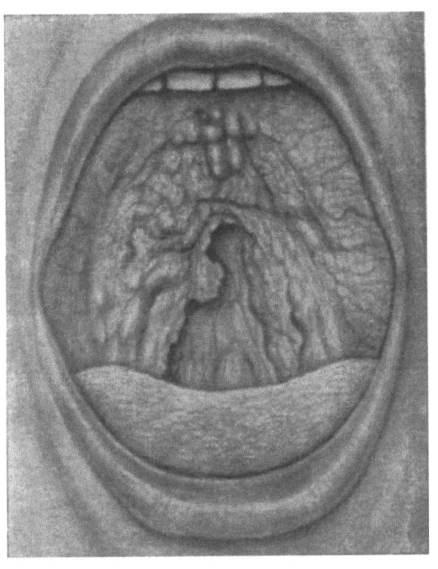

Abb. 138. Kongenitale Syphilis des Gaumens und des Rachens

Komplikationen. In den späteren Stadien der Syphilis mit ihrer Geschwürsbildung kann es zu schweren Sekundärinfektionen kommen, die als Halsphlegmonen, Meningitis, Pneumonie und andere Nachbarschaftsverwicklungen den Tod zur Folge haben können.

Diagnose. *Jede länger dauernde Mandelerosion oder Ulzeration der Rachenschleimhaut ist syphilisverdächtig*, vor allem wenn sie mit großen indolenten, im Verlauf von Tagen entstandenen *Halslymphomen* einhergeht.

Der *Primäraffekt* gleicht vor der Geschwürsbildung einer banalen Angina, von der er sich durch seine Einseitigkeit, lange Dauer ohne Allgemeinstörung und die indolenten Lymphknoten unterscheidet, nach erfolgter Ulzeration kann er einer *Plaut-Vincentschen Angina*, einer *Lues III*, einer *Tuberkulose*, *einem ulzerierten Tumor* oder selbst einer *Diphtherie* ähnlich sehen. Die Sonderuntersuchung weist durch die Knorpelhärte auf den Mandelschanker hin, doch wird die Diagnose einzig durch den Nachweis der Spirochaeta pallida im Ausstrich (Dunkelfelduntersuchung oder Tuschepräparat) gesichert. Daneben findet sich oft die Plaut-Vincentsche Symbiose.

Daß die *Angina syphilitica* in der Regel trotz ihres langen fieberlosen Verlaufes, ihren geringen Beschwerden bei starker Rötung mit einer banalen subakuten Angina verwechselt wird, ist nicht verwunderlich, jedoch bleiben häufig auch die durchaus typischen papulösen Schleimhautsyphilide des späteren Sekundärstadiums, die *Plaques muqueuses* in ihren verschiedenen Formen, *lange Zeit unerkannt*. Die Syphilis äußert sich in diesem Stadium nur sehr diskret. Namentlich im künstlichen Licht sind die zarten milchig-trüben rundlichen Flecken unscheinbar und treten nur im Tageslicht deutlicher hervor. Auch die seichten Erosionen und selbst die breiten Kondylome sind recht unauffällig. Der Arzt glaubt harmlose Aphthen oder eine der seltenen und schwer zu diagnostizierenden *Dermatosen* der Mundhöhle vor sich zu haben. Von den Aphthen oder Herpesbläschen und dem Lupus unterscheidet sich das Syphilid durch seine Schmerzlosigkeit. Zuweilen bestätigt eine gleichzeitige Roseola auf der äußeren Haut den Verdacht. Jede unklare Rachenerkrankung erfordert eine serologische Untersuchung auf Syphilis, die im Sekundärstadium fast mit Sicherheit Auskunft gibt. Ein negativer Ausfall findet sich nur bei 2 bis 3% der sekundären Syphilis überhaupt (LUTZ). Ebenso zeigen sich im Dunkelfeld-Ausstrichpräparat reichlich Spirochäten.

Die *Vorgeschichte ist unsicher*, sofern der Patient nicht von sich aus von einer Syphilis berichtet, denn sie kann wissentlich, bei extragenitaler Infektion, besonders aber in der Ehe, auch unwissentlich falsch sein. Auf bloßen Verdacht hin nach anderen Äußerungen der Syphilis, außer nach leicht sichtbaren Erscheinungen, wie etwa nach der Roseola, zu suchen, ist psychologisch unklug und beunruhigt bei falschem Verdacht den Patienten und den Ehepartner ganz unnötig. Aus demselben Grund wird die Blutuntersuchung am besten ohne Aufklärung des Patienten über deren Zweck vorgenommen.

Die Geschwüre des beginnenden *Tertiärstadiums*, nicht ulzerierte und ulzerierte Gummiknoten mit ihren Zerstörungen sehen nach einer bösartigen Erkrankung aus, und deshalb wird die *Differentialdiagnose* zwischen dem Gumma und *gutartiger* bzw. *bösartiger Geschwulst, Tuberkulose, Lupus*, einer *ulzerösen Angina* anderer Genese oder einem *Primäraffekt* durch die Laboratoriumsuntersuchungen meistens ohne Verzug gestellt. Nur beim Sitz auf der pharyngealen Seite des weichen Gaumens im Nasenrachen kann auch ein größeres Gumma übersehen werden, außer es fällt dem sorgfältigen Untersucher die Rötung und Steife des weichen Gaumens auf. Die serologischen Reaktionen auf Syphilis und die Biopsie sind zur Abklärung der Diagnose stets notwendig, auch wenn das klinische Bild in der einen oder anderen Richtung eindeutig erscheint. Der „Wassermann" ist im Tertiärstadium allerdings manchmal negativ, in späteren tertiären Stadien sogar in 30 bis 40% (LUTZ). Der histologische Befund des Gumma kann mit Tuberkulose und einfacher chronischer Entzündung verwechselt werden. In Zweifelsfällen beweist eine auffallend rasche Besserung durch große Jodkalidosen die luetische Genese. Der positive Ausfall der serologischen Reaktionen ist allerdings für eine Syphilis nicht absolut beweisend, sondern kann selten auch bei anderen Erkrankungen positiv ausfallen (Malaria, bestimmte Pneumonien, tropische Infektionskrankheiten).

Strahlige Narben, Defekte und Verwachsungen im Rachen sind *syphilisverdächtig*, können aber auch von einer ausgeheilten Tuberkulose bzw. einem Lupus, ja selbst einer banalen geschwürigen Erkrankung herrühren. Der Arzt hüte sich daher, mit der Tür ins Haus zu fallen.

Behandlung. Erosionen und Geschwüre in der Mundhöhle und im Rachen ohne gesicherte Diagnose mit Ätzungen oder Spülungen zu behandeln, ist ein Fehler, der leider in der Praxis immer noch vorkommt und gerade bei der Syphilis zu unentschuldbaren Folgen führt.

Die Behandlung der Rachensyphilis deckt sich mit der *allgemeinen antiluetischen Behandlung* (s. Lehrbücher der Geschlechtskrankheiten) und ist in der Regel Sache des Dermatologen. Die *Lokalbehandlung* kann sich auf indifferentes Spülen und Gurgeln zur Reinigung von Mundhöhle und Rachen beschränken, da selbst ausgedehnte Krankheitsherde unter der Allgemeinbehandlung in kurzer Zeit abheilen, sofern nicht schon Defekte vorhanden sind. Die Aussichten einer vollständigen lokalen Wiederherstellung hängen daher in erster Linie vom Zeitpunkt des Einsetzens der antiluetischen Behandlung ab, weshalb die Frühdiagnose außerordentlich wichtig ist.

Defekte und narbige Verwachsungen erfordern zur Behebung der funktionellen Störungen *plastische Eingriffe* und *Dilatationen*, deren Resultat auch bei genügender Geduld infolge des chirurgisch ungünstigen Narbengewebes oft nur wenig befriedigend ist (s. Krankheitsrückstände, S. 222).

Prognose. Die Aussichten der unbehandelten Rachensyphilis sind schlecht, wogegen bei rechtzeitiger Behandlung vor dem Auftreten größerer Defekte in allen Stadien eine rasche und vollständige Herstellung eintritt.

3. Andere Infektionskrankheiten

Die Beteiligung des Rachens bei einer Reihe von selteneren Infektionskrankheiten wurde bereits mit den Nasenerkrankungen zusammen besprochen: *Sklerom* S. 158, *Aussatz* S. 159, *Rotz* S. 160, *Morbus Besnier-Boeck-Schumann* S. 161, *Milzbrand* S. 162, *malignes Granulom* S. 162.

VII. Verwicklungen der entzündlichen Erkrankungen des Rachens und seiner Umgebung

Die meisten derartigen Verwicklungen gehen von den Entzündungen des lymphatischen Rachenringes aus.

1. Lokale Verwicklungen
(peritonsilläre, para- und retropharyngeale Entzündungen)

a) Der Peritonsillärabszeß

Ursache und Entstehung. Zwischen der derberen bindegewebigen Kapsel der Gaumenmandel und dem M. constrictor pharyngis mit der bedeckenden Fascia pharyngica findet sich ein lockeres peritonsilläres Bindegewebe, das die anatomische Voraussetzung für die rasche Bildung großer Abszesse darstellt. Nach ihrer Lokalisation werden sie als *Para-* oder *Peritonsillärabszesse* bezeichnet. Meistens nehmen sie ihren Ausgang von der oberen Mandelbucht, weshalb sie sich hauptsächlich oberhalb der Mandel ausbreiten. Namentlich bei stärkeren Verwachsungen im Mandelbett entwickeln sich mitunter auch nur kleinere umschriebene Entzündungsherde oder kleine, zwischen den Narbenzügen abgekapselte Abszesse.

Fälschlicherweise werden die Peritonsillärabszesse manchmal als Mandelabszesse bezeichnet. Über die seltenen eigentlichen Mandelabszesse, d. h. größere Eiterherde im Mandelgewebe selbst, s. S. 236.

Seiner Lage entsprechend ist der Peritonsillärabszeß fast immer die Folge einer *akuten oder chronischen Entzündung* der *Gaumenmandeln*. Vielfach bilden auch die *vernarbten Tonsillenstümpfe* nach teilweiser Abtragung der Mandeln durch Tonsillotomie, Koagulation oder Kauterisation, selten *wiedergewuchertes lymphatisches Gewebe* in der Mandelnische nach der Tonsillektomie den Ausgangsherd. Auch Entzündungen der *Lateralstränge*, Eiterungen der Felsenbeinspitze als *otogener Primärherd* oder eine Parulis der hinteren Molaren als *odontogener Herd* können auf das peritonsilläre Bindegewebe übergreifen.

Der Peritonsillärabszeß ist die häufigste Verwicklung entzündlicher Mandelerkrankungen. Wie die bei der Tonsillektomie nach wiederholten, selbst leichten Anginen häufig vorhandenen peritonsillären Verwachsungen zeigen, überschreitet die Entzündung auch bei der sogenannten unkomplizierten Angina die Mandelkapsel nicht selten und gelangt damit in das peritonsilläre Gewebe, ohne daß es aber in gleicher Häufigkeit zur Abszeßbildung kommt. Nur in bestimmten Fällen, aus nicht bekannten Gründen, bildet sich ein Peritonsillärabszeß. Er ist hauptsächlich bei Menschen im mittleren Alter anzutreffen, während er beim Säugling nur ausnahmsweise und beim älteren Kind selten vorkommt. Gelegentlich besteht eine familiäre Disposition. Entweder schließt er sich an eine *akute Angina* an oder entsteht direkt aus der *chronischen Tonsillitis* durch akutes Aufflammen ihrer latenten Entzündungsherde. Neben einer besonderen Virulenz der Erreger sind zuweilen *Erkältungen, psychische Schockwirkungen, Operationen* usw. als auslösende Ursache nachzuweisen; öfters als bei der akuten Angina fehlt ein bestimmter Grund, wie auch die Ansteckung kaum eine Rolle spielt. Die *Vorbedingungen* für die peritonsilläre Infektion werden hauptsächlich durch *akute Anginen, Peritonsillärabszesse und die chronische Tonsillitis* geschaffen, welche unter *Vernarbung des Mandelbettes* die zusammenhängende schützende Mandelkapsel durchbrechen, durch Narbenbildung in der Mandel selbst und Verwachsungen mit den Gaumenbogen Retentionsmöglichkeiten erzeugen und kleine latente Entzündungsherde in der Kryptentiefe, in der oberen Mandelbucht oder peritonsilläre Restentzündungen hinterlassen. Bei einer Fremdinfektion oder dem Aufflammen von Eigenherden kann das akut entzündliche Exsudat nicht abfließen, findet aber seinen Weg leicht in das peritonsilläre Gewebe. Der Peritonsillärabszeß tritt daher nur in einzelnen Fällen schon bei der ersten Angina auf, jedoch ist jede Angina und jeder Peritonsillärabszeß der Wegbereiter für die folgenden, was die *zahlreichen Rezidive* erklärt. Der Peritonsillärabszeß kann aber auch vereinzelt bleiben oder sich erst nach Jahren wiederholen.

Als *Erreger* finden sich die banalen Eitererreger, hauptsächlich hämolytische Streptokokken in Mischinfektion, an der sich auch Anaerobier beteiligen.

Symptome und Verlauf. Geht eine akute Angina voraus, so steigt die Temperatur nach dem Abfall in steilem Sprung mit oder ohne *Frost* auf 39° bis 40°, manchmal erst nach einigen fieberfreien Tagen, unter Zunahme der lokalen und allgemeinen Krankheitserscheinungen. Sonst erfolgt derselbe plötzliche Beginn nach leichten Prodromen. Das starke *allgemeine Krankheitsgefühl* tritt gegenüber den *außerordentlich heftigen Halsschmerzen* zurück. Jedes Schlucken steigert die Schmerzen fast zur Unerträglichkeit mit *in das Ohr ausstrahlenden Stichen*, so daß der Kranke die Nahrungsaufnahme während mehreren Tagen verweigert und lieber Hunger und Durst leidet. In vielen Fällen kann der Mund, infolge einer starken entzündlichen Kieferklemme, nur noch wenig geöffnet werden und der reichliche unverschluckte Speichel tropft zum halbgeöffneten Mund heraus. Die mangelnde Selbstreinigung der Mundhöhle hinterläßt einen dicken Zungenbelag mit starkem *Foetor ex ore*. Die Sprache wird undeutlich klossig und schmerzhaft, beim *Schlucken* gerät die Flüssigkeit in die Nase. Der Kopf wird deshalb oft als Schonhaltung steif, etwas nach vorn und nach der erkrankten Seite gehalten.

Schon kurz nach dem Beginn ist der *Kieferwinkel druckempfindlich*, die *regionären Lymphknoten* sind *schmerzhaft* und *geschwollen*. Eine stärkere diffuse Schwellung der Halsseite gehört jedoch nicht zum einfachen Peritonsillärabszeß.

Der Abszeß bleibt gewöhnlich auf *eine Seite* beschränkt oder ergreift eine Seite nach der andern. Ausnahmsweise erkranken beide Seiten zugleich, was besonders hochgradige Beschwerden mit sich bringt. *Erstickungsgefahr* besteht auch bei beiderseitigen Abszessen entgegen der Laienansicht nur bei Lokalisation in der Gegend des unteren Mandelpoles mit Beteiligung des Kehlkopfeinganges. Die Atmung wird allerdings infolge des massenhaften Schleimes und Speichels laut und rasselnd und auch mehr oder weniger behindert.

Auf der Höhe der Erkrankung machen die Patienten mit den schmerzhaften Grimassen bei jedem Schlucken, dem ängstlichen Vermeiden von Sprechen, Husten und Spucken einen bemitleidenswerten Eindruck, haben aber gewöhnlich trotzdem *kein schwerkrank-septisches Aussehen*. Nach wenigen Tagen beginnt die Entfieberung. *Andauernd hohes Fieber, hauptsächlich aber Schüttelfröste, sind sepsisverdächtig.*

Der *lokale Befund* zeigt bei dem häufigsten supratonsillären Sitz des Abszesses eine *hochgradige prall gespannte gerötete Vorwölbung des vorderen Gaumensegels und des weichen Gaumens*, mit Verdrängung der meist stark ödematösen Uvula nach der Gegenseite (Abb. 139). Die Tonsille selbst verschwindet größtenteils hinter dieser Schwellung. Manchmal ist sie ebenfalls stärker entzündet, mitunter aber auch nur wenig gereizt. Die Gegenseite kann normal sein. Dicker Schleim, untermischt mit zähem Speichel, überzieht die geschwollene Gegend mit leicht abwischbarem Belag. Bei der Palpation ist die Schwellung äußerst schmerzhaft und nach drei bis fünf Tagen läßt sich eine deutliche Fluktuation nachweisen.

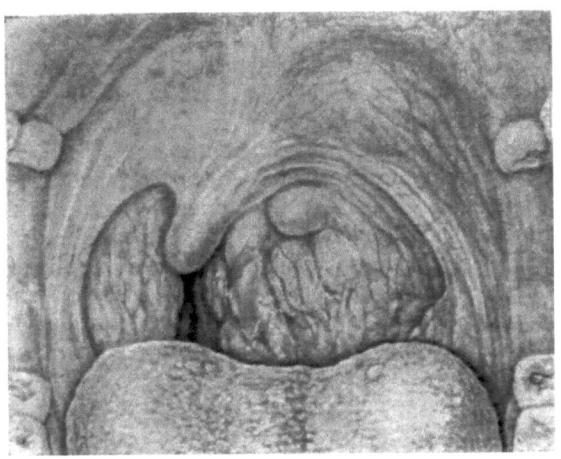

Abb. 139. Peritonsillarabszeß bei Angina

Nur in wenigen Fällen sitzt der Abszeß hauptsächlich in der *Gegend des hinteren Gaumenbogens*, der als dicke wurstförmige Schwellung hervortritt, die Mandel nach vorne schiebt und aus der Mandelnische sichtlich herausdrängt. Solche Abszesse können vom Seitenstrang ausgehen.

Am *gefährlichsten* ist die *Abszeßbildung unterhalb der Mandel*, welche von hier mit einem kollateralen Ödem auf die Vallecula, die Epiglottis und die aryepiglottischen Falten übergreifen kann und damit das gefürchtete „*Glottisödem*" bzw. *Ödem des Kehlkopfeinganges* verursacht. Oftmals werden Atemnot und Erstickungsgefahr in wenigen Stunden bedrohlich.

In derselben Richtung breitet sich die Entzündung der Zungentonsille aus, sofern sie von den Zungenbälgen auf die Umgebung übergeht. Diese sogenannte *Peritonsillitis lingualis* weicht insofern vom Peritonsillärabszeß ab, als hier eine Kapsel und die Abgrenzung durch die Rachenwand fehlt. Die Abszesse entwickeln sich im Zungenkörper als *Zungengrundabszesse* und können den ganzen Mundboden als Mundbodenphlegmone erfassen. Die Erscheinungen sind dieselben wie bei der akuten Angina der Zungenbälge (S. 245).

20 a

Stärkere klinisch erkennbare peritonsilläre Entzündungen resorbieren sich selten ohne Abszeßbildung. Bis zur Reifung eines Peritonsillärabszesses und *spontanem Durchbruch* können *fünf bis zehn Tage* verstreichen, doch wird meist schon früher inzidiert. Es entleert sich *massenhaft Eiter*, zuerst mit Blut untermischt, dessen *starke Fötidität* auch dem Patienten auffällt. Die faulige Zersetzung dieses „akuten" Eiters ist den Anaerobiern der Mandelpfröpfe zuzuschreiben. Der spontane Durchbruch erfolgt entweder in die obere Mandelbucht und der Eiter quillt in diesem Fall unter dem vorderen Gaumenbogen hervor, oder durch den vorderen Gaumenbogen bzw. den weichen Gaumen, in der Gegend der üblichen Inzision (S. 317). Nach der Eiterentleerung tritt, sofern keine Verhaltung mehr besteht, eine schlagartige Besserung namentlich der Beschwerden ein. Bleibt sie aus und dauern die Beschwerden an, so liegt ein nicht genügend entleerter Abszeß oder eine Phlegmone vor. Bis zur völligen Wiederherstellung vergehen zwei bis drei Wochen.

Abweichende Verlaufsformen. Die peritonsilläre Entzündung verläuft aber nicht immer so alarmierend und auffällig. Hauptsächlich bei Rezidivabszessen ohne vorgängige akute Angina kann das *Fieber fehlen*, die Schluckschmerzen und die übrigen *Beschwerden* halten sich *in mäßigen Grenzen* und auch die objektiven Veränderungen sind wesentlich geringer. Selbst eine *latente Entwicklung* ist möglich. Wie erwähnt, handelt es sich in diesen Fällen oft um nur kleine Entzündungsherde oder kleine Abszesse im stark vernarbten Mandelbett, trotzdem bestehen alle Komplikationsgefahren des großen Peritonsillärabszesses und gerade solche Formen hinterlassen die im folgenden beschriebenen heimtückischen Restentzündungen und chronischen Abszesse. Auch bei Abszessen im hinteren Gaumenbogen sind die Erscheinungen weniger akut.

Peritonsillärabszesse heilen lokal gewöhnlich in kurzer Zeit aus, indem sie sich entleeren oder resorbiert werden. In einzelnen Fällen bleiben manchmal zunächst lokal und allgemein symptomlose *Restentzündungen* oder *chronische Peritonsillärabszesse* zurück, welche einen *gefährlichen Eiterherd* darstellen. Nach monatelangem Bestehen können schwere sekundäre Allgemeinerkrankungen ausbrechen (s. unten), welche ursächlich vor allem bei latenter Entwicklung des Abszesses unklar sind. Einzig eine sorgfältig aufgenommene Vorgeschichte weist manchmal, aber nicht immer, auf eine durchgemachte Angina und damit auf die Tonsillen hin, deren Ektomie den Peritonsillärabszeß aufdeckt und zugleich beseitigt.

Komplikationen. Verhältnismäßig selten ist der Peritonsillärabszeß die Ursache von weiteren, in den folgenden Kapiteln besprochenen schweren *Verwicklungen* (Lymphknotenabszesse, parapharyngeale Entzündungen, tonsillogene Sepsis, Nephritis, Endocarditis usw.) oder von starken Blutungen.

Spontanblutungen aus den Tonsillen oder ihrer Umgebung, ebenso wie Blutungen aus der Inzision von Peritonsillärabszessen sind außer bei diffusen Geschwüren (nekrotisierende Anginen, bösartige Geschwülste) eine große Seltenheit, aber immer gefährlich. Die häufigste Ursache ist der Peritonsillärabszeß, selten eine einfache Angina. Die Blutungen lassen sich meistens durch Tamponade nicht stillen. Nach einigen harmlos scheinenden geringen Blutungen setzt plötzlich eine schwere, zuweilen tödliche Blutung ein, wenn nicht schon der erste Anfall zur Verblutung führt. Jede stärkere Spontanblutung aus den Tonsillen erfordert die sofortige Tonsillektomie oder die Ligatur der Carotis externa bzw. communis. Nach der Tonsillektomie steht die Blutung öfters spontan, sonst wird das blutende Gefäß chirurgisch versorgt. Eine Carotisligatur erübrigt sich fast immer.

Diagnose. Die Untersuchung wird durch die schmerzhafte Kieferklemme, die Schmerzen beim Herunterdrücken der Zunge, den vermehrten Speichelfluß und die abwehrende Unruhe des Patienten zuweilen sehr erschwert. Die Spiegeluntersuchung bei tiefliegenden Abszessen ist deshalb schwierig und muß sich häufig mit der Besichtigung der Epiglottis begnügen.

Vorgeschichte, Symptome und Lokalbefund sprechen meistens nach kurzer Krankheitsdauer eindeutig für einen Peritonsillärabszeß. Immerhin kann bei Angina eine versenkte stark geschwollene Tonsille, die den vorderen Gaumenbogen vortreibt, einen Abszeß vortäuschen. Auch lassen sich kleine peritonsilläre Abszesse bei gleichzeitiger Angina nicht erkennen.

Die Reife eines Peritonsillärabszesses ist *palpatorisch* an der *Fluktuation* festzustellen und im Zweifelsfall durch die *Punktion* abzuklären. Nach HOFER sind beim reifen Abszeß die Gaumenmuskeln gelähmt und der weiche Gaumen wird bei der Phonation schräg nach oben und nach der gesunden Seite gezogen. Dieses Zeichen ist recht zuverlässig.

Differentialdiagnostisch kommen die *peritonsillären Phlegmonen* der *malignen Diphtherie*, der *Agranulozytose* oder banaler Entzündung (Angina phlegmonosa) in Betracht. Eine Verwechslung ist insofern schwerwiegend, als die Inzision des vermeintlichen Abszesses den Zustand verschlimmert. Eine *Parulis der Molaren* kann ähnlich aussehen. Nicht ulzerierte Tumoren, besonders *Lymphosarkome*, *Lymphogranulome* und *leukämische Infiltrate* unterscheiden sich durch das Fehlen der fieberhaften Allgemeinerkrankung und von lokalentzündlichen Erscheinungen.

Die Diagnose hat sich stets auch auf die möglichen **Komplikationen** zu erstrecken. Schüttelfröste und hohe Temperaturen gehören im späteren Verlauf nicht zum Bild des einfachen Peritonsillärabszesses. Ebenso darf ein beginnendes *Larynxödem* nicht übersehen werden, welches vorwiegend bei den atypischen Abszessen im hinteren Gaumenbogen oder unterhalb der Mandel zu vermuten ist. Erstickungsgefahr tritt oft in wenigen Stunden ein und die Unterscheidung zwischen der mühsamen Atmung bzw. dem Gefühl der Beklemmung und eigentlicher Atemnot ist vielfach schwierig. Eine klare Stimmbildung spricht zwar gegen die Beteiligung der Stimmbänder, schließt aber die Schwellung des Kehlkopfeinganges keineswegs aus. Ist der behandelnde Arzt nicht in der Lage, mindestens die Epiglottis zu besichtigen, so soll er den Facharzt zuziehen oder den Patienten in das Spital einweisen.

Behandlung. Die *konservative* Behandlung entspricht derjenigen der Angina. Bei hochfieberhaftem Verlauf werden Antibiotica intern verabreicht, namentlich Penicillin eventuell zusammen mit Streptomycin, hauptsächlich um die Streuung und Ausbreitung der Entzündung zu verhindern. Bettruhe und ärztliche Überwachung während des ganzen Krankheitsverlaufes sind auch bei geringen Allgemeinerscheinungen erforderlich. Die Kost beschränkt sich auf kühle Flüssigkeit (reichlich Fruchtsäfte) und weiche Nahrung. Gegen das Fieber und die Schmerzen, deren Bekämpfung mit an erster Stelle steht, werden die üblichen Analgetica verordnet, am besten, um das schmerzhafte Schlucken zu vermeiden, in Suppositorien. Zuweilen ist Morphium notwendig.

Durch *Kataplasmen*, *Solluxbestrahlungen* des Kieferwinkels oder *Antiphlogistinwickel* wird die Reifung des Abszesses beschleunigt.

Ob ein beginnender Peritonsillärabszeß durch sofortiges Schwitzen und Abführen, durch Streptokokkenserum, durch subkutane Anwendung von Bismutpräparaten (S. 240) oder Darreichung von Antibiotica (S. 240) zur Resorption gebracht werden kann, ist fraglich, jedenfalls aber verhindern diese Maßnahmen nach dem zweiten bis dritten Tag die Einschmelzung nicht mehr.

Die Mundhöhle wird mit 10% Salizylspiritus in warmem Wasser (S. 241) oder anderen Spülwässern *gespült*. Möglichste Ruhigstellung der Mandelgegend, wie auch große Schmerzhaftigkeit, verbieten das Gurgeln.

Den spontanen Durchbruch des Abszesses abzuwarten, ist nicht rätlich (Eiteraspiration, Blutung), sondern nach der Reifung des Abszesses soll dessen *Eröffnung* vorgenommen werden. Ein frühes Eingreifen vor der Abszeßbildung ist jedoch zu vermeiden, da sie keine Abkürzung des Krankheitsprozesses bringt. Anderseits kann ein zu langes Aufschieben über den vierten bis fünften Tag hinaus Komplikationen nach sich ziehen.

In der Regel genügt die einfache, aber ausreichend lange *Inzision*.

Technik der Abszeßinzision (Abb. 140). Der Eingriff hat mit denselben Schwierigkeiten wie die Untersuchung zu kämpfen (S. 314) und verlangt eine gute Beleuchtung der Schnittstelle. Der Einschnitt wird mit einem kleinen, langgestielten, spitzen und schlanken Inzisionsmesser vorgenommen, dessen Schärfe größtenteils über die Schmerzhaftigkeit entscheidet (Abb. 141). Um die starken Schmerzen des Einstiches etwas zu mildern, kann die Abszeßhöhe mit einer 2% Pantocain-Privinlösung gepinselt werden.

Beim bettlägerigen Patienten wird der Kopf von einer Hilfsperson fest in die Kissen gedrückt und in dieser Weise gut fixiert.

Die gewöhnlichen vorderen oberen Abszesse sind am besten durch einen 1,5 bis 2 cm langen Schnitt parallel dem vorderen Gaumenbogen in etwa 1 cm Abstand von dessen Rand über die Höhe der Abszeßvorwölbung zu erreichen. Der Einstich erfolgt am lateralsten Punkt des Schnittes und wird mit medial gerichteter Schneide nach medial gezogen, um in dieser Weise von den großen Gefäßen wegzuschneiden. Der Punkt des Einstiches soll sich dabei medial von einer dem Ansatz des vorderen Gaumenbogens an der Zunge entsprechenden Vertikalen befinden. Bei gelungener Inzision quillt der Eiter sofort im breiten Strom aus dem Schnitt heraus, der Patient wird rasch aufgesetzt, um ausspucken zu können. Spülung mit Spülwasser. Gegebenenfalls ist der Schnitt mit einem Schieber oder einer Kniezange zu spreizen, doch ist diese schmerzhafte Prozedur bei genügender Schnittlänge und Tiefe in der Regel nicht nötig. Die Mandel selbst soll nicht angeschnitten werden.

Der häufigste *Fehler* ist die kurze Stichinzision, die rasch wieder verklebt und keinen genügenden Abfluß schafft. Da die Scheu vor zu tiefem Schneiden hierbei mitspielt, kann die Schneide des Messerblattes durch Umwickeln mit Heftpflaster 1 cm hinter der Spitze verkürzt werden. Eine Verletzung größerer Gefäße ist bei dieser Technik äußerst selten (S. 258). Die Blutung ist zwar im Anschluß an den Eingriff zuweilen beträchtlich, steht aber schon nach einigen Minuten. Bedrohliche Blutungen kommen fast nie vor. Über deren Behandlung s. S. 314.

Vordere obere Abszesse können auch von der oberen Mandelbucht zwischen Tonsille und Gaumenbogen mit einem Sichelmesser, abgebogenen Sonden oder Zangen erreicht werden. Wegen ihrer besseren Abflußmöglichkeit ziehe ich die beschriebene Methode vor.

Bei den *hinteren Abszessen* geht ein senkrechter Schnitt durch den hinteren Gaumenbogen, bei *denjenigen am unteren Pol* über die höchste Vorwölbung. Beide Inzisionen sind erheblich schwieriger als diejenige am weichen Gaumen und dem geübten Facharzt zu überlassen. Abszesse im *Zungengrund* und im *Mundboden* sind je nach ihrer Lage und Ausdehnung von innen oder außen zu eröffnen.

War der Abszeß reif und wurde er richtig eröffnet, so setzt die *Besserung*, gleich wie nach spontanem Durchbruch, unter sofortigem Nachlassen der Schmerzen und Umschwung des Allgemeinzustandes *schlagartig* ein. Ausbleiben der Eiterentleerung trotz starker Vorwölbung und Andauern der Beschwerden weisen auf einen atypisch liegenden tiefen Abszeß oder eine vorwiegende Phlegmone hin und sind im allgemeinen die Anzeige zur Abszeßtonsillektomie (s. folgende Ausführungen). Die *völlige Wiederherstellung* erfordert auch bei normalem Ablauf noch mehrere Tage, zuweilen ein bis zwei Wochen.

Die *Nachbehandlung* beschränkt sich auf Mundspülungen und Gurgeln sowie einige Tage Bettruhe. Bisweilen verklebt der Einschnitt unter neuer Retention und muß in den folgenden Tagen mit einer Kniezange gespreizt werden.

Von verschiedener Seite (LINK, KAYSER, ECKERT-MOEBIUS u. a.) wird die einfache Inzision als ungenügend erachtet und grundsätzlich die sofortige Tonsillektomie, die sogenannte *Abszeßtonsillektomie*, verlangt. Als Vorteil machen die Befürworter geltend, daß nur dadurch ein genügender Abfluß des Eiters geschaffen werden kann, daß auch versteckte Abszesse und kleinere peritonsilläre Entzündungen zu erreichen und damit tonsillogene Fernerkrankungen sicher zu vermeiden sind, daß der Patient sofort von seinen gefährlichen Mandeln befreit wird und die schmerzhafte Ausheilung nach der Tonsillektomie mit der Ausheilung des Peritonsillärabszesses zusammenfällt. Auch unterbleibe die spätere Tonsillektomie zum Schaden des Patienten nicht selten, weil sich der Patient vor dem Eingriff scheut. Die theoretischen Bedenken einer erhöhten Gefährdung durch die Operation im akuten Stadium sind durch die nun schon ausgedehnten Erfahrungen widerlegt worden. Es zeigte sich, daß mit seltenen Ausnahmen nicht nur die Mandel der Abszeßseite gefahrlos entfernt, sondern auch die Mandel der Gegenseite ohne größeres Risiko ektomiert werden darf, trotzdem in nächster Nähe eines virulenten Abszesses eine große Wundfläche geschaffen wird. Anderseits ist nach meiner Erfahrung die Abszeßtonsillektomie für den Patienten doch sehr viel unangenehmer als die Ausschälung im freien Intervall, besonders wenn eine erhebliche Mundsperre vorliegt und es sind doch einige Fälle von septischen, mehr oder weniger schweren Komplikationen

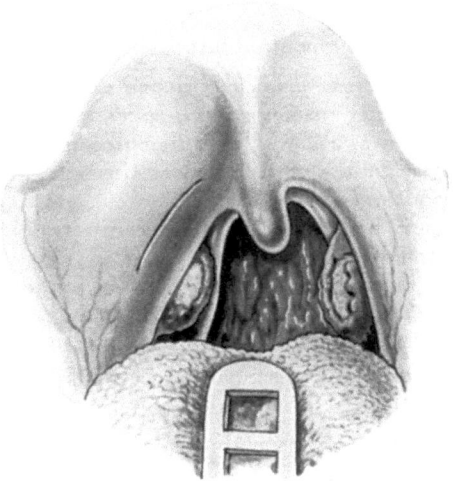

Abb. 140. Inzisionsstelle zur Eröffnung des Peritonsillärabszesses

beschrieben worden. Allerdings ist dabei schwer zu entscheiden, ob sie der Tonsillektomie zur Last zu legen sind. Auch wird die Gefahr schwerer Komplikationen von den Anhängern der grundsätzlichen Abszeßtonsillektomie entschieden überwertet. Gerade der typische und weitaus häufigste Peritonsillär-

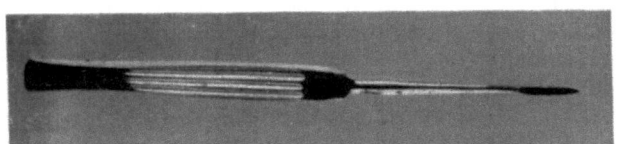

Abb. 141. Messer zur Inzision des Peritonsillärabszesses

abszeß am oberen Pol verläuft mit wenigen Ausnahmen günstig, während sich anderseits an schwere Anginen ohne peritonsilläre Entzündung eine Sepsis anschließen kann. Die Tonsillektomie im akuten Stadium müßte deshalb folgerichtig auch auf die schwereren Anginen ausgedehnt werden, eine Forderung, die viel zu weit ginge. Ich kann mich daher der grundsätzlichen Abszeßtonsillektomie nicht anschließen und halte dafür, daß sie nur in bestimmten Fällen angezeigt ist, bei welchen die Inzision nicht genügt oder versagt hat.

Die einfache Inzision genügt nicht und die *Abszeßtonsillektomie* ist von vornherein *angezeigt:*

1. bei Anzeichen einer schwereren Verwicklung [parapharyngeale Entzündung mit diffuser Schwellung und Druckempfindlichkeit des Kieferwinkels und der Vena jugularis (S. 319), tonsillogene Fernerkrankungen (S. 323) (Schüttelfröste,

septische Temperaturen, Mediastinitis, Cavernosusthrombose, Meningitis)]. Meistens sind gleichzeitig äußere Operationen mit Lüftung des Spatium parapharyngicum und Resektion der V. jugularis interna erforderlich;

2. bei tiefsitzenden, durch die Inzision nicht oder ungenügend entleerbaren Abszessen;

3. bei ausgebreiteten phlegmonösen Entzündungen der Umgebung (Rachenwand, Zungengrund, Larynx) ohne deutliche Abszeßbildung (cave maligne Diphtherie);

4. bei Spontanblutungen.

Nach *vorgängiger Inzision* muß die *Tonsillektomie* angeschlossen werden:

1. bei ausbleibender lokaler und allgemeiner Besserung (Fieberabfall in zwei bis drei Tagen), oder nachträglichem Auftreten von Komplikationszeichen, gleichgültig, ob sich bei der Inzision Eiter entleert hat oder nicht. Letztere Fälle sind stets verdächtig;

2. bei andauernder Eiterentleerung aus der Inzisionsstelle (chronischer Peritonsillärabszeß);

3. bei andauernder Blutung aus der Inzisionsstelle.

Während der ganzen Behandlung eines Peritonsillärabszesses ist der Patient auf weitere *Verwicklungen* zu überwachen (Nephritis, Endocarditis, Polyarthritis, Entzündung des Spatium parapharyngicum, Sepsis, Mediastinitis usw.).

Prognose. Der Peritonsillärabszeß ist immer eine ernste Erkrankung. Vor schweren lebensgefährlichen Komplikationen ist man nie sicher.

Prophylaxe. Wie erwähnt, haben die Peritonsillärabszesse die Neigung zu rezidivieren. Vermeiden lassen sich solche Rückfälle nur durch die Tonsillektomie, nach welcher sie fast nie mehr auftreten. Es ist eine Ermessensfrage, ob bereits nach dem ersten unkomplizierten Peritonsillärabszeß ohne sonstige Halsbeschwerden oder wiederholte Anginen tonsillektomiert werden soll. In der Regel bin ich nicht dafür. Dagegen ist die *Anzeige zur Tonsillektomie gegeben*

1. nach besonders schweren oder wiederholten Peritonsillärabszessen, nach einem ersten Abszeß nach wiederholten Anginen oder leichteren Halsschmerzen, namentlich wenn immer dieselbe Seite betroffen ist (STEURER);

2. nach lokal atypischem Peritonsillärabszeß im hinteren Gaumenbogen oder unterhalb der Mandel;

3. nach komplizierten Peritonsillärabszessen mit Folgekrankheiten auch leichterer Art (Nephritis, Polyarthritis usw.), soweit nicht eine sofortige Abszeßtonsillektomie erforderlich war.

Die Tonsillektomie wurde früher immer im freien Intervall vier bis sechs Wochen nach Ablauf des Abszesses vorgenommen. Mit vielen anderen Fachkollegen bin ich zur Tonsillektomie à tiède sechs bis acht Tage nach dem Fieberabfall übergegangen, da in Übereinstimmung mit den Erfahrungen der Abszeßtonsillektomie keine Komplikationen zu befürchten sind. Die Tonsillektomie à tiède hat den Vorteil der leichteren Ausschälung, da stärkere Verwachsungen noch fehlen, und erfordert nur *einen* Spitalaufenthalt, bei welchem die Erholungszeit nach dem Abszeß mit derjenigen nach der Tonsillektomie zusammenfällt. Dabei wird auch die Mandel der Gegenseite entfernt.

Warum trotz der Ektomie der Mandel der Gegenseite, auf welcher meistens kein Peritonsillärabszeß, öfters aber eine Angina bestand, keine Komplikationen eintreten, während diese nach einer einfachen Angina ohne Abszeß nicht sicher zu vermeiden sind, ist nicht ohne weiteres klar. Wahrscheinlich erzeugt der Peritonsillärabszeß eine weitgehend schützende Immunität, die der einfachen Angina fehlt. Eine Tonsillektomie à tiède nach einer Angina ohne Abszeß ist kontraindiziert.

b) Entzündungen im Spatium parapharyngicum und retropharyngicum

Mit dem *Überschreiten des Rachenschnürers* und der Fascia pharyngica gelangt die Entzündung aus dem Rachen in die ausgedehnten *retro- und parapharyngealen Bindegewebsräume*, die den Rachen allseitig umgeben (Abb. 93). Im lockeren Bindegewebe des parapharyngealen Raumes verläuft das große Gefäßlängsbündel mit der Art. carotis und ihren Verzweigungen und der Vena jugularis interna mit ihren Zuflüssen. Den Venen, insbesondere der Vena jugularis, liegt der Halslymphstrang mit den Halslymphknoten an, deren Einzugsgebiet unter anderem im Rachen und seinem lymphatischen Gewebe liegt.

Entzündungen können sich am Lymphstrang, an den Gefäßen oder im parapharyngealen Bindegewebe abspielen.

1. *Die Entzündungen des Lymphstranges.* Die klinischen Erscheinungen gehen auf die Entzündung der Lymphknoten, die *akute Lymphadenitis* und *Perilymphadenitis* zurück. Diese Lokalisation ist die häufigste Entzündung im parapharyngealen Raum und erfolgt fast immer auf dem Lymphweg. Es entstehen mehr oder weniger große *akute Halslymphome*, von denen die obersten, entsprechend der Infektion von den Tonsillen aus, im Kieferwinkel liegen und sich im weiteren dem Gefäßstrang entlang nach unten erstrecken. Eine Abszedierung ist verhältnismäßig selten und erfordert die einfache Eröffnung. Die Lymphadenitis ist von den verschiedenen Entzündungen im parapharyngealen Raum die harmloseste. Sie wurde bereits bei den verschiedenen ursächlichen Erkrankungen besprochen.

Neben den Halslymphknoten können bei Entzündung im Zungengrund auch die *submaxillären Lymphknoten* erkranken, die aber nicht zum Einzugsgebiet der Gaumenmandeln oder des Rachens gehören. Die obersten Halslymphknoten und die submaxillären Lymphknoten sind jedoch so nahe beieinander gelegen, daß die Unterscheidung klinisch schwierig ist und eine Verwechslung daher leicht stattfinden kann.

2. *Die Entzündungen des Gefäßstranges.* Gegenüber der *Entzündung der Venen*, namentlich der Vena jugularis interna, tritt die Erkrankung der Arterien ganz zurück. Die Ausbreitung der Entzündung auf die großen Venen erfolgt in der Regel von den kleinen Tonsillenvenen aus und führt zur *Thrombophlebitis* mit ihren *Allgemeinerkrankungen* (Sepsis, Pyämie). Sie wird bei den tonsillogenen septischen Allgemeinerkrankungen besprochen (S. 323). Bei der sehr seltenen Erkrankung der *Arterien* handelt es sich um lokale *Arrosionen* bei schweren, namentlich fötiden Abszessen im Parapharyngealraum mit öfters tödlichen Blutungen (S. 320).

3. *Die Entzündungen des Bindegewebes im Parapharyngealraum* stellen die parapharyngealen Entzündungen im engeren Sinne dar und werden in einem eigenen Kapitel erörtert.

Nicht selten sind zwei oder alle drei der erwähnten Entzündungslokalisationen gleichzeitig vorhanden, manchmal geht eine aus der anderen hervor. Dadurch entstehen recht verschiedenartige Krankheitsbilder, deren Differentialdiagnose zuweilen Schwierigkeiten bereitet.

Die parapharyngealen Bindegewebsentzündungen. Der Einbruch der Entzündung in das Bindegewebe des parapharyngealen Raumes ist immer *lebensgefährlich*, weil das Spatium parapharyngicum einen *zusammenhängenden Raum* bildet, der sich von der Schädelbasis ohne anatomische Abschrankung bis in das vordere und hintere Mediastinum erstreckt. Die Unterteilung durch Muskeln und Faszien sowie durch das große Gefäßlängsbündel ist unvollständig, so daß sich die Entzündung in dem lockeren Zellgewebe rasch ausbreiten kann und nach oben die Schädelbasis, nach unten das Mediastinum erreicht. Auch kann sie überall in die Zuflußvenen der V. jugularis interna und in diese selbst einbrechen, ebenso wie in den Plexus pharyngicus an der Schädelbasis eindringen. Die Folge sind *Entzündungen des Mediastinums, intrakranielle Komplikationen* (Leptomeningitis, Hirnabszesse, Thrombose des Sinus cavernosus) oder schwere *septische Allgemeinerkrankungen*. Diese Entwicklung wird durch den Abschluß des Raumes nach außen durch Muskeln und Faszien, welcher einen äußeren Durchbruch erschwert, in hohem Maß begünstigt. In der Regel bleibt aber der Abszeß auf eine Seite beschränkt.

Ursache und Entstehung. Die wichtigste Einbruchspforte in die parapharyngealen Räume sind die *akuten Entzündungen* der *Gaumenmandeln*, vor allem durch Vermittlung eines *Peritonsillarabszesses* oder *deren Reste nach einer Tonsillektomie*, wogegen das in die Mandelnische eingewucherte lymphatische Gewebe nach einer Mandelausschälung nur ausnahmsweise solche Verwicklungen verursacht. Fast ebenso häufig sind *Rachenverletzungen* und *Fremdkörper* die Ursache (S. 231 u. 223). Auch die *Entzündung der Seitenstränge*, ebenso *diffuse phlegmonöse Rachenentzündungen* oder *geschwürige Rachenerkrankungen, Eiterungen der Parotis, des äußeren und mittleren Ohres, Wurzelentzündungen der hinteren Molaren* usw. können in das Spatium parapharyngicum gelangen.

Die *Ausbreitung der Entzündung* von der Tonsille durch die Rachenwand erfolgt auf verschiedenen Wegen, entweder entlang den Venen und Lymphbahnen, oder in diffuser Durchsetzung des Rachenschnürers durch direkten Einbruch eines Peritonsillarabszesses, von infizierten Halslymphknoten aus oder über eine Thrombophlebitis der großen Venen.

Symptome und Verlauf. Eine *leichte Beteiligung* des parapharyngealen Gewebes ist bei schweren Anginen häufig und äußert sich in *geringer diffuser Schwellung und Druckempfindlichkeit* des Kieferwinkels, wogegen schwere Entzündungen selten sind. Gewisse bösartige phlegmonöse Anginen und diffuse Phlegmonen des Rachens führen dabei auch im Parapharyngealraum zu einer *foudroyanten phlegmonösen Ausbreitung* mit rascher Entwicklung einer der genannten Verwicklungen, so daß der *Tod* manchmal bereits in *zwei bis drei Tagen* eintritt. Meistens aber nimmt die Erkrankung einen mehr protrahierten Verlauf mit der viel günstigeren örtlichen *Abszeßbildung*, welche erst nach längerer Zeit weitere Komplikationen nach sich zieht. Dabei entsteht eine abszedierende Phlegmone mit spaltförmigen zwischen die Weichteile eindringenden Abszessen und äußerst fötidem, dünneitrigem Exsudat, selten ein einheitlicher Abszeß mit dickem rahmigem Eiter. Dementsprechend liegt in der Regel eine Mischinfektion mit *Anaerobiern* vor. Neben den entzündlichen Verwicklungen kann eine *Verblutung* aus arrodierten großen Arterienstämmen erfolgen.

Unter zunehmenden Allgemeinerscheinungen mit *steigender Temperatur*, mitunter septischen Sprüngen und *Schüttelfrösten, schwerem Krankheitsgefühl* und schlechtem Aussehen, erscheint eine *druckempfindliche Schwellung des Kieferwinkels* mit schmerzhaftem Schiefhals, die sich schließlich über die ganze Halsseite ausdehnt und auch auf das Gesicht übergreift. Im Gegensatz zu der akuten Lymphknotenentzündung ist die Schwellung diffus, aber Kombinationen kommen vielfach vor (Abb. 142). Nach innen verursacht der Parapharyngealabszeß eine starke *Vorwölbung der seitlichen Rachenwand*, die sich bis in den Hypopharynx erstrecken und den Kehlkopf verdrängen kann. Wird nicht rasch für ausreichende Drainage des Parapharyngealraumes gesorgt, so zeigen sich oft mit erschreckender Plötzlichkeit die Zeichen der *intrakraniellen Verwicklung* (Lidschwellung der Cavernosusthrombose, Nackenstarre der Meningitis), der tiefen *Mediastinitis* oder der schweren *allgemeinen Sepsis*.

Lokale Verwicklungen (peritonsilläre, para- und retropharyngeale Entzündungen) 321

Die **Diagnose** wird an Hand des beschriebenen Lokalbefundes gestellt. Die Abgrenzung gegen akute Halslymphome bzw. Lymphknotenabszesse ist nicht immer einfach. Auch ist es meist nicht möglich, in der diffusen Schwellung den derberen Strang einer eventuellen Jugularisthrombose zu palpieren.

Behandlung. Jede Entzündung des Parapharyngealraumes erfordert energische und sofortige chirurgische Maßnahmen, um der Ausbreitung der Entzündung vorzubeugen. Die Chemo- und Biotherapie kann diese keinesfalls ersetzen, ist aber zur Unterstützung selbstverständlich von Anfang an in hohen Dosen durchzuführen und erlangt ihre volle Bedeutung nach der chirurgischen Herdausschaltung und Abszeßentleerung. Infolge der Mischinfektion mit Anaerobiern kann die Entzündung auch gegen die neueren Antibiotica resistent sein.

Die chirurgische Versorgung umfaßt die „Lüftung" bzw. *Drainierung und Abdichtung des Spatium parapharyngicum* gegen das Mediastinum mit gleichzeitiger *Unterbindung und Resektion* ergriffener *Venen* und die anschließende Ausschaltung des primären Tonsillenherdes durch *Tonsillektomie*.

Die *Lüftung des Spatium parapharyngicum* geht von einem Schnitt entlang dem Vorderrand des Kopfnickers aus. Oberhalb des M. biventer mandibulae führt das vordere obere Halsdreieck zur Tonsillengegend und zur Schädelbasis, nach unten wird unter Eröffnung der Gefäßscheide das Mediastinum erreicht. Die Ausbreitung der Entzündung und die Lage des Abszesses bestimmen die Ausdehnung des Eingriffes, welcher allen Ausläufern des spaltförmigen Abszesses bis ins Gesunde folgen muß. Durch eine präventive kollare Mediastinotomie (MARSCHIK) läßt sich mit Jodoform-

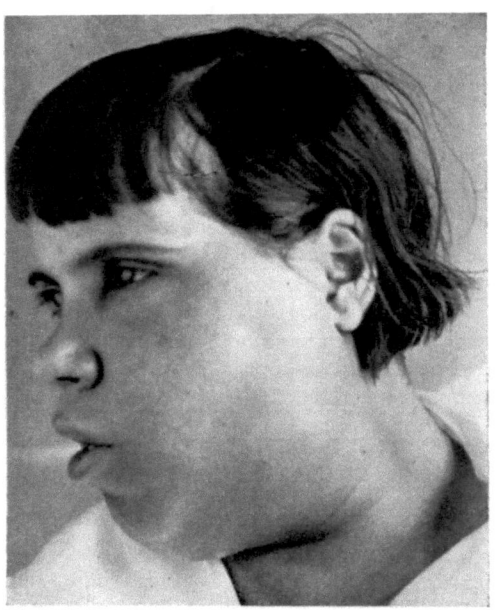

Abb. 142. Halsphlegmone bei Angina (Entzündung des Spatium parapharyngicum)

gaze eine Abdichtung durch Verklebungen gegen unten erzielen und damit einer Ausbreitung in den Brustraum vorbeugen. Thrombosierte Venen erfordern Eröffnung, Ausräumung des Thrombus und Unterbindung im Gesunden. Fehlen Thromben trotz sicherem Gefäßeinbruch, so werden die V. jugularis interna und ihre Seitenäste unterbunden und reseziert.

Die Ausschaltung des primären Tonsillenherdes ist nur durch die chirurgische *Tonsillektomie* zu erreichen, welche zugleich versteckte Peritonsillärabszesse beseitigt. Besteht ein uneröffneter Peritonsillärabszeß, so ist die Abszeßtonsillektomie angezeigt.

Über die Versorgung anderer Primärherde siehe entsprechende Abschnitte, über die Behandlung der weiteren Komplikationen s. nächstes Kapitel (S. 325).

Die **Prognose** ist stets zweifelhaft. Foudroyante Phlegmonen sind vielfach tödlich, bei protrahierter Abszeßbildung hängen die Aussichten weitgehend von der rechtzeitigen Diagnose und dem frühzeitigen Eingriff ab.

Der Retropharyngealabszeß. Im Gegensatz zu den mehr phlegmonösen Entzündungen des Parapharyngealraumes entstehen im retropharyngealen Spalt verhältnismäßig gutartige abgesackte große Abszesse.

Der **akute Retropharyngealabszeß** ist eine seltene ausgesprochene *Säuglings- und Kleinkinderkrankheit*. Er ist am häufigsten im ersten Altersjahr und wird nach dem vierten Jahr sehr selten. Er wird durch die Vereiterung von *retropharyngeal* unter der Rachenmuskulatur liegenden *Lymphknoten* hervorgerufen, die nach dem dritten bis fünften Altersjahr atrophieren. Ihr Einzugsgebiet ist hauptsächlich das lymphatische Gewebe des Nasenrachens neben der Nase, dem Rachen und dem Mittelohr, weshalb sich der akute Abszeß meistens an eine *akute Rhinopharyngitis* anschließt. Er kann aber von allen Stellen der Nase und des Rachens ausgehen und auch nach einem leichten Katarrh im Gebiet der oberen Luft- und Speisewege entstehen. Schwächliche Kinder aus irgendwelchen Gründen sind ihm in erhöhtem Maße ausgesetzt, wie auch zuweilen eine akute Infektionskrankheit vorangeht. Beim älteren Kind und Erwachsenen treten ausnahmsweise „heiße" Abszesse bei *Verletzungen*, bei Mittelohreiterungen mit *Bezoldscher Mastoiditis* oder *Felsenbeinspitzeneiterungen* sowie bei *Sinusitiden* auf.

Symptome und Verlauf. Im Anschluß an die akute Rhinopharyngitis bleibt das *Fieber* hoch oder steigt wieder an, doch kann es auch fehlen, und zugleich setzen *Atembeschwerden* und *Schluckstörungen* ein. Infolge der Schmerzhaftigkeit des Schluckens läßt der Säugling die Brust beim Stillen rasch wieder los und schreit; das Kleinkind macht beim Schlucken Schmerzgrimassen, die Nahrung wird in den Kehlkopf verschluckt und bringt zum krupppartigen Husten oder fließt zur Nase heraus. Bei der Ausdehnung auf den Nasenrachen ist die Nasenatmung behindert. Der reichliche Schleim macht die Atmung rasselnd; die Ausbreitung des Abszesses auf Kehlkopfhöhe ruft Atemnot und Erstickungsanfälle hervor. Mehr oder weniger rasch *verschlechtert* sich der *Allgemeinzustand* und das Kind beginnt alle Zeichen einer schweren Infektion aufzuweisen.

Die *hintere Rachenwand wölbt* sich *diffus kissenartig vor*, bei der Palpation ist die Schwellung weich und teigig, nach kurzer Zeit fluktuierend. Die Vorwölbung sitzt im allgemeinen nicht median, sondern mehr auf einer Seite, da die Lymphknoten seitlich liegen und die mediane Raphe die Ausbreitung nach der anderen Seite verhindert. Der Kopf nimmt eine steife, vielfach *schiefe Schonhaltung* ein; Hintenüberbeugen verstärkt alle Beschwerden. Die Halslymphknoten schwellen an, die Kieferwinkel sind schmerzhaft.

Unbehandelt entwickelt sich eine schwere, oftmals schon vor dem Durchbruch tödliche Erkrankung, sonst endet der Abszeß mit einem *gefährlichen spontanen Durchbruch* in den Rachen mit der Möglichkeit der Erstickung oder einer Aspirationspneumonie. Oder er bricht am Kieferwinkel, ja selbst in den äußeren Gehörgang durch. Der Eiter ist in der Regel fötid und zeigt eine Mischinfektion mit vorwiegend Streptokokken.

Diagnose. Bei jedem Kleinkind, das fieberhaft ohne ersichtliche Ursache mit Atem- und Schluckstörungen erkrankt, insbesondere, wenn eine Entzündung der oberen Luft- und Speisewege vorangegangen ist, muß an einen Retropharyngealabszeß gedacht werden. Auch dann ist die Diagnose infolge der Schwierigkeit der Rachenuntersuchung beim Säugling nicht leicht, denn selbst im Mundrachen fällt die gleichmäßige Vorwölbung der Rachenhinterwand unter ihrer normal aussehenden Schleimhaut hauptsächlich während des Würgens nicht ohne weiteres auf. Die Palpation kann eindeutiger sein als die Inspektion. Die seitliche Röntgenaufnahme zeigt die enorme Schwellung der retropharyngealen Weichteile als Verbreiterung des Abstandes zwischen Wirbelsäule und Rachenwand.

In der *Differentialdiagnose* kommen eine ganze Reihe von akuten infektiösen Erkrankungen der oberen Luft- und Speisewege in Frage, deren hauptsächlichste mit ihrer Symptomatologie auf der Tabelle 7, S. 425, aufgeführt sind. Die Erkrankung wird häufig lange Zeit nicht erkannt, was in Anbetracht der guten Prognose bei rechtzeitiger Behandlung schwerwiegend ist.

Behandlung. Zu Beginn kalte Umschläge oder Eiskrawatte. Jedes zu lange Zuwarten ist gefährlich. Sobald eine Fluktuation nachweisbar ist, wird der *Abszeß vom Rachen aus* durch einen senkrechten Schnitt in der Medianen *gespalten*. Diese Schnittführung vermeidet die großen seitlich liegenden Halsgefäße. Die Aspiration des Eiters in die tieferen Luftwege läßt sich durch vorgängige Punktion mit der Spritze und Operation am hängenden Kopf des in ein Tuch eingeschlagenen und gut fixierten Kindes verhüten. Der austretende Eiter soll sofort mit einer kräftigen Saugpumpe abgesogen werden. Eine Anästhesie ist kontraindiziert. Verklebt der Schnitt, so wird er in den folgenden Tagen gespreizt. Zufälle (Larynxkrampf) sind sehr selten, jedoch kann ein Schock mit Atemstillstand eintreten, was durch künstliche Atmung und Analeptica zu überwinden ist. Auch soll die Tracheotomie bereit gehalten werden.

Antibiotica unterstützen die chirurgische Behandlung.

Prognose. Bei rechtzeitiger Eröffnung ist die Prognose gut. Sonst endet der Abszeß fast immer tödlich.

Der **chronische Retropharyngealabszeß** ist vorwiegend ein „kalter" Senkungsabszeß bei *Tuberkulose der Halswirbelsäule*, ausnahmsweise bei *Lues* oder *zerfallenden Tumoren der Schädelbasis*. Er breitet sich innerhalb der Muskelscheide der vorderen Längsmuskeln der Halswirbelsäule aus. Zuweilen sind es lokale Weichteilabszesse unbekannter Genese. Die Erkrankung kommt namentlich beim Jugendlichen und Erwachsenen vor und entwickelt sich langsam im Verlauf von Wochen und Monaten.

Die **Symptome** sind geringer als beim akuten Abszeß. Der Kranke klagt über ein *Spannungsgefühl im Hals*, unter Umständen mit verlegter *Nasenatmung* und *Schluckstörung*. Daneben bestehen die Zeichen der Grundkrankheit, z. B. bei der Wirbeltuberkulose Schmerzen bei Kopfbewegungen und beim Druck auf den Kopf (Stauchungsschmerz) sowie Schonhaltung des Kopfes.

Diagnose. Die diffuse Vorwölbung der hinteren Rachenwand ist leicht erkennbar, die Fluktuation aber infolge des tiefen Sitzes mitunter nicht deutlich. *Differentialdiagnostisch* sind Gummen und Geschwülste (retroviszerale Struma, Lipome, Neurinome usw.) oder eine starke Lordose der Halswirbelsäule durch Palpation und Punktion auszuschließen. Ergibt die Punktion einen Abszeß, so muß die Grundkrankheit gesucht werden (Röntgenuntersuchung der Halswirbelsäule und der Schädelbasis usw.).

Die **Behandlung** richtet sich in erster Linie gegen die Grundkrankheit. Bei unbekannter Genese genügen manchmal wiederholte Punktionen, wogegen eine Inzision wegen der Gefahr einer chronischen Fistel vermieden werden muß. Tuberkulöse Senkungsabszesse werden hinter dem Kopfnicker nach außen drainiert.

Die **Prognose** wird durch die Grundkrankheit bestimmt.

2. Tonsillogene septische Allgemeinerkrankungen

Ursache und Entstehung. Die Gefährlichkeit der akuten Anginen und Peritonsillärabszesse beruht auf den septischen Folgekrankheiten, vor allem der schweren *tonsillogenen Sepsis* sowie der im vorherigen Kapitel erwähnten *Leptomeningitis,*

Thrombose des Sinus cavernosus und absteigenden *Mediastinitis*. Während sich die Entzündung im Spatium parapharyngicum meistens nach einer heftigen Angina entwickelt, kann jede auch *leichte Angina* unmittelbar zu schwersten lebensgefährlichen Verwicklungen führen. Kein Stadium der Angina ist davor sicher. Bisweilen tritt die Komplikation fast zu gleicher Zeit auf wie die Angina selbst (foudroyante phlegmonöse Angina), sehr häufig ist ein Peritonsillärabszeß zwischengeschaltet, manchmal ist die Angina schon längst abgeklungen und bereits vergessen. Gelegentlich deckt in solchen Fällen die Tonsillektomie einen chronischen Peritonsillärabszeß auf (S. 314).

Ebensooft wie von den unberührten Gaumenmandeln gehen diese Komplikationen von den *vernarbten Tonsillenstümpfen nach der Tonsillotomie* aus (S. 254), wogegen wiedergewuchertes oder in die Mandelnische nach der Tonsillektomie eingewandertes lymphatisches Gewebe, wie auch die *Seitenstränge*, die *Rachenmandel* oder die *übrige Rachenschleimhaut* nur ausnahmsweise den Ausgangsort bilden.

Außer der absteigenden Mediastinitis oder der aufsteigenden Leptomeningitis bei Entzündungen des Parapharyngealraumes werden diese septischen Erkrankungen durch Eindringen der Erreger in die Blutbahn verursacht. Eine *geringe Streuung* ist im Verlauf einer akuten Angina nicht selten und hat die bekannten metastatisch-infektiösen Organerkrankungen, die *postanginöse Nephritis, Endocarditis* und *Myocarditis*, eine *akute Polyarthritis* oder ein *Erythema nodosum* zur Folge. Ein *massiver Einbruch* in die Blutbahn mit dauernder bakterieller Überschwemmung des ganzen Organismus und einer eigentlichen *tonsillogenen Septikopyämie* kommt nur in wenigen Promillen aller Anginen vor. Nach den Untersuchungen von UFFENORDE, CLAUS, LINK, WALDAPFEL u. a. können die Bakterien die Blutbahn auf verschiedenen Wegen erreichen, hauptsächlich stehen sich die *lymphangitische Form* mit dem Eindringen über die Lymphbahnen und die Lymphknoten und die *hämatogene Form* mit der direkten Einschwemmung in den Kreislauf gegenüber. Das direkte Eindringen in die Venen findet ebenfalls in verschiedener Weise statt. Bei jeder Angina thrombosieren zahlreiche kleine Tonsillenvenen (UFFENORDE, WALDAPFEL), die aber im allgemeinen die Infektion abriegeln und sie nur ausnahmsweise weiterleiten. In einzelnen Fällen von Sepsis finden sich sonst keine weiteren Veränderungen (primäre hämatogene Form UFFENORDES), in der Regel wachsen die Thromben absteigend in die V. pharyngica ascendens, die V. facialis communis, die V. retromandibularis und schließlich in die Vena jugularis interna, wo der Thrombus sich nach oben und unten ausdehnt (Abb. 143). Retrograd kann die Thrombosierung den Plexus pterygoideus und den Sinus cavernosus erreichen. Vielfach werden die Venen durch einen Peritonsillärabszeß arrodiert. Auch im Spatium parapharyngicum sind die großen Venenstämme einer sich dort entwickelnden Phlegmone ausgesetzt oder anliegende entzündete Lymphdrüsen bedingen eine eitrige Thrombophlebitis, vielfach direkt der V. jugularis interna. Öfters läßt sich der Infektionsweg nicht sicher feststellen.

Die *Erreger* sind mannigfaltig und treten meistens in Mischinfektion auf. Zu den häufigen Streptokokken kommen Anaerobier, wie Bac. Buday und Bac. funduliformis, von denen der letztere besonders schwere Erkrankungen verursachen soll.

Symptome und Verlauf. Die verschiedenen schweren Verwicklungen zeigen sich gewöhnlich durch vorangehende *Schüttelfröste* mit entsprechenden Fieberzacken oder hoher Kontinua an, welche differentialdiagnostisch zur Abgrenzung gegenüber einer unkomplizierten Angina oder einem normal verlaufenden Peritonsillärabszeß von *größter Wichtigkeit* sind. Fehlen Schüttelfröste, so weisen die *steigende Temperatur* und die *Verschlechterung des Allgemeinzustandes* auf die drohende Komplikation hin. Früher oder später setzen die unverkennbaren Erscheinungen der manifesten schweren Verwicklung ein. Die Sepsis zeichnet sich aus durch den *septischen Allgemeinzustand* mit fahler Hautfarbe, eingefallenen Zügen, trockener Zunge, septischem Blutbild, Milzschwellung und schwerem Krankheitsgefühl, das schließlich in die terminale Euphorie umschlägt. Es folgen die Symptome der *Metastasenbildung* in der Lunge (Hüsteln, Stechen auf der Brust, blutiger Auswurf, Bronchopneumonie) und im großen Kreislauf (Gelenkschwellungen, Nieren- und Herzerkrankungen, Abszesse). Die *Meningitis* führt zu Nackenstarre, Kernigscher Flexionskontraktur, Veränderungen der Zerebrospinalflüssigkeit usw., die *Cavernosusthrombose* zu Chemosis conjunctivae bulbi, Protrusio bulbi usw., die *Mediastinitis* zu Druckschmerzen im Jugulum, Schmerzen hinter dem Sternum, unbestimmtem Angstgefühl, Pericarditis u. a. Nicht selten treffen mehrere Komplikationen zusammen.

Der *Befund an den Tonsillen* ist je nach dem Stadium sehr verschieden. Es kann sowohl eine phlegmonöse Angina oder ein Peritonsillarabszeß, wie auch eine fast reizlose Tonsille vorliegen. Die *Halsseite* ist äußerlich nur geschwollen, wenn eine akute Lymphadenitis besteht oder das Spatium parapharyngicum beteiligt ist.

Bei alleiniger Entzündung der großen Venenstämme bzw. Thrombosierung wird der *Gefäßstrang druckempfindlich* ohne Schwellung der Halsseite. Bei der primären hämatogenen Sepsis fehlt auch die Druckempfindlichkeit des Gefäßstranges.

Diagnose. Je früher die Diagnose gestellt wird, desto besser sind in der Regel die Heilungsaussichten. Es darf daher nicht das volle, allerdings unverkennbare Bild der Septikopyämie abgewartet werden. Ein bis zwei Schüttelfröste, ausgenommen in den ersten zwei Tagen einer Angina (CLAUS), septische Temperatursprünge bei zweistündlicher Temperaturkontrolle, ansteigendes Fieber bis zu hohen Kontinua mit zunehmender Beeinträchtigung des Allgemeinzustandes sind Symptome der einsetzenden septischen Verwicklung. Der Blutbefund weist die Zeichen der schweren Infektion auf. Eine dolente Schwellung der Halsseite oder eine Druckempfindlichkeit des Gefäßstranges erhöhen den Verdacht.

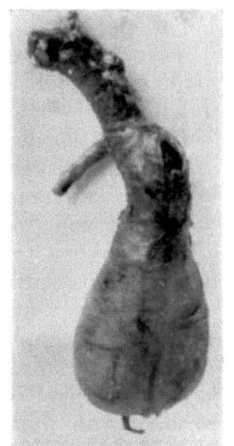

Abb. 143. Thrombophlebitis der V. jugularis interna bei tonsillogener Sepsis. Resektionspräparat

Differentialdiagnostisch sind hauptsächlich die *Agranulozytose*, die *akute Leukämie*, die *infektiöse Mononukleose* und die *maligne Diphtherie* zu erwägen.

Da die ursächliche Angina Wochen oder Monate zurückliegen und zudem geringfügig sein kann, erfordert jede *kryptogene Sepsis* eine *sorgfältige Anamnese nach durchgemachten Anginen* und eine Untersuchung der Mandelgegend, eventuell eine probatorische Tonsillektomie.

Behandlung. Sepsisverdacht verlangt die sofortige Hospitalisierung, da die Heilung weitgehend von der möglichst frühzeitigen chirurgischen *Ausschaltung des Primärherdes* und der *Abriegelung der fortschreitenden Thrombophlebitis* abhängt. Wie bei den parapharyngealen Entzündungen (S. 321), wird das Spatium parapharyngicum freigelegt, Phlegmonen oder Abszesse dieses Raumes werden drainiert, entzündete oder vereiterte Lymphknoten ausgeräumt, die großen Venenstämme, vor allem die V. jugularis interna, im Gesunden nach oben und unten unterbunden, eröffnet, die Thromben möglichst vollständig entfernt und die Gefäße reseziert. Ausnahmsweise ist zum Erreichen des oberen Thrombusendes eine Aufmeißelung des Warzenfortsatzes und Ausräumung des Sinus sigmoides notwendig. Anschließend folgt die Tonsillektomie.

Es ist klar, daß die Erfolge der Behandlung um so besser sind, je weniger der Organismus bereits mit Bakterien überschwemmt ist, und daß sich die Heilungsaussichten mit dem Auftreten entzündlicher Metastasen in entfernten Organen rasch verschlechtern. Die interne Behandlung, auch mit Sulfonamiden und Antibiotica, kann die chirurgischen Maßnahmen keinesfalls ersetzen, unterstützt jedoch die Therapie der Verwicklung als solche. In Anbetracht der Mischinfektion mit den genannten Anaerobiern ist möglichst rasch eine Resistenzprüfung vorzunehmen, damit eine gezielte Chemo- bzw. Biotherapie durchgeführt werden kann. Neben Penicillin in Kombination mit Streptomycin kommen zur Zeit die neueren breitspektrigen Antibiotica in Betracht. Die übrige Behandlung wurde bei der otogenen Septikopyämie (Ohr, S. 308) eingehend besprochen.

Eine *einfache postanginöse Nieren-, Herz- oder Gelenkerkrankung* ohne septische Zeichen heilt häufig nach Ablauf der Angina ohne Tonsillektomie ab. Jede solche Folgekrankheit ist aber die unbedingte Anzeige zur Mandelausschälung, weil sie sich bei folgenden Anginen oder Peritonsillarabszessen oft in noch schwererer Form zu wiederholen pflegen. Es ist im allgemeinen wegen einer möglichen stärkeren Exazerbation zweckmäßig, die Abheilung der Erkrankung abzuwarten, keinesfalls darf die Tonsillektomie aber mehr als einige Wochen hinausgezögert werden, da sonst Dauerschäden eintreten können. Wird die Folgekrankheit trotz interner Behandlung stationär oder verschlechtert sie sich, so ist die Tonsillektomie à tiède angezeigt. Ein Penicillinschutz bei der Tonsillektomie ist unerläßlich, kann aber zuweilen die Exazerbation der Folgekrankheit nicht ganz verhüten.

Prognose. Jede tonsillogene Sepsis, intrakranielle Erkrankung oder Mediastinitis ist eine lebensgefährliche, öfters tödliche Verwicklung. Durch das hauptsächlich von UFFENORDE, CLAUS und LINK befürwortete frühe und energische chirurgische Vorgehen zur Beherrschung des Primärherdes und der Thrombophlebitis und die energische Chemo- bzw. Biotherapie sind die Heilungsaussichten bedeutend günstiger geworden. Bei foudroyant phlegmonösem Verlauf kommt aber in der Regel jede Behandlung zu spät.

3. Die tonsilläre Herdinfektion

Von den besprochenen schweren Verwicklungen der akut-manifesten Mandelentzündungen bestehen alle Übergänge zu der *Herdinfektion im engeren Sinne von Päßler*, bei welcher ebenfalls eine Streuung von Bakterien oder deren Toxinen in die Blutbahn stattfindet, der *Quell- und Streuherd* aber als *chronisch-latente Entzündung* örtlich mehr oder weniger *stumm* bleibt oder nur zeitweise und mitunter zeitlich von der Folgekrankheit unabhängig Beschwerden verursacht. Der Primärherd kommt daher dem Patienten oft gar nicht zum Bewußtsein; er befragt den Arzt wegen der Folgekrankheit, aus deren Symptomen auf eine Herdinfektion geschlossen werden muß. Dies ist Sache des Hausarztes bzw. des Internen, der auf der Suche nach dem ursächlichen Herd in erster Linie auf das Urteil des Facharztes für Nasen- und Halsleiden und des Zahnarztes angewiesen ist, weil die Primärherde hauptsächlich in den Tonsillen und an den Zahnwurzeln zu vermuten sind. Eine verständige Zusammenarbeit setzt gewisse fachärztliche Kenntnisse voraus und ist um so wichtiger, als die Erkrankungen an Herdinfektion zum Teil sehr häufig sind (Rheumatismen), zum Teil schwerwiegend (Sepsis, Endocarditis, Myocarditis, Nephritis usw.) und sie der internen Behandlung so lange trotzen, bis der Primärherd gefunden und beseitigt ist.

Die *Erreger der Herdinfektion* sind vor allem die verschiedenen Streptokokkentypen, welche in abgeschlossenen chronischen Entzündungsherden dauernd lebensfähig bleiben, sich vermehren und von Zeit zu Zeit schubweise in die allgemeine Blutbahn eingeschwemmt werden oder ihre Toxine in diese gelangen. Nach heute herrschender Ansicht muß der Entzündungsherd von einem gefäßarmen Bezirk umgeben sein, damit daraus ein Primär- bzw. Quellherd entsteht, wie z. B. die Wurzelgranulome der Zähne, wodurch die Keime infolge schlechter Lebensbedingungen eine Virulenzeinbuße erleiden, während der Organismus eine gewisse Immunität erlangt. Es kommt zu einem labilen Gleichgewicht zwischen den Erregern des Quellherdes und den Abwehrkräften des Organismus und der Herd verhält sich ruhig. Jede Aktivierung des Herdes, z. B. durch allgemeine Resistenzverminderung oder durch eine Sekundärinfektion, verschiebt das Gleichgewicht zugunsten der Erreger. Nicht selten unter akutem Aufflammen, beginnt der Herd schubweise Toxine und Bakterien auf dem Lymphwege oder direkt auf dem Blutwege in die allgemeine Blutbahn zu streuen und wird damit zum Streuherd. Da kein massiver Einbruch stattfindet, entwickelt sich die Folgekrankheit mehr oder weniger schleichend und verläuft entsprechend der schubweisen Herdaktivierung in Schüben. Nicht selten antwortet der Organismus in Form einer allergischen Reaktion (KLINGE), da die wenig virulenten Erreger eine Sensibilisierung hervorrufen können und deshalb eine Hyperergie im Sinne ROESSLES eintritt. Für die Lokalisation der Bakterien an bestimmten Stellen bzw. in bestimmten Organen nimmt ROSENOW eine Organselektivität der verschiedenen Streptokokkenstämme an, die aber von anderer Seite (HESSE u. a.) abgelehnt wird. Jedenfalls ist nicht nur die Art und die Virulenz des Erregers, sondern auch die Reaktion des Körpers maßgebend, weshalb bestimmte Konstitutionstypen, z. B. vegetative Dystonien, zur Herdinfektion neigen.

Die herdinfektbedingten Allgemein- und Organerkrankungen. Zu den Folgekrankheiten (s. Lehrbücher der inneren Medizin) gehören vor allem (siehe Tabelle 4) die rheumatischen Erkrankungen im weiteren Sinn mit ihren Sekundärlokalisationen in den Gelenken, den Muskeln, den Herzhäuten und dem Herzmuskel sowie den Nieren.

Tabelle 4. *Herdinfektbedingte Allgemein- und Organerkrankungen*

Infektiöser Gelenkrheumatismus	Rezidivierende Anginen
Infektiöser Muskelrheumatismus	Nichttuberkulöse Halslymphome
Nierenentzündungen, Nierenbeckenentzündungen	Venenentzündungen
Herzentzündungen, (Myokarditis, Endokarditis = Karditis [Fanconi])	Cholezystitis und Appendizitis
	Iritis rheumatica
Kryptogene Sepsis u. subfebrile Zustände	Neuralgien, Ischias

Die Abgrenzung gegen die rheumatische Infektion, die neuerdings als spezifische chronische Infektionskrankheit der Tuberkulose und der Lues an die Seite gestellt wird und für welche die Tonsillen ebenfalls die Eintrittspforte sein können, ist noch nicht klar.

Auch können gewisse Entzündungen der Augen, der Haut, des Nervensystems (Chorea minor) und des Magen-Darmkanals durch Streuherde verursacht werden. Selten entsteht eine schwere kryptogene Sepsis bzw. eine Sepsis lenta. Ein *schubweiser Verlauf*, entsprechend der Streuung in Schüben, gilt als charakteristisch für die Herdinfektion. In solchen Fällen ist die infektiöse Genese der Krankheit in der Regel leicht nachzuweisen und die Schwierigkeiten beginnen erst mit dem Auffinden des Primärherdes.

Häufig ruft eine dauernde geringe Streuung nur ein leichtes *uncharakteristisches Krankheitsbild* hervor, bei welchem unbestimmte mehr funktionelle Symptome, wie Depressionen, Mattigkeit, Herzklopfen, funktionelle Magen-Darmstörungen und subfebrile Temperaturen im Vordergrund stehen. Dessen Unterscheidung von verschiedenen anderen zunächst unklaren Erkrankungen ist nicht einfach, zumal wenn keine infektiösen Veränderungen des Blutstatus vorliegen. Beginnende Tuberkulosen und Thyreotoxikosen sind leichter auszuschließen als vorwiegend psychisch bedingte Störungen, die aus einem Gemisch von psycho- und neurasthenischen Beschwerden mit solchen des vegetativen Nervensystems und anscheinend rein infektiösen Komponenten bestehen. Auch sie können wie Herdinfekte schubweise auftreten. Während der Ausschluß der Streuherde keine Besserung bringt, läßt manchmal die Änderung der psychischen Lage selbst die scheinbar infektiösen Komponenten schlagartig verschwinden. Der blinde Operationseifer zeigt einem gelegentlich junge Menschen mit Totalausräumungen des Gebisses, tonsillektomiert, mit den Narben radikaloperierter Nasennebenhöhlen und des entfernten Blinddarmes, deren psychische Verfassung dadurch nicht glücklicher und deren Beschwerden nicht geringer geworden sind. Dazu trägt wesentlich bei, daß die Lehre von der Herdinfektion dem in die Krankheit flüchtenden Neurastheniker zum Modeschlagwort geworden ist und er sich gerne zu wiederholten ,,Herdsanierungen'' durch entsprechende Operationen bereit findet. In letzter Zeit ist allerdings in den USA ein wesentlicher Umschwung der Ansichten eingetreten.

Der *Primärherd*. Die folgende Tabelle zeigt den möglichen Sitz des Primärherdes.

Tabelle 5. *Primärherde bei Herdinfektionen*

Tonsillen: Zirka 60% (nach LE MÉE)	Mittelohr
Zahnumgebung: Wurzelgranulome zur oralen bzw. dentalen Sepsis führend	Bronchien und Lungen
	Intestinaltraktus
Nasennebenhöhlen	Urogenitaltraktus.

Die *Gaumenmandeln* und die *Zähne* stehen weitaus an erster Stelle und von beiden sind wiederum die Tonsillen häufiger als die Zähne bzw. die Zahnwurzelumgebung. Auch können *vernarbte Mandelstümpfe* nach einer Tonsillotomie oder selbst kleine Mandelreste nach unvollständiger Tonsillektomie, aber auch wiedergewuchertes lymphatisches Gewebe in den Mandelnischen nach der Mandelausschälung als Herde wirken. Das letztere ist allerdings eine Ausnahme. Einen gewissen Anteil an der Herdinfektion nehmen die chronischen Entzündungen der *Nasennebenhöhlen*, während andere Herde im Fachgebiet, wie chronische Entzündungen der Rachenmandel und des übrigen lymphatischen Gewebes in der Schleimhaut, diffuse Entzündungen der Rachenschleimhaut und chronische Mittelohreiterungen ganz zurücktreten.

Der Primärherd in den Gaumenmandeln besteht in einer *chronischen Tonsillitis* (S. 245) oder einem *chronischen Peritonsillärabszeß*, ohne pathologisch-anatomisch besondere für einen Primärherd charakteristische Kennzeichen. Die chronische Tonsillitis bleibt selten örtlich dauernd latent, meistens verursacht sie von Zeit zu Zeit unter akutem Aufflammen auch örtliche Beschwerden und die Erkrankung kann alle Grade bis zur schweren akuten Angina und dem Peritonsillärabszeß durchlaufen. Dabei nimmt die Streuung in der Regel zu und die Folgekrankheit verschlimmert sich. Eine grundsätzliche Trennung zwischen chronisch-latenten und akut-manifesten Tonsillenherden läßt sich deshalb nicht ziehen, jedoch führt der akut-manifeste Herd mit seinem massiven Einbruch von hochvirulenten Keimen gewöhnlich zu einer schweren akuten Erkrankung, während der latente Primärherd mit seiner schubweisen allmählichen Einschwemmung abgeschwächter Erreger ein mehr schleichendes Leiden hervorruft.

Das Auffinden des tonsillären Primärherdes. Bei der Häufigkeit der chronischen Tonsillitis (S. 245) ist es klar, daß ein Zusammentreffen von chronischer Tonsillitis und herdbedingter Allgemeinerkrankung die Regel ist, gleichgültig, ob der Primärherd in den Tonsillen sitzt oder anderswo. Mit dem Nachweis der chronischen Tonsillitis als solcher ist daher der ursächliche Zusammenhang nicht bewiesen.

Sehr wichtig und oft entscheidend ist die *Vorgeschichte*, nach welcher sich die herdbedingten Fernerkrankungen in drei Gruppen einteilen lassen.

Bei einer *ersten Gruppe*, die allerdings nicht zur Herdinfektion im engeren Sinne gerechnet wird, schließt sich die *Allgemeinerkrankung oder deren Verschlimmerung unmittelbar an Anginen bzw. an Peritonsillärabszesse* an, ein Vorgang, der sich manchmal bei jeder neuen Angina in derselben Weise wiederholt, wie beispielsweise bei postanginösen Polyarthritiden oder Nephritiden. In solchen Fällen ist der tonsilläre Primärherd sicher und die Tonsillektomie dringend angezeigt.

Bei einer *zweiten Gruppe* ergibt die Vorgeschichte ebenfalls *akute Halsentzündungen*, die aber *zeitlich mit der Folgekrankheit in keinem bestimmten Zusammenhang* stehen. Handelt es sich um heftige Anginen, so liegt der Primärherd gewöhnlich in der Tonsille. Nach VOGEL sind auch leichtere, bei jeder geringsten Erkältungsursache auftretende Halsbeschwerden, wie auch Schnupfen und Bronchitiden, in gleicher Weise zu bewerten, jedoch ist die Abgrenzung gegen die Beschwerden der häufigen diffusen Pharyngitis ohne wesentliche Beteiligung der Mandel schwierig.

Bei einer *dritten Gruppe* läßt die Vorgeschichte im Stich. Der *Tonsillenherd bleibt dauernd stumm* und trotzdem beweist gegebenenfalls der Erfolg der Tonsillektomie, daß der Primärherd in der Tonsille saß. In diesen Fällen muß der Primärherd aus dem objektiven Befund an den Tonsillen erschlossen werden, was nicht über eine gewisse Wahrscheinlichkeit hinausführt. Die verschiedenen Zeichen der chronischen Tonsillitis besagen nicht mehr als die Möglichkeit eines Zusammenhanges. Allerdings sind *reichliche Pfröpfe* und *starke Verwachsungen* kleiner kryptischer Mandeln (s. chronische Tonsillitis) *verdächtig*. Im Gegensatz dazu sind große vorstehende Mandeln eher harmlos, entgegen der noch weit verbreiteten Meinung der Wichtigkeit der Mandelgröße für deren pathologische Bedeutung. Wie früher erwähnt, wird die Größe der Mandel durch deren Hyperplasie bestimmt und gibt keine Auskunft über die chronische Entzündung. *Druckempfindliche Lymphknoten* im Kieferwinkel weisen auf eine Streuung hin. Von speziellen Untersuchungsmethoden hat die bakteriologische Untersuchung des Krypteninhalts ebenso versagt, wie die zytologische Untersuchung desselben. Ein hoher Prozentgehalt an Leukozyten gegenüber von Lymphozyten ist freilich das Zeichen akuter Herde in der Kryptentiefe. Tierversuche mit den gezüchteten Bakterienstämmen aus dem Krypteninhalt und die Hauttestung mit Bakterienextrakten aus den Pfröpfen sind unsicher. Zuweilen gelingt es durch *Provokation* mittels Reizung der Tonsillen (sogenannte Tonsillenteste) (Quetschen, Absaugen, Abkühlen oder durch Kurzwellen) eine Verschlimmerung der Krankheitserscheinungen durch vermehrte Streuung auszulösen oder objektiv nachweisbare Blutveränderungen (Beschleunigung der Blutsenkung, Leukozytose mit Verschiebung des weißen Blutbildes [V. SCHMIDT]) hervorzurufen. Der positive Ausfall spricht für einen Mandelherd. Eine gewisse Bedeutung kommt der *Hauttestung* mit aus den Bakterien des Krypteninhaltes hergestellten Bakterienvakzinen zu. Jedoch ist auch damit ein sicherer Hinweis nicht zu erreichen.

Manchmal führt erst eine *längere Beobachtung* und *konservative Behandlung* zu einer gewissen Abklärung, wobei nicht außer acht gelassen werden darf, daß mehrere sich gegenseitig beeinflussende Herde bestehen können. Es ist klar, daß nicht nur die Mandeln, sondern auch die übrigen möglichen Herdlokalisationen, wie die Zähne, die Nasennebenhöhlen, der Nasenrachen und das Mittelohr, untersucht werden müssen, für deren Primärherde grundsätzlich die gleichen Überlegungen wie für die Gaumenmandeln gelten. Auch hat der Interne nach weiteren Herden, z. B. im Digestionstraktus, insbesondere im Zwölffingerdarm und in den Gallenwegen zu suchen, wo er auf dieselben Schwierigkeiten stößt, wie der Facharzt auf seinem Gebiet. Es ist deshalb ausgeschlossen, eine Diagnose per exclusionem zu stellen. In allen fraglichen Fällen ist die ohnehin notwendige Zahnsanierung vor der Tonsillektomie angezeigt.

Behandlung. Eine zuverlässige und dauernde Beseitigung des Primärherdes wird einzig durch die vollständige *Tonsillektomie* gewährleistet. Die teilweise Abtragung der Tonsille durch eine Tonsillotomie oder durch Elektrokoagulation kann die Tonsillektomie nicht ersetzen. Konservative Maßnahmen (Absaugen, Ausquetschen, Wärmeanwendung) haben, wenn überhaupt, nur einen vorübergehenden Erfolg und kommen höchstens bei ganz leichten Störungen in Frage. Ob durch Darreichung von Sulfonamiden oder Antibiotica Primärherde sterilisiert werden können, ist noch nicht entschieden, aber ganz unwahrscheinlich.

Die *Anzeigestellung* ist in vielen Fällen noch unsicher. Mit Rücksicht auf die mögliche Abheilung sonst nicht zu heilender Krankheiten durch die Tonsillektomie darf die Anzeige zur Mandelausschälung im Zweifelsfall nicht zu eng gestellt und eine probatorische Tonsillektomie nicht abgelehnt werden. Von Fall zu Fall ist die Schwere und Art der Fernerkrankung gegen die Erfolgsaussichten abzuwägen, wodurch eine planlos weite Indikationsstellung und regelmäßige probatorische Tonsillektomie vermieden wird. In Anbetracht der, wenn auch geringen Operationsrisiken, ist eine solche naheliegende operative Polypragmasie nicht zu rechtfertigen.

Behandlungserfolge. Sitzt der Primärherd in der Mandel, so ist das Resultat der Tonsillektomie ausgezeichnet, sofern die Streuung nicht schon sekundäre selbständige Herde oder irreparable Schäden verursacht hat. Die Besserung und Heilung kann schlagartig eintreten, erfolgt aber meistens erst nach Wochen oder Monaten.

VIII. Verschiedene oberflächliche Schleimhauterkrankungen der Mundhöhle und des Rachens (Dermatosen usw.)

Ohne auf die Mundhöhlenerkrankungen im allgemeinen näher einzugehen, werden im folgenden eine Reihe von oberflächlichen Schleimhauterkrankungen verschiedener Ursachen besprochen, die meistens zugleich die Schleimhaut der Mundhöhle und des Rachens befallen und öfters erhebliche differentialdiagnostische Schwierigkeiten bereiten. Zum Teil sind es Schleimhauteruptionen von Hautkrankheiten.

1. Stomatitis und Pharyngitis aphthosa

Die Ursache der Aphthen, dieser eigentümlichen rezidivierenden und manchmal *familiären* multiplen Schleimhauterosionen, ist wahrscheinlich keine einheitliche. Sicher ist die Schleimhauterkrankung in vielen Fällen der Ausdruck einer *Allgemeinstörung*, hauptsächlich bei *neurovegetativ-labilen Menschen*, bedingt durch Magen-Darmstörungen, Hormonschwankungen (Auftreten vor der Menstruation und in der Schwangerschaft) und andere unbekannte Gründe. Wahrscheinlich spielt auch der *Vitaminspiegel* mit. Zuweilen mag eine *Virusinfektion* (bei Fieber) oder eine *Verletzungsfolge* vorliegen. Selten läßt sich eine bestimmte äußere Veranlassung nachweisen, die auf *allergische Vorgänge* hindeutet.

So blieben z. B. bei einem jungen Mann meiner Praxis die jahrelang rezidivierenden und quälenden Aphthenanfälle aus, als der überreichliche Genuß von Orangen eingestellt wurde.

Dem Schleimhautausbruch kann eine *fieberhafte Allgemeinstörung* vorangehen, doch ist dies nicht immer der Fall. Plötzlich entstehen an *multiplen Stellen der Mundschleimhaut*, an den *Gaumenbogen* und am *weichen Gaumen* oder am *Kehlkopfeingang* kleine rundliche flache *Erosionen*, die sich mit einem gelblichen, später grauen Fibrinbelag bedecken und meist in wenigen Tagen wieder abheilen. Ein feiner, lebhaft roter Saum hebt sie aus der diffus geröteten Umgebung hervor. Schubweise erscheinen immer neue Effloreszenzen, bis die Erkrankung *nach 10 bis 14 Tagen* spontan *aufhört*. Fast nie dauert der Schub unter Bildung von größeren geschwürigen Flächen oder tieferen Geschwüren *(Ulcus neuroticum)* wochenlang.

Die Aphthen sind sehr *schmerzhaft*, weshalb das an sich *harmlose* Leiden den Kranken äußerst plagt.

Rezidive in kürzeren oder längeren Intervallen während Jahren sind die Regel.

Diagnose. Der Befund ist fast immer eindeutig. Die ähnlich aussehenden geplatzten *Herpesbläschen* stehen in Gruppen und haben alle gleiche Größe. Die weniger regelmäßigen *Plaques muqueuses der sekundären Syphilis* schmerzen im allgemeinen nur an der Zunge und dauern erheblich länger. Im Zweifelsfalle sind stets die serologischen Reaktionen auf Syphilis anzustellen.

Behandlung. Eine Prophylaxe und ursächliche Behandlung gelingt nur, wenn eine bestimmte Ursache gefunden und vermieden werden kann. Die Anwendung von Campolon, Vitamin B^1, B^2-Gruppe (Nikotinsäureamid, dreimal 0,05), Vitamin C (Redoxon) oder von Vitaminkombinationen führte zu keinen wesentlichen Erfolgen. Die Behandlung einer vorangehenden Allgemeinstörung, insbesondere von Magen-Darmverstimmungen, hat der Patient oft schon selbst vorgenommen. Stoffwechselstörungen jeder Art sind gleichfalls zu berücksichtigen.

Weiche, nicht reizende Kost ergibt sich von selbst. Die symptomatische Lokalbehandlung durch Ätzung mit dem Arg. nitric.-Stift (nach Lokalanästhesie) oder mit 5% Chromsäure kann das schmerzhafte Stadium etwas abkürzen. Große Schmerzhaftigkeit läßt sich durch Aufpudern von Orthoform bzw. Anästhesin oder Pinseln mit 1% Pantocain lindern.

Ebensowenig, wie eine rationelle Behandlung bekannt ist, gibt es eine zureichende *Prophylaxe* der Rückfälle, sofern nicht eine ausschaltbare Ursache mitspielt.

2. Herpes pharyngis

Diese *Bläschenerkrankung* tritt entweder als *Herpes simplex* oder als *Herpes zoster* auf.

Der *Herpes simplex* ist eine Viruserkrankung, deren Virus am Kaninchenauge eine heftige Kerato-Conjunctivitis erzeugt. Wahrscheinlich bleibt das Virus an der Stelle des ersten Auftretens fixiert und führt ausgelöst durch äußere Faktoren immer wieder an derselben Stelle zu Rezidiven. Dazu gehören vor allem fieberhafte Infektionskrankheiten (Herpes febrilis der Lippen), Besonnung (Herpes solaris), die Menstruation (Herpes simplex menstrualis), der Geschlechtsverkehr und nervöse Erregungen.

Der *Herpes zoster* ist ebenfalls eine Virusinfektion, die den Varizellen nahesteht und stets das Ausbreitungsgebiet einer bestimmten Nervenwurzel betrifft. Beim Herpes zoster in der Mundhöhle und im Rachen handelt es sich um den siebten, neunten und zehnten Hirnnerven, die mit entsprechenden nervösen Erscheinungen gleichzeitig gelähmt werden können (s. auch Ohr, S. 351).

Sie beginnen beide mit *allgemeinem Krankheitsgefühl*, teils *Frost* und hohem *Fieber*, das gewöhnlich rasch wieder abfällt, worauf die runden, gleich großen

Herpesbläschen einzeln oder in Gruppen aufschießen. Außer an der *Wangenschleimhaut* und der *Zunge* finden sie sich vor allem am *weichen Gaumen* und den *Gaumenmandeln*. In kurzer Zeit zerfällt die dünne Bläschenhaut und hinterbleibt eine gelblich belegte runde *Erosion* zum Teil mit einer Epithelkrause. Durch Zusammenfluß entstehen serpiginöse Geschwürchen. Die Bläschen bereiten heftige stechende und brennende, bisweilen in das Ohr ausstrahlende Schmerzen beim Kauen und Schlucken, bis sie *nach einigen Tagen* unter Bildung eines Fibrinbelages *in narbenlose Heilung* übergehen.

Diagnose. Von den Aphthen unterscheiden sie sich durch ihre gruppenförmige Anordnung und gleiche Größe, vom *sekundären Syphilid* namentlich durch die Schmerzen.

Behandlung. Neben der symptomatischen Behandlung der Schmerzen und des Fiebers, beim Herpes zoster, insbesondere mit Salizyl, und der Lokalbehandlung mit Schmerzbetäubung durch Orthoform, Anästhesin oder 1% Pantocain oder Betupfen mit Silbernitratlösung, ist heute eine kausale Therapie mit Aureomycin oder Terramycin oft erfolgreich. Beim Herpes simplex hilft zuweilen wiederholte Vakzination mit Kuhpockenlymphe, die Rezidive zu verhindern, beim Herpes zoster dient Benerva zur Beschleunigung der Abheilung.

3. Die Maul- und Klauenseuche (Stomatitis epidemica)

Die Übertragung dieser Viruskrankheit des Viehs auf den Menschen direkt oder durch verunreinigte Milch erfolgt nur ausnahmsweise. Unter fieberhaften Allgemeinerscheinungen entwickelt sich neben dem blasigen Hautausschlag an den Händen und im Gesicht auch an der stark geschwollenen und geröteten Mundschleimhaut ein Ausbruch von *grauweißen Bläschen*, nach deren Platzen größere, sehr *schmerzhafte Erosionen* zurückbleiben.

Die *Differentialdiagnose* gegenüber anderen Bläscheneruptionen stützt sich auf die Ansteckungsmöglichkeit durch krankes Vieh und den Hautausschlag.

Die **Lokalbehandlung** besteht in reizloser Kost, Mundpflege und Anwendung von Orthoform, Anästhesin oder 1% Pantocain zur Schmerzlinderung.

4. Dermatosen des Rachens

Pemphigus, Morbus herpetiformis Duhring, Erythema exsudativum multiforme. Die drei ursächlich und in ihrem Verlauf verschiedenen Dermatosen zeigen an der Schleimhaut der Mundhöhle und des Rachens in ihrer Grundform gleiche Bilder von bis *haselnußgroßen, prall gefüllten Blasen*, die rasch platzen und eine hochrote, später gelbliche, zunächst von der weißlichen Blasenhaut teilweise überdeckte *Erosion* hinterlassen.

Allerdings sind nur die beiden ersten Krankheiten Blasenerkrankungen im engeren Sinn, beim Erythema exsudativum multiforme besteht die Primärefloreszenz aus einer erythematösen urtikariellen Papel (LUTZ), bei welcher sich die Epidermisschicht blasig abhebt.

Der **Schleimhautpemphigus** begleitet im allgemeinen einen Hautpemphigus, jedoch kann die Schleimhauterkrankung auch vorausgehen oder isoliert bleiben. Unter Schüben zieht sich die schwere Erkrankung oft über Jahre hin, wobei die sehr schmerzhafte erodierte Schleimhaut der Mundhöhle den Patienten äußerst quält und den allgemeinen Zerfall beschleunigt. Die Abheilung kann unter Narbenbildung und Verwachsungen erfolgen.

Der **Morbus herpetiformis** Duhring ist vom Pemphigus nicht scharf abzutrennen, verläuft jedoch meistens gutartig. Das **Erythema multiforme** exsudativum weist die bekannten Schübe im Frühjahr und Herbst auf.

Diagnose. Die Schleimhautveränderungen dieser drei Krankheiten sind als grobblasig recht charakteristisch, trotzdem ist der Ausschluß einer *sekundären Syphilis* durch die serologischen Reaktionen angezeigt. Die Differentialdiagnose zwischen ihnen geht mit Sicherheit nur aus einer gleichzeitigen Hauterkrankung bzw. dem örtlichen Verlauf hervor.

Behandlung. Die örtliche Behandlung beschränkt sich auf eine sorgfältige Mundpflege, Spülungen mit schwacher Natriumbikarbonatlösung und Anästhesierung der schmerzhaften Schleimhautstellen mit Orthoform, Anästhesin oder Pinseln und Spülen mit 1% Pantocain. Die Behandlung der Grundkrankheit ist Sache des Dermatologen.

Prognose. Durch die neuerliche Behandlung mit Vitamin D, Sulfonamiden und Penicillin haben sich auch die Aussichten des früher meist tödlich verlaufenden Pemphigus gebessert, ebenso wie der Morbus herpetiformis Duhring unter dieser leichter verläuft. Alcacyl und Chemotherapie bringen das Erythema exsudativum multiforme in der Regel rasch zur Abheilung.

Lichen ruber planus. Zugleich mit der Hauterkrankung erscheinen vorwiegend an der *Wangenschleimhaut* viele kleine *abgeplattete weißliche Knötchen*, welche zu *dendritischen Figuren* (signe de réseau) oder zu einheitlichen Plaques zusammentreten.

Die Verwechslung mit dem *sekundären Syphilid* liegt manchmal nahe, ist aber durch die Wassermannsche Reaktion leicht aufzuklären.

Weitere Dermatosen, wie Arzneiexantheme, Epidermolysis bullosa hereditaria, Lupus erythematodes, Lichen ruber accuminatus, Sklerodermie, Psorospermosis (Morbus Darier), Fordyce disease und sarkoide Geschwülste, *Leukoplakien*, können auch an der Mundhöhlen- und Rachenschleimhaut krankhafte Veränderungen hervorrufen. Im allgemeinen steht die Hauterkrankung im Vordergrund und erlaubt die Diagnose.

Arzneiwirkungen bestehen entweder in einem einfachen toxischen Enanthem (Jod, Salizyl, Antipyrin, Belladonna) oder in ulzerös-nekrotischen Veränderungen (Wismuth, Quecksilber u. a.).

5. Stomato-Pharyngitiden nach Behandlung mit Antibiotica

Praktisch wichtig sind die nicht seltenen heftigen *Reaktionen auf Antibiotica* der Mund- und Rachenschleimhaut, die sich vielfach nach lokaler aber auch interner, wenn auch nur gering dosierter Anwendung einstellen. Sie können die gesamte Schleimhaut mit mehr oder weniger starker Beteiligung der einzelnen Teile betreffen und äußern sich vorwiegend in einer hochgradigen Schwellung und Rötung der Schleimhaut, wovon die erstere zusammen mit der Schmerzhaftigkeit bei Mundbewegungen für den Patienten außerordentlich lästig ist. Dazu dauern sie manchmal auffällig lang und können sich über Wochen hinziehen. Schon aus diesem Grund ist die lokale Penicillinanwendung als Lutschtabletten oder als Spray bei jeder leichten Rachenentzündung oder bei akuten Katarrhen dringend zu widerraten. Das Penicillinenanthem ist in solchen Fällen viel lästiger als die Grundkrankheit. Zuweilen gehen damit auch schwere Erscheinungen am Magendarmtraktus einher und liegt ein bedrohliches septisch-fieberhaftes Krankheitsbild vor.

Die Pathogenese dieser recht verschiedenen Krankheitsformen ist noch nicht eindeutig abgeklärt. Sicher spielen eine ganze Reihe von Faktoren mit. Auf die Rolle der Pilze in den Speisewegen gehe ich noch ein. Auch abgesehen von der Verschiebung der Mischflora im Speiseweg zugunsten der Pilze infolge der Zurückdämmung der bakteriellen Flora bzw. bestimmter Bakterienarten, haben die Antbiotica, besonders diejenigen mit breitem Spektrum, einen tiefgreifenden Einfluß auf die Vorgänge in den Speisewegen, namentlich auch auf bestimmte für den Wirt lebenswichtige Funktionen der Darmbakterien. Außer Hefen, Pseudomonas und Proteus sind fast alle Darmbakterien auf Antibiotica empfindlich. Die normale Rumenflora besorgt besonders die Synthese des B-Komplexes und von Vitamin K. Zudem fressen die Pilze diese Vitamine weg. Es entsteht deshalb vor allem ein Vitamin-B-Mangel. Antibiotica können außerdem die Mundschleimhaut direkt toxisch reizen, häufig sind allergische Überempfindlichkeiten im Spiel, die massenhaft zerstörten Bakterien geben reichlich Endotoxine ab und es können sich Antibiotica-resistente Stämme entwickeln, die besonders pathogen wirken. Einzelne davon gewinnen die Oberhand, weil alle Antibiotica-empfindlichen Stämme zugrunde gehen und daher das Gleichgewicht einer Mischflora weitgehend gestört wird. Auch Superinfektionen mit resistenten Stämmen, besonders in Spitälern, sind gefährlich (Staphylokokkensepsis). Die Pathogenese kann daher im einzelnen Fall wesentlich verschieden sein und die Behandlung hat sich darnach zu richten.

Die **Behandlung** besteht in erster Linie in Schonung der Schleimhaut beim Essen und Trinken sowie Alkalisierung durch Spülung mit Natriumbikarbonatlösungen. Im übrigen ist sie oft nicht einfach, da die Pathogenese öfters unklar bleibt. Zuweilen leisten Antibiotica gute Dienste, die resistente Stämme gegen das verursachende Antibioticum beseitigen. Auch sind stets Pilzinfektionen und deren Behandlung in Erwägung zu ziehen (S. 334).

6. Pilzinfektionen des Rachens

Die Pilzerkrankungen in Mundhöhle und Rachen haben seit der Einführung der Antibiotica wesentlich zugenommen und es finden sich heute Krankheitsbilder, die man früher kaum kannte. Insbesondere wird auch der Soor viel öfter und nicht nur bei marantischen Patienten pathogen. Teils entstehen akute fieberhafte Erkrankungen, teils aber auch jahrelang dauernde chronische Pilzwucherungen, die von den Tonsillen auszugehen scheinen und der konservativen Behandlung trotzen. Dabei spielen mehrere Faktoren mit: die Schädigung der Bakterienflora zugunsten der Pilzflora, die wahrscheinliche Förderung des Pilzwachstums durch Kapselbestandteile der peroral verabreichten Antibiotica, eine Virulenzsteigerung der Pilze und eine Herabsetzung der Abwehrkraft des Organismus, vorwiegend durch den Vitamin-B-Mangel, der der Vernichtung der Darmflora zuzuschreiben ist. Im einzelnen ist aber die Pathogenese noch nicht genügend abgeklärt.

Die sog. **Angina leptothritia** wurde bereits besprochen (S. 275).

Die **Aktinomykose** ist im Rachen eine äußerste Seltenheit.

Die **Blastomykosen** wurden bei den Nasenerkrankungen besprochen (S. 162).

Der **Soor.** Vielfach wuchert bei ernährungsgestörten Säuglingen oder bei hochgradig kachektischen Erwachsenen der *Soorpilz (Oidium albicans)*, aber auch nach Antibiotica (S. 333), auf der Schleimhaut. Der *Soorrasen* überzieht größere Gebiete der Schleimhaut mit *weißen, fein gekörnten Belägen*, die in der *Mundhöhle*, vor allem am *Gaumen*, beginnen und über den *Rachen* bis in die *Speiseröhre* und den *Kehlkopf* hinunterwachsen. Beschwerden sind in der Regel keine vorhanden. Der Soor ist harmlos, aber ein schlechtes Zeichen für die zugrunde liegende Allgemeinerkrankung.

Diagnose. Der Soorrasen ist durch seine feine Körnelung gegenüber weißen Pseudomembranen anderer Genese (Diphtherie) gekennzeichnet. Diagnostische Zweifel behebt der mikroskopische Nachweis des Pilzes im Ausstrichpräparat.

Die **Behandlung** ist keineswegs immer leicht, da die Pilzerkrankungen sehr hartnäckig sein können. Borsäure beseitigt in der Regel durch Aufstäuben von Borsäurepuder oder durch Spülen mit einer 2%igen Borsäurelösung den Soor, ebenso wie Formaldehyd, z. B. in Form von Formaminttabletten. Nach Abheilung der Grundkrankheit pflegte früher auch der Soor zu verschwinden, das ist aber nach Behandlung mit Antibiotica nicht immer der Fall.

Bei einem eigenen Patienten, der während zwei Jahren an rezidivierenden Sooreruptionen an den Tonsillen und dem weichen Gaumen gelitten hatte, verschwand die Erkrankung erst nach der Tonsillektomie und Kauterisation verschiedener erkrankter Schleimhautstellen.

Im übrigen werden besonders die folgenden Medikamente empfohlen: Kal. und Natr. jodatum peroral, zum Pinseln und das letztere für Inhalationen, Gentianaviolett zum Pinseln und peroral, Paraben und Stilbamidin, wobei WEGMANN bei schweren Erkrankungen dem Paraben, einem Ester der Parabenzoesäure, den Vorzug gibt.

IX. Die Geschwülste des Rachens

1. Gutartige Rachengeschwülste

Mit Ausnahme kleiner Fibrome und Papillome sind die gutartigen Geschwülste im Rachen sehr selten. Es werden auch solche hinzugerechnet, die im retro- oder parapharyngealen Raum entstehen und sich unter Vortreibung der Rachenweichteile in den Rachen vorwölben.

Fibrome. Am häufigsten sind kleine warzenförmige oder dünnbasige weiche oder derbe glatte Fibrome, die am weichen Gaumen, an der Uvula, am freien Rand der Gaumenbogen oder an der Tonsille entspringen.

Sehr viel seltener entstehen sie in der Umgebung des Rachens und erreichen, die Rachenwand vorwölbend, oft eine erhebliche Größe.

Papillome. Gleich wie bei den Larynxpapillomen dürfte es sich um virusbedingte Reizwucherungen handeln, die besonders am weichen Gaumen, an der Uvula, den Gaumenbogen oder der Tonsille vorkommen. Es sind weißliche bis rote kleinhöckrige Bildungen, die meistens zu manchmal multiplen blumenkohlartigen Beeten zusammentreten, seltener wie warzige mehr oder weniger lange Finger aussehen.

Teratome gehören zu den angeborenen Mischgeschwülsten, die hauptsächlich als *behaarte Rachenpolypen* von der Schädelbasis im Nasenrachen ausgehen oder als *Dermoide* zum Teil im Nasenrachen, zum Teil im Zungengrund entstehen (s. auch Mißbildungen, S. 220).

Retentionszysten sind verschiedener Herkunft. Am häufigsten finden sich kleine Retentionszysten mit Krypteninhalt in den *Gaumenmandeln*, wo es sich meistens nicht um eigentliche Zysten, sondern abgeschlossene und erweiterte Krypten handelt. Sie können auch in einzelnen Lymphfollikeln der Rachenwand entstehen.

Retentionszysten von *Schleimdrüsen* sind vor allem in den Valleculae zu treffen, wo sie bis haselnußgroße gelblich glasige kugelige Vorwölbungen bilden

(Abb. 144). Da sie oft keinerlei Beschwerden verursachen, sind es in der Regel Zufallsbefunde.

Speicheldrüsenmischgeschwülste entwickeln sich besonders im Gaumen oder es sind endorale Ausläufer einer Parotismischgeschwulst.

Die **Tonsilla pendula** besteht aus einer mehr oder weniger großen, gestielten, aus der Tonsille heraushängenden Masse von Tonsillengewebe und sieht wie eine Geschwulst aus.

Hämangiome können, besonders in Form eines blauschwarzen kleinhöckrigen kavernösen Angiomes eine große Ausdehnung erreichen und sich von der Mundhöhle bis in den Kehlkopf erstrecken.

Neurinome gehen im parapharyngealen Raum hauptsächlich vom N. vagus oder vom sympathischen Grenzstrang aus und wölben die Rachenweichteile vom Epipharynx bis in Kehlkopfhöhe vor.

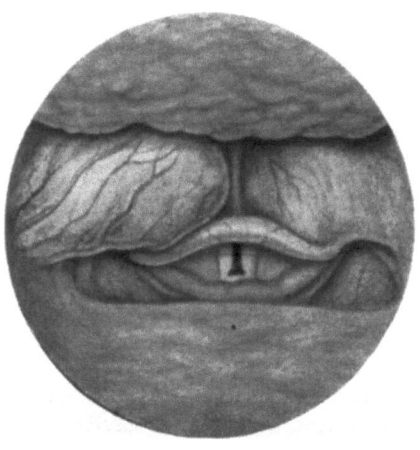

Abb. 144. Retentionszyste in der rechten Vallecula

Lipome, Fibrolipome, Chondrome, Adenome, Plasmozytome und **Endotheliome,** letztere drei als Übergänge zu den bösartigen Geschwülsten, sind teils im Rachen selbst, teils den Rachen von außerhalb vortreibend, ebenfalls beobachtet worden.

Schilddrüsenwucherungen können als versprengte Knoten die Rachenwand im Mesopharynx oder Hypopharynx vorwölben *(retroviszerale Struma).* Teils hängen sie mit der Hauptschilddrüse zusammen, teils liegen sie isoliert im Gewebe. Die vom Ductus thyreoglossus ausgehende *Zungenstruma* treibt den Zungengrund geschwulstartig auf.

Symptome und Verlauf. Viele dieser Geschwülste machen lange Zeit keine Beschwerden und es ist auffällig, bis zu welcher Größe sie manchmal symptomlos bleiben. Das ist der Grund, warum sie oft nur zufällig entdeckt werden. Mit zunehmender Größe treten zunächst Reizempfindungen auf als Fremdkörpergefühl oder Hustenreiz, wenn sie bei Bewegungen des Rachens dessen Wände berühren, später kommt es zur mechanischen Behinderung des Sprechens, der Atmung oder des Schluckens je nach ihrer Lage. Angiome können bluten.

Diagnose. Außer beim Sitz im Nasenrachen sind selbst kleine Geschwülste in der Regel leicht festzustellen und zuweilen weist ihr Aussehen auch auf ihre Art hin. Besonders bei submukösen Tumoren und solchen, die von außen den Rachen vortreiben, ist die Abgrenzung gegen entzündliche Schwellungen, wie ihre histologische Diagnose meist erst an Hand einer Biopsie möglich. Damit ist auch die Unterscheidung von bösartigen Geschwülsten gegeben. Im Nasenrachen kommt besonders das Nasenrachenfibrom in Frage, wie auch die angeborenen *Hirnbrüche* (Enzephalokelen) als prall elastische Zysten hervortreten.

Behandlung. Kleine Geschwülstchen der Schleimhaut lassen sich in einfacher Weise mit dem *Diathermieschnitt* abtragen oder durch *Koagulation* zerstören, sofern ein Grund dazu besteht. Retentionszysten in der Tonsille werden mit dem Kauter breit eröffnet und die Wand zerstört, solche der Vallecula verschwinden, wenn die äußere Wand breit abgetragen wird. Hämangiome sind der *Röntgenbestrahlung* oder der Koagulation zugänglich. Größere submuköse

Geschwülste werden von innen (Parotismischgeschwülste) oder von außen *ausgeschält*. Der letztere Weg ist vorzuziehen, wenn sie außerhalb des Rachens entstanden sind und daher die Rachenwand intakt gelassen werden kann (parapharyngeale Neurinome).

Trotzdem die großen Halsgefäße den Zugang von außen einengen, ist in der Regel die Ausschälung nicht schwierig, wie mir zwei eigene Fälle von parapharyngealen Neurinomen gezeigt haben.

Bei der Entfernung der Zungengrundstruma ist darauf zu achten, daß die normale Schilddrüse vorhanden und funktionstüchtig ist. Auch die Epithelkörperchen können der Zungenstruma anliegen. Sie läßt sich von innen teilweise durch Koagulation zerstören oder von außen ausschälen. Bei geringen Beschwerden ist es am besten, sie nicht zu berühren.

2. Das Nasenrachenfibrom

Ursache und Entstehung. Das auch als *Basalfibroid* bzw. *Schädelbasisfibrom* bezeichnete Nasenrachenfibrom ist eine seltene Geschwulst des Nasenrachens, welche gewöhnlich von der *Fibrocartilago basialis* des Schädelgrundes, in einzelnen Fällen parapharyngeal von der *Fibrocartilago sphenopalatina* ausgeht. Es findet sich beinahe nur beim männlichen Geschlecht, tritt meistens erst einige Zeit vor der Pubertät auf und stellt sein Wachstum in der Regel nach dem 25. Altersjahr wieder ein, um einer spontanen Rückbildung zu verfallen. *Ursächlich* ist die eigentümliche Erkrankung ungeklärt. In den letzten Jahren scheint sie im Abnehmen begriffen.

Histologisch liegt ein derbes *Fibroangiom* bzw. *Angiofibrom* vor, das sich in der Hauptsache aus einem Netzwerk von eng verflochtenem Bindegewebe mit elastischen Fasern zusammensetzt. Dieses ist von verhältnismäßig weiten Gefäßen ohne kontraktile Elemente durchzogen, die sich bei Verletzung nicht retrahieren und daher stark bluten. Zuweilen sind Übergänge zum Sarkom vorhanden oder der Tumor entartet nach Jahren in ein Sarkom (in einem eigenen Fall nach ungefähr 20 Jahren). Die bedeckende Schleimhaut ist normal.

Das Nasenrachenfibrom wuchert *nicht infiltrativ* und verursacht *keine Metastasen*, wird aber durch seine *unbeschränkte Wachstumsenergie* und die wiederholten starken *Blutungen lebensgefährlich*. Es ist daher zu den *örtlich bösartigen Geschwülsten* zu rechnen. Jeder kleine Rest führt zum *Rezidiv*.

Von der Fibrocartilago basialis aus wächst die Geschwulst rasch und verdrängend in den Nasenrachen, von der Cartilago sphenopalatina in die Flügelgaumengrube, sendet Fortsätze in alle erreichbaren Nebenhöhlen und füllt mit der Zeit die Nase, die Nebenhöhlen und den Mundrachen bis zum Kehlkopfeingang aus. Unter *Zerstörung* der trennenden *Knochenwände* bilden sich einheitliche Höhlen und durch das Dach des Siebbeines und Keilbeines erreicht die Geschwulst das Schädelinnere, wodurch in freiem Zugang von der Nase zum Schädelinhalt schwere *intrakranielle Verwicklungen* vorbereitet werden. Von der Flügelgaumengrube umfaßt der Tumor den Oberkiefer und dringt von hier in die Kieferhöhle, in die Orbita, teilweise durch die Foramina der Schädelbasis in das Schädelinnere, sowie unter die Weichteile der Parotis- und Schläfengegend vor.

Symptome und Verlauf. Die Geschwulst macht anfänglich *keine Schmerzen* und bereitet erst Beschwerden, wenn sie infolge ihrer Größe den Nasenrachen ausfüllt. Jedoch können schon früh heftige *Blutungen* einsetzen, die sich bei kleinen Traumen oder auch spontan wiederholen und bisweilen als erstes Zeichen in Form von zunächst ungeklärten Blutungen aus der Nase und dem Mund auftreten. Die Patienten werden hochgradig anämisch und sind auffallend blaß und müde. Ausnahmsweise verbluten sie. Mit zunehmender *Verstopfung des Nasenrachens* kommt es zur *krankhaften Mundatmung* mit allen ihren Folgen: Dem offenstehenden Mund, der näselnden Sprache, dem Schnarchen, Geruchsverlust usw. (S. 206). Vielfach bedingt der Tubenverschluß eine wechselnde *Schwerhörigkeit* und wiederholte *Mittelohrentzündungen*. In diesem Stadium wird der Nasenrachen von einem *graurötlichen knolligen* oder *glatten derben Tumor* mit glatter Oberfläche und intakter Schleimhaut eingenommen (Abb. 145). Später erscheinen die rötlichen derben Fortsätze in der Nase, der weiche Gaumen wird nach unten gedrängt und die Geschwulst hängt in den Mundrachen, nun auch das *Schlucken* und die *Atmung* behindernd. Das Eindringen in die Orbita führt zur *Verdrängung* und *Fixierung des Augapfels* und Druck auf den Sehnerven, das Vorwachsen aus der Flügelgaumengrube zur *Auftreibung der seitlichen Gesichts-*

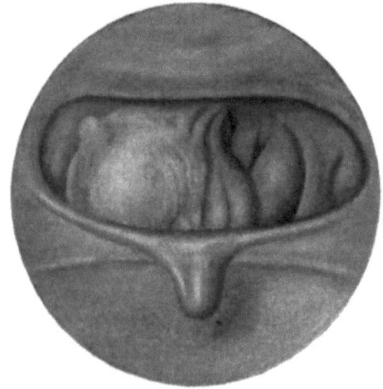
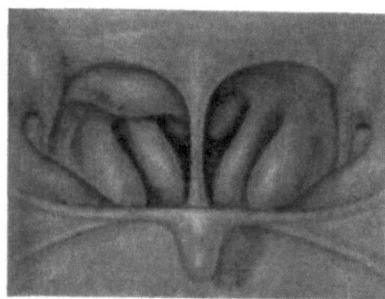

a) Vor der Behandlung   b) $4^1/_2$ Monate nach Elektrokoagulation und Radiumspickung

Abb. 145. Nasenrachenfibrom

teile (Froschgesicht). Gleichzeitig hat der Druck auf die Trigeminusstämme *heftige Neuralgien* mit Ausstrahlen in das Ohr zur Folge.

Komplikationen und Ausgang. Unbehandelt endet die Erkrankung durch Verbluten, Pneumonie, Sepsis, Meningitis oder durch Erschöpfung meistens innert etwa drei Jahren tödlich, sofern die Geschwulst nicht erst kürzere Zeit vor dem Involutionsalter in Erscheinung tritt.

Diagnose. Die Anfänge werden nur zufällig entdeckt. Unter den Symptomen ist die *Verbindung von behinderter Nasenatmung mit starken „Nasenblutungen" bei einem Jüngling* oder Knaben verdächtig und die Diagnose läßt sich durch die hintere Rhinoskopie sowie die Palpation des Nasenrachens leicht bestätigen.

Differentialdiagnostisch liegt trotzdem infolge der Schwierigkeiten der hinteren Rhinoskopie die Verwechslung mit der sehr viel häufigeren Rachenmandelhyperplasie nahe, so daß zuweilen das Leben durch eine „Adenotomie" mit schwerer Blutung gefährdet wird. Von der hyperplastischen Rachenmandel, dem Choanalpolypen und anderen Geschwülsten unterscheidet sich das Nasenrachenfibrom teils durch sein Aussehen, teils durch seine derbe Konsistenz und das Fehlen einer Geschwürsbildung. Mit einem Lymphosarkom und auch mit anderen soliden Tumoren und Schwellungen (Gumma) kann es aber größte Ähnlichkeit haben. In der selben Weise sind durch die vordere Rhinoskopie die Ausläufer in der Nase gegenüber Muschelhyperplasien und Nasenpolypen zu beurteilen. Die Zapfen des Nasenrachenfibroms erweisen sich bei der Sondenberührung als festsitzend und stark blutend. Treten einmal Verdrängungserscheinungen auf, so ist die Tumordiagnose klar und es sind nur noch andere bösartige Geschwülste, wie Lymphosarkome und Karzinome, auszuschließen. Entscheidend ist im Zweifelsfall die Biopsie, welche mit Rücksicht auf die Blutungsgefahr mittels des Diathermieschnittes oder unter Koagulation vorgenommen werden muß.

Behandlung. Die Rezidivneigung der Geschwulst verlangt eine *totale Exstirpation* oder eine derartige Verkleinerung des Tumors und Verzögerung des Wachstums, daß die spontane Involution abgewartet werden kann. Nur kleine oder mittelgroße Geschwülste des über Zwanzigjährigen, also nahe des Involutionsalters, dürfen unter regelmäßiger Kontrolle des Wachstums in Ruhe gelassen werden.

Infolge der schweren Zugänglichkeit des Nasenrachens und der starken Blutungsneigung des Tumors erfordert die *Radikaloperation* verhältnismäßig große Eingriffe. Die früher sehr gefürchtete Blutung läßt sich dabei elektrochirurgisch gut beherrschen.

Trotzdem die *Strahlenempfindlichkeit* dieser Angiofibrome nach eigener Erfahrung in weiten Grenzen schwankt, ist in jedem Fall von nicht zu ausgedehnter Geschwulst eine versuchsweise protrahierte *Röntgentiefenbestrahlung* oder eine *Radiumspickung* vorzunehmen (MAYO-Clinic, LÜSCHER). Ein Resttumor läßt sich durch *Elektrokoagulation* gefahrlos zerstören. Selbst wenn dabei die Wurzel der Geschwulst übrig bleibt, erreicht der Tumor bis zu seiner spontanen Rückbildung gewöhnlich keine gefährliche Größe mehr (Abb. 145). Diese Methode ersetzt das früher übliche, gefährlich blutende Herunterreißen mit starken Zangen vom Mund aus.

Ist bei ausgedehnter und namentlich weitverzweigter Geschwulst eine *Radikaloperation* notwendig, so empfiehlt sich der *transmaxilläre Zugang* durch die Kieferhöhle nach DENKER, welcher eine saubere Ausschälung der Geschwulst und Beherrschung der Blutung erlaubt. Er setzt eine erweiterte Radikaloperation der Kieferhöhle (S. 120 u. 172) voraus, deren Hauptnachteil die Ausräumung der einen Seite des Naseninnern ist, an welche sich eine postoperative atrophische Rhinitis (S. 96) anschließen kann.

Prognose. Unbehandelt sind die Lebensaussichten schlecht, während es der heutigen Behandlung fast immer gelingt, die Geschwulst zu beherrschen. Nach dem 25. Altersjahr besteht eine Rezidivgefahr kaum mehr.

3. Bösartige Rachengeschwülste

Der *Abwehrkampf gegen die bösartigen Geschwülste*, hauptsächlich gegen den Krebs, ist in allen Kulturstaaten zu einem sozialen Problem geworden, an dessen Lösung der *Allgemeinpraktiker* gerade bei dem sehr verbreiteten Krebs der oberen Luft- und Speisewege *wesentlich beteiligt* ist. Er hat die Aufgabe, die Erkrankung zu erkennen, sobald ihn der Patient aufsucht und in dieser Weise die wichtige *Frühdiagnose* zu fördern; auch obliegt ihm die Pflicht, in seinem Wirkungskreis für die *Früherfassung* der Krebskranken besorgt zu sein, denn immer noch beherrschen die aussichtslosen Spätfälle das Bild und der „Halskrebs" gilt daher im Volk, ja selbst bei vielen Ärzten, als unheilbar. Die Früherfassung ist außerordentlich wichtig, weil die Erfolge in Frühfällen schon mit unseren heutigen Behandlungsmethoden verhältnismäßig gut sind und ein erheblicher Prozentsatz dauernd oder doch jahrelang symptomfrei wird. Der Behandlungsplan und dessen Durchführung sind Sache des Facharztes, meistens in enger Zusammenarbeit mit dem Strahlentherapeuten.

Epitheliome und Sarkome entwickeln sich im Rachen fast nur als *Primärgeschwülste*. Metastasen bösartiger Geschwülste (Sarkome, Hypernephrome) sind in den oberen Luft- und Speisewegen vereinzelte Ausnahmen.

a) Die lymphoiden Geschwülste (Lymphosarkom und Lymphoepitheliom)

Diese vorwiegend aus lymphatischem Gewebe aufgebauten Tumoren gehen vom lymphatischen Schlundring aus und bieten verschiedene klinische Eigenheiten.

Das *Lymphosarkom* ist verhältnismäßig häufig. Es befällt Männer und Frauen hauptsächlich im mittleren und höheren Alter. Ohne wesentliche Beschwerden tritt eine rasche und bedeutende diffuse *Vergrößerung der Rachenmandel* oder einer, hie und da beider *Gaumenmandeln* auf, die zunächst einer *einfachen Hyperplasie* gleicht, bis der geschwürige Zerfall einsetzt und damit der Geschwulstcharakter offenbar wird. Treten *Beschwerden* auf, so sind sie mechanisch bedingt. Im Nasenrachen bestehen sie in Behinderung der Nasenatmung, Tubenverschluß, oft verbunden mit sekretorischem Mittelohrkatarrh und Lähmungserscheinungen der Hirnnerven in mannigfacher Kombination infolge Druck auf diese an der Schädelbasis. Einseitige Schwerhörigkeit ist nicht selten das erste Zeichen, das dem Patienten auffällt. Im Mundrachen behindern größere Tumoren Sprache und Schlucken, seltener die Atmung. Der geschwürige Zerfall hat schließlich mehr oder weniger heftige Blutungen aus Nase und Mund zur Folge. Gewöhnlich entstehen schon früh ein- oder beiderseitige Metastasen in den regionären Lymphknoten unter Bildung

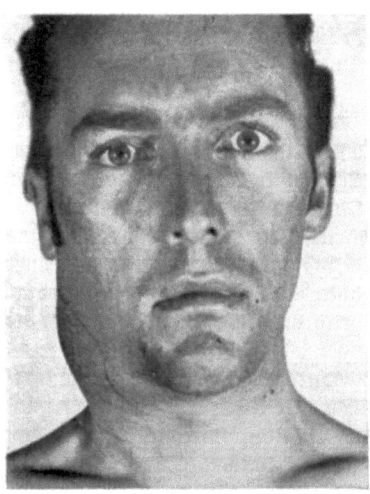

Abb. 146. Regionäre Lymphknotenmetastasen bei Lymphosarkom des Nasenrachens

von großen verbackenen Schwellungen des Halses (Abb. 146). Sich selbst überlassen, wuchert der Tumor rasch und führt durch Verlegung des Luft- und Speiseweges oder durch Generalisation im gesamten Lymphdrüsensystem (allgemeine *Lymphosarkomatosis*) in relativ *kurzer Zeit zum Tode*.

Die *lymphoepithelialen Geschwülste*, bei welchen eine Mischung von lymphoidem Gewebe und bösartiger Geschwulst vorliegt, sind sehr selten. Der Typ SCHMINKE hat mehr sarkomatösen, der Typ REGAUD ausgesprochen karzinomatösen Charakter. Sie verursachen Metastasen in der Wirbelsäule und werden besonders deshalb gefürchtet.

Die **Diagnose** ergibt sich aus dem Befund. Das nicht ulzerierte Lymphosarkom ist mit einer *banalen Mandelhyperplasie* zu verwechseln, oder wird für einen „chronischen" Peritonsillärabszeß gehalten, den der Arzt erfolglos und daher zuweilen wiederholt inzidiert. Gegenüber der banalen Mandelhyperplasie fällt die Einseitigkeit auf; das rasche Wachstum beim Erwachsenen ist zudem selbst bei Beiderseitigkeit tumorverdächtig. Im Gegensatz zum Peritonsillärabszeß fehlen Schmerzen und entzündliche Erscheinungen. Große indolente *Lymphknotenpakete* machen den Verdacht wahrscheinlich. Sie sind gelegentlich das erste Zeichen des Epipharynxtumors, der sich der Erkennung durch seine geringen Beschwerden und versteckte Lage oft lange Zeit entzieht. Am meisten

Ähnlichkeit hat das Lymphosarkom mit dem *Lymphogranulom*, der Hodgkinschen Krankheit, welche dieselbe diffuse Mandelschwellung und die gleichen großen Lymphknoten verursacht. Jedoch sind beim Lymphogranulom mehr oder weniger alle Lymphknoten geschwollen. Bei geschwüriger Geschwulst kommen der *Krebs*, ein *ulzeriertes Gumma*, die *Tuberkulose* und der *Lupus* oder eine andere geschwürige Angina in Betracht. Die Diagnose muß durch die Biopsie gesichert werden.

Behandlung. Die lymphoiden Tumoren sind derart strahlenempfindlich, daß die *Röntgen- oder Radiumbestrahlung die Methode der Wahl* ist und chirurgische Eingriffe zu unterlassen sind. Aus diesem Grund eignen sich auch lokale Radiumapplikationen weniger als die Röntgenbestrahlung oder die Telecurietherapie. Die Behandlung wird wie bei den Epitheliomen als fraktionierte Tiefenbestrahlung durchgeführt (S. 346).

Eine energische *Arsenkur* soll unterstützend wirken.

Prognose. Unbehandelt bestehen keine Aussichten auf Heilung. Die Dauerresultate der Bestrahlung erreichen bei den Lymphosarkomen mehr als 50%. Auch Lymphoepitheliome können dauernd rezidivfrei bleiben.

In einem eigenen Fall eines Lymphoepithelioms übt der Patient nach Radiumbehandlung seit 14 Jahren seinen schweren Beruf als Skilehrer und Bergführer aus.

b) Karzinome des Rachens

Die *Karzinome* bzw. *Epitheliome* des Rachens, vor allem des Hypopharynx und der Tonsillen, gehören zu den *häufigsten* bösartigen Geschwülsten der oberen Luft- und Speisewege. Sie sind eine vorwiegende Erkrankung des *männlichen Geschlechts* (nach eigener Statistik 95%), in erster Linie des fünften und sechsten Lebensjahrzehntes, und stellen beim Mann einen erheblichen Anteil der Krebserkrankungen überhaupt dar. Der Krebs findet sich aber auch, besonders im Nasenrachen, beim Jugendlichen und selbst beim Kind.

Ursache und Entstehung. *Histologisch* sind es fast immer ausgereifte Formen von Plattenepithelkrebsen, also Reizkrebse, selten Basalzellenepitheliome oder Adenokarzinome. Dies macht ihr überwiegendes Vorkommen beim Mann mit seinen stärkeren durch die Lebensweise bedingten Schleimhautschädigungen und ihre Häufung beim Raucher und Trinker verständlich. Obwohl ein schlüssiger Beweis fehlt, spielt vermutlich der *chronische Schleimhautreiz* des Tabaks und der *alkoholischen Genußmittel* eine ätiologische Rolle, ebenso wie durch die Speisen hervorgerufene mechanische, thermische und chemische Schleimhautschäden mitzuwirken scheinen.

Diese Annahme erklärt, warum sich die Epitheliome namentlich in der *Schluckstraße* entwickeln, d. h. auf der Strecke Gaumen—Gaumenmandeln—Vallecula—Sinus piriformis—Hypopharynx—Speiseröhre. Die Karzinome des Sinus piriformis sind am häufigsten und besonders bösartig. Sie greifen im allgemeinen rasch auf die Hinterwand und den *Eingang* des *Kehlkopfes* über, weshalb nach kurzer Zeit ein *Rachen-Kehlkopfkrebs* vorliegt. Solche Tumoren wurden früher als äußere Kehlkopfkrebse den Kehlkopfgeschwülsten zugerechnet. Sie gehören aber anatomisch und klinisch den Hypopharynxkarzinomen an. Umgekehrt wuchern innere Kehlkopfkarzinome vielfach über den Kehlkopfeingang in den Rachen hinein, wie sich auch Nasen- und Nebenhöhlenkrebse in den Nasenrachen ausdehnen können.

Andere Lokalisationen sind ungewöhnlich. Im Nasenrachen erscheinen neben den primären Geschwülsten die Ausläufer der manchmal äußerst langsam wachsenden *Karzinome der Schädelbasis*, die in der Regel zugleich in das Schädelinnere eindringen. Die Rachenhinterwand und die Seitenwand des Mesopharynx sind ungewöhnlich selten betroffen. An der Hinterwand des Hypopharynx sitzen auffallend oft die Krebsgeschwülste der Frau.

Der Krebs beginnt mit einem kleinen *Infiltrat* oder einer *Schwellung der Schleimhaut* und breitet sich entweder *mehr infiltrativ* im Gewebe oder mehr *papillomatös-blumenkohlartig* an der Oberfläche aus. Durch raschen *Zerfall* entstehen meist nach kurzer Zeit tiefe kraterförmige Geschwüre mit dicken aufgewallten Rändern. Um die Geschwulst herum bilden sich *kollaterale Entzündungen*, besonders beim Übergreifen auf den Kehlkopf, dessen angefressenes Knorpelgerüst mit einer *Perichondritis* reagiert, welche ihrerseits mit hochgradigen *Ödemen* einhergeht. Hauptsächlich die Tumoren im Epipharynx und Hypopharynx pflegen recht frühzeitig große, beiderseitige *Metastasen in den Halslymphknoten* zu verursachen, während *Fernmetastasen* selten zu finden sind.

Symptome und Verlauf. Die Erkrankung *setzt mit geringen Beschwerden ein*, die vielfach monatelang ohne ärztliche Befragung ertragen werden und den Patienten erst durch ihre lange Dauer und ihre stetige, aber von Besserungen unterbrochene Zunahme beunruhigen. Im einzelnen sind die Beschwerden von der Lokalisation abhängig.

Bei den *Nasenrachengeschwülsten* bzw. den Geschwülsten der Schädelbasis gehen die ersten Zeichen nicht selten von einem zunehmenden *Tubenverschluß* aus, der zu leichten *Schmerzen im Ohr, Ohrensausen* und *Schwerhörigkeit* führt, später kommen zunächst einseitige *Behinderung der Nasenatmung* und „Schnupfen" hinzu. Mit dem geschwürigen Zerfall setzt „*Nasenbluten*" verschiedener Stärke ein. Das Einwuchern in den Schädelgrund und das Schädelinnere hat Hirnnervenstörungen (Trigeminusneuralgien, Lähmungen der Augenmuskelnerven, Sehstörungen, Syndrom des Foramen jugulare [S. 355]) zur Folge.

Die *Mesopharynxtumoren* bereiten unbestimmte Reizempfindungen mit einem Fremdkörpergefühl, das zu häufigem Schlucken veranlaßt, um den „Klumpen" zu schlucken, während beim Sitz im *Hypopharynx* bzw. im *Sinus piriformis* meist erst die *mechanische Störung des Schluckens* auf die Geschwulst hinweist. Zunächst bleiben Brot und Fleisch stecken und schließlich muß sich die Ernährung auf flüssige und breiige Kost beschränken. Gut gekaute Nahrung kann eine Stenose von nur 5 mm Weite passieren (CH. JACKSON). Mitunter sind die derben und rasch wachsenden *Halslymphknoten das erste Symptom*, welches der Patient von seiner schweren Erkrankung spürt und sieht. Eigentliche *Schmerzen fehlen im Anfang*, erst bei tiefer Ulzeration beginnen heftige Schmerzen in das gleichseitige Ohr auszustrahlen oder werden im Kieferwinkel und der seitlichen Gesichtsgegend empfunden. Im ganzen ist es auffällig und manchmal kaum glaublich, mit welcher Gleichgültigkeit die hochgradigen Beschwerden vom Krebskranken ertragen werden und welche örtlichen Zerstörungen mit Gewichtsverlust und allgemeinem Zerfall eingetreten sind, wenn der Patient erstmalig den Arzt aufsucht.

Die Erklärung für dieses eigentümliche Verhalten des Krebskranken im Gegensatz zum Krebsängstlichen, der während Jahren wegen jeder Kleinigkeit immer wieder ärztliche Hilfe beansprucht, ist in seiner seelischen und körperlichen Veranlagung zu suchen. Der Krebskranke ist in der Regel ein kräftiger und im übrigen gesunder Mensch, dem der Gedanke an eine ernstliche Krankheit fernliegt und der eine gute Gesundheit als einen natürlichen und selbstverständlichen Zustand betrachtet. Er ist nicht gewohnt, auf kleine Beschwerden zu achten, macht sich nichts daraus und fragt den Arzt, mit dem er gewöhnlich sein Leben lang wenig zu tun gehabt hat, nur, wenn es nicht mehr zum Aushalten ist oder seine Umgebung auf sein Leiden aufmerksam wird. Es scheint mir, daß diese Gründe für die vielen Spätfälle in erster Linie verantwortlich sind und weniger die manchmal geltend gemachte Furcht vor der Krebsdiagnose. Diese Eigenschaften des Krebskranken bereiten der

Früherfassung große Schwierigkeiten, da sich die Krebsgefährdeten um Krankheitsaufklärung wenig kümmern und sie daher von den zahlreichen aufklärenden Vorträgen und Ausstellungen des privaten oder staatlichen Kampfes gegen den Krebs ganz ungenügend erreicht werden. So erklärt sich, warum die Spätfälle trotz weitgehender Belehrung des Volkes über den beginnenden Krebs kaum abgenommen haben.

Untersuchungsbefund. Kleine Infiltrate oder warzenförmige Knötchen als Frühbefunde werden fast nur zufällig entdeckt oder dann, wenn sie auf einer unter Kontrolle stehenden Leukoplakie entstehen. Im übrigen liegt meist schon bei der ersten Untersuchung eine *große Geschwulst* vor, die nur im Nasenrachen oder tief im Hypopharynx übersehen werden kann. Entweder ist es ein blumenkohlartiges, *wenig ulzeriertes Gewächs* oder vorwiegend ein *tiefes kraterförmiges, leicht blutendes Geschwür*, von derben dicken Rändern umgeben, besonders an den Tonsillen (Abb. 147 und 148). Zwischen den beiden Arten finden sich alle Übergänge, ebenso wie die Form der Geschwulst weitgehend variiert. Im tieferen

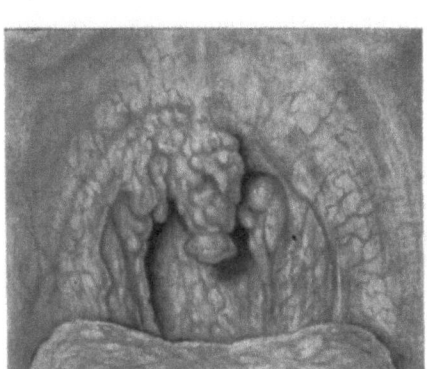

Abb. 147. Papillomatöser Plattenepithelkrebs des weichen Gaumens und der Tonsillengegend

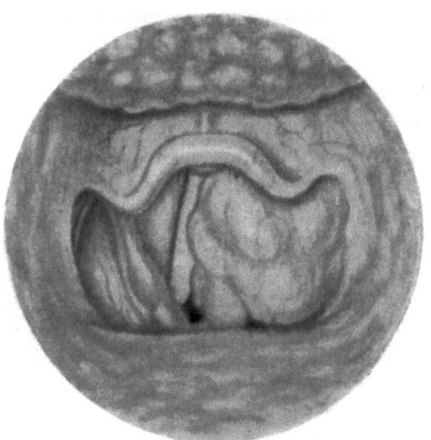

Abb. 148. Plattenepithelkrebs des linken Sinus piriformis

Hypopharynx kann die Geschwulst der Sicht bei indirekter Laryngoskopie entzogen sein oder wird durch die kollaterale Entzündung verdeckt. In solchen Fällen weist die Fixation der einen Kehlkopfhälfte mit der hochödematösen aryepiglottischen Falte auf die Ulzeration in der Tiefe des Kehlkopfrachens hin.

Mehrheitlich sind bei der erstmaligen Arztkonsultation bereits ein- oder beiderseitige, mitunter schon inoperable *Metastasen in den regionären Halslymphknoten* vorhanden. Sie zeichnen sich durch ihre Derbheit und ihr rasches Verwachsen mit der Umgebung aus.

Im *Endstadium*, das sich über Wochen und Monate hinziehen kann, wird der Zustand für den Patienten und seine Umgebung zu einer unbeschreiblichen Qual. Infolge der *Verjauchung der Geschwüre* verbreitet der Patient einen unerträglichen Gestank; die *Schluckbehinderung* betrifft schließlich auch das Trinken von jeglicher Flüssigkeit und führt zum Verschlucken in den Kehlkopf mit nachfolgender schleimig-eitriger *Bronchitis* und chronischer *Aspirationspneumonie*; die Einengung des Atemweges erfordert zuweilen eine *Tracheotomie*. Die regionären Drüsenmetastasen werden zu großen Geschwülsten, die eitrig fisteln und durch Druck auf die Nervenstämme die heftigsten neuralgischen Schmerzen hervorrufen, welche selbst mit großen Mengen von Morphium nur schwer zu dämpfen sind. Trotzdem leistet der Krebskranke mit seiner ganzen Zähigkeit noch Widerstand und wird meist erst *innerhalb von sechs bis zwölf Monaten* durch eine *Arrosionsblutung* aus einem größeren Gefäß, eine *Schluckpneumonie* oder die *allgemeine Kachexie*, manchmal in Verbindung mit Fernmetastasen, *von seinem Leiden erlöst.*

Diagnose. Im Beginn erscheinen die Beschwerden so harmlos, daß sich der Allgemeinpraktiker öfters ohne eingehende Untersuchung verleiten läßt, die vermeintlich katarrhalische Erkrankung wochen- ja selbst monatelang symptomatisch zu behandeln. *Jeder Patient, vor allem jeder Mann, in mittlerem oder höherem Alter, der früher nicht an Halsbeschwerden gelitten hat, ist krebsverdächtig, wenn sich grundlos unbestimmte Hals- und Schluckbeschwerden von längerer Dauer oder die Zeichen eines einseitigen Tubenverschlusses einstellen.* Chronische Katarrhe beginnen fast nie erst im Alter. Eine vollständige Untersuchung des Rachens erfordert bei Krebsverdacht nicht nur die Besichtigung des Mundrachens, sondern stets die Anwendung der Rhinoscopia posterior und der indirekten Laryngoskopie, gegebenenfalls eine Kontrastdurchleuchtung und direkte Hypopharyngo-Ösophagoskopie. Im Zweifelsfall ist der Patient ohne Verzug dem Facharzt zuzuweisen.

Im *Nasenrachen* verborgene Geschwülste bleiben fast immer lange Zeit unerkannt. Zuweilen weist ein starres und nach unten gedrängtes Gaumensegel auf den Nasenrachen hin. Die zunächst auftretenden *Ohrbeschwerden* infolge des Tubenverschlusses und die Behinderung der Nasenatmung beim Erwachsenen werden als banaler Nasenrachenkatarrh oder Nasenerkrankung betrachtet, während beim Kind und Jugendlichen diese Tumoren mit ihren Drüsenmetastasen den Eindruck einer Rachenmandelhyperplasie mit skrophulösen Halslymphomen machen, bis im Spätstadium die großen, derben verwachsenen Drüsenpakete und die einsetzende Kachexie Zweifel erwecken. *Ein einseitiger, beim älteren Menschen ohne Erkältung eintretender Tubenverschluß von längerer Dauer ist krebsverdächtig.*

Im *Mundrachen* ist die Geschwulst im allgemeinen nicht zu übersehen. Kleine Krebsknötchen oder flache Infiltrate sind aber mitunter an den Tonsillen oder im Winkel zum Zungengrund recht unauffällig oder verstecken sich hinter den Gaumenbögen oder in Buchten der Mandel. Wie überall an der Schleimhaut ist *jedes höckrige Infiltrat und jedes länger dauernde auch nur kleine Geschwür krebsverdächtig.* Gewöhnlich wird ein großes, beim Menschen im allgemeinen fehlendes oder rudimentäres *Organum foliatum* für einen beginnenden Krebs gehalten. Das stark gelappte und faltige Gebilde aus lymphoidem Gewebe sitzt am Übergang des vorderen Gaumenbogens in die Zunge. Größere nicht ulzerierte Tonsillengeschwülste mit Übergreifen auf den Gaumen können einem *Peritonsillarabszeß* gleichen.

Die praktisch wichtigste Fehldiagnose betrifft die häufigen Geschwülste des *Zungengrundes und des Kehlkopfrachens.* Selbst wenn der Arzt die Spiegeluntersuchung nicht unterläßt, stößt er beim Krebskranken als in der Regel altem Trinker und Raucher oftmals auf hochgradige Reflexe, die eine gründliche Besichtigung des Kehlkopfrachens verunmöglichen, zumal die Beurteilung der seitlichen Kehlkopfumgebung bzw. des *Sinus piriformis* schwieriger ist als diejenige des Kehlkopfinnern. Gerade diese Geschwülste werden deshalb vielfach lange Zeit unter der Diagnose eines einfachen „*chronischen Rachen- und Kehlkopfkatarrhs*" mit Gurgeln und Inhalieren behandelt. Selten liegt die Geschwulst so tief im Hypopharynx, daß sie bei indirekter Laryngoskopie nicht sichtbar wird. In der Regel verursachen diese tiefsitzenden Tumoren eine *Schluckbehinderung*, weshalb *jede unklare Schluckstörung beim älteren Menschen eine Röntgenuntersuchung mit und ohne Kontrastbrei erfordert*, welche mit einer gewissen

Wahrscheinlichkeit die Differentialdiagnose gegenüber einem *einfachen Krampf am Ösophagusmund*, einem *Divertikel* oder einem *Ösophaguskrebs* erlaubt. Diagnostisch kaum zu gebrauchen ist das zuweilen angeführte Liegenbleiben von Speichel oder von Speiseresten im Sinus piriformis. Die Diagnose wird durch eine *direkte Hypopharyngoskopie* bzw. eine *Ösophagoskopie* mit Probeexzision gesichert.

Vergrößerte Halslymphknoten beim älteren Menschen sind gewöhnlich Krebsableger und sollten nicht trotz Härte und Verwachsung als entzündliche Halslymphome betrachtet und ohne eingehende Suche nach dem manchmal kleinen Primärtumor mit Halswickeln und Salben behandelt werden. *Branchiogene* Karzinome unterscheiden sich nur durch das Fehlen eines Primärtumors von ihnen.

Ist die Geschwulst gefunden, so muß differentialdiagnostisch an allen Stellen zwischen *Krebs* und *tertiärer Syphilis, Tuberkulose, Lymphosarkom, gutartiger Geschwulst* und selteneren geschwürigen Erkrankungen entschieden werden. Vielfach ist die Geschwulst bei der ersten Untersuchung bereits derart groß und in ihren besonderen Eigenschaften ausgebildet, daß schon der Befund eindeutig für Krebs spricht. Irrtümer sind aber möglich und meistens folgenschwer, so, wenn beispielsweise eine ausgedehnte Syphilis als Karzinom behandelt wird. Eine *Biopsie* zur Sicherung der Diagnose ist daher in allen Fällen unerläßlich. Sie ergibt auch den speziellen Geschwulstcharakter, dessen Kenntnis für den Behandlungsplan notwendig ist. Um eine gleichzeitige Syphilis auszuschließen, sind die entsprechenden serologischen Reaktionen vorzunehmen.

Die *Ausdehnung der Geschwulst* und ihr *Einwuchern in die Kehlkopfknorpel* läßt sich im Hypopharynx durch die *Röntgenuntersuchung* feststellen, welche mit oder ohne Aufblähen des Hypopharynx durch Valsalvasches Pressen (BACLESSE) die Konturen des Tumors, besonders im Tomogramm, zeigt.

Behandlung. Auch für den Rachenkrebs gilt die allgemeine Regel der Krebsbehandlung, daß nur die radikale Beseitigung der Geschwulst durch lokale Maßnahmen eine dauernde oder mindestens langdauernde Symptomfreiheit und damit eine sogenannte Krebsheilung von fünf oder mehr Jahren erzielen läßt. Es kommen deshalb nur drei Behandlungsarten in Frage, die chirurgische Behandlung, die Strahlenbehandlung mit Röntgenstrahlen oder Radium und die kombiniert chirurgisch-radiologische Behandlung. Aus verschiedenen Gründen stößt die radikale Beseitigung und damit kurative Behandlung des Rachenkrebses in der Großzahl der Fälle auf *bedeutende Schwierigkeiten*. Die radikale Exzision, auch durch elektro-chirurgische Verfahren, scheitert oftmals an seiner Ausdehnung, ihrer versteckten Lage (Epi- und Hypopharynx) sowie der Nähe lebenswichtiger Gefäße und Nerven und wird gefährlich durch die dauernde mechanische Beanspruchung des Rachens durch Schlucken, Atmen und Sprechen und die nicht zu vermeidende Infektion vom Munde her. Eine Reihe derartiger Geschwülste, namentlich, wenn zum Primärtumor noch große beiderseitige Ableger in den Halslymphknoten hinzukommen, fallen deshalb auch noch heute der alleinigen Strahlenbehandlung zu. Deren Entwicklung zur *fraktionierten Röntgenbestrahlung* und *protrahierten Radiumanwendung* hat wohl große Fortschritte gebracht, aber gerade *im Rachen* wird auch *der Erfolg der Strahlentherapie* durch die obengenannten Umstände (S. 347) sehr häufig vereitelt. Ihre Dauerresultate sind daher bei den am häufigsten inoperablen Lokalisationen im Nasenrachen und insbesondere im Kehlkopfrachen schlecht, wenn auch zuweilen langdauernde Symptomfreiheit vorkommt. Jedenfalls besteht keinerlei Berechtigung, eine Rachengeschwulst von vornherein ohne Abklärung der Operationsmöglichkeit zu bestrahlen. Bei der ausgesprochen frühen

Metastasierung des Rachenkrebses in den lokalen Lymphknoten erfordert die *Behandlung der Halslymphstränge* eine besondere Aufmerksamkeit.

Bezüglich der *operativen Behandlung* wurden in den letzten Jahren die *Grenzen der Operabilität* durch den Schutz mit Antibiotica ganz *bedeutend erweitert*. Durch die Anwendung der Antibiotica sinkt die Lebensgefahr auf ein geringes Risiko auch bei großen Operationen mit früher hoher primärer Mortalität durch Mediastinitis und Pneumonie; es sind heute öfters Zusatzeingriffe, wie z. B. die Tracheotomie, zu vermeiden und ein primärer Wundschluß mit kurzdauernder Drainage ist auch möglich, wo früher eine weit offene Wundbehandlung mit Pharyngostoma und nachfolgender Plastik nicht zu umgehen war. Damit wurden diese Operationen sicherer und einfacher. Zudem lassen sie sich mit einer sofortigen Radiumeinlage kombinieren, von welcher früher eine Nekrose durch Sekundärinfektion zu befürchten war. Ähnliches gilt für die Lymphknotenmetastasen. Durch die Totalausräumung der Halsseite ist der gesamte Lymphstrang mehr oder weniger vom Unterkiefer bis zum Schlüsselbein en bloc zu entfernen, in welcher Weise große verwachsene Lymphknoten beseitigt werden können, die früher als inoperabel galten. Auch was die Operationsschmerzen betrifft, haben die Operationen ihren Schrecken einigermaßen verloren, da sie in intratrachealer „Pentothal"-Lachgasnarkose, gegebenenfalls mit Zusatz von muskelschlaffenden Medikamenten, ausgeführt werden können, wobei der Einsatz eines Ballontubus die Aspiration vermeidet und die alleinige Verwendung von Lachgas als Inhalationsanästhetikum die Elektrochirurgie gestattet. Selbst bei langdauernder Operation tritt so gut wie kein Schock ein, sofern die Narkose von einem geübten Anästhesisten unter gleichzeitiger Bluttransfusion und Infusionen vorgenommen wird. Die Behandlungsart hat sich deshalb in den letzten Jahren zugunsten der Operation verschoben bzw. der chirurgisch-radiologischen Behandlung in der einen oder anderen Form.

Strahlenbehandlung der bösartigen Geschwülste. Mit der zuerst von REGAUD und COUTARD empfohlenen *fraktionierten Röntgen-Tiefenbestrahlung* und der *protrahierten Radium- oder Kobaltbestrahlung* mit harten Strahlen gelingt es, die Geschwulstzellen mit *sehr hohen Strahlendosen* zu treffen, ohne die gesunde Umgebung bis zur Geschwürsbildung zu schädigen. Es geht zwar vielfach auch das gesunde Epithel zugrunde, aber der Gefäßbindegewebsapparat bleibt so weitintakt, daß kein Strahlengeschwür entsteht. In dieser Weise können selbst ausgereifte Epitheliome primär zum Verschwinden gebracht werden. Allerdings sind die Dauerresultate erheblich schlechter, als nach den anfänglichen Besserungen zu erwarten wäre. Insbesondere erweisen sich die infiltrierenden Geschwülste als strahlenresistent und in der Regel sind die Aussichten um so schlechter, je tiefer die Geschwulst im Rachen sitzt. Auch die Lokalisation im Epipharynx ist ungünstig. Wenig differenzierte Geschwülste sind im ganzen strahlenempfindlicher als ausgereifte (Abb. 149); aber histologisch ähnliche Tumoren können große Unterschiede in der Strahlenempfindlichkeit zeigen. Die Einteilung in verschiedene Bösartigkeitsstufen (z. B. nach BRODERS) gelingt daher nur lückenhaft und der Erfolg der Strahlenbehandlung ist im einzelnen Fall kaum vorauszusagen.

Die *spezielle Technik der Röntgenbestrahlung* wechselt von Institut zu Institut und ist noch keineswegs allgemein festgelegt. Gewöhnlich wird täglich ein- oder zweimal bestrahlt und die Bestrahlung über mehrere Wochen ausgedehnt. Eine Mehrfelderbestrahlung sorgt für die Schonung der einzelnen Hautstellen. Am Gaumen und an den Tonsillen, wie auch im übrigen Mesopharynx, läßt sich die *Chaoulsche Kontaktbestrahlung* anwenden, die ähnlich wie die Radiumkontaktbestrahlung wirkt.

Die *Radiumbestrahlung* erfolgt als *Radiumspickung*, bei welcher pro Kubikzentimeter Gewebe 100 bis 150 Milligrammstunden Radiumelement in drei bis acht Tagen verabreicht werden, als *Kontaktapplikation* mit 1000 bis 2000 Milligrammstunden oder als *Fernbestrahlung mit der Radiumkanone* (Telecurietherapie). Starke Filterung durch 0,5 bis 2 mm Platin. Ähnlich wird radioaktives Kobalt verwendet.

Diese intensiven Bestrahlungen sind *nicht harmlos*. Neben einer, wenn auch *geringen primären Mortalität* haben sie heftige und langdauernde *Reaktionen an der äußeren Haut und an der Schleimhaut* zur Folge, deren Stärke individuell verschieden ausfällt. An der Haut kommt es zur Epidermolyse, an der Schleimhaut zur Epithelzerstörung mit ausgedehnten Fibrinbelägen, starken Schwellungen und Ödemen. Der Ablauf der Strahlenwirkung an der Schleimhaut wird durch die nicht zu vermeidende *Sekundärinfektion* und die *mechanische Beanspruchung* durch die Bewegungen beim Schlucken und Sprechen sehr ungünstig beeinflußt. Die Ausheilung wird dadurch wesentlich verzögert oder sogar unmöglich. In *Knochen- und Knorpelnähe* können bei tiefgehenden Krebsgeschwüren Zerstörungen des Periosts und Perichondriums mit nachfolgenden *Nekrosen* eintreten. Im ganzen leidet die Ernährung des Patienten beträchtlich und die Beschwerden sind öfters während zwei bis drei Wochen hochgradig. Bedeutende Gewichtsverluste, manchmal nur langsam und schwer wieder einzuholende Verschlechterungen des Allgemeinzustandes sind die Regel. Zuweilen

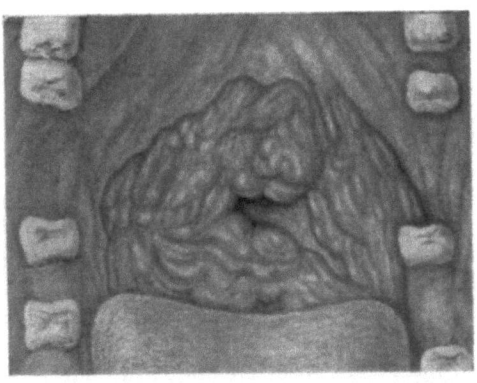

a) Vor der Behandlung

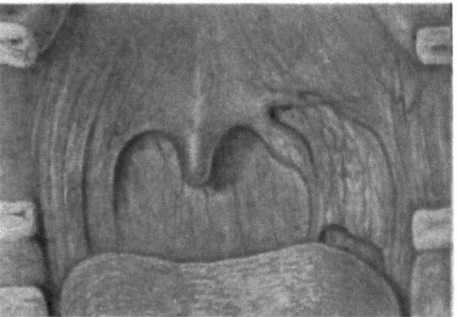

b) Drei Wochen nach fraktionierter Röntgenbestrahlung

Abb. 149. Carcinoma medullare des Gaumens und der Tonsillengegend

läßt sich eine wochenlange Hospitalisierung nicht umgehen, während welcher dauernde Kontrollen zur Anpassung der Bestrahlung an die Reaktion erforderlich sind. Eine *dauernde Schädigung der Haut und der Schleimhaut*, die sich in einer Atrophie, Pigmentierung und Depigmentierung und in kleinen Teleangiektasien, zuweilen auch in Spätödemen äußert, muß in Kauf genommen werden. Irgendwelche stärkere mechanische, thermische oder aktinische Beanspruchung erträgt das Gewebe nie mehr. Diese ungünstigen Nebenerscheinungen haben in den letzten Jahren zu einer nochmaligen weitergehenden Protrahierung geführt mit kleineren täglichen Einzeldosen und einer Vervielfältigung der Hautfelder. Die Haut- und Schleimhautreaktionen werden dadurch erheblich geringer und erträglicher, aber die Bestrahlung dauert zwei bis drei Monate, wozu der Krebskranke zuweilen die Geduld kaum oder nicht aufbringt. Kann der Tumor nicht zum Verschwinden gebracht werden, so ist manchmal der Zustand nach der Bestrahlung ärger als vorher. Neben der Zunahme der örtlichen Beschwerden infolge eines vermehrten Gewebszerfalls, ist vor allem das *Auftreten äußerst heftiger Neuralgien* zu befürchten. Deshalb sind die Palliativerfolge mit ihrer Verlängerung der Leidenszeit ein zweischneidiges Schwert.

Die *Behandlung* starkbestrahlter Patienten ist während einigen Wochen eine Geduldsprobe. Heftige Hautreaktionen werden mit einer indifferenten Salbe, z. B. Lebertransalbe (Unguentolan) gedämpft und die Haut im übrigen vor jeder mechanischen, chemischen oder aktinischen Reizung geschützt. Die Beschwerden bei starken Schleimhautreaktionen lassen sich durch Spülen und Inhalieren mit leicht alkalischer Lösung von Natriumbikarbonat lindern. Jede energische lokalmedikamentöse Behandlung verschlechtert den Zustand. Eine weiche reizlose Kost hat für die Erhaltung der Kräfte zu sorgen. Während der ärgsten Wochen sind Analgetica notwendig.

In der kombiniert *chirurgisch-radiologischen* Behandlung wurde bis vor kurzem der vorgängigen Operation mit Nachbestrahlung der Vorzug gegeben, außer bei zunächst inoperablen Geschwülsten. Versuche mit einer systematischen Vorbestrahlung konnten sich nicht allgemein durchsetzen. Sowohl das eine wie das andere Vorgehen hat Nachteile. Die Nachbestrahlung trifft auf ungünstigere Verhältnisse, da sich oftmals an die Operation gerade der Rachengeschwülste langdauernde lokale Entzündungen anschließen, die die Strahlensensibilität herabsetzen, während anderseits die Vorbestrahlung mit voller Dosis den Patienten zuweilen allgemein derart hernimmt, daß er die nachfolgende Operation schwerer übersteht. Die lokale Strahlenschädigung des Gewebes dagegen erschwert wenigstens in den ersten Monaten nach der Bestrahlung die Operation nur unwesentlich, sie nimmt aber an Bedeutung zu, je länger sich das Intervall zwischen Bestrahlung und Operation hinzieht. Postoperativ kommt es, sofern eine längere Zeit zwischen Bestrahlung und Operation verstrichen ist, zu einer verzögerten Wundheilung mit teilweise starken Ödemen, schweren Entzündungen und schlimmstenfalls ausgedehntem nekrotischem Gewebszerfall, der zu tödlichen Blutungen ohne Rezidiv führen kann. Die sogenannte *Sandwichbehandlung* (LEROUX u. a.), bei welcher die Hälfte der vollen Strahlendosis vor der Operation und die zweite Hälfte nach der Operation verabreicht wird, sucht diese Nachteile einzuschränken. Größere Erfahrungen über diese erst in der letzten Zeit angewendete Methodik liegen bis jetzt nicht vor. Jedenfalls aber gibt auch nach unserer Erfahrung die kombinierte chirurgisch-radiologische Behandlung die besten Erfolgsaussichten. Wir führen sie deshalb nicht nur bei Zweifeln an der Vollständigkeit der radikalen Exzision, sondern systematisch in allen Fällen durch.

Zur Zeit gilt daher der *Grundsatz*, bei *operablen Krebsgeschwülsten* eine Radikaloperation oder elektrochirurgische Zerstörung gewöhnlich mit Nachbestrahlung oder als Sandwichbehandlung, bei *inoperablen Geschwülsten* eine „kurative" Intensivbestrahlung mit möglichster Exzision oder Koagulation von Restgeschwülsten vorzunehmen.

Über diese allgemeinen Richtlinien hinaus erfordert jeder Einzelfall eine weitgehende Anpassung des Behandlungsplans an die individuellen Umstände.

Was die *Primärtumoren* anbetrifft, liegen bei den *Geschwülsten des weichen Gaumens* die Verhältnisse für eine *radikale Operation* gewöhnlich günstig und auch kleine *Tonsillentumoren* sind manchmal einfachen endoralen elektrochirurgischen Eingriffen gut zugänglich. Verdächtige Stellen lassen sich mit Radium spicken. Die Operation nach HUET mit nachfolgender ausgedehnter Koagulation hat uns auch bei größeren, über die Tonsille hinausgreifenden Tumoren Dauerresultate ergeben. Anderseits ist eine radikale Operation bei den *Tumoren im Epipharynx*, abgesehen von vereinzelten Frühfällen, nicht möglich. Sie müssen fast immer mit *Röntgen bestrahlt* werden. Geschwülste der *Rachenhinter- und Seitenwand*, ebenso wie die *Geschwülste im Hypopharynx* stellen vor die schwierigsten Entscheidungen. Nachdem die Strahlentherapie, hauptsächlich bei den Hypopharynxtumoren, *weitgehend versagt* hat, wendet sich die Behandlung neuerdings auch bei diesen Lokalisationen wieder *großen Eingriffen* zu. An der Hinterwand des Mesopharynx lassen sich kleinere Geschwülste endoral exzidieren und koagulieren. Zum Hypopharynx vermitteln die *medialen* und *lateralen Pharyngotomien* den nötigen Zugang. Die erstere mit Spaltung und Resektion des Zungenbeines eventuell mit Spaltung des Unterkiefers läßt die Geschwülste des Kehlkopfdeckels und des Zungengrundes erreichen. Die *laterale Pharyngotomie* haben erstmalig TROTTER und COLLEDGE durch Resektion des Zungenbeines und eines Teiles des Schildknorpels *erweitert*, nach welcher der seitliche Kehlkopfrachen, insbesondere der Sinus piriformis, breit freiliegt. ALONSO sowie LEROUX, MASPETIOL und PICQ zeigten, daß durch noch ausgedehntere Resektionen des Schildknorpels und gegebenenfalls eines Teiles des Ringknorpels auch die gleichseitige Kehlkopfhälfte zugänglich wird. Es lassen sich bei nicht zu großen Geschwülsten der seitlichen Rachenwand, des Sinus piriformis, der pharyngealen Kehlkopfwand und der aryepiglottischen Falte große Teilresektionen des Rachens und des Kehlkopfes bis auf Stimmbandhöhe vornehmen, ohne daß die Stimmbildung, die Atmung oder das Schlucken dauernd gestört werden. Bei großen Geschwülsten im Hypopharynx kann eine *Querresektion* des Rachens ohne Laryngektomie (Seiffert-Zange) oder eine mehr oder weniger ausgedehnte Resektion des Rachens mit *gleichzeitiger Laryngektomie* zur totalen Entfernung der Geschwulst erforderlich sein. Das *Pharyngostoma* wird durch eine unmittelbare oder nachfolgende Plastik geschlossen. Stets muß eine intensive Nachbestrahlung angeschlossen werden.

Zur *Behandlung der Metastasen in den Halslymphknoten* sind die Erfolgsaussichten der Operation bzw. einer chirurgisch-radiologischen Behandlung besser als diejenigen der alleinigen Strahlenbehandlung, sofern die Lymphknoten radikal exzidiert werden können. Als Methode der Wahl gilt heute allgemein die sogenannte *Totalausräumung* der *einen* oder *beider Halsseiten* mit der Resektion des Kopfnickers vom Warzenfortsatz bis zum Sternum, Resektion der Vena jugularis interna, gegebenenfalls auch der Carotis externa mit ihren Ästen, Exzision der Glandula submaxillaris und Entfernung des ganzen Lymphstranges vom Unterkiefer bzw. Kieferwinkel bis zum Schlüsselbein samt den einbettenden Weichteilen. Nach Abschluß der Operation liegt ein anatomisches Präparat vor, dessen Grund die tiefe Nackenmuskulatur mit dem darüberziehenden Plexus cervicalis und brachialis bildet und das von der zu schonenden Carotis communis und interna, meist auch der Carotis externa mit ihren Ästen, dem N. vagus, dem N. hypoglossus, dem N. phrenicus und auf der linken Seite vom Ductus thoracicus durchzogen wird. Der N. accessorius kann in der Regel nicht erhalten werden. In dieser Weise ist nicht nur bei großen verbackenen und mit der Umgebung verwachsenen Lymphknotenpaketen vorzugehen, sondern auch bei einzelnen beweglichen Lymphknoten, aus der Erfahrung heraus, daß oft auch im letzteren Fall eine ausgedehnte Erkrankung des Lymphstranges vorliegt. Die Vorteile gegenüber der früheren partiellen Ausräumung bestehen in der Entfernung aller Lymphknoten samt den Lymphbahnen, wodurch die Rezidivmöglichkeit wesentlich herabgesetzt wird. Von einzelnen Klinikern werden Primärtumor und Metastasen in einer Sitzung und zusammenhängend entfernt (PIETRANTONI). Ob bei Fehlen von palpablen Lymphknoten eine systematische prophylaktische Ausräumung Vorteile bietet, ist noch nicht entschieden, im Zweifelsfall ist jedoch die frühe Operation empfehlenswert.

Technik der Totalausräumung der Halsseite. Intratracheale Pentothal-Lachgasnarkose. Schnitt vom Warzenfortsatz zum Sternum uber dem Kopfnicker mit senkrechtem Schnitt von der Mitte des Halses gegen das Kinn, eventuell Schnitt nach hinten über der Supraclaviculargrube. Durchtrennung des Kopfnickers am unteren Ende und Aufklappen desselben. Durchtrennung des M. omohyoideus. Freilegen der V. jugularis interna über dem Sternum und möglichst Aufsuchen derselben oberhalb der Lymphknotenmetastasen. Doppelte Ligatur der V. jugularis interna unten, Durchtrennung und Aufklappen samt Kopfnicker und Lymphknoten zusammen nach oben. Freilegen der Carotis communis und ihrer Verzweigungen. Schonung des N. vagus. Ausräumung des oberen vorderen Halsdreiecks, eventuell Exzision der Gl. submaxillaris und Durchtrennung des M. biventer. Schonung des N. hypoglossus. Doppelte Ligatur und Durchtrennung der V. jugularis oberhalb der Lymphknoten unter dem Schädelgrund. Entfernung des gesamten Lymphstranges zusammen mit dem nun auch oben durchtrennten Kopfnicker und der V. jugularis interna. Ausräumung des Fettgewebes hinter und unter dem Kopfnicker und in der Supraclaviculargrube bis auf die tiefe Nackenmuskulatur unter möglichster Schonung des N. phrenicus beiderseits und des Ductus thoracicus links. Versenkte Schichtnähte, Hautnähte, Plastikdrain. Halsverband.

Eine kurative örtliche Behandlung ist aussichtslos, wenn bereits Fernmetastasen bestehen. In diesen Fällen, ebenso wie bei rasch wachsenden Rezidiven, fällt dem Arzt die schwere Aufgabe zu, das qualvolle Ende zu erleichtern. Neben regelmäßigen Mundspülungen (schwache Kaliumpermanganatlösung) gegen den üblen Geruch und Einblasen von Orthoform oder 2% Pantocain sind Analgetica, meistens Morphium bzw. Pantopon, in großen und steigenden Mengen erforderlich, um den Zustand erträglich zu machen und die zuweilen rasenden neuralgischen Schmerzen wenigstens für Stunden zu bekämpfen.

Bei *primärer Abheilung* ist der Patient *jahrelang* zu *regelmäßigen Kontrollen* einzuberufen. Die Erfahrung zeigt, daß der Krebskranke nicht nur beim ersten Auftreten des Krebses, sondern auch bei Rückfällen unbegreiflich lange wartet, bis er den Arzt von sich aus aufsucht. *Die ersten zwei Jahre sind die gefährlichsten.* Nicht so selten entwickelt sich noch nach Jahren ein neuer Primärtumor an anderer Stelle. Sorgfältige Krebskontrollen sind im Abwehrkampf gegen den Krebs von großer Bedeutung und werden deshalb vielerorts, beispielsweise auch in der Schweiz, staatlich unterstützt.

Prognose. Die Behandlungserfolge sind im ganzen um so besser, je früher die Geschwulst in zureichende Behandlung gelangt. Metastasen in den regionären Lymphknoten verschlechtern die Heilungsaussichten erheblich, Fernmetastasen machen eine Heilung unmöglich. *Dauererfolge,* d. h. eine Symptomfreiheit von drei bis fünf Jahren werden bei der heutigen Situation der vorwiegenden Spätfälle und der rein örtlichen Behandlung durch Operation oder Bestrahlung in einem nur verhältnismäßig kleinen Prozentsatz erzielt. Die Heilungsaussichten haben sich wohl durch die Ausweitung der Operationsgrenzen etwas gebessert, aber der Volksmund hat immer noch recht mit der Ansicht, daß der „Halskrebs" mehrheitlich trotz aller therapeutischer Anstrengungen nicht geheilt wird. Trotzdem ist ein ärztlicher Nihilismus ungerechtfertigt, da Dauerheilungen von zehn und mehr Jahren häufig genug vorkommen, um in der Großzahl der Fälle eine energische auf Heilung abzielende Behandlung einzuleiten.

c) Sarkome des Rachens

Die *Sarkome* sind im Rachen viel seltener als die Epitheliome. Es handelt sich neben den *Lymphosarkomen und Retothelsarkomen* (S. 340) um *Rundzellen- oder Spindelzellensarkome* bzw. um gemischte Typen. Sie beginnen fast immer an den Tonsillen. Zwischen den Blättern des Gaumensegels treten als intramurale Tumoren *Rabdomyosarkome* auf, während *Melanosarkome* im Gegensatz zur Lokalisation am harten Gaumen große Ausnahmen sind. Außer einer weniger ausgeprägten Neigung zum geschwürigen Zerfall und späterer Metastasenbildung verhalten sie sich *klinisch* gleich *wie die Epitheliome*. Ihre *Behandlung* unterscheidet sich nicht von derjenigen der Karzinome. Die Strahlenempfindlichkeit wechselt ohne ersichtlichen histologischen Grund in weiten Grenzen. Einzelne dieser Geschwülste sind äußerst strahlenempfindlich, andere fast ganz strahlenresistent. Eine einheitliche Prognose läßt sich deshalb nicht stellen.

Eine eigentümliche Geschwulst des Nasenrachens, die zwischen gut- und bösartigen Geschwülsten steht und eine gewisse Ähnlichkeit mit Sarkomen aufweist, ist das *Chordom*, das von der Synchondrosis sphenobasilaris ausgeht und wahrscheinlich von Resten der fötalen Chorda dorsalis abstammt. Ähnliche Geschwülste kommen auch am Os sacrum und in der Sacrococygealgegend vor. Die Behandlung der unbeschränkt wachsenden, leicht rezidivierenden und bei malignem Chordom auch metastasierenden Geschwulst besteht in der Abtragung und Nachbestrahlung mit Röntgen und Radium.

X. Allergische und neurovaskuläre Störungen (Angioneurosen) im Rachen

Im Gegensatz zu der Häufigkeit vasomotorischer und allergischer Störungen in der Nase (S. 174) erkrankt die Mund- und Rachenschleimhaut nur selten in dieser Weise.

Die *Urticaria* ergreift die Schleimhaut fast nie. An Stelle der Quaddeln, wie sie für die Hauturticaria typisch sind, bilden sich umschriebene akute Ödeme, die ohne scharfe Grenze zu den ausgedehnten Quincke-Ödemen überleiten.

Das *Quincke-Ödem* erfaßt vorwiegend die Gaumen- und Mandelgegend und den Kehlkopfeingang. Innerhalb kürzester Zeit kann ein glasig-graues entzündungsfreies Ödem die Rachenenge gegen den Rachen abschließen und den Kehlkopfeingang derart verengen, daß hochgradige Atemnot, ja selbst Erstickung eintritt. Näheres über das Quincke-Ödem s. vasomotorische Störungen des Kehlkopfes, S. 477.

Inwieweit gewisse *akute* und *chronische* Rachenkatarrhe auf allergische Faktoren zurückgehen, ist noch unbestimmt.

Von einer gewissen praktischen Wichtigkeit ist die *Allergie* auf Antibiotica der Mundhöhlen- und Rachenschleimhaut, deren heftige Erscheinungen auf S. 333 besprochen wurden.

XI. Störungen der nervösen Versorgung des Rachens

Die sensible Innervation des Nasenrachens kommt in einem größeren vorderen Teil aus dem N. trigeminus II, in einem kleineren hinteren Abschnitt aus dem Plexus pharyngicus. Der M. tensor veli palatini erhält seine motorische Innervation vom N. trigeminus III. Im übrigen erfolgt die gesamte sensible und motorische Innervation des Rachens durch den *Plexus pharyngicus* und hängt daher vom *N. vagus, N. glossopharyngicus, N. accessorius und dem Sympathicus* ab. Nach neuerer Ansicht stammen alle motorischen Fasern des N. vagus aus dem Kern des N. accessorius. Häufig mischen sich deshalb *sensible mit motorischen Störungen*, die zugleich den Kehlkopf, den Kopfnicker und den M. trapezius, mitunter auch die vom N. facialis und N. hypoglossus innervierten Nachbargebiete der Gesichts- und Zungenmuskulatur umfassen.

1. Störungen der Sensibilität

Ursache und Entstehung. Die *Hypästhesie*, seltener die *Anästhesie*, ist vorwiegend eine *funktionelle Störung*, die sich im Fehlen der Rachenreflexe äußert und als *hysterisches Stigma* betrachtet wird. *Rindenläsionen* verursachen keine Sensibilitätsstörungen, dagegen verschiedene Herderkrankungen *unterhalb der Rinde*, im Hirnstamm und der *Medulla oblongata* (Hirntumoren, Hirnsyphilis, multiple Sklerose, Basilarmeningitis, Blutungen, Thrombosen, Pseudobulbärparalyse, Bulbärparalyse, Syringobulbie usw.). *Periphere Lähmungen* können durch Druck auf die Nerven (N. vagus und N. glossopharyngicus, N. accessorius, N. hypoglossus), bei Erkrankungen in der Umgebung des Foramen jugulare als Teilerscheinung eines der *Foramen jugulare-Syndrome* (S. 355) oder bei Tabes dorsalis, Diphtherie u. a. durch eine periphere Neuritis hervorgerufen werden. Es ist verständlich, daß meistens zugleich Motilitäts- und Sensibilitätsstörungen des Kehlkopfes (N. vagus) bestehen.

Symptome und Verlauf. Die bald ein-, bald beiderseitige Verminderung der Sensibilität verursacht erst dann Störungen, wenn *auch der Kehlkopfeingang* betroffen ist. Die Unempfindlichkeit des Kehlkopfeinganges geht mit *Fehlschlucken* einher und ist die Ursache von *Aspirationsbronchitiden und -pneumonien*. Zu gröberem Fehlschlucken kommt es allerdings nur bei gleichzeitiger Lähmung des Rachens und des Kehlkopfes.

Die **Diagnose** geht aus dem Fehlen der Gaumen- und Rachenreflexe und dem Ausbleiben des reflektorischen Kehlkopfkrampfes bei Berührung des Kehlkopfeinganges hervor.

Die **Behandlung** wendet sich in erster Linie gegen die Grundkrankheit. Fehlschlucken ist durch *zweckentsprechende Nahrung und Haltung beim Schlucken* mehr oder weniger zu vermeiden. Halbkonsistente und in Geleeform gebundene Speisen finden den normalen Weg am besten. Nach vorne gebeugte, gegebenenfalls seitlich geneigte Kopfhaltung ist im allgemeinen am günstigsten. In schweren Fällen läßt sich die Einführung einer *Nährsonde* durch die Nase nicht umgehen. Infolge der Anästhesie gerät sie leicht in den Kehlkopf, weshalb ihre Lage durch Beachtung der Atmung oder durch Laryngoskopie kontrolliert werden muß. Als Dauersonde erzeugt sie mitunter Dekubitalgeschwüre im Hypopharynx.

Auf die *Parästhesien* und *Hyperästhesien*, die entweder wie beim chronischen Rachenkatarrh auf dauernde Schleimhautreize oder, wie bei der Hysterie und allgemeinen Nervosität, auf funktionell nervöse Faktoren zurückzuführen sind, bin ich bereits bei der Besprechung der chronischen Pharyngitis und der Halsneurose eingegangen (S. 291).

Die *essentielle Neuralgie des N. glossopharyngicus* strahlt mit ihren akuten Schmerzanfällen in die Zunge und in den Rachen und in das Ohr aus. Die Anfälle werden meistens durch Reden oder Schlucken ausgelöst. Die *Behandlung* besteht in lokaler oder intrakranieller Nervendurchtrennung.

2. Störungen der Motilität

a) Lähmungen

Im Gegensatz zur Anästhesie hat die Hysterie nur selten Schlundlähmungen zur Folge. Dieselben *Herderkrankungen des Gehirns*, welche Sensibilitätsstörungen verursachen (s. oben), können auch mit Schlundlähmungen einhergehen, ebenso wie die verschiedenen *Syndrome des Foramen jugulare* (S. 355). Die Lähmungen sind bald ein-, bald beiderseitig und umfassen mehr oder weniger die gesamte Schlundmuskulatur einschließlich des für das Schlucken unentbehrlichen Schlundschnürers.

Häufig ist die *periphere postdiphtherische Lähmung*, die sich in der Regel auf das Gaumensegel beschränkt, aber auch den ganzen Schlund betreffen kann. Zuweilen bedeutet sie die Einleitung schwerer lebensbedrohlicher Lähmungen der Atemmuskulatur und toxischer Herzstörungen. Sie erscheint etwa drei Wochen nach der Diphtherie, oft zusammen mit Akkommodationsstörungen. Manchmal wird dadurch eine „banale" Angina nachträglich als Diphtherie gekennzeichnet oder eine fieberhafte Nasenrachenerkrankung findet eine unerwartete Aufklärung. Ähnliche Lähmungen rufen ausnahmsweise auch andere Infektionskrankheiten (Tabes, Grippe, Typhus) hervor. Eine rasch fortschreitende allgemeine Rachenlähmung hat die *bulbäre Form* der *Poliomyelitis epidemica* zur Folge.

Symptome und Verlauf. Die *Gaumensegellähmung* äußert sich infolge des mangelnden Abschlusses zwischen Mundrachen und Nasenrachen bei der Phonation in *offenem Näseln* und beim Schlukken im *Rückfließen von geschluckten Flüssigkeiten* durch die Nase, die zuweilen durch die Ohrtrompete bis in die Paukenhöhle vordringen. Saugen, Blasen und Pfeifen sind erschwert oder unmöglich.

Ist die Lähmung einseitig, so wird das Gaumensegel bei der Phonation nach der gesunden Seite gezogen, bei doppelseitiger Lähmung hängt es schlaff und unbeweglich herunter, ohne sich bei der Phonation zu heben.

Wenn die Schlundlähmung auch den Rachenschnürer erfaßt, so wird das *Schlucken gestört* und bei beiderseitiger vollständiger Lähmung des Kehlkopfrachens unmöglich (Abb. 150). Im Gegensatz zur unvollständigen mechanischen Verlegung regurgitiert auch die Flüssigkeit, während feste Bissen, wenigstens im

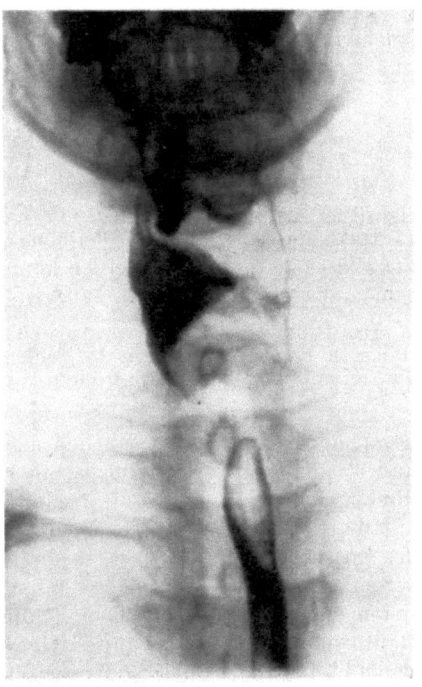

Abb. 150. Einseitige Lähmung des Rachens (Halsaufnahme mit Kontrastbrei)

Beginn, noch geschluckt werden können. Schließlich bleiben auch diese stecken und führen bisweilen, wenn sie in den Kehlkopf geraten, zur Erstickung. Das gefährliche *Fehlschlucken in den Kehlkopf* mit nachfolgender *Aspirationsbronchitis bzw. Pneumonie* tritt vor allem dann ein, wenn eine Hypästhesie zugleich den reflektorischen Kehlkopfschluß aufhebt.

Die *einseitige Lähmung des Schlundschnürers* äußert sich im Mesopharynx in einem *vorhangartigen Verziehen* der hinteren Rachenwand, die beiderseitige Lähmung im *Ausbleiben der Fältelung* der Schleimhaut beim Würgen.

Die postdiphtherische Gaumensegellähmung verschwindet nach einigen Wochen spontan. Im übrigen hängt der Verlauf von der ursächlichen Krankheit ab.

Diagnose. Die Lähmung des Velums ist leicht zu erkennen. Bei einseitiger Lähmung ist auf die Verziehung der medianen Raphe zu achten. Die Uvula zeigt nicht selten auch ohne Lähmung eine gewisse Asymmetrie und schiefe Stellung, welche sich bei der Kontraktion des Velums infolge einseitig kräftigerer

Muskulatur verstärkt. Die Starre eines entzündlich oder durch einen Tumor infiltrierten Gaumensegels kann einer Lähmung ähnlich sehen.

Bei vermuteter *Lähmung des Kehlkopfrachens* müssen *organische Stenosen* (Geschwülste, Divertikel usw.) vorsichtig ausgeschlossen werden (Röntgenuntersuchung, Hypopharyngoskopie).

Die **Behandlung** richtet sich gegen die Grundkrankheit. *Postdiphtherische Lähmungen* benötigen keiner besonderen Lokalbehandlung. *Schluckstörungen* werden gleich wie diejenigen bei Rachenanästhesie behandelt. Schwere Schluckbehinderung erfordert eine *Gastrostomie*.

Die **Prognose** hängt von der Ursache ab. Gaumensegellähmungen sind als solche harmlos, Lähmungen des Schlundschnürers mit Schluckstörung gefährden das Leben durch Schluckpneumonien.

b) Krämpfe

Anfallsweise tonische Krämpfe des Schlundschnürers sind meistens funktionell nervöser Art und gewöhnlich ein Symptom *allgemeiner Nervosität* oder *Hysterie* (s. Halsneurose, S. 291), weshalb sie durch Aufregungen oder durch einen Schreck ausgelöst oder verstärkt werden können. Sie äußern sich in Schluckbehinderung, schmerzhaftem Gefühl des Würgens oder im Globus hystericus.

Der Globus hystericus wird als eine im Hals aufsteigende, gelegentlich auch absteigende Kugel empfunden; die Fehlempfindung entspricht wahrscheinlich wandernden Krämpfen in der Speiseröhren- und Rachenmuskulatur.

Häufig ist zugleich die Speiseröhre in einer dauernden Krampfbereitschaft (Ösophagospasmen). Namentlich machen sich die Krämpfe am Ösophagusmund und an der Cardia (Kardiospasmus) geltend, jedoch kann die Speiseröhre auf ihrer ganzen Länge verkrampft sein (S. 528). Jedes Schlucken löst einen Krampfanfall aus, der den normalen Schluckakt behindert oder einen völligen Verschluß des Speiseweges herbeiführt, weshalb das Leiden sehr lästig ist. Selbst Flüssigkeiten, manchmal noch mehr als halbfeste Bissen, werden aufgehalten und passieren erst nach mehrmaligem Schlucken oder werden wieder ausgewürgt. Die Röntgenkontrastuntersuchung zeigt, wie die plötzliche Zusammenziehung der Schlundmuskulatur das Kontrastmittel bisweilen bis in den Nasenrachen zurückschleudert. Fehlschlucken in den Kehlkopf tritt nicht ein.

Eigentümliche funktionelle Schluckstörungen kommen als *Plummer-Vinsonsches Syndrom* oder sogenannte *hypochrome Dysphagie* vor allem bei Frauen im mittleren Alter, zusammen mit hypochromer Anämie, Glossitis, brüchigen Fingernägeln und Menstruationsstörungen vor.

Gegenüber diesen funktionellen Krämpfen treten die *organischen Ursachen* ganz zurück. Schwere Krampfzustände haben die *Lyssa* und der *Tetanus* zur Folge. Auch können dieselben Erkrankungen (S. 353), welche zur Lähmung führen, im Beginn ein Reizstadium mit Krämpfen durchlaufen.

Im Gegensatz zu den Krämpfen des Schlundschnürers sind *Krämpfe des Gaumensegels* selten. Tonische Krämpfe kann die Rachenuntersuchung auslösen. Die Kontraktion des M. levator veli palatini öffnet dabei die Ohrtrompete unter knackendem Geräusch der auseinandergezogenen Wände und infolge der offenstehenden Verbindung mit der Paukenhöhle tritt ein Widerhallen der eigenen Stimme, die sogenannte Autophonie ein. Eigenartige *klonische Krämpfe* unbekannter Ursache treten ohne Wissen des Patienten auf. Das Gaumensegel zieht sich dabei mit regelmäßigen Schlägen oder unregelmäßigen Zuckungen 60- bis über 100mal in der Minute zusammen und bringt zuweilen deutlich hörbare Geräusche hervor. Hie und da bewegen sich die hintere Pharynxwand und der Kehlkopf mit.

Diagnose. Zur Feststellung der Krampfanfälle des Schlundschnürers läßt die Besichtigung des Rachens und des Kehlkopfes im Stich, dagegen ergibt die *Röntgenuntersuchung mit Kontrastbrei* den durch den Krampf gestörten Schluckmechanismus vielfach einwandfrei. *Differentialdiagnostisch* sind *organische Stenosen (Narbenstrikturen, Krebs usw.)* röntgenologisch nicht immer auszuschließen, zumal diese öfters mit Krämpfen einhergehen. In Zweifelsfällen entscheidet die *direkte Hypopharyngoskopie* bzw. die *Ösophagoskopie.*

Behandlung. *Hysterische und nervöse Krampfzustände* sind gewöhnlich *sehr hartnäckig* und selbst mit großen Dosen von Sedativa (Brom usw.) nicht ganz zu beseitigen. Auch die üblichen Spasmolytica versagen wie bei den Ösophagospasmen häufig (über Chlorpromazine S. 522). Langsames und ruhiges Essen vermindert die Krämpfe. Im übrigen ist durch psychische Aufklärung, Änderung der Lebensweise und des Milieus usw. den zugrunde liegenden *psychischen Faktoren* Rechnung zu tragen (s. Halsneurose, S. 291). Bei organisch bedingten Krämpfen wird die Grundkrankheit behandelt.

Die hypochrome Dysphagie reagiert gut auf Eisenpräparate zusammen mit Vitamin B und C.

Prognose. Die Krämpfe sind harmlos. Die Heilungsaussichten werden durch die Grundkrankheit bestimmt.

Über myopathische Störungen bei der *Myasthenia gravis* s. S. 481.

Kombinierte Lähmungen der kaudalen Hirnnervengruppe. Die Kerngebiete und die erste periphere Nervenstrecke der letzten vier Hirnnerven (kaudale Hirnnervengruppe), bestehend aus N. glossopharyngicus, N. vagus, N. accessorius und N. hypoglossus, liegen im verlängerten Mark und beim Durchtritt durch die Schädelbasis (IX, X und XI im Foramen jugulare, XII im Canalis n. hypoglossi) derart nahe beieinander, daß sie bei bulbären Erkrankungen und insbesondere bei Erkrankungen und Verletzungen der Schädelbasis oder deren Umgebung häufig in einer Reihe von verschiedenen Kombinationen zusammen gelähmt werden.

Es entstehen auf diese Weise verschiedene klinische Syndrome (Abb. 151) von gemischt sensibel-motorischen Störungen mit Lähmungen von Zunge,

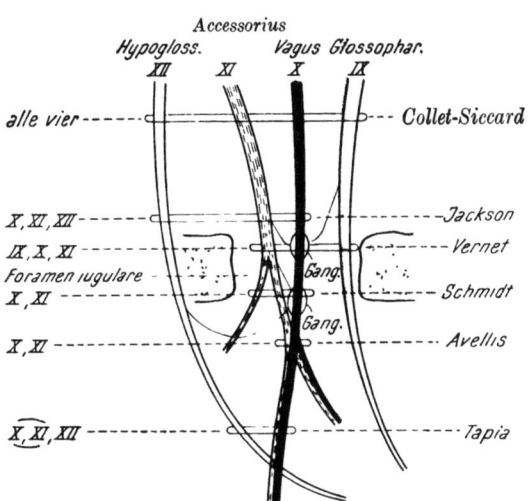

Abb. 151. Schema des Schädelaustrittes der kaudalen Hirnnervengruppe mit verschiedenen Lähmungssyndromen (nach CH. JACKSON)

Gaumen, Rachen, Kehlkopf, Kopfnicker und M. trapezius, die mit dem Eigennamen ihres Entdeckers bezeichnet werden. Einige der wichtigeren sind:

1. Syndrom von AVELLIS: Hemiplegie von Gaumen und Kehlkopf,

2. Syndrom von SCHMIDT: Obige Hemiplegie kombiniert mit der einseitigen Lähmung des M. trapezius,
3. Syndrom von JACKSON: Hemiplegie von Gaumen und Kehlkopf zusammen mit Zungenlähmung und eventuell M. trapezius,
4. Syndrom von TAPIA: Hemiplegie der Zunge und des Kehlkopfes,
5. Syndrom von COLLET-SICCARD: Lähmung von IX, X, XI, XII,
6. Syndrom von VERNET: Lähmung von IX, X und XI,
7. Syndrom von VILLARET: Es kommt die Lähmung des Halssympathikus als Hornerscher Symptomenkomplex hinzu.

Diese Syndrome sind nicht die einzig möglichen Kombinationen, es finden sich im Gegenteil noch verschiedene andere. Erstreckt sich der Prozeß weiter nach vorne, so treten namentlich noch Schädigungen des N. trigeminus und der Augenmuskelnerven auf.

XII. Das Pulsionsdivertikel des Hypopharynx

Ursache und Entstehung. Die erste physiologische Enge der Speiseröhre liegt als funktionell geschlossener *Speiseröhrenmund* an deren oberem Ende. Der unterste Teil des Rachenschnürers bildet hier einen eigentlichen crico-pharyngealen Sphinkter (Schleudermuskel). Beim Schlucken finden die Speisen an dieser Stelle einen erhöhten Widerstand und üben einen mehr oder weniger großen Druck auf die Wände des oberhalb des Ösophagusmundes liegenden Kehlkopfrachens aus. Gewöhnlich hält die kräftige Muskulatur des unteren Rachenschnürers dem Druck stand, bei schlaffer Muskulatur und oft gleichzeitig erhöhtem Tonus des Speiseröhrenmundes buchtet sich jedoch die Wand mit der Zeit aus und bildet im Verlauf von Jahren ein sackförmiges Divertikel (Abb. 152). Dabei dringt die *Schleimhaut* mit den unterliegenden Bindegewebsschichten an der Stelle des geringsten Widerstandes an der Hinterwand zwischen den queren und schrägen Faserzügen des Schlundschnürers (Laimersches Dreieck) hervor, so daß die dünne Wand des Divertikels nur aus Mukosa und Submukosa besteht. Die Muskulatur geht nur teilweise auf den Ansatz über, verliert sich aber im Divertikelfundus. Diese Säcke werden als *pharyngeale Pulsionsdivertikel* bzw. *Zenkersche Divertikel* bezeichnet und sind eine *Ausbuchtung und Erweiterung des Hypopharynx*. Da das Divertikel durch seine Füllung die Schluckpassage behindert, tritt ein Circulus vitiosus ein, der zur weiteren Vergrößerung führt.

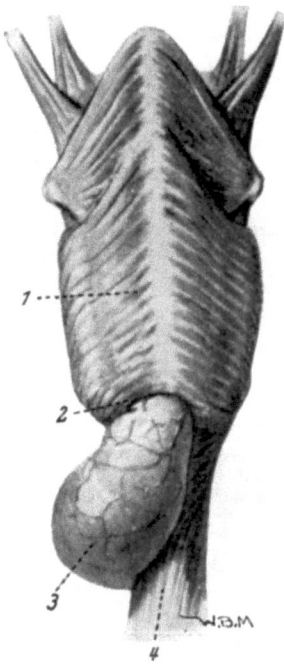

Abb. 152. Pulsionsdivertikel des Hypopharynx (nach BABCOCK). *1* M. constrictor pharyngis. *2* Schwache Stelle des Hypopharynx (Laimersches Dreieck). *3* Divertikel. *4* Speiseröhre

Aus der geschilderten Pathogenese ergibt sich, daß neben einer *konstitutionellen Minderwertigkeit* des Muskelschlauches *Spasmen der Speiseröhre*, also *neurovegetative Störungen*, eine Rolle spielen. Durch gewohnheitsmäßiges *ungenügendes Kauen* und *hastiges Essen* werden die Krämpfe am Speiseröhrenmund gesteigert und durch die ungenügend zerkauten und zu wenig eingespeichelten großen Bissen der Druck auf die Wand erhöht, was der Grund für ihr überwiegendes Vorkommen beim Mann sein mag. Sie erreichen erst im mittleren bis höheren Alter eine genügende Größe, um Störungen zu verursachen.

Von einer kleinen Ausstülpung bis zu faustgroßen, tief in den Thorax hinunterhängenden Säcken sind alle Übergänge anzutreffen. Meistens liegt das Divertikel von der Hinterwand ausgehend genau in der Medianen und ist zwischen Speiseröhre und Wirbelsäule eingeklemmt, seltener quillt es ein- oder beiderseitig nach der Seite heraus. Der *Divertikelsack* ist die eigentliche Fortsetzung und *der Grund des Hypopharynx*, von dessen Vorderwand die Speiseröhre abzweigt. Die Öffnung nach der Speiseröhre wird durch eine schlitzförmige Spalte gebildet, deren untere Lippe als quere „Schwelle" das Divertikel von der Speiseröhre trennt. Die Speisen, ebenso wie eingeführte Instrumente (Sonden), gelangen daher in erster Linie in den Divertikelsack und nicht in die Speiseröhre. Dieser Umstand und die Dünne der Wand bringen deshalb beim Sondieren und Ösophagoskopieren die erhebliche Gefahr eines falschen Weges mit sich, die um so bedrohlicher ist, als der anaerob infizierte Divertikelinhalt sofort zur schweren Mediastinitis führt.

Symptome und Verlauf. In der Regel haben vor der Entwicklung des Divertikels schon jahrelang die Beschwerden des Speiseröhrenkrampfes bestanden, welche mit zunehmender Größe des Sackes in die charakteristischen Symptome des Divertikels übergehen. Während die Speisen im Beginn des Essens, solange

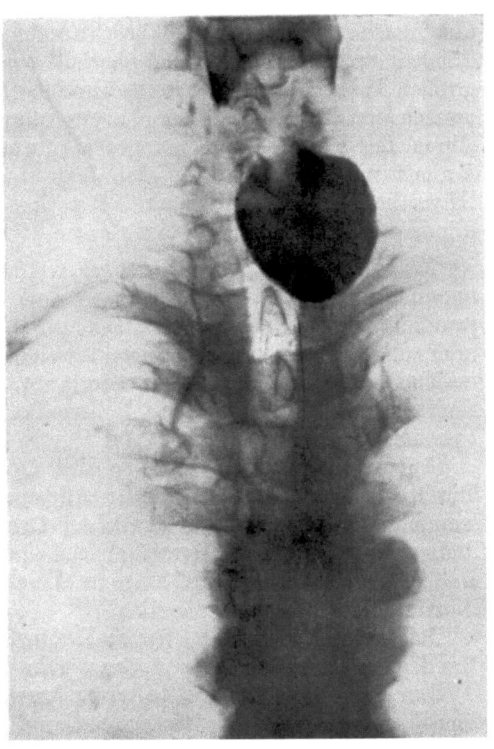

Abb. 153. Pulsionsdivertikel des Hypopharynx (Röntgenkontrastdarstellung)

der Sack noch leer ist, ohne große Mühe geschluckt werden können, bleiben sie mit zunehmender Füllung des Sackes mehr und mehr stecken, bis schließlich die Speiseröhre vollständig komprimiert ist und nichts mehr durchgeht. Die *Nahrung muß nun wieder herausgewürgt* werden, wobei auch *alte zersetzte Speisereste* nach mehrtägigem Liegen zum Vorschein kommen. Manchmal ist der Patient fähig, durch Druck auf den Hals den Sack unter quatschenden Geräuschen und Entleerung von Gas auszudrücken. Über dem Schlüsselbein, meistens auf der linken Seite, sind *größere Divertikel sichtbar* und *palpabel*. Diese Zeichen sprechen schon klinisch fast eindeutig für ein Divertikel. Schluckschmerzen und Erbrechen fehlen. Die Beschwerden sind aber nicht immer typisch. Oftmals hat der Patient gelernt, durch bestimmte Kopfhaltung das Schlucken zu erleichtern und weiß, daß bei gutem Kauen und langsamem Essen die Schluckstörungen geringer sind.

Sich selbst überlassen, wächst das Divertikel stetig weiter, bis der Patient nicht mehr in der Lage ist, sich genügend zu ernähren.

Komplikationen. *Spontanperforationen* sind Ausnahmen, dagegen können durch das Überfließen des Sackinhaltes in den Kehlkopf und Aspiration in die tieferen Luftwege wiederholte lebensgefährliche Schluckpneumonien verursacht werden.

Diagnose. Beschwerden und Befund sind nur bei großen Säcken einigermaßen typisch. Die Röntgenuntersuchung läßt das vermutete Divertikel als kugeligen, scharf begrenzten Schatten mit glatter Wand hinter dem Halsteil der Speiseröhre gut darstellen und deckt öfters ein unerwartetes kleines Divertikel als Ursache unklarer Schluckbeschwerden auf (Abb. 153). *Differentialdiagnostisch* können starke Erweiterungen oberhalb von Stenosen und Höhlen in zerfallenden großen Speiseröhrenkarzinomen ähnliche Bilder ergeben. In verdächtigen Fällen entscheidet die direkte Hypopharyngoskopie oder Ösophagoskopie, die die untere Lippe des Speiseröhrenabganges als „quere Schwelle" erkennen läßt. Sie erfordert mit Rücksicht auf den fast ohne Widerstand perforierbaren dünnen Divertikelsack größte Vorsicht. Aus demselben Grund sind die früher üblichen blinden Sondierungen zu unterlassen.

Behandlung. *Kleine Divertikel* werden *konservativ*, große chirurgisch behandelt. Bei frühzeitiger Diagnose einer nur kleinen Ausstülpung der Rachenwand läßt sich die weitere Ausdehnung durch gründliches Kauen, langsames und ruhiges Essen und vorwiegend weiche Kost verzögern. Ein defektes Gebiß, welches kein genügendes Kauen erlaubt, ist in Ordnung zu bringen. Zugleich sind wiederholte Brom- oder Bellergalkuren zur Verminderung der Ösophagospasmen angezeigt.

Sofern bei größeren Taschen eine Operation nicht möglich ist (Ablehnung durch den Patienten, schlechter Allgemeinzustand), können die Beschwerden manchmal jahrelang in erträglichen Grenzen gehalten werden, wenn es dem Patienten gelingt, das Divertikel nach den Mahlzeiten regelmäßig auszupressen und mittels eines weichen Magenschlauches mit leicht alkalischer Lösung von Natriumbikarbonat auszuspülen.

Bei *großen Divertikeln*, die die Ernährung beeinträchtigen, ist die Abtragung des Sackes durch eine der *äußeren Divertikeloperationen* angezeigt.

Der Zugang erfolgt wie bei einer *lateralen Pharyngotomie* von einem Schnitt dem Vorderrand des Kopfnickers entlang. Am besten ist die einzeitige Resektion des Sackes mit Übernähen des Stumpfes, wobei auf die Durchtrennung des Schleudermuskels Rücksicht zu nehmen ist. Erweist sich dieser ziemlich lange und technisch schwierige Eingriff infolge hohen Alters oder eines schlechten Allgemeinzustandes als undurchführbar, so kann der Sack nach Freilegung abgebunden werden. Nach acht bis zehn Tagen wird er nekrotisch und fällt ab (Methode nach GOLDMANN). Zuweilen schließt sich aber eine langdauernde Fistel an, weshalb die einzeitige Methode vorzuziehen ist.

Die von verschiedener Seite (SEIFFERT, LEGLER) vorgenommene endoskopische Durchtrennung des Schleudermuskels hat wieder an Anhängern verloren (SEIFFERT), da doch verschiedentliche Zufälle vorkamen, wogegen in neuerer Zeit die einfache Durchtrennung des Schleudermuskels von außen und Einstülpen des Sackes empfohlen wird (SEIFFERT).

Prognose. Eine Spontanheilung ist ausgeschlossen, jedoch wächst das Divertikel bisweilen so langsam, daß bedrohliche Störungen nie auftreten. Die unmittelbaren Erfolge der Divertikeloperation sind sehr befriedigend, aber nach einiger Zeit kann sich ein Rückfall einstellen.

Die Krankheiten des Kehlkopfes

Allgemeiner Teil

I. Die Anatomie des Kehlkopfes

Während der Kehlkopfrachen aus einem einfachen Muskelschlauch besteht, wird der *Kehlkopf* (Larynx) in seiner dreifachen Funktion als verschließbarer Eingang zu den tieferen Luftwegen, als Teil des Atemrohres und als Klangbildungsapparat, aus einem *festen knorpeligen Stützgerüst* mit Bandverbindungen

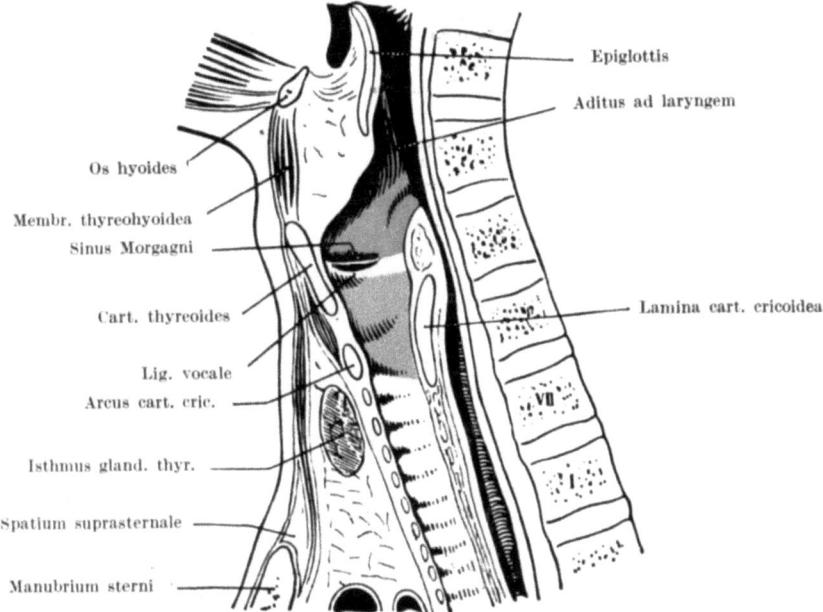

Abb. 154. Medianschnitt durch den Kehlkopf und seine Nachbargebiete. Vestibulum laryngis rot, Glottis weiß, Subglottis blau (aus CORNING)

und einer *hochdifferenzierten Muskulatur* gebildet (Abb. 154). Das Knorpelgerüst verleiht zugleich dem Eingang zum Kehlkopfrachen seine Gestalt und seine hintere Wand stellt gleichzeitig die vordere Wand der Pars retrolaryngea des Rachens dar. Der Kehlkopf des Erwachsenen liegt, nur durch den dünnen Muskelschlauch des Hypopharynx getrennt, der Halswirbelsäule ungefähr in der Höhe vom *V. bis VII. Wirbel* an, ohne direkt am Skelett befestigt zu sein. Beim Kind sitzt der Kehlkopf etwas höher. Durch seine *äußere Muskulatur*, teilweise unter Vermittlung des *Zungenbeines*, und die *elastische Verbindung mit der Luftröhre* ist er *zwischen der Schädelbasis und der oberen Thoraxapertur eingespannt*. Er kann sich in schiebender Bewegung gegenüber der Wirbelsäule und den Halsweichteilen, soweit sie nicht an ihm fixiert sind, weitgehend heben und senken. Die Luftröhre dehnt oder verkürzt sich dabei. Nach vorn und teilweise auch nach den Seiten befindet er sich dicht unter der Haut, weiter nach hinten grenzt er an das Spatium parapharyngicum mit den großen Längsgefäßen (S. 197). Das *Bosesche Ligament* verbindet den *Isthmus der Schilddrüse* fest mit dem Ringknorpel und diese wird deshalb von Kehlkopfbewegungen mitgenommen, wobei vor allem das Heben beim Schlucken auffällt. Bei Hyperplasie der Schilddrüse reichen die seitlichen Lappen bis zum Schildknorpel hinauf und der Lobus pyramidalis deckt den Ringknorpel von vorn. Eine größere Struma bedeutet deshalb ein erhebliches Hindernis für die Tracheotomie und Laryngektomie.

Stützgerüst des Kehlkopfes

Das Kehlkopfstützgerüst (Abb. 155) setzt sich aus *fünf Hauptknorpeln* zusammen (drei unpaarigen, zwei paarigen). Bereits beim jugendlichen Erwachsenen beginnen die Knorpel zu verknöchern, vor allem der Ringknorpel und der Schildknorpel. Vier davon, der *Schildknorpel* (Cartilago thyreoides), der *Ringknorpel* (Cartilago cricoides), sowie die beiden paarigen *Gießbeckenknorpel* oder *Stellknorpel* (Cartilago arytaenoides) sind aus hyalinem Knorpelgewebe aufgebaut, im Gegensatz zum Faserknorpel des *Kehldeckels* (Cartilago epiglottidis). An die Luftröhre schließt sich der siegelringförmige *Ringknorpel* mit der hohen Ringknorpelplatte nach hinten und der schmalen nach vorn gerichteen Ringspange an. Als umfassender horizontaler Ring gibt er dem Gerüst eine feste Grundlage. Nach oben folgt der *Schildknorpel*, dessen zwei große seitliche, in spitzem Winkel stehende, rechteckige Flügel hinten oben und unten mit einem Horn (Cornu hyoideum und cricoideum) enden. Während die Unterhörner dem Ringknorpel mit einer Gelenkverbindung seitlich anliegen, sind die Oberhörner am Zungenbein durch Bänder angeheftet. Vorn verschmälern sich die beiden Flügel zur Incisura thyreoidea cranialis und stoßen in der Medianen in einer Kante aneinander, deren oberes

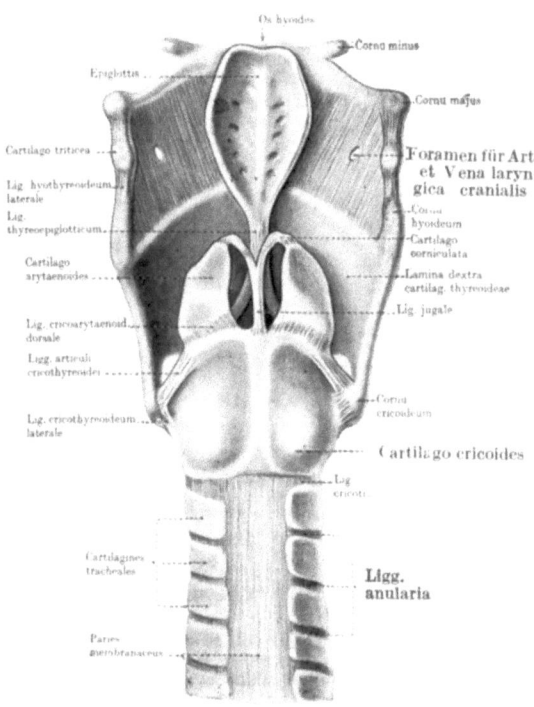

Abb. 155. Knorpeliges Stützgerüst des Kehlkopfes und dessen Membran- und Bandverbindungen mit dem Zungenbein und der Luftröhre von hinten (angelehnt an RAUBER-KOPSCH).

Ende vor allem beim Mann als Eminentia laryngea *(Pomum Adami)* am Hals hervortritt und einen gut tastbaren Orientierungspunkt darstellt. Zwischen den geöffneten Flügeln des Schildknorpels sitzen die beiden *Gießbeckenknorpel* bzw. Stellknorpel oder Aryknorpel auf ovalären Gelenkflächen der Ringknorpelplatte („Arygelenk"). Sie ähneln einer dreieckigen Pyramide, deren Grundfläche die konkav gewölbte Gelenkfläche bildet. Von den drei basalen Ecken springen zwei als Fortsätze vor. Die vordere innere Ecke der Grundfläche läuft in den spitzen *Processus vocalis* als *Ansatzpunkt des Stimmbandes* aus, an der hinteren und äußeren kegelförmigen Ecke, dem *Processus muscularis*, entspringen die Hauptöffner und Schließer der Stimmritze, die Mm. cricoarytaenoidei. Der nach hinten abgebogenen Spitze der Gießbeckenknorpel ist das *Santorinische Knorpelchen* aufgesetzt, neben welchem nach vorne in der zum Kehldeckel ziehenden Schleimhautduplikatur, der *Plica aryepiglottica*, das *Wrisbergsche Knorpelchen* liegt. Der blütenblattförmige *Kehldeckel* ist mit seinem schlanken Stiel (Petiolus) in der Incisura thyreoidea befestigt; das breite Ende ragt frei nach oben bis auf die Höhe des Zungengrundes und deckt den Kehlkopf nach vorn und oben.

Der Kehldeckel ist bei der indirekten Laryngoskopie das Haupthindernis für den Einblick in den Kehlkopf. Beim Kind ist er schmal, mit den Rändern eingebogen, mitunter sogar eingerollt. Manchmal behält er diese Form auch beim Erwachsenen bei, was die Laryngoskopie erschwert.

Nicht anatomisch, aber funktionell gehört zum Kehlkopfstützgerüst auch das Zungenbein (Os hyoideum), das in die muskuläre und membranöse Verbindung des Kehlkopfes mit der Schädelbasis bzw. dem Unterkiefer eingeschaltet ist.

Bandapparat des Kehlkopfes

Durch Membranen und Bänder, teils auch durch die Muskulatur, wird das Kehlkopfgerüst zum Rohr vervollständigt und nach oben mit dem Zungenbein, nach unten mit der Luftröhre verbunden. Die Membrana hyothyreoidea spannt sich zwischen Zungenbein und oberem freien Rand des Schildknorpels aus und wird beiderseits durch das Lig. hyothyreoideum laterale, zuweilen mit einer kleinen Knorpeleinlagerung (Cartilago triticea) verstärkt. Auf beiden Seiten findet sich eine Durchtrittsstelle für die Art. und V. laryngica cranialis und den Ramus internus des N. laryngicus cranialis. An dieser Stelle läßt sich der Nerv bei schmerzhaften Erkrankungen im Kehlkopf, besonders der Kehlkopftuberkulose, unterbrechen oder eine Leitungsanästhesie des ganzen Kehlkopfinnern herbeiführen. Vom oberen Ringknorpelrand zieht eine straffe Membran als *Lig. cricothyreoideum mediale* (Pars libera coni elastici) und *laterale* zum unteren Rand des vorderen Schildknorpelteiles. Diese Bänder stellen nur eine Verstärkung des sogenannten *Conus elasticus* dar, welcher sich als bindegewebige Membran mit reichlich elastischen Fasern vom Ringknorpel gegen das Stimmband zwischen Schleimhaut und Submukosa einschiebt und hinten an den Proc. vocales ansetzt. Nach oben endet der Conus elasticus mit dem bindegewebigen Rand der Stimmbänder und enthält in dieser Höhe besonders reichliches elastisches Bindegewebe. Die Membran zwischen Ringknorpel und Schildknorpel hat beiderseits eine Öffnung für die Art. cricothyreoidea. Durch das Lig. cricotracheale wird der Ringknorpel mit dem ersten Trachealring verbunden. Der Kehldeckel ist an seinem unteren spitzen Ende durch das Lig. thyreoepiglotticum mit dem Schildknorpel, durch das Lig. hyoepiglotticum mit dem Zungenbein in Zusammenhang. Vom Ansatz der Epiglottis am Zungengrund gehen mehrere Schleimhautfalten aus, so die Plicae aryepiglotticae nach den Aryknorpeln, die Plica glossoepiglottica nach dem Zungengrund und die Plicae pharyngoepiglotticae nach der seitlichen Rachenwand.

Innerer Weichteilaufbau des Kehlkopfes

Im *Frontalschnitt* (Abb. 156), also in seitlicher Richtung, verengt sich das Rohr auf der Höhe der Stimmritze *sanduhrartig*. Diese Verengerung kommt durch den *Weichteilaufbau der Stimmlippen* (Plicae vocales) und der *Taschenbänder* (Plicae ventriculares) zustande, die als dreieckiger Wulst in das Kehlkopflumen vorspringen. Die *Stimmlippen* beginnen in der Medianen im Winkel der Schildknorpelflügel in mittlerer Höhe *(vordere Kommissur)* und ziehen nach hinten bis zum Pr. vocalis des Gießbeckenknorpels. Von dort bis zur Hinterwand des Kehlkopfes *(hintere Kommissur)* werden sie durch die Kante des Gießbeckenknorpels vervollständigt, so daß die Stimmlippen einen vorderen Weichteil-

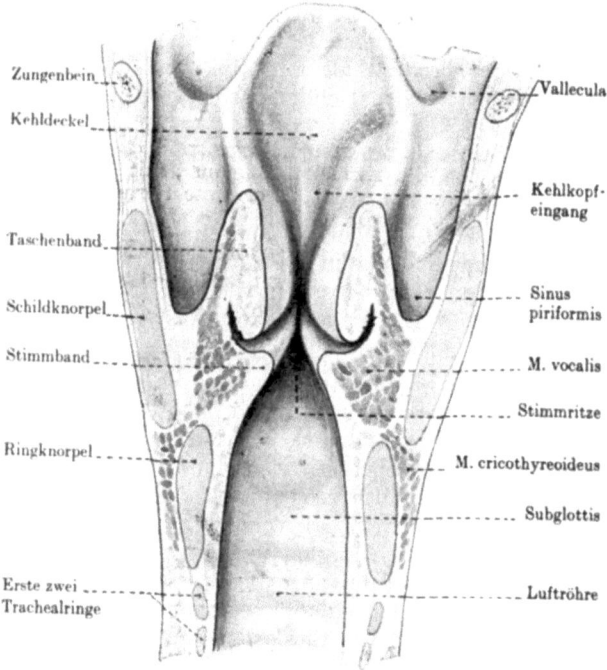

Abb. 156. Frontalschnitt durch den Kehlkopf (Basler Anatomische Anstalt, angelehnt an FALK)

abschnitt von zwei Dritteln und einen hinteren knorpeligen Abschnitt von einem Drittel aufweisen. Im Querschnitt haben sie die Form eines spitzwinkligen Dreieckes mit geraden Seiten, dem im vorderen Teil der *M. vocalis* bzw. M. thyreoarytaenoideus internus mit einer aufgesetzten Bindegewebskante zugrunde liegt. Die zahlreichen *elastischen Fasern* dieser Kante dringen zwischen die Muskelfasern ein und gehen nach unten in den Conus elasticus über, welcher der inneren Schicht des Lig. conicum entspricht. Der feine und glatte bindegewebige Rand der Stimmlippe wird als *Stimmband* (Lig. vocale) bezeichnet. Über den Stimmlippen und von diesen durch den verschieden tiefen *Ventriculus laryngis Morgagni* getrennt befinden sich die hauptsächlich aus fibrösem Gewebe bestehenden *Taschenbänder* (Lig. ventriculares). Die Taschenbänder lassen zwischen sich die veränderliche *Stimmritze* (Rima glottidis) frei.

Durch den inneren Weichteilaufbau wird der Kehlkopf in *drei Etagen* (Abb. 154, 156) geteilt, das *Vestibulum laryngis* mit dem *Kehlkopfeingang*, die *Stimmritze*

(Glottis) zwischen Taschen- und Stimmbändern und den *subglottischen Raum*, die *Subglottis*, unterhalb der Stimmritze, die ohne Grenze in die Luftröhre überleitet. Der schräg nach hinten gerichtete *Kehlkopfeingang* wird umgrenzt von der Epiglottis, den aryepiglottischen Falten, der Arygegend mit den Höckern des Wrisbergschen und Santorinischen Knorpels und der Interarygegend. Außen am Kehlkopfeingang senken sich zwischen dem hinteren Teil der Schildknorpelplatten und den Aryknorpeln die trichterförmigen *Sinus piriformes* als seitliche Abschnitte des Hypopharynx ein.

Muskulatur des Kehlkopfes

An der *Muskulatur* (Abb. 157 u. 158) läßt sich eine *äußere* von einer *inneren Muskulatur* unterscheiden, die jedoch funktionell eine Einheit darstellen. Die

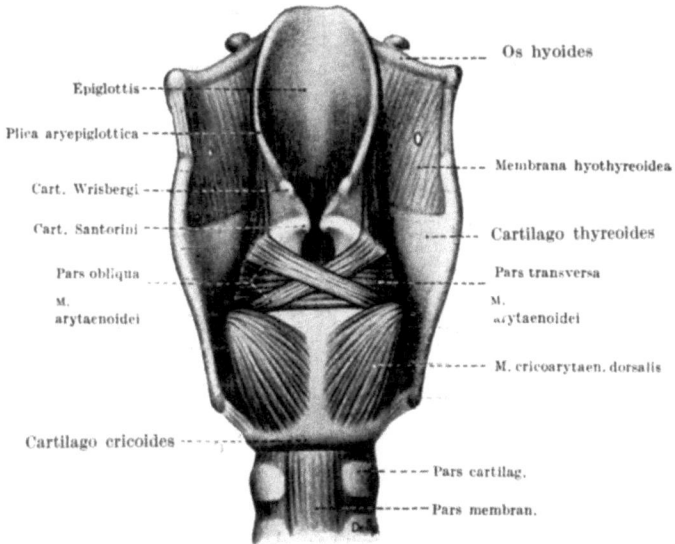

Abb. 157. Kehlkopfgerüst und Innenmuskulatur von hinten (aus FALK)

äußere Muskulatur übernimmt gemeinsam mit der Muskulatur des Zungenbeines die Funktion der Hebung, Senkung und Fixation des Kehlkopfes. Die innere Muskulatur bewegt die Knorpel gegeneinander. Ihnen kommt vor allem die Öffnung und Schließung der Stimmritze sowie die Spannung der Stimmlippen zu.

Die *äußere Kehlkopfmuskulatur* zieht vom Schildknorpel zum Zungenbein und zum Skelett der oberen Thoraxapertur als M. thyreohyoideus und M. sternothyreoideus. Sie wird funktionell ergänzt durch die Muskeln des Zungenbeins, den M. omohyoideus, M. sternohyoideus, den M. stylohyoideus und den M. biventer mandibulae. Die äußeren Kehlkopfmuskeln bestimmen vor allem die Lage des Kehlkopfes zum Rachen, indem sie den Kehlkopf heben und senken oder ihn in einer bestimmten Stellung fixieren. Sie sind ebenso am Schluckakt, wie auch an der Stimmbildung beteiligt, wenn auch ihre Rolle in letzterer Beziehung nicht so augenfällig ist wie diejenige der inneren Kehlkopfmuskeln.

Die *innere Kehlkopfmuskulatur* setzt sich aus einer Reihe von Muskeln zusammen, die die einzelnen Knorpel miteinander verbinden. Sie können grundsätzlich in zwei verschiedenen Kombinationen zu einer funktionellen Einheit zusammentreten, wovon die eine der phylogenetisch älteren Funktion des Abschlusses gegen den Speiseweg, die zweite der phylogenetisch jüngeren Funktion der Stimmbildung dient.

Entsprechend der ersten Funktion ist der *eine Teil der Innenmuskeln* ein in seiner Gesamtheit den Kehlkopf *ringförmig umfassender Muskelzug*. Er besteht aus der *Pars lateralis* des *M. thyreoarytaenoideus* und dem *M. interarytaenoideus* zwischen den beiden Aryknorpeln, von denen der *M. transversus* quer und der *M. obliquus* schräg verläuft. Der letztere zieht mit einzelnen Faserzügen als *M. aryepiglotticus* bis zur Epiglottis. Im Zusammenwirken mit den noch zu besprechenden übrigen Schließern der Glottis vermag dieser „Ringmuskel" den Kehlkopf am Eingang, zwischen den

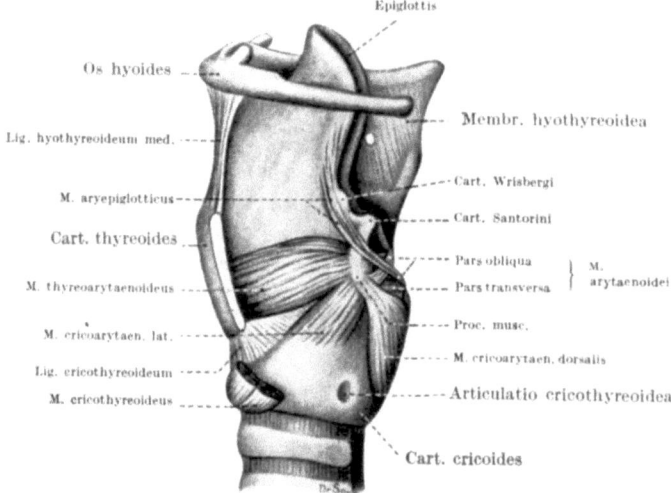

Abb. 158. Kehlkopfgerüst und Innenmuskulatur nach Entfernung der linken Schildknorpelplatte von der Seite (aus FALK)

Taschenbändern und den Stimmbändern flüssigkeits- und luftdicht zu verschließen.

An der zweiten hauptsächlichsten Funktion des Kehlkopfes, der Stimmbildung und der Atmung, beteiligt sich die gesamte Innenmuskulatur. Sie regelt vor allem die Öffnung und Schließung der Stimmritze. Sie wird in *Glottiserweiterer* bzw. *Abduktoren*, *Glottisverengerer* bzw. *Adduktoren* und *Glottisspanner*, eingeteilt und bewegt in erster Linie die Gießbeckenknorpel. Trotz eines festen Bandes nach dem Ringknorpel können die *Aryknorpel* auf ihren *Sattelgelenken* ausgiebig seitlich rutschen und dabei auseinanderweichen oder zusammenrücken und zugleich können sie eine Drehbewegung um ihre senkrechte Längsachse ausführen, welche die beiderseitigen Proc. vocales aneinanderlegt oder voneinander entfernt. Drehbewegung und seitliches Gleiten vollziehen sich in der Regel gleichzeitig und nur bei isolierten Lähmungen treten sie einzeln hervor. Die Stimmritze nimmt je nach den kontrahierten Muskeln verschiedene Formen an, wovon die **dreieckige Öffnung** mit der Basis nach hinten bei der gewöhnlichen *Ruheatmung* (Respirationsstellung) und die *spaltförmig geschlossene Stimmritze* mit Medianstellung der Stimmbänder bei der *Phonation* (Phonationsstellung) die wichtigsten sind. Wird der Muskeltonus aller Muskeln durch Lähmung auf ein Minimum herabgesetzt, so verbleiben die Stimmbänder unbeweglich in einer „Intermediärstellung" mit einer dreieckigen mäßig geöffneten Glottis. In diese Stellung gelangt das Stimmband auch durch einen *reflektorischen Tonus*, der neben der willkürlichen Innervation besteht (CH. JACKSON). Durch Lähmung der Glottisöffner kann eine *Paramedianstellung* entstehen, während anderseits die tiefe Inspiration zur *maximalen Glottisöffnung* führt mit einer erweiterten dreieckigen Form der Respirationsstellung oder einer fünfeckigen Öffnung infolge starker Seitendrehung der Stellknorpel.

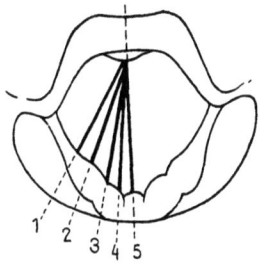

Abb. 159. Verschiedene Stimmbandstellungen

Wie JESCHEK neuerdings hervorhebt, fehlt es an einer einheitlichen Nomenklatur der Stimmbandstellungen, wobei rein formale Bezeichnungen mit funktionellen Begriffen vermengt werden. Als neue formale Bezeichnungen schlägt JESCHEK für die Respirationsstellung den Namen Prälateralstellung, für die maximale Glottisöffnung den Namen Lateralstellung vor. Die erstere Bezeichnung ist besser durch Paralateralstellung zu ersetzen. In Anlehnung an die älteren gebräuchlichen Benennungen und den Vorschlag von JESCHEK ergibt sich die folgende Nomenklatur.

Tabelle 6. *Die verschiedenen Stimmbandstellungen* (s. Abb. 159)

Formale Bezeichnung	Abb.	*Funktionelle Bezeichnung*
Lateralstellung	1	(tiefe) Inspiration
Paralateralstellung	2	Respirationsstellung
Intermediärstellung	3	Stellung durch reflektorischen Tonus, Lähmung aller Muskeln
Paramedianstellung	4	Lähmung der Glottisöffner
Medianstellung	5	Phonationsstellung, Lähmung der Glottisöffner

Die *aktive Öffnung* der Glottis besorgt hauptsächlich ein *einziger Muskel*, der *M. cricoarytaenoideus posterior* sive dorsalis *(„Posticus")*, der von der Hinterfläche des Ringknorpels nach dem Proc. muscularis des Aryknorpels verläuft.

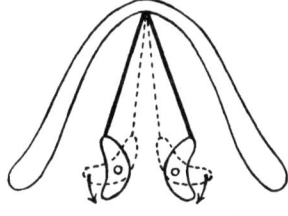
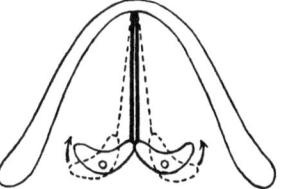
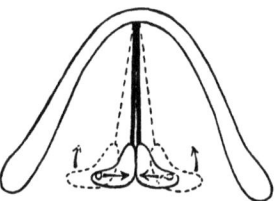

a) Hauptwirkung des „Posticus"   b) Hauptwirkung des „Lateralis"   c) Wirkung des „Lateralis" und des „Arytaenoideus"

Abb. 160. Hauptwirkung der Glottismuskeln auf den Aryknorpel (Stellknorpel)

Seine Kontraktion bewegt den Muskelfortsatz nach hinten und damit den Stimmbandansatz, den Proc. vocalis, nach außen (Abb. 160). Gleichzeitig zieht ein Teil der Fasern den Aryknorpel nach lateral und damit die beiden Aryknorpel auseinander. In der letzteren Funktion wird er wahrscheinlich durch den M. cricoarytaenoideus lateralis (HUBER) und durch den M. laryngopharyngicus (CH. JACKSON) unterstützt. Außerdem hält der Muskel den Aryknorpel aufrecht und spannt damit die aryepiglottische Falte (NEGUS).

Sein direkter Antagonist, was die Drehung des Aryknorpels anbelangt, ist der *M. cricoarytaenoideus lateralis* („Lateralis"), der die Seitenfläche des Ringknorpels einnimmt und von lateral an den Proc. muscularis herantritt, diesen bei seiner Kontraktion nach vorn und damit den Stimmbandansatz nach innen drehend (Abb. 160). Unterstützt wird er durch die unmittelbar darüberliegende, an der Innenfläche des Schildknorpels angeheftete Pars lateralis des *M. thyreoarytaenoideus* externus. Diese beiden Muskeln schließen den membranösen vorderen Teil der Glottis, während die Kontraktion des *M. interarytaenoideus* („Transversus" und „Obliquus") den hinteren knorpeligen Teil durch Aneinanderrücken der Aryknorpel zum Verschluß bringt (Abb. 160).

Die vollständige Schließung der Glottis erfordert zudem die Straffung der Stimmlippe durch den in ihr verlaufenden *M. thyreoarytaenoideus internus* („Internus") bzw. den *M. vocalis*. Diese Muskeln sind die *Glottisspanner*.

Die zur Klangbildung notwendigen, je nach der Tonhöhe verschiedenen Schwingungseigenschaften der Stimmlippen setzen einen *weiteren fein abgestuften antagonistischen Muskelapparat* in Bewegung. Durch gegenseitige *Kippbewegung des Schildknorpels und des Ringknorpels* werden die Ansätze der Stimmlippen voneinander entfernt oder einander genähert und damit die Stimmbandansätze fixiert und auch die Stimmbandlänge verändert. Die Streckung und Verlängerung des Stimmbandes fällt dem *M. cricothyreoideus* zu, die Verkürzung neben dem M. vocalis hauptsächlich dem *M. sternothyreoideus*, unterstützt vom *M. hyothyreoideus* (SCHILLING) (s. äußere Kehlkopfmuskeln). Ihre antagonistische Wirkung fixiert zugleich die Ansatzpunkte der Stimmlippen. Die *Spannung* bzw. die *Elastizität, die Form und die Dicke der Stimmlippen* regelt der *M. vocalis*, der sich je nach der Tonhöhe mehr oder weniger kontrahiert und dem Stimmband eine bestimmte *Eigenfrequenz* verleiht. Eine geeignete Anordnung der kurzen Faserzüge des Muskels gibt dem Stimmband bei allen Spannungen einen geraden und schwingungsfähigen Rand (SCHILLING). Durch das wechselseitige Spiel des ganzen Muskelapparates wird die nach Höhe und Tiefe wechselnde Klangbildung in feinster Abstufung, wie sie der menschlichen Stimmbildung eigen ist, ermöglicht.

Die Funktion der verschiedenen Muskeln ist wohl in den großen Zügen festgelegt, in den Einzelheiten jedoch ist sie noch nicht völlig abgeklärt. Immerhin scheint die alte Ansicht eines einzigen aktiven Glottisöffners nicht mehr haltbar, wie aus den obigen Ausführungen hervorgeht. Zudem dürfte zweifellos auch für die Kehlkopfmuskulatur das Gesetz der *antagonistischen Innervation* von SHERRINGTON gelten, nach welchem die Kontraktion des Agonisten mit der Erschlaffung des Antagonisten einhergeht. Gerade für die Kehlkopfmuskulatur mit ihren außerordentlich feinen Kontraktionsabstufungen ist diese Regel für eine unverkrampfte Stimmbildung unerläßlich. Anderseits beansprucht die Fixierung einer bestimmten Stimmbandstellung gegen äußere Kräfte z. B. beim Husten oder bei der Stimmbildung, die gleichzeitige Kontraktion von Agonisten und Antagonisten, wie bei allen Gelenken, wenn eine bestimmte Gelenkstellung festgehalten werden soll.

Schleimhaut des Kehlkopfes

Die *Schleimhaut* des Kehlkopfinnern ist von *Flimmerepithel* überzogen, das an Stellen stärkerer mechanischer Beanspruchung auf beiden Seiten der Epiglottis, an den aryepiglottischen Falten, an der Kehlkopfhinterwand und am freien Rand der Stimmlippen durch *Plattenepithel* ersetzt ist. An den aryepiglottischen Falten, der lingualen Epiglottisfläche, den Taschenfalten und im Morgagnischen Ventrikel findet sich unter der Mukosa eine *lockere Submukosa*, die zu ausgedehnter stenosierender und deshalb gefährlicher Ödembildung neigt.

An verschiedenen Orten sorgen reichliche *Schleimdrüsen* für die Anfeuchtung der Schleimhaut, hauptsächlich an der Epiglottis, den Taschenfalten, an der Hinterwand, im Morgagnischen Ventrikel und an der Ober- und Unterseite der Stimmbänder mit Ausnahme des freien Randes. Auch Lymphknötchen sind in der Mukosa verstreut. Im Larynxventrikel treten sie gehäuft zur *Larynxtonsille* (FRÄNKEL) zusammen.

Innervation des Kehlkopfes

Die *Kehlkopfnerven* sind Äste des N. vagus, weshalb der sensible und motorische Vaguskern in der Medulla oblongata, Nucleus dorsalis und N. ambiguus, ein bulbäres Zentrum der Kehlkopfinnervation darstellen. Der N. vagus bildet im Foramen jugulare das Ggl. jugulare und dicht unterhalb ein ganglienzellenhaltiges Geflecht, den Plexus nodosus bzw. Plexus ganglioformis, in welchen ein starker Ast des N. accessorius einmündet. Es ist wahrscheinlich, daß die motorischen Fasern des N. vagus aus diesem Ast des N. accessorius stammen (VERNET). Ein Rindenzentrum für die Kehlkopfbewegungen ist beim Menschen nicht bekannt, jedoch läßt sich im Tierversuch ein solches Zentrum beiderseits im Frontalhirn, bei den verschiedenen Tierarten an etwas verschiedener Stelle nachweisen. Jedes Zentrum innerviert beide Kehlkopfseiten und hat nur eine Adduktion der Stimmbänder, nicht aber eine Abduktion zur Folge. Einseitige Zerstörung gibt keine Kehlkopflähmung. Infolgedessen findet sich beim Menschen auch bei vollständiger einseitiger Hemiplegie keine Kehlkopflähmung.

Kehlkopfbewegungen werden teils reflektorisch, z. B. beim Schlucken, Husten, Atmen usw. ausgelöst, teils sind es Willkürbewegungen.

Bei der Stimmbildung, aber auch beim Husten, Pressen usw. empfangen die bulbären Zentren Impulse von der Hirnrinde. Für die Sprache hängen die Rindenzentren mit den verschiedenen Sprachzentren zusammen, welche beim Rechtshänder nur in der linken Hemisphäre liegen.

Das reflektorisch automatische Zentrum liegt in den Vaguskernen der Medulla.

Die gesamte *sensible Innervation* des Kehlkopfinnern bis unter die Glottis und etwas über den Kehlkopfeingang nach außen erfolgt durch den inneren Ast des N. laryngicus cranialis, welcher unmittelbar nach dem Durchtritt durch das Foramen jugulare aus dem Vagusstamm entspringt und mit der gleichnamigen Arterie und Vene die Membrana thyreohyoidea durchbohrt. Er verläuft unter der Schleimhaut des Sinus piriformis und ist die sensible Bahn des Husten- und Würgreflexes. Der äußere Ast innerviert den Rachenschnürer und den M. cricothyreoideus, der einzige, nicht von den N. recurrens versorgte innere Kehlkopfmuskel.

Der *motorische Nerv* aller übrigen inneren Kehlkopfmuskeln ist der N. laryngicus caudalis. Er zweigt erst tiefer unten vom Vagusstamm ab, welcher hinter der Scheide der großen Halsgefäße nach unten zieht, und zwar auf der rechten Seite in Höhe der oberen Thoraxapertur, auf der linken Seite in der Höhe des Aortenbogens. Rechts schlingt er sich um die Art. subclavia, links um den Aortenbogen und gelangt rückläufig zwischen Luftröhre und Speiseröhre zum Kehlkopf, weshalb er auch als *N. recurrens* bezeichnet wird. Sein langer Verlauf setzt ihn, vor allem auf der linken Seite, verschiedenen mechanischen und entzündlichen Schädigungen aus.

Blutversorgung des Kehlkopfes

Die *Blutgefäße* des Kehlkopfes gehen aus der Art. thyreoidea cranialis und Art. thyreoidea caudalis hervor; das venöse Blut fließt durch die gleichnamigen Venen nach der Vena jugularis interna. Die Hauptarterie ist die Art. laryngica cranialis, die ebenso wie die kleinere Art. thyreocricoidea aus der Art. thyreoidea cran., selten direkt aus der Carotis externa, stammt. Die Art. laryngica caudalis ist ein kleiner Ast der Art. thyreoidea caudalis.

Lymphgefäße des Kehlkopfes

Das Kehlkopfinnere hat ein nur wenig ausgebildetes Lymphgefäßnetz und auch die nach außen führenden Abflußwege sind verhältnismäßig spärlich. Infolgedessen führt der Kehlkopfkrebs erst spät zu Metastasen. Besonders lymphgefäßarm sind die Stimmbänder, welche ein oberes von einem unteren Lymphgebiet abtrennen. Aus dem oberen Abschnitt des Kehlkopfes fließt die Lymphe entlang der Vena laryngica cranialis direkt in die tiefen Halslymphknoten, aus der Subglottis gelangt die Lymphe zuerst in einige am Unterrand des Schildknorpels prälaryngeal gelegene Lymphknoten, die sich ihrerseits in die tiefen Halslymphknoten entleeren.

II. Die Physiologie des Kehlkopfes

Der Kehlkopf hat als Teilstück des Atemweges, als Schutzorgan der tieferen Luftwege und als Stimmorgan drei Hauptfunktionen. Die beiden ersteren sind die biologisch wichtigsten und phylogenetisch älteren. Eine besonders hohe funktionelle Ausbildung hat beim Menschen der Stimmlippenapparat erlangt, der bei der gekoppelten Funktion der Respiration und Phonation die Glottisweite regelt. Über dessen Mechanismus und die Wirkungsweise der Muskulatur wurde im vorhergehenden Kapitel „Anatomie des Kehlkopfes" berichtet. Zudem dient der Kehlkopfverschluß der Fixation des Brustkastens und die Kehlkopfbewegungen unterstützen das Schlucken.

1. Der Kehlkopf als Atemweg

Die Stimmritze des Kehlkopfes ist die *engste Stelle des ganzen Atemrohres* und Kehlkopferkrankungen (Glottisödem, diphtherische Membranen) gehen daher häufig mit Erstickungsgefahr einher. Bei körperlicher Ruhe steht die Stimmritze nur teilweise offen und bildet ein Dreieck mit auseinandergerückten und leicht seitlich gedrehten Gießbeckenknorpeln (Respirationsstellung). Für die Ruheatmung reicht die halbe Stimmritzenweite aus, wie einseitige Rekurrenslähmungen mit Medianstellung des einen Stimmbandes zeigen. Normalerweise erweitert sich die Stimmritze um ein weniges bei der Inspiration und verengt sich bei der Exspiration. Vermehrtes Luft- bzw. Sauerstoffbedürfnis bei körperlichen Anstrengungen oder Erkrankungen erregt reflektorisch den Glottisöffner („Posticus"), der die Stimmritze maximal erweitert. Bei *maximaler Öffnung* entspricht die Stimmritze einem Fünfeck oder einem gleichschenkeligen Dreieck von $12 \times 22 \times 22$ mm Seitenlänge (CH. JACKSON).

Die *Glottisweite* wird *automatisch-reflektorisch* durch die *chemische* und *physikalische Atemregulation bestimmt*. Die chemische Atemregulation erfolgt durch die p_H des Blutes, die ihrerseits unter physiologischen Umständen in erster Linie von der Kohlensäurespannung des Blutes und dem Säure-Basengleichgewicht bzw. der Alkalireserve im Blut abhängt. Dazu übt die Kohlensäure noch einen spezifischen Atemreiz aus, ebenso wie bei stärkerem Sauerstoffmangel auch dieser das Atemzentrum direkt erregt. Jede Erhöhung der Kohlensäurespannung und damit der p_H im Blut, die eintritt, wenn der Gasaustausch in den Lungen aus äußeren oder inneren Gründen relativ zur Kohlensäurebildung im Gewebe ungenügend wird, hat eine Zunahme der Atmung zur Folge, wodurch die Kohlensäurespannung im Blut abnimmt. Sinkt anderseits die p_H im Blut unter einen gewissen Wert, so tritt eine Apnoe ein, die solange dauert, bis die Kohlensäurespannung wieder die Norm erreicht hat. In dieser Weise wird die p_H im Blut streng konstant gehalten. Normalerweise hängen Änderungen der Größe des Stoffwechsels im Gewebe bzw. des Grundumsatzes vor allem von der Muskelarbeit ab. Durch größere körperliche Arbeit kann der Stoffwechsel bis auf das Neunfache ansteigen, in demselben Maß muß der Gaswechsel in den Lungen und damit das Luftvolumen, das die Glottis in derselben Zeiteinheit durchströmt, zunehmen, damit genügend Sauerstoff aufgenommen, die Kohlensäure abgeatmet und die p_H konstant gehalten werden kann. Diesem verschiedenen Atembedürfnis kann sich die Glottis in weiten Grenzen und in feinster Weise anpassen, und zwar wird die Glottis automatisch weiter bei vermehrter Atmung, enger bei vermindertem Luftbedürfnis. Durch die Erweiterung der Glottis wird der Reibungswiderstand, den die Glottis der Luftströmung entgegensetzt, vermindert, durch die Verengerung der Glottis erhöht, d. h. es kann bei erweiterter Glottis eine größere Luftmenge in die Lungen ein- und ausströmen ohne entsprechende Erhöhung der Druck- und Zugkräfte. Es ist wahrscheinlich, daß auf diese Weise eine optimale Anpassung der Glottisweite und damit der mechanischen Druckverhältnisse der Atmung an die gegebenen Umstände stattfindet und damit auch die Blutzirkulation im Thoraxinnern durch die Atmung optimal gefördert wird. Dagegen scheint es mir unrichtig, daß die Glottisweite die p_H bzw. die Kohlensäurespannung im Blut regelt, da die Konstanz der p_H den primären und dominierenden Faktor der Atemregulation darstellt, der nicht einmal durch willkürliches Anhalten der Respiration wesentlich geändert werden kann. Die Glottisweite wird durch das Atembedürfnis bestimmt und nicht umgekehrt. Jedoch dürften physikalische Atemregulation vom Brustkorb aus (Hering-Breuerscher Reflex) und Glottisweite in Wechselbeziehung stehen.

Unter pathologischen Umständen, z. B. bei der Erstickung, sind die Verhältnisse wesentlich komplizierter, weil Zwischenstoffwechselprodukte, wie z. B. die Milchsäure, teilweise die Rolle der Kohlensäure übernehmen (S. 590).

2. Der Kehlkopf als Schutzorgan

Der Kehlkopf ist in mehrfacher Hinsicht eine Schutzvorrichtung für die tieferen Luftwege und die Lungenalveolen.

Vor allem schützt der Kehlkopf durch *reflektorischen Schluß des Atemrohres* die tieferen Luftwege vor dem *Eindringen* von *Speisen* beim Schlucken und von *Fremdkörpern* aller Art.

Die *Überkreuzung von Luft- und Speiseweg* erfolgt auf der gemeinsamen Strecke des Mundrachens und des oberen Teiles des Kehlkopfrachens. Auf Kehlkopfhöhe trennen sich die Wege in den Kehlkopfrachen nach hinten und den Kehlkopf nach vorn. Der *reflektorische Schluß des Atemrohres* sperrt den Luftweg beim *Schlucken* vom Speiseweg ab, so daß weder Nahrungsteile noch Speichel aspiriert werden können. Der verwickelte Vorgang des Schluckens wurde bereits mit der Funktion des Rachens besprochen (S. 199). Neben dem Verschluß des Kehlkopfes durch die beschriebene „Ringmuskulatur" (S. 364) trägt seine ausgiebige Hebung dazu bei, daß sich der Zungengrund und die Epiglottis über den Eingang legen und die verschluckte Nahrung nach den Seiten und damit in die Sinus piriformes abgelenkt wird. Der Abschluß arbeitet mit *mehrfacher Sicherung*, da weder der Verlust des Zungengrundes oder derjenige des Kehldeckels, noch eine einseitige Kehlkopflähmung zum dauernden Verschlucken führt. Selbst geschwürige Erkrankungen am Kehlkopfeingang und doppelseitige motorische Lähmungen verursachen manchmal keine Schluckstörungen.

Die Kehlkopfbewegungen unterstützen gleichzeitig den Schluckakt und ziehen den Bissen in den Hypopharynx hinein.

Während beim Schlucken die Schließung durch sensible Reize oberhalb des Kehlkopfes ausgelöst wird, hat auch jede *Berührung des Kehlkopfinnern* mit individuell verschiedener Empfindlichkeit einen sofortigen *krampfartigen Verschluß* des ganzen Kehlkopfes zur Folge. Zugleich kommt es zu einem heftigen Hustenreiz mit energischem Hustenstoß. Beide Reflexe laufen über den sensiblen und motorischen Vagus als Reflexbogen. In dieser Weise werden Fremdkörper im Kehlkopf aufgehalten und durch den Husten wieder hinausgeschleudert. Nur während einer plötzlichen Inspiration, wie beim Sprechen oder Lachen, passieren gelegentlich Fremdkörper die Glottis, bevor der Schluß einsetzt.

Auch irrespirable Gase können neben dem reflektorischen Atemstillstand einen krampfartigen Glottisschluß hervorrufen.

Der *Husten* geht ebenfalls mit einem luftdichten Glottisschluß einher. Nach vorheriger tiefer Inspiration wird die Glottis unter hohem Druck gesprengt und es entsteht ein stoßartiger Luftstrom von großer Beschleunigung, der Schleim und Exsudat aus dem Kehlkopf und dem Tracheobronchialbaum mitzureißen vermag. Der Tracheotomierte ohne Glottisschluß kann den nötigen hohen Exspirationsdruck nicht erreichen und hat daher große Mühe, sich trotz des kurzen Weges durch die Trachealkanüle des Schleimes zu entledigen. Eine der Hauptreflexstellen für den Husten ist die Kehlkopfhinterwand.

Das *Räuspern* vollzieht sich, indem Luft zwischen Zungengrund und herabgezogenem Gaumensegel durchgepreßt wird. Zuweilen ist auch hierbei die Glottis geschlossen.

3. Der Kehlkopf als Stimmorgan

Der *Stimmbildungsapparat* setzt sich zusammen aus den *Lungen als Windkessel*, dem *Kehlkopf als Klangapparat* und dem *Ansatzrohr*, bestehend aus dem *Schlund*, der *Mundhöhle*, der *Nase* und den *Nasennebenhöhlen* als veränderlicher *Resonanzraum*. Zum letzteren gehört auch der *Brustraum*.

Die *Klangbildung* findet normalerweise im Kehlkopf statt. Die Lungen als Windkessel blasen die Stimmlippen an, sobald sie durch die Glottisschließer in die spaltförmige Phonationsstellung gebracht werden. Infolge der leicht nach oben schrägen Stellung der Stimmbänder wird die Glottis durch den Anblasedruck periodisch gesprengt und die Stimmlippen geraten, grundsätzlich wie *Gegenschlag- oder Polsterpfeifen* (Abb. 161), in *horizontale Schwingungen*, welche den Luftstrom periodisch unterbrechen und damit die Luftsäule in tönende Schwingungen versetzen. Es entstehen aber keine einfachen Töne, sondern *Klänge* aus einer *Reihe von Teiltönen*. Im Ansatzrohr und im Brustraum erfährt der Klang eine bestimmte Resonanz.

Die *Stärke der Stimme* wird durch den Anblasedruck und durch die Resonanz in den gesamten Lufträumen geregelt. Er geht der Schwingungsweite der Stimmlippen parallel. Bei der klanglosen Flüstersprache schließt sich weder die Stimmritze noch schwingen die Stimmlippen.

Die *Höhe der Stimme* entspricht der Frequenz der Stimmlippenschwingung, welche von der Spannung, der Länge, der Dicke und Form der Stimmlippen sowie vom Anblasedruck und der veränderlichen Länge der Luftsäule abhängt. Durch die zunehmende Stimmlippenlänge sinkt die mittlere Tonlage mit dem Kehlkopfwachstum vom Kind zum Erwachsenen, bleibt aber bei der Frau mit den kürzeren Stimmbändern zeitlebens höher. Der *Stimm-*

bruch (Mutieren) beim Jüngling in der Pubertät ist der Ausdruck der etwa um ein Drittel länger werdenden Stimmbänder. Während des Stimmwechsels ist die Stimmbildung unsicher und neigt zum Überschnappen.

Die *willkürliche Einstellung der Tonhöhe* erfolgt durch fein abgestufte Innervation eines Teiles der Kehlkopfmuskulatur (S. 366), vorwiegend durch Spannung und Entspannung der Stimmlippen mit Heben und Senken der Tonhöhe. Der Tonumfang wächst vom Kind zum Erwachsenen und beträgt beim Erwachsenen ungefähr zwei Oktaven. Im Kunstgesang läßt er sich in seltenen Fällen auf über drei Oktaven steigern.

Die *Klangfarbe*, welche der menschlichen Stimme ihre persönliche Note und ihre außerordentliche Mannigfaltigkeit verleiht, hängt vom Bau des ganzen Stimmorgans, hauptsächlich aber von den Resonanzräumen (Ansatzrohr, Thorax), Alter, Geschlecht usw. ab. Sie kann durch Heben und Senken des Kehlkopfes sowie durch Änderung der Resonanzräume innerhalb gewisser Grenzen variiert werden. Die Senkung des Kehlkopfes hat eine Verlängerung des Ansatzrohres zur Folge und die Stimme nimmt einen dunkleren Klang an,

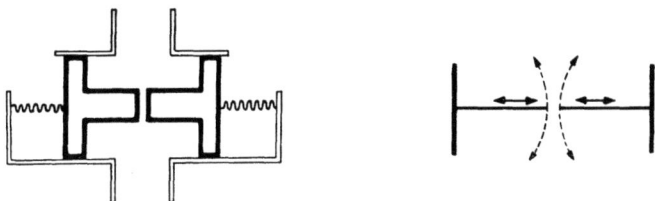

Abb. 161. Modell von Polsterpfeifen (nach EWALD)

die helle Klangfarbe wird durch die Hebung des Kehlkopfes (Verkürzung des Ansatzrohres) erreicht. Der tiefe sonore Klang der Bruststimme resoniert vor allem im Brustraum, der spitze Ton der Kopfstimme bzw. des Falsett im Kopf (Stimmregister).

Die *Sprachlaute* (Vokale und Konsonanten) werden im *Ansatzrohr* gebildet. Der Kehlkopf gibt der normalen Umgangssprache den Klang, während die Flüstersprache allein im Ansatzrohr zustande kommt. Die Beweglichkeit von Kehlkopf, Gaumensegel, Zunge und Lippen können dem Ansatzrohr willkürlich verschiedene Formen erteilen. Jedem *Vokal* entspricht ein nach *Form und Größe bestimmter Resonanzraum*, der einen für diesen Vokal typischen Klang mit seinen Einzeltönen (Formanten) hervorbringt. Die *Konsonanten* sind Geräusche, welche der Luftdurchtritt an drei verengten Stellen, den *drei Hauptartikulationsstellen*, den *Lippen*, der *Zahnreihe* und dem *Gaumensegel* (labiale, dentale, gutturale Konsonanten) erzeugt.

Der Stimmapparat erfährt *beim Menschen eine außerordentlich hohe Entwicklung*, die in der artikulierten Sprache und im Kunstgesang gipfelt. Seine Tätigkeit ist der Ausdruck einer zur Vollkommenheit durchgebildeten gleichzeitigen und sich folgenden Koordination zahlreicher Muskeln, die sich zum Teil mit größter Geschwindigkeit abspielt. Die Genauigkeit der Stimmbildung nach Erinnerungshörbildern und unter der steten Kontrolle des Gehörs ist überraschend groß. Stimme und Sprache sind auf das Gehör abgestimmt (s. Physiologie des Ohres, s. Ohr, S. 36). Das hauptsächlichste Frequenzgebiet der Sprache mit 500 bis 3000 Hz liegt im Bereich der größten Empfindlichkeit des Gehörs.

Außer an der willkürlichen Stimmbildung nimmt die Glottis auch an der *emotionellen Lautbildung* beim Weinen, Seufzen, Schluchzen usw., sowie auch beim Gähnen, teil. Auf unwillkürlich automatischem Weg kommt es dabei zu ganz bestimmten Lautäußerungen, die wesentlich an der Charakteristik der zugrunde liegenden Emotion mitbestimmend sind.

Mit der normalen Stimm- und Sprachbildung und ihren krankhaften Störungen beschäftigt sich die *Phonetik*, die sich namentlich methodologisch zu einem eigenen Fachgebiet entwickelt hat. Einzelheiten sind in deren Lehrbüchern nachzulesen.

4. Kehlkopf und Thoraxversteifung

Bei starken Anstrengungen der oberen Extremitäten, z. B. beim Heben eines schweren Gewichtes, muß der Schultergürtel an einem starren Brustkorb einen festen Widerhalt haben. Zu diesem Zweck wird die Glottis reflektorisch geschlossen und der Brustkorb durch eine gleichzeitige Exspirationsanstrengung versteift. Durch den starken Exspirationsdruck kommt es zur zirkulatorischen Stauung besonders im Hals- und Kopfgebiet.

In ähnlicher Weise ist das Pressen mit der Bauchpresse nur bei geschlossener Glottis in normaler Weise möglich, da sonst der Bauchinhalt das Zwerchfell hochdrängt und kein genügender Druck erzeugt werden kann. Dieser ebenfalls reflektorische Glottisschluß ist bei der Stuhl- und Urinentleerung, hauptsächlich aber auch beim Gebärakt wichtig.

Der Kanülenträger muß sich in dieser Beziehung an seinen Zustand gewöhnen.

5. Kehlkopf und Blutzirkulation

Von der Glottisweite ist neben anderen engen Stellen des Atemweges der intrathorakale Druckwechsel vom negativen Druck bei der Inspiration zum positiven Druck bei der Exspiration abhängig. Dieser Druckwechsel kann je nach seinem Grad die Blutzirkulation im Brustkasten durch Druck und Sog an den intrathorakalen Venenstämmen und am Herzen selbst, namentlich den schlafferen Vorhöfen, unterstützen oder behindern. So stellt ein stärkeres Atemhindernis eine schwere Zirkulationsbehinderung dar, welcher das Herz auf längere Zeit oft nicht gewachsen ist.

III. Untersuchung des Kehlkopfes

A. Aufnahme der Anamnese

Die Anamnese ist nach den in Ohr auf S.48 erläuterten Grundsätzen aufzunehmen.

1. Lokale und allgemeine Beschwerden

Unter den *lokalen Symptomen* sind vor allem die charakteristischen *Funktionsstörungen* wichtig, denen gegenüber die Schmerzen und Fehlempfindungen vielfach zurücktreten. Eine richtige Deutung der Symptomatologie läßt oft weitgehende Schlüsse auf den Sitz und die Art der Kehlkopferkrankung zu und erleichtert dem Allgemeinpraktiker die bisweilen schwierige und beim Kleinkind für ihn unmögliche Kehlkopfuntersuchung.

Stärkere *Schmerzen* kommen nur bei schweren Kehlkopfleiden, hauptsächlich bei tiefen Geschwüren und bei Entzündungen der Kehlkopfknorpel (Perichondritis) vor, wie sie durch Tuberkulose, bösartige Geschwülste, selten durch Syphilis oder schwere banale phlegmonöse Entzündungen verursacht werden. Sitzt die Erkrankung am Kehlkopfeingang (Kehldeckel, Arygegend), so verstärken sich die

Schmerzen beim Schlucken mitunter zur hochgradigsten *Dysphagie* (Tuberkulose), betrifft sie die Stimmbänder, so wird das *Sprechen schmerzhaft*. In der Regel strahlen die Schmerzen in das gleichseitige *Ohr* aus. Banale akute und chronische Kehlkopfentzündungen, aber auch spezifische Entzündungen und Geschwülste in den Anfangsstadien, können *Reizempfindungen* auslösen, wie Brennen, Kitzeln, Rauhigkeit oder ein lästiges Fremdkörpergefühl, manchmal ohne genaue Lokalisation. Bei nervösen Störungen besteht gelegentlich ein schmerzhafter Druckpunkt an der Austrittsstelle des N. laryngicus cranialis.

Die *Sekretionsstörungen* äußern sich entweder als Gefühl der Trockenheit oder in vermehrter Schleimbildung. Beides hat zusammen mit dem entzündlichen Schleimhautreiz den *Kehlkopfhusten* zur Folge, der vorwiegend von der Kehlkopfhinterwand, einer der Hauptreflexstellen für den Husten überhaupt, ausgeht. Je nach der Schleimmenge ist der Husten trocken oder feucht. Ein trockener Husten kann auch durch einen Fremdkörper oder durch eine Geschwulst am Stimmband bedingt sein. Ein krampfartiger bellender Husten (Krupphusten bei Diphtherie oder Pseudokrupp) stammt aus dem subglottischen Raum und der Trachea. Den Kitzelreiz des nervösen trockenen Reizhustens (S. 499) und des Hüstelns verlegt der Patient öfters in die Kehlkopfgegend. Im ganzen unterscheidet sich der Kehlkopfhusten nicht vom Tracheal- bzw. Bronchial- oder vom Rachenhusten.

Ein typisches und eindeutiges Zeichen der Kehlkopferkrankung ist die *Heiserkeit* bzw. die Störung der Stimmbildung von der leicht belegten Stimme bis zur vollständigen Stimmlosigkeit. Sie ist stets ein Zeichen, daß die normale Schwingung der Stimmbänder bei der Stimmbildung nicht zustande kommt und weist daher auf eine Erkrankung der Stimmbänder oder eine Störung ihrer Funktion hin. Die Beeinträchtigung der Stimmbandschwingungen erfolgt auf rein mechanischem Weg, entweder dadurch, daß sich die Glottis bei der Phonation nicht vollständig schließt bzw. schließen kann, dadurch, daß die Straffung der Stimmbänder vermindert oder abnorm vermehrt ist oder dadurch, daß die Stimmbandschwingungen als solche behindert sind. Oft hat derselbe Krankheitsprozeß alle drei mechanischen Störungen zur Folge.

Es ist klar, daß eine sehr große Zahl von verschiedenen Kehlkopferkrankungen zur Heiserkeit führen kann. *Heiserkeit erfordert daher stets eine Kehlkopfuntersuchung, die der Allgemeinpraktiker nicht selten zum Schaden des Patienten unterläßt*. Niemals sollte ohne Besichtigung des Kehlkopfes die Diagnose chronische Laryngitis gestellt werden, wie das zuweilen vorkommt, da z. B. ein beginnender Stimmbandkrebs vorliegen kann,

Der leichteste Grad der Stimmstörung ist die abnorme *Ermüdbarkeit der Stimme*, bei der die Heiserkeit erst nach kürzerem oder längerem Stimmgebrauch einsetzt. Öfters liegt gleichzeitig eine Stimmüberanstrengung vor (Schreien der Kinder, Ausrufer, Befehlen in Lärmbetrieben, Kommandieren usw.). Sie stört vor allem Redner und Sänger mit falschem Stimmgebrauch und schlechter Gesangstechnik. Als *Phonasthenie* wird die Ermüdbarkeit der Sprechstimme, als *Resasthenie* diejenige der Singstimme bezeichnet. Kehlkopfkatarrhe mit geringer Verdickung der Stimmbänder und etwas Schleim, Rachenkatarrhe mit reflektorischer Schonung des Kehlkopfes oder rein funktionelle Störungen (Internusparese) sind die häufigsten weiteren Ursachen.

Eigentliche Heiserkeit mit rauher knarrender Stimme deutet auf stärkere Formveränderungen oder Bewegungsstörungen der Stimmlippen hin, die einen Schluß der Stimmritze verhindern. Sie wird durch akute Entzündungen der Stimmbänder, spezifische Entzündungen, Geschwülste, Stimmbanddefekte, Muskel- und Nervenlähmungen hervorgerufen. Bei Schleimansammlungen, die an den Stimmbändern vorübergehend kleben bleiben oder, wenn gestielte Polypen nur zeitweise in die Glottis geraten, ist die Heiserkeit wechselnd.

Die weitere Zunahme der Stimmstörung führt schließlich zum *Stimmverlust*, zur *Aphonie*. Die Stimmlosigkeit setzt eine, auch bei der Phonation weit offene Glottis voraus, wie sie bei einer beiderseitigen Lähmung, seltener bei hochgradiger Zerstörung der Stimmbänder (Krebs, Tuberkulose) besteht. Ziemlich häufig ist die Aphonie hysterisch. Im Gegensatz zum sparsamen Luftverbrauch der normalen Stimmbildung geht die offene Glottis mit einer *Luftverschwendung* einher, deren Strom als rauhes Reibegeräusch hörbar wird.

Die Behinderung der Stimmbandschwingungen kann die gleichzeitige Bildung von zwei Tönen, die *Diplophonie*, verursachen.

Als funktionelle Stimmstörung tritt bei krampfhaftem Schluß des Kehlkopfes während der Stimmbildung die *gepreßte Stimme* auf, bei der die geschlossenen Taschenbänder die rauhe *Taschenbandstimme* hervorbringen.

Klagen über *Atemnot (Dyspnoe)* sind seltener als Heiserkeit, weil die Atemnot eine wesentliche Einengung des Kehlkopflumens voraussetzt. Die Behinderung der Atmung äußert sich subjektiv als Gefühl des *Lufthungers*, objektiv als *Stenosengeräusch* bzw. als *Stridor laryngealis*, der palpatorisch als *Schwirren* des Kehlkopfes zu fühlen ist. Bei der Dyspnoe kann es sich auch um eine *Verengerung der tieferen Luftwege*, um eine *kardiale oder pulmonale Dyspnoe* handeln. In den beiden letzteren Fällen fehlt der Stridor. Die laryngeale Dyspnoe nimmt bei der Inspiration zu, da die Inspiration den Kehlkopf, umgekehrt wie bei den tieferen Luftwegen, verengt und die leicht schräg nach oben gerichteten Stimmlippen durch den Inspirationsstrom bis zum vollständigen Schluß angesogen werden, während die Exspiration den Kehlkopf erweitert und die Stimmbänder auseinanderschiebt. Die tiefliegende tracheale und bronchiale Dyspnoe ist vorwiegend exspiratorisch, denn die tieferen Luftwege, soweit sie im Brustraum liegen, erweitern sich durch den sog. negativen Druck bei der Inspiration und verengen sich bei der Exspiration. Bei der laryngealen Dyspnoe hält der Kranke seinen Kopf nach hinten gebeugt, bei der tracheo-bronchialen Atemnot nach vorn (s. auch S. 555).

Die *laryngeale Atemnot* wird entweder durch raumbeengende Erkrankungen des Kehlkopfinnern (Geschwülste, Tuberkulose, Diphtherie, Phlegmonen), größere Fremdkörper (hauptsächlich bei Kindern), Druck von außen, Verletzungen oder einen Glottisschluß bei doppelseitiger Postikuslähmung hervorgerufen. Die nicht seltenen Glottiskrämpfe haben anfallsweise Erstickungsanfälle zur Folge (Laryngospasmen, Pseudokrupp). Je nach der Ursache ist der Verlauf ein anderer.

Erkrankungen des Kehlkopfeinganges, welche den Hypopharynx einengen oder die Schluckbewegungen behindern, bedeuten ein mechanisches *Schluckhindernis*, doch braucht es verhältnismäßig große Geschwülste oder ausgedehnte entzündliche Schwellungen, bis eine Schluckbehinderung mit Fehlschlucken eintritt. *Fehlschlucken* in den Kehlkopf ist oftmals auf gleichzeitige Motilitäts- und Sensibilitätsstörungen zurückzuführen.

2. Vorgeschichte der Erkrankung

Der Kehlkopf bildet mit der Luftröhre, den Bronchien und den Lungen in mancher Hinsicht eine Einheit, die in gemeinsamen Erkrankungen zum Ausdruck kommt (Tuberkulose, banale Entzündungen der Luftwege). Die Vorgeschichte muß deshalb die *tieferen Luftwege und die Lungen* berücksichtigen.

Die Befragung nach der *Ursache* zeigt, daß viele Kehlkopfkrankheiten mit dem *Allgemeinzustand* (Plethora, Verdauungsstörungen, schwere Ermüdungszustände, Kachexie usw.) oder mit *äußeren nicht beruflichen und beruflichen Schleimhautreizen* (Tabak, Alkohol, extreme Außentemperaturen, Staub, Chemikalien in der Atemluft usw.) eng zusammenhängen, ebenso wie der falsche oder übermäßige *Stimmgebrauch* eine wichtige Rolle spielt. Der Kehlkopf verhält sich in dieser Beziehung gleich wie Nase und Rachen, bzw. wie die Luftwege überhaupt.

Die *Familienanamnese* weist vielfach den erblichen und familiären Charakter des Leidens nach, dessen *konstitutionelle Bedingtheit* sich auch in den zahlreichen Rückfällen der Erkrankung oder ihrem chronischen Verlauf zu erkennen gibt. Heiserkeit im höheren Alter ist krebsverdächtig.

B. Untersuchungsmethoden des Kehlkopfes

1. Untersuchung der Kehlkopfgegend von außen
Über die Technik der Abtastung des Halses S. 210

Der Kehlkopf liegt vorn so dicht unter der Haut des Halses, daß er in großer Ausdehnung abgetastet werden kann. Die Orientierung erfolgt am besten vom Adamsapfel aus, der dem vorspringenden oberen Ende der medianen Kante entspricht, in welcher die beiden Schildknorpelplatten zusammenstoßen. Der obere Schildknorpelrand begrenzt im mittleren Abschnitt die obere Schildknorpelinzisur, die deutlich zu fühlen ist. Seitlich befinden sich die beiden Schildknorpelplatten. Unterhalb dieser folgt im mittleren Teil das straffe, aber doch nicht knorpelhafte Lig. conicum, dem sich nach unten die schmale Spange des Ringknorpels anschließt. Bei nicht zu dickem Hals sind auch noch die ersten Trachealringe zu fühlen. Oberhalb des Schildknorpels ist die Membrana thyreohyoidea abzutasten, unter welcher im mittleren Abschnitt das präepiglottische Fett- und Bindegewebe liegt. Auf dieser Membran findet sich in der Mitte der prälaryngeale Lymphknoten, seitlich die zuweilen druckempfindliche Austrittsstelle des N. laryngicus cranialis. 1 bis 2 cm über dem oberen Schildknorpelrand ist das Zungenbein zu spüren, von welchem die großen Hörner meistens leicht zu finden sind.

Die Palpation des Kehlkopfes erfolgt am besten bei hyperextendiertem Kopf. Sie ist einfach bei magerem Hals und kleiner Schilddrüse, wogegen ein dicker fettreicher Hals und eine größere Struma die Abtastung außerordentlich erschweren können.

Eine sorgfältige Palpation ist unerläßlich zur Vornahme einer Konikotomie oder Tracheotomie, bei welcher sie die Schnitthöhe bestimmt. Gerade in diesen Fällen wird sie durch die infolge der Dyspnoe meist ausgiebigen respiratorischen Bewegungen des Kehlkopfes manchmal schwierig.

Im übrigen ist die äußere Untersuchung bei *Kehlkopfverletzungen*, hauptsächlich bei Kehlkopfbrüchen (falsche Stellung, Druckempfindlichkeit und Krepitieren) wichtig. Ein eigentümliches Knistern und Knacken kann bei seitlicher Verschiebung des Kehlkopfes auch normalerweise auftreten. Erkrankungen des Kehlkopfinnern (Entzündungen und Geschwülste) brechen nur selten nach außen durch und sind daher in der Regel weder sichtbar noch abtastbar. Dagegen können bösartige Kehlkopfgeschwülste sicht- und tastbare regionäre Metastasen in der prälaryngealen und den tiefen Halslymphknoten verursachen. Strumen und Halsgeschwülste können den Kehlkopf verschieben oder drehen.

2. Untersuchung des Kehlkopfinnern

Die Längsachse des Kehlkopfes steht mit der Achse der Mundhöhle ungefähr im rechten Winkel, weshalb der Kehlkopf der direkten Sicht entzogen ist. Der Winkel kann entweder *indirekt* mit dem *Kehlkopfspiegel* oder *direkt* durch die Einführung eines geraden *Röhrenspatels* bzw. eines Laryngoskops überwunden werden. Die erstere Methode wird als *indirekte Laryngoskopie*, die zweite Methode als *direkte Laryngoskopie oder Autoskopie* (KIRSTEIN) (S. 539) bezeichnet. Die direkte Laryngoskopie stellt den ersten Schritt zur *Tracheo-*

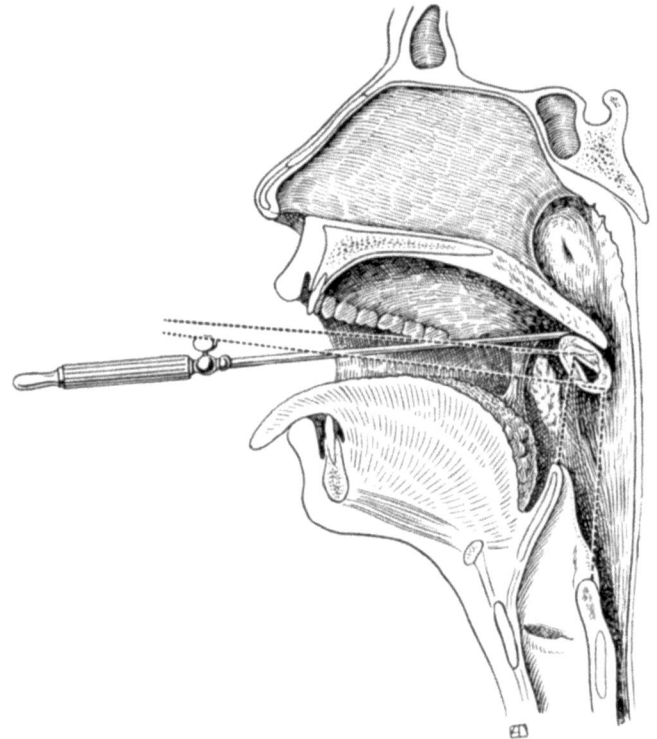

Abb. 162. Darstellung der indirekten Laryngoskopie. „Aufrichtung des Spiegelbildes"

Bronchoskopie dar, der die Luftröhre und die Bronchien zugänglich sind. Zusammen mit der Ösophagoskopie bilden diese die „direkten Untersuchungsmethoden", die *Endoskopie* (S. 507).

a) Die indirekte Laryngoskopie

Die Spiegeluntersuchung ist die älteste (GARCIA, TÜRCK), dabei einfache und schmerzlose Methode zur Besichtigung des Kehlkopfes. Die Achse der Mundhöhle überschneidet in der Gegend hinter der Uvula die Achse des Kehlkopfes. An dieser Stelle wird der Kehlkopfspiegel in einer Neigung von ungefähr 45° angelegt, wodurch der Kehlkopf bei vorgestreckter Zunge in das Blickfeld gelangt (Abb. 162).

Instrumente und Ausführung

Die Laryngoskopie erfordert den *Stirnspiegel* oder die *Stirnlampe* und die im Band Ohr auf S. 53 erörterten Beleuchtungsregeln.

Der *Kehlkopfspiegel* (Abb. 163) aus Glas oder hochpoliertem Metall ist mit einer Neigung von 120° bis 125° an einem dünnen Stiel angesetzt, der in einen bleistiftdicken Griff eingeschraubt wird. Drei Spiegel in der Größe von 10, 15 und 20 mm Durchmesser genügen zur Anpassung an die Verhältnisse des Kindes und des Erwachsenen. Der jeweilen größtmögliche Spiegel gibt den besten Einblick. Richtige Lichteinstellung und fleckenloser Hochglanz des Spiegels sind die Voraussetzungen für ein klares und genügend helles Spiegelbild.

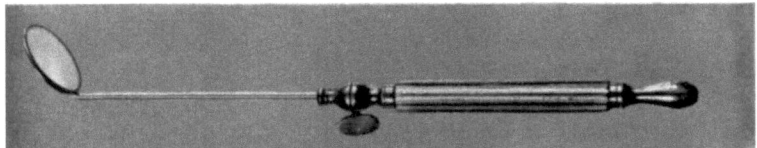

Abb. 163. Kehlkopfspiegel

Um das *Beschlagen des Kehlkopfspiegels* durch die mit Wasserdampf gesättigte *Ausatmungsluft* zu verhüten, wird die *Spiegelseite* vor Gebrauch mittels eines elektrischen Spiegelanwärmers, einer Spiritus-, Gas- oder Metaflamme angewärmt. Für die Hauspraxis genügt die Flamme eines Streichholzes, deren Rußzone in einiger Entfernung über der Flamme vermieden werden kann. Im ersten Augenblick beschlägt der Spiegel, gleich darauf jedoch verschwindet der Niederschlag, womit die richtige Wärme erreicht ist. Um das Einführen eines zu warmen Spiegels zu vermeiden, kontrolliert der Arzt vorsichtshalber die Wärme des Spiegels an seinem Handrücken. Kinder haben vor dem „heißen" Spiegel oft Angst, weshalb sie, durch Ablenkung, das Anwärmen des Spiegels nicht sehen sollten. Andernfalls können sie rasch beruhigt werden, wenn sie mit ihrem eigenen Handrücken den „heißen" Spiegel berühren dürfen. Nach Abreiben mit Alkohol bleibt das Beschlagen des Spiegels ebenfalls aus.

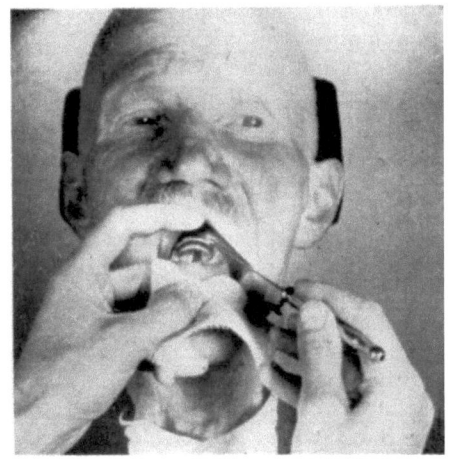

Abb. 164. Indirekte Laryngoskopie

Zum *Halten der* bei der Laryngoskopie herausgestreckten *Zunge* dienen *Zungenläppchen* von 8 × 15 cm aus Gaze oder Kreppapier. Die Verwendung des Taschentuches ist unhygienisch.

Vergrößernde Kehlkopfspiegel (BRÜNINGS) oder besondere *Binokularlupen* (v. EICKEN, WESSELY) erlauben eine entsprechende Vergrößerung des Bildes, die letzteren zugleich ein binokulares Sehen.

Die *Ausführung* der Laryngoskopie (Abb. 164) ist *Übungssache*, die sich nur am Patienten erlernen läßt. Die genaue Befolgung einiger Grundregeln erleichtert jedoch die Erlernung wesentlich.

Der Patient sitzt dem Arzt mit leicht *vorgeneigten, hängenden Schultern*, aber etwas nach rückwärts gebeugtem Kopf gegenüber, seine Knie zwischen denen des Arztes. Künstliche Gebisse werden entfernt. Um ein möglichst helles Blickfeld zu erhalten, rückt der Arzt auf ungefähr *15 cm an den Patienten heran*, mit der Augenhöhe in Mundhöhe des Patienten. In dieser Entfernung sammelt sich das Licht des Stirnspiegels in Kehlkopfhöhe und der Arzt ist in der richtigen Sehdistanz vom Kehlkopfinnern.

Der Laryngoskopie hat stets die *Besichtigung der Mundhöhle und des Rachens vorauszugehen*, um den Patienten an die Untersuchung zu gewöhnen. Dann wird die *Stirnlampe* bzw. der Stirnspiegel so *eingestellt, daß das Licht* bei weit geöffnetem Mund auf die *Gegend der Uvula* fällt. Nach *Anwärmung des Spiegels* (S. 377) wird der Patient aufgefordert, den *Mund zu öffnen, die Zunge ohne zu krampfen so weit als möglich vorzustrecken und ruhig zu atmen*. Die Zungenspitze wird in das Zungenläppchen eingeschlagen, über den linken Mittelfinger des Arztes gelegt und mit dem Daumen von oben gefaßt, während der Zeigefinger die Oberlippe abhält. Scharfe Schneidezähne können, wenn das Abheben und der Schutz mit dem linken Mittelfinger nicht genügt, mit Gaze bedeckt werden. Die rechte Hand führt den angewärmten, wie einen Bleistift gehaltenen Kehlkopfspiegel vom linken Mundwinkel her in horizontaler Lage mit der Spiegelseite nach unten, ohne Berührung der Wände oder der Zunge, durch die Mundhöhle ein und legt ihn an die Basis des Gaumenzäpfchens an (Abb. 162, 164). Durch Heben des Stiels wird der Kehlkopfspiegel in 45° aufgestellt und zugleich das Zäpfchen mit dem Gaumensegel langsam nach hinten und oben gehoben, bis der untere Spiegelrand die hintere Rachenwand berührt („Aufladen des Gaumenzäpfchens auf den Spiegel"). Die Uvula selbst ist nicht reflexempfindlich und viele Patienten ertragen auch die Berührung der hinteren Rachenwand ohne Würgereflexe, sonst ist der Spiegel etwas weiter vorn freischwebend zu halten. Der Stiel des Spiegels soll im linken Mundwinkel leicht aufliegen, was einen Halt gibt, gleichzeitig kommt dadurch die rechte Hand mit dem Griff aus dem Blickfeld. *Abwechslungsweises Atmen und Phonieren eines langgedehnten* „Hä" oder „He" erleichtern das Einführen des Spiegels und das Anheben der Uvula.

Bei weit vorgestreckter Zunge plattet sich der Zungenrücken ab und der Blick durch die Mundhöhle wird frei. Zugleich rücken Zungengrund und Kehlkopf höher. Der Kehldeckel hebt sich, überdacht aber häufig noch den Kehlkopfeingang. Erst die Phonation von „Hä" oder „He" stellt ihn so auf, daß er den Einblick in den Kehlkopf erlaubt und meistens auch bei ruhiger Atmung in dieser Stellung verbleibt. Damit kann der Kehlkopf in Phonations- und Respirationsstellung untersucht werden (s. normalen laryngoskopischen Befund Abb. 166).

Die *einzelne Untersuchung soll 5 bis 15 Sekunden nicht überschreiten*. Eine allzu lange Untersuchung ermüdet und ruft eine starke Salivation hervor, die zum Schlucken oder Würgen zwingt. Da sich der *Kehlkopf in ein und derselben Spiegelstellung nicht vollständig überblicken läßt*, müssen die verschiedenen Teile des Kehlkopfes und seine Umgebung durch Heben und Senken des Stiels, sowie Drehen des Spiegels, aber ohne ihn zu verschieben, nach und nach abgesucht werden, was am besten in mehreren kurzdauernden Untersuchungen geschieht. Gewöhnlich ist eine langsame und vorsichtige Untersuchung angezeigt, in einzelnen Fällen führt jedoch ein blitzschnelles, überraschendes Vorgehen besser zum Ziel.

Das *Zurücknehmen des Spiegels* und das Loslassen der Zunge muß ebenfalls vorsichtig geschehen.

Schwierigkeiten bei der Laryngoskopie gehen teils auf Fehler und mangelnde Übung des Arztes zurück, teils liegen sie beim Patienten (Angstvorstellungen mit Verkrampfung, Überempfindlichkeit der Schleimhaut mit Würgreflexen, besondere ungünstige anatomische Verhältnisse).

Verschiedene „Fehler" lassen sich leicht vermeiden, wie beispielsweise das Untersuchen aus zu großer Entfernung mit ungenügendem Licht, die Umkehr der Reihenfolge der Manipulationen (Einstellen des Stirnspiegels und Anwärmen des Kehlkopfspiegels bei schon herausgestreckter und gehaltener Zunge), und die falsche Spiegelhaltung. Der Anfänger hebt vielfach die Uvula nicht genug nach oben oder setzt den Spiegel zu tief ein und hält ihn zu steil. Infolgedessen erscheint nur der Zungengrund und der Kehldeckel im Spiegelbild. Senken des Spiegelstieles bringt den Kehlkopfeingang in das Blickfeld.

Von seiten des Patienten sind die *Würgereflexe die häufigste und unangenehmste Schwierigkeit*. Leichter zu vermeiden ist das unwillkürliche Zurückweichen des Oberkörpers, ungenügendes Öffnen des Mundes, das Zurückziehen der Zunge, krampfhafte Haltung und Anhalten des Atmens. Beruhigender Zuspruch zur Entspannung und wiederholte Aufforderung, ruhig zu atmen und zu phonieren, sind das beste Mittel, um von der Untersuchung abzulenken und helfen wesentlich mit, eine unbewußte Abwehr mit ihren Reflexen zu beheben.

Je hastiger, unruhiger und unsicherer die Untersuchung erfolgt und je länger sie ausgedehnt wird, desto leichter werden *Würgereflexe* ausgelöst. Sind sie einmal vorhanden, dann „bahnen" sie sich selbst und beruhigen sich erst nach mehreren Minuten, so daß die Untersuchung unterbrochen werden muß. Die *Reflexerregbarkeit* ist individuell sehr verschieden. Vom reflexlosen Hysteriker bis zu den hochgradig gesteigerten Reflexen des Überängstlichen oder des Alkoholikers und Rauchers, bei dem bereits die Vorstellung der Untersuchung oder das Herausstrecken der Zunge ein Würgen mit Brechreiz und Brechbewegungen hervorruft, finden sich alle Übergänge. Sind die Reflexe infolge einer Hyperästhesie der Schleimhaut gesteigert, so hilft die Anästhesie der Rachenschleimhaut mit 2% Pantocain, oft sind sie aber vorwiegend psychisch bedingt und durch Lokalanästhesie nicht zu dämpfen. Sedativa (Brom) während einigen Tagen und wiederholte Sitzungen ermöglichen die Laryngoskopie meistens.

Zieht der Patient die Zunge zurück, dann bäumt sich der Zungengrund auf, wodurch die Sicht versperrt wird. Anatomisch „dicke" Zungen sind eine Seltenheit, ebenso ein zu kurzes Frenulum, das den Patienten hindern würde, seine Zunge vorzustrecken. Ein *gewaltsames Herausziehen der Zunge* ist falsch. Selbst wenn dies gelingt, bäumt sich der Zungengrund auf und zudem kann das Frenulum an den Schneidezähnen einreißen. Meistens bildet sich anschließend an die Verletzung des Frenulums ein Geschwür, das beim Essen und Sprechen schmerzt und dem Patienten die Untersuchung während mehreren Tagen in unangenehme Erinnerung ruft. Bäumt sich die Zunge bei der Phonation von „Hä" und „He", dann muß „Hö" oder „Ho" versucht werden.

Anatomisch ungünstige Verhältnisse bestehen vor allem bei Anomalien des Kehldeckels, der entweder infolge seiner Form (omegaförmig, kindlich eingerollter Trompeterkehldeckel) oder seiner hinten überhängenden Stellung den Kehlkopfeingang auch während der Phonation deckt. Manchmal läßt er sich durch die Intonation von „Hü" oder „Hi" genügend aufrichten, sonst muß er mit einem in die Vallecula (REICHERT) oder in den Kehlkopf (SIEBENMANN, v. EICKEN) eingesetzten Haken nach vorn gezogen werden. Diese Methoden sind allerdings heute so gut wie verlassen. An ihre Stelle tritt die direkte Laryngoskopie, die zur Zeit auch beim Erwachsenen immer häufiger angewendet wird und stets herangezogen werden soll, wenn die indirekte Laryngoskopie keine eindeutige Auskunft gibt.

Der einen wie der anderen Methode bereitet die Besichtigung der vorderen Kommissur die größte Schwierigkeit. Sie ist jedoch unerläßlich, da sich z. B. Kehlkopfpolypen und der Stimmbandkrebs nicht selten an dieser Stelle entwickeln.

Weitere anatomische Hindernisse sind sehr selten. Ein allzu langes Gaumenzäpfchen wird umgeschlagen auf den Spiegel „aufgeladen". Bei außerordentlicher Mandelgröße sind kleine Spiegelchen geeignet. *Trismus oder raumbeengende entzündliche Erkrankungen* in der Mundhöhle oder im Rachen können die Laryngoskopie ebenfalls behindern oder sie sogar unmöglich machen. Mitunter gelingt die Laryngoskopie in solchen Fällen mit dem Zungenspatel unter Druck auf die in der Mundhöhle verbleibende Zunge nach vorn und unten.

Im *Liegen ist die Laryngoskopie* schwieriger als im Sitzen, weshalb bettlägerige Patienten am rechten Bettrand aufgesetzt und dort in gewohnter Stellung untersucht werden.

Beim *Kind* sind die Schwierigkeiten je nach Intelligenz, Ängstlichkeit und Alter sehr verschieden. Die Mehrzahl der älteren Kinder, aber selbst viele Kleinkinder lassen sich, wenn man sie richtig zu nehmen weiß, mit geduldigem Zureden ohne weiteres untersuchen. Der Kehldeckel stellt sich beim Weinen auf, so daß das weinende Kind, sofern es sich nicht wehrt, gut zu laryngoskopieren ist. Der Kehlkopfspiegel wird beim Kind nicht so weit nach hinten gebracht wie beim Erwachsenen, es genügt das Anlegen an den harten Gaumen. Einer erzwungenen indirekten Laryngoskopie ist die direkte Laryngoskopie vorzuziehen, auch dann, wenn sich der kindliche Trompeterkehldeckel trotz Phonation oder Weinen über den Kehlkopfeingang legt.

Für *Eingriffe im Kehlkopf* (Einspritzungen, Pinselungen usw.) hält der Patient seine Zunge selbst oder sie wird von einer Hilfsperson fixiert. Die linke Hand des Arztes führt den Kehlkopfspiegel, die rechte Hand das Instrument.

Die klinisch selten nötige *Palpation* des Kehlkopfinnern zur Feststellung von Sensibilitätsstörungen, Konsistenz von Schwellungen, Beweglichkeit der Aryknorpel usw. wird mit einer entsprechend gebogenen Kehlkopfsonde vorgenommen.

Selbstschutz des Arztes. Während der Laryngoskopie, wie übrigens auch bei der Untersuchung des Rachens und der Nase, ist der Arzt einer Tröpfcheninfektion in größeren Mengen ausgesetzt. Er bedarf daher bei schweren und leicht übertragbaren Infektionskrankheiten, wie Diphtherie, Tuberkulose oder Syphilis, eines wirksamen *Selbstschutzes*. Dies geschieht am einfachsten, indem Nase und Mund durch ein Tuch von 15 cm Länge geschützt werden, das mit zwei durch Bleikugeln beschwerte Bänder versehen ist, die wie Brillenbügel über die Ohren gelegt werden. Die Augen sind durch eine Brille zu schützen.

Das normale Kehlkopfspiegelbild

Durch die Neigung des Kehlkopfspiegels von 45° erscheint das Kehlkopfspiegelbild senkrecht aufgestellt, wobei der vordere Abschnitt (Zungengrund und Kehldeckel) oben, der hintere Abschnitt (Aryhöcker, Eingang zum Hypopharynx) unten zu liegen kommt. Die beiden Seiten dagegen vertauschen sich nicht, sie bleiben seitengleich. Infolge der nur monokularen Betrachtung erscheinen alle Teile in derselben Ebene, trotzdem die Stimmbänder ungefähr um 3 bis 4 cm tiefer liegen als der Rand der Epiglottis. Das Kehlkopfspiegelbild vermittelt zudem nur einen Aufblick von oben, weshalb alle Wände im Profil und stark verkürzt gesehen werden.

Die *Orientierung* (Abb. 165 und 166) erfolgt vom *Kehldeckel* aus, der zuerst im Spiegelbild erscheint, und an den durch ihre weiße oder doch helle Farbe und ihre Bewegung bei der Phonation und Respiration *auffallenden Stimmbändern*. Einzig bei starker Entzündung nehmen die Stimmbänder die rote Färbung der Umgebung an. Während der *Respiration* (Ruhestellung) sind die beiden Stimmbänder, bzw. die Glottis, zu einem gleichschenkligen, mit der Spitze (vordere

Kommissur) nach oben gerichteten Dreieck oder Fünfeck geöffnet. Bei der *Phonation* (Phonationsstellung) legen sie sich senkrecht aneinander und die Glottis ist zur medianen Stimmritze geschlossen. Durch die offene Glottis zeigt sich die dunklere Luftröhre. Nunmehr beginnt die syste-

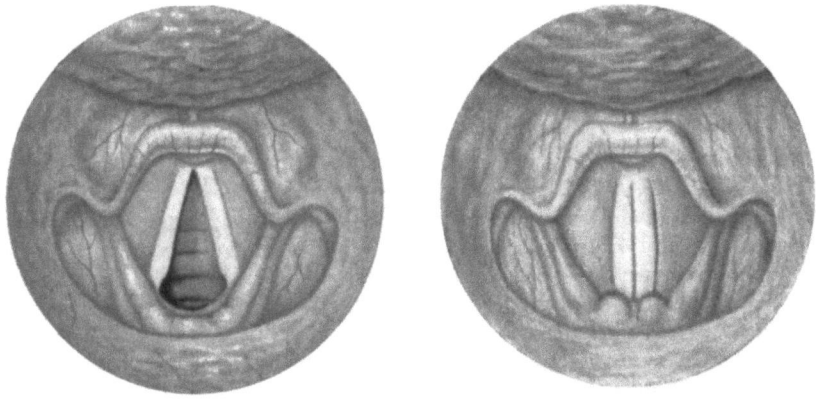

a) Respirationsstellung *b)* Phonationsstellung

Abb. 165. Normales Kehlkopfspiegelbild

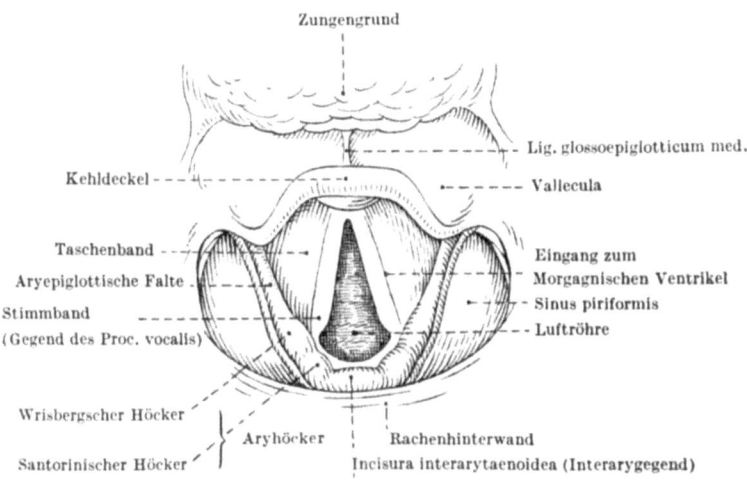

Abb. 166. Kehlkopf und Umgebung von oben (entsprechend dem Spiegelbild)

matische Untersuchung des ganzen Kehlkopfes und seiner Umgebung. Die alleinige Untersuchung der Stimmbänder genügt nicht, da verschiedene schwere Erkrankungen (Tuberkulose der Kehlkopfhinterwand, Krebs im Sinus piriformis) nicht an den Stimmbändern sitzen.

Im *Kehlkopfinnern* bilden die beiden *Stimmbänder* die Stimmritzenebene. Sie stoßen in der *vorderen Kommissur*, bei der Phonation auch in der *hinteren Kommissur* zusammen. Trotz ihrer Kegelform sehen die Stimmbänder wie schlanke Bänder aus, mit einem scharfen glatten freien Rand. Sie sind rein weiß oder elfenbeinfarbig, zuweilen leicht graurötlich mit einzelnen sichtbaren unregelmäßigen Längsgefäßen. Nach starkem Würgen oder beim Berufssänger können sie hyperämisch sein. Die Stelle des *Processus vocalis* hebt sich manchmal als gelbrötlicher Fleck oder als kleine Delle im hinteren Drittel des Stimmbandes hervor. Über den Stimmbändern liegen die beiden *Taschenbänder* von normal blaßroter Schleimhautfarbe, von den Stimmbändern durch eine mehr oder weniger ausgeprägte Furche, den Eingang zum *Morgagnischen Ventrikel*, scharf abgesetzt. Bei der Respiration breitet sich die Hinterwand aus, bei der Phonation zieht sie sich auf einen schmalen ungefältelten Streifen zusammen. Über die vordere Kommissur kann der *Petiolus* der Epiglottis als kleiner Höcker sichtbar sein.

Unterhalb der Stimmbänder ist bei offener Glottis die Vorderwand des *subglottischen Raumes* sichtbar, während er im übrigen durch die Stimmbänder verdeckt wird. Ähnlich verhält es sich mit der *Luftröhre*, von welcher je nach der Körperhaltung und den topographischen Verhältnissen mehr oder weniger zahlreiche weißliche, wellig übereinanderliegende *Trachealringe* zu erkennen sind. Infolge der Krümmung der Luftröhre reicht jedoch die Sicht nur in einzelnen Fällen bis zur sagittal gestellten *Carina* bzw. zur Bifurkationsstelle der beiden Hauptbronchien. Diese *indirekte Tracheoskopie* ist für die genaue Inspektion der Trachea ungenügend.

Der *Kehlkopfeingang* wird nach oben vom geschwungenen *Profil des Kehldeckels* begrenzt. Von seinen seitlichen Kanten entspringen die *aryepiglottischen Falten*, die beiderseits nach unten und lateral zu den *Aryhöckern* ziehen und den Kehlkopf nach der Seite und nach unten umranden. In ihr sitzen die beiden Vorsprünge des *Tuberculum cuneiforme* und des *Tuberculum corniculatum*, dem Wrisbergschen bzw. dem Santorinischen Knorpelchen entsprechend. Die beiden letzteren fassen die bei der Respiration breite, bei der Phonation schmale *Interarygegend*, Incisura interarytaenoidea, zwischen sich.

Zusammen mit dem Kehlkopfeingang zeigen sich die oberen Teile des *Kehlkopfrachens*. Oberhalb des Kehldeckels fallen die öfters gelblich gefärbten Mulden der *Valleculae* auf, an welche nach oben der *Zungengrund* mit seinen höckrigen Zungenbälgen, der Tonsilla lingualis, anschließt. Sie sind durch die *Plica glossoepiglottica medialis* voneinander getrennt, während die *Plicae pharyngo epiglotticae* die Grenze zu dem seitlich unterhalb dem Kehlkopf liegenden *Sinus piriformis* darstellen. Vom tieferen Abschnitt des Kehlkopfrachens ist nur der auf eine schmale Spalte reduzierte, unterhalb der Arygegend gelegene Eingang zu sehen.

Die normalen *Kehlkopfbewegungen*, die durch abwechslungsweises Phonieren und Atmen festgestellt werden, beschränken sich nicht nur auf die *Schließung und Öffnung der Stimmbänder*, sondern äußern sich auch im *Zusammenrücken und Auseinandergehen der Aryhöcker* und in der *Erweiterung und Verengerung des Sinus piriformis*. Die Erweiterung entspricht dabei dem Glottisschluß, die Verengerung der Glottisöffnung. Diese Veränderungen des Sinus piriformis sind mitunter leichter zu beurteilen als die Kehlkopfbewegungen selbst (FALK). Bisweilen schiebt sich bei der Phonation eine Arygegend über die andere, ausnahmsweise sie sogar überkreuzend. In der Regel handelt es sich dabei allerdings um eine einseitige Kehlkopflähmung.

Einige kleinere *Varianten des normalen Befundes* sind klinisch bedeutungslos, so die leichte *Schrägstellung* der Glottis infolge einer angeborenen Drehung des Kehlkopfes und eine seitliche Neigung, wodurch das eine Stimmband breiter hervortritt als das andere. Die Schrägstellung ist häufig nur scheinbar, durch Verdrehung des Kehlkopfspiegels bedingt.

Spezielle Untersuchung der Kehlkopfwände
(Untersuchung nach KILLIAN, TÜRCK und AVELLIS)

In der Regel genügt die beschriebene Untersuchung. Die Wände des Kehlkopfes werden im Spiegelbild allerdings, wie erwähnt, nur in stark verkürztem Profil wiedergegeben, was beispielsweise die Beurteilung flacher Geschwüre erschwert.

Durch bestimmte Kopf- und Körperhaltung läßt sich eine günstigere Aufsicht gewinnen. So zeigt sich die *Hinterwand in der Killianschen Stellung* mehr oder weniger von der Fläche. Dabei steht der Patient zur Laryngoskopie mit nach vorn gebeugtem Kopf vor dem sitzenden Arzt. Umgekehrt dient die *Türcksche Stellung* mit nach hinten geneigtem Kopf der Besichtigung der *vorderen Kommissur* und der laryngealen Epiglottisfläche. Der Patient sitzt vor dem stehenden Arzt. Durch Seitenneigung des Kopfes nach *Avellis* können auch die *Seitenwände*, besonders die *Subglottis*, besser untersucht werden.

b) Die direkte Laryngoskopie

Die direkte Laryngoskopie und ihre Anwendung werden zusammen mit den übrigen direkten Untersuchungsmethoden der Luftwege besprochen (S. 539).

3. Röntgenuntersuchung des Kehlkopfes

Weiche seitliche Röntgenaufnahmen bringen das *Knorpelgerüst* und die *Weichteile* des Kehlkopfes gut zur Darstellung, wobei sich auch das Kehlkopflumen

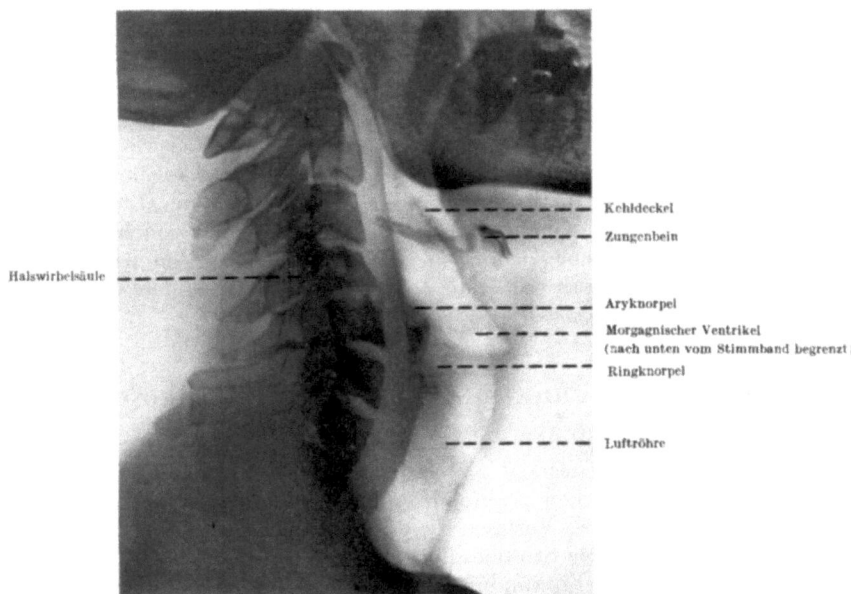

Abb. 167. Seitliche Röntgenaufnahme des Kehlkopfes

deutlich abzeichnet (Abb. 167). In der *sagittalen Richtung* überlagert die Wirbelsäule, deren Knochenstruktur die Einzelheiten des Kehlkopfes fast ganz verschwinden läßt. Diese erscheinen jedoch im Schichtbild, das namentlich auch das Kehlkopflumen hervortreten läßt. Das Einlegen von Röntgenfilmen in den anästhesierten Hypopharynx ist heute zugunsten der *Schichtaufnahmen* verlassen (Abb. 168).

Die Röntgenuntersuchung ist bei *Kehlkopfverletzungen* und *Brüchen* sowie in allen Fällen von *Fremdkörpern und Fremdkörperverdacht* unerläßlich, vor allem beim schwer zu untersuchenden Kleinkind. Die beim Erwachsenen oft schon früh einsetzenden röntgenopaken Kehlkopfverknöcherungen können, bereits vom 20. Altersjahr an, zu Fehldiagnosen führen. Über die Darstellung der *bösartigen Geschwülste* im Hypopharynx und Kehlkopf s. S. 345 u. 471. Auch bei Entzündungen mit *Knorpelbeteiligung* (Tuberkulose, banale Perichondritis) und Verengerungen hilft zuweilen das Röntgenbild weiter. Stenosen lassen sich mitunter in ihrer Ausdehnung beurteilen. Die Veränderungen im Röntgenbild werden zusammen mit den betreffenden Erkrankungen näher beschrieben.

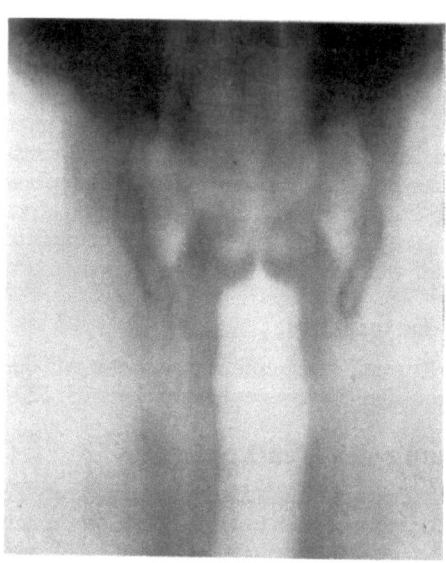

Abb. 168. Antero-posteriores Schichtbild des Kehlkopfes in Phonationsstellung (Schnitt durch die Schildknorpelplatten, die kegelformigen Stimmbänder und die Taschenbänder mit dem Eingang zum Morgagnischen Ventrikel

4. Weitere Untersuchungsmethoden des Kehlkopfes

Alle verdächtigen Fälle (Geschwulst, Tuberkulose, Syphilis, Pachydermie) verlangen eine *Biopsie*, die als kleiner endolaryngealer schmerzloser Eingriff, meistens unter indirekter Laryngoskopie, in Lokalanästhesie vorgenommen wird.

Bakteriologische und *zytologische* Untersuchungen des Sputums und von Abstrichen gehören ebenfalls zur gründlichen Untersuchung.

Der enge Zusammenhang des Kehlkopfes mit den Bronchien und der Lunge erfordert vielfach eine *Thoraxuntersuchung*. Nicht selten bedeutet ein chronischer Kehlkopfkatarrh das erste Zeichen einer beginnenden Lungentuberkulose. Häufig ist eine *Allgemeinuntersuchung* angezeigt.

C. Funktionsprüfung des Kehlkopfes

Eine besondere Prüfung der *Stimmbildung* hat nur für phonetische Zwecke einen Wert. Die *Heiserkeit* gibt sich in ihrer Art und ihrem Grad schon beim gewöhnlichen Sprechen während der Aufnahme der Vorgeschichte oder bei ruhigem Zählen bzw. Vorlesen zu erkennen. Das geübte Ohr vermag oftmals bereits am Klang der Stimme die Ursache der Heiserkeit (hysterische Aphonie, Rekurrenslähmung, Entzündung der Stimmbänder, Kehlkopfpolyp) festzustellen. Kehlkopfverengerungen können u. a. am *Stridor* beurteilt werden (s. S. 374 u. ff. u. 588).

Die *Phonetik* verwendet vor allem die Stroboskopie und Kinematographie zur Untersuchung der Kehlkopfbewegungen, hauptsächlich der Stimmbänder und gewinnt damit eine feinere Analyse der Sprech- und Singstimme. Siehe Lehrbücher der Phonetik.

IV. Allgemeine Therapie der Kehlkopfkrankheiten

Ruhigstellung des Kehlkopfes. Die mechanische Beanspruchung des Kehlkopfes beim Schlucken, besonders aber beim Sprechen und Husten, behindert die Heilung bei allen stimmlichen Überanstrengungen und Kehlkopferkrankungen. Die möglichste Ruhigstellung läßt sich durch ein Sprechverbot und Stillung des Hustens erreichen.

Mit dem *Sprechverbot* geht in der Regel eine Berufsunterbrechung einher. Eigentliche länger dauernde Schweigekuren sind namentlich bei der Kehlkopftuberkulose von großem Nutzen. Soweit gesprochen werden muß, ist die tonlose Flüsterstimme mit ihrer geringeren mechanischen Schädigung vorzuziehen.

Die Ausschaltung und *Stillung des Hustens* ist sehr wichtig, weil der Husten mit seinem explosionsartigen Exspirationsstoß nach festem Glottisschluß die Stimmbänder übermäßig stark beansprucht.

Werden berufliche Stimmanforderungen bei Rednern (Pfarrer, Lehrer, Politiker, Offiziere) oder Sängern schlecht ertragen, dann ist zur Schonung des Kehlkopfes eine *sprech- und stimmtechnische Schulung* notwendig. Ähnliche Stimmüberanstrengungen können sich zeigen, wenn in Lärmbetrieben oder lärmreicher Umgebung Anordnungen gegeben werden müssen, die den Lärm zu übertönen haben, der nicht selten 80 Dezibel und mehr beträgt.

Wärme- und Kälteanwendungen am Hals wurden bei den Rachenerkrankungen besprochen (S. 217). Wärme fördert die Hyperämisierung und Schmerzstillung bei akuten und subakuten Entzündungen, Kälte wirkt nach endolaryngealen Eingriffen und bei Ödemen oder Phlegmonen des Kehlkopfes günstig.

Luftkonditionierung der Krankenumgebung. Die empfindliche Schleimhaut des Kehlkopfes und der tieferen Luftwege reagiert bei Entzündungen auf eine ungünstige Beschaffenheit der Einatmungsluft mehr noch als diejenige der Nase und des Rachens, weshalb die Luft im Krankenzimmer *sauber, frisch, angefeuchtet und nicht zu warm sein muß*.

Die *Temperatur* im stets gut gelüfteten Krankenzimmer sollte nach HAJEK 15 bis 17° C, nach JACKSON 20° C nicht übersteigen und die *Luftfeuchtigkeit* mindestens 50% betragen. Steigt die Temperatur höher, so erfordert dieselbe relative Luftfeuchtigkeit eine viel größere Wassermenge und zudem ist es für den Organismus schwierig, sich in einem derartigen „Tropenklima" der Wärme zu entledigen. Warmzerstäuber mit Wasserdampfentwicklung sind daher ungünstiger als Kaltzerstäuber, lassen sich aber als Improvisationen im Krankenzimmer nicht immer vermeiden. Bei stark austrocknenden Entzündungen, z. B. der absteigenden Tracheobronchitis acuta, Diphtherie usw. muß die Luftfeuchtigkeit bis auf 70 bis 80% gesteigert werden, ebenso muß die Luftfeuchtigkeit in den ersten Tagen nach einer Tracheotomie hoch sein. Nur die Kontrolle mit einem Thermometer und Hygrometer sichert eine richtige Luftkonditionierung. Die Luftanfeuchtung hilft das Sekret auf der Schleimhaut verflüssigen, so daß es durch die Flimmerbewegung oder den Husten leichter entfernt werden kann. Auch tritt eine günstige Hyperämie der Schleimhaut ein. Hauptsächlich bei austrocknender Zentralheizung ist durch nasse, auf die Radiatoren gelegte Tücher, durch offene Gefäße mit dampfendem Wasser (elektrische Kocher) oder durch besondere Raumbefeuchter bzw. Kaltzerstäuber für eine genügende Raumbefeuchtung zu sorgen. Reichlich Wasserdampf und Wasserschwaden liefert ein stundenweise oder dauernd in die Nähe des Bettes gestellter Bronchitiskessel, der sich gegebenenfalls durch einen auf ein Rechaud oder Spirituskocher gestellten Teekessel ersetzen läßt. Alle Dampfinhalationsapparate und

Zerstäuber lassen die mit Wasserdampf gesättigte Luft direkt einatmen. Steht kein geeigneter Raum zur Verfügung, so läßt sich ein Bettzelt aus durchsichtigem Plastikmaterial verwenden, um die Feuchtigkeit zusammenzuhalten und gleichzeitig bei Sauerstoffzuleitung eine Sauerstoffanreicherung zu sichern.

Die *Sauerstoffbehandlung* spielt bei ungenügender Sauerstoffzufuhr zu den Alveolen, also z. B. bei Stenosenatmung, eine wichtige Rolle, dagegen ist sie zwecklos bei normaler Sauerstoffspannung von zirka 107 mm Hg in denselben, da sich das Blut unter diesen Umständen fast 100% mit Sauerstoff sättigt. Unter diesen Verhältnissen enthält die Exspirationsluft zirka 16% Sauerstoff. An Stelle eines Sauerstoffzeltes läßt sich Sauerstoff mit geeigneten Nasenröhrchen an einem Brillengestell durch die Nase oder mit einem Trichter durch den Mund zuführen. Es ist dafür zu sorgen, daß die Ausatmung zur Kohlensäureentledigung nicht behindert wird.

Inhalationen. Das *Einatmen* (Inhalieren) von Medikamenten ist die einfachste und angenehmste Art, um die Schleimhaut der Luftwege zu behandeln und es wird daher zu Hause und in Kurorten gern inhaliert. Der therapeutische Wert darf allerdings nicht überschätzt werden. Das Inhalieren erfolgt durch Dämpfen mit Wasser oder flüchtigen Medikamenten in Dampf- bzw. Gasform oder durch Zerstäuben bzw. Vernebeln von gelösten oder flüssigen Medikamenten in feinsten Tröpfchen. Dem Wasser kommt dabei eine wichtige Rolle zu. In der Regel mischen sich beide Applikationsarten und sind die Apparate dieselben.

Das *Dämpfen* in seiner einfachsten Art mit Hilfe eines Wasserkessels findet vorwiegend bei Nasenkrankheiten Anwendung (S. 41), bei Kehlkopferkrankungen werden dazu eigentliche Inhalationsapparate gebraucht, die zugleich als Zerstäuber benützt werden können (s. unten).

Verdampfen lassen sich Wasser und leicht flüchtige Medikamente, hauptsächlich die sekretionsbeschränkenden ätherischen Öle (Menthol, Gomenol, Eucalyptus, Juniperus, Terpentin [desodorierend], sowie Gujakol, Kreosot und andere). Bei trockenen Katarrhen sind die ätherischen Öle kontraindiziert. Mineralische Salzlösungen gehen nicht, wie das oft angenommen wird, in den Dampf über, sondern bleiben auskristallisierend im Verdampfungsgefäß liegen. Sie können nur durch Zerstäuben bzw. Vernebeln der Einatmungsluft beigemischt werden.

Räucherungen, wie bei Asthma, kommen bei Kehlkopfkrankheiten nicht in Betracht.

Mittels Zerstäuben und Vernebeln können Wasser, Öle, gasförmige und lösliche Substanzen inhaliert werden. Je nach der Feinheit der entstehenden Tröpfchen dringen diese mehr oder weniger tief in die Luftwege ein. Die feinsten Tröpfchen der sogenannten *Aerosole* gelangen bis in die Alveolen. Der dabei entstehende Nebel erscheint *trocken* im Gegensatz zu der grobtropfigen *Feuchtinhalation*. Die zu gebrauchende Tropfengröße richtet sich nach der Tiefe des Sitzes des Krankheitsherdes. Zur Anwendung gelangen neben Wasser ätherische Öle, Alkohol und Glycerin in schwacher Lösung, sowie hauptsächlich künstliche und natürliche Salzlösungen (Kochsalz 1% bis 2%, Natr. bicarbon. 3%, Solen und Mineralwässer [muriatische, alkalische und Schwefelwässer]). Die Salzlösungen sind sekretionsfördernd und schleimlösend, wodurch die Wirkung des Wassers unterstützt wird. Sie eignen sich daher auch für trockene chronische Katarrhe.

Sehr viel angewendet werden zur Zeit Zerstäubungen von Penicillin und anderen Antibiotica. Sie sind jedoch auf ausgesprochen bakteriell-infektiöse Entzündungen zu beschränken, wobei ihr Wert bei chronischen Erkrankungen fraglich erscheint. Ein großer Nachteil ist die besonders häufige Sensibilisierung bzw. Allergisierung durch den Inhalationsweg. Auch wird die Entstehung von Mykosen begünstigt. Infolgedessen ist Zurückhaltung geboten.

Bei den *Dampfinhalationsapparaten* reißt vorbeistreichender Dampf das flüssige Medikament aus einer feinen Düse mit. Dieser Warminhalation steht die *Kühlinhalation* gegenüber, bei welcher der Dampfstrom durch Preßluft ersetzt ist. Neben kleinen Handapparaten verschiedener Ausführung (Zerstäuber und Vernebler) sind eine Reihe von stationären Einrichtungen als Einzelinhalationsapparate oder zur Rauminhalation in Gebrauch.

Die Dampfinhalationen haben besonders bei akuten, die Kühlinhalation in längeren Kuren bei subakuten und chronischen Entzündungen einen Wert. Der Allgemeinpraktiker verwendet am Krankenbett fast ausschließlich die kleinen, mit Spiritus oder elektrisch geheizten Dampfinhalationsapparate in folgender Weise:

Inhalationstechnik. Die Inhalation soll nüchtern vorgenommen werden, weil sonst Wurg- und Brechreize die ruhige Einatmung stören. Die Dauer der ein- bis dreimal täglichen Sitzungen beträgt zu Beginn 5 Minuten und steigt bis 15 Minuten. Anschließend soll der Patient während mindestens einer halben Stunde im Zimmer bleiben, besser aber überhaupt nicht ausgehen, und das Sprechen vermeiden.

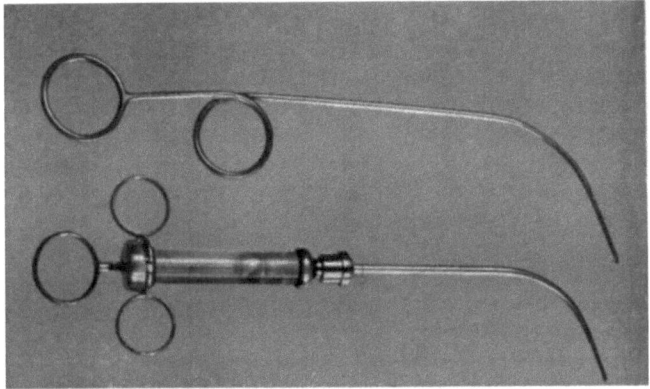

Abb. 169. Watteträger für Rachen sowie Kehlkopf und Kehlkopfspritze

Inhaliert wird im Sitzen. Der Patient fängt den Dampfstrom mit weit offenem Mund in ungefähr 15 cm von der Inhalationsröhre auf und atmet ruhig und tief ein und aus. Zeitweiliges Hervorstrecken der Zunge, sonst aber möglichste Abflachung (Gähnstellung) macht den Kehlkopf gut zugänglich. Hals und Brust werden durch ein Tuch vor Nässe geschützt.

Bei den kleinen Handapparaten zur Selbstbehandlung liegt Mißbrauch nahe und muß gegebenenfalls vom Arzt untersagt werden. Inhalationskuren geben mit den übrigen Kuranwendungen in Badeorten nach genauer Anordnung der Kurärzte die besten Erfolge.

Einstäuben, Einträufeln und Pinseln lassen sich *nur unter Sicht* mittels indirekter Laryngoskopie zuverlässig vornehmen, weil der Kehlkopf bei blindem Vorgehen fast immer verfehlt wird. Der Patient hält seine Zunge selbst. Die linke Hand des Arztes führt den Kehlkopfspiegel ein, die rechte nimmt das Instrument.

Zum *Einstäuben von Pulvern* dienen einfache Pulverbläser mit einem Gummiballon und gebogenem Glas- oder Metallansatz, dessen hinteres Ende mit einer guten Messerspitze des Pulvers gefüllt wird. Das Einstäuben erfolgt mit kräftigem Stoß während der Phonation, wenn die Stimmbänder getroffen werden sollen, während der Inspiration, wenn auch die Luftröhre erkrankt ist. Das hauptsächlich verwendete Orthoform oder Anästhesin wirkt beruhigend und schmerzstillend.

Weniger sicher, aber beispielsweise bei der langdauernden Tuberkulose zuweilen nicht zu vermeiden, ist die *Selbstbehandlung* durch *ruckweises Einatmen* von Pulvern.

Flüssige Medikamente, vor allem Lokalanästhetica (Pantocain 1 bis 2%), können durch Sprayapparate mit abgebogenem Ansatz eingeblasen werden.

Das **Einträufeln von Medikamenten** geschieht durch eine Kehlkopfspritze mit gebogenem Ansatz (Abb. 169) langsam und tropfenweise während ruhiger Respiration, was der Kehlkopf mitunter schon beim ersten Male, sonst aber nach einigen Wiederholungen oft fast reizlos erträgt. Auf diese Weise ist auch die Luftröhre zu erreichen. Von dem beruhigenden und schmerzstillenden Menthol (1 bis 5%) oder Gomenolöl (10%) genügen 1 bis 2 ccm (cave *Öllunge* S. 42).

Zum **Pinseln** wird ein abgebogener Watteträger (Abb. 169) benutzt. Der auf dessen Schraube aufgedrehte lockere Wattetampon muß festsitzen, da sonst der reflektorische Glottisschluß den Tampon abstreift, und dieser aspiriert werden kann. Diffuse Pinselungen des Kehlkopfinnern sind bei chronischen Katarrhen mit 2- bis 5%iger Arg. nitric.-Lösung, bei trockenen Entzündungen

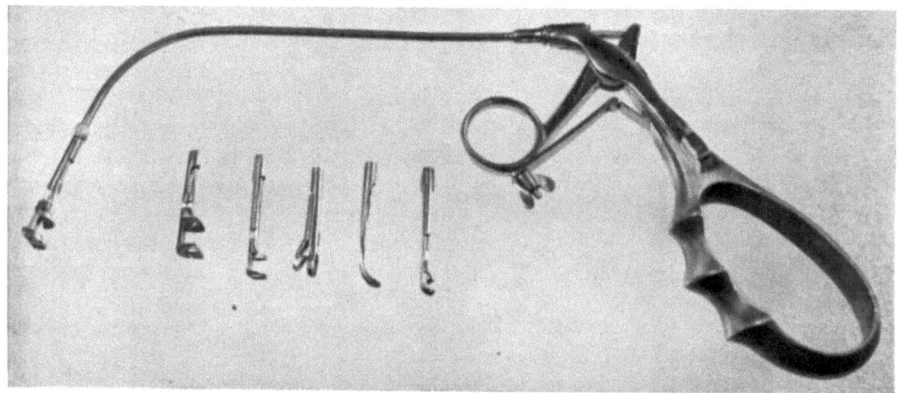

Abb. 170. Instrumente für endolaryngeale Operationen mit Handgriff

mit 2%iger Jod-Jodkali Glyzerin-Lösung (Mandlscher Lösung) zweckmäßig. Sie werden ohne Lokalanästhesie in 1 bis 2 Sekunden ausgeführt. Zur umschriebenen **Ätzung** und Schmerzstillung tuberkulöser Geschwüre ist nach vorheriger Lokalanästhesie 50- bis 80%ige Milchsäure das beste (mit kleinen festgedrehten Watteknöpfchen appliziert).

Jedes Eindringen von Medikamenten in den Kehlkopf kann einen Kehlkopfkrampf auslösen, der durch seine Atemnot den Patienten außerordentlich ängstigt. Beruhigung des meistens aufspringenden Patienten hilft mit, daß nach lang scheinenden Bruchteilen einer Minute der Krampf aufhört.

Die Kehlkopfschleimhaut ist zum großen Teil mit empfindlichem Flimmerepithel bedeckt, das eine mechanische oder chemische Traumatisierung schlecht erträgt. Energisches Pinseln, dazu mit konzentrierten Lösungen, ist auf alle Fälle zu vermeiden. Abgesehen von der Unannehmlichkeit für den Patienten kann Pinseln über längere Zeit fortgesetzt mehr schaden als nützen und kommt deshalb nur als letzter Versuch in Betracht.

Endolaryngeale Eingriffe

Eine Reihe von Kehlkopferkrankungen, wie gutartige Tumoren, Kehlkopftuberkulose, wuchernde banale Entzündungen u. a., lassen sich ohne größere äußere Operation durch einfache endolaryngeale Eingriffe behandeln. Diese verlangen eine große Übung und gehören daher zum Facharzt.

Zum Teil sind sie unter indirekter Laryngoskopie mittels lokaler Oberflächenanästhesie (2%ige Pantocain-Privin-Lösung) ausführbar, jedoch werden sie immer häufiger in direkter Laryngoskopie ausgeführt, die nicht selten ein genaueres Arbeiten gestattet. Neben schneidenden blutigen Operationen mit entsprechend gebogenen oder geraden Messern, Zangen, Stanzen, Doppelküretten usw. (Abb. 170) wird vor allem bei der Kehlkopftuberkulose die *Galvanokaustik* angewendet, die der Kehlkopf gut erträgt (S. 454). Dagegen ist die Elektrokoagulation ungeeignet, da sich Knorpelnekrosen anschließen können.

Extralaryngeale Eingriffe

Neben den äußeren Kehlkopfoperationen bei Stenosen, bösartigen Geschwülsten (S. 471) usw. ist die *Eröffnung des Atemweges zur Behebung von Erstickungsgefahr* von allgemeiner Bedeutung. Bei den heutigen raschen Transportmöglichkeiten muß der praktische Arzt allerdings nur noch ausnahmsweise ohne fachärztliche Hilfe und ohne Operationseinrichtung mit den einfachsten Hilfsmitteln selbst eingreifen, um dem Erstickenden Luft zu verschaffen.

Die *Maßnahmen bei Erstickungsgefahr* haben im übrigen durch die Nottracheoskopie und Notbronchoskopie eine grundlegende Änderung erfahren. Sie werden auf S. 589 in einem eigenen Kapitel besprochen.

Die Eröffnung des Atemrohres hat unterhalb des Atemhindernisses zu erfolgen. Da dieses meist im Kehlkopfeingang oder in der Stimmbandebene sitzt, kann ein *Luftröhrenschnitt (Tracheotomie)* oder eine *Laryngotomie im subglottischen Raum* (Konikotomie) vorgenommen werden. Beide Methoden haben ihre eigenen Anzeigen.

Sofern die Atemnot nicht plötzlich einsetzt und der Arzt nicht erst zum erstickenden Patienten gerufen wird, soll die Eröffnung des Luftweges aus verschiedenen Gründen bei noch guter Atmung verhältnismäßig früh ausgeführt werden. Wie auf S. 587 besprochen, erfolgt die Zunahme der Atemnot im allgemeinen nicht allmählich, sondern ein durchaus erträglicher Zustand geht infolge der plötzlichen Dekompensation der Atmung unmittelbar in die Erstickungsphase über. Die Tracheotomie ist in diesem Zustand technisch viel schwieriger, als wenn sie in Ruhe vorgenommen werden kann. Auch der Eingriff über dem liegenden Bronchoskoprohr erfordert eine gewisse Eile (S. 591). Außerdem wirkt sich eine langdauernde starke Atemnot für die Zirkulation sehr belastend aus, so daß der Patient trotz freiem Atemweg schließlich an Herzversagen sterben kann.

Eine große und dankbare Ausweitung ihrer Anzeigestellung bei *Atemstörungen* verschiedener Art hat die Tracheotomie in neuerer Zeit erfahren. Solche Atemstörungen kommen z. B. bei Bewußtseinsverlust nach schweren Kopfverletzungen, bei Atemlähmung der spinalen Kinderlähmung, bei Atemkrämpfen des Tetanus usw. vor. Sie haben eine Behinderung der Atmung in Glottishöhe und der Expektoration des oft stark vermehrten Tracheal- und Bronchialsekretes zusammen mit dem in die tieferen Luftwege fließenden Rachensekret zur Folge. Es entsteht dadurch eine dauernde Hypoxyämie, die sich insbesondere an den Zellen des Zentralnervensystems schädlich auswirkt und beispielsweise bei schweren Hirnverletzungen zur Todesursache werden kann. Zudem besteht die Gefahr einer Aspirationsbronchitis und Pneumonie. Durch eine frühe Tracheotomie wird, ähnlich wie durch die Intubation bei der intratrachealen Narkose, der Kehlkopf als Atemhindernis ausgeschaltet und die Sekrete sind in einfacher Weise durch Absaugen aus den tieferen Luftwegen zu entfernen. Durch eine Ballonkanüle lassen sich zudem die tieferen Luftwege abschließen.

1. Die Konikotomie (Intercricothyreotomie)

Sie ist die *Notoperation bei unmittelbarer Erstickungsgefahr*, wenn ein Transport nach dem Krankenhaus nicht mehr möglich ist und die Operation mit einfachsten Hilfsmitteln durchgeführt werden muß. Bei der Kleinheit des kindlichen Kehlkopfes eignet sie sich nicht für jüngere Kinder. Der Eingriff erfolgt durch einen *quer horizontalen Schnitt durch die Membrana cricothyreoidea bzw. das Lig. conicum in den subglottischen Raum* (Abb. 171). Diese Schnittrichtung ist nach Hajek dem senkrechten Schnitt vorzuziehen, weil bei dem quer horizontalen Schnitt der Kehlkopf von selbst klafft. Da der Kehlkopf an der Schnittstelle dicht unter der Haut liegt und daher die richtige Stelle leicht gefunden wird, ist der Eingriff, außer bei großer hochsitzender Struma, denkbar einfach. Die hauptsächlichste Schwierigkeit sind die mehrere Zentimeter betragenden raschen Auf- und Abbewegungen des Kehlkopfes und der Luftröhre bei hochgradiger Atemnot. Größere Gefäße müssen nicht durchschnitten werden, weshalb eine stärkere Blutung nicht zu befürchten ist. Die Konikotomie kann ohne besondere Hilfsmittel durch einen einfachen Schnitt, eventuell sogar mit dem Taschenmesser, in wenigen Sekunden ausgeführt werden. Anderseits läßt sich an dieser Stelle *keine Dauerkanüle* einlegen, da der Ringknorpel unter deren Druck leidet und sich Drucknekrosen mit nachträglichen narbigen Stenosen im Kehlkopf bilden.

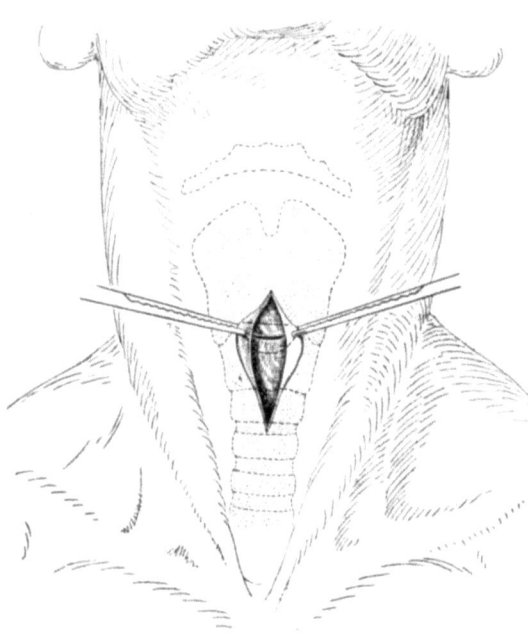

Abb. 171. Konikotomie. Medianer Hautschnitt, horizontaler Schnitt durch die Membrana cricothyreoidea

Auch nach Ablauf der Grundkrankheit wird in diesen Fällen ein Dekanülieren sehr erschwert oder unmöglich gemacht. Die Konikotomie hat deshalb nur den Zweck, eine unmittelbare Erstickung zu verhindern und die nötige Zeit zur Hospitalisierung zu gewinnen. Die endgültige Versorgung erfordert eine nachträgliche Tracheotomie und Vernähen der Konikotomie.

Technik der Konikotomie (Abb. 171). Jede Narkose ist bei drohender Erstickung kontraindiziert. Eine Lokalanästhesie ist oft zeitlich nicht mehr möglich und bei dem in der Regel vorhandenen Kohlensäureschlaf auch nicht nötig. Ruckenlagerung mit Rolle unter der Schulter. Fixation des Kopfes durch eine erste, der Arme durch eine zweite Hilfsperson. Hautdesinfektion. Abtasten des Unterrandes des Schildknorpels und des Oberrandes des Ringknorpels. Fixation des Kehlkopfes in Schildknorpelhöhe mit Daumen und Zeigefinger der linken Hand. Medianschnitt durch die Haut, querer Schnitt zwischen Schildknorpel und Ringknorpel nach Einstich mit dem spitzen Messer. Auseinanderziehen oder Spreizen der Kehlkopfknorpel. Offenhalten des klaffenden Kehlkopfes mit einem Gummidrain. Sofortiger Transport des Patienten ins Krankenhaus zur endgultigen Versorgung durch die Tracheotomie.

2. Die Tracheotomie (Luftröhrenschnitt)

Die Tracheotomie ist die Methode der Wahl zum Einsetzen einer Trachealkanüle, die über Tage oder länger liegen bleiben soll.

Die *Anzeigen zur Tracheotomie* sind:
1. Verengerungen des Kehlkopfes und der Luftröhre
   a) durch Druck von außen: Kropf, Mediastinaltumoren, große Halslymphknoten.
   b) Innere Verengerungen durch angioneurotische und entzündliche Glottisödeme, Phlegmonen und Abszesse, diphtherische Membranen, tuberkulöse und syphilitische Wucherungen, sowie durch Geschwülste (Krebs).
   c) Narbenstenosen.
   d) Beiderseitige Postikuslähmungen.
   e) Kongenitale Mißbildungen.
2. Schwere Verletzungen und Brüche von Kehlkopf und Luftröhre.
3. Schwierige Fremdkörperextraktionen eingeklemmter Fremdkörper, sofern diese nicht endolaryngeal entfernt werden können.
4. Als vorbereitende Operation vor oder während größeren Kehlkopfoperationen.
5. Verengerungen des Luftweges oberhalb des Kehlkopfes (Entzündungen und Geschwülste des Zungengrundes und der Tonsillen usw.)
6. Atemstörungen verschiedener Art
   a) infolge von Bewußtlosigkeit oder Bewußtseinsstörungen, z. B. bei Schädel-Hirnverletzungen,
   b) bei Atemlähmungen (Poliomyelitis acuta usw.), bei Atemkrämpfen (Tetanus usw.).

Je nach der Lage zum Isthmus der Schilddrüse wird von einer *Tracheotomia superior* (oberhalb des Isthmus), *media* (durch den Isthmus) oder *inferior* (unterhalb des Isthmus) gesprochen. Gegenüber der Konikotomie hat sie den Vorteil, daß die Trachealkanüle bei genügender Größe der Trachealöffnung und bei richtigem Sitz die Luftröhre nicht wesentlich reizt und daher dauernd liegen bleiben kann.

Die obere Tracheotomie ist beim Erwachsenen mit normaler Schilddrüse die einfachste Methode. Dabei wird der zweite bis vierte oder besser der dritte bis fünfte Trachealring durchschnitten.

Der erste und wenn möglich auch noch der zweite Trachealring soll nicht durchtrennt werden. Je näher die Kanüle an den subglottischen Raum heranreicht, desto leichter stellt sich ein erschwertes Dekanülement ein.

Beim Vorliegen einer vergrößerten Schilddrüse oder eines eigentlichen Kropfes ist fast immer die Durchtrennung des Isthmus, also eine mittlere Tracheotomie erforderlich, die gleichzeitig die Schonung der beiden ersten Trachealringe erlaubt.

Die tiefe Tracheotomie kommt besonders für das Kleinkind mit seinem breiten bis zum Ringknorpel reichenden Isthmus der Schilddrüse in Betracht. Eine *Entzündung des Mediastinums*, die sich zuweilen als Abszeß kaudal vom Schnitt abkapselt, stellt sich um so leichter ein, je tiefer die Tracheotomie angelegt wird. Tiefer zu gehen als notwendig ist zu vermeiden.

Der Luftröhrenschnitt ist entgegen einer hauptsächlich früher vertretenen Meinung *keineswegs ein so einfacher Eingriff, daß er ohne weiteres durch den praktischen Arzt und ohne das nötige Operationsbesteck gefahrlos ausgeführt werden könnte.* Er verlangt eine ziemliche Erfahrung und eine saubere Operationstechnik mit sorgfältiger Blutstillung, um die Blutaspiration in die eröffnete Luftröhre zu vermeiden. Größere Gefäße sind zwar im Operationsgebiet begrenzt durch einen dreieckigen Bezirk mit der Basis am Ringknorpel und der Spitze im Jugulum (CH. JACKSON) nicht vorhanden, aber auch kleinere Venen können infolge der oft starken Stauung erheblich bluten. Der Mangel an Übung macht sich besonders dann geltend, wenn der Patient am Ersticken ist und der Eingriff in aller Eile ausgeführt werden muß. *Die Tracheotomie ist daher als Notoperation ohne die nötigen operativen Hilfsmittel besonders für den praktischen Arzt ungeeignet.* Bei hochgradiger Dyspnoe mit Erstickungsgefahr wird sie vom Facharzt über einem eingeführten Tracheoskopierohr nach Überwindung der Erstickungsgefahr durch die auf S. 589 erörterten Maßnahmen vorgenommen. Eine große und hochreichende Struma bereitet selbst dem Facharzt Schwierigkeiten, was in Kropfgebieten, beispielsweise in bestimmten Kantonen der Schweiz, in der Regel der Fall ist. Ein unbeabsichtigtes Anschneiden der Struma hat meistens eine starke und schwer zu beherrschende Blutung zur Folge. Die Durchtrennung des Isthmus erfolgt schrittweise zwischen PÉAN-Schiebern mit Übernähen der beiden Lappen.

Technik der Tracheotomie. Stirnlampe, Saugpumpe zum Absaugen des Blutes. Sandsack unter die Schulter zur Extension des Halses. Lokalanästhesie durch Infiltration der Schnittlinie. Jede Allgemeinanästhesie ist gefährlich und kann die ohnehin maximal beanspruchte Atmung zum dauernden Stillstand bringen. Kragenschnitt oder Mediansschnitt. Durchtrennen des Boseschen Ligamentes, das den Isthmus der Schilddrüse mit dem Ringknorpel verbindet. Abschieben des Isthmus von der Trachea nach unten, eventuell Durchtrennung desselben. Freilegen der vier bis fünf ersten Trachealringe. Injektion von einigen Tropfen 1%igem Pantocain in die Luftröhre, Blutstillung. Anheben der Trachea mit spitzem Einerhaken. Senkrechter Schnitt durch den zweiten und dritten, eventuell auch vierten, besser aber den dritten und vierten, eventuell fünften Trachealring genau in der Medianen. Einsetzen einer entsprechenden Trachealkanüle. Bei der gelegentlich vorkommenden Apnoe nach der Eröffnung Druckbeatmung (s. S. 590). Lätzchenverband. Über die Einzelheiten der Technik s. Operationslehren.

Die Ausschaltung des normalen Atemweges durch den Luftröhrenschnitt wird *vom Erwachsenen gut ertragen*, trotzdem die Atemluft unvorbereitet in die Lunge gelangt. Eine gewisse Neigung zu Bronchitiden bleibt allerdings mitunter zurück, aber nur bei *Kleinkindern und alten Leuten* besteht in den ersten Tagen eine *ernstliche Pneumoniegefahr*, welche einen Penicillinschutz erfordert.

Nach CH. JACKSON bestehen die meisten sogenannten Pneumonien in einer Verstopfung der Bronchien durch dicken Schleim, also in einer Atelektase, welche durch Aussaugen rasch behoben werden kann.

Andere Verwicklungen (Emphyseme, Nachblutungen, Abszesse, Mediastinitis) sind sehr selten. Die Tracheotomie ist daher, zeitig ausgeführt, eine ungefährliche Operation.

Die *Trachealkanülen* (Abb. 172) setzen sich aus einem inneren und einem äußeren Rohr zusammen, wovon das innere zur Reinigung herausgezogen werden kann. Die *Ballonkanülen* besitzen zudem eine aufblasbare Gummimanschette, die die Trachea abschließt und damit den Abfluß von Sekreten, Exsudat und Blut in die tieferen Luftwege verhindert. Ihre Daueranwendung kann allerdings zu Nekrosen führen, sofern der Druck in der Manschette einen gewissen Grad überschreitet (RICHTER).

In der *Nachbehandlung* ist die Reinigung der inneren Kanüle und die Befreiung der tieferen Luftwege vom Schleim die Hauptsache. Da der Hustenstoß infolge des fehlenden Glottisschlusses nicht mehr die normale Kraft besitzt, fällt es dem Patienten schwer, den vermehrten Bronchialschleim auszuwerfen. Absaugen des Schleimes aus der Trachealkanüle mit einer kräftigen Saugpumpe ist außer ihrer regelmäßigen Reinigung das einfachste und wirksamste Verfahren. Durch Vorlegen eines angefeuchteten Lätzchens und warme feuchte Zimmerluft wird die Inspirationsluft in den ersten Tagen feucht gehalten und damit der Eintrocknung des Schleimes und der Borkenbildung vorgebeugt. Opiate und Atropin sind kontraindiziert. Sofern der Patient nicht vor der Tracheotomie über den Verlust der Stimme aufgeklärt werden konnte, ist er dadurch oft deprimiert, da er eine endgültige Stimmlosigkeit befürchtet. Durch Zuhalten der Kanüle soll ihm gezeigt werden, daß der Stimmverlust einzig dem mangelnden Luftstrom und nicht einer Schädigung der Stimmbänder zuzuschreiben ist. Nach 8 bis 10 Tagen erfolgt der erste *Kanülenwechsel*. Hierauf kann der praktische Arzt den regelmäßigen Wechsel der Kanüle, zunächst alle acht Tage, später in selteneren Intervallen übernehmen. Die innere Kanüle und den Verband lernt der Patient rasch selbst in Ordnung halten. Beim Wechsel der Kanüle zieht sich zuweilen das Tracheostoma rasch zusammen, so daß ihr Wiedereinsetzen bereits nach wenigen Minuten Mühe verursacht. Es ist deshalb empfehlenswert, während der Reinigung

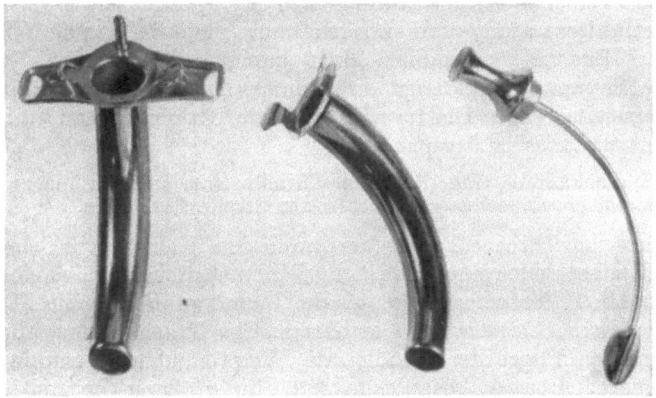

Abb. 172. Trachealkanüle mit Einführungskonus

eine zweite Kanüle einzusetzen. Starke Granulationen werden mit Höllenstein zurückgeätzt. Druckstellen können zu tiefen Nekrosen führen und erfordern eine besser passende Kanüle.

Sobald der normale Atemweg wieder durchgängig ist, soll die *Trachealkanüle entfernt werden*. Nach nicht zu langer Dauer und richtiger Lage des Tracheostomas in der Mitte der Luftröhre treten im allgemeinen keine Schwierigkeiten auf und das Tracheostoma schließt sich in kürzester Zeit von selbst. Hauptsächlich beim Kleinkind führt die Entfernung der Kanüle zuweilen teils aus anatomischen, teils aus funktionellen Gründen sofort zum Erstickungsanfall, der die Rekanülierung erzwingt *(erschwertes Dekanülement)*.

Einer der Hauptgründe für das *erschwerte Dekanülement* ist die zu hohe Tracheotomie bzw. die Verletzung des Ringknorpels und damit des subglottischen Raumes. Der kurze Abstand zwischen Ringknorpel und Jugulum beim Kleinkind veranlaßt bei einer eiligen Nottracheotomie leicht zu einem zu hohen Einschneiden, zumal der Ringknorpel des Kleinkindes kaum breiter ist als ein Trachealring und dem Messer keinen erheblichen Widerstand bietet. Der enge subglottische Raum neigt zu narbiger Stenose. Zuweilen kann aber die Kanüle auch bei richtigem Sitz in der Luftröhre aus rein psychisch-funktionellen Gründen nicht entfernt werden, da der gegenüber der Kanülenatmung im natürlichen Luftweg erhöhte Atemwiderstand als Atemnot empfunden wird und den erwähnten Erstickungsanfall nach sich ziehen kann. Allmähliches Zustöpseln der Kanüle von der Hälfte auf zwei Drittel, dann ganz, zur Gewöhnung an die normale Atmung und selbst das Einsetzen eines soliden Bolzens vor der endgültigen Herausnahme der Kanüle lassen diese Schwierigkeit meistens überwinden. Wenn ein Kind mehrere Nachte und Tage mit völlig geschlossener Kanüle ohne Atemnot geatmet hat, kann die Kanüle entfernt werden. Das Bronchoskopieinstrumentarium und die Instrumente zu sofortigem Wiedereinsetzen der Kanule sind bereit zu halten. Es ist klar, daß das Kind zur Dekanulierung hospitalisiert werden muß. Irgendwelche operativen Eingriffe sind im Kleinkindesalter zu vermeiden und es ist besser, einige Jahre zuzuwarten, bis Kehlkopf und Luftröhre weiter geworden sind. Dann läßt sich die Kanüle oft ohne weiteres entfernen, nur muß dafür gesorgt werden, daß das Kind, während es die Kanüle trägt, trotzdem sprechen lernt.

Eine dauernde Verengerung des Atemweges (beiderseitige Postikusparese, Narbenstenosen des Kehlkopfes usw.) zwingt den Patienten zum dauernden Tragen der Kanüle. Durch den Verschluß der Kanülenöffnung mit dem Finger kann der Patient bei intakter Glottis normal sprechen, indem der Luftstrom an der Kanüle vorbei oder durch eine passende Öffnung in der Kanüle bei der Exspiration durch die Glottis geleitet wird und die Stimmbildung in normaler Weise erfolgt. Der Verschluß erfolgt automatisch bei eigentlichen *Sprechkanülen*, mit welchen der Patient atmen und sprechen kann, ohne die Kanüle selbst zuhalten zu müssen. Für viele stimmlich nicht besonders qualifizierte Berufe ohne körperliche Schwerarbeit erlangt er damit seine *volle Erwerbsfähigkeit*. Nur bei ausnahmsweise enger Glottis wird auch die Exspiration zu stark gehindert und tritt exspiratorische Dyspnoe auf.

An der Sprechkanüle trägt die innere Kanüle eine Verschlußplatte, welche sich bei der Exspiration von selbst schließt, bei der Inspiration öffnet.

Durch das unsichtbare Tragen der durch eine Halskette gesicherten Kanüle unter den Kleidern oder eingebaut in ein Schmuckstück läßt sich ein erträglicher Zustand schaffen. Trotzdem bedeutet die Dauerkanüle für viele Patienten eine schwere *psychische Belastung*, da der Kranke das Tracheostoma, abgesehen von der notwendigen Pflege der Kanüle, als „Verstümmelung" empfindet, die für seine Mitmenschen etwas Abstoßendes hat. Ein größerer Verband ist allerdings in der Regel nach einiger Zeit nicht mehr nötig und der Patient kann den Kanülenwechsel selbst vornehmen. In einzelnen Fällen bleibt das Tracheostoma auch ohne Kanüle offen. Eine *Wiederherstellung des normalen Atemweges* ist dringend wünschenswert, aber oft schwierig (S. 491).

3. Die Intubation nach O'Dwyer

Bei nur kurz anhaltenden entzündlichen Stenosen des Kehlkopfes, vor allem bei der Kehlkopfdiphtherie, kann die Tracheotomie durch die Intubation ersetzt werden, indem ein *kurzes Metallrohr in den Kehlkopf* zur Erweiterung der Glottis und des engen subglottischen Raumes eingeführt wird (s. Technik). Seit der frühzeitigen Serumbehandlung der Diphtherie hat die Intubation allerdings an Bedeutung verloren und wird nur noch selten angewandt. Ödematöse und ulzeröse Stenosen schließen die Intubation aus (Gefahr von Drucknekrosen).

Die *Vorteile* gegenüber der Tracheotomie sind die rasche und einfache Ausführung, das Vermeiden einer äußeren Operation mit einer sichtbaren Narbe am Hals und das Fehlen einer längeren Nachbehandlung. *Nachteile* sind ein falscher Weg bei der Einführung, Verschlucken des Tubus und Schluckbehinderung während seines Liegens, Aushusten des Tubus oder Verstopfung mit Membranen und dadurch verursachte plötzliche Erstickungsgefahr sowie die Entstehung von Druckgeschwüren. Es ist daher eine *dauernde aufmerksame Beaufsichtigung* notwendig mit sofortiger Arzthilfe zur Wiedereinführung des ausgehusteten oder verstopften Tubus. Auch muß der Tubus mitunter zweimal eingeführt werden, da er nicht länger als 24 bis 48 Stunden liegenbleiben darf. Gelegentlich ist eine nachträgliche Tracheotomie notwendig. Sehr unangenehm sind die Narbenstenosen infolge von *Druckgeschwüren*.

Technik der Intubation. O'DWYER ist es erstmalig gelungen, ein geeignetes Instrumentarium zur blinden Einführung herzustellen. Es besteht aus einem Handgriff mit Mandrinführung des Tubus (Intubator) und den einzuführenden Metalltuben verschiedener Größe je nach dem Lebensalter.

Die Intubation wird am fest fixierten Kind ohne Anästhesie blindlings im Sitzen vorgenommen. Der Zeigefinger der linken Hand geht durch den mit einer Mundsperre weit offen gehaltenen Mund über den Zungengrund bis hinter die Epiglottis und drückt diese nach vorne, dabei die Arygegend abtastend. Entlang dem linken Zeigefinger wird mit der rechten Hand der Intubator samt Tubus über den Kehlkopfeingang gebracht und der Tubus in diesen vorgeschoben, bis der erweiterte Tubuskopf über den Stimmbändern liegt. Hier wird er mit dem linken Zeigefinger fixiert und der Intubator zurückgezogen. Zur Entfernung und um eine Aspiration zu vermeiden, ist der Tubus an seinem Kopf mit einem dicken Seidenfaden versehen, der am Gesicht des Kindes mit Heftpflaster befestigt wird. Die gelungene Intubation zeigt sich durch die sofortige Befreiung der Atmung mit Aushusten von Membranen an, während der in den Hypopharynx geratene Tubus keine Erleichterung bringt und meist rasch ausgewürgt wird.

Strahlenbehandlung. Die Behandlung mit Röntgenstrahlen und Radium ist bei den *bösartigen Geschwülsten* des Kehlkopfes oftmals unentbehrlich und kommt auch bei ausgedehnter *Tuberkulose* des Kehlkopfes in Betracht. Ihre Technik siehe bei den entsprechenden Erkrankungen.

Spezieller Teil

I. Mißbildungen und Krankheitsrückstände im Kehlkopf

1. Mißbildungen

Neben den häufigen leichten, klinisch bedeutungslosen *Variationen der Kehlkopfknorpel* und der *Kehlkopfweichteile* gibt es beim Mann einen *abnorm kleinen Kehlkopf* mit Eunuchenstimme als sexuelle Hemmungsmißbildung und bei der Frau *einen abnorm großen Kehlkopf* mit weiblichem Bariton. Stärkere Mißbildungen sind eine Seltenheit. Hohe Grade wie *Aplasien und weite Spaltbildungen* sind mit dem Leben unvereinbar. Nur wenige *Mißbildungen der Epiglottis* und der *Arygegend* (s. kongenitaler Stridor), Membranbildungen in der Glottisebene und Laryngokelen treten klinisch hervor.

Diaphragma laryngis

Die *angeborenen Membranbildungen* spannen sich manchmal als spinnwebdünne Haut, in anderen Fällen als derbfibröse Platte verschieden weit aus, fast immer in der vorderen Kommissur zwischen den Stimmbändern oder diese sind teilweise miteinander verwachsen. Verwachsungen treten aber auch ober- oder unterhalb der Glottis auf. Je nach der Größe der noch freibleibenden Glottisspalte bereiten die Membranen eine mehr oder weniger große *Atemnot* mit Stridor, zum Teil mit *Heiserkeit*. Diese Beschwerden können schon bei der Geburt vorhanden sein. Zuweilen bleiben die Membranen ganz symptomlos. Die **Diagnose** ergibt sich aus dem Befund.

Die **Behandlung** besteht bei dünnen Diaphragmen in endolaryngealer Durchtrennung, während fibröse Verschlüsse größere plastische Operationen durch eine Laryngofissur erfordern. Beim Kleinkind ist nur die Erstickungsgefahr eine Anzeige zum Eingriff, sonst soll bis zur Beendigung des Kehlkopfwachstums abgewartet werden. Da der Erfolg der Operationen, insbesondere bezüglich der Heiserkeit, unsicher ist, hat es keinen Sinn, bei leichten Beschwerden einzugreifen. Um Wiederverwachsungen nach der Durchtrennung fibröser Platten zu vermeiden, kann der Schleimhautdefekt mit THIERSCH-Lappen gedeckt werden, die ein Gummi- oder Plastikdrain an Ort und Stelle hält.

Laryngokelen

Ursache und Entstehung. Die Laryngokelen sind divertikelartige, luftgefüllte Ausstülpungen des Morgagnischen Ventrikels, welche den Kehlsäcken bzw. Brüllsäcken gewisser Affenarten z. B. Orang Utan und Gorilla, entsprechen und ihren Ursprung von einer zuweilen einige Zentimeter tiefen Bucht des Ventrikels nehmen. Neben der Anlage spielen äußere Ursachen mit Druckerhöhung im Kehlkopfinnern eine Rolle, da der exspiratorische Verschluß des Kehlkopfes auch durch die Taschenbänder erfolgt und der Ventrikel daher dem Druck ausgesetzt ist. Glasbläser, Bläser von Musikinstrumenten belasten ihren Kehlkopf hochgradig, auch heftige und langdauernde Hustenanfälle erhöhen den Druck, ebenso wie Verengerungen des Ventrikeleinganges durch entzündliche Prozesse mitunter vorzuliegen scheinen.

Die Laryngokele bleibt entweder als *innere Laryngokele* auf das Kehlkopfinnere beschränkt und wölbt das Taschenband oder die aryepiglottische Falte vor, manchmal unter gleichzeitigem Eindringen in die Vallecula oder es findet ein seitlicher Durchtritt durch die Membrana hyothyreoidea statt und der Sack erscheint als *äußere Laryngokele* am Hals.

Symptome und Verlauf. Infolge des äußerst langsamen Wachstums erreichen die Laryngokelen meistens erst im mittleren oder höheren Alter eine Größe, die ein *mechanisches Hindernis* bildet und Atemnot, Heiserkeit, Schluckbeschwerden, Druck auf die großen Gefäße usw. verursacht.

Am *äußeren Hals* zeigt sich die äußere Laryngokele als weiche elastische, durch Druck leicht entleerbare Schwellung, welche beim Husten oder Pressen wieder erscheint, während die innere Laryngokele eine von reizloser gelblicher oder rötlicher Schleimhaut überzogene *Schwellung des Taschenbandes*, der aryepiglottischen Falte und gegebenenfalls der Vallecula bildet. Auch sie läßt sich leicht ausdrücken.

Diagnose. Gegenüber gutartigen Geschwülsten, Zysten und entzündlichen Schwellungen unterscheidet sich die Laryngokele durch ihre Konsistenz und Auspreßbarkeit.

Behandlung. Eine Behandlung ist nur nötig, wenn Beschwerden vorhanden sind oder die Beseitigung aus kosmetischen Gründen erwünscht ist. Sie besteht in der Ausschälung der äußeren Laryngokelen von einem äußeren Schnitt mit Abbinden des Stieles an der Membrana hyothyreoidea, während innere Laryngokelen nach Thyreotomie herauspräpariert werden.

„*Kongenitaler Stridor*"

Verschiedene Erkrankungen können beim *Neugeborenen* oder in den *ersten Lebenswochen eine Dyspnoe* bzw. einen kongenitalen Stridor hervorrufen. Öfters sind sie differentialdiagnostisch schwer zu beurteilen. Zu den *wichtigsten Ursachen* zählen: Kompression der Trachea von außen durch die Thymus oder die Schilddrüse, Mißbildungen der Epiglottis und der Arygegend, Fehlen von Kehlkopfknorpeln oder Trachealspangen, Zysten, Diaphragmen im Kehlkopf oder in der Luftröhre, Mikrognathie mit nach hinten gedrängter Zunge, Makroglossie,

Mißbildungen der Luftröhre und abnormer komprimierender Verlauf der Aorta oder der Art. pulmonalis sinistra.

Beim *kongenitalen laryngealen Stridor* liegt gewöhnlich eine *abnorm starke Ausprägung der Eigenschaften des kindlichen Kehlkopfes* vor. Die Epiglottis ist lang und eingerollt, stark nach hinten geneigt, so daß sie den Eingang deckt, die aryepiglottischen Falten liegen dicht an, die Taschenbänder können vergrößert sein, auch kommt eine Verkleinerung des subglottischen, beim Kleinkind schon normalerweise engen Raumes vor mit einer Herabsetzung des Längsdurchmessers von 6 mm bis auf 4 mm. Ist dazu das *Knorpelgerüst noch abnorm weich*, wie namentlich bei schlecht genährten schwächlichen Kindern, so wird der Kehlkopfeingang durch den Sog der Inspiration zusammengezogen und mehr oder weniger verschlossen. Derartige verbildete und weiche Kehlköpfe sollen sich besonders bei schlechten Gesundheits- und Lebensverhältnissen der Mutter während der Schwangerschaft vorfinden (CH. JACKSON).

Symptome und Verlauf. Vor allem fällt ein lauter Stridor auf, der schon bei der Geburt in voller Stärke besteht oder kurz darauf beginnt, jedenfalls in den ersten Lebenswochen. Er ist vorwiegend inspiratorisch, nimmt im Schlaf ab und vermehrt sich bei jeder Aufregung, beim Schreien usw. Die Inspiration ist stärker behindert als die Exspiration. Beide Atemphasen sind nicht nur von einem gleichmäßigen Geräusch, sondern von Knarren und Pfeifen begleitet. Die *Stimme* ist *klar*, da die Stimmbänder nicht betroffen sind. Je nach dem Grad der Verengerung kommt es zur *Dyspnoe* und *Zyanose* mit Einziehung des Jugulums, der Supraklavikulargruben und der seitlichen Brustteile. Der Allgemeinzustand ist nur bei stärkerer Dyspnoe beeinträchtigt. Die Dyspnoe nimmt mit der Zeit ab und *verschwindet* samt dem Stridor beinahe immer *im zweiten Lebensjahr*.

Diagnose. An den Symptomen läßt sich die Erkrankung zwar vermuten, aber nur die direkte Laryngoskopie eventuell die Tracheoskopie erlaubt die Diagnose zu sichern. *Differentialdiagnostisch* kommen außer den oben erwähnten Erkrankungen *Krupp, Pseudokrupp, Laryngitis hypoglottica, Kehlkopfpapillome, Retropharyngealabszesse* und *Fremdkörper* in Betracht (s. Tabelle 6, S. 425).

Behandlung. In den seltenen Fällen von drohender Erstickungsgefahr ist eine *Tracheotomie* trotz der Gefährlichkeit beim Säugling nicht zu vermeiden. Mitunter genügt die zeitweise *Inhalation von Sauerstoff*. Wenn irgend möglich, soll die durch das Wachstum des Kehlkopfes spontan eintretende Besserung unter roborierender Behandlung des Kindes und Schutz vor Katarrhen abgewartet werden.

Die Prognose ist in schweren Fällen zweifelhaft, bei alleinigem Stridor ohne Dyspnoe aber gut.

2. Krankheitsrückstände im Kehlkopf (Narbenstenosen)

Krankheitsrückstände im Kehlkopf in Form von *Narbenbildungen* und *teilweisem Verlust des knorpeligen Stützgerüstes* wirken sich besonders ungünstig aus, da sie den Kehlkopf einengen und die Glottisbewegungen behindern, zumal sich häufig auch der oberste Abschnitt der Luftröhre daran beteiligt. Sie sind daher eine der *Hauptursachen* der *laryngealen* oder *laryngotrachealen Dauerstenosen* mit ihrer Behinderung der Atmung und Stimmbildung.

Ursache und Entstehung. Neben bestimmten Eingriffen am Kehlkopf und Luftröhre bleiben Residuen namentlich nach schwereren Verletzungen und geschwürigen Erkrankungen zurück. Eine der häufigsten Ursachen sind die *Noteingriffe an Kehlkopf* und *Luftröhre* bei der *Kehlkopfdiphtherie*, die seit der Einführung der Serumtherapie allerdings viel seltener geworden sind. Zu hohe *Tracheotomie* mit Verletzung des Ringknorpels und des Conus elasticus, aber auch die Durchtrennung des ersten Trachealringes oder ein seitlicher Schnitt in die Luftröhre an Stelle der medianen Inzision, ebenso wie eine ungeschickte oder länger als 48 Stunden dauernde *Intubation* führt bei dem empfindlichen Kehlkopf des Kindes fast immer zu hochgradiger Stenose, die die Entfernung der Trachealkanüle erschwert oder unmöglich macht. Auch eine mangelhafte Pflege der Trachealkanüle kann durch Dekubitus schließlich Narbenbildungen hervorrufen. Bei *Radikaloperationen bösartiger Geschwülste* des Kehlkopfinnern, ebenso bei *Starkbestrahlungen* mit Röntgen oder Radium, sind Verengerungen nicht immer zu vermeiden. Auch können andere *endolaryngeale Eingriffe* mit dem Messer, mittels Galvanokauter oder Koagulation Verwachsungen hinterlassen. Der neuerdings sehr häufige Gebrauch von *Verweilsonden* in der Speiseröhre gibt in Ausnahmefällen zu Druckgeschwüren am Ringknorpel und damit zu Stenosen in der Subglottis Anlaß. Von den *Verletzungen* des Kehlkopfes sind insbesondere Zertrümmerungen der Knorpel, Halsschüsse und infizierte Halsverletzungen mit eröffnetem Kehlkopf trotz richtiger Behandlung der Grund späterer Stenosen. In ähnlicher Weise wirken *Verbrennungen* und *Verätzungen*. Unter den Kehlkopferkrankungen stehen die tiefen Geschwüre der *tertiären Syphilis* an erster Stelle, zuweilen verengen kauterisierte ausgeheilte *Tuberkulosen*, *Lupus* oder vernarbte Geschwüre nach *Typhus*, *Grippe*, *Scharlach*, *Diphtherie*, *Masern* oder anderen Entzündungen. Starke Vernarbungen zieht das *Sklerom* nach sich.

Die *Narbenbildung* äußert sich teils in dicken Schwielen mit Einengung des Kehlkopflumens, teils in Membranbildungen und Verwachsungen verschiedenster Art, deren schrumpfende Narbenzüge die Kehlkopfwände gegeneinander ziehen. Da oft gleichzeitig durch eine Perichondritis das *knorpelige Stützgerüst* teilweise *zerstört* und Knorpelteile ausgestoßen werden, können die Weichteile dem Narbenzug folgen, so daß hochgradige Deformationen des Kehlkopfinnern zustande kommen. Häufig ist das *Cricoarytaenoidgelenk versteift* und der Aryknorpel sitzt unbeweglich in den Narben. Die Phonations- und Respirationsbewegungen der Glottis sind behindert oder aufgehoben und aus dem durch feinste Bewegungen ausgezeichneten Kehlkopf wird ein starres unbewegliches Rohr, das alle Grade der Stenosierung aufweisen kann. Ausnahmsweise kommt es zur völligen Atresie. Der weiche und enge kindliche Kehlkopf ist besonders gefährdet. Subglottis und Trachea werden hauptsächlich durch dicke narbige Schwielen eingeengt.

Symptome und Verlauf. Geringe Narbenbildungen bleiben symptomlos. Stärkere Grade führen zur Luftknappheit und Heiserkeit, häufig zu beidem zusammen. Die *Heiserkeit* hängt von den Veränderungen der Stimmbänder und deren Beweglichkeit ab, weshalb sie beispielsweise bei den Stenosen nach der Tracheotomie fehlt, anderseits kann sie bis zur Aphonie gesteigert sein. Aber die Flüsterstimme bleibt stets erhalten, sofern überhaupt noch ein Luftdurchtritt durch den Kehlkopf stattfindet. Die *Luftknappheit* ist der Ausdruck der Stenose und wechselt von leichter Atemnot bei stärkerer körperlicher Anstrengung bis zu größtem Lufthunger und völlig aufgehobener Atmung. Erforderte bereits die primäre Erkrankung des Kehlkopfes eine Tracheotomie. so erscheint die Atemnot beim Verschuß der Kanüle und macht deren Entfernung unmöglich. Durch *Gewöhnung* kann sich der Patient an auffallend starke Verengerungen seines Atemweges anpassen, sofern die Stenosierung langsam eintritt und dadurch die Ausbildung der kompensierten Stenosenatmung zuläßt (S. 587). Jeder akute Katarrh verstärkt jedoch die Stenose bedrohlich, ebenso wie Aufregungen oder körperliche Anstrengungen die Kompensation durch ihr größeres Luftbedürfnis stören. Der Übergang von einer noch zureichenden Ruheatmung zum schweren Erstickungsanfall vollzieht sich daher häufig ganz plötzlich und überrascht Patient und Arzt. Auch an solche Verschlimmerungen pflegt sich der Patient schließlich zu gewöhnen. Eine stärkere Stenose macht aber nicht nur körperlich ganz leistungsunfähig, sondern bedeutet bei längerer Dauer eine Belastung des Kreislaufes, der das Herz nicht gewachsen ist.

Der *laryngoskopische Befund* ist außerordentlich mannigfaltig. Von geringen Membranbildungen und Verwachsungen bis zur völligen Unkenntlichkeit des Kehlkopfinnern gibt es alle Übergänge. Trotz noch genügender Ruheatmung ist manchmal ein freies Lumen nicht mehr sichtbar und es ist immer wieder erstaunlich, ein wie kleiner Durchgang für die Atmung genügt.

Diagnose. *Vorgeschichte* und *Kehlkopfspiegelbild* weisen in der Regel eindeutig auf Krankheitsrückstände hin. Für die einzuschlagende Behandlung ist jedoch eine *richtige Einschätzung der Atemnot* bzw. der Erstickungsgefahr und die genaue Feststellung des Befundes in seinen Einzelheiten notwendig. Über die Beurteilung der Atemnot s. S. 588. Die Abklärung des Befundes erfordert im allgemeinen die *direkte Laryngoskopie* mit Sondieren und Austasten des Kehlkopfes. Damit gelingt es, die Fixierung der Aryknorpel, subglottische Verengerungen und bei hochgradiger Deformation den Weg des Lumens, bei Atresie den Ort des Verschlusses festzustellen. Eine retrograde Inspektion vom Tracheostoma aus mit einem kleinen Bronchoskoprohr ergänzt die Untersuchung.

Behandlung. Lebenswichtig ist die *Behebung der Erstickungsgefahr*, anschließend stellt sich die Frage der *Wiederherstellung des Atemweges durch die Dilatationsbehandlung* unter möglichster Erhaltung der Stimmbildung.

Eine schon vorhandene *Tracheotomie* schließt die Erstickungsgefahr aus. Liegt noch kein Luftröhrenschnitt vor, so läßt ein schwerer Erstickungsanfall über deren Notwendigkeit nicht im Zweifel (S. 589). Nach rascher Einführung eines kleinen Bronchoskoprohres wird über diesem tracheotomiert. Im übrigen ist die *Tracheotomie prophylaktisch* zu empfehlen, sofern die Ruheatmung stridorös ist und bereits leichtere oder schwerere Erstickungsanfälle vorgekommen sind, insbesondere, wenn der Patient nicht in der Nähe spezialistischer Hilfe wohnt. Im ganzen ist eine frühzeitige Tracheotomie anzuraten und der Patient auf die Möglichkeit der plötzlichen Erstickung aufmerksam zu machen. Zudem ist der Luftröhrenschnitt meistens für eine nachfolgende Dilatationsbehandlung notwendig.

Die *Wiederherstellung des Atemweges* erfolgt durch allmähliche *Dilatation der Stenose*, welche oftmals Monate, bei teilweisem Verlust des knorpeligen Stützgerüstes sogar Jahre benötigt und vielfach nicht über einen gewissen Kompromiß zwischen Atmung und Stimmbildung hinausführt. Sind die Stimmbänder beteiligt, so bleibt eine mehr oder weniger starke Heiserkeit zurück. Eine noch bestehende Kehlkopferkrankung oder eine durchgemachte bösartige Geschwulst oder Tuberkulose sind Gegenanzeigen. Handelt es sich um ein Kleinkind, so ist das weitere Wachstum des Kehlkopfes abzuwarten, wodurch sich gelegentlich das Lumen derartig erweitert, daß die Trachealkanüle schließlich ohne weitere Maßnahmen entfernt werden kann. Geringe Stenosen lassen sich durch regelmäßige Dilatation mit geeigneten Dilatatoren dreieckiger Form für den Kehlkopf und runder Form für die Luftröhre durch das Laryngoskop erweitern (CH. JACKSON). Sind die Verwachsungen ausgedehnter, so genügt diese Methode nicht, ebenso wie nach einfacher Exzision die Narben rasch wieder entstehen. Nach der einen Methode werden nach vorgängiger Tracheotomie die Narben endolaryngeal oder durch eine Laryngofissur ausgeschnitten, die Wundfläche mit Thierschlappen bedeckt und ein Plastikrohr zur Dauerdilatation eingenäht.

Nachfolgend muß öfters noch eine Dilatationsbehandlung stattfinden. Die zweite vor allem von JACKSON befürwortete Methode verzichtet auf die vorgängige Operation und sucht die Stenose durch einfache Dauerdilatation mit eingelegten Bolzen (Abb. 173) zu erweitern.

Zur Dilatation stehen eine Reihe verschiedener Vorrichtungen zur Verfügung: Bougies (SCHRÖTTER, BRÜNINGS), vom Munde aus einzuführen, Bolzenkanülen (BRÜGGEMANN), Bolzen (THOST) oder Gummidrains (KNICK u. a.) von der Tracheotomie aus. Einen wesentlichen Fortschritt gegenüber diesen älteren Methoden bedeuten die mittels *direkter Laryngoskopie* einzuführenden *Gummibolzen nach* CH. JACKSON (Abb. 173). Bei völliger Atresie wird unter Beleuchtung von der Tracheotomie aus die trennende Wand endolaryngeal zunächst durchschnitten und ein Leitfaden durchgeführt. Die Bolzen werden in steigender Größe wochenlang liegen gelassen und dabei gegebenenfalls mit einem Faden an der Trachealkanüle befestigt. Neuerdings kommen auch Plastikbolzen zur Verwendung.

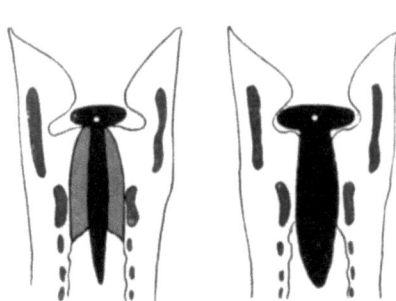

Abb. 173. Dilatationsbolzen für den Kehlkopf nach CH. JACKSON im Kehlkopf liegend (halbschematisch) (aus JACKSON)

Führt diese Methode nicht zum Ziel, was vor allem bei ausgedehnten Zerstörungen des Kehlkopfgerüstes der Fall ist, so bleibt nur die *plastische Wiederherstellung des Atemrohres* unter Anlegen eines weit offenen Laryngo- bzw. Tracheostomas übrig, das sich mit einwachsender äußerer Haut epidermisiert und nachträglich wieder geschlossen wird.

Die Dilatationsbehandlung ist häufig eine sehr schwierige Aufgabe, welche einer außerordentlichen Geduld von seiten des Patienten und des Arztes bedarf. Ihre Einzelheiten sind in den einschlägigen Handbüchern nachzulesen.

Prophylaxe. Besteht die Gefahr einer Stenosenbildung, so kann ihr durch frühe Dilatation mehr oder weniger vorgebeugt werden, jedenfalls läßt sich eine vollständige Atresie vermeiden.

II. Fremdkörper des Kehlkopfes, der Luftröhre und der Bronchien

Ursache und Entstehung. Die funktionelle Trennung zwischen Luft- und Speiseweg arbeitet normalerweise so zuverlässig, daß alles, was der Mund aufnimmt, geschluckt wird und in die Speiseröhre gelangt. Nur bei *plötzlicher, unerwarteter*, besonders bei *krampfhafter Inspiration*, z. B. bei *raschem Sprechen*, plötzlichem *Schreck* oder *Lachen*, kann eine *Aspiration* aus dem Mund *in die Luftwege* erfolgen. Die *Fremdkörper geraten beim Erwachsenen gewöhnlich mit der Nahrung* (Nahrungsteile, Knochen, Fischgräten, Fremdkörper in der Nahrung) in die Luftwege oder es sind *berufs- bzw. gewohnheitsmäßig zwischen den Lippen gehaltene Gegenstände*, wie Nähnadeln, Nägel, Hemdknöpfchen usw. Beim Kind kommen alle möglichen Dinge hinzu, die in den Mund gesteckt werden, von Obstkernen, Bohnen usw. bis zur Sicherheitsnadel und dem Spielzeug. *Mehr als 50%* aller Fremdkörper in den Luftwegen werden beim *Kleinkind* gefunden. Verschiedenste, teils absichtlich aspirierte Fremdkörper sind bei *Geisteskranken* anzutreffen. Im *Schlaf*, im *Rausch* und in der *Narkose* ist der Schluckmechanismus ungenügend und eine Aspiration leicht möglich, wobei Gebißteile und sogar ganze künstliche Gebisse den Weg in den Respirationstraktus nehmen. Deshalb waren die früheren *Zahnräumungen in Narkose* gefährlich. In derselben Weise wirken sich *Bewußtseinsstörungen* aus (epileptische Anfälle, Schädelunfälle, intrakranielle Erkrankungen). Auch *ärztliche und zahnärztliche Eingriffe* können zur Aspiration von Fremdkörpern führen (zahnärztliche Nervenextraktoren, Plomben und Kronen, in Operationshöhlen des Mundes und des Rachens eingelegte Tampons, abgeschnittene Rachenmandeln, abgebrochene Kehlkopfinstrumente u. a. m.) (Abb. 174).

Störungen des Schluckmechanismus und Erkrankungen des Kehlkopfeinganges gehen oftmals mit „Verschlucken" in den Kehlkopf von Nahrung, erbrochenem Mageninhalt, Blut usw. einher. Abgelöste Geschwulstteile, Sekret und Exsudat aus den Luft- und Speisewegen oder Würmer aus dem Magen können gleichfalls aspiriert werden. Sehr selten dringen *Fremdkörper von außen* ein.

Da die Glottis bei der Aspiration offensteht, passieren die meisten Fremdkörper ohne weiteres den Kehlkopf. Nur große (Fleischstücke) oder spitze und

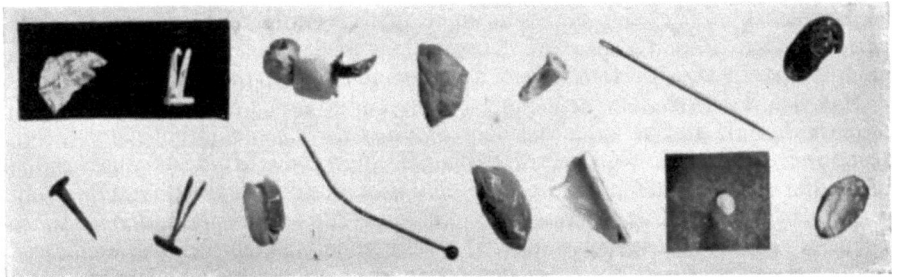

Abb. 174. Verschiedene durch das Bronchoskop extrahierte Bronchialfremdkörper

zackige Gegenstände (Nadeln, Zahnprothesen usw.) setzen sich mitunter im Kehlkopfeingang, zwischen den Stimm- oder Taschenbändern fest oder spießen sich irgendwo in die Wand ein. Fast nie bleiben die Fremdkörper in der Luftröhre liegen, da diese gegenüber der Glottis weit ist und mit ihren glatten Wänden ein Einspießen nur schwer erlaubt. Voluminöse und leichte Dinge, wie Bohnen, werden gelegentlich durch den Atemstrom als „*tanzende*" *Fremdkörper* zwischen Bifurkation und Glottis hin- und hergeschleudert. *Aber weitaus am häufigsten gelangen die Fremdkörper direkt in die Bronchien.* Die Anlage des Bronchialbaumes weist ihnen dabei den Weg in den weiteren und annähernd die Längsrichtung der Trachea fortsetzenden rechten Hauptbronchus, während der linke durch seinen Abgang in stärkerem Winkel und seine Enge besser geschützt ist. Die Mehrzahl der Fremdkörper, etwa 70%, sitzt daher *im rechten Bronchialbaum* und dringt so tief ein, wie es die Größe zuläßt. Durch den Inspirationsstrom und durch die Schwere erhalten sie eine erhebliche Beschleunigung und *keilen sich* gewöhnlich sofort ein, wenn sie in einem entsprechend kleinen Bronchialast angelangt sind. Zudem hält sie die exspiratorische Verengerung des Bronchus zurück. Einzig kleine und leichte Fremdkörper, ebenso wie Flüssigkeiten, können aus dem Bronchialbaum wieder *ausgehustet* werden (etwa 2%—4%) oder die Flimmerbewegung transportiert sie nach oben.

Symptome und Verlauf. *Große und weiche Fremdkörper*, die teils den Kehlkopf, teils die Trachea bzw. die Bifurkation völlig verschließen, führen durch *Erstickung* oder Schock zum sofortigen Tode (Bolustod). Solche Zufälle sind beispielsweise von großen Bissen (Fleischstücke), abgeschnittenen Rachenmandeln und von aspirierten Tupfern bekannt.

Findet kein völliger Verschluß des Atemweges statt, so ruft ein größerer Fremdkörper, gleich, ob er schließlich geschluckt, aspiriert oder wieder ausgeworfen wird, in der *Höhe des Kehlkopfeinganges heftige Abwehrreflexe mit Laryngospasmen, krampfhaften Hustenstößen, Würgen* und *Erbrechen* hervor. Aber auch bei *kleinen glatten Fremdkörpern*, die den Eingang des Kehlkopfes rasch und ohne wesentliche Reizung passieren, ist der Augenblick der Aspiration mit dem Gefühl des sich „Verschluckens" und in die „falsche Kehle" geraten, äußerst *unangenehm* und *beängstigend*. Nach diesen ersten Erscheinungen treten die für den *Sitz des Fremdkörpers typischen Symptome* hervor.

Die *Kehlkopffremdkörper* rufen, je nach Lage und Größe, Luftknappheit, Stridor, Husten, Heiserkeit und Schmerzen hervor. Die *Atemnot* und der Stridor werden durch die Verlegung des Lumens und die ausgelösten Glottiskrämpfe verursacht, welche namentlich beim Kleinkind aufzutreten pflegen. Der Husten äußert sich in initialen *Hustenstößen*, die manchmal in starke Paroxysmen übergehen. Beim Kleinkinde können die Hustenanfälle wochenlang andauern und werden öfters für Pertussis gehalten. *Heiserkeit* und *Schmerzen* beim Sprechen stellen sich ein, wenn die Glottis betroffen ist, während *Schluckschmerzen* den Fremdkörper im Larynxeingang kennzeichnen. Verletzungen durch Spitzen haben *leicht blutigen Auswurf* oder ein Emphysem zur Folge.

Hat sich der Fremdkörper endgültig festgesetzt, so nehmen die anfänglichen Beschwerden ab und es kann sich ein *Stadium der Latenz* anschließen. In der Regel und namentlich beim empfindlichen Kehlkopf des Kindes kommt es aber rasch zum *reaktiven Ödem*, später zur *Phlegmone* und eitrigen Entzündung mit *Perichondritis* und *Abszeßbildung*, so daß das Bild einer entzündlichen *stenosierenden Kehlkopferkrankung* auftritt. Trotzdem bleiben die Fremdkörper gerade beim Kleinkind, das seine Beschwerden noch nicht oder nicht verständlich angeben kann, häufig längere Zeit unerkannt liegen, besonders, wenn eine *Bronchitis* und *Bronchopneumonie* den Eindruck der Entzündung der Luftwege verstärkt. Auch nach der Extraktion können noch gefährliche Glottisödeme entstehen. Mitunter erträgt der Kehlkopf, hauptsächlich beim Erwachsenen, kleinere besonders metallische Fremdkörper wie Nadeln usw. *auffällig reaktionslos* und der sogenannte *chronische Fremdkörper* verweilt wochen- oder monate-, selten sogar jahrelang ohne wesentliche Erscheinungen im Kehlkopf. Mit der Zeit bildet sich eine lokale Entzündung, die den Fremdkörper schließlich ganz in entzündliches *Fremdkörpergranulationsgewebe* einbettet.

Die *Fremdkörper der Luftröhre* verursachen *Dyspnoe, Husten* und *abnorme Atemgeräusche*, da es sich im allgemeinen um voluminöse Gegenstände handelt, welche nicht in die Bronchien eindringen können. Sind es *tanzende Fremdkörper*, die durch den Atemstrom zwischen Glottis und Bifurkation hin- und hergeschleudert werden, so geben sie sich an einem typischen, mit der Exspiration synchronen „*Floppgeräusch*" zu erkennen, wenn sie an der Glottis anprallen. Dieses ist namentlich bei offenem Mund zu hören und zudem bei der Betastung der Kehlkopfgegend zu fühlen.

Bei den *Bronchialfremdkörpern* hängen die Symptome von der Größe, der Art und dem Sitz des Fremdkörpers ab. *Der Laie glaubt — und diese irrige Meinung ist auch unter den praktischen Ärzten verbreitet —, daß ein Fremdkörper im Bronchialbaum während seiner ganzen Liegedauer heftige Beschwerden bereiten müsse. Dies ist aber keineswegs der Fall.* Deutliche Zeichen sind im allgemeinen nur so lange vorhanden, als sich der Fremdkörper im Bronchialbaum noch bewegt, während die Beschwerden schon kurze Zeit nach dem Festsetzen abnehmen oder ganz aufhören. Sie äußern sich in mehr oder weniger heftigen, wenige Minuten bis Stunden andauernden *krampfartigen Hustenstößen* und bei

Verschluß eines Hauptbronchus in Beklemmungsgefühl oder *Luftknappheit*. Der *Auswurf kann Blut* enthalten, jedoch bleibt eine stärkere Blutung auch bei Wandverletzung aus. Diese initialen Symptome fehlen bei der Aspiration im Rausch, in der Narkose oder bei Bewußtlosiskeit und sie können bei kleineren Fremdkörpern auch ohne Bewußtseinstrübung sehr gering sein. Daß sie beim Kleinkind oft nicht beobachtet werden, ist begreiflich. *Sitzt der Fremdkörper einmal fest, so wird er gewöhnlich klinisch latent* oder die Beschwerden, beispielsweise etwas trockener Husten oder Hüsteln, sind derart gering, daß sie dem Patienten keiner weiteren Beachtung wert erscheinen. Er tröstet sich, selbst bei bekannter Aspiration, damit, daß der Fremdkörper verschluckt oder wieder ausgehustet worden sei, und geht nicht zum Arzt. Nur bei Lagewechsel des Fremdkörpers erscheinen wieder Anzeichen, aber ein solcher kommt manchmal nicht vor oder läßt lange auf sich warten. Mitunter allerdings dauert ein beängstigender *leichter Schmerz* oder *Druck hinter dem Sternum* bzw. *im Rücken* an.

Die *Untersuchung* ergibt häufig auch während dieser Latenz eindeutige *objektive Frühsymptome*. Abgesehen vom beweisenden *Röntgenbild* bei größeren röntgenopaken Gegenständen, fällt öfters schon auf Distanz ein *abnormes*, manchmal einem asthmatischen Giemen ähnliches *Geräusch beim Atmen* auf. Das Geräusch ist am besten bei offenem Mund zu hören und kann mit dem

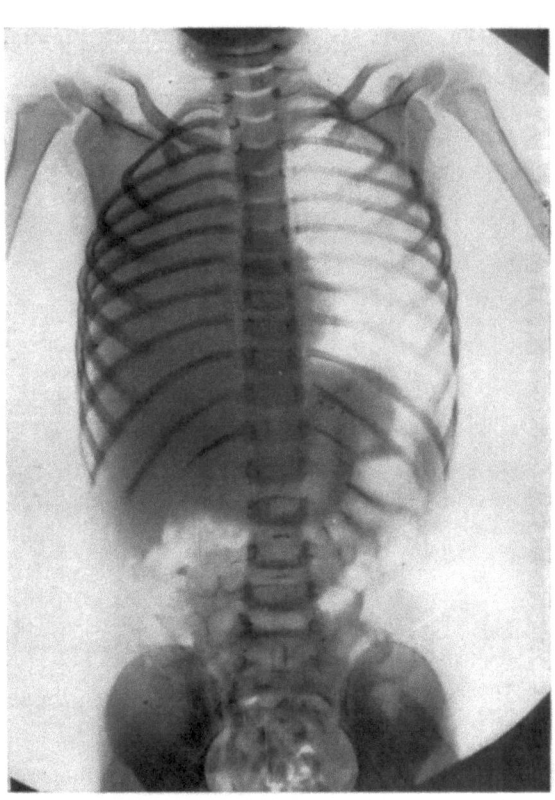

Abb. 175. Atelektase der rechten Lunge infolge einer Bohne im rechten Hauptbronchus eines 3jährigen Mädchens (nach Extraktion durch das Bronchoskop geheilt)

Stethoskop mehr oder weniger genau lokalisiert werden. Bei *völligem Verschluß* eines Hauptbronchus bleibt die entsprechende Thoraxhälfte beim Atmen zurück, das Atemgeräusch ist aufgehoben, der Stimmfremitus herabgesetzt, der Perkussionsschall unverändert oder gedämpft. Die exspiratorische Verengerung der Bronchien führt bei fast ganz verlegtem Bronchus zum *exspiratorischen Ventilverschluß* und zum Vollpumpen des betreffenden Lungenabschnittes mit der Bildung eines Emphysems, das unter Druck steht. Schließlich können die Alveolarwände gesprengt werden und es entsteht ein interstitielles Emphysem, das sich bis unter die Haut ausbreitet. Seltener ist ein *inspiratorischer Ventilverschluß*, durch welchen die Luft rasch aus dem betroffenen Lungenteil ausgepumpt wird. Fremdkörper in kleineren Bronchien verursachen manchmal keinerlei objektive Zeichen.

404 Fremdkörper des Kehlkopfes, der Luftrohre und der Bronchien

Im weiteren Verlauf entwickeln sich *sekundäre Veränderungen an den Bronchien und den Lungen*, deren Art vor allem durch die Natur des Fremdkörpers bestimmt wird.

Pflanzliche Fremdkörper (Obstkerne, spanische Nüsse und Bohnen, Erbsen, Beeren, Grannen) rufen in wenigen Tagen, beim Säugling schon nach Stunden, durch chemische Reizstoffe, teilweise direkt, teilweise auf allergischem Weg, und durch ihren Bakteriengehalt eine fieberhafte diffuse eitrige *Tracheobronchitis* hervor, welcher sich oft rasch eine akute *Aspirationspneumonie* anschließt, die ebenso gefährlich ist wie die Schluckpneumonie nach Aspiration von Flüssigkeit, Blut oder eitrigen Exsudatmassen *(pflanzliche Aspirationsentzündung)*.

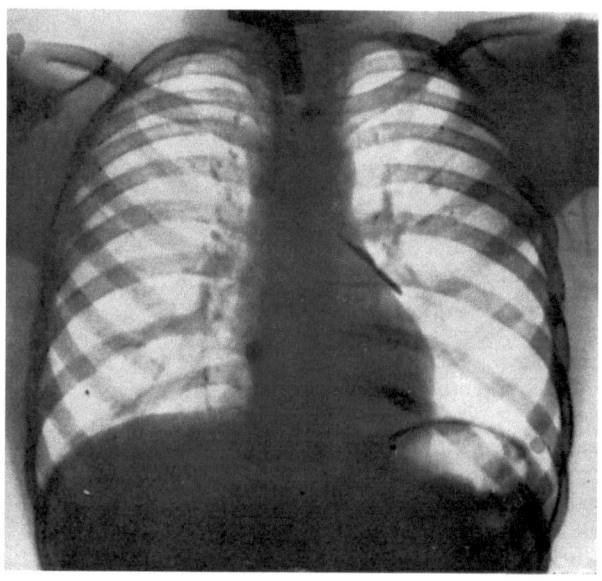

Abb. 176. Schreibfeder im linken Hauptbronchus eines 13jahrigen Knaben (nach Extraktion durch das Bronchoskop geheilt)

Solche Fremdkörper sind zudem oft rundlich und stark quellbar, wodurch der Bronchus vollständig abgeschlossen wird. Bohnen sind am meisten zu fürchten. Distal davon entsteht eine *Atelektase* (Abb. 175) als Vorstadium der Pneumonie und *verjauchender Lungenabszesse*. Auch *animalische Fremdkörper* (Fleischstücke, kariöse Zähne usw.) wirken sich in ähnlicher Weise aus.

Metallene oder mineralische Fremdkörper, die in der Regel nur teilweise obturieren und wenig infektiös sind, bleiben als latente „*chronische*" Fremdkörper wochen- oder monatelang, zuweilen ohne wesentliche Erscheinungen auch jahre- und jahrzehntelang liegen (Abb. 176). Hochkarätiges Gold (Abb. 177) macht die geringsten Reaktionen und bleibt unverändert, wogegen alle oxydablen Metalle unter schwärzlicher Verfärbung oxydieren und angefressen werden. Ein eigentliches Einheilen ist nicht möglich, fast stets kommt es schließlich zu *schweren, öfters tödlichen Lungenerkrankungen*. Gewöhnlich bildet sich an der Stelle des Fremdkörpers langsam ein *granulierendes Druckgeschwür*, welches eine narbige Stenose hinterlassen kann, meistens aber über eine ausgedehntere lokale Wandentzündung zur *Bronchiektase* führt, an welche sich eine *putride Bronchitis* und durch Übergreifen auf das Lungenparenchym eine *chronische Pneumonie*, ein

Lungenabszeß oder eine *Lungengangrän* anschließt. Perforationen der Wand mit nachfolgender Blutung aus großen Gefäßen, einem Emphysem oder einer Mediastinitis sind selten. Mit dem reichlichen, gewöhnlich fötiden Auswurf, und den wiederholten Lungenblutungen gleichen diese Folgekrankheiten in erster Linie einer Tuberkulose, einem Lungenabszeß unbekannten Ursprunges, einer Bronchiektasie oder einem Bronchialkrebs. Wenn diese Lungenkrankheiten manifest werden, ist häufig die Fremdkörperaspiration längst vergessen, sofern sie überhaupt bekannt war. Deshalb läßt die Entfernung des Fremdkörpers und die richtige Behandlung oft lange auf sich warten oder erst die Autopsie fördert den Fremdkörper zutage, außer es handle sich um einen röntgenopaken Fremdkörper, der auf dem Röntgenbild zufällig gefunden wird. Er kann noch nach Monaten oder Jahren durch Zerfallsprozesse gelockert und ausgehustet werden. Gelegentlich wechselt er dabei nur seinen Sitz und löst weitere irreführende Hustenanfälle und Dyspnoe aus.

Diagnose. Die diagnostischen Erwägungen und Maßnahmen sind verschieden, je nachdem eine sichere Fremdkörperanamnese vorliegt oder der Arzt mit der Folgekrankheit ohne Fremdkörpervorgeschichte aufgesucht wird. Eine *eindeutige Fremdkörpervorgeschichte* mit Angaben über den Zeitpunkt der Aspiration und den aspirierten Fremdkörper weist sofort den richtigen Weg. Oft deuten die initialen Symptome des Hustens, der Luftknappheit, der Heiserkeit und der Schmerzen auf den „akuten" Fremdkörper hin. Kommt der Patient erst im *Stadium der Latenz*, so darf sich der Arzt durch die *Symptomlosigkeit*

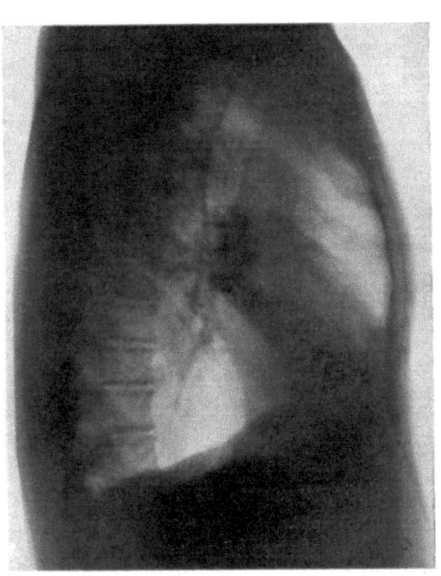

Abb. 177. Zahnfüllung im Mittellappenbronchus eines 46jährigen Mannes (2 Jahre nach der Aspiration unter biplaner Durchleuchtung durch das Bronchoskop extrahiert und geheilt)

keinesfalls von einer sorgfältigen Suche nach dem Fremdkörper abhalten lassen.

Die Untersuchung hat den Sitz des Fremdkörpers festzustellen oder nachzuweisen, daß der Fremdkörper die Luftwege wieder verlassen hat, bzw. nur der Nachreiz einer Fremdkörperverletzung vorliegt.

Der *Kehlkopffremdkörper* ist bei Erwachsenen und älteren Kindern meistens schon bei indirekter Laryngoskopie leicht zu finden, nur kleine und durchsichtige Gegenstände (Fischgräte) können übersehen werden. Beim Kleinkind ist stets die direkte Laryngoskopie erforderlich, und trotzdem kann der Nachweis des Fremdkörpers schwierig sein.

Beim *Bronchialfremdkörper* ergibt die *physikalische Untersuchung des Thorax* mehr oder weniger sichere Anhaltspunkte.

Von großem Wert ist die *Röntgenuntersuchung*, welche in jedem Verdachtsfall von Tracheal- und Bronchialfremdkörpern herangezogen werden muß, und der *direkten Endoskopie* stets vorausgeht. Sie zeigt alle mineralischen und metallischen Fremdkörper eindeutig und läßt sie genau lokalisieren. Dagegen sind selbst größere Knochenstücke häufig im Röntgenbild nicht sichtbar. Im ganzen können etwa die *Hälfte aller Fremdkörper röntgenologisch direkt erkannt werden.* Verkalkte

Bronchialdrüsen oder *tuberkulöse Primärherde* können Fremdkörper im Brustraum vortäuschen.

Ebenso wichtig wie die direkte Darstellung ist die Beachtung der *indirekten röntgenologischen Anzeichen*, an denen der Sitz der meisten größeren Bronchialfremdkörper festzustellen ist. Der *vollständige Verschluß eines Bronchus* gibt sich an der *Aufhebung der Atmung*, später an der *Atelektase* zu erkennen. Das *Mediastinum* ist nach der *kranken Seite gezogen* und *verharrt bei der In- und Exspiration in dieser Stellung*. Beim *Ventilverschluß* mit Druckemphysem erscheint der *betroffene Lungenteil abnorm hell*, aber in seinen Respirationsbewegungen behindert. Das *Mediastinum* verschiebt sich bei *der Exspiration nach der gesunden Seite*, welche gegenüber der betroffenen Seite verschleiert erscheint, bei der *Inspiration rückt es wieder nach der Mitte*. An diesem Verhalten des Mediastinums ist die Verschlußatelektase vom Verschlußemphysem zu unterscheiden.

Bei positivem Röntgenbefund folgt die *Tracheobronchoskopie* zur Bestätigung der Diagnose und Extraktion des Fremdkörpers, bei negativem Röntgenbefund ist sie die einzige diagnostisch sichere Methode, um den Fremdkörper aufzufinden. *Die Tracheobronchoskopie, beim Kleinkind auch die direkte Laryngoskopie, muß daher stets vorgenommen werden, wenn irgend welche Anhaltspunkte für die Aspiration eines Fremdkörpers vorliegen*. Sie versagt diagnostisch nur in Ausnahmefällen kleiner Fremdkörper in peripheren Bronchien. Ihre *Unterlassung* ist mit Rücksicht auf die große Gefährlichkeit der Fremdkörper ein *grober Fehler*.

Sind trotz der Fremdkörperanamnese *keinerlei klinische oder röntgenologische Zeichen* eines Fremdkörpers nachzuweisen, dann darf mit der Endoskopie gewartet werden; jedoch ist eine *mehrtägige Beobachtung* dringend erforderlich, da manchmal nachträgliche Symptome des Fremdkörpers auftreten.

Große, den Kehlkopf oder die Trachea komprimierende *Ösophagusfremdkörper* sind mit einem stenosierenden Fremdkörper der Luftwege zu verwechseln.

Ohne Fremdkörperanamnese erheben sich oft bedeutende *differentialdiagnostische Schwierigkeiten*, hauptsächlich, wenn der Patient den Arzt *erst mit der Folgekrankheit* in den Luftwegen aufsucht. Beim Kleinkind ist dies infolge unbeobachteter Aspiration fast regelmäßig der Fall. Ähnlich verhält es sich beim Erwachsenen und älteren Kind, wenn der Fremdkörper im Schlaf, im Schreck, in der Narkose oder im Rausch aspiriert wurde, oder wenn es sich um ältere chronische Fremdkörper handelt, deren Aspiration Monate oder selbst Jahre zurückliegt und vergessen ist. *Jede ungeklärte Erkrankung des Kehlkopfes und der tieferen Luftwege ist fremdkörperverdächtig*. Manchmal verschweigt das Kind die Aspiration absichtlich oder der Erwachsene mißt der Aspiration keine Bedeutung bei und bringt sie mit seinen Beschwerden in keinen Zusammenhang. So habe ich bei einer akuten Pneumonie erlebt, daß die Aspiration, trotzdem sie erst eine Woche zurücklag, nicht mehr erwähnt wurde.

Eine sehr *eingehende Befragung* nach einer *Fremdkörperaspiration* bzw. dem Beginn der Erkrankung erinnert den Patienten öfters noch nach Jahr und Tag an das unangenehme Ereignis des „Verschluckens", welchem er keine Beachtung schenkte.

Beim *Kleinkind* sind vor allem *stenosierende Erkrankungen der Luftwege* mit akut einsetzendem *Husten, Erstickungsanfällen, Heiserkeit* und *Verweigerung der Nahrungsaufnahme* fremdkörperverdächtig, insbesondere nach *unbewachtem Spielen* oder im Anschluß an das Essen. Aber auch bei langsam zunehmender Dyspnoe ist daran zu denken. Das klinische Bild gleicht einem *Laryngospasmus*, einer *Laryngitis hypoglottica*, einer *akuten stenosierenden Laryngotracheitis*, einer *Pertussis*, einer *Diphtherie* oder *Larynxpapillomen*. Die nach längerem Verweilen in reichlich Granulationen eingebetteten Fremdkörper sind im Kehlkopf nicht leicht zu finden und können mit Papillomen verwechselt werden.

Im *späteren Kindesalter und beim Erwachsenen* kommt ein Fremdkörper vor allem bei *eitrigen und destruktiven Bronchial- und Lungenleiden*, aber auch bei einfachen *Pleuraempyemen* und *Lungenentzündungen* in Frage. Häufig wird eine *Phthise*, eine *konstitutionelle Bronchiektasie*, ein *metastatischer Lungenabszeß* oder ein *Bronchialkrebs* in Erwägung gezogen. Die *reine Einseitigkeit* oder die isolierte Erkrankung einzelner Lappen bei diesen zumeist schweren Veränderungen spricht für einen Fremdkörper, jedoch schließt die Doppelseitigkeit einen solchen nicht aus. Gegenüber der Tuberkulose fällt das *Fehlen von Tuberkelbazillen* trotz hochgradigen Lungenzerstörungen auf. Im übrigen unterscheiden sich die Spätveränderungen (Bronchitis, Bronchiektasen, Pneumonien, Lungenabszesse und Kavernen) weder physikalisch noch röntgenologisch von ähnlichen Erkrankungen anderer Ursache, nur die Frühsymptome (Ausschaltung, Emphysem oder Atelektase einer Seite) sind für eine Verstopfung des Bronchus charakteristisch. Selten erweist sich eine *langdauernde Kehlkopfentzündung* als fremdkörperbedingt. Die Fremdkörpergranulationen, in welchen der Fremdkörper verborgen ist, können eine *Kehlkopftuberkulose* oder eine granulierende *Neubildung* vortäuschen.

Die Röntgenuntersuchung klärt die Sachlage bei röntgenopaken Fremdkörpern sofort ab. Bei röntgennegativem Befund ist auf alle Fälle die *Tracheobronchoskopie* auszuführen, die um so eher zu verantworten ist, als *alle unklaren Bronchial- und Lungenerkrankungen selbst eine Anzeige* darstellen und dadurch ebenfalls abgeklärt werden (s. Abschnitt „Endoskopie", S. 544).

Behandlung. *Jeder Patient mit sicherem oder vermutetem Fremdkörper im Kehlkopf oder in den tieferen Luftwegen ist so rasch als möglich dem Facharzt zu überweisen. Blinde Extraktionsversuche mit Instrumenten sind ein Kunstfehler.*

Nur bei *unmittelbarer Erstickungsgefahr*, wie sie einzig größere Kehlkopf- und Luftröhrenfremdkörper mit sich bringen, und fehlender spezialistischer Hilfe sind *Notmaßnahmen* erlaubt. Sehr selten kann der Fremdkörper nach der Aspiration bei *tief gelagertem Oberkörper* durch Klopfen auf dem Rücken und *kräftige Exspirationsstöße spontan ausgeworfen* werden. Diese Methode ist nicht ungefährlich, da sich der Fremdkörper mit einem schweren Erstickungsanfall in der Glottis festklemmen kann. Auch *digitale Extraktionsversuche* sind nur bei Erstickungsgefahr gestattet. Im Kindesalter können größere Kehlkopffremdkörper mit dem Finger erreicht und verrückt oder entfernt werden. Es besteht jedoch die Gefahr eines völligen Verschlusses des Atemweges durch ungünstige Verlagerung des Fremdkörpers. Die Erstickung ist am sichersten durch eine *Nottracheotomie* bzw. *Konikotomie* abzuwenden, da diese bei einem Kehlkopffremdkörper den Atemweg frei macht, während ein Trachealfremdkörper entweder spontan durch den Luftröhrenschnitt ausgehustet wird oder sich mit einer Zange fassen läßt.

Kehlkopffremdkörper des Erwachsenen werden unter *direkter Laryngoskopie* im Liegen mit geeigneten Zangen entfernt.

Die früher übliche Extraktion im Sitzen unter indirekter Laryngoskopie gelingt wohl öfters, jedoch besteht die Gefahr, daß der Fremdkörper gelockert und tiefer aspiriert wird.

Selten ist eine Tracheotomie und Extraktion durch das Tracheostoma notwendig und nur ganz ausnahmsweise eine Spaltung des Kehlkopfes.

Zur Entfernung der *Fremdkörper aus der Luftröhre und den Bronchien* kommt einzig die Extraktion unter Sicht durch die *Tracheobronchoskopie* in Betracht.

408 Fremdkörper des Kehlkopfes, der Luftröhre und der Bronchien

Mit wenigen Ausnahmen führt die *perorale* obere Tracheo- und Bronchoskopie zum Ziel. Jeder Fremdkörper stellt ein *eigenes mechanisches Problem* dar, welches vor dem Extraktionsversuch genau studiert werden muß. Viele Fremdkörper sind leicht zu extrahieren, einzelne jedoch außerordentlich schwierig. Bei schwierigen Fremdkörpern kann die Pentothal-Lachgas-„Curare"-Narkose zur Einstellung und Extraktion wesentliche Vorteile bieten, jedoch ist sie bei Dyspnoe kontraindiziert. Mit Ausnahme größerer Trachealfremdkörper, die Dyspnoe verursachen, sind es meistens *keine Notfälle*, und übereilte Extraktionsversuche ohne genügende Vorbereitung pflegen sich zu rächen. Nur vegetabilische Fremdkörper erfordern infolge der raschen Entwicklung diffus entzündlicher Reaktionen eine baldige Entfernung. Anderseits darf die Extraktion

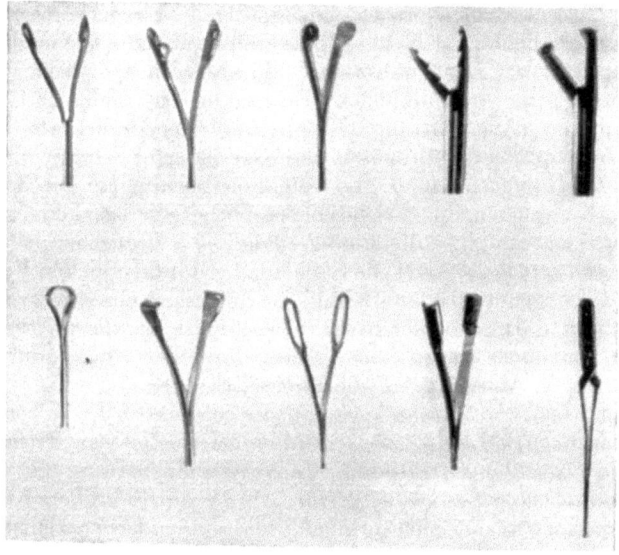

Abb. 178. Fremdkörperzangen zur endoskopischen Extraktion von Fremdkörpern

nicht länger als nötig hinausgeschoben werden, da die entzündliche Schwellung der Wand und die weiteren Veränderungen an Bronchien und Lungen die Extraktion erschweren. Die in blutreichen Granulationen eingebetteten „chronischen" Fremdkörper sind oft kaum oder gar nicht mehr sichtbar und daher auch schwer richtig zu erfassen. Noch schwieriger wird die Lage bei Fremdkörpern hinter narbigen Stenosen, die sich infolge der fremdkörperbedingten Entzündung vor diesem bilden können.

Die mechanischen Probleme sind noch mannigfaltiger als bei den Speiseröhrenfremdkörpern und ergeben sich teils aus der Art, Form und Größe des Fremdkörpers, teils aus dem Ort und der Lage im Bronchialsystem.

Soweit es sich um röntgenopake Fremdkörper handelt, zu denen die meisten der „schwierigen" Fremdkörper gehören, ergeben Röntgenaufnahmen in mindestens zwei senkrecht zueinander stehenden Ebenen Größe, Form und Lage des Fremdkörpers. An Hand eines Duplikates des Fremdkörpers läßt sich die Sachlage an einem Phantom reproduzieren und die am besten geeignete Zange, sowie deren Anwendung herausfinden. Dies gilt vor allem für zackige und gleichzeitig glatte, harte Fremdkörper, die sich schwer fassen lassen. Auch hier wie für die Ösophagusfremdkörper gilt der allgemeine Grundsatz, daß der Fremdkörper nicht blindlings gepackt und herausgerissen werden darf. Abgesehen davon, daß dies bei den starren Wandungen der Bronchien oft gar nicht möglich ist, können schwere und gefährliche Wandverletzungen verursacht werden. Die Extraktion hat erst zu beginnen, wenn der Fremdkörper in die Mitte des Gesichtsfeldes gebracht und dessen Lage, wie die Geburtslage des Kindes vor der Geburt, genau bekannt ist (CH. JACKSON). Der Fremdkörper muß dabei zangengerecht gefaßt und ohne Gewaltanwendung entfernt werden. Bronchoskoprohr und Zange arbeiten gemeinsam. Mit dem Bronchoskoprohr lassen sich Winkel des Bronchialbaumes strecken, eine geschwollene Wand abdrängen, der Fremdkörper unter Umständen in eine günstige Lage drehen oder mit der Lippe einfangen. Für die Branchen der Zange muß die günstigste Stellung gesucht werden, um diese zwischen Wand und Fremdkörper durchzuführen,

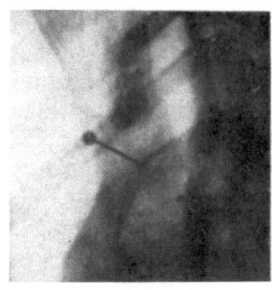

Abb. 179. Perlennadel im rechten Oberlappenbronchus eines 21-jährigen Mannes (nach Extraktion durch das Bronchoskop geheilt)

ohne diesen tiefer zu stoßen und einzukeilen. Bei langen spitzigen Fremdkörpern, die sich mit Vorliebe querstellen und die mit der Spitze nach oben einspießen, gilt es, die Spitze zu fassen und frei zu bekommen. Zuweilen leistet ein Häkchen gute Dienste, um den Fremdkörper zu drehen oder zu lockern. Für jede Art von Fremdkörper gibt es eine besondere Faßzange (Abb. 178). Eine spezielle Rotationsfaßzange erlaubt durch eine entsprechende Bewegung die Achse einer Nadel in diejenige des Rohres zu bringen. Nägel mit Köpfen erfordern ein ähnliches Vorgehen. Sicherheitsnadeln werden mit geeigneten Instrumenten im Bronchus geschlossen oder deren Spitze in das Rohr gezogen, wonach sich die Nadel mit der Schließe außerhalb samt Rohr entfernen läßt. Rundliche harte Fremdkörper füllen den Bronchus oft derart aus, daß die Zangenbranchen nicht daran vorbeigeschoben werden können. Zuweilen gelingt es, einen Fremdkörperhaken durchzuführen und den Fremdkörper in einen weiteren Bronchus zu ziehen.

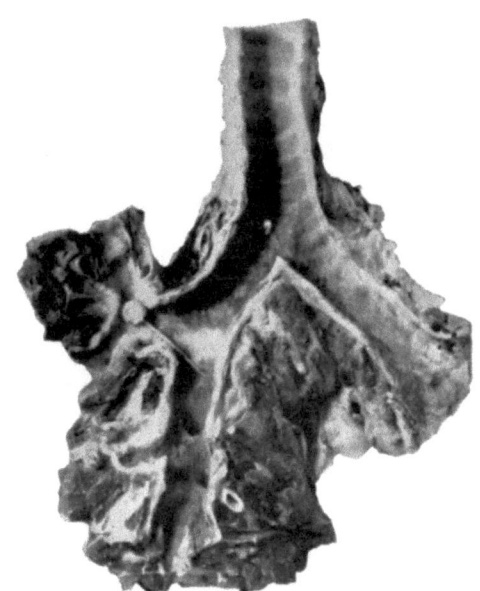

Abb. 180. Perlennadel im rechten Oberlappenbronchus. Situationsbild zu Abb. 179 an einem Präparat als Phantom dargestellt

Weiche Fremdkörper, wie Bohnen, Erbsen usw., dürfen nicht zerdrückt werden und verlangen Zangen mit breiten Fensterbranchen, die sich mit nur geringer Kraft und nicht ganz schließen. Metallische Fremdkörper lassen sich gegebenenfalls mit einem starken Alnico 5-Magneten extrahieren.

Besondere Schwierigkeiten entstehen bei Fremdkörpern in *kleineren* und in *Seitenbronchien*. Allerdings sind sie viel seltener als diejenigen im Haupt- oder Stammbronchus. Die Extraktion aus dem *Oberlappenbronchus* erfordert gegebenenfalls eine abgebogene Zange (Abb. 179 und 180). Auch im *Mittellappen* sind sie schwer einzustellen (eigene Beobachtung einer Zahneinlage, Abb. 177). Ein besonderes Problem bieten die peripheren *costophrenalen Fremdkörper* in kleineren Unterlappenbronchien (z. B. Nadeln), deren Enge selbst die Einführung dünner Bronchoskoprohre nicht zuläßt und in denen daher die Fremdkörper der Sicht entzogen sind. Unter Durchleuchtung in zwei senkrechten Ebenen werden sie bei eingeführtem Bronchoskoprohr mit der Zange gefaßt, was manchmal ziemlich leicht gelingt, aber auch sehr schwierig sein kann (Abb. 181). Extraktionsversuche unter dem Schirm ohne Bronchoskoprohr sind ebenso gefährlich, wie solche Versuche bei Durchleuchtung mit dem Bronchoskop, aber in nur einer Ebene. In beiden Fällen kann es vorkommen, daß die Zange an Stelle des Fremdkörpers Bronchialsepten faßt und zerreißt, was unter Umständen zu tödlichen Lungenkomplikationen Anlaß gibt.

In letzter Zeit wurde versucht, solche peripheren Fremdkörper durch Schutteln des Patienten bei Kopftieflagerung in größere Bronchien zu bringen. Auch konnte ich selbst eine derart peripher liegende zahnärztliche Nervennadel nach Fullung mit zähem Kontrastmittel durch Absaugen mit der Metrassonde entfernen. Das Umbiegen der Nadeln mit einem entsprechenden Instrument, sofern die Spitze nicht leicht gefaßt werden kann, hat sich mir nicht bewährt.

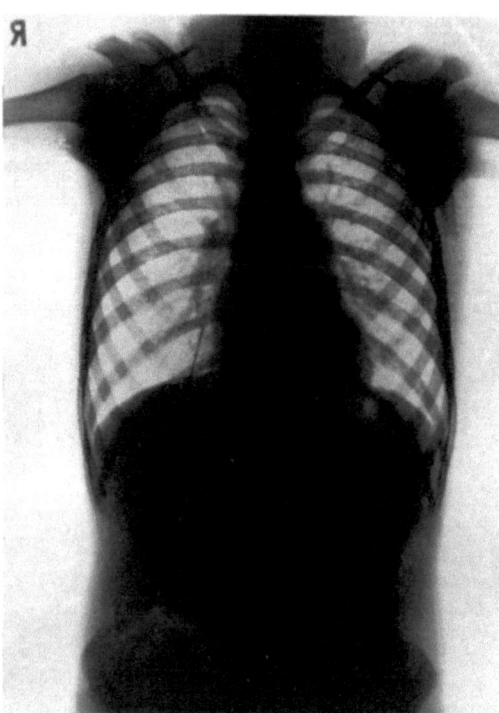

Abb. 181. Stecknadel im posterobasalen Segmentbronchus eines 6jährigen Knaben (costophrenaler Fremdkörper) (unter biplaner Durchleuchtung durch das Bronchoskop extrahiert und geheilt)

Beim *Kleinkind*, ganz besonders beim Säugling, sind die Schwierigkeiten und auch Gefahren bedeutend größer als beim Erwachsenen. Eine Narkose ist selbst bei leichter Dyspnoe gefährlich, wie auch die Lokalanästhesie mit Ausnahme von lokaler Pinselung einzelner Stellen der Tracheobronchialschleimhaut, sofern der Husten zu stark ist, vermieden wird. Trotz guter Fixierung behindern die Abwehrbewegungen alle Manipulationen erheblich. Die kleinen Verhältnisse lassen nur dünne Rohre zu, deren Einführung zuweilen trotz Anwendung des Laryngoskops nicht leicht ist. Sicht und Extraktion werden dadurch sehr erschwert. Zudem besteht die Neigung zu Laryngospasmen und Schockzuständen. Auch kann die Kehlkopfschleimhaut bei Verwendung zu dicker Rohre nach dem Eingriff so stark anschwellen, daß es zur Tracheotomie kommt. Aus diesen Gründen war es früher üblich, bei Kindern unter 3 Jahren nach vorgängiger Tracheotomie stets eine *untere Tracheobronchoskopie* durch das Tracheostoma vorzunehmen. Die bessere heutige Technik mit der Verwendung dünner Rohre, nur kurzer zeitlich kontrollierter Extraktionsdauer, prophylaktischen Kalzium- und Penicillininjektionen beschränken die untere Bronchoskopie auf Ausnahmefälle mit starker Dyspnoe, z. B. bei Trachealfremdkörpern oder sehr „schwierigen" Fremdkörpern in den Bronchien. Damit sind auch die Gefahren der Tracheotomie zu umgehen.

Eine besondere Nachbehandlung nach der Extraktion frischer Fremdkörper erübrigt sich. Gegebenenfalls ist ein *Penicillinschutz* zweckmäßig. Kleinkinder müssen stets hospitalisiert werden, um der Gefahr einer Glottisschwellung rechtzeitig begegnen zu können, aber auch für das ältere Kind und den Erwachsenen empfiehlt sich die Spitalaufnahme, trotzdem *Komplikationen* (Bronchitis, Pneumonie) höchst selten eintreten. Sekundäre *Lungenveränderungen* sind in üblicher Weise zu behandeln und bilden sich oft erstaunlich rasch zurück.

Die großen *äußeren Eingriffe* zur Extraktion von Fremdkörpern, wie *Bronchotomien und Pneumotomien*, sollen mit Rücksicht auf ihre hohe *Mortalität* erst nach wiederholtem Mißlingen bronchoskopischer Extraktionsversuche und bei schweren Lungenveränderungen herangezogen werden.

Prognose. Durch die Einführung der Tracheobronchoskopie hat die Prognose der Fremdkörper in den Luftwegen, vor allem diejenige der Bronchialfremdkörper, einen *radikalen Umschwung* erlebt. Während *früher* der Patient entweder am Fremdkörper selbst oder an den zu seiner Entfernung benötigten großen Operationen in einem hohen Prozentsatz der Fälle einem *langen Siechtum anheimfiel oder starb* (41% HAJEK), gelingt es heute, fast jeden Fremdkörper auf verhältnismäßig einfache Weise durch das Tracheobronchoskop zu entfernen. Nach einer Statistik des allerdings sehr geübten Chevalier JACKSON konnten 98,7% *aller Bronchialfremdkörper durch das Bronchoskop extrahiert* werden. Bei „chronischen" Fremdkörpern bilden sich in der Regel nach der Entfernung des Fremdkörpers selbst schwere Bronchial- und Lungenveränderungen in kurzer Zeit zurück.

III. Verletzungen, Verbrennungen und Verätzungen des Kehlkopfes

1. Verletzungen

Ursache und Entstehung. *Verletzungen des Kehlkopfes durch äußere Gewalt* ereignen sich ziemlich selten. Die vorderen Teile des Halses, insbesondere der *Kehlkopf und die Luftröhre*, sind *gegen Zufallsverletzungen* bei Unfällen *gut geschützt*, nach hinten durch die Wirbelsäule, nach vorn durch den verhältnismäßig kleinen Abstand zwischen vorstehendem Kinn und oberer Thoraxapertur. Zudem wird das Kinn bei Gefahr instinktiv auf die Brust gesenkt. Zu beiden Seiten liegt eine dicke kräftige Muskulatur. Außerdem können die Weichteile elastisch ausweichen. CH. JACKSON hält allerdings Halsverletzungen für häufiger als angenommen wird, weil diese oft mit anderen zusammen vorkommen und nicht speziell erwähnt werden. Verletzungen durch *Schlag (Boxen* gegen den Kehlkopf), *Stoß, Hufschlag, Fußtritt, Aufschlagen stumpfer Gegenstände* (Bälle beim Sport) treffen die Kehlkopfgegend nur ausnahmsweise. Am häufigsten führt der Sturz oder der Anprall gegen *scharfe Kanten*, wie Stuhllehnen, Kratzeisen, Windschutzscheiben und Steuerrad beim Automobil, Kanten am Fahrrad oder Flugzeug oder gegen *ausgespannte Seile* zu Brüchen und Durchtrennungen von Kehlkopf und Luftröhre (S. 562). Oftmals ist der Kehlkopf das Angriffsziel von *Mißhandlungen und Mordversuchen* durch Schlag, Strangulieren oder durch Messerschnitte und Dolchstöße. Der *Selbstmörder* versucht mit querem Schnitt die Halsschlagadern zu durchschneiden. In der Regel wird diese Absicht nicht erreicht, jedoch eröffnet der Schnitt den Kehlkopf und eine Reihe größerer Gefäße, so daß der Tod durch Erstickung und Verblutung eintritt. Quetschungen und Brüche entstehen beim *Erhängen* oder durch *Strangulieren*. Schwere *Verkehrs-*, *Berufs-* und *Sportunfälle*, wie Überfahrenwerden, Kollisionen von Zügen und Automobilen, schwere Stürze und Verschüttungen, verursachen komplizierte offene Verletzungen der Halsorgane mit Zertrümmerungen des Kehlkopfes.

Schußverletzungen gehören im Frieden zu den Ausnahmen und zählen auch nicht zu den häufigen Kriegsverletzungen. Kleinkalibrige Fernschüsse können den Kehlkopf glatt durchschlagen ohne weitere Folgen nach sich zu ziehen. Anderseits sind die viel häufigeren Splitterverletzungen des Halses durch Artilleriegeschosse, Fliegerbomben, Minen usw. oft sofort tödlich oder bedingen schwere Zertrümmerungen des Kehlkopfes, der Luftröhre und der übrigen Halsorgane (s. kriegschirurgische Lehrbücher).

Diesen äußeren Verletzungen stehen *kleine innere Verletzungen* gegenüber, welche aspirierte und verschluckte Fremdkörper oder ärztliche Eingriffe herbeiführen können. Die heftigen Abwehrreflexe in der Höhe des Kehlkopfeinganges drücken den Fremdkörper in die Schleimhaut, weshalb die Aryhöcker und die Plicae aryepiglotticae häufig verletzt werden, gleich, ob der Fremdkörper schließlich aspiriert, verschluckt oder wieder ausgeworfen wird.

Bei der *intratrachealen Narkose* kann es zu Stimmbandschädigungen mit nachfolgender Granulombildung kommen, die manchmal lange Zeit zur Ausheilung erfordert. Dieses Ereignis ist allerdings sehr selten und soll besonders bei der Verwendung zu dicker Trachealrohre eintreten. Leichte Reizzustände des Kehlkopfes mit etwas Schmerzen in den ersten Tagen sind ziemlich häufig, aber belanglos. In seltensten Ausnahmefällen reagiert der kindliche Kehlkopf mit einem bedrohlichen Ödem.

Fremdkörper im Hypopharynx können die Hinterwand des Kehlkopfes verletzen und Drucknekrosen der Krikoidplatte verursachen. Mitunter genügt im höheren Alter bereits der *Druck der Wirbelsäule*. Dieselbe Wirkung haben ausnahmsweise *Verweilsonden* in der Speiseröhre, auch dann, wenn die Kehlkopfumgebung nicht erkrankt ist, z. B. bei Magen- oder Duodenalerkrankungen. Es kann zur Medianfixation der Stimmbänder mit der Notwendigkeit einer Dauertracheotomie kommen. Eine regelmäßige laryngoskopische Kontrolle auf Ödeme des Kehlkopfeinganges ist deshalb unerläßlich.

Bei einer selbst beobachteten Patientin ist eine solche Nekrose nach einem bloß viertägigen Liegen einer dünnen Magensonde eingetreten.

Heftige *Anstrengungen beim Glottisschluß*, wie übermäßiger Stimmgebrauch, Husten, Heben schwerer Lasten, können als Trauma wirken. So treten, allerdings selten, *submuköse Blutungen* als unmittelbare Folge auf, meistens handelt es sich um langdauernde Einwirkungen stimmlicher Anstrengungen, die entweder zum *Kontaktulkus* (S. 418) oder zu *Sängerknötchen* (S. 461) führen. Häufiger sind die Reizzustände der *chronischen Laryngitis* (S. 427).

Über Insektenstiche im Kehlkopf s. S. 478.

Pathogenese. *Stumpfe mechanische Gewalten* haben je nach Wucht, Angriffspunkt und Richtung eine einfache *Erschütterung*, eine *Quetschung des Kehlkopfes*, einen *Bruch des Kehlkopfgerüstes* zuweilen mit einer *Luxation der Kehlkopfknorpel* oder eine ausgedehnte *Zertrümmerung* zur Folge. Vielfach liegt eine Kombination dieser Folgen vor.

Die *Erschütterung* äußert sich einzig im Schockzustand. Die *Quetschung* geht mit *subkutanen* und *submukösen Blutungen* einher, manchmal nur mit letzteren. Blutergüsse in das Arycricoidgelenk fixieren das Stimmband.

Brüche des Kehlkopfgerüstes kommen hauptsächlich beim spröden, teilweise verknöcherten und verkalkten Kehlkopfgerüst im mittleren Alter vor, während der elastische Knorpel des Jugendlichen federnd nachgibt und der Knorpel im höheren Alter zu zäh wird. Der Bruch trennt im allgemeinen als *Längsbruch die beiden Schildknorpelplatten* in der Lamina intermedia. Auch können z. B. beim Erhängen die *großen Zungenbein- und Schildknorpelhörner* abreißen. Meistens rutscht der Strick bis auf die Höhe des Zungenbeines, dessen große Hörner gebrochen werden. Nicht selten bricht auch sonst das Zungenbein ein, während der feste Ring des Ringknorpels am meisten Widerstand bietet. Zusammen mit dem Bruch findet zuweilen eine Luxation der Gießbeckenknorpel statt, die isoliert nur sehr selten eintritt. Die dislozierten Knorpelteile durchstoßen die Schleimhaut mit der Bildung offener Verletzungen oder es tritt ein Abriß des Stimmbandes ein. Neben submukösen Hämatomen blutet es dabei in das Kehlkopfinnere. Auch können ausgedehnte *Emphyseme* im Kehlkopfinnern, subkutan und im Mediastinum entstehen. Besonders bei subglottischer Lage der Verletzung wird die Luft unter erheblichem Druck in das Gewebe hineingepreßt und öfters durch einen *Ventilmechanismus* am Entweichen verhindert. Deshalb steht das Emphysem unter Druck und diese *Druckwirkung* behindert im Mediastinum die *Diastole des Herzens* in lebensgefährlichem Grad (äußere Herztamponade nach SAUERBRUCH).

Scharfe Verletzungen eröffnen das Kehlkopflumen durch *Schnitt, Stich* oder *Riß* in verschiedener Höhe. Schnitte verlaufen meistens quer. Der Selbstmörder trifft im allgemeinen den Kehlkopf in der Höhe der Membrana thyreohyoidea unter Durchschneiden der Epiglottis. Am Schildknorpel werden die Schnitte in der Regel aufgehalten, jedoch sind quere Schnitte durch den Conus elasticus und die Luftröhre leicht möglich. Stiche kommen an jeder Stelle vor.

Scharfe Kehlkopfverletzungen sind durch mehr oder weniger *schwere offene Wunden der Halsweichteile* kompliziert. Klinisch wichtig ist vor allem die *Verletzung größerer Gefäße*, welcher besonders die *Schilddrüsengefäße* ausgesetzt sind, während die Carotis zu tief liegt. Von den Längsnerven wird hie und da der *N. recurrens* getroffen. Dazu kann der *Schlund* und die *Speiseröhre eröffnet* und die *Halswirbelsäule* verletzt sein. Stiche gehen, wie Fernschüsse, oft ohne größere Zerstörungen bis in das Kehlkopflumen.

Zertrümmerungen des Kehlkopfes halten sich an keine Regeln und neben mannigfachen Kehlkopfverletzungen liegen meistens ausgedehnte äußere offene Wunden vor, teils durch scharfe Durchtrennungen, teils durch Risse, teils durch stumpfe Gewalt verursacht.

Die *Luftröhre* (S. 562) kann neben direkten Verletzungen durch Überdehnung durchgerissen werden. Der *Abriß* erfolgt vorwiegend unterhalb des Ringknorpels oder oberhalb der Bifurkation.

Symptome und Verlauf. Jede schwerere äußere Kehlkopfverletzung bedeutet einen *lebensbedrohlichen Zustand*. Das klinische Bild wird je nach der Art und der Schwere der Verletzung vom *Schockzustand*, der *Atemnot* bzw. *Erstickungsgefahr*, der *Blutung* und der *Blutaspiration* beherrscht. Bereits die einfache *Erschütterung* (Commotio laryngis) der Kehlkopfgegend kann ohne anatomisch nachweisbare Veränderungen eine *Ohnmacht* und selbst den Tod *durch Schock* herbeiführen. Die Schockwirkung auf Herz und Atmung geht offenbar über den N. vagus, ist jedoch ursächlich nicht ganz klar. Wahrscheinlich handelt es sich teils um reflektorische Reizung der sensiblen Kehlkopfnerven, teils um Reflexe, die von den großen Gefäßen bzw. dem Carotissinus und den Nervenstämmen ausgehen, teils um einen Laryngospasmus.

Eine eigene Beobachtung bei einem 8jährigen Mädchen zeigte nach einem Schlag auf die Kehlkopfgegend einen ungefähr $^3/_4$ Stunden dauernden schweren Laryngospasmus mit drohender Erstickungsgefahr, der sich (nach Oberflächenanästhesie?) spontan löste. Eine Verletzung war weder äußerlich noch im Kehlkopfinnern nachweisbar.

Bei leichter *Quetschung* und *einfachem Bruch* weisen *Schmerzen* in der Kehlkopfgegend, vermehrt beim Sprechen und Schlucken sowie *Heiserkeit* verschiedenen Grades oder auch *Blut im Auswurf*, auf den Kehlkopf hin.

Bei stärkeren *Verletzungen* werden die Erscheinungen von der Verlegung des Atemweges und bei offenen Verletzungen zudem von der Blutung beherrscht.

Die Atemnot durch Einengung oder Verlegung des Atemweges wechselt von *leichter Dyspnoe* bis zur *raschen Erstickung*, die bei der Quetschung durch Hämatome, beim Bruch außerdem durch Dislokation der Weichteilwände der Bruchstücke und Luxation der Knorpel bedingt ist. Vermehrt wird die Atemnot durch ein hinzukommendes Emphysem, das einerseits das Lumen noch weiter einengt, anderseits, wie beschrieben, im Mediastinum als äußere Herztamponade wirkt.

Die Atmung geht mit einem mehr oder weniger starken *Stridor* einher, dem sich oft laute knarrende oder feuchte Rasselgeräusche beimischen.

Die *Blutung aus dem Kehlkopfinnern* ist selbst bei scharfer Eröffnung des Kehlkopfes in der Regel gering oder mäßig stark und äußert sich nur in leicht blutigem Auswurf. Aber die gleichzeitige *Mitverletzung größerer Halsgefäße* hat *schwere Blutungen* zur Folge, die als *Blutverlust* und durch Hineinlaufen in den offenen Kehlkopf als *Blutaspiration* gefährlich werden. Die Möglichkeit der Verblutung ist am Hals besonders groß, weil eine Abschnürung wie bei den Extremitätenverletzungen sich nicht durchführen läßt. Durch die Blutaspiration kann das Kehlkopflumen noch ganz verlegt werden oder der Patient ertrinkt in seinem eigenen Blut.

Die *Hustenstöße*, die infolge der mannigfachen Reizungen des Kehlkopfinnern und der Luftröhre sich zu fast unstillbaren Anfällen steigern können, vermehren alle obigen Symptome.

Eine hochgradige *Heiserkeit* bis zur *Aphonie* fällt zunächst neben den bedrohlichen Erscheinungen weniger auf, während *heftige Schmerzen* mit Ausstrahlen in die Ohren und das Hinterhaupt, besonders beim Husten, Sprechen und Schlucken, den qualvollen Zustand noch verschlimmern.

Häufig ist auch das *Schlucken* behindert mit Verschlucken in den Kehlkopf. Bei offener Kehlkopf- und Rachenverletzung fließen Speichel und Nahrung zur Wunde heraus.

Im allgemeinen nimmt die *Schwere des Krankheitsbildes* von der Quetschung und dem Bruch ohne Dislokation über den Bruch mit dislozierten Knorpelstücken und luxierten Knorpeln zu der Zertrümmerung zu. Scharfe äußere Verletzungen des Halses oder Rißwunden mit eröffnetem Kehlkopf fügen namentlich stärkere Blutungen bei. Deshalb sind die erwähnten Erscheinungen bei den *Splitterwirkungen von Geschossen* besonders hochgradig. Im übrigen ist es jedoch nicht möglich, an Hand der Symptome die verschiedenen Verletzungsarten, die sich in mannigfachen Kombinationen mischen, auseinanderzuhalten.

Die *kleinen inneren Verletzungen* verursachen im ganzen nur wenig Beschwerden mit etwas Schmerzen beim Schlucken oder Sprechen, Husten, Heiserkeit und zuweilen leicht blutigem Auswurf.

An diese primären mechanischen nicht entzündlichen Veränderungen schließen sich häufig *entzündliche Komplikationen* an. Selbst kleine innere Verletzungen können bereits nach Stunden zu einem akuten stenosierenden *Glottisödem* führen, das rasch zur Tracheotomie zwingt (s. Kehlkopfödeme, S. 433). Vor allem bei Verletzungen des Perichondriums und der Knorpel treten mitunter langdauernde *phlegmonöse* und *abszedierende Entzündungen* mit *Perichondritis, Knorpelnekrosen* und Ausstoßung von knorpeligen Sequestern auf. Die Heilneigung der Brüche ist gering. Durchgehende äußere Verletzungen oder solche des Schlundes und der Speiseröhre bergen zudem alle Infektionsmöglichkeiten schwerer äußerer Infektionen in sich, zu welchen diejenigen der Mund- und Tonsillenmischflora mit ihren Anaerobiern hinzukommen. *Spätblutungen* aus großen Gefäßen, *Mediastinitis* und *Septikämie* sind die daraus hervorgehenden lebensgefährlichen Verwicklungen, die im Verlauf einer septisch-fieberhaften, oft wochenlangen Erkrankung jederzeit eintreten können.

Trotz der Aspiration ist die Gefahr einer *Pneumonie* gering. Pneumonieähnliche Lungenveränderungen sind gewöhnlich Atelektasen infolge eines den Bronchus verschließenden Schleimpfropfens, die nach dessen Entfernung durch das Bronchoskop rasch verschwinden.

Nach der Abheilung bleiben öfters ausgedehnte *Narbenstenosen* zurück, namentlich wenn keine zureichende Wundversorgung stattfand.

Der *Untersuchungsbefund* ist so *vielgestaltig*, wie die Verletzungsmöglichkeiten.

Am äußeren Hals bestehen nach stumpfen Traumen entweder gar keine, oder nur geringe Spuren einer Quetschung und Schürfung mit den Zeichen der Gewalteinwirkung (Strangulationsfurchen, Fingernageleindrücke usw.) oder es finden sich ausgedehnte *Hämatome, Emphyseme* und Schwellungen mit *Druckschmerzen*, die sich im Verlaufe von Stunden zusehends vermehren. Der *Kehlkopfbruch* äußert sich in *tastbaren Veränderungen des Kehlkopfgerüstes*, in *falscher Beweglichkeit* und fühlbarem *Krepitieren*. Auf dem *Röntgenbild* in der seitlichen Aufnahme oder antero-posterioren Schichtbildern, sind Fissuren und undislozierte Frakturlinien schwer zu sehen, während sich dislozierte Knorpelfragmente bei schweren Brüchen und Zertrümmerungen gut nachweisen lassen. Die offenen Wunden von scharfen Verletzungen, aufgerissenen Weichteilen oder Schußverletzungen zeigen die mannigfachsten Bilder, meistens klaffende und stark blutende Weichteilwunden, in deren Tiefe der Kehlkopf freiliegt und aus denen mit jeder Exspiration blutiger Schaum herausquillt. Dazu kann Speichel oder Nahrung aus der Wunde herausfließen.

Auch der *laryngoskopische Befund* wechselt von kleinen *Schürfungen* und *Suggilationen* der inneren Verletzung bis zur *Unkenntlichkeit des Kehlkopfinnern* nach schweren äußeren Traumen. Bei der einfachen Erschütterung ist das Kehlkopfinnere normal, bei der Quetschung sind je nach der Gewalt die mehr oder weniger ausgedehnten Hämatome und Emphyseme zu sehen, bei Brüchen kommen Schleimhauteinrisse und Fixation der einen oder beider Kehlkopfseiten hinzu. Dislozierte Knorpelstücke, ebenso wie die seltenen Luxationen, geben sich an der Verlagerung der Kehlkopfwände zu erkennen. Oft verändert sich das Bild schon nach Stunden durch die hinzutretenden entzündlichen Ödeme und phlegmonösen Schwellungen.

Bei stumpfen Gewalten geht der Befund im Kehlkopfinnern der Schwere der Verletzung am äußeren Hals nicht immer parallel. Im Gegenteil können die *Veränderungen im Kehlkopfinnern* selbst *ohne äußere Verletzungsspuren hochgradig* sein.

Diagnose. Daß eine Verletzung des Kehlkopfes stattgefunden hat, geht oft ohne weiteres aus der Vorgeschichte und dem Befund hervor. Immerhin kann diese neben schweren anderen Verletzungen an Kopf und Hals zunächst nur wenig auffallen, weshalb jede Halsverletzung eine Untersuchung des Kehlkopfes erfordert. Aber auch, wenn die Kehlkopfverletzung offensichtlich ist, gelingt es bei schweren äußeren Verletzungen infolge des gefahrdrohenden Zustandes meistens zunächst nicht, eine eingehende Kehlkopfuntersuchung durchzuführen. Insbesondere kann die Laryngoskopie infolge Atemnot und Blutung ausgeschlossen sein, wie auch schon die genaue Untersuchung des äußeren Halses auf Schwierigkeiten stößt. Die Diagnose der Verletzungsart und ihrer Ausdehnung in den Einzelheiten läßt sich daher oft erst nach der ersten Hilfe stellen, darf aber später nicht einfach unterlassen werden.

Hauptsache für die erste Hilfe ist die *rasche und richtige Einschätzung der Lebensgefahr*. Sie richtet sich nach dem *Schockzustand*, dem *Grad der Dyspnoe* durch die Stenosierung des Atemweges und durch die *Blutaspiration* sowie nach der Stärke der *Blutung*.

Ist keine Lebensgefahr vorhanden oder ist sie behoben, so folgt die *eingehende Untersuchung durch Palpation des äußeren Halses, indirekte* und *direkte Laryngoskopie* und *Röntgenuntersuchung*. Bei klaffenden offenen Wunden wird die Diagnose in ihren Einzelheiten bezüglich der Halsweichteile und des Kehlkopfes zusammen mit der *chirurgischen Wundrevision* und Wundversorgung gestellt.

Bei geringen Verletzungen sind sowohl die *Palpationsbefunde* am äußeren Hals, wie das *laryngoskopische Bild* eindeutig und die Diagnose ergibt sich aus den beschriebenen Veränderungen. Schwere Verletzungen bereiten anderseits durch die inneren und äußeren ausgedehnten Schwellungen oft erhebliche diagnostische Schwierigkeiten, besonders wenn die hinzukommende Entzündung das anfängliche Bild bereits verwischt hat. So hält es schwer, eine starke Quetschung von einem einfachen Bruch zu unterscheiden. Ein krepitationsähnliches Reibegeräusch kann auch die seitliche Verschiebung des normalen Kehlkopfes auf der Halswirbelsäule ergeben.

Behandlung. Bei *schweren Verletzungen* zerfällt die Behandlung in die *erste Hilfe* und die *endgültige Wundversorgung* bzw. die weitere Behandlung.

Die *erste Hilfe* richtet sich gegen den *Schockzustand*, die *Erstickungsgefahr* und die oft bedrohlich starke *Blutung* aus den großen Halsgefäßen. Die Behebung des Schockzustandes erfolgt nach den allgemein chirurgischen Grundsätzen.

Dabei ist zu berücksichtigen, daß der Schockzustand durch die Dyspnoe eines Laryngospasmus bedingt sein kann.

Die Erstickung ist durch eine möglichst wundferne Tracheotomie zu verhüten, welche oft gleichzeitig die Voraussetzung zur Blutstillung darstellt. Bei der großen Gefährdung durch Erstickung soll von der sofortigen Eröffnung des Atemrohres weitgehend Gebrauch gemacht werden. Nach der Tracheotomie ist eine kräftige *Drucktamponade der blutenden Gefäße* oder Fassen mit Schiebern, die liegen gelassen und im Verband fixiert werden, bis zur endgültigen Ligatur erforderlich. Neben den *Analeptica* unterbricht eine Spritze *Morphium* den schädlichen Kreislauf einer aufgeregten und hastigen Atmung und der Dyspnoe und Blutung. Vielfach beruhigt sich die Dyspnoe in erstaunlicher Weise, so daß die nötige Zeit zur Operationsvorbereitung gewonnen wird. Später ist jedoch Morphium und Atropin bei allen blutenden Verletzungen mit Aspirationsmöglichkeit zu vermeiden. Evtl. Tetanusserum.

Es ist klar, daß die *Nottracheotomie* öfters *große Schwierigkeiten bereitet*, besonders wenn eine Struma den Zugang zur wundfernen Trachea versperrt, während anderseits eine Konikotomie in vielen Fällen direkt in die Wunde hineingeführt wird und daher unzweckmäßig ist. Trotzdem läßt sie sich nicht immer vermeiden, und bei klaffendem Kehlkopf muß zuweilen eine Kanüle durch die Wunde eingelegt werden. Es ist unumgänglich notwendig, den Patienten *möglichst rasch zu hospitalisieren.* Im Spital gelingt zuweilen eine Rettung sogar dann, wenn die Atmung bereits vollständig ausgesetzt hat (S. 589).

Die *endgültige Wundversorgung* ist Sache des Facharztes. Sie soll eine dauernde Stenose des Atemweges verhüten und gleichzeitig den *Stimmapparat erhalten*. Bei allen schweren Verletzungen wird eine *wundferne Tracheotomie* angelegt, soweit dies nicht schon die erste Hilfe besorgt hat, das aspirierte Blut und Sekret abgesogen und eine sorgfältige äußere Wundversorgung durchgeführt. Die Infektionsgefahr ist groß. Einstäuben von *Penicillin-Cibazolpuder* nach gründlichster Blutstillung und Reinigung mit Wasserstoffperoxyd ist daher neben der *internen Behandlung* mit *Antibiotica* unerläßlich. Bei eröffnetem Rachen oder Speiseröhre sorgt eine eingelegte *Nasensonde* für die Möglichkeit einer zureichenden peroralen Ernährung nach der Rektalernährung der ersten Tage, läßt den Speichel und das Rachensekret der Sonde entlang in die Speiseröhre abfließen und verhindert eine Stenosierung des Schluckweges. Gegebenenfalls kommt eine entlastende Gastrostomie in Frage. Zertrümmerungen des Kehlkopfes und Brüche mit Verschiebung der Fragmente verlangen unter Umständen eine *Laryngofissur mit Reposition* der Kehlkopfwände, Naht und Stütztamponade. *Lose Knorpelfragmente* werden entfernt, um deren Nekrose zu verhüten. Im ganzen ist ein konservatives Vorgehen mit möglichster Erhaltung des Gewebes zu empfehlen. Außer bei glatten Schnitten, welche primär genäht werden dürfen, wird die *Wunde offen nachbehandelt*. Um Stenosen des Kehlkopfes zu vermeiden, hat eine *frühzeitige Dilatationsbehandlung* (S. 399) einzusetzen. Die Behandlungsresultate hängen weitgehend von der Infektion und der auftretenden Perichondritis ab. Wenn es auch meistens gelingt, eine Dauerkanüle zu vermeiden, so kann doch eine gewisse Stenose des Atemweges zurückbleiben und sehr oft wird auch die Stimmbildung nicht mehr normal.

Bestehen keine oder nur geringe äußere Verletzungen, aber eine Dislokation des Kehlkopfgerüstes, so empfiehlt CH. JACKSON das Einlegen eines Gummibolzens durch direkte Laryngoskopie, um das Kehlkopfgerüst aufzurichten und einer Stenosenbildung zu begegnen. Der Gummibolzen kann sofort eingeführt werden, sofern keine wesentlichen Weichteilverletzungen bestehen, sonst jedenfalls nach spätestens einer Woche, wenn die Schwellungen im Rückgang sind, gleichgültig, ob noch Schleimhautverletzungen vorliegen.

Stichverletzungen sind hier, wie überall, heimtückisch. Unter einem anscheinend harmlosen Einstich können große Gefäße verletzt oder der Kehlkopf und die Speiseröhre angestochen sein. Große rasch auftretende Hämatome, Luftemphyseme oder Ödeme zwingen nicht selten zur Tracheotomie und zur Blutstillung durch äußeren Eingriff. Wie bei glatten Schnitten kann aber auch eine unkomplizierte Heilung eintreten. Die Gefahr einer Entzündung mit stenosierender Schwellung erfordert eine dauernde Überwachung.

Erschütterungen, leichtere Quetschungen und einfache Brüche ohne Dislokation sind nach *Überwindung* des *Schockzustandes* konservativ zu behandeln. Ein *Sprech-* und *Hustverbot*, letzteres ermöglicht durch kleine Dosen von *Kodeinpräparaten*, sorgen für die wichtige Ruhigstellung. Die *Eiskrawatte* und intravenöse *Kalziumeinspritzungen* zusammen mit einer *internen Penicillinprophylaxe*, bekämpfen das Auftreten von entzündlichen Ödemen. Dieselbe Behandlung gilt für die kleinen inneren Kehlkopfverletzungen. Die Gefahr einer plötzlichen bedrohlichen Stenosierung durch ein akutes Ödem besteht auch bei leichten Verletzungen tagelang, weshalb ein *Spitalaufenthalt mit ständiger Kontrolle* und bereitgehaltenem Tracheotomiebesteck unerläßlich ist.

Die nicht immer zu vermeidenden Narbenstenosen sind durch *plastische Eingriffe* und *Dilatationsbehandlung* nach vollständiger Abheilung zu beheben (S. 399).

Prognose. Jede schwere Kehlkopfverletzung ist *lebensgefährlich* und verlangt in der Regel eine langdauernde Behandlung. Auch verhältnismäßig leichte Verletzungen können unmittelbar und durch Verwicklungen bedrohlich werden, so daß die Heilungsaussichten stets mit Vorsicht zu stellen sind.

Das Kontaktulcus

CH. JACKSON, LEDERER und andere amerikanische Autoren beschreiben in der Gegend des *Pr. vocalis* der Stimmbänder ein kleines, mehr oder weniger *granulierendes Geschwürchen*, dessen Grund durch eine oberflächliche *Knorpelnekrose* des Pr. vocalis gebildet wird. Meistens betrifft es beide Stimmbänder, zuweilen bildet es eine vorragende Wucherung am einen und eine entsprechende Delle am anderen Stimmband, doch kommen auch Dellen beiderseitig vor. Der übrige Kehlkopf kann normal sein, nicht selten ist gleichzeitig eine chronische Laryngitis vorhanden.

Das Geschwürchen, das nicht weitergreift, ist sehr hartnäckig.

Im Gegensatz zu der an gleicher Stelle lokalisierten und im Spiegelbild ähnlich aussehenden Pachydermie, besteht keine Epithelwucherung.

Das Kontaktulcus wird auf *übermäßigen Stimmgebrauch* zurückgeführt, wobei Schleimhautreize anderer Art, wie Tabak und Alkohol mitwirken, und soll durch das Zusammenschlagen der Pr. vocales bei der Phonation zustande kommen.

Diagnose. Bei direkter Laryngoskopie zeigt sich das Geschwür, wenn der Aryknorpel etwas nach außen hinten gedrückt wird. Seiner Lokalisation entsprechend gleicht es am meisten einer Pachydermie und es dürfte kein Zweifel sein, daß in Europa die meisten derartigen Veränderungen als Pachydermien angesprochen werden. Jedenfalls wurde von europäischen Autoren dieses Krankheitsbild nicht aufgestellt.

Nach eigener Erfahrung finden sich auch bei uns klinisch und pathologisch-anatomisch typische Fälle, wenn auch verhältnismäßig selten.

Behandlung. Stimmruhe von längerer Dauer ist die Hauptsache. Granulationen werden abgetragen, jedoch soll der Knorpel unberührt bleiben. Pinselungen mit Arg. nitric. und Kauterisationen sind nach CH. JACKSON schädlich.

Prognose. Die Erkrankung ist harmlos, aber Rezidive sind häufig.

2. Verbrennungen, Verbrühungen und Verätzungen

Verbrennungen entstehen durch die *Einatmung heißer Gase* und *Dämpfe*, während *Verbrühungen* durch das *Verschlucken heißer Flüssigkeiten*, Verätzungen durch *Verschlucken von starken Säuren* oder *Alkalien* zustande kommen, meistens als Teilerscheinung ausgedehnter Schädigungen der oberen Luft- und Speisewege. Die Wirkung von Gasen und Dämpfen erstreckt sich bis in die Bronchien, die Schäden von Flüssigkeiten beschränken sich auf den Kehlkopfeingang, die Epiglottis, die Arygegend und die aryepiglottischen Falten. Kampfgase (Senfgas u. a.) sind besonders gefährlich.

Die *unmittelbare Wirkung* der starken Schleimhautreizung ist eine *reichliche zähe Sekretion* aus den ganzen Luftwegen, deren sich der Patient nur schwer entledigen kann. Bei stärkeren Schädigungen erreicht die Zerstörung die Muskulatur und das Perichondrium, so daß ein *tiefer Gewebsausfall* eintritt. Eine Infektion läßt sich nicht vermeiden. Als deren Folge kommt es zunächst zum *akuten Ödem*, später häufig zur *Perichondritis* und Knorpelnekrose. Unbehandelt können ausgedehnte Narbenstenosen zurückbleiben.

Im Krieg wurden mit unmittelbar tödlicher oder schwer schädigender Wirkung eine Reihe von *Kampfgasen* verwendet, wozu vor allem Chlorgase, Chloropikrin,

Phosgen, Lewisit und Senfgas gehören. Über deren Wirkung und Bekämpfung verweise ich auf das spezielle Schrifttum.

Sprayen mit schwacher *Natriumbikarbonatlösung* erleichtert den Schleimhautreiz und verflüssigt das *Sekret*, das eventuell unter direkter Laryngoskopie *abgesogen* werden muß (CH. JACKSON). Eiskrawatte, *intravenöse Kalziuminjektionen* und *Penicillinprophylaxe* sollen das akute Glottisödem verhüten. Eine frühe *Tracheotomie* ist angezeigt, wenn trotzdem eine Dyspnoe auftritt, und erlaubt die lokale Behandlung des Kehlkopfes mit *Einlage von erweiternden Bolzen*. *Hospitalisation* ist auch in leichteren Fällen angezeigt, um sofort mit der Tracheotomie zur Hand zu sein.

IV. Die banalen Kehlkopfentzündungen

1. Akute oberflächliche Kehlkopfentzündungen

a) Die akute katarrhalische Kehlkopfentzündung
(*Laryngitis catarrhalis acuta*, akuter Kehlkopfkatarrh)

Ursache und Entstehung. In der Regel ist die Kehlkopferkrankung als *infektiöse Laryngitis* nur die *Teilerscheinung eines akuten absteigenden* oder seltener eines *aufsteigenden Katarrhs* der Luftwege und geht deshalb auf dieselben Ursachen wie die „einfachen Erkältungskrankheiten" zurück (S. 77). Manchmal überspringen die diffusen Katarrhe gerade den Kehlkopf, während er in anderen Fällen als besonders lästiger Krankheitsort in den Vordergrund tritt. Als *Erreger* ist in diesen Fällen ein *Virus* anzunehmen, welches der nachfolgenden bakteriellen Infektion den Weg ebnet. Im Sekret finden sich *hämolytische Streptokokken* und *Staphylokokken, Pneumokokken, Influenzabazillen* und *andere Bakterien*, in von Fall zu Fall wechselnder Mischflora und Menge. Über die öfters heftige Kehlkopfentzündung bei *Grippe* und anderen *akuten Infektionskrankheiten* sowie bei *sekundärer Lues* und *Tuberkulose* S. 444, 447 u. 458. Diesen infektiösen Laryngitiden stehen *nichtinfektiöse Reizzustände* gegenüber, die durch eine Reihe äußerer Schädlichkeiten verursacht werden und den Kehlkopf unter geringer Beteiligung der übrigen Luftwege isoliert befallen. Es kann sich eine infektiöse Laryngitis anschließen, bzw. diese Reize schaffen eine erhöhte Bereitschaft für den akuten Kehlkopfkatarrh. Der übermäßige und hauptsächlich der *falsche Stimmgebrauch* bei Rednern und Sängern, sowie ein Mißbrauch der Stimme bei allerlei Gelegenheiten, zumal in *überhitzter, trockener rauchgeschwängerter* oder *staubiger Luft*, ist eine der Hauptursachen, vor allem, wenn der Betroffene durch Alkohol und Rauchen noch für weitere Schleimhautreize sorgt. In derselben Weise wirkt ein *dauernder Husten* irgendwelcher Ursache. Eine chronische Laryngitis pflegt unter diesen Umständen sofort aufzuflammen. Der akute Kehlkopfkatarrh ist eine vorwiegende *Erkrankung des Mannes*, der derartigen Schäden viel mehr als die Frau ausgesetzt ist. Die Gewohnheit der Frau, mit nacktem Hals oder nur leichter Bekleidung auch unfreundlicher Witterung zu trotzen, scheint eher eine günstige Abhärtung mit sich zu bringen. In bestimmten Betrieben mit beißenden Gasen oder Dämpfen (Chlor, Brom, Jod, Säuredämpfe usw.) kommt die Kehlkopfentzündung als *Gewerbekrankheit* vor. Jede *Behinderung der Nasenatmung* setzt den Kehlkopf und die tieferen Luftwege den Schäden der Einatmungsluft in vermehrtem Maße aus.

Selten wird die Laryngitis *traumatisch* ausgelöst, z. B. durch Fremdkörperverletzungen, Verätzungen oder Verbrühungen (S. 411 u. 418), Kehlkopfpinselungen mit ätzenden oder zu starken Lösungen, ungeschicktes Einführen von Magensonden, intratracheale Narkosen usw.

Pathologische Anatomie. Wie der Name Kehlkopfkatarrh zum Ausdruck bringt, handelt es sich um eine *oberflächliche katarrhalische Entzündung* der Schleimhaut mit *Sekretionsstörungen*. Mukosa und Submukosa zeigen eine *Hyperämie* mit erweiterten Gefäßen, es erfolgt eine *seröse Gewebsdurchtränkung* mit *Leukozyten* und *Rundzelleninfiltration*. Das *Epithel* erscheint aufgelockert. Die Sekretion ist zuerst herabgesetzt, dann wird sie zunächst *schleimig*, später bildet sich ein *schleimig-eitriges* Exsudat. Nur bei verzögerter Abheilung bleiben Rückstände in Form von *fibröser Gewebsvermehrung* zurück. An bestimmten Stellen, wie beispielsweise der Subglottis des Kindes, können sich starke *ödematöse Schwellungen* bilden. Am Stimmband wird als Myositis des M. vocalis auch der Stimmbandmuskel infiltriert, ebenso wie das *Cricoarytaenoidgelenk* von einer *Arthritis* befallen werden kann. Das Aneinanderschlagen der Stimmbänder beim Sprechen führt mitunter zu kleinen Epithelnekrosen bzw. flachen *Erosionen* am freien Stimmbandrand (Laryngitis erosiva). Bei heftigen Entzündungen treten *Blutungen* in das Gewebe und an die Oberfläche auf (Laryngitis haemorrhagica). Dagegen greift die Entzündung nur sehr selten unter Abszedierung oder Perichondritis in die Tiefe und tiefere Geschwürsbildungen sprechen stets für eine spezifische Affektion. In der Mehrzahl umfaßt die Entzündung den *gesamten Kehlkopf* oder *hauptsächlich die Stimmbänder* (Chorditis), doch können auch andere Teile (Taschenbänder, Subglottis, Epiglottis) vorwiegend erkrankt sein. Der banale Kehlkopfkatarrh befällt fast immer *beide Seiten* in gleichem oder annähernd gleichem Grad. Gewöhnlich wird er von einer *akuten Tracheitis* begleitet.

Symptome und Verlauf. Der *Allgemeinzustand* ist bei einer isolierten Laryngitis *kaum gestört*, gelegentlich setzt aber die Erkrankung mit *Frösteln* und *mäßigem Fieber* ein. Bei der fortgeleiteten Laryngitis wird der Allgemeinzustand von der Grundkrankheit beherrscht. Von einem lästigen *Trockenheitsgefühl* und *Kitzeln* bzw. *Brennen* in Kehlkopf- und Luftröhrenhöhe gehen die Beschwerden meistens rasch in die typischen Zeichen der Kehlkopferkrankung, die *Heiserkeit* und den *Kehlkopfhusten*, über. Bisweilen wird der Patient völlig aphonisch und nur der trockene, bellende Husten bringt noch einige Mißtöne hervor. Die Funktionsstörung der Glottis ist eine Folge der entzündlichen Stimmbandschwellung, der reflektorischen Schonung, der Myositis des Stimmbandmuskels und einer eventuellen Arthritis des Arycricoidgelenkes. Das erste trockene Stadium, das manchmal während der ganzen Erkrankung andauert, ist durch die *Schmerzen* beim Husten und Sprechen öfters am quälendsten. In der Regel beginnt sich der Husten nach einigen Tagen zu „lösen" und schafft nun unter zunehmender Erleichterung einen *schleimigen*, später *schleimig-eitrigen Auswurf* heraus.

Im *laryngoskopischen Bild* (Abb. 182) fällt die im allgemeinen *symmetrische Entzündung der Stimmbänder* am meisten auf. Von einer leichten Injektion ohne Verdickung bis zur satten *Rötung* und *Schwellung* kommen alle Übergänge vor oder durchläuft die Erkrankung alle Stadien. Das verdickte Stimmband verliert seinen scharfen Rand und wird *walzenförmig* (Chorditis). Die kleinen *Erosionen* der Laryngitis erosiva am Stimmbandrand entstehen hauptsächlich, wenn die Stimme trotz der Entzündung nicht geschont wird, während die *Blutungen* der Laryngitis haemorrhagica stets das Zeichen einer heftigen Entzündung sind (Grippe). Im ersten Stadium erscheint die Schleimhaut trocken, im gelösten Stadium kleben einzelne eingedickte zähe Schleimklümpchen an den Stimmbändern und der übrigen Mukosa, verschiedentlich ziehen Schleimfäden quer über die Glottis. Selten bilden sich borkige Auflagerungen. Die durch die verminderte

Schwingungsfähigkeit der dicken geschwollenen Stimmbänder verursachte Heiserkeit wird oftmals durch ein *rautenförmiges Klaffen der Stimmritze* zur *Aphonie* gesteigert. Neben der reflektorischen Schonung des entzündeten Kehlkopfes wirkt, wie erwähnt, eine *entzündliche Parese* des in der Stimmlippe liegenden *M. vocalis* mit.

Die *Entzündung der übrigen Schleimhaut* äußert sich in vermehrter Rötung und in teilweiser Schwellung von samtartigem Aussehen, die besonders an der Hinterwand, der Subglottis und den Taschenbändern hervortritt, jedoch ist der Grad der Entzündung viel schwerer als an den Stimmbändern zu beurteilen. Über die spezielle Form der Laryngitis hypoglottica im Kindesalter s. S. 423.

Die akute infektiöse Laryngitis *läuft* gewöhnlich *in ein bis zwei Wochen ab*, ohne Residuen zu hinterlassen. Nur die akuten Schübe der chronischen Laryngitis nehmen einen schleppenden Verlauf. Auch kann eine mangelnde Schonung der Stimme die Heilung wesentlich verzögern und den Übergang in ein *chronisches Stadium* anbahnen. Oft besteht eine ausgesprochene konstitutionelle Neigung zu *Rückfällen*.

Komplikationen durch submuköse Ausbreitung der Entzündung mit Auftreten von Phlegmonen oder Abszessen oder auch nur bedrohlichen Ödemen sind eine große Ausnahme. Nur beim Kind kommen letztere bei der Laryngitis hypoglottica häufiger vor (S. 423).

Die **Diagnose** des banalen akuten Kehlkopfkatarrhs stützt sich auf den *laryngoskopischen Befund* mit den *symmetrisch geröteten und verdickten Stimmbändern* oder der Rötung und Schwellung anderer Kehlkopfteile, sowie des akuten Beginnes und der kurzen Dauer

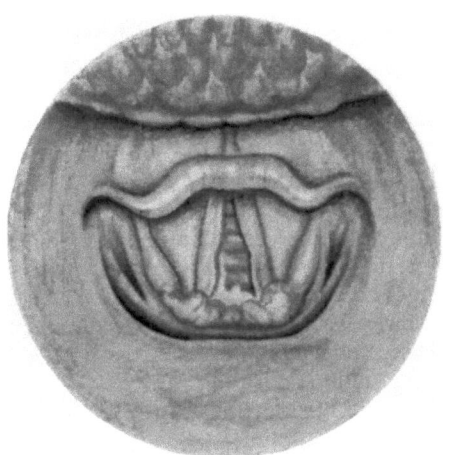

Abb. 182. Akuter Kehlkopf- und Luftröhrenkatarrh

der Erkrankung. *Eine Diagnose nur auf Grund der Heiserkeit ohne Laryngoskopie zu stellen, führt nicht über eine gewisse Wahrscheinlichkeit hinaus und hat hauptsächlich bei isolierter Kehlkopferkrankung Fehlschlüsse zur Folge.* So werden häufig die plötzlich einsetzenden funktionellen Stimmstörungen und Rekurrenslähmungen als „Kehlkopfkatarrhe" angesehen und falsch behandelt. Eine vollständige Aphonie mit stimmhaftem Husten spricht stets gegen eine Entzündung.

Differentialdiagnose. Jede Laryngitis kann die Einleitung zu einer *akuten Infektionskrankheit*, hauptsächlich *Grippe* oder *Masern* sein. Bei fieberhaftem Verlauf ist vor allem im Kindesalter an einen *Fremdkörper* oder eine *Kehlkopfdiphtherie* zu denken. Die diffuse Laryngitis der *sekundären Lues* unterscheidet sich nicht von der banalen Laryngitis. Im übrigen ist gegenüber den im allgemeinen *einseitigen* spezifischen Entzündungen bei *Tuberkulose* und *Lues III*, sowie dem einseitigen Tumor, die *Beiderseitigkeit* der banalen Entzündung charakteristisch und ebenso das *Fehlen tieferer Geschwüre*. Läuft aber die Erkrankung in zwei bis drei Wochen nicht ab, so wird auch die scheinbar banale Laryngitis verdächtig.

Behandlung. Wie jeder banale akute Katarrh der Luftwege, neigt die akute Laryngo-Tracheitis *zur raschen Spontanheilung. Ruhe* und Schonung des Kehlkopfes durch Fernhalten von Schädlichkeiten jeder Art (auch medikamentöser) ist deren wirksamste Unterstützung.

Die *Allgemeinbehandlung* richtet sich nach dem Allgemeinzustand. Bei plötzlichem fieberhaftem Anfang kann eine sofortige Schwitzpackung und Abführen den Verlauf abkürzen. Aspirin 0,5 g bzw. Alkazyl 0,5 g dreimal täglich unterstützt das Schwitzen und wirkt bei fieberhaftem Verlauf als Antipyreticum. Sulfonamide und Antibiotica sind im Virusstadium akuter Katarrhe wirkungslos, später aber, wenn andauerndes Fieber auf eine bakterielle Infektion hinweist, angezeigt. *Reichliche Flüssigkeitszufuhr* in Form warmer Getränke, insbesondere Zitronen- oder Orangensaft, sorgt für eine dauernde leichte Hauttranspiration und zugleich für die nötigen Vitamine. Im übrigen sei die *Diät* nicht zu heiß und nicht zu kalt, auch nicht zu scharf und in den ersten Tagen vorwiegend flüssig und breiig. Tabak und Alkohol sind zu verbieten.

Kinder und fieberhafte Kranke gehören ins Bett. Bei afebrilem Verlauf ist Zimmerruhe in gleichmäßig *warmem, aber nicht überheiztem Raum*, in *reiner, angefeuchteter Luft* ausreichend. Die Radiatoren der stark austrocknenden Zentralheizung sind mit feuchten Tüchern zu bedecken. Im übrigen sorgt ein Bronchitiskessel, ein elektrischer Kocher oder ein Topf mit siedendem Wasser neben dem Krankenbett für die notwendige erhöhte Luftfeuchtigkeit. (s. Luftkonditionierung S. 385). Zusatz von einigen Tropfen Terpentinöl oder Latschenöl erleichtert den Auswurf; Menthol- oder Eucalyptusöl trocknet auf, sofern im zweiten Stadium eine zu reichliche Sekretion besteht.

Sehr wichtig ist die *Ruhigstellung des Kehlkopfes* durch ein *Sprechverbot* und *Bekämpfung des Hustens* durch Kodeinpräparate (Codein. phosphor. 0,3/15 drei- bis viermal täglich 15 bis 20 Tropfen, auch Acedicon dreimal täglich eine halbe Tablette) oder kombiniert mit einem Expectorans. Namentlich bewähren sich die *Doverschen Pulver* (Pulvis Doveri 0,25, dreimal täglich nach dem Essen) oder deren gereinigter Ersatz Ipecopan in Tabletten- oder Tropfenform. Eine milde Wirkung hat warme Milch zu gleichen Teilen mit Vichy- oder Emser Wasser gemischt oder mit Zusatz von Honig.

Opiate und Kodeinpräparate haben den Nachteil der Austrocknung der Schleimhaut und dürfen daher nicht in größeren Dosen und nicht länger als zur Hustenstillung absolut notwendig verwendet werden. Zuweilen sind sie aus dem erwähnten Grunde nicht zu gebrauchen, da die Beschwerden, insbesondere die Heiserkeit, zunehmen.

Lokal werden *Kataplasmen* oder *warme Halswickel*, Ölwickel mit

Oleum olivarum 200,0
Oleum Hyoscyami 10,0

oder ein Halswickel nach PRIESSNITZ über Nacht angenehm empfunden. Den gleichen Zweck haben Halswickel mit Antiphlogistin oder einem Ersatzpräparat oder die Brüningsschen Halslichtbäder (S. 217).

Inhalationen pflege ich nach Möglichkeit zu vermeiden. Nur bei andauernder lästiger Trockenheit oder den akuten Rezidiven eines chronischen Katarrhs sind solche mit einer Salzlösung (eine Messerspitze Kochsalz auf das Inhalierglächen, Emser Wasser, Vichywasser usw.) oder Kamillentee angezeigt, bei überreichlicher Schleimbildung mit ätherischen Ölen (Ol. Mentholi, Ol. Eucalypti usw.). Außer bei ausgesprochen schwerem Verlauf oder verzögerter Abheilung halte ich auch die zur Zeit vielfach angewendeten Inhalationen mit Antibiotica nicht für angezeigt. Pinselungen sind, als schädlich, zu unterlassen. Gurgeln nützt einzig bei gleichzeitiger Pharyngo-Tonsillitis, dagegen können borkige Auflagerungen durch Waschungen mit 5%iger Sodalösung (HAJEK) weggespült werden.

Schwierig zu beurteilen und zu behandeln ist die Kehlkopfentzündung bei *Berufssängern* und *Rednern*.

Die **Prognose** ist gut. Komplikationen oder Residuen sind selten, allerdings kommt der Übergang in ein chronisches Stadium vor.

Prophylaxe. Die oft große *Rückfallneigung* verlangt vorbeugende Maßnahmen, da sich sonst schließlich der lästige und kaum mehr zu beseitigende chronische Kehlkopfkatarrh einstellt. Die katarrhalische Anfälligkeit wird durch Abhärtung (S. 82) bekämpft, äußere Schädlichkeiten müssen möglichst ferngehalten werden. Bei berufsmäßigem Stimmgebrauch ist eine systematische Stimmschulung das Wichtigste.

b) Die Laryngitis acuta im Kindesalter *(Laryngitis hypoglottica)*

Selbst bei stärkerer Schwellung des Kehlkopfinnern verursacht die einfache akute Kehlkopfentzündung beim Erwachsenen nur ausnahmsweise eine bedrohliche Verengerung des Kehlkopflumens, während schon leichtere akute Laryngitiden infolge verschiedener Eigenheiten des kindlichen Kehlkopfes im Alter *unter sieben bis acht Jahren* zu beängstigender *Atemnot* führen können. Der kindliche Kehlkopf, vor allem die Glottis, ist verhältnismäßig eng, die Wände sind nachgiebig, das submuköse Gewebe ist locker, neigt zu stärkerer Schwellung und jede Kehlkopferkrankung pflegt anfallsweise Stimmritzenkrämpfe auszulösen. Bei der häufigen *Laryngitis subglottica bezw. hypoglottica* des Kindesalters schwillt in erster Linie das lockere subglottische Gewebe an und verengt die Subglottis durch beiderseitige Wülste spaltförmig. Diese Erkrankung mit ihrer starken anfallsweisen Dyspnoe liegt dem sogenannten *falschen Krupp* (Pseudokrupp) zugrunde.

Symptome und Verlauf. Meistens erwachen die Kinder nachts aus scheinbar völligem Wohlbefinden mit einem *trockenen bellenden, heiseren Husten* und starker *inspiratorischer Dyspnoe* mit Einziehung des Jugulums und der nachgiebigen Thoraxteile. Unter *Nachlassen des Anfalles nach ein bis zwei Stunden* wird etwas dicker, zäher Schleim ausgeworfen. Häufig wiederholt sich der Anfall in den nächsten Nächten. Erstickung ist sehr selten. Tagsüber befinden sich die Kinder wohl und die katarrhalischen Erscheinungen können so gering sein, daß sie kaum auffallen. Die Kinder sind zwar heiser, aber nicht aphonisch, wie bei der Diphtherie. Oftmals besteht eine akute oder subakute Rhinopharyngitis.

Die *Ursache der nächtlichen Anfälle* ist nicht ganz klar. Sicher spielen Stimmritzenkrämpfe mit, vielleicht auch Schleimansammlungen in der Glottis oder Schleim, der aus dem Epipharynx in den Kehlkopf tropft (LAURENS).

Die laryngoskopische Untersuchung zeigt dicht *unter den Stimmbändern walzenförmig vorspringende parallele rote Wülste*, während die Stimmbänder selbst nur wenig injiziert sind und sich mit ihrer weißlichen Farbe scharf von der geröteten Subglottis abheben.

Die Erkrankung heilt nach mehr oder weniger zahlreichen Anfällen fast immer aus, doch sind Rückfälle häufig.

Diagnose. Beim Kleinkind ist die Diagnostik der Kehlkopferkrankungen schwierig, da eine zuverlässige Vorgeschichte fehlt, die indirekte Laryngoskopie vielfach unmöglich ist und nur die *direkte Laryngoskopie* den Kehlkopf zu besichtigen erlaubt. Der Kehlkopfbefund der subglottischen Laryngitis ist charakteristisch. Der Allgemeinarzt ist aber in der Regel allein auf die Symptome angewiesen, deren wesentlichstes neben der Heiserkeit die Dyspnoe darstellt.

Der falsche Krupp mit seinen Dyspnoeanfällen wird insbesondere mit dem *Laryngismus stridulus* des Kleinkindes verwechselt, bei welchem die Anfälle infolge des reinen Laryngospasmus noch heftiger, dafür aber von kürzerer Dauer sind und katarrhalische Erscheinungen fehlen. Bei stärkeren, entzündlichen fieberhaften Erkrankungen sind die Symptome dieselben wie bei einer beginnenden *Kehlkopfdiphtherie*. Beläge im Mesopharynx erlauben die klinische Diagnose auch ohne Laryngoskopie. Von den nichtdiphtherischen pseudomembranösen Entzündungen unterscheidet die bakteriologische Untersuchung. Vor allem aber ist bei jedem Dyspnoeanfall an die Möglichkeit eines *Fremdkörpers* zu denken, der beim Kleinkind im allgemeinen keine entsprechende Anamnese hat. Bei den verschiedenen Formen des „*kongenitalen*" *Stridors* fehlt das akute oder anfallsweise Auftreten. Bei ungewöhnlichem Verlauf soll auf alle Fälle direkt laryngoskopiert werden, was allerdings bei spasmophilen Kindern nicht ganz gefahrlos ist.

Um die Diagnose der verschiedenen Dyspnoeformen zu erleichtern, lasse ich eine entsprechende Tabelle folgen (s. S. 425).

Behandlung. Im *akuten Dyspnoeanfall* kann der Stimmritzenkrampf zuweilen durch heiße Halswickel und Brustkompressen oder ein heißes Senfbad (zwei Eßlöffel Senfmehl in einem Beutel ins Wasser gehängt und dann ausgedrückt reichen für ein Kinderbad) unterbrochen werden. Schwere Anfälle lassen sich durch 5 bis 10 ccm Calcium-Sandoz intravenös erleichtern. Über die *Bekämpfung der Anfallsbereitschaft* siehe Stimmritzenkrampf des Kindes S. 496.

Gegen die Laryngitis sind die auf S. 421 besprochenen Maßnahmen mit einem Stoß von Antibiotica anzuwenden. Die Kinder gehören ins Bett. Von Expektorantien genügt in leichten Fällen Liquor ammonii anisati (drei- bis viermal täglich 5 bis 10 Tropfen), sonst Ipecacuanha-Präparate (Ipecopan, Ipedrin usw.). Der Husten wird durch Codein beruhigt.

Ein 1‰ Privinspray kann die suglottischen Wülste vorübergehend zum Abschwellen bringen.

Eine *Tracheotomie* wird nur ausnahmsweise notwendig und läßt sich gegebenenfalls durch das Einführen eines dünnen Trachealrohres vermeiden. Es empfiehlt sich daher, schwere Fälle zu hospitalisieren.

c) Die infektiöse Laryngotracheobronchitis acuta des Kleinkindes

Die rasch absteigende „pseudomembranöse" schwere Entzündung des Kehlkopfes und des Tracheobronchialbaumes ist eine typische lebensgefährliche Erkrankung des Kleinkindes, obwohl sie auch im späteren Alter in ähnlicher Form vorkommen kann. Jede virulente Infektion ist ursächlich möglich, vor allem werden Streptokokken gefunden und entwickelt sich die Erkrankung aus einer *Grippe*. Die Entzündung tritt sporadisch oder in kleinen Epidemien auf.

Pathologische Anatomie. Kehlkopf, Trachea und Bronchien zeigen eine schwere eitrige Entzündung mit starker hochroter Schwellung der Schleimhaut. Das reichliche Exsudat ist zuerst serös, später eitrig und endlich wird es unter etwas Fibrinbeimischung dick, zäh und gummiartig, teilweise zu Borken eintrocknend. In kurzer Zeit bilden sich ganze Ausgüsse der Bronchien, und selbst die weitere Trachea wird ausgefüllt, was der Erkrankung ihren schwer stenosierenden Charakter verleiht. Im Gegensatz zur Diphtherie lassen sich aber die Exsudatmassen von der Schleimhaut leichter abstreifen als die fibrinösen Pseudomembranen, soweit sie nicht angetrocknet sind.

Symptome und Verlauf. Die klinischen Erscheinungen gleichen einer Diphtherie. Neben den Zeichen einer hochfieberhaften Infektionskrankheit kommt es rasch zu starker Atemnot, da das Kleinkind mit der nur geringen Kraft seiner Hustenstöße nicht imstande ist, das zähe Exsudat aus den engen Bronchien auszuhusten. Die Toxikose schädigt zudem das Atemzentrum derart, daß der

Tabelle 7. *Ursachen von Atemnot und Erstickungsanfällen beim Kleinkind*

	Beginn	Verlauf	Fieber	Katarrh	Husten	Heiserkeit	Besonderheiten
„Kongenitaler Stridor"	angeboren	gleichmäßig	fehlt	fehlt	fehlt	fehlt oder vorhanden	
Laryngospasmus stridulus	perakut	Anfälle	fehlt	fehlt	fehlt	fehlt	
Fremdkörper	perakut, schleichend	Anfälle, zunehmend	fehlt, später vorhanden	fehlt, später vorhanden	Anfälle	fehlt oder vorhanden	Vorgeschichte
Laryngitis hypoglottica (Pseudokrupp)	akut	Anfälle	fehlt oder vorhanden	gering	Anfälle	vorhanden	
Pseudomembranöse Laryngo-Bronchitis acuta	akut	zunehmend	vorhanden	stark	stark	stark	Abstrich auf Diphtherie negativ
Kehlkopfdiphtherie	akut	zunehmend	vorhanden	stark	stark	stark	Abstrich positiv
Pneumonie	rasch	zunehmend	hoch	fehlt, vorhanden	vorhanden	fehlt	Nasenflügelatmen, Lungenbefund
Retropharyngealabszeß	langsam	zunehmend	vorhanden	vorhanden	fehlt	fehlt	
Papillomatose des Kehlkopfes	langsam	zunehmend	fehlt	fehlt	fehlt	vorhanden	zuweilen familiär

heisere Husten bald nachläßt. Mühsam um Atem ringend sitzt das Kind unruhig und angstvoll im Bett mit starker aschgrauer Zyanose, bis es in eine toxische teilnahmslose Prostration verfällt. Der Tod erfolgt entweder an Erstickung, Bronchopneumonie oder toxischer Herzlähmung.

Untersuchungsbefund. Eine genaue Aufnahme ist nur mittels einer vorsichtigen direkten Laryngoskopie und Tracheoskopie möglich. Der Kehlkopf erscheint hochrot, geschwollen mit subglottischen Wülsten, teilweise mit Exsudat bedeckt, in der Trachea ist das typische borkige, wie Gummi aussehende Exsudat unverkennbar.

Die Lungenuntersuchung zeigt teils atelektatische, teils bronchopneumonische, teils emphysematische Stellen.

Diagnose. Die stenosierende Entzündung der Luftwege liegt auf der Hand. Differentialdiagnostisch ist vor allem die Diphtherie auszuschließen, von der zwar schon die Art des Exsudates unterscheidet. Entscheidend ist aber einzig der wiederholt negative Ausfall der Untersuchung auf Löfflersche Diphtheriebazillen. Eine naheliegende Fehldiagnose ist die Bronchopneumonie. Fremdkörper und die Laryngitis hypoglottica können eine ähnliche Atemnot zur Folge haben. Namentlich vegetabilische Bronchialfremdkörper verursachen eine perakute heftige Bronchitis mit reichlich schleimig-eitriger Sekretion.

Behandlung. Die schwere Infektion erfordert eine sofortige sehr energische Chemotherapie mit Antibiotica und Sulfonamiden. Die lokalen Maßnahmen richten sich gegen die Verstopfung der Bronchien und der Trachea. Dazu gehört vor allem eine hohe Luftfeuchtigkeit der Umgebung (90 bis 100%), welche zusammen mit der Sauerstoffanreicherung der Luft in einem entsprechenden Bettzelt durch einen Bronchitiskessel erreicht wird. Besser ist allerdings ein Krankenzimmer mit entsprechender Konditionierung der Luft. Nimmt die Atemnot trotzdem zu, so muß das Exsudat durch das Tracheoskop durch Absaugen und mit Zangen entfernt werden. Mit der Tracheotomie ist trotz ihren Nachteilen nicht zu zögern, falls die Atemnot andauert. Die Trachea und die größeren Bronchien lassen sich von der Kanüle aus mit einer Gummisonde absaugen, auch kann leicht ein kurzes Bronchoskop zur Reinigung eingeschoben werden. Trotzdem gelingt eine Säuberung der kleineren Bronchien nicht. Instillation von isotonischer Kochsalzlösung und von Öl hilft anfeuchten. Die Toxikose verlangt die üblichen Analeptica, Opiate sind zu vermeiden.

Prognose. Die Aussichten sind im ganzen schlecht. Die Behandlung mit Antibiotica hat einen wesentlichen Fortschritt gebracht.

d) Besondere oberflächliche akute Entzündungsformen des Kehlkopfes

Laryngitis ulcero-membranacea. Sehr selten greift die *Plaut-Vincentsche Angina* auf den Kehlkopf über und es entstehen die gleichen schmierigen Beläge und Erosionen, wie an den Tonsillen. Die *Diagnose* geht aus dem Nachweis der Symbiose von Spirillen und fusiformen Stäbchen hervor.

Die **Laryngitis fibrinosa** wird durch die Bildung von *Fibrinbelägen* gekennzeichnet, aber ohne den Löfflerschen Diphtheriebazillus. Als Ursache werden verschiedene Eitererreger, darunter auch der B. pyocyaneus angesprochen.

Fibrinöse Beläge können auch nach *Verbrennungen* und *Verätzungen* oder Verletzungen auftreten.

Bei der ätiologisch unklaren und sehr selten vorkommenden *Chorditis fibrinosa* beschränkt sich der Fibrinbelag auf eine mittlere Strecke der Stimmbänder. Die Ursache dieser Erkrankung ist unklar, teils wird sie als Influenzafolge betrachtet (FRAENKEL, SEIFFERT), teils als Schädigung durch verschiedene Reize und Überbeanspruchung der Stimmbänder (BROWN-KELLY). Sie heilt nach drei bis vier Wochen von selbst ab.

Die **Diagnose** ergibt sich aus dem laryngoskopischen Befund, der die schmierigen Beläge und Erosionen oder die Fibrinbeläge zeigt. Bei der Plaut-Vincentschen Erkrankung findet sich die Symbiose von Spirillen und fusiformen Stäbchen, deren Bedeutung gleich zu beurteilen ist wie bei der entsprechenden Angina. Die fibrinösen Entzündungen gleichen zum Teil der Diphterie, die durch wiederholte bakteriologische Untersuchung ausgeschlossen werden muß. Zuweilen gibt auch die Vorgeschichte verwertbare Anhaltspunkte (Verätzungen usw.).

Die **Behandlung** ist im ganzen dieselbe wie bei der akuten Laryngitis (S. 421) und beschränkt sich im allgemeinen auf symptomatische Maßnahmen. In schweren Fällen kommen Antibiotica in Betracht.

Die **Prognose** ist stets zweifelhaft.

2. Die chronische, katarrhalische Kehlkopfentzündung (Laryngitis chronica, chronischer Kehlkopfkatarrh)

Die einfache banale chronische Kehlkopfentzündung gleicht grundsätzlich in jeder Beziehung dem chronischen Rachenkatarrh. Es liegt ihr eine *jahrelang dauernde, teils katarrhalisch hyperplastische, teils trocken atrophische Entzündung der Kehlkopfschleimhaut verschiedener Art* zugrunde. Meistens ist er nur die Teilerscheinung eines *allgemeinen chronischen Katarrhs* der oberen Luftwege, kann aber durch seine lästigen Stimmstörungen in den Vordergrund treten.

Ursache und Entstehung. Das Leiden wird hauptsächlich beim *Mann im mittleren und höheren Alter* beobachtet und wir sehen in den bekannten Heilbädern für Trink- und Inhalationskuren den älteren Herrn mit seiner rauhen, tiefen Stimme, der hier alljährlich von seinen Beschwerden Erleichterung erhofft.

Einmal erkrankt, neigt die zarte Kehlkopfschleimhaut immer wieder zur Entzündung, weshalb sich der chronische Katarrh öfters an eine akute Kehlkopfentzündung anschließt. Er kann aber auch langsam und schleichend entstehen und hauptsächlich in diesen Fällen sind die *Ursachen dieselben wie beim chronischen Rachenkatarrh* (S. 286). Der Kehlkopfkatarrh ist ebenfalls teils eine echte *bakterielle Entzündung*, teils ein *abakterieller Reizzustand*, der durch mannigfache Schädigungen hervorgebracht wird. *Tabak- und Alkoholabusus, trockene kalte* oder *überhitzte* und *staubige Luft* (Berufsschädigungen), spielen neben der *Konstitution* eine wesentliche Rolle (s. chronischer Rachenkatarrh, S. 286). Sehr schädlich wirkt sich der *übermäßige* und *falsche Stimmgebrauch* in bestimmten Berufen aus, und Lehrer, Advokaten, Offiziere, Pfarrer, Sänger, Redner, Arbeiter in Lärmbetrieben usw. leiden nicht selten an chronischen Kehlkopfkatarrhen. Beim *Gastwirt* und in anderen ähnlichen Gewerben treffen eine ganze Reihe von Schädigungen zusammen, daher ist das Leiden hier vielfach ausnehmend hartnäckig und erreicht hohe Grade. Die chronische Laryngitis ist daher oft eine ausgesprochene *Berufs-* oder *Gewerbekrankheit*. Sogar das Weinen und Schreien des Kindes kann einen Reizzustand hervorrufen. *Bronchial- und Lungenerkrankungen* schädigen durch den infektiösen Auswurf und die ständige mechanische Inanspruchnahme beim Husten häufig den Kehlkopf. Mitunter ist der chronische Kehlkopfkatarrh lange Zeit das einzige Symptom, das der Patient von seiner *Lungentuberkulose* bemerkt. Langdauernde oder zu viele Pinselungen des Kehlkopfes durch den Arzt reizen die Schleimhaut und unterhalten die Entzündung. Jeder der zahlreichen akuten Schübe bringt in der Regel eine weitere Zunahme der Erscheinungen mit sich.

Die *trockene Kehlkopfentzündung* nimmt ätiologisch eine gewisse *Sonderstellung* ein. In schweren Fällen ist sie ein Ausläufer der Ozaena (S. 92). Leichtere Grade finden sich auch ohne gleichzeitige Ozaena. Daß der Zustand durch trockene, heiße und staubige Luft verschlimmert wird, liegt nahe, weshalb bestimmte Berufe (Köche, Schmiede, Kohlenarbeiter u. a.) besonders darunter leiden.

Pathologische Anatomie. Die jahrelange Entzündung führt gewöhnlich zu hyperplastischen Schleimhautveränderungen mit Vermehrung der Sekretion, so daß die *Laryngitis chronica simplex* in eine *Laryngitis chronica hyperplastica* übergeht. Seltener kommt es zur trockenen atrophischen Form, der *Laryngitis chronica sicca, sive atrophicans*.

Die beiden ersten Formen zeigen eine *entzündliche Hyperämie* und *Rundzelleninfiltration* der Mukosa und Submukosa mit *Vermehrung der Lymphfollikel*. Je nach dem Grad der Hyperplasie nimmt das *Bindegewebe der Submukosa* zu und verursacht eine diffuse Schleimhautverdickung oder tumorartige Schwellungen einzelner Teile, z. B. der Taschenbänder oder der Subglottis, woraus sich mannigfache Gestaltsveränderungen des Kehlkopfinnern ergeben. Die Entzündung ergreift auch die *Muskulatur des Stimmbandes* und zuweilen das *Cricoarytaenoidgelenk* in Form einer chronischen Arthritis. Beides stört die Funktion des Stimmapparates. Mitunter wuchert vorwiegend das Epithel in Form von *Pachydermien*, die sich an den mit Plattenepithel überzogenen Stellen, den Stimmbändern und der Hinterwand, entwickeln. Das *Sekret* ist *spärlich* und *zäh-schleimig eitrig*.

Bei der *trockenen Laryngitis atrophiert* die Schleimhaut unter *Verlust der Schleimdrüsen und der Lymphfollikel*. Infolgedessen trocknet das Sekret zu großen mißfarben grünlich-grauen *Borkenmassen* ein. Sie kleben der Schleimhaut des Kehlkopfes und der Luftröhre fest an, und erfolgt durch Husten ein gewaltsamer Abriß der Borken, so kann dies *Blutungen* nach sich ziehen (Laryngitis hämorrhagica). In ausgesprochenen Fällen besteht gleichzeitig eine *Ozaena* und Pharyngitis sicca.

Symptome und Verlauf. *Heiserkeit, Reizempfindungen* und *Husten* mit etwas *Auswurf* sind die lästige Trias der chronischen Kehlkopfentzündung. Je nach der Form tritt bald das eine, bald das andere Symptom mehr in den Vordergrund, im ganzen jedoch sind die Beschwerden von der speziellen Art der Laryngitis unabhängig und entsprechen in ihrem Grad nicht immer der Stärke der objektiven Veränderungen.

Von der einfachen Ermüdbarkeit der Stimme, der *Resasthenie* und *Phonasthenie* über die belegte Stimme bis zur *hochgradigen Heiserkeit* kommen alle Grade der Stimmstörung vor. Eine eigentliche *Aphonie* bleibt aber entsprechend der Seltenheit schwerer Kehlkopfveränderungen eine Ausnahme und tritt höchstens nach längerem Stimmgebrauch ein. Je nach Wetter, Ermüdung und vielen anderen Faktoren wechselt die Heiserkeit in ziemlich weiten Grenzen und macht sich bei der hohen Frauenstimme und beim Tenor mehr geltend als bei tiefen Baßstimmen. Für den *professionellen Redner* bedeutet die chronische Laryngitis eine äußerst unangenehme Behinderung. Oft muß er sich vor jedem Wort räuspern, um die Stimme zu klären oder diese ermüdet in kurzer Zeit derart, daß nur krampfhafte Anstrengungen das Weitersprechen ermöglichen und die Stimme schließlich ganz versagt. Manchmal ist die Heiserkeit am Morgen und nach längerer Stimmruhe am stärksten, häufig jedoch nimmt sie mit der stimmlichen Beanspruchung im Verlauf des Tages zu.

Zeitweise starke Reizempfindungen als *Trockenheits-* und *Fremdkörpergefühl*, *Brennen* und *Kratzen* erinnern ständig an den kranken Kehlkopf. Durch fortgesetztes, später zur Gewohnheit gewordenes *Hüsteln* und *Räuspern* sucht der Patient erfolglos sich Erleichterung zu verschaffen, aber reizt damit die Kehlkopfschleimheit immer mehr. Zuweilen führt die lange Dauer und Hartnäckigkeit zur Krebsangst, zur psychischen Überlagerung und zum Bild des *Kehlkopfneurotikers* (S. 480).

Stärkerer *Husten* und *reichlicher* Auswurf gehören nicht zur chronischen Laryngitis, sondern weisen auf die Trachea und die Bronchien hin. Nur am Morgen ruft der zähe und festhaftende, während der Nachtruhe angesammelte Schleim im Rachen, im Kehlkopf und der Luftröhre neben Räuspern und Hüsteln heftige Hustenstöße und Hustenanfälle hervor, bis das spärliche Sekret ausgeworfen ist. Beim alten Trinker und Raucher können sich die Anstrengungen bis zum *Vomitus matutinus* steigern.

Der *laryngoskopische Befund* zeigt, daß der banale Kehlkopfkatarrh *fast immer beide Seiten* betrifft, wenn auch manchmal in wesentlich verschiedenem Grad, im Gegensatz zu den einseitigen spezifischen Erkrankungen. Im übrigen prägt sich im Kehlkopfbefund die *spezielle Form der Laryngitis*, die einfache, die hyperplastische oder die atrophische chronische Kehlkopfentzündung, mehr oder weniger deutlich aus. In extremen Fällen ist die Art der Ent-

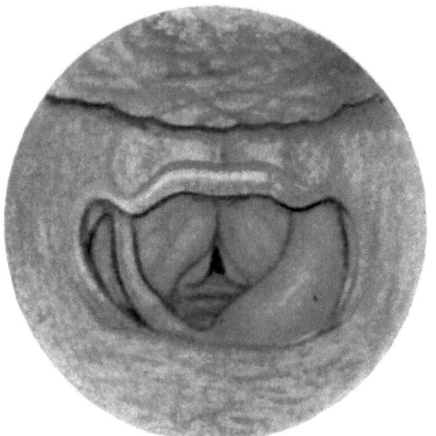

Abb. 183. Chronisch-hyperplastische Kehlkopfentzündung

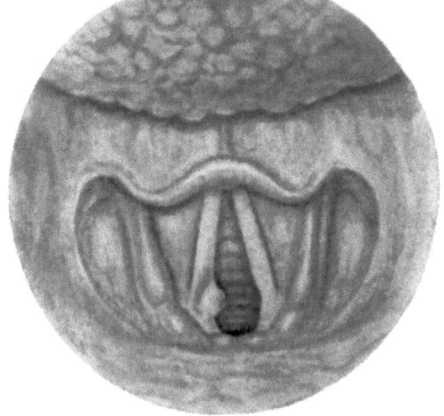

Abb. 184. Pachydermie des rechten Stimmbandes bei chronischem Kehlkopfkatarrh

zündung nicht zu verkennen, jedoch finden sich zahlreiche Übergänge von der einen zu der anderen, so daß eine scharfe Abgrenzung nicht möglich ist. Auch ergibt die Kombination der verschiedenen Veränderungen eine große Mannigfaltigkeit der Kehlkopfbilder.

Häufig sind die mechanisch besonders beanspruchten *Stimmbänder* am stärksten erkrankt (Chorditis chronica). Durch die Hyperämie verlieren sie ihre weiße Farbe, durch die zellige Infiltration und Bindegewebswucherung werden sie *plump* und *dick-walzenförmig*. Sie erscheinen *grau*, *graurot* bis *hochrot* mit einzelnen *dilatierten* Gefäßen und büßen ihren feuchten Glanz ein. Ihr feiner glatter Rand kann unregelmäßig *höckrig* werden. Bei der Phonation bleibt der Schluß der Stimmritze öfters mangelhaft und diese klafft infolge der Entzündung des M. vocalis rautenförmig *(Internusparese)*.

An der übrigen Schleimhaut wird die Rötung und Schwellung erst bei stärkerer Ausprägung auffällig. Zuweilen ist die *Hinterwand kissenartig verdickt* und legt sich bei der Phonation in *grobe Falten*, welche den vollständigen Schluß der Stimmritze behindern. Die Taschenbänder können vorragen und die Stimmbänder bis auf einen schmalen Rand verdecken (Abb. 183). Bei der Phonation berühren sie sich mitunter vor den Stimmbändern und erzeugen die heisere *gepreßte Taschenbandstimme*. Die Schwellung der Subglottis gibt sich an den parallel gestellten Längswülsten unter den Stimmbändern zu erkennen. Durch fibröse Entartung des Conus elasticus kann die Laryngitis hypoglottica schließlich zur *Stenose* mit Atemnot führen. Vereinzelt haften graue *Schleimklümpchen* an der Mukosa, oder spannen sich Schleimfäden zwischen den Stimmbändern aus. Dadurch, daß sie in die Glottis geraten oder dem Stimmband als Dämpfer aufsitzen, behindern sie die Stimmbildung.

Nach jahrelanger Dauer und hauptsächlich bei Rauchern und Trinkern, welche zudem ihre Stimme mißbrauchen, kommen gelegentlich die erwähnten schmutzig-weißlichen pachydermischen Verdickungen des Plattenepithels zustande, die *Pachydermia laryngis*. Zuweilen fehlt eine besondere Ursache. Über dem *Processus vocalis*, der einem mechanischen Druck bei der Phonation besonders ausgesetzt ist, wuchert das Epithel zu einer *dicken* beiderseitigen warzenartigen *Pachydermieschwiele* (Hühneraugen des Stimmbandes [M. SCHMIDT]) (Abb. 184). Da die beiden Schwielen bei der Phonation gegeneinanderprallen, bildet die eine den Abklatsch der anderen, die eine mehr als plumper Höcker, die andere mehr als Delle.

Die Ansicht, daß der Druck des Höckers für die Delle der Gegenseite verantwortlich ist, durfte aber nicht zutreffen. Vielmehr scheint die Delle einer stärkeren Anheftung des Epithels unmittelbar über der Spitze des Pr. vocalis zu entsprechen.

Das verdickte Epithel der Hinterwand gibt dieser bei der Phonation ein blaßgraues gefälteltes Aussehen (Hahnenkamm nach Laurens), das schließlich auch bei der Inspiration bestehen bleibt, während sie sich bei tiefer Inspiration glättet.

Starke stimmliche Anstrengungen während des Katarrhs verursachen nicht selten sogenannte *Sängerknötchen* oder *Schreiknötchen* zwischen vorderem und mittlerem Drittel der Stimmbänder (S. 461).

Ausnahmsweise schwillt die Schleimhaut des Morgagnischen Ventrikels an und hängt tumorartig aus dem Ventrikel in das Kehlkopflumen hinein, das betreffende Stimmband mit einer dicken roten ödematösen Schwellung bedeckend. Dieser Zustand wird fälschlicherweise als *Prolapsus ventriculi Morgagni* bezeichnet.

Diese verschiedenen Veränderungen kombinieren sich im einzelnen Fall zu mannigfachen laryngoskopischen Bildern.

Auf die *Laryngitis sicca* weist meistens schon die Ozaena bzw. eine trockene Nasen- und Rachenentzündung hin. In leichten Fällen erscheint die Schleimhaut etwas trocken und graurot, die Stimmbänder leicht gerötet, in vorgeschrittenen Stadien ist die Schleimhaut hochrot, glänzend glatt und sieht wie gefirnißt aus. Die trockenen stark geröteten Stimmbänder können verdickt sein, häufig werden sie durch die Atrophie der Submukosa und der Muskulatur dünn und schlaff, so daß sie bei der Phonation klaffen. Fleckweise, insbesondere jedoch unterhalb und oberhalb der hinteren Kommissur haften auf der Schleimhaut mißfarbene gelbliche Borken, die schließlich den Kehlkopf größtenteils überziehen und dem Atem einen faden unangenehmen Geruch verleihen. Selten wird dadurch eine gewisse Stenose mit Atemnot verursacht. Da und dort zeigen sich oberflächliche Erosionen. Gewöhnlich ist die Heiserkeit hochgradig und heftige *Hustenstöße* führen durch Abriß der Borken zu blutenden Schleimhautrissen und Erosionen mit *blutig gefärbtem Auswurf* (Laryngitis hämorrhagica).

Sofern sich die Ursache nicht beseitigen läßt, ist die chronische Laryngitis eine *sehr langwierige und hartnäckige Erkrankung*, die den Patienten meistens mit mehr oder weniger starken Schwankungen sein Leben lang begleitet. Rückfälle sind stets zu gewärtigen.

Komplikationen sind nicht zu befürchten, mit Ausnahme der sehr seltenen krebsigen Entartung der Pachydermien. Jedoch entwickeln sich gelegentlich bei Patienten, die an chronischen Katarrhen der oberen Luftwege leiden, im Alter *Reizkrebse* des Kehlkopfinnern und des Hypopharynx, da die äußeren Reize bei beiden Erkrankungen dieselben sind.

Diagnose. Erfahrungsgemäß behandelt der *Allgemeinpraktiker schwere Kehlkopferkrankungen vielfach wochen- und monatelang als einfachen Kehlkopfkatarrh*, weil er sich, nur gestützt auf die Heiserkeit, mit einer Vermutungsdiagnose begnügt und den Kehlkopf nicht untersucht. Spezifische Entzündungen, gut- und bösartige Geschwülste und Lähmungen rufen aber die gleichen oder doch ähnliche Beschwerden, wie der banale Kehlkopfkatarrh hervor, und die Differentialdiagnose ist einzig durch Untersuchung des Kehlkopfes zu stellen. Auch ist die chronische Laryngitis eine häufige Begleiterscheinung von Krebs, Tuberkulose und Lues des Kehlkopfes. *Jede Heiserkeit erfordert daher eine gründliche Kehlkopfuntersuchung*, die sich bis zur vorderen Kommissur erstreckt, besonders da die Stimmbandpolypen und Karzinome den vorderen Teil der Stimmbänder bevorzugen. Sofern die indirekte Laryngoskopie nicht sicher zum Ziel führt, was infolge anatomischer Verhältnisse oder den gerade bei diesen Patienten häufig hochgradigen Reflexen nicht selten der Fall ist, muß eine *direkte Laryngoskopie* vorgenommen werden.

Der laryngoskopische Befund der chronischen Laryngitis ist gewöhnlich eindeutig. *Symmetrische Erkrankung beider Seiten, diffuse Rötung und Schwellung der Stimmbänder, keine umschriebenen höckerigen Wucherungen und keine Geschwüre* sprechen für die banale Laryngitis. Eine einseitige Erkrankung ist stets verdächtig.

Differentialdiagnostisch läßt sich die diffuse Laryngitis des *syphilitischen Sekundärstadiums* von der banalen Laryngitis nicht unterscheiden, ebenso geht dem typischen Bild der tuberkulösen Entzündung oft ein langes Stadium einer anscheinend banalen Entzündung voran. Starke umschriebene Veränderungen der hyperplastischen Laryngitis können mit *Tuberkulose, tertiärer Syphilis* und *Karzinom* verwechselt werden und manchmal bringt nur die Biopsie, Lungenuntersuchung und serologische Reaktionen auf Syphilis eine Abklärung. *Pachydermien* sehen, vor allem an den Stimmbändern, *krebsverdächtig* aus. Auch sind sie vom *Kontaktulcus* zu unterscheiden (S. 418). *Stimmbandpolypen* bleiben durch ihre Lage im vorderen, schwer sichtbaren Drittel der Stimmbänder nicht selten unerkannt.

Jede länger als sechs Wochen dauernde, wenn auch scheinbar banale Hals- bzw. Kehlkopferkrankung verlangt eine Allgemeinuntersuchung, Blutuntersuchung auf Syphilis und eine Lungenuntersuchung auf Tuberkulose mit Röntgendurchleuchtung und Aufnahme. Mitunter wird auf diese Weise eine beginnende Lungentuberkulose entdeckt.

Nach festgestellter Diagnose ist für eine sachgemäße Behandlung die *ätiologische Aufklärung* notwendig.

Behandlung. Der chronische Kehlkopfkatarrh heilt gewöhnlich von selbst, wenn dessen *Ursache beseitigt* wird (s. Ätiologie, S. 427), andernfalls pflegt er der Behandlung hartnäckig zu trotzen. Schematisches Pinseln und Inhalieren haben keinen Zweck.

Die *ursächliche Behandlung* richtet sich in erster Linie gegen Nachbarschafts- und Allgemeinerkrankungen (Nasenverstopfung, Nebenhöhleneiterungen, Bronchial- und Lungenerkrankungen, Stoffwechselstörungen usw.) und gegen äußere Schädigungen (stimmliche Beanspruchung), Alkohol- und Tabakabusus, kalte, heiße und scharfe Kost (Salz, Pfeffer), ungeeignete Kleidung, ungelüftetes staubiges Schlafzimmer mit zu trockener Luft, starke Staub- und extreme Temperaturwirkungen im Beruf, Berücksichtigung der Konstitution unter Beobachtung psychischer Faktoren (Milieuwechsel, Aufenthalt in Kurorten). Manchmal ist eine ärztliche Polypragmasie die Ursache.

Dem dicken und obstipierten Plethoriker hilft die Regelung der Diät und Bewegung in frischer Luft, der anfällige Astheniker braucht eine entsprechende Abhärtung (S. 82).

Vor allem aber ist die stimmliche Beanspruchung durch möglichste *Stimmschonung* einzuschränken, die leider öfters beruflich schwer durchzuführen ist. Vorübergehende Schweigekuren helfen akute Verschlimmerungen abkürzen. Beim professionellen Redner, der in der Aufregung seinen Stimmapparat unrichtig gebraucht, wirkt ein Stimmbildungs- und Sprechkurs oft erstaunlich gut und beseitigt Beschwerden, die sonst jeder Behandlung trotzen. Gegebenenfalls kommt ein Berufswechsel in Frage. Sehr schädlich ist das gewohnheitsmäßige Räuspern und Hüsteln, das ohne oder mit Medikamenten unterdrückt werden muß.

Die *Lokalbehandlung* läßt sich *nicht schematisieren*. Sie kann bei planloser Vornahme ohne sorgfältige Überwachung ihrer Reaktion im Kehlkopf ebenso viel schaden wie nützen, was namentlich für anhaltendes Pinseln und Inhalieren gilt. Eine dauernde regelmäßige Behandlung über Monate und Jahre ist unzweckmäßig, zumal der Patient während der Behandlung seine Stimme schonen muß und auch sonst Schädlichkeiten des Berufes zu vermeiden hat. Anderseits können die zahlreichen Verschlimmerungen der chronischen Laryngitis durch eine entsprechende Lokalbehandlung erleichtert und abgekürzt werden, womit auch eine zunehmende Verschlechterung des Zustandes mehr oder weniger aufzuhalten ist.

Eine milde Behandlungsart stellen regelmäßige *Inhalationen* mit schwachen Salzlösungen dar (einmal täglich während 5 bis 10 Minuten in wiederholten Serien von 3 bis 4 Wochen). Neben einer 1 bis 2% Kochsalz- oder Natriumbikarbonatlösung werden alkalisch-muriatische und schwefelhaltige Mineralwasser angewendet (Emser Wasser, Vichywasser, Chaumelquelle) usw. zum Trinken und Gurgeln.

Manchmal erweisen sich bei der hyperplastischen Laryngitis Einblasungen von Orthoform, Natr. sozojodicum oder einem Öl (10% Gomenolöl, 1% Mentholoder Eukalyptusöl) jeden zweiten bis dritten Tag als günstig. Bei trockenen Katarrhen sind ätherische Öle zu vermeiden. Eine lockere Schleimhaut wird durch Pinselungen mit Arg. nitr. 2 bis 5%, 1 bis 2mal wöchentlich zum Abschwellen gebracht, jedoch soll diese Behandlung nicht lange fortgesetzt werden. Sie kann den Reizzustand direkt unterhalten.

Da die *trockene Laryngitis* von der umgebenden Luftfeuchtigkeit abhängt, ist für die *Anfeuchtung der Luft* zu sorgen. Sofern ein dauernder Aufenthalt in einem feuchten warmen Seeklima nicht in Frage kommt, muß mindestens die Luft des Schlafzimmers, möglichst aber auch der Aufenthaltsraum tagsüber, auf einen hohen Sättigungsgrad gebracht werden, am besten durch einen *Kaltzerstäuber*. In dieser Weise gelingt es, Patienten mit Neigung zu trockener Laryngitis beschwerdefrei zu halten.

Zur *Sekretionsförderung* leistet die innere Jodmedikation nach folgendem Rezept, hauptsächlich bei den zuweilen grundlosen akuten Verschlimmerungen, gute Dienste: Kal. jodat. 10,0, Aq. Menthae 20,0 (dreimal täglich 10 bis 20 Tropfen). Zum gleichen Zweck wird mit Mandlscher Jod-Jodkali-Glyzerinlösung gepinselt. Auch habe ich mit der täglichen Einspritzung von Lebertranpräparaten (Unguentolan oder desodorierten Ölen) rasche und gute Erfolge erzielt. Borken lassen sich durch tägliche Einspritzungen von 1 bis 2% Natriumbikarbonatlösung mit der Kehlkopfspritze lockern und ausspülen.

Das nachträgliche Einölen durch Einspritzung von Paraffinöl ist zu unterlassen. Das Paraffinöl resorbiert sich nicht und bildet bei langdauernder Anwendung (selbst als Nasentropfen) die unheilbare Öllunge (S. 42, 90, 433).

Operative Eingriffe zur Verkleinerung von umschriebenen Hyperplasien werden nur ausnahmsweise notwendig. Die Abtragung von dicken Pachydermieschwielen an den Stimmbändern mit schneidenden Instrumenten verlangt große Vorsicht und erfolgt am besten unter direkter Laryngoskopie, damit der Processus vocalis und die Stimmbandmuskulatur unverletzt bleiben. Bis zur vollständigen Abheilung ist strenge Stimmruhe erforderlich. Diathermische Verkochung und Kauterisation eignen sich wegen ihrer schwer begrenzbaren Ausdehnung und Narbenbildung nicht zur Behandlung banaler Kehlkopfentzündungen.

Bei empfindlichen Patienten wirkt sich ein *Klimawechsel* günstig aus. Die kalte und rauhe Luft des Hochgebirges, ebenso wie der Wind ungeschützter Meeresküsten wird schlecht ertragen. Dagegen ist ein sonniges, mildes, gleichmäßiges Klima zu empfehlen (südliche Seen, Tessin, Riviera).

Eine zweckmäßige Kombination von Heilfaktoren stellen die Kuren in Heilbädern dar. Auch hier ist allerdings nicht mit einer völligen und dauernden Heilung, wohl aber mit einer *weitgehenden Besserung* zu rechnen, die den Patienten bis zur nächsten Kur wieder von seinen Hauptbeschwerden befreit. Geeignet sind Schwefelwässer, alkalisch-muriatische Wässer, erdige Wässer und Solen, gleichzeitig zu Trink- und Inhalationskuren. Die einzelnen Bäder und ihre Anwendung habe ich bei der Behandlung des chronischen Rachenkatarrhs S. 295 eingehend besprochen.

Prognose. Der chronische Kehlkopfkatarrh ist ein *hartnäckiges*, aber *harmloses Leiden*. Die Behandlungserfolge sind nur dann dauerhaft, wenn die *Ursache beseitigt werden kann*, sonst ist nur mit einer Besserung zu rechnen.

3. Tiefergreifende Entzündungen des Kehlkopfes

Sehr viel seltener als die oberflächlichen Schleimhautkatarrhe sind *entzündliche Erkrankungen der Submukosa* oder des *Perichondriums*, zu deren Entwicklung es meist besonderer Umstände bedarf. Im Gegensatz zu den harmlosen Schleimhautkatarrhen sind diese Erkrankungen ohne sachgemäße Behandlung teils durch die Einengung des Atemweges, teils infolge Ausbreitung der Entzündung auf die paralaryngealen und parapharyngealen Räume (S. 319) durch Mediastinitis, Sepsis oder Meningitis in hohem Maße *lebensbedrohlich*.

a) Das Kehlkopfödem

Ursache und Entstehung. Das stellenweise lockere submuköse Gewebe des Kehlkopfes kann hochgradig ödematös anschwellen, wodurch das wegen seiner Erstickungsgefahr gefürchtete Kehlkopfödem, „*Glottisödem*", entsteht. Am häufigsten liegt ein *Ödem des Kehlkopfeinganges* vor, an welchem die linguale Fläche der Epiglottis, die aryepiglottischen Falten und die Arygegend teilnehmen. Auch an den Taschenbändern und in der Subglottis findet sich reichlich schwellfähiges Bindegewebe (Abb. 185). Dagegen ist der freie Stimmbandrand nur selten betroffen (Reinkesches Ödem). Bindegewebige Septen lassen eine diffuse Ausbreitung nicht zu und verhindern in der Regel eine Ausdehnung auf die Gegenseite.

Das Kehlkopfödem ist nur ausnahmsweise eine *primäre Krankheit (idiopathisches Ödem)*, fast immer handelt es sich um eine *sekundäre Erkrankung* entzündlicher, allergischer oder anderer Art, die entweder als *akutes Ödem* rasch einsetzt oder sich als *chronisches Ödem* langsam entwickelt.

Am häufigsten und wichtigsten sind die *entzündlichen Ödeme*, vor allem die *kollateralen Ödeme* bei Entzündungen der Nachbarschaft (*tiefsitzende Peritonsillärabszesse, Zungenabszesse, parapharyngeale Entzündungen* usw.). Kleinste *Fremdkörperverletzungen*, im Kehlkopfrachen und im Kehlkopf steckende *Fremdkörper* (Abb. 112), äußere *Kehlkopfverletzungen, Kehlkopfbrüche, tiefe Halswunden, Verbrennungen und Verätzungen* durch Gase und Flüssigkeiten, sowie Schädigungen der Schleimhaut durch die *Tracheo-Bronchoskopie* beim Kleinkind schaffen den Eitererregern ebenfalls den nötigen Zugang zum submukösen Gewebe. Sehr gefährlich sind die Ödeme bei der *Kehlkopfphlegmone* und dem *Kehlkopferysipel*. Oftmals ist das Larynxödem eine Begleiterscheinung des *tuberkulösen, luetischen* oder *karzinomatösen Geschwürs* im Kehlkopf und Hypopharynx infolge einer Sekundärinfektion. Starke Ödeme der Arygegend hat die *Perichondritis* der Gießbeckenknorpel zur Folge, wie sich auch sonst die Perichondritis in verdeckenden Ödemen äußert. Anderseits verursachen die banale akute Laryngitis und die Kehlkopfentzündung akuter Infektionskrankheiten (Grippe, Scharlach, Masern, Diphtherie) nur selten Ödeme. Gelegentlich gehen die seltenen *Dermatosen* des Kehlkopfes mit einem Ödem einher.

Zu den wichtigsten *nicht bakteriell-entzündlichen Ödemen* gehören die allergischen Ödeme (Quincke-Ödem, Insektenstiche, medikamentöse Überempfindlichkeiten), die auf S. 477 besprochen werden. Besonders sind die *Jodödeme* wichtig, weil Kehlkopferkrankungen gelegentlich eine Jodmedikation verlangen.

Mechanisch bedingte *nichtentzündliche Ödeme* entstehen als *Stauungsödeme* bei allgemeinen Stauungserscheinungen, wie *Herzfehler, Leber- und Nierenkrankheiten, Kachexie* oder bei lokalen Stauungen im Gebiet der Vena cava superior wie *Mediastinaltumoren, große benigne und maligne Strumen, Aortenaneurysmen* usw.

Starkbestrahlungen mit Röntgen und Radium können teilweise akute, teilweise monatelang dauernde *chronische Strahlenödeme* nach sich ziehen, die manchmal erst nach längerer Zeit auftreten.

Das *Myxödem* geht mit ödemartigen Schwellungen des Kehlkopfeinganges einher.

Pathologisch-anatomisch liegt bei den entzündlichen Ödemen eine seröse *Transsudation* mit mehr oder weniger starker *zelliger Infiltration* in die Submukosa und die Muskulatur vor, bei den allergischen Ödemen mit reichlich *Eosinophilen*. Das chronische Ödem zeigt zudem eine *Vermehrung des Bindegewebes*.

Symptome und Verlauf. Die Beschwerden beginnen, entsprechend dem üblichen Sitz am Kehlkopfeingang, mit einem äußerst lästigen *Fremdkörpergefühl* beim Schlucken und Sprechen, während stärkere Schmerzen nicht auf ein reines Ödem, sondern auf eine phlegmonöse Entzündung zurückzuführen sind. Ein krampfartiger *Husten* fördert keinen Auswurf und bringt keine Erleichterung.

Die *Stimme* bleibt *klar*, wenn die Stimmbänder nicht erkrankt und die Beweglichkeit der Aryknorpel nicht behindert ist. Oft aber besteht eine gewisse *Heiserkeit*. Die Bewegung der Ödemwülste kann zudem mit *knarrenden Nebengeräuschen* verbunden sein.

Mit zunehmender Einengung des Kehlkopflumens kommt es je nach Sitz, Art und Raschheit zu einer mehr oder weniger hochgradigen *Atemnot*, die bei allen stärkeren Kehlkopfödemen das *klinische Bild beherrscht*. Sie setzt namentlich dann ein, wenn die geschwollenen Taschenbänder und die Subglottis auch das Kehlkopfinnere einengen. Ihr objektives Zeichen ist der *Stridor* und die *Einziehung* der nachgiebigen Teile des Halses und des Thorax (Jugulum, Supraklavikulargruben, Epigastrium, Flanken).

Das *akute Ödem* ruft schon bei mäßiger Verengerung des Kehlkopfinnern eine *hochgradige Dyspnoe* hervor, während die langsame Zunahme des *chronischen Ödems* eine *weitgehende Anpassung der Atmung* an die neuen Verhältnisse erlaubt *(kompensierte Stenoseatmung)* und sich daher stärkerer Lufthunger erst beim fast völligen Verschluß des Atemweges geltend macht. Infolge der Aspiration der Ödemwülste in das Kehlkopfinnere ist die Dyspnoe inspiratorisch am stärksten. Durch jede *körperliche Anstrengung* und jede Aufregung mit der Neigung zu Kehlkopfkrämpfen kann sofort ein bedrohlicher Erstickungsanfall ausgelöst werden, weil der Atemweg wohl noch für die langsame und ruhige Ruheatmung genügt, für eine Mehrleistung aber nicht mehr ausreicht. Beim *Liegen* und im *Schlaf* (vermehrte Blutfüllung, sinkender Muskeltonus) ist die Atemnot häufig gesteigert. Mit langsam fortschreitender Stenosierung des Atemweges nimmt die Atemnot nicht gleichmäßig zu, sondern hält sich zunächst in durchaus erträglichen Grenzen, bis plötzlich, manchmal in wenigen Minuten, mit oder ohne ersichtliche äußere Ursache durch „*Dekompensation*" *der Atmung* schwere Erstickungsanfälle einsetzen. Erst in diesem Stadium macht der Patient den Eindruck des angsterfüllten bleichen, zyanotischen, nach Luft ringenden Schwerkranken. Die *plötzliche Erstickungsgefahr* ist deshalb bei allen stärkeren Ödemen groß. Die gleichzeitige starke Belastung der Zirkulation kann auch einen *akuten Herztod* herbeiführen (s. auch S. 586).

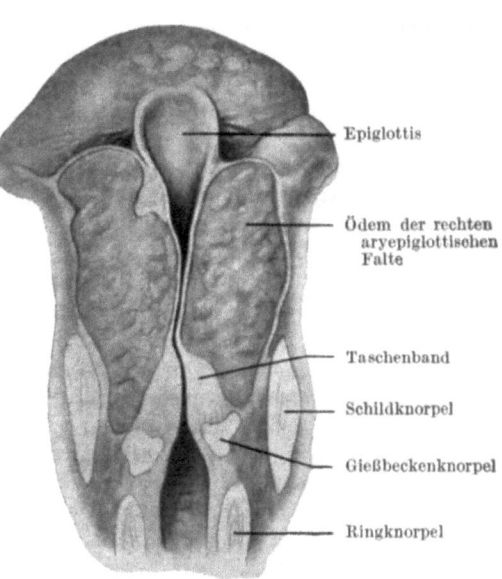

Abb. 185. Entzündliches Ödem des Kehlkopfes. Frontalschnitt (aus NEGUS). Das Ödem betrifft vor allem die aryepiglottischen Falten beider Seiten und verschließt den Kehlkopf vollständig (nach THOMSON, ST. CLAIR und NEGUS)

Die *Untersuchung* (Abb. 112) zeigt beim Ödem des Kehlkopfeinganges an Stelle der schlanken Umrandung *dicke schlappende wasserhelle* oder *trüb glasige Schwellungen* von gelblicher oder rötlicher Farbe mit *glatter glänzender Schleimhaut*. Der *Kehldeckel* schwillt zu einem *dicken Wulst* oder turbanartig an und bewegt sich bei der Phonation nicht mehr, die *aryepiglottischen Falten* und die *Arygegend* werden zu *birnenförmigen Wülsten*. Eine stärkere Entzündung äußert sich in ausgesprochener Rötung der Schleimhaut. Bald ist der eine, bald der andere Teil des Kehlkopfeinganges, bald auch der ganze Umkreis betroffen. In gleicher Weise äußert sich das Ödem an den Taschenbändern, den Stimmbändern und der Subglottis. Die Stimmbänder bleiben oft schlank, erscheinen jedoch etwas gerötet, außer bei dem isolierten *Reinkeschen Stimmbandödem*. Meist ist aber ein tieferer Einblick in das Kehlkopfinnere nicht möglich.

Der weitere Verlauf der Erkrankung hängt von der Grundkrankheit ab.

Diagnose. Eine akut einsetzende Atemnot mit *Stridor erweckt stets den Verdacht eines Kehlkopfödems*, zumal wenn sich die Erscheinungen im Verlauf einer entzündlichen Halserkrankung entwickeln. Die Diagnose ergibt sich aus dem *objektiven Befund*. Bei leichter Dyspnoe fällt die Erkennung des

Ödems des Kehldeckels oder der aryepiglottischen Falten im laryngoskopischen Bild nicht schwer, im Erstickungsanfall oder bei gleichzeitigem Trismus kann die Laryngoskopie auch beim Erwachsenen unmöglich sein. Zuweilen läßt sich durch starken Druck auf die Zunge mit dem Spatel wenigstens der *geschwollene Kehldeckel* erkennen. Im Kleinkindesalter führt nur die direkte Laryngoskopie zum Ziel.

Differentialdiagnostisch kommen alle stenosierenden Kehlkopferkrankungen, wie *Fremdkörper, Diphtherie, spezifische* und *durch eine Geschwulst bedingte Schwellungen, Postikuslähmung, Laryngospasmen, Kompressionen von außen* usw. in Frage, die teilweise ihrerseits mit einem Ödem einhergehen. Auch *Stenosen der tieferen Luftwege* (Fremdkörper der Trachea und der Bronchien), selbst *kardiale Dyspnoeanfälle* sind zu berücksichtigen. Gewöhnlich gibt die Art der Dyspnoe (mit oder ohne Stridor, inspiratorisch oder exspiratorisch) gewisse Anhaltspunkte. Beim Kleinkind ist die Differentialdiagnose oft sehr schwierig (s. Tab. 7, S. 425).

Häufig hat bei starker Dyspnoe die Differentialdiagnose, ebenso wie die ätiologische Aufklärung, zunächst hinter der *Beurteilung der unmittelbaren Erstickungsgefahr* zurückzutreten. *Im allgemeinen wird die Atemnot zu gering eingeschätzt* und der Arzt wird im Verlauf der Behandlung nicht selten von einem fast *schlagartigen schweren Erstickungsanfall* überrascht. Vor allem *täuscht das subjektive Empfinden* des *Patienten*, während der *Strid*or und die *Einziehung* der beweglichen Hals- und Thoraxteile einen *guten Maßstab* für die Verlegung des Atemweges gibt. Jede Einziehung ist das Zeichen einer hochgradigen Stenosierung des Atemweges. Rein einseitige Ödeme sind nicht gefährlich, beiderseitige Schwellungen dagegen sind stets bedrohlich.

Die *Ursache des Ödems* liegt mitunter auf der Hand, oft jedoch verlangt ihr Auffinden eine gründliche interne und fachärztliche Untersuchung. Einen gewissen Hinweis gibt die Lokalisation des Ödems. Isolierte Ödeme lassen eine lokale Ursache vermuten. Einseitige Ödeme der Arygegend ohne ersichtlichen Grund sind meistens der Ausdruck einer tiefliegenden und daher versteckten Erkrankung im Hypopharynx oder Speiseröhrenmund, wie Fremdkörperentzündung, Druckgeschwür, vor allem aber eines Karzinoms beim älteren Menschen. Deshalb ist eine direkte Hypopharyngoskopie bzw. Ösophagoskopie unerläßlich.

Behandlung. Jedes akute Kehlkopfödem, sogar schon dessen Verdacht, erfordert sorgfältigste Überwachung und Bereitstellung des Tracheoskopie- und Tracheotomiebesteckes, am besten unter *sofortiger Hospitalisierung* schon bei geringer Dyspnoe. Infolge der erwähnten Unterschätzug der Stenose wird die Einlieferung in das Krankenhaus nicht selten zu spät angeordnet, und bisweilen setzt das Ödem derart rasch ein, daß nur die unmittelbare *Tracheotomie* vor dem Ersticken bewahrt (Quincke-Ödem).

Die Behandlung richtet sich gegen die Dyspnoe und gegen die Grundkrankheit.

Die Dyspnoe ist naturgemäß bei kleinstem Luftverbrauch, also in möglichster Muskelruhe, am geringsten. Die Kranken gehören daher *ins Bett*, unter Umständen *sitzend*. Die schädliche Angst und Aufregung läßt sich durch *Opiate* dämpfen, die gleichzeitig die Neigung zum Laryngospasmus und die anstrengenden Hustenanfälle unterdrücken. Die beruhigende Wirkung einer Spritze Morphium bringt in der Regel eine erstaunliche Erleichterung der Atemnot. Sie ist aber selbstverständlich nur dann erlaubt, wenn eine kräftige Atmung auf ein noch intaktes Atemzentrum hinweist, wird aber gefährlich, wenn die Atmung nachläßt und daher die Erregbarkeit des Atemzentrums durch Morphium nicht herabgesetzt werden darf. In der Erstickungsphase sind daher alle das Atemzentrum schädigenden Medikamente streng kontraindiziert (alle Opiumderivate, Atropin, Skopolamin usw.) (S. 589).

Sprechverbot und *Einschränkung* der manchmal schmerzhaften *Nahrungsaufnahme*, eventuell rektale Ernährung, *Anfeuchtung* und *Temperierung der Zimmerluft*, sorgen wie bei der Laryngitis acuta für die Schonung und Ruhigstellung des Kehlkopfes.

Eine Abnahme des *akuten Ödems* wird durch „Ableitung" nach der Haut (*Eiskrawatte* und Ansetzen von je zwei *Blutegeln* zu beiden Halsseiten) gefördert. Denselben Zweck verfolgt das Schlucken von Eispillen und das regelmäßige stündliche Einstäuben von Adrenalinlösung (Sol. Adrenalin 1:1000 5,0 auf 50 ccm isotonische Kochsalzlösung) oder am besten von 1º/₀₀ *Privinlösung*. Dagegen wurden die früher üblichen Skarifikationen des Ödems allgemein als nutzlos aufgegeben.

Unterstützt werden diese Maßnahmen durch sofortige intravenöse Kalziumeinspritzungen zusammen mit Antiallergica (s. unten) (10 bis 20 ccm einer 20%-Lösung Kalzium Sandoz oder besser Kalzium-Sandosten, unter Umständen nach Stunden wiederholt), welche bei allergischen Ödemen (Insektenstichen, Quincke-Ödemen) in der Regel ausgezeichnet wirken, aber auch Ödeme unbekannter Ursache zuweilen zum Abschwellen bringen.

Beim *chronischen Ödem* kann je nach der Grundkrankheit eine Wärmebehandlung mit Halswickeln und Halslichtbändern angezeigt sein, die nach anfänglicher Hyperämisierung eine Abschwellung herbeiführt.

Die *Bekämpfung der zugrunde liegenden Erkrankung* erfolgt bei den entzündlichen Ödemen durch einen kräftigen Stoß von Antibiotica, eventuell mit Sulfonamiden kombiniert. Abszesse der Umgebung (Peritonsillärabszesse, Ludwigsche Angina) werden eröffnet und drainiert, Fremdkörper extrahiert.

Allergische Ödeme (Insektenstiche) reagieren neben den intravenösen Kalzium-Sandosten-Injektionen auf antiallergische Mittel, wie Antistin, Benadryl, Pyrinbenzamin usw. Daß das Jod bei Jodödem sofort ausgesetzt wird, ist klar, ebenso wie bekannte Allergene auch prophylaktisch zu vermeiden sind.

Stauungsödeme und nephritische Ödeme erfordern eine entsprechende interne Behandlung.

Die chronischen Strahlenödeme und die kollateralen Ödeme spezifischer Geschwüre lassen sich fast gar nicht beeinflussen.

Durch eine solche Behandlung kann die Tracheotomie oftmals selbst bei anfänglich schwerem Zustand vermieden werden. Dabei ist nicht zu vergessen, daß eine *langdauernde hochgradige Dyspnoe* durch die veränderten Druckverhältnisse im Thoraxinnern eine *schwere Herzbelastung* bedeutet, der manches gleichzeitig entzündlich geschädigte Herz nicht standhält, weshalb mit der Tracheotomie nicht zu lange gezögert werden soll.

Prognose. Jedes Ödem mit klinischen Erscheinungen bedeutet eine ernste Erkrankung (plötzliche Erstickung oder Herztod). Eine sachgemäße Behandlung ist im allgemeinen in der Lage, die unmittelbare Gefahr abzuwenden. Im übrigen werden die Aussichten durch die Grundkrankheit bestimmt.

b) Kehlkopfphlegmone und Kehlkopfabszeß

Ursache und Entstehung. Alle Ursachen der entzündlichen Kehlkopfödeme können zu einer fortschreitenden Kehlkopfphlegmone oder einem umschriebenen Kehlkopfabszeß führen. Die häufigste Grundkrankheit sind *peritonsilläre* und *parapharyngeale Entzündungen* oder *Fremdkörperverletzungen*. Gelegentlich kommen *primäre Erkrankungen*, beispielsweise bei akuter *Grippe-Laryngitis* als septische *Laryngitis phlegmonosa*, oder Metastasen bei *Sepsis* vor. Als *Erreger* finden sich Streptokokken, Staphylokokken und Pneumokokken, ausnahmsweise die fusiforme Symbiose. Neben der eiterigen Entzündung kann sich auch ein gangränöser Schleimhautzerfall einstellen. Zum entzündlichen Ödem bestehen alle Übergänge.

Symptome und Verlauf. In manchen Fällen ist der Allgemeinzustand einfach fiebrig, in anderen Fällen *septisch mit Schüttelfrösten* und hohen Temperatursprüngen. Die schwere submuköse Kehlkopfentzündung zeichnet sich zuweilen durch das plötzliche Einsetzen von äußerst heftigen, nach dem Ohr ausstrahlenden *Schluckschmerzen* aus, welche das Schlucken zur Qual machen, so daß der Patient den Speichel zum Mund herausfließen läßt. Das ebenfalls *schmerzhafte Husten* und Sprechen vermeidet der Patient. Im Gegensatz zum Larynxödem ist die Stimme durch die Fixation des Aryknorpels stets *heiser*. Gewöhnlich verursacht die Schwellung zusammen mit dem kollateralen Ödem eine *Atemnot verschiedenen Grades*.

Der *laryngoskopische Befund* hat anfänglich viel Ähnlichkeit mit dem Kehlkopfödem (S. 435), bis die starre und derbe *diffuse Infiltration* der Phlegmone oder eine umschriebene *hochrote*, später gelblich durchschimmernde *Vorwölbung* der Abszeßbildung deutlich wird. Nach dem Durchbruch des Abszesses ist die *eiternde Fistel* an der Stelle der Schwellung zu sehen. Meistens sitzt der Abszeß bzw. die Phlegmone an der *lingualen Fläche des Kehldeckels*, seltener an der *aryepiglottischen Falte* oder im Kehlkopfinnern.

Das *Kehlkopfgerüst* kann auch an der Außenseite unter der Halshaut stark *druckschmerzhaft* werden und eine gewisse Schwellung und Rötung zeigen. Die *Halslymphknoten* bilden häufig große druckempfindliche akute Halslymphome.

Der *Verlauf* dieser Erkrankung ist sehr verschieden. Teils entwickeln sich relativ harmlose Abszesse, nach deren Reifung und Durchbruch rasch eine völlige Wiederherstellung eintritt, teils stellen sich Komplikationen ein und die Erkrankung endet als *fortschreitende Phlegmone* mit Übergreifen auf das Perichondrium in kurzer Zeit mit einer tödlichen *Sepsis*, einer septischen *Pneumonie* oder nach Durchbruch in die paralaryngealen und parapharyngealen Räume mit einer *Mediastinitis*. Auch kann die Ruptur eines größeren Abszesses in das Kehlkopfinnere zu einer tödlichen Überschwemmung der Trachea und Bronchien mit Eiter führen.

Diagnose. Vom akuten Ödem und oberflächlichen Schleimhautentzündungen (auch der Diphtherie) unterscheidet sich die tiefe Weichteilentzündung des Kehlkopfes durch die heftigen, nach dem Ohr ausstrahlenden Schluckschmerzen und die *Druckschmerzhaftigkeit des Kehlkopfes* bei der Palpation von außen. Den Ausschlag gibt das laryngoskopische Bild, das aber im Beginn dem Ödem gleicht.

Behandlung. Noch mehr als das Larynxödem erfordert schon der Verdacht einer tiefen eitrigen Kehlkopfentzündung die sofortige *Aufnahme in das Krankenhaus*. Verhältnismäßig häufig kommt es zur *Tracheotomie*. Im übrigen steht eine sehr energische Behandlung mit *Sulfonamiden*, *Antibiotica* und *Bluttransfusionen* im Vordergrund. Umschriebene *reife Abszesse* werden am liegenden Patienten unter direkter Laryngoskopie *inzidiert* und der Eiter sofort abgesogen, um eine Aspiration zu vermeiden. Die Inzision ist mit aller Vorsicht auszuführen, damit weder die tiefere Muskulatur, noch das Stimmband, noch das Periost verletzt werden, da dessen Infektion eine Perichondritis verursachen kann. An der Außenfläche lokalisierte Abszesse werden von außen inzidiert.

Prognose. Jede tiefgreifende Kehlkopfentzündung ist lebensbedrohlich und der Ausgang, hauptsächlich bei der Phlegmone, stets zweifelhaft.

Kehlkopferysipel

das sehr selten ist, macht klinisch dieselben Erscheinungen wie die gewöhnliche Kehlkopfphlegmone, von der es sich mehr oder weniger eindeutig abgrenzen läßt. Die **Diagnose** ist gegeben, wenn es vom Rachen auf den Kehlkopf übergreift und wenn das Rachenerysipel am gleichzeitigen Erysipel der äußeren Haut diagnostiziert werden kann. Die **Behandlung** ist dieselbe wie bei der Phlegmone.

c) Perichondritis der Kehlkopfknorpel

Ursache und Entstehung. *Tiefgreifende Entzündungen* des Kehlkopfes, zum Teil dieselben, welche Phlegmonen und Abszesse hervorrufen (S. 437), ebenso wie infizierte *Verletzungen*, verursachen nicht selten eine Perichondritis der Kehlkopfknorpel. Am häufigsten entsteht sie durch die *Sekundärinfektion von krebsigen, tuberkulösen oder luetischen Geschwüren*. Bei älteren Menschen und bei Schwerkranken (Typhus) genügt schon der *Dekubitus* an der Hinterfläche des der Wirbelsäule aufliegenden Ringknorpels.

Metastatische Knorpelhautentzündungen kommen bei schweren *Infektionskrankheiten*, wie Grippe, Pneumonie, Erysipel, Typhus, Diphtherie, akute Exantheme, Pyämie, Pocken, Varizellen und auch bei Blutkrankheiten und Mykosen vor, ausnahmsweise auch bei *Gonorrhoe* (s. Infektionskrankheiten, S. 442).

Selten greift die *Entzündung von der Umgebung* (tiefe Peritonsillärabszesse, Angina Ludowici) auch auf die Knorpelhaut der Kehlkopfknorpel über.

Mischinfizierte Zufallsverletzungen gefährden die Knorpelhaut in hohem Grade, aber auch *Operationen*, die das Knorpelgerüst betreffen, wie Laryngofissur, zu hohe Tracheotomie, Chordektomie mit Resektion des Proc. vocalis, die Intubation oder Verweilsonden in der Speiseröhre können mehr oder weniger ausgedehnten Knorpelzerfall nach sich ziehen.

Die *Starkbestrahlung* der Krebse des Kehlkopfes und des Kehlkopfrachens mit Röntgen oder Radium kann auch bei aller Vorsicht einen ausgedehnten Knorpelzerfall zur Folge haben, vor allem, wenn die Geschwulst oder die Mischinfektion den Knorpel bereits ergriffen hatte. Die Heilungsaussichten der Strahlenbehandlung werden dadurch wesentlich verschlechtert.

Als *Erreger* finden sich die banalen Eitererreger, namentlich Streptokokken.

Die äußeren Schichten des Perichondriums sind sehr infektionsresistent, nach deren Überwindung gelangt jedoch die Entzündung auf die empfindlichen knorpelbildenden inneren Schichten, die rasch vereitern.

Leichtere Knorpelhautentzündungen heilen ohne Folgen ab, eine eitrige Entzündung aber bildet als *Perichondritis interna oder externa*, unter starkem Ödem der Umgebung einen inneren oder äußeren subperichondralen Abszeß, der die Knorpelhaut vom Knorpel abhebt und ihn seiner Ernährung beraubt. Infolgedessen zerfällt der *Knorpel* eitrig oder nekrotisch und wird teilweise oder ganz als Sequester ausgestoßen, dabei ausgehustet oder in die tieferen Luftwege aspiriert. Oft beschränkt sich die Erkrankung nur auf einen Knorpel, vorwiegend den *Gießbeckenknorpel* oder den *Ringknorpel*. Inwieweit bei dem ersteren die verschiedenen Verknöcherungsherde eine Rolle spielen, ist noch nicht klar. Nach verschiedenen Autoren beginnt die Perichondritis als metastatische Osteomyelitis der Knochenmarksräume und bildet von Anfang an multiple Herde, weshalb die Drainage nur eines Herdes nicht zur Abheilung führt (LEDERER).

Symptome und Verlauf. Die *Beschwerden* sind dieselben wie bei der *Kehlkopfphlegmone* bzw. dem Kehlkopfabszeß. Es können heftige, nach dem Ohr ausstrahlende *Schluckschmerzen* auftreten, welche bei der langdauernden tuberkulösen Perichondritis die Nahrungsaufnahme beinahe unmöglich machen und den Verlauf der vorhandenen Lungenphthise sehr ungünstig beeinflussen.

Im *Befund* ist meistens nur die starke kollaterale Entzündung mit hochgradigem *Ödem* sichtbar, welches entsprechend dem betroffenen Knorpel lokalisiert ist. Häufig erscheint daher als Ausdruck der Nekrose des Aryknorpels die Arygegend geschwollen (Tuberkulose), während die Schildknorpelnekrose eine Vorwölbung der einen Kehlkopfseite, die Ringknorpelnekrose eine Schwellung der Subglottis und im Sinus piriformis verursacht. Bei der diffusen septischen Perichondritis der Infektionskrankheiten ist das ganze Kehlkopfinnere, wie bei einer einfachen Phlegmone, hochrot geschwollen.

Selten wird der *nekrotische Knorpel* in der Tiefe des Geschwüres schließlich *sichtbar*, läßt sich jedoch zuweilen unter direkter Laryngoskopie (Vorsicht, kein starker Druck) mit der Sonde als *rauher nackter Knorpel abtasten*. Das Druckulcus des Ringknorpels mit dem freiliegenden Knorpel ist im Hypopharynx zu suchen.

In der Regel ist das Stimmband der betroffenen Seite fixiert. Die Perichondritis externa ruft bei akuter Entstehung eine druckschmerzhafte *äußere Schwellung* hervor, durch welche die Schildknorpelgegend verbreitert wird. Schließlich durchbricht die Entzündung die äußere Haut unter Bildung von langwierigen, mitunter durchgehenden *Fisteln* und Ausstoßung von *Sequestern*.

Das *Röntgenbild*, insbesondere das weiche Schichtbild, zeigt die Knorpelzerstörung an Aufhellungen und Konturänderungen des Knorpelschattens manchmal deutlich und läßt einen mehr oder weniger raschen Abbau des Knorpels erkennen.

Der *Verlauf* hängt von der Grundkrankheit ab. Bei den tuberkulösen und krebsigen Erkrankungen oder nach Starkbestrahlungen hat die Perichondritis einen *chronischen Charakter* mit langsamem Abbau des Knorpels. Außer den Schluckschmerzen treten gegenüber der Grundkrankheit kaum weitere Symptome auf und auch der Allgemeinzustand erleidet, abgesehen von gelegentlichen Fieberstößen, keine wesentliche direkte Beeinträchtigung.

Anderseits kann die *akute Perichondritis* bei Infektionskrankheiten, z. B. bei Grippe, die in der Regel zugrunde liegende septische Larynxphlegmone oder die nekrotisierende Laryngitis in ihrem akuten septischen Verlauf noch verstärken und daher als *hochfieberhafte schwerst toxische Erkrankung* mit ausgedehnter Abszedierung und Sequestrierung in kurzer Zeit den Tod herbeiführen.

Heilt die Perichondritis aus, was bei den metastatischen Entzündungen nicht selten der Fall ist, so bleiben gewöhnlich mehr oder weniger starke *Deformationen* des Kehlkopfinnern, häufig mit *Narbenstenosen*, zurück, sofern nicht nur, wie es bei den chronischen Formen oft der Fall ist, ein einziger Knorpel, oft nur teilweise, befallen war. Die Zerstörung des Gelenkes zwischen Ringknorpel und Gießbeckenknorpel hinterläßt eine *Ankylose* und eine der Rekurrenslähmung gleichende Fixierung der einen Kehlkopfseite.

Diagnose. Im Beginn ist die Perichondritis interna von einer einfachen submukösen ödematösen Entzündung nicht zu unterscheiden. Sie ist zu vermuten, wenn bei geschwürigen Erkrankungen hochgradige Ödeme auftreten oder die Erscheinungen einer akuten eitrigen Kehlkopfentzündung besonders heftig sind und sich trotz Abszedierung hinziehen. Gesichert ist die Diagnose erst, wenn der nekrotische Knorpel sichtbar wird oder sich durch die Sondenbetastung nachweisen läßt. Die Perichondritis externa ist an der schmerzhaften äußeren Schwellung und den Fisteln leicht zu erkennen. Der Knorpelabbau kann im *Röntgenbild* verfolgt werden.

Behandlung. Sie deckt sich in akuten Fällen mit derjenigen der Kehlkopfphlegmone bzw. dem Kehlkopfabszeß (S. 438). Ein chirurgisches Vorgehen von außen mit breiter Spaltung der subperichondralen Abszesse und Ausräumung nekrotischer Knorpelteile, möglichst ohne Eröffnung des Kehlkopfinnern, ist angezeigt, sobald sich die Entzündung genügend lokalisiert und demarkiert hat, jedoch ist streng darauf zu achten, daß das Perichondrium nicht betroffener Knorpel unverletzt bleibt. Jeder Knorpel hat sein eigenes Perichondrium, welches ihn vollständig umschließt und ihn auch vor der Perichondritis der Nachbarknorpel schützt. Es ist daher sehr wichtig, daß die operative Behandlung die Infektion nicht von einem Knorpel auf den andern überträgt. Zuweilen ist eine vorgängige Tracheotomie erforderlich. Durch zeitiges Eingreifen und frühe Dilatationsbehandlung sogleich nach abgelaufener Entzündung lassen sich Narbenstenosen verhindern. Bei Tuberkulose und Krebs ist die Behandlung eine symptomatische, die sich in erster Linie gegen die Schmerzen richtet (s. Larynxphthise).

Über die Behandlung von Narbenstenosen S. 399.

Die **Prognose** wird durch die Grundkrankheit bestimmt. Die Heilungsaussichten bei den akuten eitrigen Entzündungen sind bei rechtzeitiger Operation nicht allzuschlecht, immerhin ist jede akute Perichondritis eine lebensgefährliche Erkrankung.

Prophylaxe. Außer bei den metastatischen Entzündungen spielen die Bakterien der Mundhöhle, der Tonsillen und des Rachens bei der Infektion der Kehlkopfgeschwüre eine wesentliche Rolle. Insbesondere ist die Mischflora kariöser und defekter Zähne zu fürchten. Eine strenge Mundhygiene mit Sanierung des ganzen Gebisses, z. B. vor Starkbestrahlungen, ist daher dringend angezeigt und setzt die Infektionsgefahr durch eine Sekundärinfektion herab.

4. Die Arthritis des Krikoarytänoidgelenkes

Ursache und Entstehung. Alle entzündlichen Ursachen, die eine tiefergreifende Laryngitis zur Folge haben, insbesondere eine phlegmonöse oder abszedierende *Laryngitis* oder eine *Perichondritis* von Gießbecken- oder Ringknorpel, können auch das Krikoarytänoidgelenk ergreifen. Zudem kann es bei einer *Polyarthritis acuta* oder *subacuta*, zusammen mit anderen Gelenken, selten isoliert, erkranken oder einer hämatogenen Infektion, z. B. bei einer Gonorrhoe, anheim fallen. *Traumatische* Gelenkschäden und Entzündungen sind Folgen ärztlicher Eingriffe (Ösophagoskopie, Bougierung usw.) oder Zufallsverletzungen.

Von der *serösen* Entzündung führen alle Übergänge zur *eitrigen Arthritis*. Nach Ablauf der Entzündung kann das Gelenk durch fibröse Vernarbung dauernd unbeweglich bleiben.

Symptome und Verlauf. Das Hauptkennzeichen ist die Fixation des Aryknorpels und damit des Stimmbandes, die in verschiedenen Stellungen erfolgen kann. Häufig stehen die Stimmbänder in einer Intermediärstellung (S. 487), zuweilen in einer Paramedianstellung. Dementsprechend bestehen die subjektiven Symptome in *Stimm-* und *Respirationsstörungen*, die in gleicher Weise wie bei den Lähmungen von der Stellung des Stimmbandes und von der Ein- oder Beiderseitigkeit der Erkrankung abhängig sind. Einzelheiten sind bei den Lähmungen S. 480 nachzulesen.

Zugleich bestehen *Schmerzen* beim Sprechen oder Schlucken.

Die *Gelenkgegend* erscheint *geschwollen* und *gerötet*, was jedoch nur bei isolierter Arthritis deutlich hervortritt.

Diagnose. Die verminderte oder aufgehobene Beweglichkeit der betroffenen Kehlkopfseite gleicht einer Lähmung, von welcher sie jedoch die Fixierung des Aryknorpels unterscheidet. So wird bei einer einseitigen Lähmung der Aryknorpel der gelähmten Seite durch den ungelähmten Partner mitbewegt, bei einer Fixierung aber nicht. Der Nachweis der Fixierung erfolgt unter direkter Laryngoskopie und Fassen des Aryknorpels mit einer gerifften Zange. Der normale Aryknorpel läßt sich leicht kippen, der fixierte leistet Widerstand.

Behandlung. Sie richtet sich nach der Grundkrankheit. Eine endgültige Fixierung wird wie die entsprechende Stimmbandlähmung behandelt.

Prognose. Von einer „rheumatischen" Arthritis kann sich das Gelenk wieder erholen, sonst bleibt es meistens fixiert.

V. Die akuten Infektionskrankheiten des Kehlkopfes

1. Die Kehlkopfdiphtherie

Ursache und Entstehung. Die Diphtherie des Kehlkopfes, der echte Krupp, ist der Ausdruck einer *schweren Diphtherie* und bedeutet zudem eine *gefährliche Lokalisation* der diphtherischen Entzündung, die den infektiös bedingten Gefahren der Erkrankung noch die Möglichkeit der Erstickung beifügt. Sie kommt vorwiegend im Kindesalter, hauptsächlich nach Schwächung durch andere Infektionskrankheiten (Scharlach, Masern) vor, ist aber seit der Einführung des Diphtherieserums viel seltener geworden. Gewöhnlich entwickelt sie sich als *absteigender Krupp* von einer Rachendiphtherie aus, mitunter entsteht sie *isoliert* im Kehlkopf oder eine Luftröhrendiphtherie erstreckt sich ausnahmsweise aufsteigend bis in den Kehlkopf. Wie überall auf der Schleimhaut verursacht der Löfflersche Diphtheriebazillus auch im Kehlkopf, in der Luftröhre und in den Bronchien *fibrinöse pseudomembranöse Beläge*, welche an Stellen mit Plattenepithel (Stimmbänder, Kehlkopfhinterwand) fest haften, sonst aber nur lose aufsitzen. Die Pseudomembranen versperren schließlich in dicken Massen den Atemweg und führen zur *Erstickung*. Selten erstreckt sie sich in die *Speiseröhre*.

Über die Diphtherie im allgemeinen s. Lehrbücher der inneren Medizin und der Kinderheilkunde. Siehe auch Rachendiphtherie, S. 296.

Symptome und Verlauf. Die *isolierte Kehlkopfdiphtherie* bietet zunächst das Bild einer banalen fieberhaften Laryngitis, bis die charakteristischen Symptome der Diphtherie hinzukommen.

Das *Übergreifen der Rachendiphtherie* auf den Kehlkopf geht mit einer *Verschlechterung des Allgemeinzustandes, Anstieg des Fiebers* und Einsetzen von *Heiserkeit* und *Husten* einher. Der Patient wird in kurzer Zeit ganz aphonisch und auch der zuerst bellende, trockene Husten wird heiser und tonlos. Gleichzeitig beginnt die *Atemnot* mit zunehmendem *Stridor* und Röcheln. Diese fängt meistens langsam mit einzelnen Paroxysmen von Kehlkopfkrämpfen an, ohne ganz freie Intervalle, und steigert sich mehr und mehr, bis in qualvollem Lufthunger und motorischer Unruhe alle Hilfsmuskeln der Atmung betätigt werden und die Supraklavikulargruben, das Jugulum sowie das Epigastrium und die seitlichen Thoraxwände bei der Inspiration tief einsinken. Aschgraue Zyanose, kalte, klebrige Schweißausbrüche, kleiner, frequenter Puls, Apathie und Kollaps leiten das Ende durch *Asphyxie* oder *Herzlähmung* ein.

Laryngoskopisch werden auf der zunächst nur geröteten und geschwollenen Schleimhaut ausgedehnte *feine Beläge* sichtbar, die sich rasch zu schmutzigweißlichen bis grünlich-grauen *Pseudomembranen* verdicken, welche teils abgelöst von der Wand in das Lumen ragen, später konfluieren und endlich eigentliche Ausgüsse des Kehlkopfes und der Luftröhre bilden. Sie hinterlassen, wenn sie durch den Husten losgerissen werden, *blutig erodierte Stellen*. Bisweilen bleiben die Membranen auf die Subglottis lokalisiert oder verstecken sich hinter einem Ödem des Kehlkopfeinganges. Wie im Rachen überschreitet die Entzündung öfters nicht die Stufe einer uncharakteristischen ödematösen Schwellung vor allem der Subglottis, die wie beim Pseudokrupp bereits vor der Membranbildung eine hochgradige Stenose verursacht und der Grund des bellenden Hustens ist. Selten sind tiefe Geschwüre (nekrotische Diphtherie), nach deren Heilung Narbenstenosen zurückbleiben.

In der Regel wird der *Verlauf* der Kehlkopfdiphtherie durch die *Ventilationsstörung* bestimmt, während die allgemeinen infektiösen Erscheinungen zurücktreten.

Komplikationen. Verschiedentlich schließen sich ohne und mit der Tracheotomie und Intubation Lungenverwicklungen an. Die Verstopfung eines oder beider Hauptbronchien durch die Membranen kann zu einem massiven Lungenkollaps und sofortiger Erstickung führen oder es kommt zur Bronchopneumonie.

Diagnose. Gewöhnlich gibt die vorgängige oder gleichzeitige Rachendiphtherie über die Natur der Kehlkopferkrankung Aufschluß. Bei einer isolierten Kehlkopfdiphtherie können die Beschwerden zwar den Verdacht einer Diphtherie erwecken, aber nur der laryngoskopische Befund der diphtherischen Membranen im Kehlkopf mit dem Nachweis der Löfflerschen Diphtheriebazillen sichern die Diagnose. Im Frühstadium bleibt die Diagnose offen gegenüber einer *schweren banalen Laryngitis·acuta* oder derjenigen einer *anderen Infektionskrankheit*, einzig in Epidemiezeiten ist sie zu vermuten. Beim Kleinkind, welches noch nicht indirekt laryngoskopiert werden kann, zeigt sich manchmal bei tiefem Einführen des Mundspatels während des Würgens mindestens die Epiglottis mit ihren Belägen oder in den ausgehusteten Membranen bzw. einem tiefen Rachenabstrich sind Diphtheriebazillen zu finden. Sofern die Diagnose auf diese Weise nicht rasch und sicher gestellt werden kann, muß sofort direkt laryngoskopiert werden. Keineswegs darf mit einer ungenügenden Diagnostik Zeit verlorengehen.

Die *Frühbehandlung* mit Diphtherieserum ist derart wichtig, daß die Sicherung der Diagnose durch den bakteriologischen Befund nicht abgewartet und in jedem Zweifelsfall sofort Serum gespritzt werden soll. Dadurch läßt sich mit wenigen Ausnahmen eine Tracheotomie oder Intubation vermeiden.

Differentialdiagnostisch sind der *Laryngismus stridulus des Kleinkindes*, der *Pseudokrupp*, der *Retropharyngealabszeß*, *Fremdkörper*, *Verätzungen* und *unspezifische pseudomembranöse Entzündungen* in Erwägung zu ziehen. Beim Laryngismus stridulus erfolgen die heftigen Erstickungsanfälle aus völligem Wohlbefinden mit freien Intervallen ohne katarrhalische Erscheinungen. Der Pseudokrupp, die Laryngitis hypoglottica, setzt gleichfalls plötzlicher ein als die Diphtherie und hat längere freie Intervalle zwischen den Erstickungsanfällen sowie keine Aphonie der Stimme und des Hustens. Ob es sich um einen Fremdkörper handelt, läßt sich mitunter bei direktem Befragen aus der Anamnese entnehmen, doch kommen Irrtümer immer wieder vor.

Ich habe erlebt, daß ein siebenjähriger Knabe mit einer Schuhöse im rechten Hauptbronchus wegen eines Anfalles von Atemnot „erfolgreich" mit Diphtherieserum behandelt wurde.

Ähnliche Beläge wie die Diphtherie bringt die *Laryngitis ulceromembranacea* hervor. Neben der Diphtherie können auch Verätzungen und unbekannte Erreger (absteigende pseudomembranöse akute Entzündungen des Kleinkindes) oder akute Exantheme (Masern, Scharlach) *unspezifische fibrinöse Beläge* im Kehlkopf und der Luftröhre verursachen, die sich klinisch von der Diphtherie nicht unterscheiden. Wie bei der Rachendiphtherie wird die Diagnose erst durch die bakteriologische Untersuchung der Pseudomembranen und den Nachweis von virulenten Löfflerschen Diphtheriebazillen abgeklärt.

Behandlung. Eine möglichst frühzeitige und energische Serumbehandlung ist die einzig wirksame Therapie (über die Anwendung des Serums und dessen Kontraindikation s. Lehrbücher der internen Medizin und der Kinderheilkunde). Bis sich unter der Serumtherapie die Membranen ablösen und die Schwellung der Schleimhaut zurückgeht, muß die Lokalbehandlung für die *Offenhaltung des Atemweges sorgen.*

Besteht keine Dyspnoe, so ist die *Behandlung* dieselbe *wie* bei der *Laryngitis acuta* bzw. der *Laryngitis hypoglottica* des Kindes. *Hohe Luftfeuchtigkeit* und *Sauerstoffanreicherung* mit Hilfe von Bettzelten sind von Anfang an wichtig, um die Membranen weich zu halten und das Auftreten der Atemnot zu bekämpfen.

Auch geringe Atemnot erfordert die sofortige Hospitalisierung mit sorgfältiger dauernder Überwachung, da schwere Erstickungsanfälle unerwartet plötzlich überraschen können. Dadurch läßt sich eine Nottracheotomie mit ungenügenden Hilfsmitteln am erstickenden Kind vermeiden, deren häufig unzweckmäßige Ausführung ein erschwertes Dekanülement nach sich zieht (s. Tracheotomie und Konikotomie, S. 390 u. ff.).

Ist die Atemnot ausgesprochen und besteht bereits Stridor mit den übrigen Zeichen der zunehmenden Stenose, so wird sofort *direkt laryngoskopiert* und mit einem weichen nicht verletzenden Aspirationsrohr das angesammelte Sekret mit den Membranfetzen ausgesogen. Gleichzeitig läßt sich Adrenalin zum Abschwellen der Schleimhaut instillieren. Diese Maßnahme kann gegebenenfalls mehrmals täglich wiederholt werden. In dieser Weise ist die nicht ungefährliche Tracheotomie und Intubation öfters zu vermeiden (CH. JACKSON u. a.).

Versagt diese Maßnahme, darf mit der *Tracheotomie* oder Intubation nicht zu lange zugewartet werden, denn die mechanischen Wirkungen der Atembehinderung auf die Blutzirkulation im Brustraum belasten das bei der Diphtherie geschädigte Herz außerordentlich. Ob dabei die Tracheotomie oder die Intubation ausgeführt wird, ist von untergeordneter Bedeutung und hängt von der Übung des behandelnden Arztes und den Pflegemöglichkeiten ab. Beides sind keine gleichgültigen Eingriffe, aber Komplikationen kommen nur selten vor.

Die Tracheotomie kann gerade bei den infektiös-toxisch schwer geschädigten Diphtheriekindern verschiedene Verwicklungen nach sich ziehen. Lokal entstehen, allerdings nur selten, Abszesse um die Kanüle herum, die zur Mediastinitis oder Arrosion größerer Gefäße führen können. Auch wird die Lunge gefährdet, gleich wie durch die Intubation.

Prognose. Die Kehlkopfdiphtherie ist besonders beim *Kleinkind unter 2 Jahren* lebensbedrohlich, bei dem sie sich leicht auf die Trachea und die Bronchien ausbreitet. Aber auch beim älteren Kind und beim Erwachsenen sind die Aussichten stets *zweifelhaft.* Durch die Frühbehandlung mit Diphtherieserum hat die Schwere des Leidens abgenommen. Die Fernschäden (Herz, periphere Nerven) sind gleich wie bei der Rachendiphtherie.

2. Kehlkopfentzündungen bei Typhus, Grippe, Scharlach, Masern, Pocken, Keuchhusten und Polyarthritis rheumatica

Kehlkopfentzündungen bei Typhus abdominalis

Die Schleimhäute der oberen Luftwege und damit auch des Kehlkopfes erkranken bei Typhus häufig. In ungefähr 10% aller Typhusfälle stellt sich ein spezifischer Laryngotyphus bzw. eine Laryngitis typhosa ein.

Bereits in der ersten Woche kann der Kehlkopf eine trockene *katarrhalische Entzündung* aufweisen, die zuweilen mit oberflächlichen Erosionen einhergeht, die vorwiegend symmetrisch im vorderen Teil der Stimmbänder sitzen. Von der zweiten Woche an entwickeln sich die eigentlichen kleinen rundlichen *typhösen Geschwüre*, die die Lymphfollikel betreffen und denjenigen im Darm entsprechen und mit Vorliebe an der laryngealen Fläche der Epiglottis und deren freiem Rand, der Arygegend und der pharyngealen Fläche des Ringknorpels, also im Hypopharynx sitzen (Laryngotyphus). Namentlich an der letzteren Stelle sind es zum Teil sekundärinfizierte *Dekubitalgeschwüre* der schwerkranken soporösen Patienten. Auch die übrigen Geschwüre verfallen leicht einer Sekundärinfektion, welche durch Tiefergreifen zu Ödemen, phlegmonösen Entzündungen, Abszessen und schließlich zur Perichondritis führt. Der letzteren ist speziell der Ringknorpel ausgesetzt. In solchen Fällen bedeutet die Kehlkopferkrankung eine lebensgefährliche *Verwicklung*. Nach der Ausheilung hinterbleiben mehr oder weniger hochgradige *Narbenstenosen*.

Symptome und Verlauf. Während der katarrhalischen Entzündung weisen *Heiserkeit* und etwas *Schluckschmerzen* auf die Laryngitis hin. Später ist der Patient durch den Typhus oft derart schwerkrank und benommen, daß er keine Kehlkopfbeschwerden mehr spürt. Namentlich fallen Heiserkeit und Schluckschmerzen kaum mehr auf, wohl aber deuten heftige *Hustenanfälle*, *Atemnot* und *Stridor* auch beim schwerkranken Patienten auf den Kehlkopf hin.

Der *laryngoskopische Befund* entspricht im Anfang einer katarrhalischen Laryngitis, später werden die Ulcera sichtbar, die am Rand der Epiglottis einigermaßen charakteristisch für Typhus sind. Es kommen Ödeme und phlegmonöse Schwellungen der Arygegend und der hinteren Hälfte des Kehlkopfes hinzu und schmierige Beläge weisen nach dem Hypopharynx, sofern sich dort ein Geschwür gebildet hat. Bei der Hypopharyngoskopie werden die geschwürigen Veränderungen an der Hinterseite des Ringknorpels direkt sichtbar.

Die **Diagnose** fällt nach den Symptomen nicht schwer und wird durch den laryngoskopischen Befund bestätigt, soweit dieser bei den schwerkranken Patienten erhoben werden kann.

Für die **Behandlung** gelten dieselben Grundsätze wie bei der akuten Laryngitis, bzw. den eitrigen Kehlkopfentzündungen und Perichondritiden. Eine Tracheotomie kann jederzeit notwendig werden.

Grippe-Laryngitis

Im allgemeinen entsteht eine gewöhnliche *katarrhalische Laryngitis* meist zusammen mit einer *Tracheitis*, zuweilen nimmt sie jedoch einen schweren Verlauf, wobei es teils zu einer *Laryngitis haemorrhagica* mit blutigem Auswurf, teils zu einer *Laryngitis erosiva* mit langdauernden tieferen Erosionen an den Stimmbändern und schmerzhaften Ödemen der Arygegend kommt. Selten sind *fibrinöse Pseudomembranen*, einzig beim Kleinkind schließt sich öfters die gefährliche perakute *Laryngotracheobronchitis* (S. 424) an. Eine *phlegmonöse Laryngitis*, *Kehlkopfabszesse*, ebenso wie *Perichondritiden* sind bei der Grippe häufiger als bei gewöhnlicher katarrhalischer Erkrankung. Die Kehlkopfentzündung als solche wird stets durch *Streptokokken* hervorgerufen.

Die *Erscheinungen* sind dieselben wie bei einer heftigen banalen Laryngitis. Die *Schmerzen* können aber *hochgradig* werden, ebenso wie ein starker krampfartiger *Husten*, teils vom Kehlkopf, teils von der Trachea ausgelöst, den Kranken quält und seine Kopfschmerzen steigert. Das laryngoskopische Bild zeigt, ob eine der besonderen Formen vorliegt.

Die **Diagnose** und **Behandlung** unterscheidet sich nicht von der gewöhnlichen akuten Laryngitis (S. 421) bzw. deren Verwicklungen.

Masern-Laryngitis

Das Masernvirus und die nachfolgende Sekundärinfektion mit banalen Eitererregern erfassen stets auch die gesamten Luftwege mit Kehlkopf und Luftröhre, meistens in der klinischen Form einer einfachen banalen *katarrhalischen Laryngitis*.

Bereits im *Prodromalstadium* macht sich die hämatogene Infektion als Enanthem der Schleimhaut geltend, später kommt es zusammen mit dem *Exanthem* an der Haut zu einer zunächst fleckigen Laryngitis, aus welcher die diffuse bakterielle Masern-Laryngitis hervorgeht. Trotz häufiger *kleiner Erosionen* und Ulzerationen und heftiger diffuser Entzündung mit Kehlkopfkrämpfen nimmt sie fast nie einen bedrohlichen Verlauf. Immerhin können *pseudomembranöse* diphtherieähnliche *Beläge* auftreten, welche wie die Diphtherie zur Stenose führen, oder es schließt sich eine *abszedierende Entzündung* an.

Die *Beschwerden* sind in der Regel hochgradig, mit zunächst trockenem bellendem *Husten*, der später ein wässeriges und endlich ein eitriges Exsudat auswirft, oft in reichlichen Mengen. Von rauher Stimme über *Heiserkeit* bis zur Aphonie zeigen sich alle Übergänge.

Differentialdiagnostisch ist mitunter die Abgrenzung gegen Diphtherie durch bakteriologische Untersuchung erforderlich.

Die **Behandlung** deckt sich mit derjenigen der banalen akuten Laryngitis und ihrer Komplikationen. Absaugen des Exsudates läßt gegebenenfalls eine Tracheotomie fast immer vermeiden, was bei der durch die Masern ohnehin bestehenden Gefährdung der Lungen wichtig ist.

Scharlach-Laryngitis

Eine gewöhnlich ohne wesentliche Symptome ablaufende *oberflächliche Kehlkopfentzündung* durch die spezifischen Scharlachstreptokokken ist bei Scharlach ziemlich häufig. Nur ausnahmsweise und dann meistens als Ausläufer einer nekrotisierenden Scharlachangina tritt eine schwere submuköse *phlegmonöse* oder *abszedierende Laryngitis* auf, deren Ulzerationen eine *Perichondritis* mit ihren Früh- und Spätfolgen verursachen. Als Scharlachdiphtheroid können sich auch ausgedehnte stenosierende *Pseudomembranen* entwickeln.

Differentialdiagnostisch ist eine gleichzeitige Diphtherie durch bakteriologische Untersuchung in Fällen von Pseudomembranen auszuschließen.

Behandlung. Die katarrhalische Form erfordert keine besondere Lokalbehandlung. Der Stenosierung und Erstickungsgefahr der nekrotisierenden Laryngitis muß gegebenenfalls durch eine Tracheotomie begegnet werden, im übrigen gelten dieselben Behandlungsgrundsätze wie bei einer phlegmonösen oder abszedierenden Laryngitis.

Kehlkopfentzündungen bei anderen Infektionskrankheiten

Variola und *Varizellen* können eine diffuse Laryngitis verursachen, zugleich entstehen mitunter typische *Pocken-* bzw. *Windpockenpusteln* verstreut über die Kehlkopfschleimhaut. Bei hämorrhagischem Pockenexanthem kann auch die Kehlkopferuption eine schwere Form mit Ödemen, flächenhaften Belägen, Ulzerationen, Perichondritis und Nekrosen annehmen. Ausnahmsweise sollen auch bei den Varizellen ödematös-phlegmonöse Laryngitiden mit bedrohlicher Stenose auftreten.

Die **Behandlung** richtet sich nach der Art und dem Grad der Entzündung.

Bei der *Pertussis* sind die Veränderungen im Kehlkopf trotz der laryngotrachealen Erscheinungen und den heftigen Hustenanfällen auffällig gering. Außer einer gewissen Hyperämie, angeblich besonders an der Hinterwand, kommen kleine submuköse Blutungen, zuweilen auch Ödeme, vor, offenbar als Folge der Hustenparoxysmen. Das *Einziehen* ist auf einen Spasmus der Glottisschließer zurückzuführen und scheint zentral bedingt.

Die *Polyarthritis rheumatica* befällt in seltenen Fällen auch das Krikoarytaenoidgelenk, welches infolge der Arthritis versteift wird. Über die Klinik dieser Erkrankung s. S. 441.

VI. Die chronischen Infektionskrankheiten und weitere entzündliche Krankheiten des Kehlkopfes

1. Tuberkulöse Erkrankungen des Kehlkopfes

Von den beiden Formen der Tuberkulose ist die Tuberkulose im engeren Sinn, die sich meistens von einer Lungentuberkulose aufsteigend entwickelt, sehr viel verbreiteter als der Lupus, der sich in der Regel als absteigender Ausläufer des Nasen- und Rachenlupus auf den Kehlkopf überträgt. Übergänge zwischen beiden Arten kommen vor.

a) Die Kehlkopftuberkulose

Ursache und Entstehung. Die Kehlkopftuberkulose ist eine *sekundäre Organerkrankung*, deren Primärherd fast stets in der Lunge liegt. Ungefähr *20 bis 30%* *aller Lungenphthisen* erkranken an einer Kehlkopftuberkulose, die daher die häufigste und oftmals auch die schwerste Verwicklung der Lungentuberkulose darstellt. Dabei nimmt die Beteiligung des Kehlkopfes mit der Dauer und der Schwere des Lungenleidens zu. Während im Beginn nur zwischen 4,8 bis 13,7% Kehlkopferkrankungen gefunden werden, steigt der Prozentsatz in vorgeschrittenen Stadien auf 73% und zeigen sich bei den an Tuberkulose Verstorbenen in 48 bis 83% Kehlkopfveränderungen (nach LEDERER). Die einzelnen Statistiken weichen jedoch wesentlich von einander ab. Gewöhnlich handelt es sich um eine vorgeschrittene *exsudative aktive offene Lungenphthise*, also um das dritte Stadium der Tuberkulose, doch treten auch frühe Kehlkopferkrankungen bei noch geschlossener *initialer Lungentuberkulose* oder *alten inaktiven Herden* auf, so daß gelegentlich die Kehlkopftuberkulose als erstes Zeichen der Tuberkulose entdeckt wird. An zweiter Stelle steht ursächlich die *Miliartuberkulose*, wie auch jeder andere tuberkulöse Herd im Körper den Kehlkopf anstecken kann. Ausnahmsweise schreitet die *Rachentuberkulose* nach unten auf den Kehlkopf fort. Die neuzeitliche Behandlung der Lungentuberkulose, die Kollapstherapie, die Lungenresektionen und die spezifische Chemotherapie, hat einen bedeutenden Rückgang der Kehlkopftuberkulose mit sich gebracht.

Ob es neben diesen sekundären Kehlkopftuberkulosen eine *primäre Erkrankung* gibt, ist fraglich. Allerdings läßt sich zuweilen klinisch sonst keine Tuberkulose nachweisen, jedoch schließt dies kleine tuberkulöse Herde nicht aus. Ein Primärkomplex kam bis jetzt nicht zur Beobachtung (HAJEK).

Entsprechend der primären Lungenerkrankung werden mehrheitlich Erwachsene im *mittleren Lebensalter von 20 bis 40 Jahren* befallen und hauptsächlich *Männer*, was auf die beim Mann öfters vorhandenen Kehlkopfschäden und banalen

Kehlkopfentzündungen zurückgeführt wird. Jedoch hat sich ein statistischer Beweis einer größeren Häufigkeit infolge stimmlicher Überanstrengungen oder Alkohol- und Nikotinabusus nicht erbringen lassen. Nur während der Schwangerschaft ist die Frau in hohem Maße anfällig. Das Kehlkopfleiden geht meistens den akuten Schüben der Lungentuberkulose parallel und zeigt im allgemeinen auch denselben immunbiologischen Charakter mehr produktiver oder mehr exsudativer Art wie die Grundkrankheit. Ein Parallelismus ist aber nicht immer vorhanden; so kann die Kehlkopferkrankung trotz Besserung des Lungenleidens in bösartiger Weise verlaufen, anderseits unter der Behandlung zur Abheilung kommen trotz fortschreitender Lungenerkrankung. Daß die Kehlkopftuberkulose, sofern sie einen gewissen Grad überschritten hat, eine gewisse Selbständigkeit erlangt, ist nicht verwunderlich, insbesondere, wenn eine konstitutionelle, zum Teil erbliche Organdisposition des Kehlkopfes hinzukommt. Im Kindesalter erkrankt der Kehlkopf vorwiegend als Teilerscheinung einer Miliartuberkulose.

Die Ansteckung des Kehlkopfes erfolgt bei der Lungenphthise entweder in *kanalikulärer Verschleppung* durch das *bazillenhaltige Sputum* als Kontaktinfektion oder auf dem *Blutweg*, der nach neuerer Ansicht in einem wesentlichen Prozentsatz beteiligt ist. Bei der geschlossenen Lungentuberkulose und der Miliartuberkulose ist nur der Blutweg möglich. Inwieweit auch eine retrograde Ausbreitung auf dem *Lymphweg* von den Lungen- oder Bronchialdrüsen her stattfindet, ist nicht entschieden. Die vielfache *Seitengleichheit der Lungen- und Kehlkopftuberkulose* ließe sich dadurch erklären, kann aber auch auf einem einseitigen Transport des bazillenhaltigen Sputums durch den Flimmerstrom beruhen, welcher streifenförmig von der erkrankten Lunge über die Bronchien und die Luftröhre nach der entsprechenden Kehlkopfhälfte verläuft. Chronische Katarrhe bahnen durch Herabsetzung der lokalen Widerstandskraft und kleine Fissuren der tuberkulösen Infektion den Weg und die starke mechanische Beanspruchung der Stimmbänder und der Kehlkopfhinterwand schaffen Prädilektionsstellen.

Pathologische Anatomie. Die verschiedenen pathologisch-anatomischen Formen der Kehlkopftuberkulose gehen aus einem *subepithelialen, zentral verkäsenden tuberkulösen Infiltrat* hervor, das sich teilweise flächenhaft, teilweise durch Zusammenfließen verschiedener Infiltrate unter dem Epithel ausbreitet. Seltener bildet sich ein Tuberkulom. Durch Wachstum gegen die Oberfläche, zentrale Zerstörung des Epithels und Granulationsbildung auf den erodierten Stellen entstehen größere *wuchernde Granulationsflächen* oder *höckrige Granulationsgeschwülste*. Das Epithel reagiert mit einer starken Proliferation nach der Tiefe und Verdickung an den Rändern. Im Gegensatz zu diesen Granulationen ist das *Tuberkulom* von intaktem Epithel überzogen. Jeder Herd verursacht auf dem Blut- und Lymphweg Ableger in seiner Umgebung. Der weitere Verlauf hängt von den Abwehrkräften und dem immunbiologischen Zustand des Organismus ab. Bald setzt eine *vorwiegende Gewebsneubildung* im Sinne einer *fibrösproduktiven Tuberkulose* mit wenig Neigung zum Zerfall ein, bald steht ein *rascher geschwüriger Zerfall* mit *exsudativ entzündlichen Erscheinungen* der Umgebung im Vordergrund. Die *tiefen Geschwüre* belegen sich schmierig-eitrig, die Umgebung schwillt zum kollateralen Ödem an. Die exsudativen Geschwüre erreichen schließlich auch das Perichondrium und die hinzutretende *Sekundärinfektion* hat eine *Perichondritis* zur Folge, welcher die Kehlkopfknorpel anheimfallen. Häufig werden dabei das Krikoarytänoidgelenk und der Aryknorpel betroffen. An den heftigen entzündlichen Erscheinungen und dem Gewebszerfall ist auch die Sekundärinfektion mit banalen Eitererregern maßgeblich beteiligt. Geschwüre und Gewebsneubildung gehen öfters nebeneinander her und zeigen alle Übergänge, jedoch läßt sich *in der Regel ein mehr produktiver von einem mehr exsudativen Gesamtcharakter* der Kehlkopftuberkulose *unterscheiden*, der hauptsächlich die Behandlung und die Prognose bestimmt. Von diesen beiden Arten weicht die *Miliartuberkulose* des Kehlkopfes ab, mit einer aufschießenden *miliaren Aussaat von kleinen*, zu Geschwürchen zerfallenden *Knötchen*, welche zu größeren Geschwürsflächen konfluieren.

Weitaus am häufigsten ist die im folgenden zuerst beschriebene *nicht miliare und mehr oder weniger schleppend verlaufende Form*, während die eigentliche *Miliartuberkulose* des Kehlkopfes eine Seltenheit ist.

Nichtmiliare Kehlkopftuberkulose

Symptome und Verlauf. *Allgemeinstörung* und *Fieber* fehlen oder sind gering. Ihre stärkere Ausprägung bei akuten Schüben ist weniger der Kehlkopftuberkulose als der akuten hämatogenen Streuung zuzuschreiben, so daß sich die Allgemeinerscheinungen nicht von denjenigen der Grundkrankheit trennen lassen. Bei einem gewissen Prozentsatz (11,9% nach ST. CLAIR THOMSON) bleiben die Anfangsstadien allgemein und lokal symptomlos und werden nur durch regelmäßige Kehlkopfkontrollen von Lungentuberkulösen gefunden. Die ersten Beschwerden sind die gleichen wie bei einem banalen Kehlkopfkatarrh. In beiden Fällen mischen sich leichtere *Reizempfindungen* (Fremdkörpergefühl, Rauhigkeit, Druck- und Völlegefühl) in Kehlkopfhöhe mit *Stimmstörungen* (Stimmermüdung, Verschleierung der Stimme, Heiserkeit) und trockenem *Husten, Hüsteln* und Räuspern. Da viele Lungentuberkulöse an hartnäckigen chronischen Katarrhen der oberen Luftwege leiden, vor allem an chronischem Kehlkopf- und Luftröhrenkatarrh, wird der Beginn der Kehlkopftuberkulose oftmals verdeckt. Ist die Lungentuberkulose noch nicht diagnostiziert, so denken vielfach weder der Patient, noch der Arzt an eine Kehlkopftuberkulose, zumal der Zustand schleichend einsetzt und unter zeitweiliger Besserung nur langsam zunimmt.

Erst mit dem weiteren Fortschreiten prägen sich die *beiden Hauptsymptome* der Kehlkopftuberkulose, die *starke Heiserkeit* und die *Schluckschmerzen* deutlich aus. Heiserkeit fehlt nur selten. Fast immer bewirken die ausgedehnten Infiltrate und Geschwüre an der Hinterwand und den Stimmlippen sowie die Einschränkung der Beweglichkeit der Stimmbänder eine hochgradige Heiserkeit, die sich bis zur Aphonie steigern kann. Mit den Geschwüren am Kehlkopfeingang und der Perichondritis der Aryknorpel setzen die Schluckschmerzen ein, deren typisches *Ausstrahlen nach dem Ohr* auf den tiefgreifenden Prozeß hinweist. Die *Dysphagie* erreicht manchmal *unerträgliche Grade*. Sie begleitet nicht nur das Schlucken fester Speisen, sondern in noch höherem Maße das Schlucken von Flüssigkeiten und das Leerschlucken des meist stark vermehrten Speichels, weshalb der Patient jedes Schlucken ängstlich vermeidet. Mitunter genügt ein kleines Ulcus am Kehldeckel oder an der hinteren Umrandung des Kehlkopfeinganges, vor allem an den Aryhöckern, um heftige Schmerzen auszulösen, anderseits werden bisweilen ausgedehnte Zerstörungen des Kehlkopfinnern gut ertragen. Zunehmende perichondritische Ödeme und die damit verbundene Unbeweglichkeit des Kehlkopfeinganges führen zur *Schluckbehinderung* und zum *Fehlschlucken* in den Kehlkopf mit Hustenanfällen und Erbrechen während des Essens sowie nachfolgender Schluckbronchitis und *Schluckpneumonie*. Die *Ernährung* solcher Patienten leidet daher in hohem Maße. Trotzdem kann sich der außerordentlich qualvolle Zustand über längere Zeit hinziehen, aber gewöhnlich kommt es unter den Schmerzen, dem Hunger und Durst sowie den Wirkungen der Sekundärinfektion zu einem schnellen allgemeinen Zerfall.

Ausnahmsweise verursachen große stenosierende Infiltrate (z. B. in der Subglottis), Ödeme oder eine beiderseitige Postikusparese, *Atemnot* und Erstickungsgefahr. Reichliches *Sputum* stammt nicht von der Kehlkopferkrankung, sondern läßt auf die Bronchien und Lungen schließen, wie auch stärkerer Husten vielfach der gleichzeitigen Beteiligung der tieferen Luftwege zuzuschreiben ist.

Der *laryngoskopische Befund* (Abb. 186) mit der von Fall zu Fall wechselnden Lokalisation der verschiedenen Veränderungen (Rötung, Schwellung, Granulationsflächen, Tumoren, Ulzerationen, Ödemen) ist von größter Mannigfaltigkeit. Wichtig sind vor allem die wenig auffälligen *Frühbefunde*. Der Lieblingssitz der tuberkulösen Veränderungen ist der *hintere Abschnitt des Kehlkopfes* bzw. die *Kehlkopfhinterwand* und der *hintere Teil der Stimmbänder*. Die Erkrankung beginnt, sofern sie nicht die Hinterwand betrifft, beinahe immer *einseitig* und bleibt mitunter dauernd oder doch lange Zeit auf eine Seite beschränkt. Wo sich kein tuberkulöser Herd befindet, behält die Schleimhaut ihr normales Aussehen oder wird ausgesprochen blaß.

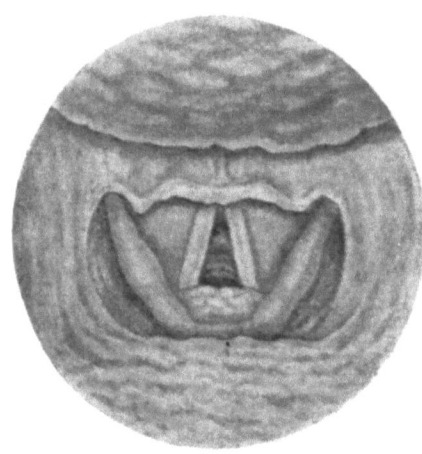

Abb. 186. Tuberkulom der Kehlkopfhinterwand und Tuberkulose des Kehldeckels.

Die *Kehlkopfhinterwand* bzw. die Schleimhaut zwischen den Gießbeckenknorpeln ist zunächst, wie bei einer banalen chronischen Laryngitis, flach geschwollen und legt sich bei der Phonation in grobe Falten. Allmählich entsteht eine kegelförmige oder unregelmäßige Verdickung, welche geschwürig zerfällt und ein ausgezacktes unregelmäßig umrandetes *Geschwür* hinterläßt. Von oben im Profil gesehen zeigt sich nur der grobe „*Hahnenkamm*" des zerfetzten Randes. An den scharfen Zacken sind die pachydermischen Epithelwucherungen schuld, die der Veränderung auch ihren grau-rötlichen bis grauen Farbton verleihen, während der Geschwürsgrund mit einem nekrotischen schmutzigen Belag bedeckt ist. Granulationswucherungen oder eigentliche papillomatöse Tuberkulome können geschwulstartig in das Lumen vorragen.

Die Arygegend ist oft durch eine glatte rötliche Schwellung verdickt.

Am Stimmband äußert sich die Tuberkulose häufig in einer *walzenförmigen Schwellung* und einer *schmutzig roten Tönung*. Dieses Stadium dauert bisweilen sehr lange. Dann tritt eine kleinhöckerige *Infiltration* auf, die im allgemeinen rasch zu einzelnen, später konfluierenden grauroten unregelmäßigen *Erosionen* und *flachen Geschwüren* führt. Der freie Stimmbandrand wird dadurch höckerig und wie angenagt. Ein langes Lippengeschwür kann das Stimmband verdoppeln. Diese flachen, nur wenig belegten Geschwürchen geben sich schwer zu erkennen. Stärkere Granulationsbildungen werden fast nie beobachtet, wogegen die Beweglichkeit durch entzündliche Infiltration des Stimmbandmuskels oder Fixation des Krikoarytaenoidgelenkes in der Regel schon früh gehemmt oder aufgehoben wird.

Das *Taschenband* schwillt unter Rötung gleichmäßig an und überdeckt zum Teil das Stimmband. Mitunter entspricht der Befund einem Prolaps des Ventriculus Morgagni (S. 430). Im weiteren Verlauf bildet sich eine höckrige Infiltration, die später einem tiefen, manchmal bis zum Schildknorpel reichenden Geschwür Platz macht

Der *Kehldeckel* erkrankt seltener. Er verliert zuerst seine schlanke Form, wird rot, dick und steif, so daß er sich bei der Phonation nicht mehr aufrichten kann und den Kehlkopfeingang versperrt. Mit der Zeit wird er zu einem unförmlichen wurstartigen Klumpen oder einem turbanähnlichen Gebilde. Gelegentlich entwickeln sich zahlreiche isolierte Knötchen, deren Zerfall den Rand zerfrißt.

Fortschreitend greifen die Veränderungen nach und nach auf den ganzen Kehlkopf über. Früher oder später kommen die *Ödeme der Perichondritis* hinzu, die besonders die Gegend der Gießbeckenknorpel einnehmen und die aryepiglottischen Falten in dicke, schlappe, keulenförmige, glasig glänzende Wülste verwandeln, welche in den Kehlkopf und den Hypopharynx überhängen (s. Ödem, S. 433). Ausnahmsweise liegen *Sequester* des hauptsächlich betroffenen Gießbeckenknorpels frei. In diesem Stadium wird der Kehlkopf auch von außen empfindlich und die *äußere Perichondritis* mit ihrer Weichteilentzündung erscheint am äußeren Hals. Endlich kann im *Spätstadium* das ganze Kehlkopfinnere von einer großen, höckrigen, schmierig belegten Geschwürsfläche mehr oder weniger ausgefüllt werden oder große tuberkulöse Gewebswucherungen verengen das Kehlkopflumen.

Der *Verlauf* der Kehlkopftuberkulose ist sehr verschieden. Die exsudative Form der Kehlkopftuberkulose schreitet oft ohne irgendeine Heilneigung rasch vorwärts, während produktive Formen mit einer gewissen Heilneigung durch bindegewebige Vernarbung einhergehen, jahrelang stationär bleiben oder nur langsam zunehmen (s. auch Prognose, S. 456). Einen außerordentlich *ungünstigen Einfluß* übt die *Schwangerschaft* aus.

Miliare Kehlkopftuberkulose

Bei der Miliartuberkulose kann der Kehlkopf, ebenso wie der Rachen, und oft zusammen mit diesem, an der hochfieberhaften infektiösen Erkrankung der hämatogenen Massenstreuung teilnehmen.

Die *Beschwerden* erreichen in kurzer Zeit außerordentlich hohe Grade. Neben der zunehmenden Heiserkeit treten vor allem heftigste Schmerzen hervor, welche das Schlucken, Husten und selbst das Sprechen qualvoll machen. Der allgemeine Kräftezerfall erfährt durch die *Schmerzen und die Störung der Ernährung* eine derartige Beschleunigung, daß der Patient meist schon nach Wochen stirbt (Maladie DE LATULLE und ISAMBERT), nur selten zieht sich die Krankheit mit einer gewissen lokalen Heilneigung des einzelnen Geschwüres über Monate hin (Maladie ESCAT).

Das *laryngoskopische Bild* ergibt, gleich wie im Rachen, an verschiedenen Stellen eine Aussaat von dicht stehenden miliaren Tuberkeln, die sofort zu kleinen Geschwürchen mit rotem Rand zerfallen. Diese konfluieren später zu ausgedehnten schmierig belegten Geschwürsflächen.

Diagnose der Kehlkopftuberkulose. Wichtig ist vor allem die *Frühdiagnose*. Der Frühbefund der Kehlkopftuberkulose gleicht in erster Linie einer *banalen chronischen Laryngitis* und eine sichere *Differentialdiagnose* läßt sich zuweilen erst nach längerer Beobachtung stellen. Wie bereits bei dem chronischen Kehlkopfkatarrh betont wurde, erfordert daher *jede länger als sechs Wochen dauernde Kehlkopfentzündung eine Lungenuntersuchung*. Die Grenzen zum banalen Katarrh verwischen sich um so mehr, als dieser mit einer spezifischen Entzündung zusammen vorkommen kann. Verdächtig ist jede einseitige oder stark unsymmetrische Kehlkopferkrankung, hauptsächlich eine *einseitige Stimmbandentzündung*, auch wenn sie nur in Rötung und gleichmäßiger glatter Schwellung besteht. Ein höckriges Infiltrat oder eine seichte Ulzeration macht eine spezifische Erkrankung wahrscheinlich Schwierig ist gelegentlich die Entscheidung bei der beginnenden Tuberkulose der Kehlkopfhinterwand. Zwar sind gerade stärkere Veränderungen der Hinterwand für Tuberkulose typisch, aber die Anfangsstadien mit ihrer glatten oder etwas höckrigen Schwellung können mit einer *banalen Pachydermie* verwechselt werden. Auch sehen flache Geschwüre der Hinterwand im indirekten laryngoskopischen Befund als Profilbild wie eine einfache grobe Fältelung aus, weil nur ihr zackiger Rand sichtbar ist und sich das Geschwür hinter deren Wall verbirgt. Die Untersuchung in Killianstellung, welche einen Aufblick auf die Hinterwand gibt, evtl. die direkte Laryngoskopie, sind daher unerläßlich. Das an der *Hinterwand* verhältnismäßig früh auftretende *Geschwür* oder ein größeres *höckriges Infiltrat* ist für Tuberkulose so gut wie *pathognomonisch*, da andere nicht banale Erkrankungen fast nie an der Hinterwand sitzen. Im übrigen sind die Frühbefunde nicht immer von einer *Syphilis* oder einem beginnenden *Krebs* zu unterscheiden (Wassermannsche Reaktion, Biopsie). Beim Phthisiker ist jeder auch scheinbar harmlose Kehlkopfkatarrh tuberkuloseverdächtig und bedarf einer sorgfältigen Überwachung.

Die *Spätbefunde* der Kehlkopftuberkulose sind trotz ihrer Mannigfaltigkeit als Veränderungen nicht banaler Art unverkennbar, jedoch muß die *Differentialdiagnose* gegen *Lupus, Syphilis* und eine *bösartige Geschwulst* bzw. einen Kehlkopfkrebs gestellt werden. Der Befund ist für den Erfahrenen häufig eindeutig. Schmerzen weisen stets auf eine Tuberkulose hin, kommen aber auch bei der Syphilis des Kehldeckels vor. Erkrankungen des hinteren Kehlkopfabschnittes, ebenso ein nur blaßrotes und schlaffes Aussehen der Krankheitsherde in einer ungereizten Umgebung sind tuberkuloseverdächtig. Eine Lungentuberkulose spricht für die tuberkulöse Natur der Veränderungen, wobei aber nicht übersehen werden darf, daß der Kehlkopf gleichzeitig an Tuberkulose und Syphilis oder Tuberkulose und Krebs erkrankt sein kann. Die histologische Untersuchung der Biopsie erlaubt die Differentialdiagnose gegen Krebs und Lupus, aber nicht immer gegen Syphilis. Über die Syphilis geben die serologischen Reaktionen Aufschluß. Oft lassen sich die *Tuberkelbazillen im Kehlkopfabstrich* nachweisen. Sonst ist der positive Ausfall des mit dem Gewebe angestellten Tierversuches oder von Tuberkelbazillen im Gewebe ausschlaggebend.

Da die Behandlung der Kehlkopftuberkulose durch den Charakter der Lungentuberkulose und die allgemeine Immunitätslage weitgehend bestimmt wird, ist die genaue Kenntnis des *Lungenbefundes*, der *Temperatur* und der *Blutsenkungsgeschwindigkeit* für eine *rationelle Behandlung* notwendig.

Behandlung. Die *spezifische Chemotherapie* der Tuberkulose hat sich bei bestimmten Arten der Schleimhauttuberkulose, und zwar gerade bei den früher kaum zu beeinflussenden *exsudativ-ulzerösen Verlaufsformen* als außerordentlich wirksam erwiesen, so daß sie heute vielfach auch bei der Kehlkopftuberkulose an erster Stelle steht oder doch als Beihilfe zur Lokalbehandlung angewendet wird.

Im übrigen steht auch heute noch, wie vor der Chemotherapie, die zugrunde liegende *Lungentuberkulose* in der Behandlung im Vordergrund. Schon durch die Besserung der Lungentuberkulose kann sich die Kehlkopftuberkulose wesentlich bessern, im Beginn sogar zur Abheilung gelangen. Besonders günstig wirken die *Kollapstherapie* und die *Lungenresektionen* mit ihrer Verminderung der sputogenen Streuung. Eine enge Zusammenarbeit zwischen *Lungenarzt und*

Facharzt ist daher unerläßlich. In der Regel ist eine *Sanatoriumskur* mit gleichzeitiger Allgemein- und Lokalbehandlung am aussichtsreichsten.

Zur *Chemotherapie* werden die vier hauptsächlichsten spezifisch wirkenden Medikamente: *Streptomycin, para-Aminosalizylsäure,* die *Derivate der Thiosemicarbazon-Reihe,* vor allem *Conteben,* und das Isonikotinsäurehydrazid *Rimifon* herangezogen. Sie können sowohl intern als auch lokal, besonders als Spray verabreicht werden, wovon jedoch der *internen Medikation* bei weitem die Hauptrolle zufällt. Die Lokalbehandlung trägt höchstens zur Beschleunigung der Heilwirkung bei. Geeignet sind vor allem, wie oben erwähnt, aktive exsudativulzeröse Prozesse, wogegen sich die rein fibrös-produktiven Herde zuweilen ganz resistent verhalten. Vielfach entscheidet die Lungentuberkulose über die Anwendungsart.

Die größten Erfahrungen liegen mit *Streptomycin* vor, das intern in Tagesdosen von $1/2$ bis 1 g verabreicht wird, über längere Zeit fortgesetzt. Im allgemeinen wird eine Dosis bis zu einem Gramm auch über längere Zeit ertragen, mit wenigen Ausnahmen über etwa drei Wochen. Wie im Bd. Ohr, S. 355, besprochen, können Vestibularisschäden, viel seltener Cochlearisschäden auftreten, weshalb der Vestibularapparat dauernd überwacht werden muß. Es besteht zur Zeit die Neigung, die Dosen herabzusetzen bzw. mehrtägige Intervalle einzuschalten, dafür aber die Behandlungszeit zu verlängern. Die Heilung erfolgt in geeigneten Fällen meistens so rasch, daß die bekannte oft schon nach kurzer Zeit eintretende Streptomycinresistenz der Tuberkelbazillen kaum eine Rolle spielt. Dihydrostreptomycin ist so gut wie wieder aufgegeben, weil Cochlearisschäden verhältnismäßig häufig sind. Als Streptomycinspray wird eine Konzentration von 1 g in 10 ccm isoton. NaCl-Lösung gebraucht.

Die *para-Aminosalizylsäuren* kommen hauptsächlich zur Unterstützung der Streptomycinbehandlung zur Anwendung in Tagesdosen von 10 bis 12 g per os über Monate fortgesetzt. Sie sollen unter anderem die Streptomycinresistenz hintanhalten.

Auch über *Conteben* und verwandte Präparate liegen eine Reihe von günstigen Berichten vor (AROLD, STUTZ, GREVEN, SCHÜRMANN u. a.). Die perorale Tagesdosis ist noch nicht genau festgelegt. Die ursprünglichen Dosen von 100 bis maximal 200 mg wurden in letzter Zeit auf die Hälfte bis ein Viertel zugunsten einer länger dauernden Anwendung reduziert. Zur Unterstützung können 0,2 bis 0,25 g als Pulver lokal aufgestäubt werden. Als Nebenwirkungen kommen hauptsächlich Appetitlosigkeit, Brechreiz und Magenbeschwerden vor, als schwerere Symptome Somnolenz und hämolytische Krisen, bei Kindern auch zerebrale Symptome.

Rimifon ist noch zu wenig lang im Gebrauch, als daß sich ein endgültiges Urteil abgeben ließe. In einem eigenen Fall von exsudativer Kehlkopftuberkulose haben wir ein sehr gutes Resultat erzielt.

Auffällig ist bei allen diesen Chemotherapeutica die sofort einsetzende Wirkung, die sich vor allem bei den manchmal hochgradigen schmerzhaften Dysphagien in einer schon nach Tagen eintretenden Abnahme, oder sogar Verschwinden der Schluckschmerzen äußert. Daneben fällt die rasche Vernarbung und Epithelisierung auf.

Treffen Kehlkopftuberkulose und *Schwangerschaft* zusammen, so muß von Fall zu Fall je nach der Schwere der Erkrankung die Anzeige zur frühzeitigen Unterbrechung der Schwangerschaft aus vitaler Indikation erwogen werden. Nach dem künstlichen Abort kann sich der Zustand des Kehlkopfes rasch bessern. Am Ende der Schwangerschaft wird die Geburt abgewartet.

Die *Lokalbehandlung* besteht in *Frühfällen* vor allem in einer möglichsten Ruhigstellung des Kehlkopfes durch eine strenge *Schweigekur* mit nur schriftlichem Verkehr oder höchstens tonlosem Flüstern während mindestens sechs Monaten. Unterstützt wird sie durch das Einblasen von Orthoform bzw. *Anästhesinpulver* oder das Einträufeln von 10 bis 30% *Mentholöl* bzw. 10% *Gomenolöl*. Bei einfacher Rötung und Schwellung des Stimmbandes oder einem kleineren geschlossenen Herd an der Hinterwand genügt diese Lokalbehandlung zusammen mit der Allgemeinbehandlung oftmals zur Ausheilung.

Auch in den *Spätfällen* ist eine Ruhigstellung des Kehlkopfes zweckmäßig, jedoch hat bei nur noch symptomatischer Behandlung die Durchführung einer strikten Schweigekur mit ihrer psychischen Belastung keine Berechtigung mehr.

Die Lähmung des Kehlkopfes mittels Vereisung oder Durchtrennung des N. recurrens oder gar dessen Ausschaltung durch eine Tracheotomie wurde nach einigen Versuchen rasch wieder aufgegeben.

Eine energische *kurative Lokalbehandlung* vorgeschrittener Krankheitsherde ist bei der *fibrös-produktiven Form* der Kehlkopftuberkulose und bei allgemein gutem Abwehrzustand angezeigt, wenn der Körper über die nötigen Kräfte zur Vernarbung verfügt (stationäre oder nur leicht progressive Lungentuberkulose mit Fieberfreiheit oder wenig erhöhter Temperatur, normaler oder wenig beschleunigter Blutsenkung, Gewichtszunahme, gutem Allgemeinzustand) und die Chemotherapie versagt oder Restherde zurückgelassen hat.

Werden exsudative Kehlkopftuberkulosen bei fortschreitender Phthise in dieser Weise behandelt, so tritt meistens ein rasch umsichgreifender Zerfall des Gewebes ein. Es kommen daher bei der exsudativen Form, abgesehen von der Chemotherapie, lediglich symptomatische Maßnahmen in Betracht, sofern es nicht gelingt, durch die Allgemeinbehandlung die exsudativen Herde zu beseitigen oder in produktive überzuleiten.

Das beste Verfahren der kurativen Behandlung ist der *galvanokaustische Tiefenstich* mit ausgedehnter Verschorfung nach GRÜNWALD, der den tuberkulösen Herd zerstört und die Narbenbildung kräftig anregt. Es ist Sorge zu tragen, daß das Perichondrium nicht erreicht wird. Öfters muß die Kauterisation in monatlichen Abständen wiederholt werden.

Technik des galvanokaustischen Tiefenstichs. In Oberflächenanästhesie oder Leitungsanästhesie des N. laryngicus sup. wird mit dem Spitzkauter im Abstand von einigen Millimetern tief in den Krankheitsherd eingestochen, zur Rot-Weißglut erhitzt und der Brenner nach einigen Sekunden glühend zurückgezogen. Es entsteht zuweilen ein starkes Frühödem mit Stenosegefahr, weshalb die Kranken einige Tage zu hospitalisieren sind. Die Stichelungen werden, wenn nötig, in monatlichem Abstand wiederholt. Die gelungene Abheilung zeigt sich durch eine derbe reizlose Narbe an.

Die *Elektrokoagulation* an Stelle der Galvanokaustik ist wegen der schlechten Begrenzbarkeit des Koagulationsschorfes (Gefahr der Knorpelnekrose) und der ungenügenden Narbenbildung für den Kehlkopf ungeeignet.

Auch die *chirurgischen Eingriffe* im Kehlkopfinnern mit schneidenden Instrumenten sind durch den Galvanokauter ganz verdrängt worden. Sie sind einzig noch bei bedrohlicher Stenose zur Abtragung von größeren tuberkulösen Wucherungen berechtigt. Mit wenigen Ausnahmen können sie unter indirekter Laryngoskopie ausgeführt werden, seltener ist eine direkte Autoskopie notwendig, während eine Laryngofissur als Zugang stets entbehrlich ist.

Bei Erkrankungen, die für den Kauter zu ausgedehnt sind, empfiehlt sich die *Röntgenbestrahlung* (Zange u. a.), sofern die Chemotherapie unwirksam geblieben ist.

Die *lokale Lichttherapie* mit Sonnenlicht, Bogenlampe oder Quarzlampe hat sich nicht allgemein durchsetzen können. Ihre Anhänger (WESSELY, CEMACH) erwarten von ihr auch in ungünstigeren geschwürigen Fällen eine dauernde Abheilung. Diese reagieren jedoch in der Regel sehr gut auf die Chemotherapie.

Die *symptomatische Lokalbehandlung der exsudativen Kehlkopftuberkulose* richtet sich vorwiegend gegen die Sekundärinfektion und die Schmerzen. Sie hat seit der Einführung der Chemotherapie wesentlich an Bedeutung verloren, weil gerade die Schmerzen unter der Chemotherapie meistens in kurzer Zeit ganz oder beinahe ganz verschwinden.

Um eine zureichende Ernährung zu sichern, ist die *Bekämpfung der Schluckschmerzen* beim Essen wichtig. Die Dysphagie läßt sich durch eine entsprechende Kost und geeignete Stellung bei der Nahrungsaufnahme weitgehend erleichtern. Breiige, weiche und gelatineartige Kost (Butter, dicke Milch, rohe Eier, Fleischgelee, Pudding usw.) bereitet in der Regel am wenigsten Schmerzen und kann besser als feste Bissen, aber auch als Flüssigkeiten geschluckt werden. Die letzteren gelangen leicht in den Kehlkopf und reizen damit zu heftigen quälenden Hustenanfällen. Der Patient soll vornübergebeugt, gegebenenfalls zur Seite geneigt essen. Zuweilen ist die Lage nach Woltenden, d. h. die Bauchlage, mit Aufsaugen der Nahrung durch ein Röhrchen am zweckmäßigsten. Auch die Sondenernährung kommt in Frage.

Sind die Schmerzen nicht zu hochgradig, so genügt daneben das anästhesierende Einblasen von Orthoform- oder Anästhesinpulver oder das Einträufeln von 10 bis 30% Mentholöl bzw. 10% Gomenolöl mit der Kehlkopfspritze (Technik S. 388), was gleichzeitig die Entzündung dämpft. Der Kranke kann angelernt werden, die Pulver oder Öle selbst einzublasen oder zu inspirieren. Pulver gelangen mitunter auch durch mehrmaliges Schlucken in Mengen von 0,5 g an die schmerzenden Stellen. Sehr viel wirksamer ist die Oberflächenanästhesie durch das Einsprayen von 1% Pantocainlösung. Um die Schmerzen beim Essen zu vermindern, werden diese Medikamente zehn Minuten vor dem Essen angewendet.

Erosionen und schmerzhafte oberflächliche Geschwüre können durch Ätzung mit 50 bis 80% *Milchsäure* (KRAUSE) zur Überhäutung gebracht werden. Eine Heilung tritt dabei nicht ein, jedoch schützt die Überhäutung vor Schmerzen. Auch leichte Röntgenbestrahlungen sollen schmerzstillend wirken.

Diese Maßnahmen reichen nicht aus, um die manchmal unerträglichen Schluckschmerzen von Geschwüren des Kehlkopfeinganges oder einer Perichondritis zu beheben. Sofern die Erkrankung nicht zu weit über den Kehlkopfeingang in den Hypopharynx übergreift, führt die *Ausschaltung des N. laryngicus cranialis* eine vollständige Unempfindlichkeit und Schmerzfreiheit herbei, ohne daß sich der Patient verschluckt. Die äußerst geplagten und von Hunger und Durst heruntergekommenen Patienten erholen sich sichtlich, nehmen an Gewicht zu und finden auch ihre geistige Widerstandskraft wieder, welche durch die dauernden heftigen Schmerzen gebrochen wurde.

Das einfachste Verfahren ist die ein- oder beiderseitige *Leitungsanästhesie durch Einspritzen von 1 bis 2 ccm 85% Alkohol* an der Durchtrittsstelle durch die Membrana thyreohyoidea. Der schmerzfreie Zustand dauert nach gelungener Injektion Tage bis Wochen. Die Einspritzungen können wiederholt werden. In einzelnen Fällen bleibt das Resultat mangelhaft.

Technik der Alkoholinjektion in den N. laryngicus cranialis

Von den verschiedenen Verfahren ziehe ich das Einstechen der Nadel in der Mittellinie in der Mitte zwischen Zungenbein und oberem Rand des Schildknorpels bis auf die hier sehr derbe Membrana thyreohyoidea vor. Trifft die Spitze auf die Membran, so wird die Nadel der Membran entlang horizontal und nach hinten 2,5 cm vorgeschoben. Im Augenblick, wo die Nadelspitze den Nerven berührt, verspürt der Patient einen heftigen Schmerz im gleichseitigen Ohr. Öfters muß der Punkt durch Tasten in verschiedenen Richtungen gesucht werden. Es ist zwecklos, ohne den Ohrschmerz zu injizieren. Nun werden zuerst 0,5 ccm 1% Novocain-Adrenalin eingespritzt und hierauf 2 ccm 85% Alkohol. Die Anästhesie setzt nach wenigen Minuten ein.

Beim Versagen der Alkoholinjektion wird der N. laryngicus cranialis durchtrennt. Der kleine Eingriff läßt sich in Lokalanästhesie von einem Kragenschnitt zwischen Zungenbein und oberem Schildknorpelrand aus vornehmen. Der Nerv kann leicht an seiner Durchtrittsstelle durch die Membrana thyreohyoidea aufgefunden werden, sofern nicht Narben und Verwachsungen nach Alkoholeinspritzungen bestehen.

Die *Tracheotomie* gelangt nur bei drohender Erstickungsgefahr zur Anwendung. Sie entlastet zwar den Kehlkopf, bedeutet jedoch einen wesentlichen Schaden für die Lungentuberkulose und ist im allgemeinen der Anfang vom Ende.

Daß in extremen Fällen mit Analgeticis nicht gespart werden soll und auch *Morphium* in größeren Dosen nicht vermieden werden kann, ergibt sich aus dem bemitleidenswerten Endzustand.

Prognose. Die Kehlkopftuberkulose ist eine *gefährliche Verwicklung der Lungentuberkulose* und die beiden Lokalisationen der Tuberkulose in der Lunge und im Kehlkopf beeinflussen einander *ungünstig*. Die Behinderung der Nahrungsaufnahme und die heftigen Schluckbeschwerden der Kehlkopftuberkulose stören die ohnehin schwierige Ernährung des Lungenschwindsüchtigen und dessen Allgemeinzustand in hohem Grad, während die Lungenschübe und deren bazillenhaltiger Auswurf stets neue Erkrankungen des Kehlkopfes verursachen. Der Verlauf der Kehlkopferkrankung hängt in der Regel weitgehend von der Primärerkrankung ab. Bei gutartiger produktiver und stationärer oder abheilender Lungentuberkulose kann die Kehlkopftuberkulose sogar spontan ausheilen. Anderseits schreitet sie bei einer exsudativen progredienten Lungenphthise meistens rasch vorwärts. Durch die Chemotherapie sind jedoch die Heilungsaussichten der Tuberkulose als solcher und der Kehlkopftuberkulose im besonderen ganz bedeutend besser geworden und der Prozentsatz der Heilungen dürfte sich mit deren weiterem Ausbau noch vermehren.

b) Der Kehlkopflupus

Der Lupus ist auch im Kehlkopf eine verhältnismäßig *gutartige Form der Tuberkulose*, die sich mit wesentlicher Heilneigung in chronischem Verlauf über viele Jahre hinzieht. Er bevorzugt das mittlere Alter. Gewöhnlich erkrankt der Kehlkopf durch Weiterkriechen eines *Rachenlupus*, der seinerseits aus einem Gesichts- und Nasenlupus hervorgegangen ist. Selten entsteht er primär im Kehlkopf.

Histologisch finden sich die typischen Lupusherde mit ihrem Nebeneinander von proliferativen und ulzerösen Prozessen, geringer Verkäsung und starker narbiger Bindegewebsbildung in der Umgebung frisch befallener Stellen. Die Unterscheidung von der eigentlichen Tuberkulose ist jedoch nicht immer leicht.

Symptome und Verlauf. Im Anfang *fehlen Beschwerden* ganz oder fast ganz und auch später bleiben sie trotz oft hochgradiger Erkrankung *auffällig gering*, so daß der Kehlkopflupus ohne regelmäßige Kehlkopfuntersuchung lange Zeit übersehen wird. Wenn neben geringen Reizempfindungen Schmerzen überhaupt auftreten, erreichen sie nie den Grad wie bei einer Tuberkulose. Selbst ein weitgehender Zerfall der Epiglottis wird ohne Schluckstörungen ertragen, Husten fehlt und stimmliche Veränderungen stellen sich erst spät ein, nachdem auch die Stimmbänder befallen sind. Die Einengung des Lumens kann ausnahmsweise zur stärkeren Atembehinderung führen und schließlich zur Tracheotomie zwingen.

Der *laryngoskopische Befund* zeigt ganz im Gegensatz zu den geringen subjektiven Erscheinungen manchmal eine ausgedehnte Erkrankung. Bei seiner Ausbreitung nach unten trifft der Lupus zuerst auf den Kehldeckel, welcher zunächst eine Reihe von kleinen gelblichen oder rötlichen Knötchen aufweist, die bald zu entsprechenden kleinen konfluierenden Geschwürchen zerfallen und den Kehldeckel in eine dicke, kleinhöckrige Geschwulst verwandeln. Durch die Geschwüre mehr oder weniger zerstört und narbig schrumpfend kann er schließlich fast ganz verschwinden. In ähnlicher Weise ergreift die Erkrankung den übrigen Kehlkopfeingang, insbesondere die Arygegend und die aryepiglottischen Falten, und dringt endlich auch in das Kehlkopfinnere ein. Außer der Epiglottis wird jedoch sonst kein Knorpel ergriffen. In den Spätstadien ist der ganze Kehlkopf durch Schwellungen und Narbenzüge stark deformiert.

Diagnose. Ein gleichzeitiger Nasen- und Rachenlupus bzw. der Lupus der Gesichtshaut behebt alle Zweifel über die kleinhöckrigen teilweise flach geschwürigen Veränderungen im Kehlkopf. Bei isoliertem Auftreten hilft die Biopsie die *Differentialdiagnose* gegen die *Tuberkulose* im engeren Sinn oder die Geschwulst stellen, eine Unterscheidung, die zuweilen klinisch unmöglich ist.

Behandlung. Der in der Regel gute Allgemeinzustand und die große lokale Heilneigung erlaubt eine *energische Lokalbehandlung* mit dem *Galvanokauter* wie bei der Tuberkulose im engeren Sinn (S. 454) oder die Abtragung kranker Kehldeckelteile mit *schneidenden Instrumenten*. Im übrigen ist der Lupöse als Tuberkulöser mit kräftiger Abwehrreaktion zu betrachten und daher die Allgemeinbehandlung nicht zu vernachlässigen. An erster Stelle steht in dieser Beziehung die Behandlung mit großen Mengen von bestrahltem D-Vitamin, die zuerst von CHARPIE angegeben wurde. S. darüber Nasenlupus, S. 154.

Die **Prognose** des Lupus im ganzen wird durch die Kehlkopferkrankung wesentlich *verschlechtert*. Der Großteil der Kranken erliegt, allerdings vielfach erst nach Jahren oder Jahrzehnten, einer fortschreitenden tuberkulösen Infektion. *Dauerheilungen* mit mehr oder weniger starker narbiger Deformation des Kehlkopfes kommen aber vor.

2. Die Syphilis des Kehlkopfes

Ursache und Entstehung. Im Kehlkopf lokalisiert sich die Syphilis erheblich seltener als im Rachen, doch gehen die Angaben über die Häufigkeit weit auseinander. Wohl infolge der stärkeren Einwirkung äußerer Schädlichkeiten werden wie von der Rachensyphilis, wenigstens im Sekundärstadium, vorwiegend Männer befallen.

Von *primärem hartem Schanker* sind nur einzelne Fälle bekannt. Im Gegensatz dazu beteiligt sich die Kehlkopfschleimhaut während der sekundären Eruptionen fast immer am *sekundären Enanthem* als *diffuses Erythem* unter dem Bild einer subakuten diffusen Laryngitis, und relativ oft mit *syphilitischen Schleimhautpapeln* (Plaques muqueuses) und oberflächlichen Erosionen. Meistens werden im Rachen die gleichen Erscheinungen gefunden. Auch im Sekundärstadium der angeborenen Syphilis des Säuglings kommt die syphilitische Laryngitis vor. Klinisch wichtiger als diese leichten sekundären Effloreszenzen sind die weniger häufig vorkommenden *tertiären Veränderungen*. Ihre Grundform ist auch im Kehlkopf das *Gumma*, das bald als umschriebener Tumor, bald als diffuses Infiltrat auftritt und früher oder später unter Bildung eines scharfrandigen wie gestanzten Geschwürs zerfällt. Durch *Mischinfektion* der tiefen Geschwüre entstehen *Kehlkopfödeme, Perichondritiden* und *Knorpelnekrosen*. Die tertiäre Syphilis verschont kein Gewebe und zerstört zusammen mit der Sekundärinfektion auch das Kehlkopfgerüst. Anderseits gilt die bekannte große Heilneigung durch derbe *Narben* auch für den Kehlkopf. Die *Metalues* bzw. die *Tabes dorsalis* verursacht Kehlkopflähmungen, oft in Form doppelseitiger Postikuslähmungen (S. 486). Dieselben Veränderungen wie die tertiäre Syphilis verursacht ausnahmsweise auch die *angeborene Syphilis*.

Symptome und Verlauf. Der *Primäraffekt* sitzt als Geschwür oder Geschwulst an der Epiglottis, der Aryegend oder den aryepiglottischen Falten und geht mit indolenten vergrößerten Halslymphknoten einher, deren akutes Entstehen zusammen mit der Indolenz den Verdacht einer syphilitischen Affektion erwecken.

Die *diffuse Laryngitis des Sekundärstadiums* unterscheidet sich nicht von dem Befund einer banalen akuten Laryngitis, höchstens besteht eine tiefere Rötung der Schleimhaut. Auffällig sind die *Schmerzfreiheit*, der *ungestörte Allgemeinzustand*, das *Fehlen sonstiger katarrhalischer Erscheinungen* außer der syphilitischen Angina und die lange Dauer. Die *Plaques muqueuses* äußern sich wie im Rachen als flache rundliche scharfrandige weißlich-graue Flecke (plaques opalines) oder als etwas erhabene Papeln, deren Zentrum nach einiger Zeit eine flache Erosion aufweist. Sie bevorzugen die *Epiglottis* und die *Aryegend*, sind aber auch, gelegentlich als symmetrische erhabene Abklatschgeschwürchen, am Stimmbandrand zu finden. Manchmal bilden sich einfache Erosionen. Meistens sind die sekundären Effloreszenzen flüchtig, rezidivieren jedoch, ihren Sitz wechselnd, in den ersten zwei Jahren immer wieder. Im Übergang zum Tertiärstadium erscheinen tiefere Geschwüre.

Die *tertiäre Syphilis* hat in den vielfach langdauernden Anfangsstadien nur *geringe Beschwerden* zur Folge, die sich je nach dem Ort der Erkrankung als *Reizempfindungen*, vorwiegend beim Sprechen oder Schlucken oder als Stimmstörungen von leichter Stimmermüdung bis zur starken *Heiserkeit*, zuweilen verbunden mit etwas *Husten* und Auswurf bemerkbar machen. Blutstreifen im Auswurf und übler Mundgeruch weisen auf nekrotisch zerfallende Geschwüre hin. *Schmerzen* mit Ausstrahlen in das Ohr und *Dysphagie* treten, selbst bei tiefen Geschwüren, in der Regel erst als Begleiterscheinung der Perichondritis auf. Mit der Entwicklung größerer Gummata oder stärkerer Ödeme kann zur Heiserkeit *Atemnot* hinzukommen, die zu Erstickungsanfällen überleitet. Ein fast *ungestörter Allgemeinzustand* während der ganzen Erkrankung steht in vorgeschrittenen Fällen oft in einem eigentümlichen Gegensatz zu dem schweren Lokalbefund.

Dem *laryngoskopischen Bild* fehlen im Beginn typische Merkmale. Es zeigt mäßige, mit unversehrter Schleimhaut bedeckte *Schwellungen*, wie sie auch eine banale chronisch-hyperplastische Laryngitis hervorbringen kann. Später entwicken sich entweder umschriebene hochrote rundliche oder ovale Gummata oder mehr plumpe wulstartige oder diffuse Infiltrate, welche mit Vorliebe die Epiglottis und die Aryegend, also den Kehlkopfeingang, mitunter aber auch das Taschenband, das Stimmband, die Hinterwand oder die Subglottis einnehmen. Gewöhnlich ist die Erkrankung *einseitig*, doch können auch mehrere Herde vorhanden sein. Hauptsächlich gegenüber der *Tuberkulose* und der *Geschwulst* ist die dunkelrote hyperämische Farbe auffallend. Öfters bleibt die Schleimhaut längere Zeit intakt, dann erscheinen die mehr oder weniger charakteristischen tiefen ausgestanzten syphilitischen *Geschwüre* mit speckigem oder schmierigem Grund. Damit setzt die *Sekundärinfektion* ein und kompliziert den Verlauf durch banale Entzündungen. Die nachfolgenden Ödeme der Perichondritis sitzen besonders gern am Kehlkopfeingang. In der Tiefe der Geschwüre werden endlich *nekrotische* rauhe *Knorpelteile* tastbar, die sequestrieren und mit der Zeit in das stark verengte Kehlkopflumen vorragen können. Zugleich führt der Durchbruch durch das Knorpelgerüst zu *schmerzhaften Anschwellungen der äußeren Kehlkopfgegend*. Der laryngoskopische Befund ist demnach sehr wechselvoll und die tertiäre Lues ist im Kehlkopf, wie an anderen Stellen auch, ein eigentlicher Proteus.

Erfolgt die Behandlung nicht rechtzeitig, so richtet die tertiäre Syphilis zusammen mit der Mischinfektion große *Zerstörungen* an, der in erster Linie der Kehldeckel anheimfällt. Von den anderen Knorpeln wird nicht selten der ganze nekrotische Gießbeckenknorpel ausgestoßen oder es zerfallen die stützenden Teile des Schild- und Ringknorpels. Die große Heilneigung zeigt sich an den derben sehnigen schrumpfenden Narbenzügen, welche im Verein mit den Zerstörungen die mannigfaltigsten *Deformitäten*, *Verwachsungen* und *Stenosen des Kehlkopfes* hinterlassen. Solche Endzustände sind allerdings heutzutage dank der wirksamen Syphilisbehandlung eine große Seltenheit geworden.

Diagnose. Mitunter ist die Kehlkopflues die erste dem Patienten auffallende Manifestation seines Leidens oder das einzige Rückfallsymptom nach jahrelanger scheinbarer Heilung.

Infolge der geringen Symptome wird hauptsächlich die diffuse *sekundäre Syphilis* häufig *lange Zeit verkannt* und vom Allgemeinpraktiker als *Kehlkopfkatarrh* behandelt, sofern der Syphilitiker von seiner Krankheit keine Kenntnis hat oder sie absichtlich verschweigt.

Differentialdiagnose. Die *Plaques muqueuses* sind in ihrem Aussehen recht typisch, können aber mit katarrhalischen Erosionen, Aphthen oder Dermatosen (Herpes, Pemphigus) verwechselt werden. In jedem Verdachtsfall schaffen die *serologischen Reaktionen* rasch Klarheit, wie auch sekundäre Erscheinungen an der Haut und im Rachen die Diagnose bestätigen können.

Die *tertiäre Syphilis* unterscheidet sich im Beginn oftmals weder in den Symptomen, noch im laryngoskopischen Befund von einer *banalen chronischen Laryngitis*. Verdächtig ist jede hochrote stärkere umschriebene Schwellung, hauptsächlich bei Einseitigkeit. In den Spätstadien ist die schwere Erkrankung unverkennbar. Zuweilen läßt schon das laryngoskopische Aussehen die *Differentialdiagnose* zwischen tertiärer Syphilis, *Tuberkulose* und *bösartiger Geschwulst* bzw. dem Kehlkopfkrebs stellen, jedoch sind zur Sicherung der Diagnose stets die serologischen Reaktionen auf Lues, die Lungenuntersuchung und die Biopsie notwendig. Schwierig wird die Differentialdiagnose bei gleichzeitigem Auftreten von Syphilis und Tuberkulose oder Syphilis und Krebs. Es ist daran zu denken, daß der Wassermann bei der tertiären Lues negativ ausfallen kann und der histologische Befund des Gummas zuweilen eine uncharakteristische chronische Entzündung oder tuberkuloseähnliche Veränderungen ergibt. Im Zweifelsfall ist eine energische *probatorische antiluetische Behandlung* vorzunehmen.

Behandlung. Die sekundäre und tertiäre Kehlkopfsyphilis reagiert auf die übliche *Allgemeinbehandlung der Lues* mit einer raschen völligen Wiederherstellung, sofern sie früh genug eingeleitet wird. Penicillin bekämpft gleichzeitig die Sekundärinfektion. Allerdings gibt es Fälle von therapieresistenter diffuser hyperplastischer Laryngitis syphilitischen Ursprungs (FOURNIER). Die Defekte des Spätstadiums sind aber irreparabel und es bleibt trotz der Behandlung ein vernarbter und verstümmelter Kehlkopf zurück. Die Allgemeinbehandlung wird am besten dem Dermatologen überlassen und ist so lange fortzusetzen, bis die serologischen Reaktionen mehrmalig und in längeren Intervallen negativ ausfallen.

Bei hochgradiger Dyspnoe durch starke Verschwellungen des Kehlkopfes kann die sonst ausgezeichnete *Jodkalibehandlung* zu einer Verstärkung der Ödeme führen und dadurch zur Tracheotomie zwingen (LAURENS). Hospitalisierung mit der Möglichkeit einer sofortigen Tracheotomie und energische Quecksilber- und Salvarsanbehandlung läßt manchmal auch den dringlich scheinenden Luftröhrenschnitt vermeiden und den Weg für die Jodkalibehandlung vorbereiten.

Eine spezielle *Lokalbehandlung* erübrigt sich, doch ist eine entsprechende Kehlkopfhygiene (Stimmschonung, kein Tabak oder Alkohol, feuchte frische und temperierte Luft) vorzuschreiben.

Über die Behandlung der *narbigen Stenosenbildungen* s. S. 399.

3. Andere spezifische Infektionskrankheiten des Kehlkopfes

Sie wurden bereits bei den Nasen- und den Rachenerkrankungen besprochen. *Morbus Besnier-Boeck-Schaumann* S. 161, *Lymphogranulom* S. 276, *Sklerom* S. 158, *Lepra* S. 159, *Malleus* S. 160, *Antrax* S. 162.

4. Pilzinfektionen des Kehlkopfes

Ihre Besprechung erfolgte bei den Nasen- und Rachenerkrankungen. *Soor* S. 334, *Blastomykosis* S. 162, *Leptotrichosen* S. 275, *Sporotrichosen* S. 162, *Aktinomyces* S. 162.

VII. Dermatosen des Kehlkopfes

Die *Enantheme* bei akuten und chronischen Dermatosen kommen im Kehlkopf fast nie vor. Besonders sind isolierte Erkrankungen eine große Ausnahme. Meistens besteht gleichzeitig eine leichter zu erkennende Mundhöhlen- und Rachenerkrankungen S. 332 besprochen.

Etwas häufiger sind nur die *Laryngitis aphthosa* und die *Laryngitis herpetica*, deren Erosionen bzw. Bläschen in derselben Form wie in der Mundhöhle und im Rachen vorwiegend am Kehldeckel und am übrigen Kehlkopfeingang sitzen. Beide Affektionen gehen mit starken Schmerzen einher, hauptsächlich beim Schlucken, die sie von den bei oberflächlicher Betrachtung ähnlichen Plaques muqueuses der sekundären Syphilis unterscheiden. Die *Behandlung* richtet sich, wie im Rachen, hauptsächlich gegen die Beschwerden.

Von *anderen Dermatosen*, die im Kehlkopf auftreten können, seien genannt: Erythema exsudativum multiforme, Erythema nodosum, Pemphigus, Epidermolysis bullosa hereditaria, Arzneiexantheme, Lichen ruber planus, Sclerodermie, Lipoidosis mucosae.

VIII. Die Geschwülste des Kehlkopfes

1. Gutartige Neubildungen des Kehlkopfes

a) Sängerknötchen und Kehlkopfpolypen

Pathologische Anatomie. Viel verbreiteter als echte gutartige Geschwülste sind kleine, als Sängerknötchen und Stimmbandpolypen bezeichnete *entzündliche Fibrome am Stimmband*, welche neben einer mehr oder weniger starken Bindegewebsvermehrung mit zelliger Infiltration aus erweiterten Blutgefäßen und serösen Hohlräumen bestehen. Die letzteren können in eigentliche Zysten übergehen. Auch kleine *organisierte submuköse Hämatome*, die nach CH. JACKSON nicht selten sind, gehören zu dieser Gruppe von unechten Geschwülsten. Die Quetschung in der Stimmritze bei der Phonation führt mitunter zu Blutungen in das Gewebe. Nicht selten sind Übergänge zu den echten Geschwülsten, von denen sich diese Neubildungen vielfach nur durch die histologische Untersuchung unterscheiden lassen.

Ursache und Entstehung. Die Sängerknötchen sind die Folge starker *stimmlicher Überanstrengung* durch Pressen oder falschen Stimmgebrauch und treten hauptsächlich bei *Rednern, Offizieren, Sängern* und bei Stimmgebrauch in Lärmbetrieben auf, während es im *Kindesalter* infolge des Schreiens zu *Schreiknötchen* oder *Kinderknötchen* kommt. Ihr meistens symmetrischer Sitz zwischen vorderem und mittlerem Drittel des freien Stimmbandrandes (Abb. 187) ist der starken mechanischen Beanspruchung dieser Stelle zuzuschreiben, an der ein Schwingungsknoten liegt. NEGUS spricht von Knötchen-Laryngitis.

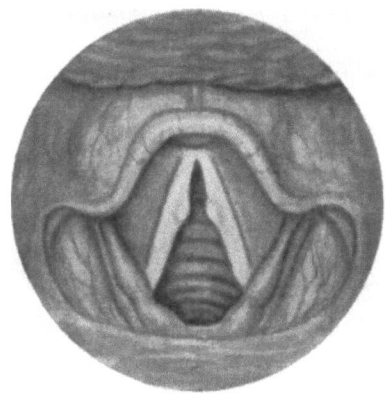

Abb. 187. Sängerknötchen der Stimmbänder

Bei den Sängern entwickeln sich die Knötchen besonders dann, wenn diese versuchen, ein höheres Register zu singen als ihrer Stimme entspricht. Sie finden sich selten bei Baß- oder Baritonsängern. Außerdem scheinen weitere Schleimhautreize wie bei der chronischen Laryngitis eine Rolle zu spielen und auch der Allgemeinzustand kommt in Betracht. Lehrerinnen erkranken verhältnismäßig häufig.

Im allgemeinen bilden sie sich langsam im Verlauf von Wochen und Monaten, selten entstehen sie innert Tagen und können in diesem Fall auch rasch wieder verschwinden.

Unter *Kehlkopfpolyp* werden teils gestielte, teils breit aufsitzende Geschwülstchen verstanden, die ebenfalls vom Stimmband ausgehen und den vorderen Teil des Kehlkopfes bevorzugen, aber im Gegensatz zu den Sängerknötchen in der Regel einseitig bleiben und erheblich größer werden. Auch bei ihrer Entwicklung scheinen mechanische Momente eine ursächliche Rolle zu spielen.

Symptome und Verlauf. Oft geht den Beschwerden der Sängerknötchen eine langdauernde Phonasthenie voraus, die den Sänger besonders bei den hohen Tönen zu einer starken stimmlichen Anstrengung zwingt, um einen reinen Ton zu erhalten. Diese Überanstrengung fördert die Entwicklung des Sängerknötchens und es stellt sich ein schädlicher Kreislauf ein. Die Geschwülstchen verhindern durch ihr Hineinragen in die Glottisspalte den Stimmbandschluß und zeichnen sich daher durch eine zunehmende *Stimmstörung* ohne andere Beschwerden aus. Kleine Sängerknötchen können funktionell im Beginn noch durch eine forcierte Stimmanstrengung überwunden werden und beeinträchtigen zunächst nur das Piano des Sängers, später verursachen sie eine immer stärkere *Heiserkeit*, die sich durch einen charakteristischen *schmetternden Beiklang* verrät. Zuweilen bedingen sie eine *Diplophonie*. Bei den gestielten Polypen kann die Heiserkeit rasch und stark wechseln, je nachdem das Geschwülstchen in die Glottis eingeklemmt oder beim Phonieren nach oben oder unten aus der Glottis hinausgeworfen wird. Denn die Polypen befinden sich nicht immer am freien Rand, sondern mitunter an der Ober- oder Unterseite des Stimmbandes.

Das *laryngoskopische Bild* des Sänger- und Schreiknötchens zeigt ein kleines, höchstens hirsekorngroßes, blasses, weißlich-transparentes oder rötliches, rundliches, ovales oder kegelförmiges *Knötchen* bzw. *Höckerchen* meist am freien Stimmbandrand, gewöhnlich *beiderseits symmetrisch zwischen mittlerem und vorderem Drittel des Stimmbandes* (Abb. 187), aber von ungleicher Größe links und rechts. Bisweilen ist es ein mehrzackiges Gebilde oder eine kleine diffuse Infiltration. Der übrige Kehlkopf zeigt in der Regel keine pathologischen Veränderungen, doch können auch die Zeichen einer chronischen Laryngitis bestehen.

Der *Stimmbandpolyp* (Abb. 188) sitzt breitbasig oder dünn und lang gestielt als glasiges, rötliches oder dunkelrotes stecknadelkopfgroßes bis bohnengroßes *Geschwülstchen* in der *vorderen Kommissur* oder, gewöhnlich *einseitig*, im *vorderen Drittel des Stimmbandes* mit der häufigsten Lokalisation an der Grenze zum mittleren Drittel. Dasselbe gilt für die kleineren organisierten Hämatome. *Gestielte Polypen* pendeln im Atemstrom.

Diagnose. Dem Erfahrenen fällt der typische Beiklang der Heiserkeit auf. Der laryngoskopische Befund bringt rasch Klarheit. Da aber gerade das vordere Drittel des Stimmbandes bei der indirekten Laryngoskopie am schwersten einzustellen ist, werden nicht wenige dieser Geschwülstchen *übersehen*. Auch können sie sich bei der Phonation unter dem Stimmband verstecken. Dem Stimmband anhaftende *Schleimklümpchen* gleichen einem glasigen Knötchen. Durch Husten oder Räuspern wird der Schleim vom Stimmband abgeschleudert und verschwindet. Stark *vorspringende Processus vocales* haben eine ähnliche Form wie kegelförmige Sängerknötchen, unterscheiden sich jedoch durch den Sitz von ihnen.

Differentialdiagnostisch steht bei einseitigem Tumor ein beginnender *Stimmbandkrebs* an erster Stelle. Ausnahmsweise handelt es sich um ein kleines *Tuberkulom*.

Behandlung. Die *Schreiknötchen des Kindes* verschwinden in vielen Fällen spontan, wenn die *Stimme geschont* wird. Auch die „*Sängerknötchen*" können durch eine *mehrwöchige Schweigekur* und Aussetzen des Singens zurückgehen. Zugleich sind die übrigen Schonmaßnahmen wie bei einer chronischen Laryngitis durchzuführen. Sie erscheinen bei anschließender Schulung der *Sprech- und Singstimme* im allgemeinen nicht wieder. Bei Berufsrednern und Berufssängern ist die Stimmhygiene und Stimmschulung unter Anleitung und Behandlung des Phoniaters in Zusammenarbeit mit der Übungsbehandlung durch den Sprech- und Gesanglehrer, besonders um Rezidive zu verhüten, die Hauptsache.

Bleiben die Sängerknötchen aber trotz einer Stimmruhe von zwei bis drei Monaten unverändert bestehen, oder liegt ein Stimmbandpolyp vor, so ist die *Abtragung* in Lokalanästhesie unter indirekter oder direkter Laryngoskopie mit der Kehlkopfstanze oder einer Kehlkopfzange angezeigt. Außer mehrwöchiger Stimmruhe ist keine weitere *Nachbehandlung* nötig. Nach kurzer Zeit wird das Stimmband wieder normal und die Stimme klar. *Jeder exzidierte Tumor muß histologisch untersucht* werden, um seine gutartige Natur sicherzustellen.

Am schwierigsten ist die Behandlung kleiner Infiltrate der Stimmbänder oder kaum vorspringender Knötchen, die oft jeder Stimmruhe trotzen und sich nicht abtragen lassen.

Die *Behandlung von Berufssängern* ist vielfach undankbar. Oft sind die Sänger, die Sängerknötchen bekommen, den stimmlichen Anforderungen auch mit normalen Stimmbändern nicht gewachsen, so daß die Stimme auch nach der Beseitigung der Knötchen mangelhaft bleibt. Zudem kann die Abtragung der Knötchen die Reinheit der Stimme beeinträchtigen. Der Sänger wird dabei nach dem Eingriff geneigt sein, alle Unzulänglichkeiten der Stimme auf diesen zurückzuführen. Bei älteren Sängern ist es zuweilen am zweckmäßigsten, sich mit einer gewissen Besserung zufrieden zu geben, vor allem, wenn sie gelernt haben, ihre Sängerknötchen stimmlich zu überwinden. Auch sonst empfiehlt es sich, den Berufssänger mit der Diagnose nicht zu erschrecken.

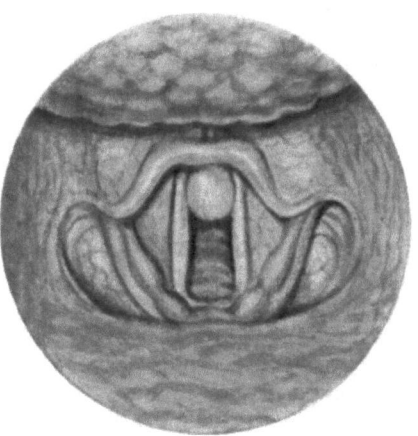

Abb. 188. Zystischer Kehlkopfpolyp der vorderen Kommissur

Einzelne Sänger mit tiefen Stimmen lernen ihre Sängerknötchen überwinden. Bei einem italienischen bekannten Opernsänger fand ich große Sängerknötchen ohne Störung der Singstimme. Der Befund war dem Sänger bekannt.

Prognose. Weder die Sängerknötchen noch die Polypen bilden sich, wenn sie ein bestimmtes Stadium überschritten haben, ohne Behandlung zurück. Die Erfolge sind gut und nach der Abtragung sind Rezidive eine Ausnahme. Eine krebsige Entartung braucht nicht befürchtet zu werden.

b) Die Papillomatose

Ursache und Entstehung. Wie an der äußeren Haut, beispielsweise im Gehörgang (Ohr, S. 165), können sich auch im Kehlkopfinnern *multiple Papillome* entwickeln, daher der Name Papillomatose, die wahrscheinlich als *Gewebsreaktion gegen eine Virusinfektion* aufzufassen sind. Für diese Hypothese spricht die Übertragbarkeit bei der Operation und teilweise vom Menschen auf das Tier. Sie stellen demnach keine echten Geschwülste dar. *Histologisch* setzen sie sich aus einer zentralen Bindegewebspapille und überkleidendem verdicktem und verhorntem Plattenepithel zusammen. Mit den bösartigen Geschwülsten teilen sie die große *lokale Rezidivneigung*, jedoch fehlt ihnen ein *infiltrierendes Wachstum*. Sie verursachen *nie Metastasen* und können *plötzlich* spontan *verschwinden*.

Die Papillome befallen neben allen Stellen des Kehlkopfes auch die *Luftröhre*.

Symptome und Verlauf. Die Papillomatose beginnt gewöhnlich schon im *Kleinkindesalter*, kann aber auch erst beim *Erwachsenen* einsetzen. Ohne *Störung des Allgemeinzustandes* und ohne katarrhalische Erscheinungen wird das erkrankte Kind im Laufe von Monaten *heiser*, nach und nach treten *Atemnot mit Stridor* und endlich *Erstickungsanfälle* auf, welche schließlich zur Erstickung führen. Mitunter setzen die schweren Anfälle infolge eines interkurrenten akuten Katarrhs mit Anschwellung der Schleimhaut plötzlich ein und zwingen zur Nottracheotomie. Beim *Erwachsenen* steht die *Stimmstörung* im Vordergrund, Luftknappheit fehlt fast immer. Das Wachstum der Papillome vollzieht sich verhältnismäßig rasch, wie auch die *Rezidive* nach der operativen Entfernung, meistens bereits im Verlaufe von Monaten, wieder kommen. Im Kindesalter hört die Papillomentwicklung im allgemeinen mit der Pubertät auf; beim Erwachsenen verschwinden sie oft nach Jahren plötzlich ohne ersichtlichen Grund. Selten erfolgt im höheren Alter eine maligne Entartung zum *Karzinom*.

Laryngoskopisch geben sich die Papillome als breitbasig aufsitzende, weißliche entsprechend dem verhornten Plattenepithel oder hell- bis dunkelrote blumenkohlartige oder traubenähnliche *grobkörnige Geschwülste* zu erkennen, vorwiegend an den *Stimm- und Taschenbändern*. Nicht selten sind mehrere Stellen zugleich befallen. Das Kehlkopflumen wird mit der Zeit eingeengt, unübersichtlich und später ganz ausgefüllt. Die Stimmbänder bleiben, soweit sie das Papillom verschont, weiß und normal beweglich.

Die **Diagnose** kann am sehr typischen Befund leicht gestellt werden. *Differentialdiagnostisch* unterscheiden sich die Papillome des Kindesalters durch die langsame Entwicklung einer chronischen Heiserkeit bei sonstigem Wohlbefinden schon anamnestisch von *entzündlichen Kehlkopfkrankheiten* (Diphtherie, Pseudokrupp). Stridor schließt auch die *funktionellen infantilen Heiserkeiten*, ebenso wie z. B. *Schreiknötchen*, aus. Ähnliche Symptome kann ein *Fremdkörper* im Kehlkopf verursachen. Ausnahmsweise verbirgt sich unter den Papillomen ein Fremdkörper, oder es liegt beim Erwachsenen ein papillomatöses *Karzinom* bzw. eine produktive *Tuberkulose* vor. In allen Zweifelsfällen ist daher eine Biopsie angezeigt.

Behandlung. Eine wirksame konservative Behandlung ist nicht bekannt. In letzter Zeit wurde eine gegen die Virusinfektion gerichtete Aureomycinbehandlung versucht (HOLINGER, eigene Beobachtungen). Die Resultate sind nicht überzeugend, aber weitere Erfahrungen sind abzuwarten.

Die *Abtragung* der papillomatösen Wucherungen bereitet bei deren oberflächlichem Sitz keine Schwierigkeiten und ist ohne Nebenverletzungen möglich. Die große Rückfallneigung erfordert aber meistens eine lange *Serie von Eingriffen*, die sich über Jahre erstrecken und alle halben bis ein Jahr wiederholt werden müssen, bis zur Zeit der Pubertät die Rezidive von selbst aufhören. Wichtig ist, daß im Verlauf dieser vielen Sitzungen der kindliche Kehlkopf *nicht geschädigt* wird und *keine Narben* entstehen. Das schneidende Instrument ist daher der Ätzung oder Kauterisation vorzuziehen. Beim Erwachsenen gelingt die Abtragung mit gebogenen Kehlkopfstanzen und Zangen unter indirekter oder direkter Laryngoskopie, im Kleinkindesalter ist eine direkte Laryngoskopie (S. 539) stets notwendig. Eine *Tracheotomie* läßt sich nicht immer vermeiden. Sie ist manchmal sogar zweckmäßig, um rasch wiederholte Eingriffe zu umgehen, denn jede Operation im Kehlkopfinnern setzt einen Reiz, der die Rezidivbildung fördert. Die Laryngofissur als Zugang schützt nicht vor Rückfällen und hat deshalb keinen Wert. Die *exzidierten Papillome* müssen, vor allem bei Erwachsenen, *histologisch untersucht* werden (Karzinome oder Tuberkulose).

Eine gleichzeitige energische *Arsenkur* soll nach allerdings umstrittener Ansicht das Wiederwuchern verhindern bzw. verzögern. Ob die Behandlung mit *Aureomycin* (HOLINGER) oder anderen gegen Viruserkrankungen wirksamen Antibiotica in der Lage ist, wenigstens Rezidive zu verhüten, läßt sich noch nicht entscheiden.

Für die Arsenkur eignet sich Liquor kalii arsenicos. Fowleri, Aqua Laurocerasi $\overline{aa}$ 7,5 (nach dem Essen steigend ein bis zehn Tropfen, ein- bis dreimal täglich (je nach dem Alter]).

Über den Erfolg der protrahierten-fraktionierten *Röntgenbestrahlung* oder der *Radiumbehandlung* als Nachbehandlung nach der operativen Abtragung sind die Meinungen geteilt. Die Möglichkeit von Spätschäden am wachsenden kindlichen Kehlkopf verlangt jedenfalls die größte Vorsicht. Als Ersatz der Operation hat sich die Bestrahlung nicht durchsetzen können.

Prognose. Abgesehen von den wenigen Ausnahmen einer nicht zu beherrschenden Ausbreitung auf die tieferen Luftwege, kann im Kindesalter mit einer *endgültigen Ausheilung* spätestens zur Zeit der Pubertät gerechnet werden. Die Heilung hinterläßt nur dann Narben, wenn der Kehlkopf durch die Eingriffe geschädigt wurde. Beim Erwachsenen sind die Heilungsaussichten zweifelhafter und ist auch ein *Übergang zum Krebs* nicht ausgeschlossen.

c) Echte gutartige Kehlkopfgeschwülste

Entstehung und Ursache. In Anbetracht ihrer Seltenheit sind die gutartigen Geschwülste von geringer praktischer Wichtigkeit. Es sind zum Teil Bindegewebsgeschwülste, teils gehen sie vom Gefäßsystem aus, oder es sind Zysten oder versprengte Schilddrüsenteile.

Am häufigsten sind *kleine Fibrome*, bei denen die Entscheidung zwischen entzündlicher Reizgeschwulst, wie sie unter den Kehlkopfpolypen besprochen wurden, und echtem Tumor schwer zu fällen, aber klinisch bedeutungslos ist. Sie sitzen hauptsächlich auf der Oberseite der Stimmbänder, können aber auch an anderen Stellen auftreten, breitbasig oder gestielt, rundlich, glatt oder papillär, sehr langsam wachsend und daher selten erhebliche Größe erreichend.

Lipome sind sehr selten und werden zuweilen groß. Sie können vom Kehlkopfeingang, dem Kehldeckel, den Taschenbändern oder der Hinterwand intralaryngeal oder gegen den Hypopharynx ausgehen.

Myxome, Neurofibrome (bei Recklinghausenscher Krankheit), *Rabdomyome, Leiomyome* und *Hypernephrom*-Metastasen sind äußerst selten.

Teleangiektatische und *kavernöse Hämangiome* können als umschriebene Geschwülstchen oder ausgebreitet flächenhaft vorkommen und sind an ihrer Farbe und ihrer vermehrten Füllung beim Husten und Pressen zu erkennen. Sie nehmen verschiedene Stellen vom Kehlkopfeingang bis zu den Stimmbändern ein.

Lymphangiome sind gleichfalls große Ausnahmen.

Zysten sind nicht so selten. Sie entstehen meistens als Retentionszysten erweiterter Schleimdrüsen und befinden sich vorwiegend an der lingualen Fläche der Epiglottis, wo sie wie eine Ranula aussehen. Im Kehlkopfinnern treten sie mit Ausnahme der Stimmbänder überall auf. Zuweilen sind sie, wahrscheinlich in Beziehung mit dem Morgagnischen Ventrikel, angeboren.

Versprengte *Schilddrüsen* bzw. *intralaryngeale Strumen* nehmen fast immer die Subglottis ein. Meistens stehen sie im Zusammenhang mit einer Kolloidstruma und kommen durch Einwandern zwischen Ringknorpel und erstem Trachealring zustande. In der Regel liegt daher gleichzeitig eine intratracheale Struma vor.

Auch die *Amyloidablagerungen* im Kehlkopf sehen wie Tumoren aus, meistens in Form von multiplen breitbasigen gallertig durchscheinenden gelblichen Buckeln.

Symptome. Öfters handelt es sich um symptomlose *Zufallsbefunde*. Sonst weisen *Heiserkeit, Atemnot* oder Schluckbehinderung auf die mechanische Behinderung der Kehlkopffunktion hin. Schmerzen fehlen, jedoch können Reizempfindungen bestehen.

Laryngoskopischer Befund. Je nach der Art sind es breit aufsitzende oder gestielte, kugelige oder höckrige Gebilde von weißlicher, blaßgelblicher bis rötlicher oder blauroter Farbe. Meistens sind sie infolge des sehr langsamen Wachstums klein, können aber vereinzelt eine erhebliche Größe erreichen.

Die **Diagnose** ergibt sich teils aus dem Aussehen (Hämangiome), teils aus der Probeexzision. Die letztere ist aber nur dann vorzunehmen, wenn Verdacht auf Malignität vorliegt oder die Geschwulst infolge ihrer Größe behandlungsbedürftig ist. Bei kavernösen Hämangiomen ist die Biopsie zu vermeiden, da eine schwere sogar tödliche Blutung die Folge sein kann.

Behandlung. Kleine gutartige symptomlose Geschwülste werden, außer am Stimmband, in Ruhe gelassen unter zeitweiser Kontrolle. In der Regel sind sie durch *endolaryngeale Eingriffe*, wozu neben der indirekten Methodik immer mehr die direkte Laryngoskopie herangezogen wird, abzutragen. Bei Hämangiomen ist die Röntgenbestrahlung oder die Telecurietherapie angezeigt. Große Geschwülste, z. B. Lipome oder intralaryngeale Strumen, erfordern je nach ihrem Sitz eine Pharyngotomie, eine Laryngotomie oder eine Tracheotomie als Zugangsoperation. Zysten sind durch breite Abtragung der vorragenden Wand mittels schneidenden Instrumenten, dem Kauter oder Koagulation zu beseitigen. Amyloidablagerungen pflegen zu verschwinden, wenn sie teilweise kauterisiert werden.

2. Die Knorpelgeschwülste des Kehlkopfes

Die verschiedenen Knorpelgeschwülste bilden einen Übergang zu den bösartigen Geschwülsten. Die einfachen *Chondrome* bzw. Ekchondrome, die als Höcker oder Auswüchse dem Schildknorpel oder dem Gießbeckenknorpel entspringen, sind gutartig. Als Verdickungen oder eigentliche Knollen an der Innen- oder Außenseite des Schild- und Ringknorpels machen sich die Mischgeschwülste der *Fibro- und Myxochondrome* bemerkbar, die mit ihrer fraglichen Gutartigkeit zu den in jeder Beziehung bösartigen *Chondrosarkomen* des Knorpelgerüstes überleiten.

Während die einfachen Chondrome sich langsam entwickeln, wachsen die Chondrosarkome rasch expansiv und infiltrierend und engen nach kurzer Zeit den Kehlkopf ein. Sie verursachen *Heiserkeit* und *Atemnot*.

Im *laryngoskopischen Befund* erscheinen sie als breite buckelige, von normaler Schleimhaut überzogene Verdickungen. Die Chondrome sind knorpelhart, die Mischgeschwülste mehr oder weniger weich.

Die **Diagnose** geht in der Regel erst aus der Probeexzision hervor.

Behandlung. Abgesehen von kleinen Chondromen, müssen die Knorpelgeschwülste durch eine Kehlkopfspaltung und ausgiebige *Knorpelresektion* beseitigt werden. Bei den Chondrosarkomen, als bösartigen Geschwülsten, ist eine *Halbseitenresektion* bzw. eine *Totalexstirpation* des Kehlkopfes nötig (S. 475 ff.).

3. Bösartige Geschwülste des Kehlkopfes

Weitaus der größte Teil der bösartigen Kehlkopfgeschwülste sind Karzinome (Epitheliome), während Sarkome ganz zurücktreten.

a) Karzinome des Kehlkopfes

Der Kehlkopfkrebs ist erheblich seltener als der Krebs im Kehlkopfrachen, gehört aber doch zu den relativ häufigen Geschwülsten. Wie der letztere betrifft er in etwa *90% das männliche Geschlecht*, hauptsächlich im Alter zwischen *50*

und 70 Jahren. Der *Stimmbandkrebs* wird aber oft schon nach dem
40. *Altersjahr* beobachtet und mitunter auch beim Jugendlichen.

Ursache und Entstehung. Der Kehlkopfkrebs entsteht entweder als *Primärtumor* im Kehlkopf oder er greift als *sekundäre Kehlkopfgeschwulst* vom Zungengrund oder vom Kehlkopfrachen auf den Kehlkopf über. Krebsmetastasen im Kehlkopf sind eine Ausnahme. In der Regel handelt es sich, wie im Rachen, um *Reizkrebse*, womit das vorwiegende Auftreten beim Raucher und Trinker sowie bei anderen äußeren Schädlichkeiten der Kehlkopfschleimhaut und beim Stimmißbrauch erklärt wird. Allerdings hat sich die ursächliche Bedeutung solcher äußerer Reize noch nicht sicher erweisen lassen und stützt sich auf Analogien im Tierversuch bei der experimentellen Erzeugung hauptsächlich von Haut- und Magenkrebsen. Es scheint, daß der Kehlkopfkrebs an Häufigkeit zunimmt, wenn auch weniger als der Lungenkrebs, wofür vielleicht unter anderem der Staub geteerter Straßen verantwortlich zu machen ist, ebenso wie die Auspuffgase der Kraftfahrzeuge aller Art mit ihren öligen Verunreinigungen. *Präkanzeröse Zustände*, in Form von gutartigen Geschwülsten oder jahrelangen Katarrhen, gehen selten voraus. Es ist im Gegenteil auffällig, daß die meisten Krebskranken früher stets halsgesund waren.

Pathologische Anatomie. Mehrheitlich liegt ein *Plattenepithelkrebs* mit ausgereiften Zellen, oftmals ein *Kankroid* mit Hornperlen zugrunde. Am Stimmband ist dies praktisch die alleinige Geschwulstart. Nur in einigen Prozenten finden sich *Basalzellenkrebse* oder *Adenokarzinome*, gewöhnlich als wenig differenzierte weiche, rasch wachsende Medullarkarzinome.

Ihrem Sitz entsprechend werden sie in *innere* und *äußere Kehlkopfkrebse* eingeteilt. Zu den ersteren zählen die Stimmbandkarzinome, die Geschwülste des Taschenbandes, der Subglottis und die der Vorder- und Hinterwand, zu den letzteren die Geschwülste des Kehldeckels, der aryepiglottischen Falten und der Arygegend, also diejenigen des Kehlkopfeinganges. Die äußeren Kehlkopfgeschwülste breiten sich auf den Rachen aus und werden damit zu Kehlkopf-Rachengeschwülsten. Unrichtig ist es, die Geschwülste im Sinus piriformis zu den äußeren Kehlkopfgeschwülsten zu zählen, da diese nach ihrem Sitz und ihrer Bösartigkeit zu den Hypopharynxtumoren gehören (S. 339).

Der *Stimmbandkrebs* ist die *häufigste* und *klinisch wichtigste Lokalisation*. Er zeigt ein eigentümlich *langsames Wachstum*, das Monate, sogar Jahre dauern kann, bis plötzlich und fast schlagartig eine rasche Ausbreitung beginnt. Er wächst zuerst *wenig infiltrierend*, wird durch das Muskelpolster des Stimmbandmuskels von den tieferen Schichten getrennt und zerfällt nur oberflächlich unter Bildung eines kleinhöckrigen seichten Geschwüres. Mit wenigen Ausnahmen treten *erst im Spätstadium regionäre Ableger* in den seitlichen Halslymphknoten auf und auch die am ersten betroffene prälaryngeale mediane Lymphdrüse bleibt gewöhnlich lange Zeit gesund. Der *Stimmbandkrebs* gleicht demnach *in seinem Verlauf in mancher Hinsicht dem Hautkrebs* und bietet in seiner *Gutartigkeit* auch ähnlich günstige Heilungsaussichten, sofern die Diagnose rechtzeitig gestellt wird.

Diese gutartigen Eigenschaften werden, wenn auch in geringerem Maße, von den *übrigen inneren Kehlkopfkarzinomen* geteilt, solange sie sich auf das Innere des Kehlkopfes beschränken. Der Krebs in der Subglottis ist allerdings erheblich bösartiger und von viel schnellerem Wachstum. Rascher als bei den Stimmbandgeschwülsten entstehen tiefe Geschwüre, welche der Sekundärinfektion den Weg in das Gewebe öffnen und damit die Zerstörung des Kehlkopfgerüstes durch die Geschwulst unter Ödembildung, Perichondritis und Knorpelnekrosen vorbereiten.

Das *äußere Kehlkopfkarzinom* sitzt auf dem Kehlkopfeingang und erstreckt sich auf die Rachenseite des Kehlkopfes bzw. in den Kehlkopfrachen. Damit erlangen die äußeren Kehlkopfkrebse beinahe die *außerordentliche Bösartigkeit* der tieferen Rachengeschwülste (S. 350). Rasches Fortschreiten mit Geschwürsbildung und frühe Metastasen in den Halslymphknoten sind deren Kennzeichen. *Fernmetastasen* entwickeln sich nur ausnahmsweise.

Symptome und Verlauf. Die *Frühsymptome* hängen vom Sitz der Geschwulst ab. Wird der Glottisschluß nicht beeinträchtigt, so bringt die Geschwulst zunächst keine Symptome hervor, bis sich als erstes Zeichen ein unbestimmtes *Fremdkörpergefühl, leichte Schluckbeschwerden* oder auch ein schwer definierbares Unbehagen in Kehlkopfhöhe bemerkbar macht. Beim Stimmbandkarzinom, das den Schluß der Stimmritze behindert, ist eine gewisse *Stimmermüdung* oder geringe *Heiserkeit* oft monate-, selten jahrelang das einzige scheinbar harmlose Zeichen der schweren Kehlkopferkrankung. Ein weiteres Frühsymptom, das im Gegensatz zur Heiserkeit bei der banalen Laryngitis nicht vorkommt, sind die nach dem *Ohr ausstrahlenden Schmerzen*, die aber selbst bei ausgedehnten Geschwülsten ganz fehlen können. Der *Allgemeinzustand* bleibt lange Zeit völlig *ungestört*.

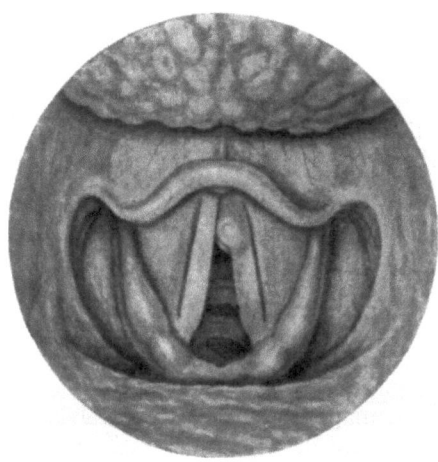

Abb. 189. Kankroid des linken Stimmbandes

Der *laryngoskopische Befund* ist in den Anfangsstadien sehr verschiedenartig. Der *Stimmbandkrebs beschränkt sich meistens auf ein Stimmband*, immerhin können Implantationsmetastasen auf der Gegenseite erzeugt werden. Er bevorzugt den vorderen Teil des Stimmbandes, hauptsächlich die Mitte des membranösen Abschnittes. Am Ort der Pachydermien über dem Processus vocalis wird er fast nie angetroffen, noch seltener an der Hinterwand. Geht er von der Tiefe einer Schleimdrüse aus, so kann er das Stimmband lokal glatt und walzenförmig auftreiben mit einer diffusen mehr oder weniger starken Rötung der ganzen Länge. In anderen Fällen ist die *Stimmbandoberfläche* und an umschriebener Stelle der freie Rand wie angerauht, *feingekörnt* und infolge des verdickten Epithels auffällig weiß. Oder der freie Rand des Stimmbandes trägt ein eigentliches kleines schuppendes, bisweilen ulzeriertes *Knötchen* (Abb. 189), seltener eine *papillomatöse Wucherung*. Sind gleichzeitig, was zuweilen der Fall ist, entzündliche Veränderungen der Umgebung vorhanden, so kann das Bild einer banalen chronischen Laryngitis gleichen, an welchem nur die Einseitigkeit oder der starke Seitenunterschied auffällt. Manchmal ist als Zeichen der Infiltration des Stimmbandmuskels schon früh eine gewisse *Starre* und *Einschränkung der Beweglichkeit* des betroffenen Stimmbandes festzustellen. In seinem weiteren Wachstum breitet sich der Stimmbandkrebs hauptsächlich in der Länge des Stimmbandes nach vorne aus, greift dann nach oben und unten über das Stimmband hinaus und geht über die vordere Kommissur auf die Gegenseite über. Außerdem wuchert er in die Tiefe. Damit hat er bereits eine wesentliche Größe erreicht und beginnt geschwürig zu zerfallen.

Die *übrigen intralaryngealen* und die *extralaryngealen Geschwülste* gelangen meistens erst in diesem späteren Stadium zur Beobachtung und sind *größere*, bald mehr infiltrierende, bald mehr papillomatöse wuchernde, *geschwürige*

Tumoren. Im Morgagnischen Ventrikel können sie sich unter dem vorgetriebenen, im übrigen normalen Taschenband verstecken, diejenigen der Subglottis unter den Stimmbändern.

Mit der Zeit wird ein immer größerer Teil des Kehlkopfes befallen und schließlich der ganze Kehlkopf von den Geschwulstmassen ausgefüllt (Abb. 190). Zuweilen überschreitet der innere Kehlkopfkrebs, auch in den vorgeschrittenen Stadien, nicht das Kehlkopfinnere, gewöhnlich jedoch wuchert er, wie der äußere Kehlkopfkrebs, schon frühzeitig über den Kehlkopfeingang in den Kehlkopfrachen und nimmt die bösartigen Eigenschaften des Hypopharynxkarzinoms an. Je früher diese Ausbreitung stattfindet, desto eher schwellen die seitlichen *Halslymphknoten* an und werden zu bretthartem, mit der Umgebung verwachsenen *Infiltraten*, welche den Kehlkopf, mitunter beidseitig, *einmauern*. Die tiefen Geschwüre haben gleichzeitig durch Sekundärinfektion eine *Perichondritis* zur Folge, die einerseits Ödeme hervorruft, anderseits durch *verjauchende Nekrosen* das geschwulstdurchsetzte Knorpelgerüst zerstört. Der ganze Kehlkopf wird starr und unbeweglich und endlich erfolgt der *Durchbruch* durch das Kehlkopfgerüst *unter die Halsweichteile*.

Mit dem Wachstum vermehren sich die Beschwerden. Die *Heiserkeit* geht in *Aphonie* über, die *Schmerzen* nach dem Ohr werden heftig. Mit der fortschreitenden Einengung des Kehlkopfes setzt eine *Atemnot mit Stridor* ein sowie oftmals eine hochgradige *Schluckbehinderung* mit *Fehlschlucken* in den Kehlkopf und quälenden *Hustenanfällen* bei jedem Essen. Der nekrotische Gewebszerfall führt zu

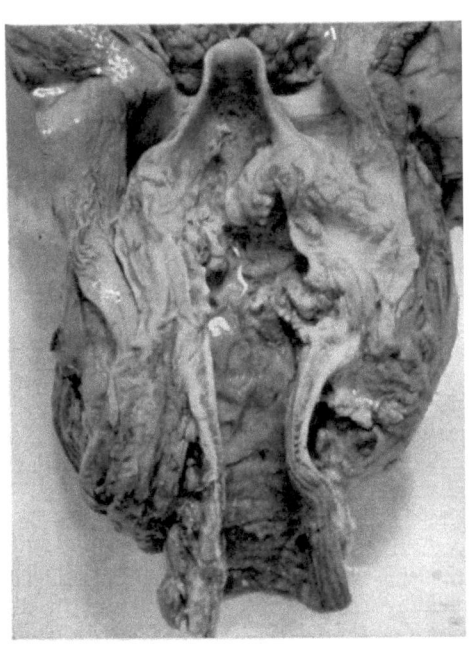

Abb. 190. Ausgedehnter geschwüriger Krebs des Kehlkopfinnern mit Übergreifen auf den Rachen

einem widerlichen *aashaften Gestank*, der das ganze Krankenzimmer verpestet, und sanguinolenter Ausfluß beginnt auf drohende stärkere *Blutungen* aus größeren arrodierten Gefäßen hinzuweisen. Schließlich gerät der Kranke, wie beim Rachenkrebs (S. 343), in einen beinahe unerträglichen Zustand. Dieser kann sich aber infolge der im Anfang fehlenden und sogar später auffällig geringen Krebskachexie über Wochen hinziehen, bis der *Tod durch Ersticken, Verbluten*, eine *Schluckpneumonie* oder *allgemeine Erschöpfung* den Kranken von seinen Leiden erlöst.

Die Dauer des Verlaufes ist sehr verschieden. Der Stimmbandkrebs wächst, wie erwähnt, mitunter äußerst langsam, so daß im Mittel bis zum Tode mehrere Jahre vergehen, selbst fünf und mehr Jahre kommen vor. Dagegen überleben innere Kehlkopfkarzinome anderer Lokalisation, insbesondere in der Subglottis, oder äußere Kehlkopfkarzinome selten ein bis zwei Jahre.

Diagnose. Im Gegensatz zum Hypopharynxkarzinom, bei welchem der Kranke den Arzt meistens erst im Spätstadium aufsucht, veranlaßt die hartnäckige Heiserkeit des beginnenden *Stimmbandkrebses* den Patienten *verhältnismäßig* *früh* zum Arzt zu gehen. Dazu trägt sicher bei, daß die Umgebung des Kranken die Heiserkeit bemerkt und auf die ärztliche Behandlung dringt, vielfach schon mit einem gewissen Krebsverdacht. Selbst wenn Monate seit dem Beginn der Heiserkeit vergangen sind, handelt es sich gewöhnlich noch um ein *Frühstadium*. Der Stimmbandkrebs kann daher *in der Regel früh erfaßt* werden, sofern der erstkonsultierte Arzt die für den Behandlungserfolg außerordentlich wichtige Frühdiagnose richtig stellt. Leider ist dies nicht immer der Fall. Die scheinbar harmlose Heiserkeit bei gutem Allgemeinzustand eines kräftigen Menschen in mittlerem Alter bestimmt den Arzt nicht selten, den vermuteten *„Kehlkopfkatarrh"* ohne *zu laryngoskopieren mit Gurgeln, Inhalieren und Expektorantien zu behandeln*.

Jede länger als drei Wochen dauernde Heiserkeit ohne ersichtlichen äußeren Grund ist beim Mann von über 35 Jahren krebsverdächtig, ganz besonders, wenn er früher stets halsgesund war und keine Kehlkopfkatarrhe gekannt hat. Banale Laryngitiden pflegen nicht erst im höheren Alter aufzutreten. Selbst bei nur leichten, ausstrahlenden *Schmerzen* in das Ohr ist eine schwere Kehlkopferkrankung so gut wie sicher. Im Befund ist jede *einseitige Stimmbanderkrankung* (einfache Rötung, diffuse Anschwellung oder umschriebenes Geschwülstchen) krebsverdächtig. Eine gewisse *Starre und Unbeweglichkeit* des Stimmbandes kann schon früh auffallen. Auch an jeder anderen Stelle des Kehlkopfes weist eine umschriebene Geschwulstbildung auf eine mögliche Bösartigkeit hin. Bei solchen Befunden muß *unverzüglich der Facharzt* zugezogen werden.

Die *Differentialdiagnose* gegenüber der einfachen *chronischen Laryngitis*, der *banalen Pachydermie*, dem *Kontaktgeschwür*, einem *gutartigen Tumor*, einer beginnenden *Tuberkulose* oder *Syphilis* läßt sich im allgemeinen mit einer gewissen Wahrscheinlichkeit schon am laryngoskopischen Bild erkennen. Sehr schwierig ist die Frühdiagnose des im Morgagnischen Ventrikel sitzenden Krebses mit der einfachen Schwellung des Taschenbandes und des beginnenden subglottischen Karzinoms unterhalb der Stimmbänder. Zuweilen führt erst die direkte Laryngoskopie zum Ziel, die bei jedem unklaren Befund vorgenommen werden muß. In jedem Fall muß die Diagnose durch die *Biopsie* bestätigt werden, welche gelegentlich Überraschungen bringt. Die histologische Untersuchung ist heutzutage nicht nur für die Differentialdiagnose wichtig, sondern die *Kenntnis des histologischen Aufbaues* des Krebses ist auch mit Rücksicht auf die verschiedene Strahlenempfindlichkeit für die *Wahl der Behandlung unerläßlich*. Ein negativer Ausfall ist nicht beweisend und verlangt eine tiefergreifende Probeexzision. Insbesondere am Taschenband und in der Subglottis bereitet die Biopsie manchmal erhebliche Schwierigkeiten und wird am besten unter direkter Laryngoskopie vorgenommen. Nur wenn kein umschriebener Tumor vorliegt, ist es manchmal erlaubt, unter strenger Beobachtung zu warten, um das Stimmband durch die Biopsie nicht irreparabel zu verletzen. Auch der positive Ausfall der Biopsie ist nicht absolut beweisend. Zuweilen liegt trotz des histologischen Befundes keine Bösartigkeit vor, wie weitere Biopsien oder der Verlauf bestätigen. Sofern daher die klinischen Erhebungen gegen einen bösartigen Tumor sprechen, ist eine zweite Biopsie vorzunehmen. Auch können Verwechslungen mit Syphilis vorkommen, ja selbst mit Tuberkulose. Gegebenenfalls ist daher eine probatorische Behandlung gegen Syphilis vorzunehmen. Durch die Allgemeinuntersuchung wird die Frage einer Tuberkulose abgeklärt und durch die serologischen Reaktionen diejenige einer Syphilis. Zusammentreffen von Krebs und Tuberkulose, ebenso wie Krebs und Syphilis ist möglich. Im letzteren Fall erfolgt eine Vorbehandlung der Syphilis.

Kommt der Patient erst im *Spätstadium* mit Aphonie, Stridor, Schluckbehinderung und stärkeren Schmerzen zum Arzt, dann geht die Diagnose, wenn es sich um einen älteren Mann mit harten geschwollenen Halslymphknoten handelt, schon aus den Symptomen hervor. Der Spiegelbefund zeigt meistens den ulzerierten Tumor, doch verbirgt er sich zuweilen unter dem Ödem einer Perichondritis. Wie in den Anfangsstadien, ist eine Biopsie zur Abgrenzung gegen *Tuberkulose* und *Syphilis* notwendig, welche vom Karzinom nicht immer zu unterscheiden sind. Eine Fehldiagnose ist z. B. schwerwiegend, wenn eine Syphilis als aussichtsloser Krebs nur noch palliativ behandelt wird und der Kranke durch eine antiluetische Kur hätte geheilt werden können.

Die *Ausdehnung* der Geschwulst und deren Übergreifen auf die Knorpel läßt sich am *Röntgenbefund* (weiche seitliche Halsaufnahme, Tomogramm) beurteilen.

Behandlung. Bei der Besprechung der Rachengeschwülste wurden die derzeitigen Grundsätze der chirurgischen Behandlung und der Bestrahlung der bösartigen Geschwulste im Halsgebiet erörtert und auf deren besondere Schwierigkeiten hingewiesen. Diese Ausführungen gelten auch für die Kehlkopfgeschwülste und sind nachzulesen (S. 345 ff.).

Im Einzelnen richtet sich die Behandlung nach dem *Sitz*, der *Ausdehnung* und der *Art der Geschwulst*, daneben aber auch noch nach einer Reihe von *anderen Faktoren*, wie Alter, körperliche Verfassung, psychischer Zustand, Beruf usw. Die Wahl der Behandlung ist oft keineswegs leicht und die Meinungen gehen zum Teil selbst noch grundsätzlich auseinander. Auch haben sich die Ansichten über die Erfolgsaussichten der drei einzig in Betracht kommenden lokalen Behandlungsarten, chirurgische Behandlung, Bestrahlung in der einen oder anderen Form und kombiniert chirurgisch-radiologische Behandlung, in den vergangenen Jahren verschiedentlich gegeneinander verschoben.

Die Behandlung des Primärtumors

Die *operative Behandlung* der *inneren Kehlkopfkrebse* hat insofern *günstige Voraussetzungen*, als sich die Geschwulst in der Regel auf das Kehlkopfinnere beschränkt und durch eine *Teilresektion des Kehlkopfes* oder durch dessen Totalexstirpation, die *Laryngektomie*, verhältnismäßig leicht und ohne zu großes Operationsrisiko im Gesunden ausgeschnitten werden kann. Auch die *äußeren Kehlkopfkrebse*, so lange sie nicht in zu weiter Ausdehnung auf den Rachen übergegriffen haben und die äußere pharyngeale Wand des Kehlkopfes nicht überschreiten, lassen sich öfters radikal operieren. Dazu haben die auf S. 346 erörterten Fortschritte der Operationstechnik durch die prophylaktische postoperative Behandlung mit Antibiotica und die neueren Narkoseverfahren wesentlich beigetragen. So ist die Mortalität der Laryngektomie auf ein Minimum gesunken, meistens erfolgt die Heilung per primam und die früher gefürchtete Bildung einer Rachenfistel kommt kaum mehr vor. Noch auffälliger ist der günstige Einfluß bei den Teilresektionen, die abgesehen von der einfachen Stimmbandresektion, der Chordektomie, gefürchteter waren als die Totalexstirpation, da sich eine Aspiration in die tieferen Luftwege und eine sekundäre Infektion durch die Mundhöhlen- und Rachensekrete nur schwer vermeiden ließ. Dasselbe gilt für gleichzeitige mehr oder weniger ausgedehnte Resektionen des Rachens oder Exzisionen der Umgebung bei nach außen durchgebrochenen Krebsgeschwülsten. Wenn auf diese Weise die Aussichten eines Dauererfolges durch die chirurgische Behandlung gestiegen sind, so läßt sich doch damit der *Hauptnachteil der Kehlkopfchirurgie, die Funktionsstörung*, nicht vermeiden. Diese betrifft vor allem die *Stimmbildung*. Nach kleinen Stimmbandresektionen bleibt die Stimme allerdings meistens nur wenig heiser, bei größeren Resektionen des

Stimmbandes, vor allem aber nach einer Hemilaryngektomie kann sich die Heiserkeit bis zur Aphonie steigern und eine Laryngektomie schließt die natürliche Stimmbildung zeitlebens aus. Allerdings können insbesondere jüngere Patienten eine sogenannte *Pharynxstimme* erlernen, indem sie Luft in die Speiseröhre schlucken und einsaugen und die so aufgespeicherte Luft durch Ausstoßen zur Lautbildung im Rachen benutzen. Unter Anleitung eines Stimm- und Sprachlehrers kann die Sprache durch systematische Übung ganz gut verständlich werden, jedoch bringen es nicht alle Patienten so weit. Auch der sogenannte *künstliche Kehlkopf*, ein an das Tracheostoma angeschlossener Stimmapparat, ist wenig befriedigend, erlaubt aber immerhin eine mündliche Verständigung. Als Ersatz für den natürlichen Atemweg erfordert die Laryngektomie zudem die Anlage eines *dauernden Tracheostomas* mit den Nachteilen einer Dauerkanüle. Es ist zwar auffällig, wie gut die tieferen Luftwege und die Lunge im allgemeinen die direkt eingeatmete Luft ohne vermehrte Katarrhe ertragen, jedoch ist das Schneuzen stark erschwert, der Geruchssinn leidet und die fehlende Fixierung des Brustkorbes durch den Glottisschluß behindert schwerere Anstrengungen im Schultergürtel, was für den Schwerarbeiter besonders nachteilig ins Gewicht fällt. Die Laryngektomie ist deshalb eine verstümmelnde Operation, die zunächst für alle Menschen einen erheblichen psychischen Schock bedeutet, der je nach Temperament verschieden überwunden wird. Bei der Anzeigestellung spielen neben der *psychischen Verfassung soziale Faktoren* und insbesondere der *Beruf* eine bedeutende Rolle. Es ist klar, daß alle *stimmlich qualifizierten Berufe* nicht mehr ausgeübt werden können und auch Schwerarbeiter behindert sind. Bei stimmlich besonders hohen Anforderungen, wie bei Lehrern, Pfarrern, Politikern, Sängern ist schon eine Chordektomie beruflich kaum oder nicht tragbar. Nach NEUBERGER kommen von den jüngeren Laryngektomierten unter 60 Jahren ungefähr zwei Drittel wieder in ein geregeltes Erwerbsleben, während bei über 60jährigen eine Wiedereingliederung in das Berufsleben nur ausnahmsweise vorkommt. Anderseits ist es auffällig, wie von manchen Menschen die Laryngektomie psychisch gut ertragen wird, wenn körperliche oder geistige Arbeit ihr Leben ausfüllt.

Bei größeren Resektionen am Kehlkopfeingang kommt eine langdauernde *Schluckbehinderung* hinzu, jedoch wird das Schlucken im allgemeinen wieder normal, selbst wenn eine Kehlkopfhälfte bis auf Stimmbandhöhe abgetragen wird.

Neuere Bestrebungen gehen dahin, auch bei ausgedehnten Karzinomen des Kehlkopfinnern das Atemrohr durch *konservative Eingriffe* zu erhalten oder wieder aufzubauen, jedoch handelt es sich erst um Versuche.

Im Gegensatz zur operativen Behandlung sind die *funktionellen Resultate* der *Strahlenbehandlung*, sofern es zur Abheilung kommt, sehr gut, oft erlangt die Stimme ihre frühere Stärke wieder und das Atemrohr bleibt voll erhalten. Es ist klar, daß deshalb bei den Fortschritten der Röntgentherapie durch die fraktionierte Behandlung nach REGAUD-COUTARD große Hoffnungen auf die Strahlentherapie gesetzt wurden. Leider haben sich diese *Erwartungen nur zum kleinen Teil erfüllt*. Die Erfahrung zeigt, daß umschriebene Stimmbandgeschwülste durch Röntgenbestrahlung, aber auch durch Radiumeinlagen nach Schildknorpelfensterung, in statistisch ungefähr demselben Prozentsatz zur Abheilung gelangen wie durch die Chordektomie, daß aber anderseits ausgedehntere Tumoren, namentlich bei Lokalisation in der Subglottis und am Taschenband, selten dauernd zu beseitigen sind. Insbesondere wenn bereits der *Knorpel infiltriert* ist, bestehen mit der Strahlenbehandlung so gut wie *keine Heilungsaussichten*. Es ist deshalb nicht möglich, ausgedehnte Kehlkopfresektionen und insbesondere die Laryngektomie durch die Strahlenbehandlung zu ersetzen, womit deren erhoffter Hauptvorteil dahinfällt.

Das Versagen der Strahlentherapie bei der geschwulstigen Infiltration der Knorpel ist darauf zurückzuführen, daß die Erkrankung des Perichondriums und des Knorpels der Sekundärinfektion Eingang verschafft und schon vor der Bestrahlung eine Tumorperichondritis und Knorpelnekrose besteht oder diese durch die das Perichondrium und den Knorpel besonders schädigende Strahlenwirkung ausgelöst wird. In beiden Fällen kommt es zu denselben schwerwiegenden Folgen, einer Herabsetzung der Strahlenwirkung auf den Tumor, was die Abheilung ausschließt, und Aspirationsentzündungen der tieferen Luftwege mit einem chronisch septischen Zustand, dem der Patient schließlich erliegt.

Da sich die Ausdehnung des Tumors auf den Knorpel (Röntgenbefund) keineswegs immer sicher feststellen läßt, treten öfters auch nach vorsichtiger wochenlang fraktionierter Bestrahlung oder Telecurietherapie wider Erwarten *Knorpelnekrosen* mit ödematösen Schwellungen auf, die zur Tracheotomie zwingen. Auch leidet in der Regel der *Allgemeinzustand* infolge der Schmerzen und der Beeinträchtigung des Schluckens sowie des Tumorabbaues beträchtlich. Zudem hinterläßt die Bestrahlung eine *Dauerschädigung des Gewebes*, die eine nachfolgende Operation wesentlich erschweren kann. Diese Schäden lassen sich allerdings durch eine sorgfältige Vielfelderwahl herabsetzen (JAKOBSON). Die Behandlung der Sekundärinfektion mit Antibiotica hat versagt und nach wie vor lassen sich die Perichondritis und die Knorpelnekrose so gut wie nicht beeinflussen.

Die *Kombination von chirurgischer Behandlung* und *Strahlentherapie* hat ebenfalls ihre *Schwierigkeiten* und die beste Art ihrer Handhabung ist noch nicht festgelegt, wie bei der Behandlung der Rachengeschwülste S. 348 eingehend erörtert wurde.

Eine *probatorische systematische Vorbestrahlung* (S. 348) scheint bei den Kehlkopfgeschwülsten besonders gegeben, um den Tumor entweder bei Strahlensensibilität zum Verschwinden zu bringen oder derart zu verkleinern, daß eine weniger ausgedehnte Resektion genügt. Erfahrungsgemäß kommt es aber nach einer derartigen Vorbestrahlung zuweilen nicht mehr zur Nachoperation, weil der Patient durch die Strahlenreaktion zu stark hergenommen wurde. Andernfalls kann die Operation wesentlich erschwert sein und selbst eine einfache Chordektomie kann gefährlich werden. Die Gefahr ist in den ersten Monaten nach der Bestrahlung geringer als später, weil die *Schädigung des Gefäßbindegewebsapparates* immer mehr hervortritt. Eine systematische Vorbestrahlung hat sich nicht einbürgern können, dagegen kommt es immer wieder vor, daß die Bestrahlung an Stelle der Operation versucht werden muß, nicht zum Ziel führt und daher nur noch die Operation übrigbleibt.

Umgekehrt ist eine *Voroperation* mit *Beseitigung* des besonders gefährdeten Teiles des *Knorpelgerüstes* vor der Bestrahlung in Betracht zu ziehen. Eine solche Kombination von operativ-radiologischer Therapie hat sich bei der *Radiumbehandlung des Stimmbandkarzinoms* nach *Schildknorpelfensterung* nach vielen Autoren bewährt. Ob eine Ausdehnung dieses Prinzips auf größere Geschwülste anderer Lokalisation unter teilweiser Exzision des Tumors und unter Anwendung von Antibiotica weiter führt, ist nicht entschieden, ebenso fragt es sich, ob die Röntgennachbestrahlung bei offenem Kehlkopf nach einer solchen Voroperation (SCHINZ) einen Fortschritt bringt.

Am gebräuchlichsten ist zur Zeit die *Nachbestrahlung* mit Röntgen oder Radiumfernbestrahlung. Sie ist stets angezeigt, wenn die radikale Exzision des Tumors nicht gesichert erscheint, was außer nach der Chordektomie kleiner Stimmbandgeschwülste und der Laryngektomie bei kleinen inneren Kehlkopfkarzinomen fast immer der Fall ist. Jedenfalls ist sie, wie bei den Rachengeschwülsten, bei allen äußeren Kehlkopfkarzinomen vorzunehmen.

In letzter Zeit beginnt sich die sogenannte Sandwichbehandlung auch bei den Kehlkopfgeschwülsten einzuführen, bei welcher etwa die Hälfte der Strahlendosis vor der Operation und die zweite Hälfte nach der Operation verabreicht wird (S. 348).

Die Behandlung der regionären Lymphknotenmetastasen

Nach allgemeiner Erfahrung reagieren die Ableger in den Lymphknoten schlechter auf die Bestrahlung als der Primärtumor, weshalb wenn immer möglich die *operative Behandlung* durchzuführen ist. Durch die radikale Ausräumung der einen oder beiden Halsseiten, wie sie auf S. 349 geschildert wurde, hat die Operationsanzeige eine wesentliche Erweiterung erfahren.

Entsprechend diesen Darlegungen und meinen Erfahrungen halte ich mich zur Zeit an die folgenden, dem einzelnen Fall anzupassenden **allgemeinen Behandlungsregeln**, die sich im ganzen mit der heutigen Lehrmeinung der Chirurgen und der Strahlentherapeuten decken.

1. Der *umschriebene Stimmbandkrebs*, einschließlich einer geringen Ausbreitung auf die Umgebung, läßt sich durch eine, je nach den Verhältnissen erweiterte *Resektion oder Exzision des Stimmbandes (Chordektomie) radikal ausschneiden* (Abb. 191). Selbst beim kleinsten Stimmbandkarzinom ist die *endolaryngeale Exzision* zu unsicher und es muß durch eine *Thyreotomie* ein breiter Zugang zum Operationsfeld geschaffen werden.

Technik der Thyreotomie und Chordektomie. Lokalanasthesie durch Infiltration des Schnittgebietes, Anästhesie der N. laryngici craniales. Kragenschnitt in mittlerer Schildknorpelhöhe. Freilegen der vorderen Schildknorpelkante durch subkutanen Längsschnitt und Abschieben der Weichteile. Spaltung des Schildknorpels in der Medianen mit der Knorpelschere. Spreizen der Schildknorpelplatten mit dem Selbsthalter, wodurch ein sehr guter Einblick in das Kehlkopfinnere gewonnen wird. Subperichondrale elektrochirurgische Exzision des Tumors im Gesunden, Koagulation des Wundbettes und der Umgebung. Eventuelle Exzision eines entsprechenden Stückes aus dem Schildknorpel. Primärschluß durch Schichtnaht. Medianer subkutaner Drain. Mastisolverband.

In der Regel heilt der Schnitt primär ab, doch kann die Wunde während einiger Wochen eitern.

Die Aussichten der Thyreotomie und Stimmbandresektion für eine *Dauerheilung* sind ausgezeichnet (GLUCK und SOERENSEN 80 bis 90%, ST. CLAIR THOMSON 76%, CHEVALIER JACKSON 79%) (Abb. 191). Eine mehr oder weniger starke *Heiserkeit* bleibt zurück, die bei kleinen Stimmbandknötchen gering ist und kaum hinter dem funktionellen Resultat einer Bestrahlung zurücksteht.

Greift der Krebs über die *vordere Kommissur* in geringer Ausdehnung auf die *Gegenseite*, so wird der erkrankte Teil des gegenseitigen Stimmbandes ebenfalls reseziert und koaguliert, was zur *vorderen Kehlkopfresektion* überführt. Eine solche ist angezeigt, wenn nur der vordere Abschnitt des Kehlkopfes erkrankt ist. Die Erfolgaussichten sind bei Beschränkung des Tumors auf die Stimmbänder und die nächste Umgebung nicht wesentlich schlechter als bei der einfachen Chordektomie.

Bestehen bestimmte Gründe gegen einen operativen Eingriff, insbesondere bei *stimmlich qualifiziertem Beruf*, so lasse ich eine *fraktionierte Röntgenbestrahlung* durchführen. Das Pariser Curie-Institut, SCHINZ u. a. halten diese Bestrahlung für alle derartigen Fälle als Methode der Wahl. Nach meiner Erfahrung sind die Resultate weniger gut als mittels der erweiterten Chordektomie.

V. EICKEN, ZANGE, HERMANN u. a. ziehen bei diesen Stimmbandgeschwülsten die *Schildknorpelfensterung mit Radiumbestrahlung* durch Radiumauflage vor. Zu diesem Zweck wird ein großes Fenster in die Schildknorpelplatte der erkrankten Seite geschnitten und eine Platte mit Radiumträgern aufgelegt. Die funktionellen Resultate sind sehr gut, die Dauerheilungen betragen nach MÜLLER um 73%.

2. *Ausgedehnte innere Kehlkopfgeschwülste*, die vom Stimmband ausgehen, wie alle Geschwülste anderen Ursprunges, insbesondere solche des Taschenbandes und der Subglottis erfordern eine ihrer Ausdehnung entsprechende Resektion des Kehlkopfes oder eine Laryngektomie.

Es ist klar, daß die *Laryngektomie* die größten Aussichten auf einen Dauererfolg gibt und sie daher in erster Linie in Frage kommt. Ihre Nachteile sind im einzelnen Fall gegen diesen Vorteil abzuwägen und die Sachlage ist mit dem Patienten eingehend zu erörtern.

Die verschiedenen Arten der Laryngektomie (GLUCK-SOERENSEN, TAPIA, PERRIER, COLLEDGE, CH. JACKSON, HAUTANT u. a.) unterscheiden sich vor allem

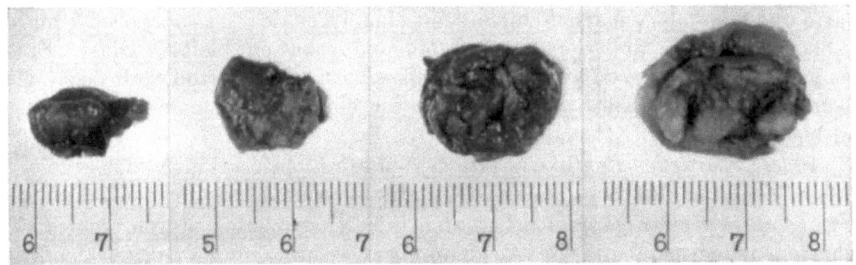

Abb. 191. Verschiedene durch erweiterte Chordektomie exzidierte Stimmbandkrebse. Seit 11, 9, 10 und 6 Jahren symptomfrei

durch den Hautschnitt, die Behandlung der prälaryngealen Muskulatur und die Auslösung des Kehlkopfes, die von oben nach unten oder von unten nach oben erfolgen kann. Bei einzeitigem Verfahren erfolgt die Anlegung des Tracheostomas zusammen mit der Laryngektomie, bei zweizeitigem Verfahren wird in einer ersten Sitzung tracheotomiert. Dem hauptsächlich deutschen Operieren in Lokalanästhesie steht die Operation in intratrachealer Narkose der angloamerikanischen Schule gegenüber, die immer mehr an Boden gewinnt. Ich pflege in der Regel die Methode nach HAUTANT auszuführen in folgender Weise:

Technik der Laryngektomie. Intratracheale Pentothal-Lachgasnarkose, seltener Lokalanästhesie. Lappenschnitt nach HAUTANT vom Vorderrand des Kopfnickers beidseitig im Kieferwinkel bis oberhalb der Schlüsselbeine mit horizontaler Verbindung und kleiner Lappenbildung zum Annähen an den Trachealstumpf. Abpräparieren eines dicken Weichteillappens mit oberer Basis. Sofern Lymphknotenmetastasen bestehen, Ausräumung der betreffenden Halsseite, wobei der Lymphstrang gegebenenfalls im Zusammenhang mit dem Kehlkopf entfernt wird. Freilegen der Seitenfläche des Kehlkopfes. Abbinden und Durchtrennung des oberen „Kehlkopfstieles", d. h. der Art. und Vena laryngica cranialis und des N. laryngicus cranialis. Abpräparieren der Schilddruse unter Durchtrennung des Isthmus. Eventuell Ligatur der Art. und Vena cricoidea. Abtrennen des Constrictor pharyngis vom Schildknorpel und der Ringknorpelplatte. Subperichondrales Ablösen der Weichteile von der Schildknorpelplatte und der Ringknorpelplatte. Ablösen der Hypopharynxschleimhaut vom Gießbeckenknorpel bzw. der Kehlkopfmuskulatur. Diese Befreiung der Kehlkopfseite erfolgt zuerst links, dann rechts. Durchtrennung der Trachea je nach Ausdehnung des Tumors in entsprechender Höhe. Einsetzen des Narkosetubus in den unteren Trachealstumpf. Der Kehlkopf ist von seiner Unterlage größtenteils bereits losgelöst und wird nun von der Speiseröhre und dem Hypopharynx bis zum Kehlkopfeingang abgehoben. Auslösen des ganzen Zungenbeins. Eröffnung des Hypopharynx oberhalb der Schildknorpelplatte und Durchtrennung der Schleimhaut am Kehlkopfeingang entsprechend der Ausdehnung des Tumors. Bei inneren Kehlkopfkarzinomen bleibt nur eine verhältnismäßig kleine, dem Kehlkopfeingang entsprechende Öffnung im Rachen, die aber bei äußeren Kehlkopfkarzinomen ausgedehnt werden kann. Einführen eines Nährschlauches. Schichtnaht der Pharynxschleimhaut mit Chromcatgut. Einnähen des unteren Trachealstumpfes in die Haut mit vier durchgehenden Chromcatgutnähten und sorgfältige Vereinigung der Trachealschleimhaut mit der äußeren Haut. Primärnaht des Hautschnittes. Drainage beiderseits in mittlerer Höhe mittels Plastikdrain. Druckverband zum Anpressen der Haut auf den freiliegenden genähten Rachen bzw. die Speiseröhre. Nachbehandlung wie bei einem Tracheotomierten (S. 392). Energische Penicillin-Streptomycinbehandlung. Entfernung des Nährschlauches nach acht bis zehn Tagen. Entfernung der Drains nach ein bis drei Tagen mit Verbandwechsel. Entfernung der Nähte etappenweise je nach der Heilung des Hautschnittes.

In der Regel kommt es zur Primärheilung mit rascher Wiederherstellung des Allgemeinzustandes.

Bei streng einseitiger Geschwulst genügt die mehr oder weniger vollständige *Hemilaryngektomie*. Die Operation *nach* HAUTANT beläßt die hintere Ringknorpelplatte und eine pharyngeale Schicht samt einem Teil des Aryknorpels der hinteren Kehlkopfwand, so daß der Kehlkopfeingang erhalten bleibt. Dieser Eingriff hat gegenüber der *vollständigen Hemilaryngektomie* den Vorteil, daß rasch wieder geschluckt werden kann. Die Anzeigen für eine Hemilaryngektomie sind verhältnismäßig selten.

Andere partielle Kehlkopfresektionen und Eventerationen der Weichteile unter Belassung des Knorpelgerüstes befinden sich noch im Versuchsstadium.

3. *Äußere Kehlkopfkarzinome* werden möglichst operiert durch eines der verschiedenen dem Sitz und der Ausdehnung des Tumors angepaßten Operationsverfahren. Dazu gehört die mediane *subhyoidale oder transhyoidale Pharyngotomie* als Zugang für die *Epiglottisresektion*, die *laterale Pharyngotomie* nach TROTTER-COLLEDGE mit Erweiterung nach ALONSO und LEROUX, MASPÉTIOL und PICQ für die Karzinome des übrigen Kehlkopfeinganges bis und mit Taschenband (s. S. 349), die *Laryngektomie mit Teilresektion des Rachens*, und die *Laryngektomie mit Querresektion des Rachens*. Auf die Technik dieser schwierigen Eingriffe gehe ich nicht näher ein. Es folgt eine *Nachbestrahlung* mit fraktionierter Röntgenbestrahlung oder es wird eine Sandwichbehandlung vorgenommen.

4. *Wenig differenzierte sogenannte strahlensensible Kehlkopfkarzinome* lassen sich zwar durch die Bestrahlung primär rasch zum Verschwinden bringen, rezidivieren aber leicht. Besser ist eine ausgedehnte *radikale Exzision*. Die *Prognose* ist aber auch nach der Operation *schlecht*.

5. *Lymphknotenmetastasen* werden, wenn immer möglich, operiert. Eine totale Exzision (S. 349) des tumorseitigen Lymphstranges ist bei allen äußeren Kehlkopfkarzinomen vorzunehmen. Dagegen konnte ich mich bis jetzt nicht zu einer grundsätzlichen prophylaktischen Ausräumung des Lymphstranges bei allen endolaryngealen Tumoren entschließen.

6. In großem Umfang nach außen durchgebrochene Karzinome, bei welchen eine Radikaloperation ausgeschlossen erscheint, fallen unter dieselben Überlegungen wie die folgende Gruppe 7.

7. *Inoperable Lymphknotenmetastasen*, ebenso wie *Fernmetastasen* machen jeden Eingriff am Kehlkopf zwecklos. Es erhebt sich die *Frage der Bestrahlung*, die von Fall zu Fall zu entscheiden ist. Mit einzelnen Ausnahmen tritt keine Abheilung ein. Eine *Palliativbestrahlung* bringt zwar oft eine gewisse Verlängerung des Lebens, die aber mit einem verlängerten oft entsetzlichen Leiden ver-

bunden ist. Zudem können sich schwerste *Neuralgien* mit kaum erträglichen Schmerzen in der ganzen Hals- und Kopfseite einstellen, wie sie ohne Bestrahlung kaum zur Beobachtung kommen. Sie sind nach der Starkbestrahlung einer versagenden kurativen Bestrahlung besonders groß und bringen den Patienten in seinem qualvollen Ende beinahe zur Verzweiflung.

In den vorgeschrittenen Stadien eines Kehlkopfkarzinoms sind große Dosen von *Morphium* nicht zu vermeiden. Im allgemeinen macht die zunehmende Atemnot den Luftröhrenschnitt notwendig, dem sich gelegentlich die erlösende Schluckpneumonie anschließt. Anästhesierende Einblasungen sind in der Regel nutzlos, dagegen kann die Daueranästhesie des N. laryngicus cranialis (S. 456) oder die Durchtrennung von Zervikalnerven den Zustand erleichtern.

Jeder erfolgreich behandelte Krebskranke bedarf der *jahrelangen regelmäßigen fachärztlichen Kontrolle*, um Rückfälle möglichst frühzeitig zu erfassen. Bisweilen entstehen Primärtumoren an anderen Stellen der oberen Luft- oder Speisewege.

Prognose. Unbehandelt führt der Stimmbandkrebs im Mittel erst nach zwei bis drei Jahren, der äußere Kehlkopfkrebs innerhalb eines Jahres zum Tode. Die Behandlungsaussichten hängen neben dem Sitz der Geschwulst in erster Linie von der Frühdiagnose ab. Bei umschriebenem *Stimmbandkrebs* erreichen die Dauererfolge, wie erwähnt, durch rechtzeitige Operation 70 bis 90%. Auch die Resultate der Hemilaryngektomie und der Totalexstirpation sind verhältnismäßig gut. Bei den *äußeren Kehlkopfkrebsen* sinken die *Heilungsaussichten* ganz bedeutend.

b) Sarkome des Kehlkopfes

Die seltenen Sarkome verhalten sich klinisch ähnlich wie die Epitheliome. Sie treten auch in jungen Jahren auf. Ihr Lieblingssitz ist das *Stimmband*, an welchem sie ein spät ulzerierendes Knötchen bilden. Lymphosarkome greifen zuweilen vom Rachen auf den Kehlkopf über. Die *Differentialdiagnose* gegen den gutartigen Tumor und das Epitheliom ergibt sich aus der histologischen Untersuchung. Die *Behandlung* ist grundsätzlich dieselbe wie beim Epitheliom. Immerhin gibt es sehr strahlensensible Sarkome, so daß der Versuch einer Bestrahlung eher gerechtfertigt ist.

IX. Allergische und verwandte Krankheiten des Kehlkopfes

1. Urticaria

Nesselausschläge im Kehlkopf sind, wie solche an den Schleimhäuten der oberen Luftwege überhaupt, eine große Seltenheit. Sie entsprechen der Urticaria der äußeren Haut.

2. Das Quincke-Ödem

Ursache und Entstehung. Das Quincke-Ödem gilt als allergische Erkrankung, jedoch läßt sich nur in einzelnen Fällen ein bestimmtes, fast immer *alimentäres Allergen* nachweisen, etwas häufiger eine auslösende Ursache anderer Art, wie namentlich Aufregungen, Schrecken, Kälte usw. Häufig ist eine *Ursache nicht ersichtlich*.

In der Regel handelt es sich um *vasoneurotische* und *psycholabile* Patienten mit einer entsprechenden Familiengeschichte. Die *Erbbedingtheit* zeigt sich meistens in einer familiären Häufung mit *Dominanz* im Erbgang, so daß eine größere Zahl von Sippenmitgliedern befallen werden (SCHUBIGER u. a.). Öfters finden sich in derselben Familie mehrere durch ein Glottisödem verursachte *Todesfälle*.

Die Erkrankung ist selten. Im allgemeinen betrifft sie gleichzeitig die *Gesichtshaut*, die *Mundhöhle*, den *Rachen* und den *Kehlkopf*. Das Ödem beschränkt sich nicht nur auf die Schleimhaut und die anliegende Subkutis, sondern kann bis auf die Muskulatur übergreifen. Im Kehlkopf betrifft sie den Eingang und das Kehlkopfinnere, was die nicht seltene rasche Erstickung erklärt. Wiederholte aufeinanderfolgende Rückfälle hinterlassen schließlich eine dauernde Weichteilverdickung.

Symptome und Verlauf. Die Ödeme treten meistens ganz *unvorhergesehen aus völligem Wohlbefinden* auf, teils tagsüber, teils nachts im Schlaf. In wenigen Minuten erreichen sie einen hohen Grad. Die Beschwerden bestehen in *Fremdkörpergefühl, Schluckbehinderung, Aphonie* und *Atemnot* und steigern sich rasch zu einem höchst beängstigenden *Erstickungsgefühl*. *Erstickung* kann eintreten, bevor es überhaupt nur möglich ist, Hilfe zu bringen, weshalb der Patient in steter Angst vor den ganz unberechenbaren in kürzeren und längeren Intervallen auftretenden, bald schwächeren, bald stärkeren Rezidiven lebt. Erholt sich der Patient, so nehmen die Beschwerden in Minuten bis Stunden ab und das Ödem verschwindet im Verlauf von Tagen.

Am **Befund** fällt in der Regel schon das *Gesichtsödem* auf, dem sich das *Ödem der Mundhöhle und des Rachens* ohne weiteres erkennbar anschließt. Sofern ein laryngoskopischer Befund erhoben werden kann, ist das *glasige pralle Ödem des Kehlkopfeinganges* sichtbar, das den tieferen Einblick verunmöglicht. Nur selten sind einzig Rachen und Kehlkopf betroffen.

Diagnose. Auftreten und Befund sind typisch. Zudem kennt der Patient sein Leiden im allgemeinen von früheren Anfällen her. Im ersten Anfall ist an einen *Insektenstich* oder einen *Fremdkörper* zu denken, hauptsächlich bei isoliertem Kehlkopf- und Rachenödem.

Behandlung. Gegebenenfalls bleibt nur eine sofortige *Nottracheotomie* übrig, um die Erstickung zu verhüten. Ist die Erstickungsgefahr nicht unmittelbar bedrohlich, so wird die Schwellung durch eine *intravenöse Injektion von 10 bis 20 ccm 20% Calcium Sandoz* oder ein anderes Kalkpräparat, zusammen mit einer Einspritzung *antiallergischer Medikamente*, z. B. *Sandosten*, rasch zum Rückgang gebracht.

Eine **Prophylaxe** ist möglich, wenn der Grund der Anfälle bekannt ist. Ausnahmsweise muß eine Dauerkanüle als Notventil getragen werden.

Prognose. Durch sofortige ärztliche Hilfe sind die Anfälle meistens leicht zu unterbrechen, sonst sind sie lebensgefährlich. Anfällige schweben deshalb in *steter Lebensgefahr*.

3. Insektenstiche

Insektenstiche durch *Wespen, Bienen* usw. in den Kehlkopf selbst oder dessen Umgebung führen zu sofortigen hochgradigen und deshalb *lebensgefährlichen Ödemen* des Kehlkopfes.

Ihre **Behandlung** ist dieselbe, wie diejenige des Quincke-Ödems. Steckengebliebene Stacheln müssen baldmöglichst entfernt werden.

4. Medikamentöse Überempfindlichkeiten

Dazu gehören vor allem die *Jodödeme*, zuweilen nach kleinsten Joddosen, weshalb zuweilen eine Jodbehandlung nicht möglich ist. Sie entstehen weniger rasch als die eigentlichen allergischen Ödeme und sind hauptsächlich bedrohlich, wenn bereits eine Kehlkopferkrankung mit Stenose besteht.

Auch die heftigen Enantheme bei *Penicillinüberempfindlichkeit* können sich neben der Rachenerruption im Kehlkopf zeigen.

Die **Behandlung** besteht im sofortigen Absetzen des Medikamentes und den oben geschilderten Maßnahmen gegen das allergische Ödem.

X. Die Muskel- und Nervenkrankheiten des Kehlkopfes
A. Störungen der Kehlkopfsensibilität

Die *sensible Innervation des Kehlkopfes* durch den *Nervus vagus* über den N. laryngicus cranialis erklärt, daß die Sensibilitätsstörungen des *Kehlkopfes vielfach mit solchen des Rachens* zusammen vorkommen und daher grundsätzlich dieselben Verhältnisse wie bei den besprochenen nervösen Rachenerkrankungen vorliegen (S. 351). *Alle neuropathischen Störungen der Kehlkopfmotilität*, mit Ausnahme der Schädigungen des rein motorischen N. recurrens, können auch Sensibilitätsstörungen bedingen. Die Empfindlichkeit des Kehlkopfes gegen sensible Reize ist normalerweise großen Schwankungen unterworfen, weshalb nur erhebliche Abweichungen als krankhaft zu betrachten sind. So kann sie im Alter abnehmen.

1. Hypästhesie und Anästhesie des Kehlkopfes

Ursache und Entstehung. Über die *organischen zentralen und nervösen peripheren Ursachen* s. S. 481. Verhältnismäßig häufig ist die post*diphtherische* peripher bedingte Anästhesie, auch wird die Schleimhaut gelegentlich bei *Grippe, Typhus, Cholera und Pneumonie* hypästhetisch. *Hysterie* und *Epilepsie* können die Empfindlichkeit ebenfalls herabsetzen.

Symptome und Verlauf. Beschwerden in Form von *Fehlschlucken* sind gewöhnlich nur bei beiderseitiger *Empfindungslosigkeit* des Kehlkopfeinganges vorhanden, die den normalen Verschlußreflex des Kehlkopfes beim Schlucken aufhebt. Sie werden zudem einzig bei gleichzeitigen Lähmungen hochgradig.

Die **Diagnose** geht aus dem Verhalten bei Sondenberührung hervor.

Die **Behandlung** sucht vor allem die *Gefahr einer Schluckpneumonie* abzuwenden. Bei leichten Graden der Schluckstörung hilft Auswahl der Nahrung (breiige zusammenhängende Kost, wie Gelee, rohe Eier usw.) und langsames sorgfältiges Schlucken kleiner Bissen, sonst muß zur Ernährung eine *Nasensonde* eingeführt werden. Infolge der Empfindungslosigkeit nimmt sie leicht den Weg in die Trachea, und ihre richtige Lage soll daher laryngoskopisch kontrolliert werden. Im übrigen richtet sich die Behandlung gegen die Grundkrankheit.

Die **Prognose** ist mit Rücksicht auf die Schluckpneumonie stets *ernst*, zumal, wenn die Art der Grundkrankheit eine Besserung ausschließt.

2. Hyperästhesie und Parästhesien des Kehlkopfes

Ursache und Entstehung. Überempfindlichkeit, Reiz- und Fehlempfindungen im Kehlkopf gehen im allgemeinen parallel. Sie finden sich in erster Linie bei *Reizzuständen der Schleimhaut*, z. B. bei *akuter* und *chronischer Laryngitis, Alkohol- und Tabakmißbrauch, allgemeiner und stimmlicher Ermüdung* usw. Vielfach sind diese Leiden (hauptsächlich die chronische Laryngitis) *psychogen überlagert* und verursachen deshalb stärkere mannigfaltige Reizempfindungen, während rein psychogene Beschwerden eine Ausnahme sind. Die Kehlkopfbeschwerden verhalten sich in dieser Beziehung ähnlich wie die meist zugleich vorhandenen

Rachenbeschwerden der Halsneurose (S. 291). Bisweilen werden sie durch *Angstvorstellungen* unterhalten, als Krebsangst beim älteren Menschen, als Angst vor Tuberkulose oder Syphilis beim jungen Patienten. Mitunter sind die Reizempfindungen durch *Krankheitsherde in den Tonsillen, Zähnen*, der *Nase oder den Ohren* bedingt, die infolge der unsicheren Schmerzlokalisation im Kehlkopf verspürt werden. *Schädigungen der peripheren Kehlkopfnerven* bereiten nur selten Kehlkopfschmerzen (Neuritis bei tabischen Schmerzkrisen, Druck durch krebsige Halslymphknoten). Selten kommen auch eigentliche Neuritiden des N. glossopharyngicus und der Äste des N. vagus mit neuralgiformen Schmerzen vor.

Symptome. Die *Überempfindlichkeit* äußert sich in *Reizempfindungen* bis zu *Schmerzgefühlen*, gelegentlich verbunden mit *Druckempfindlichkeit* an der Austrittsstelle des N. laryngicus cranialis zwischen Schildknorpel und Zungenbein, oder in *Reizhusten*. Die Fehlempfindungen (Parästhesien), die von den Reizempfindungen nicht scharf abzugrenzen sind, werden als *Fremdkörpergefühl, Brennen, Beißen, Kitzeln, Würgen, Rauhigkeit* usw. beschrieben und plagen den Patienten oft in hohem Maße.

Die **Diagnose** und Differentialdiagnose eines nervösen Kehlkopfleidens stützt sich auf den *Ausschluß einer organischen Erkrankung* bzw. den Nachweis eines psychogen überlagerten Leidens. *Sie darf erst nach sorgfältiger laryngoskopischer Untersuchung gestellt werden, da die Symptome keineswegs charakteristisch sind und ebensogut von einer bösartigen Kehlkopfkrankheit, z. B. einem beginnenden Krebs, herrühren können*. Nur der Facharzt hat für diese Fälle die genügende technische Fertigkeit und Erfahrung.

Behandlung. In erster Linie ist die Grundkrankheit zu behandeln. Je überwiegender der Anteil psychogener Faktoren, desto weniger sind lokale Maßnahmen am Platz. Da diese Patienten zur *Polypragmasie* neigen, kann schon deren Behebung von günstiger Wirkung sein. Die Erkrankung ist in solchen Fällen grundsätzlich als *Psychoneurose* aufzufassen, jedenfalls nicht als bewußte Aggravation oder Simulation. Dementsprechend ist das Leiden ernst zu nehmen, aber der Patient in seinen Sorgen zu beruhigen. Eine entsprechende *Allgemeinbehandlung* mit Regelung der Lebensweise, psychischer Führung, gegebenenfalls unterstützt durch Sedativa, am besten mit *Milieuwechsel*, verbunden mit einer Badekur (s. Halsneurose, S. 291) führt am ehesten zum Ziel. Zuweilen ist der Psychiater bzw. Psychologe zuständig.

Prognose. Die Beschwerden sind wie bei der Halsneurose des Rachens (S. 291) manchmal *äußerst hartnäckig* und trotzen jeder Behandlung.

B. Bewegungsstörungen des Kehlkopfes

Zum Verständnis der folgenden Ausführung ist die Kenntnis der normalen Tätigkeit der einzelnen Kehlkopfmuskeln, ihr Zusammenspiel und deren Innervation unerläßlich (s. Anatomie, S. 357).

1. Kehlkopfschwächen und -lähmungen

Die Beeinträchtigung der Kehlkopfbewegungen durch Schwächen und Lähmungen gleicht im Spiegelbild den durch *mechanische Behinderung* (entzündliche Schwellungen, Geschwülste) oder durch Fixation des Gießbeckenknorpel-Ringknorpelgelenkes hervorgerufenen Hemmungen, welche bereits bei deren ursächlichen Erkrankungen besprochen wurden. Schwächen und Lähmungen können durch eine *Erkrankung der Kehlkopfmuskulatur* (myopathische Störungen) oder durch *nervöse Erkrankungen* (neuropathische Störungen) bedingt sein. Bei der letzteren stehen die *organischen Schäden* den *funktionellen und psychogenen Störungen* gegenüber.

a) Krankheiten der Kehlkopfmuskulatur

Ursache und Entstehung. Die myopathischen Erkrankungen führen fast stets nur zu *Schwächen*, aber *nicht zu völliger Lähmung*.

Bei der engen Verbindung von Schleimhaut und Muskulatur am Stimmband greifen *entzündliche Erkrankungen* (banale und spezifische Entzündungen), ebenso wie *bösartige Geschwülste* häufig auf den *Stimmbandmuskel (M. thyreoarytaenoideus internus)* über und verursachen eine Behinderung des Stimmbandschlusses. Selbst geringe *oberflächliche Katarrhe* können eine *Myositis* hervorrufen. Bei der entstehenden ,,Internusparese" wirkt auch die *reflektorische Schonung* des entzündeten Gebietes mit und spielen *psychische Komponenten* eine Rolle, weshalb diese Stimmstörungen unter den funktionellen Kehlkopfschwächen (S. 491) erörtert werden. Zu diesen ätiologisch komplexen Erkrankungen gehören auch die Muskelschwächen durch stimmliche Überanstrengung (Myasthenia laryngis).

Rein muskuläre Erkrankungen sind eine große Seltenheit. Am besten bekannt ist die *Trichinose* der Kehlkopfmuskeln. Bei ihrer Wanderung aus dem Darm in die Muskulatur bevorzugen die *Larven der Trichina spiralis* die Kehlkopfmuskeln, wo sie eine starke Myositis erzeugen. Die Folge ist eine bedeutende Heiserkeit oder vollständige Aphonie.

Die Ermüdungserscheinungen bei der *Myasthenia gravis pseudoparalytica* sind ebenfalls muskulären Störungen zuzuschreiben. Charakteristisch ist die *hochgradige Ermüdbarkeit der Stimme und Sprache*, welche beim Vorlesen schon nach kurzer Zeit zu einem unverständlichen Gemurmel herabsinkt und bald ganz abbricht. Neben der Phonation geht infolge der Schwächung der Rachen- und Mundmuskulatur rasch auch die Artikulation verloren. Nach fünf bis zehn Minuten Pause ist die Stimme und Sprache wieder normal oder doch besser. Die Sprachstörung ist mitunter das erste Symptom der Erkrankung, das dem Patienten auffällt.

b) Organische Schäden der Kehlkopfinnervation

Ursachen der Kehlkopflähmungen

Entsprechend der Innervation des Kehlkopfes durch den N. vagus (s. Anatomie, S. 367) lassen sich *kortikale, bulbäre und periphere Lähmungen* unterscheiden.

Diese verschiedenen Lähmungsursachen haben zum Teil dieselben funktionellen Störungen der Kehlkopfbeweglichkeit, zum Teil verschiedene funktionelle Ausfälle zur Folge. Das klinische Bild hängt dabei vom Funktionsausfall ab und die Einteilung nach Ursachen und nach klinischem Befund überkreuzen sich teilweise. Ich werde zunächst die Einteilung nach den Ursachen mit ihren funktionellen Ausfällen und anschließend die Einteilung nach diesen funktionellen Ausfällen vornehmen, wodurch die verschiedenen klinischen Bilder gekennzeichnet werden.

Kortikale Lähmungen sind *nicht bekannt*. Zweifellos ist die Kehlkopfmuskulatur bilateral kortikal innerviert, weshalb beide entsprechenden bis jetzt noch nicht gefundenen Rindenfelder der Kehlkopfinnervation symmetrisch geschädigt werden müßten, damit eine Kehlkopflähmung zustande käme. Einzig die von CH. JACKSON geschilderte vorübergehende Lähmung des Schließermechanismus der Glottis bei Hirnanämie könnte auf eine kortikale Störung zurückgehen (S. 485)

Bulbäre Lähmungen des Kehlkopfes begleiten eine Reihe verschiedener Krankheiten, welche das Kerngebiet des N. vagus (N. dorsalis und N. ambiguus) in der Medulla oblongata oder seine zentralen Bahnen betreffen, so die *multiple Sklerose*, die *chronische und akute Bulbärparalyse*, die *Syringobulbie*, die *Landrysche Paralyse*, die *amyotrophische Lateralsklerose, vaskuläre Störungen* (Blutungen und Thrombosen der Art. cerebelli inf. post.), *Abszesse, Geschwülste* und *syphilitische Gummen*.

Entweder handelt es sich um *Lähmungen* der gesamten Muskulatur (S. 487) oder um die *Störung einer der beiden Funktionsgruppen* (*Glottisschließer oder -öffner*) (S. 486 u. 489), selten um Lähmungen *einzelner Schließermuskeln*. Zumeist ist auch in Form einer *gemischten Lähmung* die *Sensibilität* gestört und bestehen gleichzeitig die übrigen nervösen Störungen der betreffenden Krankheit.

Die **Diagnose** geht, bezüglich der Kehlkopffunktion, aus dem Spiegelbild (S. 490) hervor, was die Ursache betrifft aus dem Syndrom der nervösen Störungen der Grundkrankheit.

Die **Behandlung** wendet sich gegen die Grundkrankheit. Im übrigen deckt sie sich mit derjenigen der peripheren Lähmungen.

Periphere Lähmungen der Kehlkopfnerven

Die peripheren Schäden der Kehlkopfnerven stehen als Ursache der Kehlkopflähmungen an *Häufigkeit* weitaus an *erster Stelle* und sind daher in der Praxis die wichtigsten.

Ursache und Entstehung. Kurz nach seinem Austritt aus dem Foramen jugulare gibt der N. vagus den N. laryngicus cranialis ab, dessen innerer Ast der einzige sensible Nerv des Kehlkopfinnern ist, während der äußere Ast zum M. cricothyreoideus zieht. Im übrigen innerviert der *N. laryngicus caudalis* bzw. der *N. recurrens die ganze innere Kehlkopfmuskulatur*. Dieser verläßt den Vagusstamm auf der rechten Seite in der Höhe der Thoraxapertur und verläuft um die Art. subclavia, auf der linken Seite liegt die Abzweigung etwas tiefer und der Nerv schlingt sich um den Aortenbogen. Auf beiden Seiten gelangt er zwischen Luft- und Speiseröhre liegend rückläufig zum Kehlkopf (s. Anatomie, S. 367).

Wie kaum andere Nerven sind die Kehlkopfnerven auf ihrem langen Verlauf *Schädigungen* aller Art ausgesetzt. Der *Vagusstamm* erleidet seine Unterbrechungen hauptsächlich am Schädelgrund beim *Durchtritt durch das Foramen jugulare* infolge von *Schädelgrundbrüchen, Karies der Schädelbasis, Neurofibromen des Kleinhirnbrückenwinkels, bösartigen Geschwülsten, Gummata, Phlebitis der Vena jugularis, Retropharyngealabszessen usw.* Meistens werden in diesem Fall auch andere Nerven der kaudalen Hirnnervengruppe in Mitleidenschaft gezogen, nämlich der *N. glossopharyngicus, N. hypoglossus und N. accessorius*. Neben der gemischten sensibel-motorischen Kehlkopflähmung tritt deshalb eines der Foramen jugulare Syndrome (S. 355) auf. Im extrakraniellen Verlauf kann der Vagusstamm durch *Verletzungen* (Schuß, Stich) geschädigt werden.

Unter den *toxischen Neuritiden* der peripheren Nerven ist in erster Linie die *tabische Recurrenslähmung* wichtig, welche öfters den linken als den rechten Nerven trifft, nicht so selten aber auch beide Seiten ergreift. Zahlreiche *akute Infektionskrankheiten* (Diphtherie, Grippe, Typhus, Sepsis u. a.), ebenso wie *Kälte* und *toxische Schädigungen* (Blei, Arsen, Phosphor, Kal. jodat., Opium, Kokain, Belladonna, Alkohol, Tabak u. a.) können gleichfalls Lähmungen verursachen. Wie es sich mit *rheumatischen Schwächen* verhält, ist fraglich. Ausnahmsweise beschränkt sich die *postdiphtherische Lähmung* auf den N. laryngicus cranialis.

Die weitaus *häufigste und klinisch wichtigste Lähmung* ist die *periphere Drucklähmung und Zerrung des N. recurrens* durch *Nachbarschaftserkrankungen* des Halses oder des Brustkorbinhaltes. Am Hals ist es vor allem die *Struma maligna*, weniger häufig der *gutartige Kropf* oder *geschwollene Halslymphknoten*, die ihn einklemmen. Im Thorax steht der *Speiseröhrenkrebs* ursächlich im Vordergrund, oder es handelt sich um *Aneurysmen der Aorta*, der Art. anonyma oder Art. subclavia, *tuberkulöse Pleuraschwarten* (namentlich rechts), eine *Vorhofsdilatation*, *geschwollene peritracheale oder peribronchiale Lymphknoten, Zerrungen durch pleuritische oder perikardiale Exsudate*, einen *Pneumothorax*, einen *Mediastinaltumor* oder eine *parapharyngeale Phlegmone*.

Schädigungen des N. recurrens sind vielfach eine *Folge der Strumektomie*, die in 1,5 bis 5% eine Dauerlähmung eines oder beider Nerven nach sich zieht. Durchtrennungen lassen sich bei entsprechender Sorgfalt fast immer vermeiden, dagegen kann der Nerv, hauptsächlich bei Rezidivoperationen, trotz aller Vorsicht *gezerrt* werden oder er leidet nachträglich durch postoperative *Blutungen, Entzündungen* oder derbe *Narbenzüge*. Ein *schweres Mißgeschick*, für welches der Chirurg aber keineswegs ohne weiteres haftbar gemacht werden darf, ist die *beiderseitige postoperative Lähmung*, welche infolge der doppelseitigen Posticuslähmung gewöhnlich eine Dauerkanüle oder eine plastische Stimmbandoperation (S. 491) notwendig macht. Die Gefahr der doppelseitigen Lähmung ist besonders groß, wenn schon vor der Operation, z. B. bei einer Rezidivoperation infolge der ersten Strumektomie, eine einseitige Lähmung bestand und nun auch die zweite Seite gelähmt wird. Deshalb ist die laryngoskopische Feststellung des Kehlkopfzustandes vor jeder Strumektomie unerläßlich.

Zuweilen ist eine Ursache der Recurrenslähmung nicht auffindbar.

Bei allen diesen peripheren Lähmungen wird der längere und tiefer in den Brustkorb hinuntersteigende *linke N. recurrens häufiger gelähmt* als der rechte. Für die Drucklähmungen ist dies ohne weiteres begreiflich, bei den toxischen Schäden ist offenbar die längere geschädigte Wegstrecke ausschlaggebend. Beiderseitige Lähmungen sind bedeutend seltener als einseitige. Entsprechend den Grundkrankheiten erkranken wesentlich mehr Männer als Frauen.

Die funktionellen Auswirkungen der peripheren motorischen Lähmungen

Durch Kehlkopflähmungen verliert der Kehlkopf seine normale aktive Beweglichkeit ganz oder teilweise, was sich vor allem an den Aryknorpeln und damit an den Stimmbändern geltend macht. Das *Stimmband* bleibt bei der Phonation und Respiration mehr oder weniger *unbeweglich* und nimmt zugleich eine *bestimmte Stellung* ein. Diese Stellungen liegen fast immer zwischen der offenen dreieckigen Glottis der Respiration und der median geschlossenen Glottis der Phonation. Es läßt sich dabei hauptsächlich eine sogenannte *Intermediärstellung* von einer *Paramedianstellung* oder *Medianstellung* der Stimmbänder unterscheiden. Bei der Intermediärstellung verläuft das Stimmband in einer Mittelstellung zwischen geschlossener Glottis der Phonation und normal offener Glottis der Respiration. Bei der Paramedianstellung und Medianstellung verharrt das Stimmband unmittelbar neben der Mittellinie oder in dieser selbst. Ausnahmsweise finden sich auch Stellungen zwischen der Intermediärstellung und der Inspirationsstellung (JESCHEK) (s. Abb. 159, S. 365).

Die Intermediärstellung wird verschiedentlich auch als Kadaverstellung bezeichnet. CH. JACKSON konnte jedoch an der Leiche zeigen, daß das Stimmband nach Ablauf der Leichenstarre verschiedene Stellungen einnimmt, weshalb die Bezeichnung Kadaverstellung besser fallen gelassen wird.

Die Einteilung in die beiden beschriebenen Lähmungsformen ist aber nur als *theoretisches Schema* aufzufassen, in *Wirklichkeit* kommen *alle Übergänge* zwischen der Medianstellung und der Intermediärstellung vor. Nicht selten gehen die Stellungen im Laufe der Zeit ineinander über, wobei die Stimmbänder langsam alle Zwischenstellungen einnehmen. Ein typisches Beispiel ist die Lähmung nach der Strumektomie. Häufig gerät das Stimmband zunächst in die Intermediärstellung und der Patient wird sofort stark heiser. Aus diesem Grund ziehen viele Chirurgen die Lokalanästhesie vor und kontrollieren die Intaktheit der Stimmbandbewegungen durch Phonierenlassen während den gefährlichen Phasen der Operation. In anderen Fällen hat die Verletzung des N. recurrens während der Operation eine unmittelbare Paramedianstellung oder Medianstellung zur Folge, die sich bei Beiderseitigkeit in hochgradiger Atemnot bis zur Erstickung äußert, und eine sofortige Nottracheotomie während der Operation erfordert. Die anfängliche Intermediärstellung kann dauernd bestehen bleiben, häufiger jedoch geht sie nach kürzerer oder längerer Zeit, auch wenn die Lähmung als solche zunimmt, langsam in die Paramedianstellung über. Bei einseitiger Lähmung verschwindet damit die Heiserkeit und die einseitige Lähmung wird symptomlos, abgesehen von einer leichten Arbeitsdyspnoe (S. 487). Bei doppelseitiger Lähmung jedoch macht sich eine zunehmende Atemnot geltend, die in gleichem Maß zunimmt, wie die Heiserkeit abnimmt (S. 487). Deshalb kann noch nach Monaten oder selbst Jahren eine Tracheotomie notwendig werden. Eine dauernde einseitige Intermediärstellung wird zuweilen durch die Kompensation von seiten des nicht gelähmten Stimmbandes mit der Zeit fast ganz ausgeglichen, bei beiderseitiger Intermediärstellung bleibt die Heiserkeit und eine mehr oder weniger starke Luftknappheit dauernd bestehen. Bei doppelseitiger Lähmung ist die Stimmbandstellung fast nie auf beiden Seiten genau gleich. Gewöhnlich ist auch noch ein- oder beiderseitig eine gewisse Beweglichkeit festzustellen. Auffällig ist die Krampfneigung bei geschädigter Innervation, die zu kurzen, manchmal aber auch längerdauernden Krämpfen führt. Es können dadurch auch bei einseitiger Lähmung Anfälle von Atemnot auftreten und das Kehlkopfbild kann während eines solchen Anfalles eine beiderseitige Lähmung mit Paramedianstellung vortäuschen.

Diese Krampfbereitschaft ist nach HOLINGER auch an der Paramedianstellung der Stimmbänder beteiligt und auf eine latente Tetanie infolge der Schädigung der Epithelkörperchen bei der Strumektomie zurückzuführen.

In funktioneller Hinsicht entspricht die *Paramedianstellung* bzw. die Medianstellung einer *Lähmung des Öffnungsmechanismus der Glottis*, also der *Abduktoren* des Stimmbandes, während die Adduktoren das Stimmband bei der Phonation in die Medianstellung ziehen, sofern es nicht schon in dieser unbeweglich steht. Der wichtigste Muskel des Öffnungsmechanismus ist der M. cricoarytaenoideus posterior, weshalb diese Lähmungsart mit einem gewissen Recht als „Posticuslähmung" bezeichnet wird. Im Gegensatz dazu entspricht die *Intermediärstellung* einer mehr oder weniger *vollständigen Lähmung* aller Kehlkopfmuskeln und wird als Gleichgewichtszustand der passiven elastischen Zugwirkung des Muskel- und Bandapparates des Kehlkopfes angesehen. CH. JACKSON unterscheidet dabei die *unvollständige* und die *vollständige Lähmung*. Bei der ersteren schließt sich die Glottis im hinteren knorpeligen Teil durch Zusammenrücken der Aryknorpel, was ungelähmte Mm. interarytaenoidei zur Voraussetzung hat. Infolge der doppelseitigen Innervation dieser Muskeln sind einseitige Lähmungen nie vollständig, wie übrigens schon die Zugwirkung der ungelähmten Seite die Aryknorpel gegeneinander zieht. Beiderseitige Lähmungen sind meistens vollständig und lassen den hinteren Teil der Glottis ebenfalls offen.

Lähmungsart und funktioneller Ausfall

Bei der gemeinsamen Innervation aller inneren Kehlkopfmuskeln durch den N. vagus und sämtlicher Muskeln mit Ausnahme des M. cricothyreoideus durch den N. recurrens ist von jeher aufgefallen, daß sowohl Lähmungen des einen wie des anderen Nerven bald eine Intermediärstellung, bald eine Medianstellung bzw. Paramedianstellung der Stimmbänder zur Folge hat. Erklärlich wäre in beiden Fällen eine vollständige Lähmung im Sinne der Intermediärstellung, nicht ohne weiteres verständlich ist jedoch die Paramedian- bzw. Medianstellung, die einer Teillähmung, nämlich einer Lähmung nur des Öffnermechanismus entspricht. Diese letztere Stellung ist sogar die häufigste Dauerstellung des gelähmten Stimmbandes. Eine Zuordnung der verschiedenen Stimmbandstellungen zu bestimmten Schädigungen der motorischen Nerven nach Sitz und Art ist deshalb nicht ohne weiteres möglich. Nur die seltene *isolierte Lähmung* des äußeren Astes des *N. laryngicus cranialis* führt zu einer entsprechenden isolierten Lähmung des M. cricothyreoideus und damit zu einer Erschlaffung des Stimmbandes. Verständlich ist auch, daß isolierte Lähmungen anderer Muskeln nur als eine große Seltenheit vorkommen.

Werden die zentralen und psychogenen Lähmungen in diese Betrachtung eingeschlossen, so finden sich auch bei diesen kaum isolierte Muskellähmungen, sondern es sind bestimmte funktionelle Mechanismen betroffen, die durch synergistisch wirkende Muskelgruppen zustande kommen. So kann ein Ausfall des Schließermechanismus nach Schädeltraumen und psychogen sowie vorübergehend bei Anämie des Gehirns eintreten, wogegen eine Schädigung des Spannmechanismus der Stimmbänder bei der Phonasthenie zu finden ist.

Dieses eigentümliche Verhalten der peripheren Lähmungen hat von jeher die Aufmerksamkeit der Laryngologen auf sich gezogen und zu einem großen Schrifttum mit teilweise gegensätzlichen Ansichten geführt, ohne daß eine allgemein anerkannte Lösung der Frage gefunden werden konnte. Als Erste beschäftigten sich damit Semon und Rosenbach, die in ihrem „Gesetz" die Behauptung aufstellten, daß bei einer peripheren Nervenlähmung zunächst eine Paramedianstellung zustande kommt und diese später in eine Intermediärstellung übergehe. Als Erklärung nahmen sie eine größere Empfindlichkeit der Öffnermuskulatur an. Einzelne Kliniker, wie Hajek und Wessely, beobachteten sogar drei Phasen. Von einer Allgemeingültigkeit der Semon-Rosenbachschen Regel im zeitlichen Ablauf kann jedoch, wie schon aus den früheren Ausführungen hervorgeht, keine Rede sein. Namentlich zeigt sich bei den Schädigungen des N. recurrens nach der Strumektomie oft gerade das umgekehrte Verhalten, d. h. die Intermediärstellung geht mit der Zeit in die Paramedian- oder Medianstellung über. Nicht selten bleibt auch eine der Stellungen dauernd bestehen, so kann sowohl die Tabes, wie auch die Strumektomie sofort und dauernd eine Paramedianstellung verursachen, während Neuritiden z. B. durch Tabak und Alkohol, wie auch meistens die mechanischen Schäden des N. vagus eine dauernde Intermediärstellung bedingen. Die Verhältnisse liegen deshalb wesentlich komplizierter als Semon und Rosenbach meinten. Vagus- und Recurrenslähmungen können sich in verschiedenen Stimmbandstellungen äußern, die in der einen oder andern Richtung ineinander übergehen.

Einzig scheint in Übereinstimmung mit der Meinung von Semon-Rosenbach der *Öffnermechanismus empfindlicher als der Schließermechanismus zu sein*, was aus dem Vorwiegen der Paramedianstellung bzw. Medianstellung hervorgeht. Diese größere Empfindlichkeit ist nicht sicher zu erklären. In Analogie mit anderen Nervenstämmen, z. B. dem N. facialis, dem N. oculomotorius und dem N. cochlearis könnten einzelne Nervenfasern im Nervenstamm lädierbarer sein als andere. NEGUS weist darauf hin, daß die primitivere und auch als Schutzmechanismus für die Lunge lebenswichtigere Funktion des Kehlkopfschlusses offenbar widerstandsfähiger ist als die später erworbene Funktion der Stimmbildung. Andere Kliniker sind der Meinung, daß kräftemäßig die Schließermuskulatur die Öffner überwiegt. HOFER und JESCHEK glauben nach eingehenden eigenen Untersuchungen, daß die Durchtrennung des vagus oberhalb des Abganges des N. laryngicus cranialis eine Intermediärstellung, diejenige des N. recurrens eine Paramedianstellung der Stimmbänder zur Folge habe und an der Paramedianstellung der Muskelzug des bei der Recurrenslähmung nicht betroffenen, durch den N. laryngicus cranialis innervierten M. cricothyreoideus schuld sei. Dagegen sprechen die Intermediärstellung bei gewissen Patienten nach der Strumektomie oder bei Speiseröhrenkrebs bzw. Mediastinaltumoren und anderseits die Paramedianstellung der Stimmbänder nach Unterbrechungen des N. vagus im Foramen ovale und bei toxischen und infektiösen Schäden. Zur Erklärung der ersteren Gruppe nimmt HOFER an, daß infolge einer aufsteigenden Nervendegeneration eine gemischt bulbär-periphere Lähmung mit Schädigung auch des N. laryngicus cranialis vorliegt. Auch sollte das paramedianstehende Stimmband nach Recurrenslähmung bei Durchtrennung des N. laryngicus cranialis in Intermediärstellung rücken, was aber keineswegs immer der Fall ist.

Keine der vorgebrachten Hypothesen und Auffassungen ist in der Lage, ohne Hilfshypothesen zur Erklärung von Ausnahmen, eine alle Erscheinungen umfassende und gesicherte Erklärung zu geben, im Gegenteil scheint es notwendig, die ganze Frage noch einmal von Grund auf anatomisch und experimentell physiologisch sowie klinisch zu bearbeiten. So soll sich der N. recurrens nach CLERF, PIERSSE, WILLIAMS u. a. verhältnismäßig früh in einzelne Nervenbündel aufteilen, die getrennt zu den verschiedenen Muskeln verlaufen. Daß dabei neben der Lähmung auch Spasmen auftreten und gleichzeitig sekundäre Veränderungen der Muskulatur in Form von Atrophie und Kontraktur hinzukommen, welche die Stellung des Stimmbandes mit der Zeit unabhängig von der Innervation ändern, ist sicher und müßte in den Hypothesen mehr als bisher berücksichtigt werden.

Es ist deshalb auch nicht möglich, die lehrbuchmäßige Darstellung nach den Ursachen bzw. den Lähmungen der verschiedenen Nerven einzuteilen, da dieselbe Stimmbandstellung durch verschiedene Lähmungsarten und verschiedene Stimmbandstellungen durch dieselbe Lähmung hervorgerufen werden können. Ohne den Tatsachen durch Hypothesen Gewalt anzutun, hat sich die klinische Einteilung an die verschiedenen klinischen Bilder zu halten, die die einzelnen Stimmbandstellungen hervorrufen.

Das klinische Bild der Kehlkopflähmungen

Das klinische Bild der Kehlkopflähmungen wird durch *Stimm- oder Atemstörungen oder beides zusammen* beherrscht, deren Art und Grad durch die Stimmbandstellung jeder Seite und daher auch durch die Ein- oder Beiderseitigkeit der Lähmung bestimmt wird.

Die Kehlkopflähmung mit Paramedianstellung oder Medianstellung des Stimmbandes

Sie ist auf die Lähmung des Öffnungsmechanismus des Kehlkopfes zurückzuführen und wird entsprechend dem daran hauptsächlich beteiligten Muskel, wie erwähnt, als *Posticuslähmung* bezeichnet.

Eine ihrer Hauptursachen ist die Schädigung des N. recurrens durch die Strumektomie. Die gleiche Folge haben die übrigen mechanischen Schädigungen des N. recurrens, ferner toxische und infektiöse Schäden der peripheren Kehlkopfinnervation, ebenso wie die Tabes dorsalis, endlich eine Reihe von bulbären Lähmungen. Sie kann von Anfang an vorhanden sein oder, wie häufig nach der Strumektomie, aus einer Intermediärstellung hervorgehen.

Befund. Das Stimmband steht bei ruhiger Respiration median oder paramedian, d. h. unmittelbar neben der Mittellinie, rückt bei der Phonation in Medianstellung und bleibt bei der tiefen Inspiration entweder unbeweglich oder verschiebt sich etwas nach lateral gegen die Intermediärstellung. Der Aryknorpel hängt in den Kehlkopf ein.

Symptome und Verlauf. Die *einseitige Lähmung* macht sich *subjektiv kaum bemerkbar*. Die Stimme bleibt infolge der Medianstellung bzw. Paramedianstellung des nur teilweise gelähmten Stimmbandes während der Phonation normal und die Atmung ist in der Ruhe nicht behindert, weil die Hälfte der

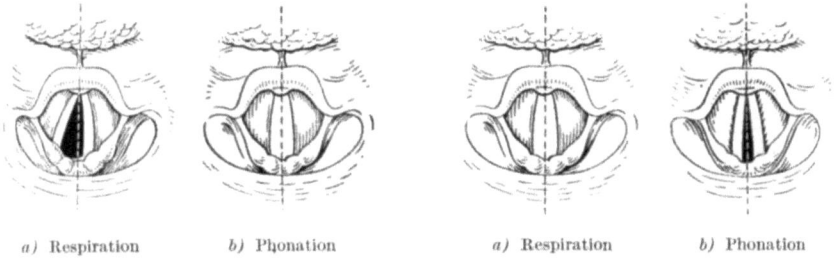

Abb. 192. Linksseitige Kehlkopflähmung mit Paramedianstellung des linken Stimmbandes (linksseitige Posticuslähmung)

Abb. 193. Beiderseitige Kehlkopflähmung mit Paramedianstellung der Stimmbänder (beiderseitige Posticuslähmung)

Stimmritze für die Ruheatmung ausreicht. Nur bei stärkeren Anstrengungen mit erhöhtem Luftbedürfnis macht sich Luftknappheit geltend (Abb. 192).

Im Gegensatz dazu verursacht die *doppelseitige „Posticuslähmung"*, wenn sie plötzlich oder rasch einsetzt, eine *hochgradige Atemnot*, weil beide Stimmbänder unbeweglich oder mit minimaler Exkursion beinahe oder ganz in Medianstellung stehen und sich die Stimmritze bei der Respiration nicht mehr oder kaum mehr öffnet (Abb. 193). Dagegen ist die *Stimme normal*, soweit dies die behinderte Atmung zuläßt. In der Regel erfordert der Zustand eine sofortige *Tracheotomie*. Entwickelt sich die beiderseitige Posticuslähmung langsam, so kommt es zu einer weitgehenden funktionellen Anpassung durch eine entsprechende Atemtechnik mit langsamen, tiefen Atemzügen (kompensierte Stenosenatmung, s. S. 584). Meistens ist ein inspiratorischer *Stridor* hörbar. Im Schlaf weist ein lauttönendes „Stimmbandschnarchen" auf die hochgradige Stenose hin, welches durch das Anblasen und Flattern der im Schlaf erschlafften Stimmbänder hervorgerufen wird. Jede Anstrengung, Aufregung und jeder Katarrh, aber auch der Schlaf mit seinem Tonusverlust, kann durch Dekompensation der Atmung zu einem plötzlichen *Erstickungsanfall* führen.

Die Kehlkopflähmung mit Intermediärstellung des Stimmbandes

Die Lähmung entspricht einem Ausfall aller inneren Kehlkopfmuskulatur. CH. JACKSON unterscheidet, wie erwähnt, eine vollständige Lähmung von einer unvollständigen Lähmung. Bei der unvollständigen Lähmung ist die Funktion der M. interarytaenoidei erhalten, was bei einseitiger Lähmung infolge der doppelseitigen Innervation dieser Muskeln stets der Fall ist. Bei der vollständigen Lähmung fehlt auch die Funktion der M. interarytaenoidei.

Im ganzen finden sich dieselben *Ursachen* wie bei den Lähmungen mit Paramedianstellung. Diese Form der Lähmung wird meistens bei mechanischen Unterbrechungen des N. vagus oberhalb der Abzweigung des N. laryngicus cranialis gefunden, z. B. infolge von Verletzungen oder Geschwülsten in der Nähe oder an der Schädelbasis, jedoch kommt sie auch nach isolierten Schädigungen des N. recurrens vor, z. B. nach Strumektomien, bei Aortenaneurysmen, Mediastinaltumoren usw. Zuweilen geht die Intermediärstellung aus der Paramedianstellung hervor gemäß der Rosenbach-Semonschen Regel, oftmals stellt sie sich sofort mit der Lähmung ein. Als Dauerstellung bleibt sie seltener bestehen als die Paramedianstellung.

Das Stimmband befindet sich in Intermediärstellung und bewegt sich entweder bei Phonation und tiefer Inspiration gar nicht oder kaum, was der vollständigen Lähmung entspricht. Bei der unvollständigen Lähmung dagegen

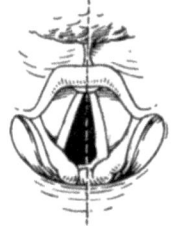
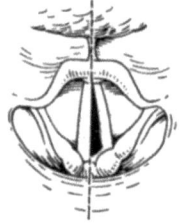
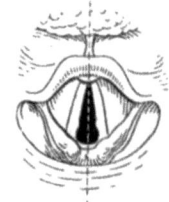

a) Respiration *b)* Phonation

Abb. 194. Linksseitige Kehlkopflähmung mit Intermediärstellung des linken Stimmbandes (linksseitige Totallähmung)

Respiration = Phonation

Abb. 195. Beiderseitige Kehlkopflähmung mit Intermediärstellung der Stimmbänder (beiderseitige vollständige Kehlkopflähmung)

schließt sich die Glottis bei der Phonation in der hinteren Kommissur (Abb. 194). In Respirationsstellung verläuft das Stimmband entweder gerade oder der Processus vocalis springt ein, so daß eine sanduhrförmige Glottis entsteht. Besonders bei der vollständigen Lähmung atrophiert das Stimmband und wird dadurch dünn und ausgebuchtet. Der Aryknorpel hängt stark in den Kehlkopf ein. Durch die einseitige (Abb. 194), ebenso wie durch die doppelseitige Lähmung kommt es zu einem weiten Klaffen der Stimmritze während der Phonation, weshalb die Stimme bei einseitiger Lähmung stark *heiser* klingt und bei beiderseitiger Lähmung fast *tonlos* wird (Abb. 195). Der Husten ist heiser oder stimmlos, Pressen ist unmöglich. Es besteht eine starke *phonatorische Luftverschwendung*, die sich durch die vor den Mund des Patienten gehaltene Hand beim Sprechen leicht nachweisen läßt. Infolgedessen muß der Patient beim Sprechen häufig Atem holen und kann längere Sätze nicht mehr zusammenhängend sprechen. Die Stimmbildung verlangt zudem eine große Anstrengung, weshalb die Stimme nach kurzer Zeit ermüdet und schließlich ganz versagt. Bei nur einseitiger Lähmung tritt im Laufe der Zeit während der Phonation ein kompensatorisches Nachrücken des nicht gelähmten Stimmbandes über die Mittellinie ein und diese *funktionelle Anpassung* gibt der Stimme wieder einige Klarheit, nur die Ermüdbarkeit dauert an. Eine wesentliche *Exkavation* und *Atrophie* des Stimmbandes machen den Ausgleich unvollständig. Selbst bei doppelseitiger Lähmung reicht im allgemeinen die klaffende Stimmritze für die Ruheatmung aus, erlaubt aber keine größeren Anstrengungen. Manchmal flattert das schlaffe Stimmband im Schlaf und verursacht, wie bei der Paramedianstellung, ein außerordentlich lautes Stimmbandschnarchen, das selbst in Nachbarhäusern stört.

Auffälligerweise *fehlen Schluckstörungen* bei rein motorischen Lähmungen fast immer. Einzig bei doppelseitiger Lähmung auch des N. laryngicus cranialis hat die Anästhesie des Kehlkopfinnern einen mangelnden reflektorischen Abschluß des Kehlkopfes beim Essen und damit ein *Fehlschlucken* zur Folge.

Die Kehlkopflähmung mit fehlender Straffung des Stimmbandes

Diese Lähmung entspricht der isolierten Lähmung des M. cricothyreoideus, welcher durch seine Kontraktion die Ansatzpunkte des Stimmbandes fixiert. Isolierte Lähmungen des M. cricothyreoideus sind der alleinigen Lähmung des N. laryngicus cranialis zuzuschreiben, die am häufigsten als postdiphtherische Lähmung vorkommt, aber auch durch Verletzung oder mechanische Momente bei lokalen Erkrankungen sowie bei toxischen und nicht diphtherischen infektiösen Schädigungen eintreten kann. Mit der motorischen Lähmung geht eine sensible Lähmung des Kehlkopfinnern einher. Solche isolierte Lähmungen sind sehr selten. Die Bewegungen des Stimmbandes erfolgen normal. In der Respirationsstellung wird die normale Glottisweite erreicht, in der Phonationsstellung schließen die Stimmbänder in der Medianen. Jedoch verursacht die Kontraktion des M. vocalis bei der Phonation, daß sich die Stimmbänder leicht fälteln und ihren glatten Rand verlieren, weil die Ansatzpunkte des Stimmbandes nicht fixiert sind und deshalb der M. vocalis das Stimmband zusammenschnurft (Abb. 196).

Die Auswirkungen der Lähmung des M. cricothyreoideus zusammen mit der übrigen inneren Kehlkopfmuskulatur bei Lähmungen des N. vagus und damit auch des N. recurrens wurde früher besprochen.

Symptome und Verlauf. Die Stimme ist rauh, etwas heiserer und tiefer als normal. Der Patient verschluckt sich leicht und dieses Fehlschlucken ist das auffälligste Symptom. Bei Einseitigkeit tritt die Störung kaum hervor.

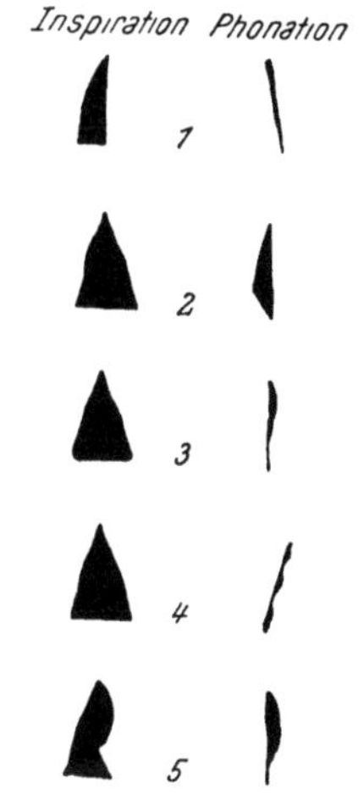

Die Kehlkopflähmung mit Respirationsstellung der Stimmbänder

Die Stimmbänder stehen mehr oder weniger unbeweglich in Respirationsstellung bzw. Paralateralstellung, wenn der Schließermechanismus der Glottis gelähmt ist. Nach CH. JACKSON kommen derartige Zustände bei zerebralen Affektionen, insbesondere nach Hirnerschütterungen vor. Vorübergehende derartige Lähmungen beschreibt CH. JACKSON als häufiges Ereignis bei Hirnanämie z. B. vor einer Ohnmacht oder als Einleitung zur Ohnmacht. Bei peripheren Lähmungen ist diese Stellung eine Ausnahme. Der Patient ist in solchen Fällen nicht mehr imstande zu phonieren.

Abb. 196. Glottisformen bei verschiedenen einseitigen Kehlkopflähmungen (nach CH. JACKSON)
1 linker ,,Posticus''
2 rechter ,,Lateralis''
3 linker ,,Thyreoarytaenoideus''
4 linker ,,Cricothyreoideus''
5 linksseitige unvollständige Lähmung

Andere partielle Kehlkopflähmungen sind eine große Seltenheit.

Die isolierte Lähmung der Mm. interarytaenoidei hat bei der Phonation eine dreieckige Öffnung der Glottis hinter den Proc. vocales zur Folge, die isolierte Lähmung des M. cricoarytaenoideus lateralis bedingt bei der Phonation eine rhombische Form der Glottis.

Kombinierte Lähmungen der kaudalen Hirnnervengruppe

Die vier letzten Hirnnerven, N. glossopharyngicus, N. vagus, N. accessorius und N. hypoglossus, liegen mit ihren Kerngebieten und auf der ersten peripheren Nervenstrecke beim Durchtritt durch die Schädelbasis, wie beschrieben, so nahe beieinander, daß sie bei bulbären Erkrankungen sowie bei Verletzungen und Erkrankungen der Schädelbasis und ihrer Umgebung im allgemeinen zusammen geschädigt werden. Vor allem der gemeinsame Durchtritt des N. IX, X und XI durch das Foramen jugulare gibt dazu Anlaß, aber auch der Canalis hypoglossi liegt ganz in der Nähe (Abb. 151).

Die mannigfachen *Lähmungskombinationen* verbinden gemischt *sensibel-motorische Lähmungen des Kehlkopfes* mit solchen der Zunge, des Gaumens, des Rachens, des Kopfnickers und des M. trapezius. Die unter verschiedenen Eigennamen bekannten Syndrome wurden bei den Rachenlähmungen erörtert (S. 355).

Neben den *Stimm- und Atemstörungen* der Kehlkopflähmung treten Schluckstörungen mit *Fehlschlucken* und Aspiration in die Luftwege hervor. Deren Lebensgefährlichkeit, Diagnose und Behandlung s. Rachenlähmungen, S. 352 u. 354.

Diagnose der Kehlkopflähmungen. Die einseitige „Posticus"- und die einseitige totale oder „subtotale" Kehlkopflähmung sind mitunter ein Zufallsbefund. In der Regel weisen die *Heiserkeit* mit der Luftverschwendung oder die *Atemnot* zusammen mit der Vorgeschichte auf die Lähmung hin. Ausschlaggebend ist die *laryngoskopische Untersuchung*, welche einen der geschilderten laryngoskopischen Befunde ergibt. *Selbst vollständige einseitige Lähmungen werden aber keineswegs immer auf den ersten Blick erkannt und es bedarf manchmal eines längeren geduldigen Hinsehens in abwechslungsweiser Phonations- und Respirationsstellung zur Feststellung der Lähmungsart.* Die Beobachtung der Arygegend kann täuschen, da die gelähmte unbewegliche Seite von der Gegenseite verschoben wird. Öfters ist die Lähmung hauptsächlich an der ausbleibenden Öffnung des Sinus piriformis bei der Phonation zu erkennen (FALK).

Differentialdiagnostisch kann eine mechanische Behinderung des Glottisschlusses, vor allem eine *Ankylose des Gießbecken-Ringknorpelgelenkes* durch entzündliche Prozesse oder ihre Residuen eine Kehlkopflähmung vortäuschen. Die Ankylose des Cricoarytaenoidgelenkes unterscheidet sich von der Lähmung durch die Unbeweglichkeit des Aryknorpels (S. 441). Zudem wird der fixierte Aryknorpel bei der Phonation von dem gegenseitigen Aryknorpel nicht wie der gelähmte verschoben.

Die *ätiologische Aufklärung* der Kehlkopflähmung ist mitunter leicht, wenn beispielsweise der Patient auf seine *Strumektomienarbe* hinweist, kann aber auch eine gründliche Untersuchung des Gehirns, des Schädels, des Halses und des Thorax erfordern. Die Kehlkopflähmung ist oftmals das Frühsymptom einer schweren Erkrankung, das den Patienten erstmals zum Arzt bringt. Isolierte Lähmungen sind gewöhnlich periphere Recurrenslähmungen infolge einer Erkrankung der Hals- oder Thoraxorgane (Aortenaneurysma, Speiseröhrenkrebs) oder einer Neuritis (Tabes dorsalis), das gleichzeitige Vorkommen von Zungen-Gaumen-Rachen- oder Trapeziuslähmungen weist auf das Foramen jugulare hin, während die zentralen Lähmungen zerebraler Erkrankungen an den übrigen Nervenstörungen erkannt werden. Fallen alle Untersuchungen, hauptsächlich auch die serologischen Reaktionen auf Syphilis negativ aus, so wird die Verlegenheitserklärung einer „rheumatischen" Recurrenslähmung angenommen.

Behandlung. Die beiderseitige Posticuslähmung zwingt oftmals durch ihre Erstickungsgefahr zu einer *Tracheotomie*, doch empfiehlt es sich, so lange zu warten, bis die Ruheatmung nicht mehr ausreicht.

Die *Dauerkanüle* (S. 394) behebt zwar jede Gefahr und beeinträchtigt auch in manchen Berufen die Arbeitsfähigkeit nicht wesentlich, stellt aber für viele Patienten eine schwere *psychische Belastung* dar. Durch eine *Sprechkanüle* (S. 394) wird zwar das Los dieser unglücklichen Dauerkanülenträger erleichtert. Selbst wenn die Kanüle unsichtbar unter den Kleidern oder in ein Schmuckstück eingebaut getragen wird, mahnt aber die notwendige Pflege der Kanüle und des Tracheostomas stets an die „Verstümmelung". Die operative *Wiederherstellung* des normalen Atemweges unter Erhalten einer normalen oder nur annähernd normalen Stimme ist eine *schwierige Aufgabe*. Die früheren plastischen Operationen z. B. nach WITTMAACK mit Tiefersetzen des einen Stimmbandes waren sehr unsicher, wogegen die neueren Verfahren nach BRIEN KING, GOODMAN, HOLINGER und KELLY bedeutend bessere Resultate geben und die Trachealkanüle fast immer entfernen lassen.

BRIEN KING fixiert den Aryknorpel nach Auslösen aus den Muskelverbindungen lateral in einem Fenster des Schildknorpels, während KELLY und GOODMAN eine *Arytaenoidektomie* und eventuell eine Laterofixation des Stimmbandes vornehmen. KELLY operiert durch ein Stimmbandfenster, GOODMAN vom Hinterrand des Kehlkopfes aus. In beiden Fällen wird der Kehlkopf nicht eröffnet. Die Arytaenoidektomie läßt sich endoskopisch vornehmen (HOLINGER). Eigene Erfahrungen mit der Arytaenoidektomie sind zufriedenstellend.

Im übrigen hängt das Behandlungsresultat von der Möglichkeit der Besserung der Grundkrankheit ab. Bei syphilitischen Lähmungen ist eine energische antiluetische Kur angezeigt und häufig erfolgreich.

Faradisieren und Galvanisieren des N. recurrens hat nur dann einen Sinn, wenn mit der Beseitigung der Ursache zu rechnen ist und das Elektrisieren die Muskelatrophie verhindern soll.

Stimmstörungen, gelegentlich auch die Luftknappheit, lassen sich durch *phonetische Übungen* zuweilen erheblich bessern. Zum Ausgleich eines stark exkavierten Stimmbandes bei einseitiger Lähmung ist das Einsetzen eines Plastik- oder Knochenspahns zu empfehlen, welche das Stimmband strecken und damit den Glottisschluß ermöglichen. Sonst erübrigt sich eine Behandlung der einseitigen Lähmung.

Die Maßnahmen beim *Fehlschlucken* in den Kehlkopf wurden mit den Rachenlähmungen besprochen.

Prognose. Eine *beiderseitige Posticuslähmung* ist immer bedrohlich, da jederzeit ein schwerer Erstickungsanfall einsetzen kann. Die Lage wird durch eine ursächliche große Struma, welche der Tracheotomie Schwierigkeiten bereitet, besonders erschwert. Eine einseitige Lähmung ist nicht gefährlich.

Die *Aussichten* auf eine *Wiederherstellung* sind im allgemeinen entsprechend der Grundkrankheit *ungünstig* (Aneurysmen, Krebs usw.). Die Lähmungen *nach Strumektomie* sind nicht immer endgültig, sondern gehen bei Paralysen in ungefähr 25%, bei Paresen in 50% innerhalb des ersten Jahres wieder zurück (WORK). „Rheumatische" Recurrenslähmungen verschwinden oftmals nach Wochen oder Monaten spontan.

c) Funktionelle und psychogene Stimmstörungen

Im Gegensatz zu den organisch bedingten Kehlkopflähmungen beschränken sich die funktionellen und psychogenen Störungen auf die *Stimmbildung, während die Atmung nicht behindert* ist. Auch handelt es sich nur um *Schwächen*. Die *Rhesasthenie* bezieht sich auf die Schwäche der Sprechstimme, die *Phonasthenie* auf diejenige der Singstimme.

Die funktionellen Stimmschwächen

Funktionelle Heiserkeiten, leichte Ermüdbarkeit der Stimme und funktionelle Stimmstörungen verschiedener anderer Art gehören zu den häufigsten Bewegungsstörungen des Kehlkopfes.

Ursache und Entstehung. Ihre *Ursache* ist nicht einheitlich. Hauptsächlich führen starke *stimmliche Überanstrengungen bei professionellen Rednern* und *Sängern* mit falscher Sprech- und Singtechnik zu Störungen der Sprechstimme, der Kommandostimme oder der Singstimme. Derselben Überanstrengung sind Berufstätige in stark lärmender Umgebung ausgesetzt, die mit ihrer Stimme den Lärm übertönen müssen. Allerdings sind die Schäden weniger häufig, weil es sich meistens nur um kurzen, durch längere Pausen unterbrochenen Stimmgebrauch handelt. Bei *allgemeiner Schwäche*, z. B. bei beginnender Tuberkulose, bei anämischen Frauen und schwächlichen Mädchen kann die Stimme auch den normalen Anforderungen nicht gewachsen sein und nicht selten ist die Stimmschwäche der erste Ausdruck einer allgemeinen *Übermüdung*, einer *schweren Erkrankung* oder einer *Neurasthenie*. Mit einer *akuten* oder *chronischen Laryngitis* gehen diese funktionellen Störungen besonders leicht einher. Die Kehlkopfentzündung verursacht, wie bereits erwähnt (S. 421), vielfach derartige Muskelschwächen, die mitunter noch lange nach Ablauf der Entzündung als habituelle Stimmschwäche andauern.

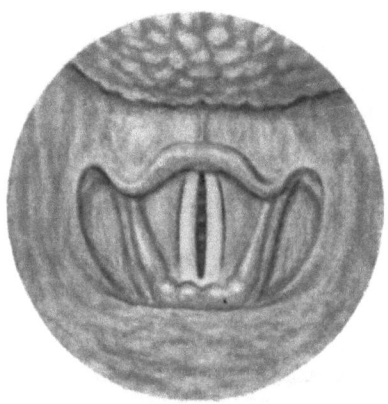

Abb. 197. Phonationsstellung der Stimmbänder bei beiderseitiger „Internusparese"

Die *Pathogenese* dieser Schwächen ist nicht einheitlich. Teils handelt es sich um Ermüdungserscheinungen des Stimmapparates, teils um die reflektorische Schonung eines entzündeten Kehlkopfes, teils um myopathische Störungen der Kehlkopfmuskulatur, teils um nervöse Schwächen, bei welchen psychische Komponenten mitspielen.

Nach Ch. Jackson sind die *Stimmschwächen der stimmlich Berufstätigen* sowie von Menschen, die äußeren Lärm zu übertönen haben, als Überanstrengungen der Kehlkopfmuskulatur, vor allem des M. vocalis, aufzufassen, da sich die Kehlkopfmuskeln, im Gegensatz zur Skelettmuskulatur, nur in beschränktem Umfang der erforderlichen übermäßigen Leistung anpassen können. Plötzliche Überanstrengungen (Rufen, Schreien, Singen mit entzündetem Kehlkopf) verursachen richtige Muskelzerrungen. Es entsteht schließlich eine schwer reparable *Myasthenia laryngis*.

Bei den *Berufssängern* treten nach Tarneaud oft *psychische Hemmungsmechanismen* in den Vordergrund, sofern der um seine Stimme besorgte Sänger merkt, daß er den stimmlichen Anforderungen nicht gewachsen ist. Es entsteht ein schädlicher Kreislauf mit verkrampfter Stimmbildung, der dem angehenden Berufssänger bald alle Hoffnung auf eine erfolgreiche Zukunft nimmt.

Symptome und Verlauf. Geschwächt ist die Schließermuskulatur, vor allem der M. thyreotaenoideus internus bzw. der *M. vocalis*, weshalb die Stimmbänder bei der Phonation im Sinne der „*Internusparese*" mit einer spitz-ovalen Spalte klaffen (Abb. 197). Außer Reizempfindungen beschränken sich die Beschwerden auf eine mehr oder weniger starke *Stimmstörung*. Die Stimme ist *schwach, ton-*

los, klingt belegt oder *heiser* und *ermüdet* sehr leicht mit gleichzeitigem Einsetzen einer starken Heiserkeit bis zum völligen Versagen der Stimme. Das Singen ist nur unter großer Anstrengung möglich; besonders in Piano klingt die Stimme unrein detoniert oder tremoliert.

Die **Diagnose** ergibt sich aus der Laryngoskopie. Charakteristisch ist das spitz *ovaläre Klaffen der Stimmritze* während der Phonation. Die Vorgeschichte vermittelt häufig die ursächliche Erklärung.

Behandlung. Da die Stimmschwäche mit der *Beseitigung der Ursache* von selbst verschwindet, richtet sich die Behandlung gegen die zugrunde liegende Störung. Oftmals ist eine *roborierende Allgemeinbehandlung* am Platz.

Alle *professionellen Stimmschwächen* gehören zur genauen Abklärung mit phonetischen Methoden, ebenso wie zur Behandlung zum *Phoniater* in Zusammenarbeit mit dem *Sing-* und *Sprechlehrer*. Nach einer angemessenen *Schweigekur* muß die Sing- oder Sprechstimme richtig geschult werden. Redner, Pfarrer und Lehrer verlieren in dieser Weise oft zusammen mit ihrer Heiserkeit auch ihre Halsbeschwerden. Weitaus am schwierigsten ist die Behandlung der *Berufssänger*. Angehende Sänger mit derartigen Störungen haben kaum Aussichten auf Erfolg und ändern am besten den Beruf, Sänger am Ende der Karriere müssen beizeiten zurücktreten, da eine dauernde Besserung nicht zu erzielen ist.

Prognose. Das Leiden ist ungefährlich, aber öfters äußerst störend und hartnäckig.

Die psychogene Aphonie

Ein *plötzlicher vollständiger Stimmverlust* ist gewöhnlich funktionell-psychogener Natur. CH. JACKSON glaubt, daß der Zustand nicht selten durch eine organisch bedingte Lähmung der Glottisschließer infolge Hirnanämie eingeleitet wird (S. 489).

Ursache und Entstehung. Die *psychogene* oder sogenannte *hysterische Aphonie* kommt in Friedenszeiten hauptsächlich und recht häufig bei jungen Mädchen und Frauen, aber auch bei Kindern vor. Alles, was die Widerstandskraft herabsetzt (Allgemeinerkrankungen, Blutarmut, Menstruation, Schwangerschaft, Unterleibs- und Magenleiden usw.) vermehrt die Neigung zu solchen Störungen. Im Krieg mit seinen psychisch und physisch erschöpfenden Schädigungen, zusammen mit den Schock- und Schreckwirkungen der modernen Explosivgeschosse und der Luftbombardements ist die psychogene Stummheit eine häufige Begleiterscheinung der sogenannten *Kriegsneurosen*, welche auch kräftige Männer in größerer Zahl ergreift. Wie bei den traumatischen Neurosen überhaupt bestehen alle Übergänge zur bewußten Simulation und Aggravation, insbesondere wenn eine Begehrungsneurose hinzukommt. Vielfach lassen sich auch im Frieden *heftige Gemütsbewegungen* (Schrecken, Angst, Zorn, Trauer, Freude) als auslösende Ursache nachweisen. Manchmal wird eine Erkältung, ein Katarrh oder ein starker Geruch für die Störung verantwortlich gemacht. Nicht immer ist ein Grund ersichtlich.

Symptome. In der Regel sind es labile und nervöse Patienten, bisweilen mit *hysterischen Stigmata*, oft aber ohne sonstige Zeichen einer eigentlichen Hysterie.

Typisch ist das plötzliche schlagartige Einsetzen eines *vollständigen Verlustes* der lauten Stimme (Aphonie), wogegen die *Flüsterstimme* und *Flüstersprache* erhalten bleiben. In einzelnen Fällen erwacht der Patient mit erloschener Stimme. Einzig bei Kriegsgeschädigten ist eine *völlige Stummheit*, die *Apsityrie* häufiger, die mit einer psychogenen Taubheit einhergehen kann (Ohr, S. 363). Die Stimmlosigkeit bezieht sich nur auf den willkürlichen Glottisschluß beim lauten Sprechen und unterscheidet sich von organisch bedingten Aphonien dadurch, daß der tonlosen Sprache ein *normal tönender Husten*, ebenso wie ein *stimmhaftes Lachen und Weinen* gegenübersteht. Andere Beschwerden fehlen.

Im Gegensatz zu den meisten organischen Lähmungen zeigt der *Spiegelbefund* eine *scheinbare Lähmung der Glottisschließer*, während die Glottisöffner normal funktionieren. Mit seltenen Ausnahmen sind beide Seiten in gleichem Grad betroffen, und die Stimmbänder verharren während der *Phonation* mehr oder weniger in Respirationsstellung mit *drei- oder fünfeckiger Stimmritze*. Manchmal schließen sich die Stimmbänder mit der Phonation zuerst blitzartig, um sofort wieder in Respirationsstellung auseinander zu rücken. Vielfach wechseln die Befunde rasch und gelegentlich treten *Spasmen* auf. Während des Würgreflexes, Hustens oder Lachens verschwindet die „Lähmung". Im übrigen ist der Kehlkopf normal.

Je nach Art der psychischen Störung bessert sich die „Lähmung" nach kurzer Zeit oder dauert *Wochen* und *Monate*. Ein neuer Schreck oder eine andere heftige Gemütsbewegung kann die Gesundung herbeiführen. Ebenso plötzlich wie die Stimme verschwand, kehrt sie in vollem Umfang wieder. *Rückfälle* sind häufig.

Diagnose. Die *vollständige Aphonie mit tonhaftem Husten* ist für die „hysterische" Störung typisch, jedoch muß sie durch den geschilderten Spiegelbefund bestätigt werden. Trotz dem nicht zu verkennenden klinischen Bild behandelt der Allgemeinpraktiker die funktionelle Aphonie nicht selten unter der *Fehldiagnose* einer akuten bzw. *subakuten Laryngitis* und trägt durch seine Behandlung wesentlich zur Fixierung der psychogenen Störung bei. Die weitere Untersuchung deckt verschiedentlich noch andere *hysterische Stigmata* auf (Areflexie der Cornea, Fehlen der Rachenreflexe, umschriebene Sensibilitätsstörungen usw.). Eine organisch bedingte isolierte Lähmung der Glottisschließer kommt sehr selten vor, myopathische Störungen sind nur Schwächen, aber nicht Lähmungen.

Behandlung. Eine einfache autoritative Aufforderung zum lauten Sprechen bringt den Patienten meist nur zu einigen krächzenden sich überschlagenden Tönen, wogegen schon die Spiegeluntersuchung oder ein Druck auf den Kehlkopf die Stimme wieder herstellen kann. Jedoch geht sie in der Regel nach einigen Minuten wieder verloren. *Kräftige Kehlkopfreize* durch Pinseln, vor allem aber die Erstickungsanfälle infolge des Glottiskrampfes beim Einführen der *Muckschen Kugel* (1 cm große Metallkugel an gebogenem Stiel) wirken nachhaltiger und können die Aphonie gelegentlich schlagartig und dauernd beseitigen.

Durch überredende *Suggestion* oder suggestive Maßnahmen ist derselbe Erfolg zu erzielen und es ist klar, daß diese Stimmstörungen ein günstiges Feld für *Wunderheilungen* sind, von denen immer wieder berichtet wird. Daß äußere Schreckeinwirkungen und heftige Gemütsbewegungen die Rolle der Suggestion übernehmen können, wurde bereits erwähnt.

Rationell ist einzig eine richtige *neuropsychiatrische Behandlung* und Lösung der psychischen Konflikte, die dem Nervenarzt manchmal in wenigen Sitzungen gelingt, manchmal jedoch auf große innere Widerstände stößt. Bei kurz dauerndem Stimmversagen in Zeiten vermehrter psychischer Beanspruchung genügt nicht selten ein beruhigender Zuspruch.

Die **Prognose** ist bei richtiger Diagnosestellung und Behandlung günstig.

2. Krämpfe des Kehlkopfes

Der Kehlkopfkrampf verursacht einen *völligen Schluß der Stimmritze*. Der Krampf erfaßt die *gesamte Kehlkopfmuskulatur*, deren Glottisschließer die Glottisöffner an Stärke überwiegen.

Es handelt sich fast immer um *tonische Krämpfe*, die gewöhnlich durch einen *peripheren Reiz* bei *konstitutioneller Übererregbarkeit* des Nervensystems ausgelöst werden. *Klonische Zuckungen*, wie sie bei *Paralysis agitans, Meningitis, Hirngeschwülsten, Hirnsklerose* usw. eintreten, sind, ebenso wie die *choreatischen Bewegungen bei Chorea* ohne klinische Bedeutung.

a) Der Glottiskrampf der Kinder

Im *Kleinkindesalter* besteht eine erhebliche *Krampfbereitschaft*, die sich zwischen dem sechsten Monat und dem zweiten Jahr, zuweilen aber bis zum sechsten bis siebenten Altersjahr in Glottiskrämpfen äußern kann.

Laryngismus stridulus. Diesem eigenartigen Krankheitsbild liegt eine *Spasmophilie* bzw. eine *latente Tetanie* mit ihrem verminderten Blutkalkspiegel zugrunde, die enge Beziehungen zur *familiären neuropathischen Konstitution* und zur *Rachitis* hat. Deshalb ist die *Tetaniebereitschaft* zwischen den Anfällen am positiven Chwostekschen Phänomen, am Facialisphänomen, an der elektrischen Erregbarkeit nach ERB usw. nachzuweisen. Gelegentlich ist ein *Hydrocephalus* vorhanden. Meistens sind es *magere schwächliche* oder *krankhaft pastös dicke Kinder*, vorwiegend Knaben, manchmal *Mundatmer* mit hyperplastischen Rachen- und Gaumenmandeln. Die Krampfanfälle können *spontan* ausbrechen, in der Mehrzahl der Fälle geht ihnen aber eine auslösende Ursache voran, wie heftige *psychische Erregungen* mit Weinen oder Trotzen, plötzlicher *Fieberanstieg, Verdauungs- und Ernährungsstörungen*, erschwerte *Dentition* usw. Masern und Pertussis disponieren. *Brustkinder erkranken beinahe nie*, wogegen *Kuhmilch krampffördernd* wirkt.

Symptome und Verlauf. *Leichte Krämpfe* begleiten nicht selten als *tönende und ziehende Inspirationen* das Weinen und Trotzen. Von diesen führen alle Übergänge zum *schweren*, minutenlangen *Krampfanfall* mit *Atemstillstand* und *Bewußtlosigkeit*. Das Kind beginnt, aus völligem Wohlbefinden und ruhigem Schlaf erwachend, zunächst mit trockenen Hustenstößen und einigen krächzenden Inspirationen, die unter Anstrengung aller Hilfsmuskeln zunehmend mühsamer werden, angestrengt Atem zu holen, bis die Glottis keine Luft mehr durchläßt und die Atmung aufhört. Die Lippen werden zyanotisch, die Haut bedeckt sich mit kaltem Schweiß und wird bleigrau, die Pupillen verengen sich, und unter Verdrehen der Augen nach oben wird der Kopf hintenüber geworfen. Dauert der Anfall länger, so setzen *allgemeine eklamptische Krämpfe* mit *Carpopedalspasmen* ein und über Bewußtlosigkeit und Abgang von Stuhl und Urin kommt es zu völliger *totenähnlicher Erschlaffung*. Nach $^1/_4$ bis einigen Minuten setzen wieder tönende Inspirationen ein, bis ein tiefer erlösender Atemzug den Krampf abschließt und das Kind bald darauf, etwas erschöpft, aber sonst ohne Folgen aus der Bewußtlosigkeit erwacht. Zuweilen dauert ein leichter Husten noch einige Zeit an. Ausnahmsweise tritt mit dem Einsetzen der allgemeinen Krämpfe der Tod durch *Herzstillstand* oder im weiteren Verlauf des Anfalles durch *Erstickung* ein. Die Krämpfe *wiederholen* sich vielfach *in kurzen Intervallen*, bald in starker, bald in schwacher Form.

Der laryngoskopische Befund ist zwischen den Anfällen normal, höchstens findet sich eine gewisse Hyperämie der Stimmbänder nach dem Anfall.

Diagnose. Durch die *Plötzlichkeit der Anfälle aus vollem Wohlbefinden* und dem nach dem Anfall sofort wieder normalen Zustand ist das Krankheitsbild eindeutig gekennzeichnet. Von anderen Krampfanfällen sehen nur die *respiratorischen Affektkrämpfe* bei *Wut- und Zornausbrüchen* mit Atemstillstand auf der Höhe der Inspiration ähnlich aus. Der erste Anfall kann mit einem krampferzeugenden, aspirierten *Fremdkörper* verwechselt werden. *Pseudokrupp* und *echter Krupp* unterscheiden sich durch ihre katarrhalischen Erscheinungen, andere Dyspnoeformen durch ihr langsameres Einsetzen (s. Tabelle 7, S. 425). Zwischen den Anfällen sind gewöhnlich die erwähnten Zeichen der latenten Tetanie nachzuweisen. Im Zweifelsfall bringt die *direkte Laryngoskopie* Aufklärung, welche aber einen Krampf auslösen kann und daher erst nach Herabsetzung der Krampfbereitschaft vorgenommen werden soll.

Behandlung. Sicherwirkende Maßnahmen zur Unterbrechung des akuten Anfalles sind nicht bekannt. Starke Haut- und Schleimhautreize können die Anfälle erleichtern. Je nach der Stärke des Anfalls sind folgende Maßnahmen zu versuchen: *Befreiung von beengender Kleidung, Aufsetzen des Kindes, Öffnen der Fenster, Besprengen mit kaltem Wasser, heiße Brustauflagen, Klopfen auf den Rücken, Reizung der Nasenschleimhaut mit Riechstoffen, Vorziehen der Zunge mit tief eingeführtem Zeigefinger, rhythmischer Zungenzug,* Auslösen von Würgreflexen durch Berühren der hinteren Rachenwand und Kitzeln der Nasenschleimhaut. Sauerstoffzufuhr soll von Vorteil sein (CH. JACKSON).

Sofern ein Arzt während des Anfalles zugegen ist, z. B. beim hospitalisierten Kind, soll nach eingetretener Bewußtlosigkeit mit künstlicher Atmung und Sauerstoffzufuhr begonnen werden, wenn die Atmung nicht rasch wieder von selbst einsetzt. Bleibt auch hierauf die aktive Atmung aus, so ist in diesen äußerst seltenen Fällen eine Nottracheotomie bzw. eine Intubation, am besten aber die Einführung eines Trachealrohres angezeigt, allerdings nur dann, wenn kein Herzstillstand als primäre Todesursache vorliegt.

Rasche wiederholte Anfälle lassen sich durch ein *Chloralhydratklistier* (GLANZMANN) vermeiden:

Rp.
Chloralhydrat 4,0
Mucilag. Salep. ad 40,0
M. D. S. 5 bis 10 ccm als Klistier je nach Alter
(aber nicht unter einem Jahr).

Die Einschaltung eines *Teetages* mit nachfolgender *Schleimernährung* setzt die *Krampfbereitschaft* herab. Kuhmilch muß ausgeschaltet werden, da sie tetanieerregend wirkt. *Frauenmilch* ist die beste Prophylaxe. Durch *Kalziumdarreichung, Vigantol* und vorsichtige *Quarzbestrahlung* werden die Rachitis und die Spasmophilie bekämpft und durch eine allgemein *roborierende Behandlung* für Kräftigung des Kindes gesorgt (s. Lehrbücher der Kinderheilkunde). Eine Hyperplasie der Rachenmandel und eine chronische Tonsillitis muß durch die *Adenotomie* und *Tonsillektomie* behoben werden.

Prognose. Die Krämpfe sind nur *ausnahmsweise gefährlich*. Die Entwicklung des Kindes kann aber durch gehäufte Anfälle leiden. *Rückfälle* sind immer zu gewärtigen. Die Neigung zu Krämpfen läßt sich durch eine Allgemeinbehandlung vermindern.

Kehlkopfkrämpfe beim normalen Kind haben im ganzen dieselben Ursachen wie beim Erwachsenen. Sie sind am häufigsten und schwersten im Kleinkindesalter. Fast jedes Kind erleidet ein- oder mehrmals derartige Erstickungsanfälle infolge des Überfließens von Schleim und Speichel in den Kehlkopf während des Schlafes in Rückenlage, insbesondere, wenn die Schleimsekretion durch eine Hyperplasie der Rachenmandel vermehrt und der Rachen durch hyperplastische Gaumenmandeln eingeengt wird. Es erwacht dabei mit einem krampfartigen heftigen Husten und erschreckendem aber kurzdauerndem Erstickungsanfall

(LAURENS). Im übrigen sind es namentlich aspirierte Fremdkörper, welche beim Kind starke Laryngospasmen auslösen, so daß stets an diese nicht allzu seltene Ursache gedacht werden muß. Bekannt ist der Schließerkrampf bei Pertussis, der dem „Einziehen" zugrunde liegt.

b) Der Glottiskrampf des Erwachsenen

Ursache und Entstehung. Mit zunehmendem Alter nimmt die Krampfbereitschaft derart ab, daß der eigentliche Glottiskrampf beim Erwachsenen eine Seltenheit wird. Er kommt hauptsächlich noch als *reflektorischer, über das Ziel hinausschießender Glottis- bzw. Kehlkopfschluß* bei *Reizung des Kehlkopfinnern* durch *Fremdkörper* vor, beispielsweise beim *Fehlschlucken* von Flüssigkeit oder bei *endolaryngealer Applikation* von Medikamenten, durch *Exsudat*, das bei Kehlkopf- und Luftröhrenentzündungen an die Kehlkopfwände geschleudert wird oder durch Geschwüre und Geschwülste (pendelnde Stimmbandpolypen). In derselben Weise wirkt eine abnorm lange aspirierte *Uvula*. Auch die Inhalation von *staubiger Luft, Tabakrauch* u. a. kann den Reflex auslösen. Gewöhnlich leiden *nervöse* und *neuropathische Menschen* darunter, deren Empfindlichkeit schließlich soweit zunehmen kann, daß der Glottiskrampf bei jeder *Anstrengung* und *Aufregung* oder ohne ersichtlichen Anlaß in unregelmäßigen Intervallen immer wieder auftritt.

Durch Störungen der *motorischen Innervation* können symptomatische Krämpfe bei *Epilepsie, Lyssa, Tetanie, Tetanus* und *Pertussis* verursacht werden. Gefürchtet sind die *tabischen Kehlkopfkrisen*. Auch *periphere Nervenschädigungen* (Recurrenslähmung, z. B. nach einer Strumektomie) haben neben den Lähmungen ausnahmsweise Krämpfe zur Folge.

Symptome und Verlauf. Der Krampfanfall äußert sich gleich wie beim Kind, aber meistens mit geringerer Intensität. Nach einigen krampfhaften *Hustenstößen* gerät der Betroffene unter *krächzenden langen Inspirationen* und *stoßweisen lauten Exspirationen* durch den *Lufthunger* in *Todesangst*, springt aus dem Bett oder vom Stuhl auf und klammert sich an den nächsten besten Halt, um durch Fixation des Schultergürtels die Hilfsmuskulatur der Atmung besser ausnützen zu können. Kalter Schweiß, Zyanose und Verdrehen der Augen vervollständigen den beängstigenden Zustand, der im allgemeinen nach einer halben bis einer Minute mit einer tiefen Inspiration abschließt. Die Erstickungsgefahr ist bei funktionellen Krämpfen gering, wogegen organisch bedingte Krämpfe je nach der Grundkrankheit bedrohlich werden können.

Manchmal ziehen sich die *Anfälle in geringer Stärke* mit inspiratorischem Stridor in die Länge und sind von teilweise *schmerzhaften Krämpfen des Rachens* und der *Speiseröhre* mit *Würge-* und *Erstickungsgefühl* begleitet. Derartige spastische Zustände der Rachen- und Kehlkopfmuskulatur pflegen sehr hartnäckig zu sein. Vom Kranken werden sie öfters *als „Asthma"* empfunden.

Sehr selten sind wochen- und monatelange Krampfzustände. So bestand bei einer meiner Patientinnen, einer jungen Tochter, ein Glottiskrampf mit laut tönender Inspiration während sechs Monaten. Der Befund zeigte eine im vorderen Teil vollständig geschlossene Glottis mit einer dreieckigen Öffnung im hinteren Abschnitt entsprechend dem knorpeligen Teil der Glottis. Es beteiligten sich demnach von den Glottisschließern die Mm. interaeytaenoidei nicht am Krampf, wodurch eine eben ausreichende Atmung möglich wurde. Im Schlafe löste sich der Krampf, setzte aber sofort nach dem Erwachen wieder ein. Der Krampf war anläßlich einer unglücklichen Verlobung aufgetreten und verschwand nach einer suggestiven subkutanen Einspritzung von Kochsalz.

Diagnose. Der dramatische Verlauf der Anfälle mit den völlig freien Intervallen und dem normalen Kehlkopfbefund läßt gewöhnlich an der Diagnose keinen Zweifel zu. Bei der mehr chronischen Form liegt die Verwechslung mit echtem *Bronchialasthma* oder *kardialer Dyspnoe* nahe.

Zur *Aufklärung der Ursache* ist nach dem Anfall eine eingehende Untersuchung des Kehlkopfes, der Luftröhre sowie eine Allgemeinuntersuchung notwendig unter Berücksichtigung der beschriebenen ätiologischen Möglichkeiten.

Behandlung. Während des Anfalles trägt die *Beruhigung* von seiten des Arztes mit der Aufforderung, ruhig durch die *Nase zu atmen*, zur Erleichterung des Angstgefühles wesentlich bei und energische periphere Reize, z. B. *Kitzeln der Nasenschleimhaut, kalte oder heiße Kompressen* auf die Brustgegend oder *Schluckenlassen von Wasser* können den Krampf abkürzen. Länger dauernde organische Krämpfe sind durch *Anästhesie* der Rachen- und Kehlkopfschleimhaut mit 2% Pantocain sowie durch Einatmen von *Narkosemitteln* oder *Amylnitrat* zu dämpfen, soweit die Grundkrankheit nicht andere Maßnahmen verlangt. Spontane Krisen erfordern Sedativa. Bei funktionell bedingten Krämpfen ist eine *Nottracheotomie* fast nie notwendig, bei organischen Krämpfen zuweilen.

Auslösende Ursachen müssen vermieden (Staub, Tabak, Alkohol) und die Anfallsbereitschaft bekämpft werden (Regelung der Lebensweise und psychische Führung). Bei den symptomatischen Glottiskrämpfen ist die Grundkrankheit zu beheben.

Prognose. Die spontanen *funktionellen Anfälle* sind gewöhnlich durch eine entsprechende Behandlung dauernd *besserungsfähig*. Die *symptomatischen Krämpfe* bedeuten stets eine *schwerwiegende Verwicklung* der Grundkrankheit, die letzten Endes ausschlaggebend ist.

Eine äußerst schwere, aber sehr seltene Form von sensibel-motorischen Kehlkopfkrämpfen ist der **Ictus laryngis**, der Kehlkopfschwindel nach CHARCOT. Diese ätiologisch ungeklärte Erkrankung befällt nur Männer, vorwiegend zwischen 35 und 70 Jahren, beginnt mit Kitzeln im Kehlkopf, keuchhustenähnlichen Hustenanfällen und endet unter schwerem Glottiskrampf mit Bewußtlosigkeit, aus welcher der Patient nach kurzem wiederhergestellt erwacht. Die *Behandlung* ist dieselbe wie beim einfachen Krampf.

3. Koordinationsstörungen der Kehlkopfbewegungen

Die unkoordinierte Tätigkeit der Kehlkopfmuskeln beeinträchtigt hauptsächlich den komplizierten Mechanismus der Stimmbildung, nur ausnahmsweise die Atmung. Sie äußert sich daher meistens in *Störungen der Sprech- und Singstimme*.

Die *Aphonia und Dysphonia spastica* sind *Intentionskrämpfe*, welche vor allem bei Berufsrednern als *Beschäftigungsneurose* vorkommen (HAJEK). Sie sind wie der Schreibkrampf und das Stottern psychogene Leiden und treten besonders in affektbetonter Rede auf. Die Schreckwirkungen des Krieges können ähnliche Erscheinungen verursachen.

Beim *Versuch zu sprechen* setzt sofort ein *krampfartiger Schluß der Glottis* ein, der jeden Luftdurchtritt und damit die Stimmbildung verhindert. Die Rede tönt zunächst gepreßt, wird dann gespalten und zerhackt, unterbrochen von geräuschvollen In- und Exspirationen und bricht schließlich ganz ab. Die krampfhafte Anspannung der Gesichtsmuskeln und der Hals- und Thoraxmuskulatur als Hilfsmuskeln der Atmung weist auf die verzweifelten, aber erfolglosen Anstrengungen des Redners hin. Mit der Aufgabe des Redeversuches endet der Krampf sofort.

Die **Diagnose** dieser Störungen ergibt sich aus dem Verhalten der Sprech- und Singstimme und dem laryngoskopischen Befund.

Die **Behandlung** muß unter Zuhilfenahme regelmäßiger Stimmübungen den *psychogenen Komponenten* Rechnung tragen und erfordert im allgemeinen große Geduld. Die Überraschungsbehandlung mit der Muckschen Kugel (S. 494) ist ein Notbehelf.

Eine ähnliche, wenn auch weniger weitgehende Störung ist die *Taschenbandstimme*, bei welcher sich durch starkes *Pressen beim Sprechen* an Stelle der Stimmbänder die *Taschenbänder* aneinanderlegen und eine heisere mühsame Stimme entsteht. Zuweilen sucht der Patient dadurch eine Phonasthenie zu überwinden oder eine mechanische Schädigung des Stimmapparates, z. B. einen Stimmbandpolypen, auszugleichen. Öfters habe ich diese Kompensation nach der Chordektomie infolge Stimmbandkarzinom erlebt.

Durch *Stimmübungen* läßt sich der Zustand beheben oder doch bessern.

Als *verlängertes Mutieren* (Mutatio tarda) wird der Zustand des *Stimmbruches* (S. 370) bezeichnet, wenn er beim Jüngling über Jahre hinaus anhält. Die der Größe des Kehlkopfes angepaßte Bruststimme kommt nicht zustande, sondern es bleibt die Kopfstimme bestehen, jedoch unterbrochen von einzelnen Lauten in der tiefen Männerstimme. Die Stimme schnappt über und macht den Redner lächerlich.

Die **Behandlung** hat sich mit den *psychischen Ursachen* zu befassen und hilft durch *phonetische Übungen* den falschen Stimmgebrauch überwinden. Sie stößt öfters auf großen Widerstand.

Der *inspiratorische Stimmritzenkrampf* ist eine perverse Aktion der Stimmlippen, die sich bei der Inspiration zusammenschließen, anstatt in Respirationsstellung zu gehen. Sie leitet über zu den auf S. 497 besprochenen Glottiskrämpfen und wird entsprechend behandelt.

4. Der nervöse Reizhusten

Der Husten (S. 370) ist mit seinem *Exspirationsstoß* ein kompliziert verlaufender Abwehrreflex der Atmungsorgane, welchem der Glottisschluß die nötige Kraft und zugleich die störende Stimmhaftigkeit verleiht. Die zuführenden Bahnen sind in erster Linie der *N. vagus*, vor allem der *N. laryngicus cranialis*, außerdem der *N. glossopharyngicus* und der *N. trigeminus*. Der Husten kann aber auch von anderen, weiter entfernten Stellen, beispielsweise von der *Haut* und den *Abdominalorganen* ausgelöst werden, weshalb die *Ursachen* des Hustens sehr *mannigfaltig* sein können.

Ursache und Entstehung. Von *nervösem Reizhusten* wird gesprochen, wenn bereits *physiologische Reize* den Husten hervorbringen oder er von *abnormen Stellen* ausgeht, die gewöhnlich keinen Husten erregen. Aus diesen Gründen finden sich beim nervösen Husten keine oder nur geringfügige krankhafte Veränderungen an den üblichen Hustenstellen, die infolge einer erhöhten peripheren Reizbarkeit oder einer erhöhten Erregbarkeit der Zentren den Husten fördern bzw. veranlassen. *Vegetative Dystonien, Psycholabilität, Neurasthenie* oder *Hysterie* liegen diesen Störungen in wechselndem Maß zugrunde. Es ist klar, daß eine scharfe Abgrenzung des Reizhustens gegen den gewöhnlichen Husten nicht möglich ist und alle Übergänge beobachtet werden.

Der *Husten* wird weitaus am häufigsten durch *entzündliche Schleimhautreize des Kehlkopfes* (vorwiegend der *Arygegend* und der *Kehlkopfhinterwand*), der *Luftröhre*, der *Bifurkation* und der gesamten *Bronchialwände* verursacht. Auch eine *Pleurareizung* oder *Tracheobronchialdrüsen* können einen Husten zur Folge haben, nicht aber Erkrankungen des Lungengewebes selbst. Ein *nervöser Kehl-*

kopf- und *Trachealhusten* ist keine Seltenheit und überdauert öfters lange Zeit einen ursprünglich entzündlichen Husten.

Rachen- und *Nasenrachenhusten* kommen bei adenoiden Wucherungen vor und sind mitunter durch einen keuchhustenartig krampfhaften Charakter gekennzeichnet. Im übrigen kann der Husten von jeder anderen Stelle des Rachens ausgehen, ebenso von Erkrankungen der *Gaumenmandeln* und Entzündungen der *Lateralstränge* (LAURENS).

Die Reizung der *Nasenschleimhaut* ruft bei Überempfindlichkeit nicht nur Niesanfälle, sondern auch *Hustenanfälle* hervor, die durch manchmal geringfügige Erkrankungen des Naseninnern, wie kleine Polypen, geschwollene Muschelenden oder Leisten und Spitzen des Septums, unterhalten werden. Der Nachweis erfolgt mit der Nasensonde. Der Überempfindliche beantwortet auch die Berührung des vom Ramus auricularis n. vagi versorgten *unteren Abschnittes des Gehörganges* mit Hustenstößen, weshalb ein eingeführter Ohrtrichter, die Ohrsonde oder die Ohrreinigung einen Husten auslösen können, ausnahmsweise auch ein Ohrfremdkörper (Haare nach Haarschneiden).

Daß *Abdominalerkrankungen* (Magen, Gebärmutter und Eierstöcke) mit einem Husten einhergehen können, ist bekannt. Dasselbe gilt für *Hautreize* oder *akustische Reize* (HAJEK) und endlich gibt es einen *rein psychogenen* spontanen oder durch Aufregung, Schreck, Ärger usw. hervorgebrachten Husten.

Symptome und Verlauf. Der nervöse Husten ist *trocken* oder fördert einen geringen zähen Auswurf. Er tritt entweder in heftigen *Hustenexplosionen* oder in *stärkeren* und *schwächeren Hustenanfällen* mehr kontinuierlich auf. Oft bleibt er während des Schlafes, Essens und Sprechens aus. Nicht selten nimmt er zu, sobald sich der Patient beobachtet fühlt, und pflegt deshalb im Wartezimmer des Arztes geringer zu sein als bei der nachfolgenden Untersuchung. Die Hartnäckigkeit des Hustens veranlaßt den Patienten mitunter, einen Arzt nach dem anderen aufzusuchen. Der nervöse Husten verschwindet fast stets plötzlich.

Diagnose. Verdächtig sind krampfartig trockene Husten ohne Expektoration bei nervösen Menschen sowie Abnahme des Hustens während abgelenkter Aufmerksamkeit und im Schlaf. Die Aufklärung des Hustens erfordert eine eingehende Untersuchung nach den erwähnten ätiologischen Gesichtspunkten (S. 499). *Nur bei negativem Befund darf ein nervöser Husten angenommen werden,* an dessen Diagnose meistens einige Zweifel bestehen bleiben.

Behandlung. Indikationsloses Gurgeln und Pinseln über längere Zeit ist psychisch schädlich. Der Lokalbehandlung kann es gelingen, die *Reizursache*, sei es in der Nase oder im Ohr, zu beseitigen. Im allgemeinen spielt die *psychische Behandlung* neben Sedativa (Baldrian, Brom, aber keine Barbitursäurepräparate und keine Opiate) die Hauptrolle und ein geeigneter *Milieuwechsel* führt am besten zum Ziel. Zuweilen verliert sich der Husten nach intralaryngealen Instillationen von Gomenolöl.

Prognose. Das Leiden ist *harmlos*, kann aber trotz Behandlung *monatelang* dauern.

Die direkten peroralen Untersuchungsmethoden der Luft- und Speisewege (Endoskopie) und ihre Anwendung bei Erkrankungen der Speiseröhre und der Atmungsorgane

Allgemeiner Teil

Die direkte Untersuchungsmethodik, die sogenannte Endoskopie, der im Hals und im Brustraum gelegenen Luft- und Speisewege beruht auf der Möglichkeit der *peroralen Einführung gerader Rohre, Rinnen- und Röhrenspatel* durch Streckung des annähernd rechten Winkels zwischen Längsachse der Mundhöhle und derjenigen des anschließenden Digestions- und Respirationstraktus. Sie umfaßt die *direkte Hypopharyngoskopie*, die *Ösophagoskopie*, die *direkte Laryngoskopie* oder *Autoskopie*, die *Tracheoskopie* und die *Bronchoskopie*. Diese Methodik ist das einzige Verfahren, welchem nicht nur der obere Teil des Hypopharynx, der Kehlkopf und der obere Abschnitt der Luftröhre, sondern auch die Speiseröhre, die ganze Luftröhre und die größeren Bronchien direkt zugänglich sind und das neben der Besichtigung auch kleinere diagnostische und therapeutische Eingriffe auf peroralem Weg in den tieferen Luft- und Speisewegen gestattet. Mit ihrer zuverlässigen Fremdkörperdiagnostik und den lebensrettenden Fremdkörperextraktionen hat sich die Endoskopie seit langem einen unersetzlichen Platz gesichert, aber erst in den letzten Jahren hat sie durch die Erweiterung der Anzeigestellung auf die meisten Erkrankungen der Speiseröhre und vor allem der Atmungsorgane ihre volle Bedeutung erlangt. Zur Zeit ist die Endoskopie für den Lungenarzt und für den Thoraxchirurgen ebenso unentbehrlich wie für den Laryngobronchologen. Erst die Endoskopie hat die Lehre von den Erkrankungen der Speiseröhre, die *Ösophagologie*, und von den Bronchialerkrankungen, die *Bronchologie*, ermöglicht.

Die unschöne Bezeichnung Ösophagologie erwähne ich nur, weil sie im Schrifttum gebraucht wird.

Die Endoskopie umfaßt übrigens nach BENEDICT auch die Gastroskopie, die Pleuroskopie und die Laparaskopie und es könnten auch die Proktoskopie sowie die Zystoskopie, wie die direkte Postrhinoskopie und die Sinusoskopie dazu gerechnet werden.

Die **Ausführung der Endoskopie** setzt nicht nur eine eingehende Kenntnis der zu untersuchenden Organe voraus, sondern erfordert neben gründlicher Erlernung der Technik auch eine genügende Übung und Erfahrung. Das sehr enge „Operationsfeld" von oft nur einigen Millimetern, das nur monokulares Sehen und die Arbeit mit nur einer Hand zuläßt, während die andere das Rohr führt, sind Besonderheiten, die der Chirurg mit seinem weiten Operationsfeld nicht kennt, jedoch den Laryngologen vertraut sind. Schon aus diesem Grunde, ganz abgesehen von seiner Beschäftigung mit den oberen Luft- und Speisewegen im allgemeinen, steht der Laryngologe der Endoskopie am nächsten und es ist begreiflich, daß diese hauptsächlich von den Laryngologen entwickelt wurde und ausgeführt wird, obwohl auch der Thoraxchirurg und der Lungenarzt sich in den letzten Jahren selbständig damit zu beschäftigen beginnen.

1. Das Instrumentarium

Die Instrumente für die verschiedenen Endoskopiearten sind grundsätzlich gleich und bestehen aus *Rinnen-* und *Röhrenspateln* für die direkte Laryngoskopie und Hypopharyngoskopie und aus *Rohren* für die Tracheobronchoskopie und Ösophagoskopie. Ihre Länge und Dicke ist den zu untersuchenden Abschnitten angepaßt und ein abgeschrägtes unteres Ende erleichtert das Einführen. Die Gestaltung des unteren Endes ist insbesondere bei den Ösophagoskopen von großer Wichtigkeit, da sehr viel leichter als bei der Bronchoskopie Wandverletzungen der Speiseröhre verursacht werden können. Am besten haben sich uns für die Ösophagoskopie die sogenannten *Schlittenrohre* nach HASLINGER bewährt, deren unteres Ende mit eigentlichen breiten Gleitschienen wir seit Jahren mit den angloamerikanischen Rohren kombinierten.

Die im ganzen engen und langen Rohre erfordern einen besonderen *Beleuchtungsapparat* und entscheidende Fortschritte mit brauchbaren Instrumenten brachten vor allem die neueren elektrisch-optischen Beleuchtungsmöglichkeiten. Die Beleuchtungseinrichtung kann als proximale Beleuchtung am oberen Rohrende oder als distale Beleuchtung am unteren Rohrende angebracht werden. Der *proximale Beleuchtungsapparat* liegt entweder im Handgriff (BRÜNINGS, KAHLER, HASLINGER [Abb. 198]) oder ist als Doppelbeleuchtung in das obere Rohrende eingebaut (Ösophagoskop von NEGUS (Abb. 203), Rohre von RIECKER). Die letztere kommt vor allem für die weiteren und kürzeren Ösophagoskoprohre sowie für die Laryngoskop- und Hypopharyngoskop-Spatelrohre in Frage, während bei engen und langen Bronchoskoprohren eine möglichst achsenparallele proximale Beleuchtung vorzuziehen ist (NEGUS, neue Beleuchtung von BRÜNINGS). Die *distale Beleuchtung* (CH. JACKSON, NEGUS) besteht in einem kleinen Lämpchen am unteren Rohrende. Sie eignet sich vor allem für die Bronchoskopie, wogegen bei der Ösophagoskopie die distale Beleuchtung durch die Sekrete und den Speichel rasch verschmutzt wird und ihre Helle einbüßt. Sie gibt in nächster Nähe des Rohres ein sehr helles Licht, aber die Tiefe vor dem Rohr wird nicht ausgeleuchtet. NEGUS hat daher die Bronchoskope mit distaler Beleuchtung als erster auch mit einer proximalen Beleuchtung versehen, die abgenommen werden kann, wenn der Krankheitsherd einmal eingestellt ist (Abb. 222).

Die Laryngoskope und Hypopharyngoskope sind mit einem *Handgriff* versehen, der zur Dauereinstellung des Kehlkopfes und des Hypopharynx erforderlich ist, während er für die Bronchoskop- und Ösophagoskoprohre eine unnötige Gewichtsvermehrung des Instrumentes bedeutet und daher bei den neueren angloamerikanischen Instrumenten weggelassen wurde.

Unsere eigenen Erfahrungen haben uns schon seit Jahren zur Anwendung des angloamerikanischen Instrumentariums geführt, insbesondere den Rohren von NEGUS, bei welchen wir, wie erwähnt, für die Ösophagoskopie das untere Rohrende entsprechend den Schlittenrohren von HASLINGER abgeändert haben. Diese Kombinationen geben neben guter Führung eine ausgezeichnete Sicht mit lichtstarker Beleuchtung und einen unbehinderten Zugang für die Operationsinstrumente (Abb. 203 und 222).

Für besondere Zwecke kommen *Spezialinstrumente* in Betracht. Schwierigere Eingriffe im Kehlkopf sind am besten mit selbsthaltenden *Laryngoskopen*

(Abb. 221) und *Autoskopen* (Stütz- und Schwebelaryngoskope) durchzuführen, deren Anwendung allerdings für den Patienten unangenehmer ist als die gewöhnlichen Laryngoskope, aber eine sichere Einstellung erlauben und beide Hände freilassen. *Spreizrohre* ermöglichen, die Speiseröhrenwände zu spreizen und damit gegebenenfalls größere Fremdkörper aus der Schleimhaut auszulösen, *Schlitzrohre* (RIECKER) das Bronchoskoprohr nach Einführen von Instrumenten, aber namentlich von Kathetern bei der Bronchographie zurückzuziehen, das *Dilatationsbronchoskop* von SEIFFERT Stenosen zu überwinden.

Die neueste Entwicklung der Methodik mit der Vornahme der *Endoskopie in Narkose* zusammen mit muskellähmenden Medikamenten erfordert die Möglichkeit der Druckbeatmung, da je nach dem Medikament die Spontanatmung mehr oder weniger aussetzt und künstlich beatmet werden muß. Als „Relaxantien" werden möglichst kurzwirkende Präparate gebraucht, wie Midarin, Pantolaxe usw., die gegenüber den länger wirkenden Curare-ähnlichen Medikamenten den Vorteil haben, daß die Spontanatmung nach Aussetzen der intravenösen Injektion meistens in wenigen Minuten wieder beginnt. Bei der Ösophagoskopie erfolgt die Narkose durch die übliche endotracheale Intubation, bei der Bronchoskopie müssen die Rohre nach oben verschließbar sein.

Der Verschluß dieser *Druckbronchoskope* bzw. *Beatmungsbronchoskope* (Abb. 223) besteht für die gewöhnliche Inspektion in einem Glasdeckel, für die Betrachtung mit der Optik in einer durchlochten Gummikappe, durch deren Öffnung die Optik eingeführt wird. Für Biopsien und andere Eingriffe kann der Deckel kurzdauernd abgenommen werden und der Verschluß bei entferntem Instrument durch den Finger erfolgen.

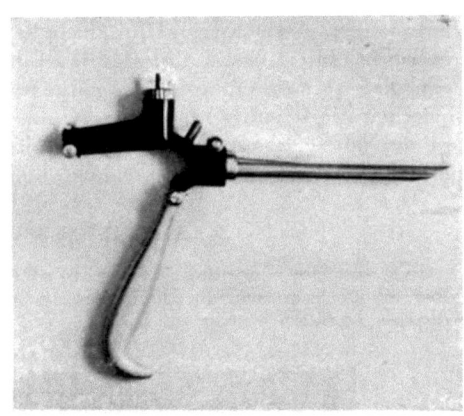

Abb. 198. Elektroskop mit Handgriff nach HASLINGER

Unentbehrliche *Zusatzgeräte* sind nach dem Prinzip der Zystoskopie konstruierte *optische Instrumente*, sogenannte *Teleskope* (Abb. 222), die als lange dünne Rohre durch die verschiedenen Rohre durchgeführt werden können. Sie erlauben eine besonders helle Beleuchtung bestimmter Stellen, eine Betrachtung unter *Lupenvergrößerung*, die Untersuchung annähernd kranio-kaudalverlaufender enger Segmentbronchien, in welche das Bronchoskoprohr selbst infolge seiner Dicke nicht eindringen kann, und was besonders wichtig ist, durch Prismenablenkung der Blickrichtung in verschiedenen Winkeln die Untersuchung von *in stärkerem Winkel abgehenden Bronchialästen*. Dazu gehören besonders die Oberlappenbronchien, die mit einer Winkeloptik von 90° untersucht werden. Auch erlauben sie eine Aufsicht der Kehlkopfwände.

Zur Entfernung von Speichel, Schleim, Exsudat und Blut, wodurch die Sicht beeinträchtigt wird sowie zu deren probeweiser Entnahme, muß eine kräftige *Saugpumpe* zur Verfügung stehen, an welche lange gerade und entsprechend abgebogene Saugrohre, gegebenenfalls mit Auffanggläschen, angeschlossen werden. Dieselben Rohre lassen sich zur *Ausspülung* von bestimmten Lungenteilen benützen, deren Spülwasser zur immer wichtiger werdenden zytologischen Diagnostik peripherer Lungenerkrankungen zu benutzen ist.

504 Die direkten peroralen Untersuchungsmethoden der Luft- und Speisewege

Ein *Sprayapparat* mit langem Ansatz ermöglicht eine reizlose Zusatzanästhesie, *Wattestieltupfer* dienen demselben Zweck sowie der Reinigung der Wände.

Für die Biopsie stehen verschiedene *Biopsiezangen, Stanzen, Hobel* und *Küretten* zur Verfügung, die ebenso wie lange *Stielmesser, Scheren, Kauter, Koagulationsinstrumente, Dilatationssonden* usw. für therapeutische Eingriffe verwendet werden.

Eine besondere Bedeutung kommt den *Fremdkörperzangen* für Fremdkörperextraktionen zu, die auf S. 230 und S. 409 näher beschrieben sind (Abb. 178, S. 408).

Ein *Sauerstoffgerät* bzw. ein *Narkoseapparat* und die *Einrichtung zur Druckbeatmung* (Abb. 223) haben bereitzustehen, da insbesondere bei Stenosen in den Luftwegen und bei der Ausführung in Narkose ein Atemstillstand eintreten und eine Druckbeatmung notwendig werden kann (S. 541). Bei der Ausführung in Narkose mit muskelerschlaffenden Medikamenten ist der Atemstillstand die Regel.

Aus diesen Ausführungen geht hervor, daß die heutige Endoskopie ein großes Instrumentarium erfordert. Zudem ist sie ein *ausgesprochenes Teamwork* von Endoskopist, Assistent und mindestens zwei Hilfspersonen, die zusammen eingearbeitet sein müssen, damit alle Maßnahmen rasch und zweckentsprechend durchgeführt werden können. Nirgends beeinträchtigen Zeitverlust und Unsicherheit die Resultate mehr als bei der Endoskopie. Auch der *Endoskopieraum* mit der notwendigen Verdunkelung, aber genügenden Beleuchtung des Instrumentariums muß zweckentsprechend eingerichtet sein.

2. Ausführung der Endoskopie

Jede Art der Endoskopie hat ihre Besonderheiten, die folgenden Ausführungen geben einige Grundregeln, denen ich bei den einzelnen Endoskopieformen spezielle Angaben beifügen werde.

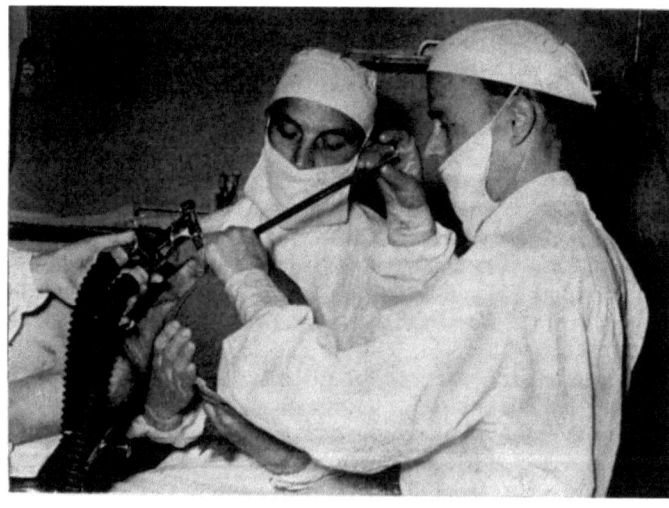

Abb. 199. Halten des Kopfes des Patienten durch den Assistenten zur Endoskopie. Das Hinterhaupt des Patienten befindet sich 15 cm über Tischhöhe

Abgesehen von Noteingriffen bei bedrohlich stenosierenden Prozessen in den Luftwegen soll die Endoskopie erst *nach gründlicher Untersuchung* und *Vorbereitung* womöglich am nüchternen Patienten vorgenommen werden. Die Ösophagoskopie und Bronchoskopie vor allem verlangen eine Allgemeinuntersuchung einschließlich einer Röntgenuntersuchung des Thorax, schon nur um Kontraindikationen auszuschließen.

Vorbereitung und Anästhesie hängen weitgehend von der Endoskopieart ab und werden gesondert besprochen.

Lagerung und Kopfhaltung des Patienten

Während die deutsche Schule früher vorwiegend im Sitzen endoskopierte, hat sich gemäß dem angloamerikanischen Vorgehen die Endoskopie in *horizontaler Rückenlage* fast allgemein durchgesetzt. Eine andere Körperhaltung wird nur noch in besonderen Fällen angewendet. In Lokalanästhesie ist der Patient im Liegen entspannter, was ein ruhiges Arbeiten gestattet, in Narkose kommt nur diese Lagerung in Frage. Der Patient wird dabei *mit nach hinten überragendem Kopf* auf dem Operationstisch ohne Kopfstück gelagert und der Kopf von einer Hilfsperson gehalten und in die richtige Stellung gebracht oder dazu eine Kopfstütze benützt. Abb. 199 zeigt die Haltung des Kopfes durch den Assistenten mit eingesetztem Mundkeil, der sich in Narkose erübrigt.

Von ausschlaggebender Wichtigkeit ist die *richtige Kopfhaltung*, von welcher die Streckung des Winkels zwischen Mundhöhle und Achse des Digestions-Respirationstraktus abhängt, ohne daß die Halswirbelsäule bogenförmig vorspringt. Dazu muß der Kopf in eine gehoben-ausgestrecktgebeugte Stellung gebracht werden *(Stellung nach* BOYCE*)*. Die Beugung des Kopfes nach hinten hat dabei nur bzw. vorwiegend im Atlanto-Okzipitalgelenk zu erfolgen (Abb. 200). Der Patient hat die Neigung, dieser Stellung durch Heben der Brust und des Beckens auszuweichen, weshalb gegebenenfalls die Schultern auf den Tisch gepreßt werden müssen. Durch das durch den weit geöffneten Mund eingeführte Instrument wird der Zungengrund mit dem Kehldeckel durch Anheben stark nach vorn oder nach der Seite gedrängt, bis der Kehlkopfeingang bzw. der spaltförmig verschlossene Hypopharynx im Blickfeld erscheint. Im einzelnen hängt die Einführung des Rohres von der Endoskopieart ab (S. 510 und 540).

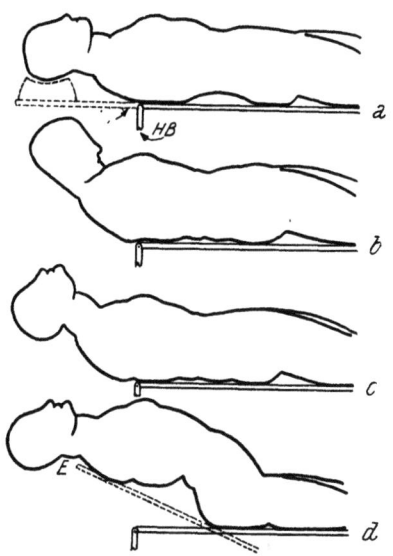

Abb. 200. Lagerung und Haltung des Kopfes zur Endoskopie (nach JACKSON). *a* normale Rückenlage. Kehlkopf läßt sich einstellen. *b* Kopf erhoben, nach vorne gebeugt. Kopf *über* Tischhöhe. *c* Kopf erhoben, im Atlanto-Okzipitalgelenk nach hinten gebeugt. *Beste Haltung zur Endoskopie.* Überstreckung muß vermieden werden, Hauptsache ist die Erhebung des Kopfes. *d Falsche Haltung* mit gehobenem Brustkorb und eingezogener Lumbalwirbelsäule. Abwehrstellung des Patienten. Endoskopie erschwert oder unmöglich

Die perorale Einführung von Rohren ist bei jedem normal gebauten Menschen möglich, jedoch wird sie durch einen *kurzen gedrungenen Hals, stark vorstehende obere Zähne, ungenügende Entspannung der Halsmuskulatur* und bei der Ösophagoskopie durch *Spasmen des Speiseröhrenmundes* erheblich erschwert. Ein zahnloser Oberkiefer oder große Zahnlücken erleichtern die Endoskopie wesentlich. Umgekehrt können *Kyphoskoliosen, Osteophyten an der Halswirbelsäule* und eine *starke Prognathie* die Endoskopie unmöglich machen. Dasselbe gilt bei behinderter Mundöffnung durch *Trismus* oder *Ankylose des Kiefergelenkes* oder hochgradiger

Zungenschwellung (in einem eigenen Fall durch ein Zungenhämatom nach Verletzung der A. lingualis durch den Zahnarztbohrer).

Die Einführung der Rohre ist *nicht eigentlich schmerzhaft*, wird aber vom Patienten in sehr verschiedenem Grad als *unangenehm und beängstigend* empfunden, insbesondere der Durchtritt durch den Ösophagusmund bei der Ösophagoskopie. Unter anderem aus diesem Grund beginnt die Vornahme der Endoskopie in Narkose an Boden zu gewinnen. Über die Gefährlichkeit siehe einzelne Endoskopiearten.

3. Hilfsmethoden

Was bei der Endoskopie an Sekret, Exsudat und Gewebe entnommen wird, soll bakteriologisch, histologisch und zytologisch untersucht werden.

Der **histologischen Untersuchung von Biopsien** ist beizufügen, daß sie oft an sehr kleinen Gewebsbröckeln zu erfolgen hat, deren Zellen durch die Biopsiezange stark gequetscht sind. Fehldiagnosen in negativer Hinsicht, insbesondere bei Tumoren, sind daher häufiger als bei großen Gewebsstücken und es empfiehlt sich, stets verschiedene Biopsien zu entnehmen.

Die **bakteriologische Untersuchung** einschließlich des Tierversuches ergibt zuweilen bei Tuberkulose ein positives Resultat oder läßt eine Pilzerkrankung nachweisen, wenn sonst alle Sekretuntersuchungen einschließlich des Magensaftes negativ ausfallen.

Eine große Bedeutung hat die *zytologische Diagnostik* erlangt. Sie wird hauptsächlich zur Diagnose von *Bronchialtumoren* herangezogen, deren einzelne Zellen oder kleine Zellverbände erstmalig von PAPANICOLAOU als krankhaft erkannt wurden (Abb. 248). Dies ist deshalb besonders wichtig, weil peripher liegende Bronchialkarzinome weder im Bronchoskop gesehen noch mit Biopsiezangen erreicht werden können und selbst sichtbare Bronchialkarzinome nicht immer bioptisch zu verifizieren sind.

Die Entnahme des Untersuchungsmaterials erfolgt entweder durch Absaugen auf eine Wattekugel im Saugrohr (PROBST-PFALTZ), durch Abkratzen mit einer feinen Kürette oder durch Ausspülen der verdächtigen Lungensegmente mit physiologischer Kochsalzlösung.

Die Färbung wird meist nach PAPANICOLAOU oder einer deren Modifikationen vorgenommen.

Die Auswertung des zytologischen Bildes erfordert eine sehr große Übung und die Ergebnisse hängen weitgehend von der Erfahrung des Untersuchers ab. In eigenen größeren Untersuchungsreihen fanden PROBST und PFALTZ an der Basler Klinik (1954) unter 400 Fällen, wovon 100 Fälle verifizierter Karzinome, in 81% zutreffende zytologische Diagnosen. Eingerechnet die bioptischen Untersuchungen betrug der Prozentsatz der richtigen Diagnosen 87%. Sie zeigten auch, daß die Zytologie keineswegs nur bei Bronchialabstrichen, sondern auch bei solchen in der *Speiseröhre* und den übrigen Luftwegen bis in den Nasenrachen wichtig sein können und daß nicht nur die Tumordiagnostik, sondern auch diejenige *entzündlicher Erkrankungen* in Frage kommt. Es ist klar, daß die Schlußfolgerungen stets mit Vorsicht gezogen werden müssen, denn es kommen nicht nur negative Befunde bei Karzinom, sondern auch vermeintliche Tumorzellen ohne Vorliegen einer Geschwulst vor (nach PFALTZ 2,5‰). Da die Diagnose eines Bronchialkarzinoms meistens eine entsprechende Resektion der Lunge zur Folge hat, müssen deshalb auch die positiven Befunde nachkontrolliert und wenn immer möglich bioptisch bestätigt werden. Ob die Einbettung und histologische Untersuchung des Sekretes in Schnittserien weiterführen wird, ist noch nicht entschieden.

Spezieller Teil

I. Die Endoskopie der Speisewege und ihre diagnostischen und therapeutischen Anwendungen

A. Die Anatomie des Kehlkopfrachens und der Speiseröhre

Der **Kehlkopfrachen** wurde zusammen mit den übrigen Rachenabschnitten besprochen.

Die **Speiseröhre** (Ösophagus) ist ein beim Erwachsenen etwa 25 cm langer mit *Schleimhaut ausgekleideter Muskelschlauch*, der in der Höhe des sechsten Halswirbels mit dem *Ösophagusmund* aus dem Kehlkopfrachen hervorgeht und mit der Cardia in der Höhe des elften Brustwirbels in den Magen mündet. Es lassen sich drei Abschnitte unterscheiden, ein kurzer *Halsteil* (Pars cervicalis), ein langer *Brustteil* (Pars thoracalis) im Thorax gelegen und ein kurzer *Bauchteil* (Pars abdominalis) vom Durchtritt durch das Zwerchfell (Hiatus diaphragmaticus) bis zum Übergang in den Magen. Der Speiseröhrenmund wird durch den *M. cricopharyngicus*, den untersten Teil des M. laryngopharyngicus gebildet (auch als Pars fundiformis bzw. Schleudermuskel des Rachenschnürers [KILLIAN] bezeichnet), der als quergestelltes Muskelband beiderseits am Ringknorpel ansetzt und mit seinen tonisch kontrahierten quergestreiften Muskelfasern eine hintere Lippe vorwölbt, welche die Speiseröhre von der Rachenmuskulatur absetzt. Nach unten geht der Muskel mit schrägen Fasern in die Längsmuskulatur der Speiseröhre über. Normalerweise ist der Speiseröhrenmund zu einer frontalgestellten Spalte geschlossen.

Unmittelbar über dem Speiseröhrenmund ist die Rachenwand verhältnismäßig schwach (Bildung des Pulsionsdivertikel) (S. 356). Wandverletzungen oder sogar Durchstoßungen des Ösophagus kommen hier verhältnismäßig leicht zustande, weil der geschlossene Speiseröhrenmund und das Liegen zwischen Ringknorpelplatte und Wirbelsäule dem Einführen von Rohren in die Speiseröhre einen erheblichen Widerstand entgegensetzen kann (Abb. 204).

Der Halsteil der Speiseröhre ist geschlossen, der Brustteil steht unter dem Einfluß des negativen Druckes im Thoraxinnern, so daß er sich öffnet, sobald Luft von außen, beispielsweise durch das Ösophagoskop, eindringen kann, der Bauchteil ist rosettenartig vom Durchtritt durch das Zwerchfell bis zum Magen geschlossen. Über das Vorkommen einer eigentlichen Sphinktermuskulatur der *Cardia* sind die Meinungen geteilt, jedenfalls aber drückt die Zwerchfellzwinge am Zwerchfelldurchtritt die Speiseröhre zusammen.

Der krampfhafte Schluß der Speiseröhre, der nicht selten vorkommt und als *Kardiospasmus* bezeichnet wird, erfolgt am Zwerchfelldurchgang. Sein Mechanismus ist nicht sicher geklärt (S. 520).

Die Speiseröhre weist *drei physiologische Engen* auf, den Speiseröhrenmund am oberen Ende, eine leichte Einengung von vorn an Stelle der Kreuzung des Aortenbogens und des linken Hauptbronchus und die Enge am Zwerchfelldurchtritt bzw. im abdominalen Teil. Die Kreuzung des Aortenbogens und des linken Hauptbronchus liegen nur einige Zentimeter untereinander und werden daher als nur eine Verengerung betrachtet.

Fremdkörper werden fast ausschließlich oberhalb oder im Speiseröhrenmund festgehalten, selten in der Cardia und praktisch nie in der mittleren Enge.

Die **Wand der Speiseröhre** besteht aus drei Schichten, der *Schleimhaut*, der *Submucosa* und der *Muskulatur*. Die *Schleimhaut* trägt ein mehrschichtiges

Plattenepithel, darunter eine dünne glatte Muskulatur, die Muscularis mucosae. In der Submucosa aus lockerem Bindegewebe sitzen zahlreiche Schleimdrüsen, deren schleimiges Sekret das Gleiten der Nahrung fördert. Übrigens enthält die Schleimhaut auch Drüsen, deren Funktion nicht bekannt ist.

Die **Muskulatur** setzt sich unterhalb des bereits beschriebenen Speiseröhrenmundes mit dem schmalen Band des M. cricopharyngicus aus einer inneren Ringmuskulatur und einer mächtigen äußeren am Ringknorpel ansetzenden Längsmuskelschicht zusammen, welche im oberen Abschnitt quergestreift sind, weiter unten aus glatten Muskelfasern bestehen.

Nach außen wird die Speiseröhre von einer *Faszie* umhüllt, die aus der pharyngobasilaren Faszie hervorgeht und oben mit der prävertebralen Faszie zusammenhängt.

Im ganzen ist die Wand der Speiseröhre dünn und bietet einer Durchstoßung keinen großen Widerstand. Trotzdem schließen sich an Wandverletzungen z. B. durch Fremdkörper nur selten schwere paraösophageale Entzündungen an.

Die **Gefäßversorgung** erfolgt durch die Art. thyreoidea inf., die Aorta, die Art. bronchiales, die A. phrenica inf. und die A. coronaria ventriculi sin. An der Venenversorgung ist bezüglich der Entstehung von Speiseröhrenvarizen wichtig, daß am unteren Ende Anastomosen des Pfortaderkreislaufes mit den Körpervenen bestehen.

Der **Lymphabfluß** führt in die zervikalen, paratrachealen, bronchialen, mediastinalen und kardialen Lymphknoten. Oft ziehen die Lymphgefäße weite Strecken in der Wand nach oben oder unten, bevor sie die Lymphknoten erreichen.

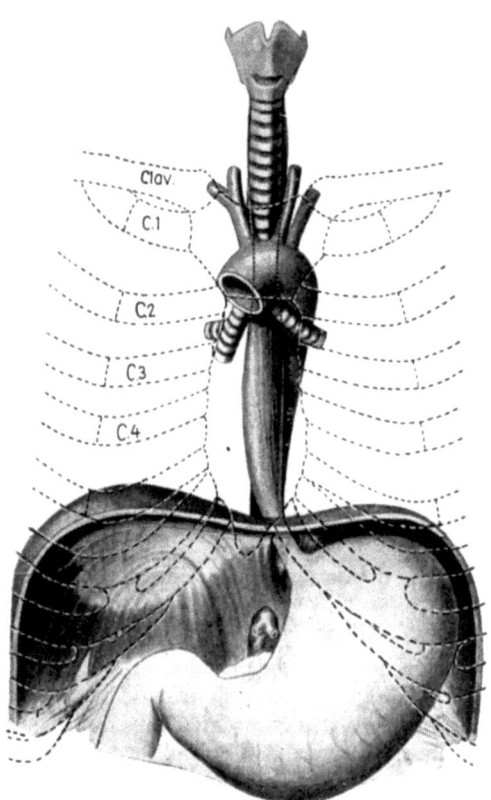

Abb. 201. Topographie der Speiseröhre mit den Beziehungen zur Nachbarschaft (nach HAJEK)

Die **nervöse Versorgung** erfolgt für den Ösophagusmund, insbesondere den M. cricopharyngicus, gleich wie für den darüber liegenden Rachen sensibel und motorisch durch den Plexus pharyngicus, der durch Fasern des N. vagus, N. glossopharyngicus, N. accessorius und Sympathicus gebildet wird. Zugleich mit dem Verschwinden der quergestreiften Muskelfasern nach den tieferen Abschnitten des Ösophagus treten N. vagus und sympathischer Grenzstrang immer mehr in den Vordergrund und bleiben schließlich allein übrig. Teils gehen die Äste von den N. recurrentes ab, teils direkt vom Vagus. In der Speiseröhrenwand selbst liegt der Auerbachsche und Meißnersche Plexus.

Beziehungen zur Nachbarschaft

Die Speiseröhre liegt mit Ausnahme des untersten Teiles im *hinteren Mediastinum* direkt vor der Wirbelsäule. Im obersten Teil verläuft sie hinter Kehlkopf und Luftröhre und steht mit diesen in fester bindegewebiger Verbindung (Abb. 201 und 202). Dann beginnt sie etwas nach links abzuweichen, um im oberen Teil des Brustraumes wieder leicht nach rechts zu ziehen, wo sie kurz nacheinander den Aortenbogen und den linken Stammbronchus kreuzt, wendet sich hierauf wieder nach links und berührt das Pericard in der Gegend des linken Herzohres und Vorhofes, liegt weiter unter der rechten und vorderen Wand der absteigenden Aorta an, wobei sie zuerst die rechte, dann die linke Pleura berührt und biegt hierauf stärker nach links und vorne zum Mageneingang, im Bauchteil die Leber berührend.

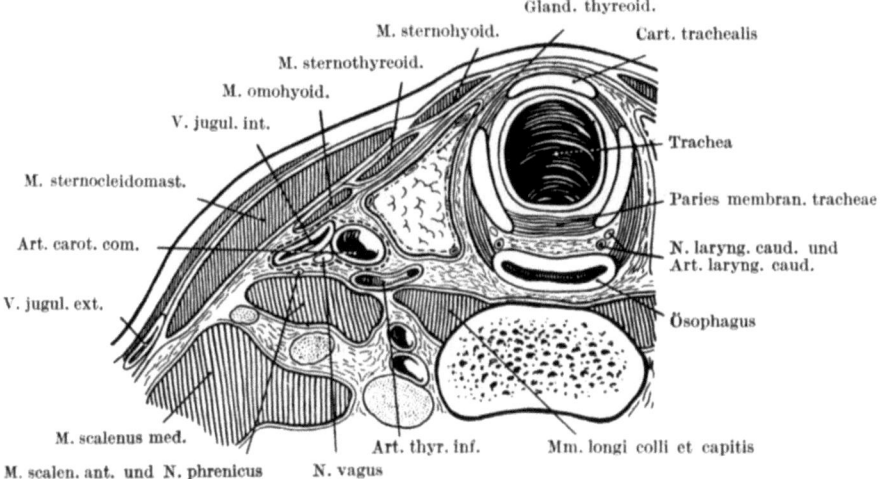

Abb. 202. Horizontalschnitt durch den Hals in der Höhe des 2. bis 3. Trachealringes (aus CORNING)

Die N. recurrentes liegen der Speiseröhre dicht an, der rechtsseitige der Vorderwand, der linksseitige verläuft zwischen Speise- und Luftröhre. Beiderseits des Halsteiles zieht das große *Gefäß-Nerven-Längsbündel* nach unten.

Außer im obersten Teil ist die Speiseröhre von lockerem Bindegewebe umgeben und ist daher beweglich und auch bis zu einem gewissen Ausmaß dehnbar. Einem Druck von außen kann sie daher ausweichen und Stenosen werden auf diese Weise nur selten verursacht. Ihre Lage im Mediastinum macht das *Durchtreten von Infektionen sehr gefährlich*. Im allgemeinen schließt sich rasch eine schwere *Mediastinitis* an, die sich bis zum Zwerchfell ausbreitet und in wenigen Tagen zum Tode führen kann. Ösophagusverletzungen sind aus diesem Grund lebensbedrohlich. Nur der Halsteil ist einem äußeren Eingriff leicht zugänglich (kollare Mediastinotomie), während Brust- und Bauchteil große Zugangseingriffe durch den Brustkorb oder den Bauch erfordern. Die Nähe der Aorta verbietet die Ösophagoskopie bei Aortenaneurysmen.

B. Die Physiologie des Kehlkopfrachens und der Speiseröhre

wurde mit der Physiologie des Rachens besprochen (S. 199).

C. Spezielle endoskopische Untersuchungsmethodik der Speisewege

1. Die direkte Hypopharyngoskopie

Die direkte Hypopharyngoskopie ist im allgemeinen nur der erste Schritt zur Ösophagoskopie, in welchen Fällen ein *Ösophagoskoprohr* benutzt wird. Für die Untersuchung des Hypopharynx allein stehen auch *Spatelrohre* zur Verfügung, die eine gute Übersicht gewähren.

Falls der Ösophagusmund nicht überschritten werden muß, ist die direkte Hypopharyngoskopie ein verhältnismäßig einfacher und technisch leichter Eingriff, der sich ohne größere Vorbereitung ambulant und mit Ausnahmen in Lokalanästhesie durchführen läßt. Die Einführung des Rohres erfolgt in grundsätzlich gleicher Weise wie bei der Ösophagoskopie oder Bronchoskopie. Die Orientierung geht vom Kehlkopfeingang aus. *Komplikationen*, wie sie bei der Ösophagoskopie besprochen werden, sind äußerst selten.

Die **Anzeigen** zur Hypopharyngoskopie sind alle Erkrankungen des tieferen Hypopharynx, die sich der indirekten Sicht entziehen oder nicht ganz übersehen werden können. Vor allem gehört die Fremdkörpersuche und Extraktion im Hypopharynx dazu, wie auch die Bestimmung der Ausdehnung von bösartigen Geschwülsten im Kehlkopfrachen mit Biopsie. Auch die einfache Exploration des Pulsionsdivertikels fällt der Hypopharyngoskopie zu. Einzelheiten über die Auswertung der Befunde wurden bereits bei den Erkrankungen des Kehlkopfrachens besprochen.

2. Die Ösophagoskopie

Von allen Endoskopien erfordert die Ösophagoskopie die größte Sorgfalt und Umsicht, da Wandverletzungen am leichtesten vorkommen und sich weitaus am schwersten auswirken können. Jede Ösophagoskopie ist deshalb als großer

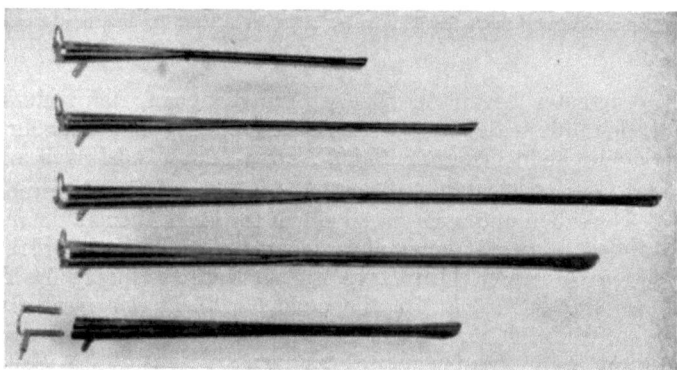

Abb. 203. Satz von Ösophagoskopen nach NEGUS mit unterem Ende nach HASLINGER (Modifikation des Negusrohres nach LUSCHER). Proximale Doppelbeleuchtung aus dem einen Rohr herausgezogen

und nicht ganz ungefährlicher Eingriff zu betrachten. Die früher übliche blinde *Sondenuntersuchung der Speiseröhre* ist durch die Ösophagoskopie ganz überholt. Sie ist bedeutend gefährlicher als die Ösophagoskopie und gibt nur über die Weite von Stenosen Auskunft, zu welchem Zweck sie gegebenenfalls unter ösophagoskopischer Kontrolle verwendet wird.

Die Ösophagoskopie wird mit *Rohren verschiedener Dicke* und *Länge* ausgeführt (Abb. 203) mit einem geeigneten unteren Ende, am besten entsprechend den Schlittenrohren nach HASLINGER (S. 502). Während NEGUS beim Erwachsenen Rohre bis zu einem Innendurchmesser von 16 mm anwendet, gehen die amerikanischen Rohre nicht über 9 mm hinaus. Es ist zweckmäßig, ein kürzeres Rohr von 30 cm für den oberen Teil der Speiseröhre bereitzuhalten, das für die besonders in diesem Abschnitt vorkommenden Fremdkörper Verwendung findet und daneben lange Rohre bis zu 45 bis 55 cm, um bis in den Magen vordringen zu können. Die früheren Verlängerungsrohre zum Einschieben in das erste kurze Rohr sind ungünstig, da sie das Gesichtsfeld stark einengen.

Die **Vorbereitung** zur Ösophagoskopie entspricht derjenigen einer größeren Operation mit Spitalaufnahme des Patienten am Vorabend (abgesehen von

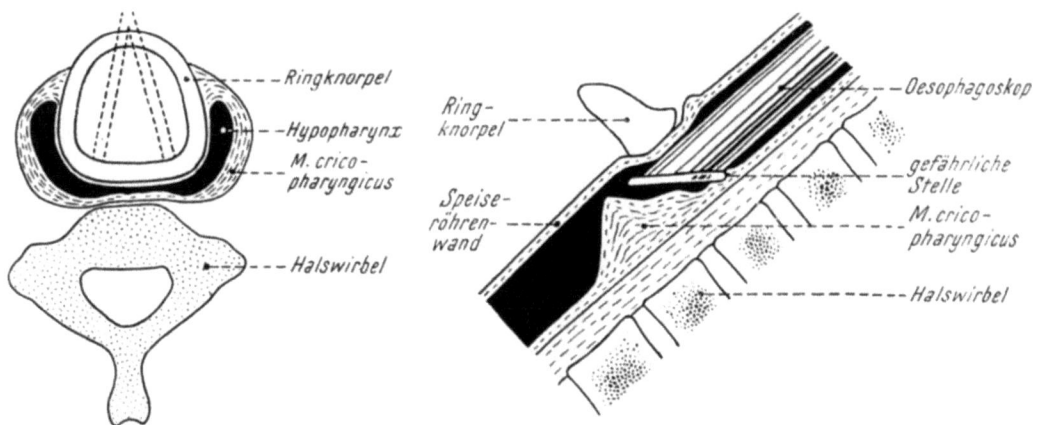

Abb. 204. Anatomische Verhältnisse am Speiserohrenmund zur Erklärung der Verletzungsgefahr mit dem Ösophagoskop (aus JACKSON). Enger Durchgang zwischen nach hinten drückendem Ringknorpel und Wirbelsäule. Wulstförmig vorragender kontrahierter M. cricopharyngicus (Schleudermuskel)

Fremdkörperextraktionen und anderen Notfällen) und Hospitalisierung für mindestens 24 Stunden nach der Ösophagoskopie. Eine vorgängige Untersuchung der oberen Luft- und Speisewege, Allgemeinuntersuchung und Röntgenuntersuchung des Thorax ist auf alle Fälle vorzunehmen. Ambulante Ösophagoskopien sollen Ausnahmen bleiben. Die Überwachung des Patienten nach dem Eingriff in den ersten 24 Stunden ist unerläßlich. Beim Kleinkind wird ohne Anästhesie ösophagoskopiert, beim älteren Kind in Narkose. Beim Erwachsenen tritt die *„Pentothal"-Lachgasnarkose* immer mehr an die Stelle der Lokalanästhesie, deren intratracheale Vornahme mit der Möglichkeit der Druckbeatmung die *muskelerschlaffenden* bzw. *-lähmenden Medikamente* erlaubt. Der durch den Mund eingeführte Narkosetubus leitet bei der Einführung des Ösophagoskoprohres zum Kehlkopfeingang ohne hinderlich zu sein. Die Narkose erspart dem Patienten die Unannehmlichkeit der Ösophagoskopie und erleichtert, was die Hauptsache ist, die Einführung des Rohres durch völlige Erschlaffung der Halsmuskulatur, des Ösophagusmundes und der Zwerchfellzwinge. Auch erlaubt sie die Benutzung dickerer Rohre z. B. zur Extraktion von Fremdkörpern, die zudem aus der Wand einer erschlafften Speiseröhre leichter auszulösen sind.

Die **Einführung des Rohres** stößt an der Enge des Speiseröhrenmundes auf einen gewissen Widerstand, der durch den Muskeltonus und den engen Durchgang zwischen Ringknorpel und Wirbelsäule bedingt wird (Abb. 204). Deshalb ereignen sich die *Wandverletzungen* insbesondere in dieser Höhe, und zwar entweder in der Verlängerung des Sinus piriformis bzw. oberhalb des Ösophagusmundes, wo Durchstoßungen vorkommen, oder an der Hinterwand, an welcher Stelle das Rohr über die Wirbelsäule gleitet und Quetschschürfungen verursachen kann. Die Art der Rohreinführung ist neben der Gestaltung des unteren Rohrendes (S. 502) weitgehend für das Entstehen solcher Verletzungen entscheidend. Kleine Schürfungen sind allerdings auch bei richtiger Technik nicht immer zu vermeiden.

Daß Wandverletzungen durch bei der Ösophagoskopie gebrauchte Instrumente, wie Sonden oder Biopsiezangen verursacht werden können, ist klar. Besonders sind Biopsien ohne deutliche Geschwulstbildung der Wand gefährlich.

Das Rohr läßt sich vom rechten Mundwinkel an der Seite der Zunge entlang einführen, womit der vorspringende Zungenkörper umgangen und der notwendige Druck zum Ausgleich des Winkels zwischen Mundhöhle und Speiseröhre erheblich geringer wird. Nachteilig ist aber die zunächst schräge Richtung des Rohres, das sich leicht im linken Sinus piriformis verfängt. Um den Ösophaguseingang sicher zu finden, führt HOLINGER deshalb gegebenenfalls eine Leitsonde ein. Ich ziehe die streng mediane Rohreinführung vor und benütze als Richtpunkte die Nasenspitze, die Mitte zwischen den ersten Schneidezähnen und die Interarygegend am Kehlkopfeingang. Bei gerade gehaltenem Kopf hat damit das Rohr die genaue Richtung der Speiseröhre und eine Wanddurchstoßung nach der Seite besonders in den Sinus piriformis ist nicht zu befürchten. Um das Anpressen der Speiseröhrenhinterwand gegen die Wirbelsäule zu vermeiden, ist zudem ein kräftiger Druck nach vorn notwendig, durch welchen der Ringknorpel mit dem Rohrende von der Wirbelsäule abgehoben wird. Nach der alten BRÜNINGSschen Regel erfolgt die Einführung in drei Etappen: Einstellen der Epiglottis, Aufladen derselben auf das Rohr und Eingehen streng median in den Hypopharynx. Nach Überwinden des Speiseröhrenmundes öffnet sich der Brustteil der Speiseröhre mehr oder weniger und ein weiteres Hindernis für das Vorschieben des Rohres tritt erst am Hiatus diaphragmaticus auf. Da hier der Ösophagus nach vorn und nach links umbiegt, muß der Kopf des Patienten nach hinten und rechts gelagert werden, damit das Rohr ohne Widerstand in den Magen gelangt. Beim Kleinkind kann das Rohr die Luftröhre komprimieren und bedrohliche Atemnot hervorrufen, so daß gelegentlich eine vorgängige Intubation der Luftröhre notwendig wird.

In der Narkose mit Druckbeatmung fehlt der negative Druck im Thoraxinnern, weshalb sich der Brustteil nicht öffnet, aber infolge der Erschlaffung dem Rohr auch keinen Widerstand entgegensetzt.

Komplikationen. Trotz aller Vorsicht sind, wie erwähnt, kleine Verletzungen der Wand der Speiseröhre nicht ganz auszuschließen und führen, allerdings sehr selten, zur lebensgefährlichen Mediastinitis. Vollständige Durchstoßungen der Wand sind im Schrifttum ebenfalls beschrieben. Es ist eine Erfahrungstatsache, daß Perforationen *während* der Ösophagoskopie oft nicht erkannt werden und erst die Symptome der Mediastinitis, die sich rasch und unverkennbar, aber auch langsam und schleichend einstellen können, auf die Verwicklung hinweisen. Ein Röntgenbild zeigt die Verdickung der Weichteile hinter der Speiseröhre, zuweilen auch schon ein Emphysem, das sich später unter der Haut ausbreitet. Durch Schlucken kleiner Mengen von Kontrastbrei läßt sich eine Perforation am Austritt desselben in das periösophageale Gewebe direkt nachweisen (NISSEN). Bei den geringsten Anzeichen ist mit einer energischen Behandlung mit Antibiotica einzusetzen und die verletzte Stelle, wenn die Symptome nicht rasch zurückgehen, durch kollare oder thorakale Mediastinotomie freizulegen. Abszesse werden nach außen drainiert oder durch endoskopische Ösophagusspaltung entleert. Über den Zeitpunkt des Eingreifens (innert sechs Stunden nach NISSEN, innert 24 Stunden nach HOLINGER u. a. oder noch später) sind die Ansichten geteilt. Zweifellos können auch ohne Operation Perforationen unter antibiotischer Behandlung zur Abheilung kommen, jedoch ist die kollare Mediastinotomie ein verhältnismäßig kleiner Eingriff, mit welchem nicht allzu lange zugewartet werden soll.

Andere Verwicklungen, wie Verletzung des Kriko-Arytaenoidgelenkes, Posticusparesen oder Pleuraverletzungen sind größte Ausnahmen.

Anzeigen zur Ösophagoskopie sind in diagnostischer Hinsicht alle sicheren oder vermutlichen Speiseröhrenerkrankungen, die auf andere Weise nicht sicher abzuklären sind, wie z. B. unklare Schluckbeschwerden, Fremdkörpersuche, Stenosen und Erweiterungen, Ösophagitis, Tuberkulose, Syphilis, Varizen, gut- und bösartige Geschwülste usw., in therapeutischer Hinsicht vor allem Speiseröhrenfremdkörper, Ösophagusblutungen, Stenosen, Varizen, Mediastinalabszesse und eine Reihe anderer endoskopisch zu behandelnder Speiseröhrenerkrankungen (S. 515 u. ff.).

Gegenanzeigen sind vor allem Aortenaneurysmen, die unter der Endoskopie platzen können, und frische Verätzungen in den ersten Tagen. Bei schweren Allgemeinerkrankungen, insbesondere Zirkulationsstörungen sind die Vorteile gegenüber dem möglichen Risiko abzuwägen. Nach Röntgenkontrastdurchleuchtungen wird am besten 24 Stunden gewartet, bis der Brei auch bei Speiseröhrenerkrankungen vollständig verschwunden ist.

Der peroralen Ösophagoskopie steht die *retrograde Ösophagoskopie* gegenüber, die durch eine Gastrostomie vom Magen aus vorgenommen wird. Der letzteren muß eine entsprechende Richtung gegen die Cardia gegeben werden, um die Einführung der Rohre zu erleichtern, auch muß die Magenöffnung eine genügende Weite haben. Das retrograde Verfahren kommt besonders zur Behandlung von Stenosen in Frage.

3. Das normale ösophagoskopische Bild (Abb. 205)

Als Abschluß des engen unteren Abschnittes des Hypopharynx gelangt das Rohr auf 16 cm Entfernung von der oberen Zahnreihe zum *Speiseröhrenmund*, der *ersten physiologischen Enge* der Speiseröhre. Der Ösophagusmund ist normalerweise zu einer frontal gestellten Spalte verschlossen. Einige Zentimeter tiefer öffnet er sich rosettenartig in den *thorakalen Teil der Speiseröhre*, in welchen sofort Luft durch das Rohr einströmt, außer bei Drucknarkose, und ihn je nach dem Tonus der Speiseröhrenwand mehr oder weniger offenhält. Infolgedessen ist eine ziemlich lange Strecke zu übersehen. Auf 23 cm *kreuzt die Aorta*, deren Einbuchtung aber in der Regel nicht zu sehen ist. An der vorderen linken Wand wird deren Puls gespürt. Dagegen springt die *Kreuzung des linken Hauptbronchus* auf 27 cm an der Vorderwand oft etwas vor *(zweite physiologische Enge)*. Der Brustteil macht mehr oder weniger starke respiratorische und pulsrhythmische Bewegungen. Die *Atembewegungen* bestehen in Erweiterung bei der Inspiration infolge der Zunahme des negativen intrathorakalen Druckes und Verengerung während der Exspiration. Die *pulsatorischen Bewegungen* sind auf ungefähr 24 cm Tiefe durch die Aorta, auf zirka 30 cm durch das Herz hervorgerufen. *Peristaltische Bewegungen* sind nur ausnahmsweise erkennbar, aber zuweilen kommt es zu zirkulären Kontraktionen, die zu den Speiseröhrenkrämpfen überleiten. Auf 35 cm erreicht das Rohr den rosettenartig verschlossenen *Hiatus diaphragmaticus (dritte physiologische Enge)*, der auf 40 cm durch die Cardia in den Magen übergeht.

Die *Schleimhaut* der Speiseröhre erscheint auf der ganzen Länge blaßrot, feucht glänzend und glatt. Durch ihre blasse Farbe setzt sie sich scharf von der hochroten wulstigen Magenschleimhaut ab.

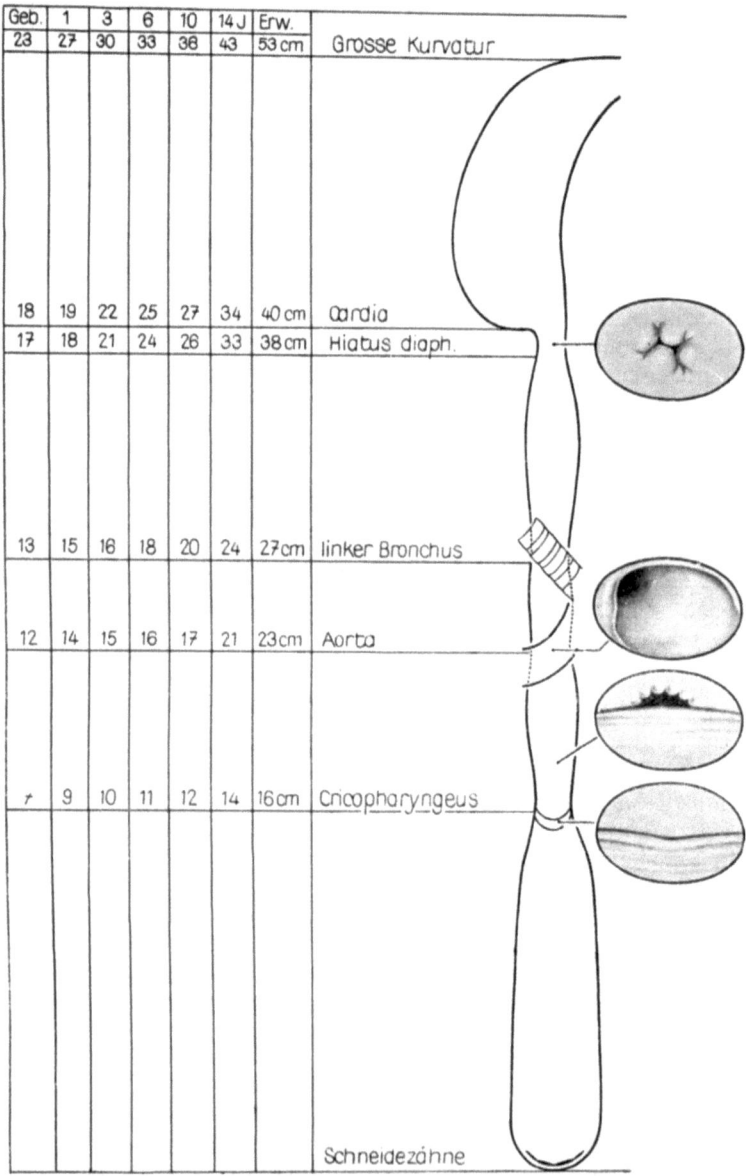

Abb. 205. Ösophagoskopische Masse der Speiseröhre in Beziehung zu den oberen Schneidezähnen für die verschiedenen Altersstufen (nach JACKSON). Normale ösophagoskopische Bilder an den typischen Stellen (nach HAJEK). Patient in Rückenlage zur Ösophagoskopie

D. Die Anwendung der Hypopharyngoskopie bei den Erkrankungen des Kehlkopfrachens

Sie wurde in der Anzeigestellung mit der Methodik (S. 510), im übrigen mit den Erkrankungen des Kehlkopfrachens besprochen.

E. Die Anwendung der Ösophagoskopie bei den Speiseröhrenerkrankungen

Die beiden Hauptmethoden der Speiseröhrenuntersuchung, die Röntgenuntersuchung ohne und mit Kontrastmittel und die Ösophagoskopie, ergänzen sich gegenseitig und werden in der Regel beide zur Aufklärung von Erkrankungen herangezogen, die mit Schluckbeschwerden einhergehen und daher auf die Speiseröhre hinweisen. Im allgemeinen geht die Röntgenuntersuchung mit und ohne Kontrastmittel voran und gibt oft einen Hinweis auf das zu erwartende ösophagoskopische Resultat. Kontrastmittel bleiben zuweilen an den Wänden einige Zeit kleben oder entleeren sich nur langsam durch Stenosen, so daß am besten 24 Stunden bis zur Ösophagoskopie gewartet wird. Die folgenden Ausführungen befassen sich nur soweit mit den Speiseröhrenerkrankungen, als endoskopische Methoden zur Diagnose und Behandlung erforderlich sind.

1. Mißbildungen und Krankheitsrückstände der Speiseröhre

Meistens handelt es sich um kongenitale Fehlbildungen erheblichen Grades, so daß die Schluckstörungen bereits nach der Geburt in Erscheinung treten. Von der Stenose über die Atresie bis zum vollständigen Fehlen, aber auch doppeltem Ösophagus kommen alle Übergänge vor. Oft sind auch noch andere schwere Mißbildungen am Gastrointestinaltraktus und anderen Organen vorhanden, zum Teil mit dem Leben unvereinbar (Hypoplasie des Magens, Verschluß des Anus, Lungen- und Gefäßanomalien). Im allgemeinen stehen die Mißbildungen mit der Ausbildung der Trennwand zwischen Luft- und Speiseröhre im Zusammenhang.

Die **Diagnose** wird in erster Linie durch die Röntgenkontrastdurchleuchtung gestellt und in Zweifelsfällen durch die Ösophagoskopie ergänzt.

Die **kongenitalen Stenosen** (Abb. 206) sind entweder segelartige Septen häufig im oberen Drittel oder eigentliche Strikturen, die bei geringen Graden zuweilen erst erkannt werden, wenn das Kind feste Nahrung zu schlucken beginnt oder ein kleiner Fremdkörper steckenbleibt. Die Behandlung besteht in der Dilatation (S. 517), zunächst unter ösophagoskopischer Kontrolle oder retrograd.

Bei der **kongenitalen Atresie** sitzt die Anomalie oberhalb der Bifurkation. Beide Enden können blind und getrennt voneinander im Mediastinum enden. Bei der häufigsten Fehlbildung geht jedoch das untere Ende aus der Trachea hervor, bei einer dritten Mißbildung mündet das obere Ende in die Trachea.

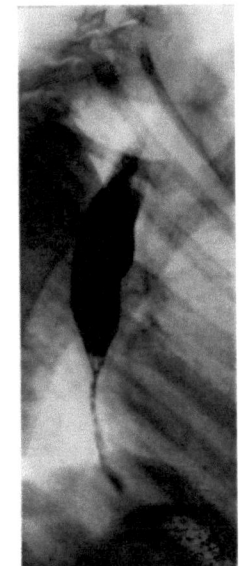

Abb. 206. Kongenitale Ösophagusstenose

Die **Symptome** weisen zunächst auf den Respirationstraktus hin und gehen auf die Aspiration von Speichel und Nahrung in die Lungen zurück. Die Aufklärung erfolgt durch Lipiodolfüllung der Speiseröhre durch einen Nasenkatheter und Beachtung der übrigen Kennzeichen (Luft im Magen, saures Sputum usw.).

Die **Prognose** ist durch die Fortschritte der *Thoraxchirurgie* etwas besser geworden. Wichtig ist die bronchoskopische Reinigung der Lungen.

Die **Ösophago-Trachealfisteln,** zu denen auch teilweise die obenerwähnten Fehlbildungen gehören, kommen in verschiedenen Formen vor. Sie haben hauptsächlich rezidivierende Pneumonien zur Folge und werden durch Lipiodolschlucken nachgewiesen. Dabei gerät das Lipiodol in die Luftröhre, wobei allerdings das beim Kleinkind häufige Verschlucken in den Kehlkopf auch unter normalen Verhältnissen als Fehlermöglichkeit berücksichtigt werden muß. Zuweilen gelingt der Verschluß durch Kauterisation der Fisteln in der Trachea, sonst chirurgische Behandlung.

Der **Brachyösophagus** zeigt eine zu kurze Speiseröhre mit einem durch den Hiatus diaphragmaticus in den Brustraum hochgezogenen Magen. An der Verbindungsstelle zwischen Speiseröhre und Magen findet sich eine mehr oder weniger starke Stenose, die für das Hauptsymptom, die Stenoseerscheinungen beim Schlucken, verantwortlich ist. Die Speiseröhre kann dilatiert sein und infolge der Stauung und Regurgitation eine Ösophagitis bis zu Ulcera aufweisen. Dadurch kommt es zu epigastrischen Schmerzen nach dem Essen. Der Zustand hat Ähnlichkeit mit der Hiatushernie, ist aber mit ihr pathogenetisch nicht identisch.

Die **Diagnose** ergibt sich aus der Röntgenkontrastfüllung mit der Faltenzeichnung des Magens unterhalb der Stenose, die Ösophagoskopie zeigt eine konzentrische Stenose ohne Narben.

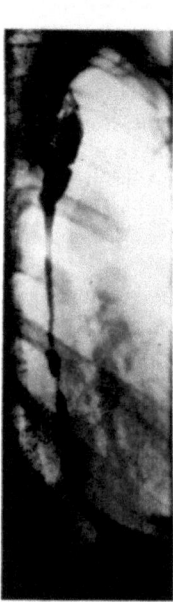 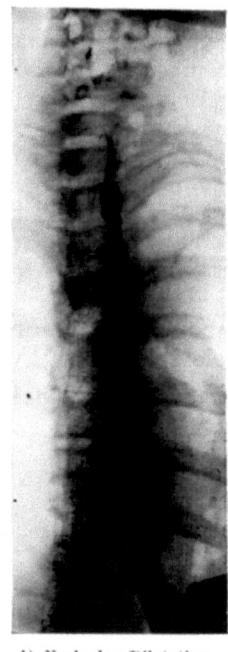

a) Vor der Behandlung   *b)* Nach der Dilatation
Abb. 207. Narbenstenosen der Speiseröhre nach Laugenverätzung

Die **Behandlung** besteht in Dilatation und zweckentsprechender Nahrung.

Eine **Erweiterung** der Speiseröhre kann schon bei der Geburt vorhanden sein. Die Ätiologie ist nicht klargestellt.

Narbenstenosen sind weitaus am häufigsten die Folge einer Verätzung, wobei die Verätzung mit Lauge an erster Stelle steht (S. 332). Meistens gehen sie bereits auf das Kindesalter zurück. Durch die frühzeitige Behandlung der Verätzungen sind sie seltener geworden. Andere Ursachen sind Verbrühungen durch heiße Flüssigkeiten, narbige Abheilung einer schweren Ösophagitis unspezifischer oder spezifischer Art (Typhus, Scharlach, Diphtherie, Tuberkulose, Syphilis usw), Verletzungen durch Fremdkörper oder von außen, oder ein peptisches Geschwür.

Verengerungen als Folge der Verätzung (Abb. 207) finden sich besonders in mittlerer Höhe an der Kreuzung mit Aorta und linkem Hauptbronchus, an der oberen und unteren Enge, aber auch im übrigen Verlauf. Von der völligen Atresie bis zur leichten Einengung kommen alle Übergänge vor. Entweder ist nur ein Teil der Zirkumferenz betroffen oder es liegt eine konzentrische Striktur vor.

Manchmal ist das Lumen in der Mitte, nicht selten aber ganz exzentrisch. Leichte Grade zeigen segelartige Vorsprünge der Wand, mit zunehmender Ausdehnung entstehen zunächst kurze Stenosenringe, endlich röhrenförmige längere Verengerungen. Häufig liegen mehrere Stenosen untereinander und oft nicht in einer Linie, so daß ein gewundener Verlauf entsteht. Oberhalb der Stenose erweitert sich die Speiseröhre mit der Zeit. Die Stauung hat eine mehr oder weniger hochgradige Ösophagitis zur Folge.

Die **Symptome** entsprechen dem Grad der Stenose in Form von mehr oder weniger hochgradigen Schluckbeschwerden bis zur Schluckunmöglichkeit. Bei leichteren Verengerungen bleiben nur feste Speisen, besonders Fleisch und Brot, stecken, bei völligem Verschluß ist auch das Schlucken von Flüssigkeiten unmöglich, und der Speichel muß dauernd ausgespuckt werden. Geschluckte Nahrung wird teilweise wieder herausgewürgt. Als Folgeerscheinung kommt es zur Unterernährung und Kachexie.

Die **Diagnose** ergibt sich meistens schon aus der Vorgeschichte und den Symptomen. Voraussetzung für eine folgerichtige Behandlung ist die genaue

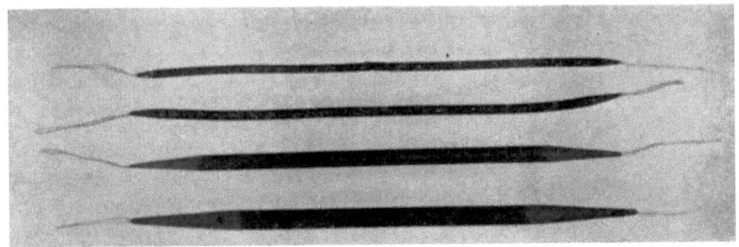

Abb. 208. Dilatationssonden nach TUCKER zum Einziehen am „Faden ohne Ende"

Abklärung des Sitzes und der Art der Stenose. Sie ergibt sich aus dem Röntgenbild und der Ösophagoskopie.

Der ösophagoskopische Befund zeigt neben der meist vorhandenen Erweiterung oberhalb der Stenose mit oft ösophagitischen Veränderungen nach gründlicher Reinigung von Speiseresten eine weißliche, derbe, zuweilen etwas strahlige Narbenplatte mit konzentrisch oder häufig exzentrisch liegender Öffnung, deren Weite durch Sondierung festzustellen ist. Um tiefer liegende Stenosen zu untersuchen, läßt sich unter Umständen ein dünnes Bronchoskoprohr durch die oberste und auch folgende Stenosen durchführen. An die diagnostische Ösophagoskopie wird die erste Dilatation angeschlossen. Zuweilen ist eine Biopsie notwendig, um ein Karzinom auszuschließen, oder es ist die Differentialdiagnose gegen Kompressionsstenose von außen, Divertikel oder Fremdkörper zu stellen.

Die **Behandlung** besteht in der systematischen Dilatation mit Sonden zunehmender Dicke. Die Sondierung ist nicht ungefährlich und kann früher oder später eine Perforation mit tödlicher Mediastinitis zur Folge haben. Es ist deshalb große Vorsicht geboten. Die Narbe selbst ist zwar derb und widerstandsfähig, bei exzentrischem Sitz kann jedoch die Ösophaguswand unmittelbar oberhalb der Stenose oder bei einem unvollständigen Narbenring der nicht narbige Teil der Zirkumferenz durchstoßen werden.

Sehr enge Stenosen werden am besten nach Anlegen einer Gastrostomie durch Aufreihen und retrogrades Einziehen von Oliven bzw. Gummibolzen nach TUCKER (Abb. 208) am „Faden ohne Ende" oder eines Gummirohres dilatiert. Zum Einziehen des (Nylon-)Fadens wird unter ösophagoskopischer

Kontrolle eine mit einem Faden versehene filiforme Sonde — ich verwende gerne einen auffällig gefärbten Ureterenkatheter — in den Magen vorgestoßen und unter Gastroskopie durch die Gastrostomie im Magen gesucht und aus diesem herausgezogen. Es ist nicht immer ganz leicht, die Sonde im Magen zu finden. Eine Magenfistel empfiehlt sich auch immer, wenn eine erhebliche Unterernährung und Kachexie besteht. Ist die Verengerung nicht zu hochgradig oder durch obiges Verfahren vordilatiert, so eignen sich die halbweichen Quecksilbersonden nach HURST (Abb. 209) am besten, die auch Kinder nach verhältnismäßig kurzer Zeit selbst schlucken lernen. Es ist zweckmäßig, zunächst unter ösophagoskopischer Kontrolle vorzugehen. Die anfangs in kurzen Intervallen von 1 bis 3 Tagen durchgeführte Erweiterung muß in größer werdenden Abständen über Jahre fortgesetzt werden, da die Narbenstriktur die Neigung be-

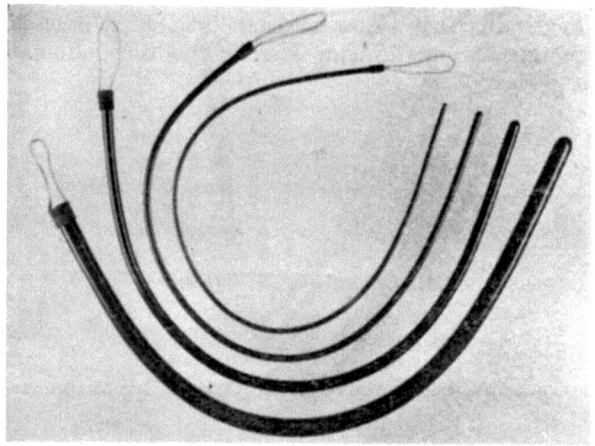

Abb. 209. Quecksilbersonden zur Speiserohrendilatation nach HURST

hält, sich zusammenzuziehen und wieder enger zu werden. Diese Tendenz ist allerdings individuell sehr verschieden groß.

Bei vollständiger Atresie besteht der erste Schritt im Anlegen einer Gastrostomie, die so ausgeführt werden soll, daß eine retrograde Ösophagoskopie leicht möglich ist. Nicht zu lange vollständige Verschlüsse lassen sich unter gleichzeitiger peroraler und retrograder Ösophagoskopie scharf oder mittels Koagulation durchtrennen und ein Faden durchziehen. Anschließend erfolgt die oben beschriebene Dilatation. Mißlingt diese Wiederherstellung des normalen Speiseweges, so muß thoraxchirurgisch oder präthorakal ein neuer Ösophagus hergestellt werden.

Prognose. Außer bei völliger Atresie gelingt es fast immer, eine praktisch normale Speiseröhrendurchgängigkeit durch Dilatation zu erzielen. Gegenüber der früheren hohen Mortalität haben die endoskopische Technik und die Fortschritte der Dilatationsmethodik die Aussichten der Wiederherstellung weitgehend gehoben. Sondenperforationen sind ein sehr seltenes Mißgeschick geworden.

Diffuse spindelförmige Erweiterungen der Speiseröhre, die schließlich zu einem schlaffen Sack wird, bilden sich nach längerer Zeit oberhalb jeder engen Stenose. Im Kapitel „Cardiospasmus" wird näher darauf eingegangen.

Ösophagusdivertikel haben im ganzen eine ähnliche Ätiologie wie die auf S. 356 beschriebenen Pulsionsdivertikel des Hypopharynx, sie entstehen oberhalb einer Stenose bei nicht gleichmäßiger Wanddicke durch Druck des Speiseröhreninhaltes als Pulsionsdivertikel oder durch Zug von Narbengewebe außerhalb der Speiseröhre, meistens durch adhärente Lymphknoten, als kleine Traktionsdivertikel. Jedoch dürften besonders bei den epiphrenischen größeren Pulsionsdivertikeln auch kongenitale Wandschwächen eine Rolle spielen.

Kleine Divertikel verursachen keine Beschwerden, größere bereiten Druck und eventuell Schmerzen unter dem Sternum, im Epigastrium oder im Rücken.

Die **Diagnose** wird röntgenologisch und ösophagoskopisch gestellt. Eine *Behandlung* ist nur bei Beschwerden notwendig und besteht neben eventueller Dilatation in Wassertrinken nach dem Essen.

Zwerchfellbrüche (Abb. 210). In ähnlicher Weise, wie bei einer angeboren zu kurzen Speiseröhre (S. 516) ein Stück Magen oberhalb des Zwerchfelles erscheint, kann der Magen auch bei normaler Speiseröhrenlänge aus nicht klargestellten Gründen teilweise durch die Zwerchfellzwinge oder eine Öffnung daneben in Form eines Magenbruchsackes in den Thoraxraum vorfallen. Vermutlich spielen kongenitale Faktoren, neben Druckerhöhung in der Bauchhöhle, eventuell auch Traumen mit. Trotz der Ähnlichkeit ist die Erkrankung mit dem Brachyösophagus nicht identisch.

Es sind drei Formen bekannt. 1. Der Bruchsack des Magens geht direkt, wie bei einem zu kurzen Ösophagus, in die Speiseröhre über und diese selbst erscheint zu lang, deshalb gewunden und erweitert, 2. der Bruchsack des Magens wölbt sich neben dem normal in den Magen mündenden Ösophagus durch die Zwerchfellzwinge in den Brustraum vor, oder 3. der Magenbruchsack tritt durch eine Lücke im Zwerchfell unabhängig von der Speiseröhre in den Brustraum hinauf.

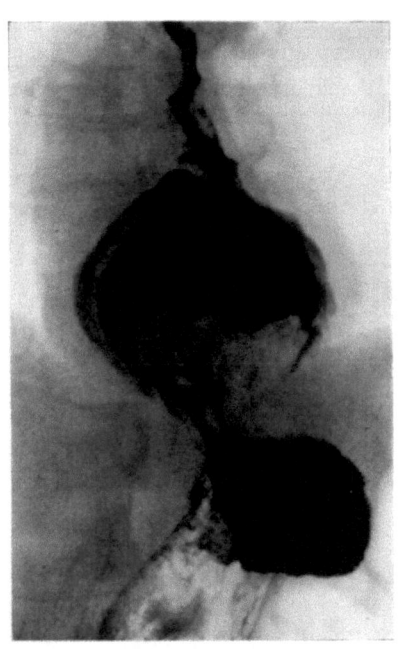

Abb. 210. Zwerchfellbruch

Die Erkrankung ist häufiger, als früher angenommen wurde. Meistens macht sie erst nach dem 50. Altersjahr *Beschwerden,* und diese sind sehr uncharakteristisch, teils Dysphagie, Erbrechen, Sodbrennen, Schmerzen im Epigastrium, zuweilen wie bei einer Angina pectoris bis in den linken Arm, teils allerlei abdominale Erkrankungen vortäuschend. Im Liegen sind die Beschwerden am stärksten. Durch die Stauung der Nahrung und das Rückfließen des Magensaftes entsteht eine chronische Ösophagitis oft mit kleineren und größeren oberflächlichen Geschwüren, die ihrerseits zur Stenose führen können.

Die Art des Zwerchfellbruches ergibt sich aus der *Röntgenkontrastfüllung,* gegebenenfalls in TRENDELENBURG-Lage.

Zur näheren **Diagnose** ist zudem die ösophagoskopische Untersuchung notwendig, eventuell am Faden ohne Ende, um den Mageneingang zu finden. Die direkte Besichtigung hat über vorhandene Ulzerationen, Stenosen und Karzinom Auskunft zu geben.

Die **Behandlung** besteht in der Regelung der Diät mit häufigen kleinen Mahlzeiten, Schlafen im Sitzen, neutralisierenden Medikamenten, bei Stenosen Dilatation, jedoch schreitet die Krankheit meistens trotzdem weiter, bis die zunehmenden Beschwerden die chirurgische Versorgung des Bruches mit oder ohne Phrenicotomie notwendig machen.

2. Die diffuse Erweiterung der Speiseröhre
(Cardiospasmus, Megaösophagus)

Diese häufige eigentümliche Erkrankung ist gekennzeichnet durch eine mehr oder weniger starke *Erweiterung der zwei unteren Abschnitte* der Speiseröhre und einen zeitweiligen vollständigen *Verschluß des Speiseröhrenausganges* nach dem Magen, der sich aber ohne ersichtlichen Grund zur normalen Weite öffnen kann. Es scheint eine *Dysfunktion* vorzuliegen, bei welcher sich der Speiseröhrenausgang beim Ankommen der Peristaltikwelle nicht öffnet.

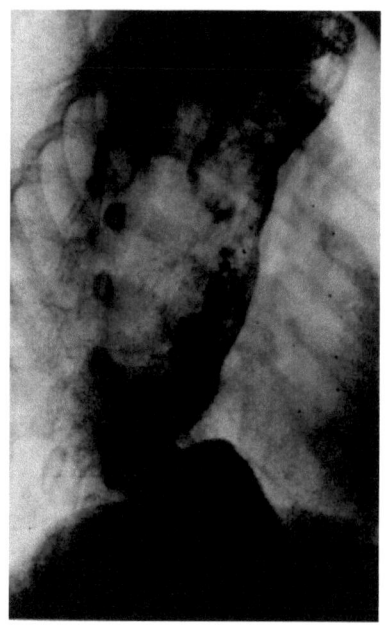

Abb. 211. Megaosophagus bei Cardiospasmus

Ursache und Entstehung. Wie der alte Name Cardiospasmus besagt, ging die frühere Ansicht dahin, daß ein *spastischer Verschluß der Cardia* schließlich zur Erweiterung der Speiseröhre durch Rückstauung führt, eine Meinung, die sich in dieser einfachen Erklärung nicht halten läßt. So führen z. B. selbst enge Narbenstenosen auch nach jahrelangem Bestehen nicht zur diffusen Erweiterung. Allerdings spielen *psychogen-nervöse Faktoren* in vielen Fällen sicher eine Rolle, aber die Erkrankung kann bereits beim Neugeborenen vorhanden sein und findet sich nicht so selten bei jüngeren Kindern, am häufigsten aber beim jugendlichen Erwachsenen. Gegen einen einfachen Spasmus spricht auch, daß eine *Hypertrophie des Schließermuskels*, wie etwa bei der Pylorusstenose, *nicht zu finden* ist, daß aber häufig eine *Fibrose* des *unteren Ösophagusendes* vorliegt und auch der Auerbachsche Plexus atrophiert erscheint. Auch sind Spasmolytica fast wirkungslos. Es fragt sich, ob überhaupt eine einheitliche Ätiologie und Pathogenese vorliegt. Keine der verschiedenen Hypothesen ist erwiesen und allgemein angenommen. HURST stellt die *Degeneration des Auerbachschen Plexus* mit fehlender Öffnung der Cardia (Achalasie) in den Vordergrund, MOSHER hält entzündliche Vorgänge und Blutungen in frühester Kindheit als Ursache einer Fibrosis des periösophagealen Gewebes für wahrscheinlich, dieser Meinung schließt sich CH. JACKSON an, der auch von *Phrenospasmus* als Krampf der Zwerchfellzwinge spricht, BROWN KELLY vertritt die Spasmushypothese durch Überwiegen des Sympathicus eventuell reflektorisch vom Abdomen aus, NEGUS weist auf die Bedeutung der Dilatation durch Aerophagie hin und glaubt an das Zusammenwirken verschiedener Faktoren. Sicherlich kommt es zu einem schädlichen Kreislauf, wenn einmal, wie das häufig der Fall ist, eine Dilatation eingesetzt hat, die die peristaltische Fortbewegung des Inhaltes der Speiseröhre herabsetzt und zugleich am Zwerchfelldurchgang durch teilweise Knickung den Verschluß rein mechanisch steigert. Ob *Mangel* an *Vitamin B 1* oder *Allergie* in Betracht zu ziehen sind, ist fraglich.

Symptome und Verlauf. Die Dysphagie dieser beinahe immer „nervösen" Patienten zeigt besondere Merkmale. Die Nahrung kann zwar geschluckt werden, der Patient fühlt aber, daß sie zunächst in der Speiseröhre liegen bleibt, und zwar sowohl feste wie flüssige Speisen. Der Druck unter dem Sternum wird bei hochgradiger Dilatation zum *Erstickungsgefühl*, verstärkt durch *Herzstörungen* infolge des Druckes auf das Herz und den Vagus. Zuweilen tritt langdauernder *Singultus* auf. Charakteristisch ist das *Regurgitieren* der Nahrung nach längerer Zeit oder eigentliches Erbrechen von größeren Mengen unverdauter Nahrung

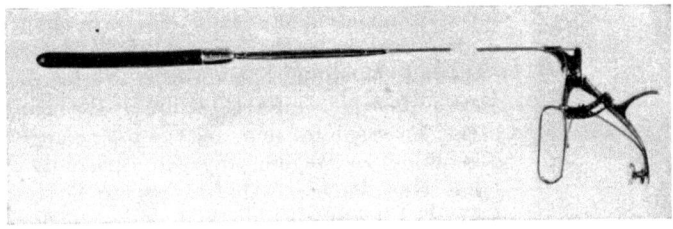

a) geschlossen

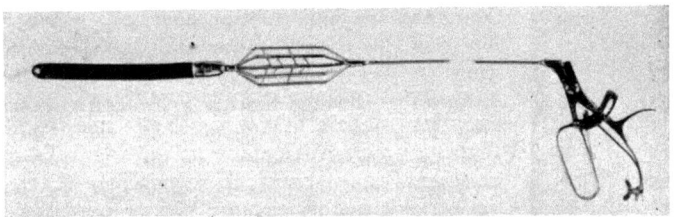

b) geöffnet

Abb. 212. Dilatator nach STARCK

(bis mehrere hundert Kubikzentimeter). Der Rückfluß kann nachts eintreten und fließt dann oft in Kehlkopf und Trachea oder findet sich auf dem Kopfkissen. Der Inhalt ist alkalisch oder leicht sauer und mit schaumigem Schleim durchsetzt, enthält aber keine freie Salzsäure und auch sonst keine Bestandteile von Magensaft. Durch bestimmtes Verhalten (reichlich Trinken, Essen im Stehen, Druck auf das Epigastrium, tiefes Inspirium und bestimmte Bewegungen, die oft unter starkem Grimassieren erfolgen) lernt der Patient den Durchgang in den Magen zu erzwingen, der sonst oft lange auf sich warten läßt, aber doch von Zeit zu Zeit spontan eintritt. Aus diesem Grunde ist trotz der Störung fast immer eine zureichende Ernährung möglich.

In der Regel nehmen die Beschwerden mit der Zeit zu, allerdings unter langdauernden Remissionen, und das voll ausgeprägte Krankheitsbild wird meistens erst zwischen 20 und 30 Jahren erreicht. Manchmal scheinen die Beschwerden auch ziemlich plötzlich aufzutreten.

Untersuchungsbefund. Das *Röntgenkontrastbild* (Abb. 211) zeigt den dilatierten Ösophagus mit seiner sackförmigen, spindelförmigen, oft schräg nach rechts abgebogenen Achse.

Die **Ösophagoskopie** läßt nach der zunächst notwendigen Entleerung und Reinigung der Speiseröhre die starke Erweiterung mit der häufig exzentrisch liegenden und manchmal vorspringenden „Cardia" erkennen. Die Schleimhaut ist mehr oder weniger entzündlich gerötet und geschwollen, stellenweise erodiert, während andere Veränderungen fehlen.

Komplikationen. Die Aspiration in die Luftwege hat häufige Aspirationsentzündungen der Luftwege bis zum Lungenabszeß zur Folge. Auch kann sich am Speiseröhrenausgang schließlich ein Krebs entwickeln.

Diagnose. Schon die Art der Beschwerden erweckt einen gewissen Verdacht auf Speiseröhrenerweiterung, doch kann ein großes Divertikel ähnliche Störungen verursachen. Gesichert wird die Diagnose durch den Röntgenbefund und die Ösophagoskopie, wobei die letztere insbesondere ein Cardiakarzinom oder eine andere organische Stenosenbildung auszuschließen hat.

Die **Behandlung** hat vor allem durch entsprechende Psychotherapie, unterstützt durch Barbituriate, wenigstens im Beginn, den nervös-psychogenen Faktoren Rechnung zu tragen, wogegen Spasmolytica erfolglos sind. Gute Resultate haben wir in letzterer Zeit mit Largactil bzw. Megaphen erzielt. Reizlose Kost mit langsamem behutsamem Essen nach gutem Kauen kann die Beschwerden herabsetzen.

Die Erweiterung läßt sich nicht rückgängig machen. Die Maßnahmen richten sich gegen die funktionelle Stenose des Speiseröhrenausganges. Langsame Dilatation ist bei hochgradigen Beschwerden unzulänglich und selbst geringe Erfolge erfordern eine außerordentlich lange Zeit. Dagegen hat sich die *gewaltsame Sprengung* des Verschlusses mit dem *Starckschen Instrument*, meistens nach einmaliger Anwendung, zuweilen erst nach mehreren Sitzungen, bewährt.

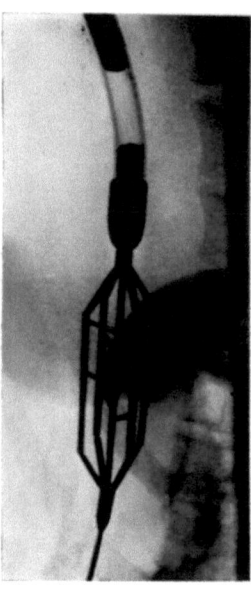

Abb. 213. Dilatator nach STARCK unter Durchleuchtung in die Cardia eingeführt

Das Starcksche Instrument (Abb. 212 und Abb. 213) besteht in einer Art Korb aus einem Metallgestänge mit Gummi überzogen, das sich nach der peroralen Einführung in die Cardia unter dem Röntgenschirm plötzlich spreizen läßt, damit offenbar einen submukösen Muskelriß herbeiführt und in dieser Weise eine dauernde Dilatation ergibt. Ein stechender Schmerz im Augenblick des Spreizens zeigt in der Regel die gelungene Sprengung an. STARCK selbst hat unter 1700 Fällen keine Komplikationen erlebt, doch sind nachfolgende Mediastinitiden im Schrifttum beschrieben worden. Wir selbst haben damit gute Erfolge erzielt und keine nachteiligen Folgen gesehen.

Als letzte Maßnahme stehen *chirurgische Eingriffe* von außen zur Verfügung, so die Hellersche Durchtrennung des Schnürringes bis auf die Schleimhaut, die transdiaphragmale Ösophago-Gastrostomie (HEYROWSKY, MIKULICZ-SAUERBRUCH), nach FREY und SWEET unter gleichzeitiger Durchtrennung des Ringes, Herunterziehen des untersten Speiseröhrenabschnittes und andere. Alle diese Methoden sind große und nicht ganz zuverlässige Operationen, für deren Anwendung KRAUSE mit Recht eine strengste Anzeigestellung verlangt.

3. Fremdkörper der Speiseröhre

Die eingehende Besprechung findet sich zusammen mit den Rachenfremdkörpern auf S. 223.

4. Verletzungen der Speiseröhre

Äußere mechanische Verletzungen des Ösophagus sind selbst im Krieg eine Seltenheit, da meistens gleichzeitige Verletzungen der Nachbarorgane rasch zum Tode führen.

Die **inneren Verletzungen** durch **Fremdkörper** wurden zusammen mit den Rachenverletzungen (S. 231) und den Rachenfremdkörpern (S. 223) besprochen.

Ebenso erfolgte die Erörterung der verhältnismäßig häufigen **Verätzungen der Speiseröhre** zusammen mit denjenigen des Rachens (S. 232), ihrer nachfolgenden narbigen Stenosen auf S. 516.

Spontanrupturen des Ösophagus sind äußerst selten. Bei einem selbst beobachteten Patienten erfolgte das Platzen unterhalb einer durch Nahrung blockierten Stenose durch gewaltsames Erbrechen. Nach LEDERER kann die Ruptur bei Hirnläsionen mit Blutungen in die Speiseröhrenwand eintreten.

5. Entzündliche Erkrankungen der Speiseröhre

Da bei der Ösophagitis das Lumen der Speiseröhre meistens nicht oder wenig verändert ist, fällt die genaue Diagnose fast ausschließlich der Ösophagoskopie zu.

Die **banale Ösophagitis** in ihrer akuten, besonders aber der chronischen Form ist eine häufige Speiseröhrenerkrankung (nach VINSON 7% bei 3000 Autopsien), die aber nur in etwa 10% Beschwerden verursacht.

Die Speiseröhre enthält eine reiche Mischflora von Staphylokokken, Streptokokken, Pneumokokken und Colibazillen, die bei Zahnkaries und chronischer Tonsillitis vermehrt und virulenter sein soll. Bei der katarrhalischen Entzündung spielen neben dem *bakteriellen Faktor* namentlich *Traumen* verschiedener Art mit, so neben den eigentlichen Verätzungen (S. 232) habituelles Einnehmen heißer Nahrung (bis zur Geschwürsbildung), scharfe Nahrung, Alkohol- und Tabakabusus, Reizwirkungen durch Medikamente, z. B. Antibiotica, Fremdkörper, Nährsonden, Kompression von außen, wie alle Stenosen mit Stauung des Inhaltes, deshalb auch kongenitale Anomalien, Ösophagusdivertikel, Hiatushernien, gut- und bösartige Geschwülste usw. Auch schwere Allgemeinerkrankungen, wie Arteriosklerose, Cholecystitis, Leberentzündungen usw. können der Infektion Vorschub leisten.

Heftige akute Entzündungen bis zur Geschwürsbildung können die *spezifischen Infektionskrankheiten*, wie Typhus, Scharlach, Diphtherie u. a., verursachen, woraus zuweilen Strikturen entstehen. Bei Diphtherie kann es zu eigentlichen diphtherischen Membranen kommen.

Die Symptome hängen vom Grad der Entzündung ab. Chronische Entzündungen bleiben oft ganz symptomlos, bei akuten Entzündungen können Sodbrennen, retrosternale Schmerzen, Salivation, Übelkeit mit Erbrechen (ohne und mit Blut) sowie zuweilen eine Dysphagie vorhanden sein.

Komplikationen. Im ganzen ist die Speiseröhrenentzündung harmlos, immerhin führen Geschwüre bisweilen zur nachfolgenden Striktur oder es bilden sich Leukoplakien mit der Möglichkeit der Krebsentstehung.

Diagnose. Die Ösophagitis ist röntgenologisch nicht erkennbar, wohl aber zugrunde liegende Lumenveränderungen, wie Stenosen, Divertikel usw. Endoskopisch ist die Entzündung an der Rötung und Schwellung der Schleimhaut mit Schleimabsonderung festzustellen, zuweilen mit Epithelläsionen in Form von Erosionen oder Geschwüren, gelegentlich mit Blutungen. Gleichzeitig erlaubt die Ösophagoskopie die Differentialdiagnose gegenüber anderen Erkrankungen. Sie ist gegebenenfalls erst nach Abklingen des akuten Stadiums vorzunehmen, um jede Traumatisierung zu vermeiden. Unter Umständen Biopsie bei Tumorverdacht.

Die **Behandlung** besteht im Fernhalten jeder Schädlichkeit in der Nahrungsaufnahme, eventuell nur flüssige Kost oder parenterale Ernährung und Neutralisierung durch Natr. bicarb.

Von der eigentlichen Entzündung zu unterscheiden ist das **Ulcus pepticum**, das fast ausschließlich im Bereich der untersten 10 cm der Speiseröhre vorkommt und der Wirkung von rückfließendem Magensaft zuzuschreiben ist. Deshalb können, neben einer einfachen Ösophagitis, derartige Geschwüre nach Speiseröhrenresektionen mit Speiseröhren-Magen-Anastomosen entstehen. Blutungen treten in zirka 25% auf, Perforationen sind selten. Ösophagoskopisch gesehen, ist das Ulcus rund, rot und tief mit glatten Rändern. Es kann Schmerzen, Dysphagie, Regurgitieren mit Erbrechen, eventuell mit Blut, verursachen. Außer bei massiven Blutungen oder Perforation mit der Notwendigkeit einer Resektion wird die übliche konservative *Ulcusbehandlung* durchgeführt.

Sehr viel gefährlicher als die oberflächliche Ösophagitis ist die **phlegmonöse und abszedierende Entzündung,** zunächst der Submucosa und anschließend der ganzen Ösophaguswand mit der Ausbreitung als Periösophagitis und oft raschem Eintreten einer Mediastinitis. Solche Entzündungen sind fast immer Verletzungsfolgen von Fremdkörpern und wurden daher mit den Rachenfremdkörpern zusammen besprochen (S. 225).

Die spezifischen Infektionskrankheiten, Tuberkulose und Syphilis, sind außerordentlich selten. Die **Tuberkulose** greift mit ihren Geschwüren vom Kehlkopf und Hypopharynx fast nie auf die Speiseröhre über, häufiger ist noch die Ausbreitung von einem tuberkulösen Lymphknoten in der Hilusgegend oder einer tuberkulösen Tracheo-Ösophagealfistel. Die Symptome verschwinden meistens hinter denjenigen der Lungen- und Kehlkopftuberkulose. Die **Syphilis** kann im Sekundärstadium Plaques muqueuses erzeugen, am häufigsten sind aber die Tertiärerscheinungen mit dem Gumma als Hauptläsion. Die folgenden Narbenbildungen oder die Neurosyphilis machen sich in Schluckstörungen geltend. Die Symptome sind im übrigen sehr gering.

Eine sichere Diagnose gibt nur die Ösophagoskopie mit der Biopsie, die die Unterscheidung vom Krebs erlaubt. Daneben weist die Allgemeinuntersuchung auf den Charakter der Läsion hin. Die Behandlung entspricht der üblichen Allgemeinbehandlung der beiden Affektionen. Eine Lokalbehandlung ist gewöhnlich nur bei Stenoseerscheinungen angezeigt.

Pilzerkrankungen, wie Aktinomykosen, mit der üblichen Tumor- und Fistelbildung, Sporotrichosen und Blastomykosen, wovon der Soor in seiner schwersten Form, sind ebenfalls eine große Seltenheit. Es ist nicht ausgeschlossen, daß sie wie bei den Rachenerkrankungen unter dem Einfluß der Antibiotica mit breitem Wirkungsspektrum und Zurückdämmung der bakteriellen Flora häufiger werden.

6. Die Geschwülste der Speiseröhre

a) Gutartige Geschwülste

Infolge ihrer Seltenheit spielen die gutartigen Geschwülste nur eine kleine klinische Rolle. Es kommen vor *Papillome, Adenome, Angiome, Myome, Fibrome, Lipome, Myxome, Polypen* und *zystische Tumoren*. Sie können oberflächlich und gestielt oder intramural (Leiomyome) auftreten und verursachen je nach ihrer Größe mehr oder weniger starke Stenoseerscheinungen, eventuell auch Respirationsstörungen, sofern sie an langem Stiel bis zum Kehlkopfeingang hinausgewürgt werden, bleiben aber oft auch ganz symptomlos. Die *Diagnose* ergibt sich aus dem ösophagoskopischen Befund, unter Umständen mit Biopsie, eventuell ergänzt durch Röntgen. Gestielte Geschwülste lassen sich *endoskopisch abtragen*, sonst ist mit Rücksicht auf die Blutungs- und Perforationsgefahr der *äußere chirurgische Weg* zur *Entfernung* vorzuziehen.

b) Bösartige Geschwülste

Gegenüber dem Epitheliom tritt das *Sarkom* vollständig zurück. Der *Speiseröhrenkrebs* ist eine häufige Erkrankung des alternden Mannes und beteiligt sich mit ungefähr 20% am Krebsvorkommen im männlichen Geschlecht, während

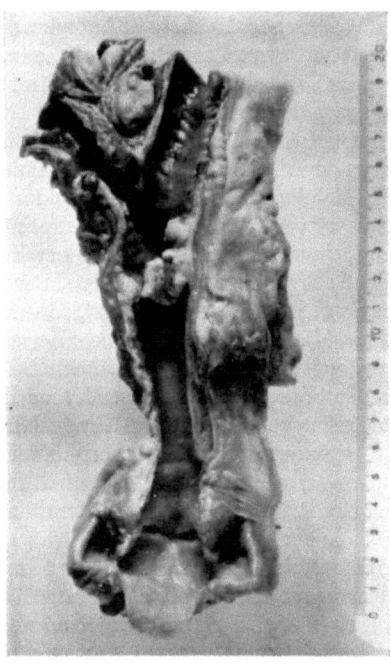
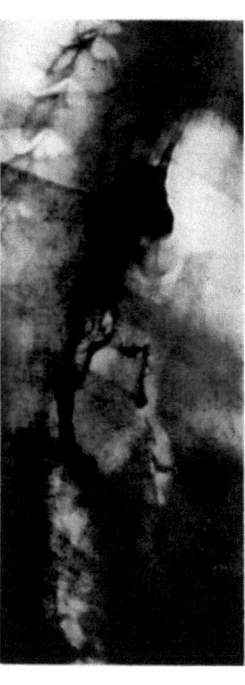

Abb. 214. Speiseröhrenkrebs des oberen Brustteiles mit Durchbruch in die Luftrohre   Abb. 215. Speiseröhrenkrebs in der Röntgenkontrastaufnahme

er bei der Frau nur etwa 1% ausmacht. In den oberen zwei Dritteln sind es meistens *Plattenepithelkarzinome* (Abb. 214), weiter unten werden *Adenokarzinome* häufiger. Auffällig oft ist beim *Mann* der *mittlere Abschnitt* in der Höhe der Aorten- und Bronchuskreuzung betroffen, seltener der Ösophagusmund oder die Cardia, auf welche öfters der Magenkrebs übergreift. Bei der *Frau* ist es fast immer der *Ösophagusmund*, oftmals als Ausläufer eines Krebses an der Hinterwand des Hypopharynx.

Es würde den Rahmen dieses Lehrbuches überschreiten, die Klinik des Speiseröhrenkrebses eingehend zu erörtern. Ich erinnere daran, daß der Speiseröhrenkrebs lange Zeit nur geringe *Schluckbeschwerden* verursacht, die unter Remissionen langsam zunehmen, und daß sich auch bei dieser Lokalisation des Karzinoms die Indolenz des Krebspatienten zeigt, weshalb diese den Arzt oft erst spät aufsuchen. Die Geschwulst hat fast immer eine stenosierende Größe erreicht, wenn der Patient überhaupt darauf aufmerksam wird. *Jeder Mann über 40 Jahren mit auch nur geringen Schluckbeschwerden, die länger als einige Wochen andauern, ohne ersichtlichen Grund, ist krebsverdächtig* und muß in dieser Richtung mit allen Hilfsmitteln untersucht werden.

Die **Diagnose** ist in den ersten Stadien durchaus nicht immer leicht.

Die Untersuchung beginnt mit der *Röntgenkontrastdarstellung* (Abb. 215), die häufig durch eine Starre der Wand an umschriebener Stelle, eine eigentliche Stenose mit unregelmäßigen Rändern, Nischenbildung oder Füllungsdefekten einen mehr oder weniger begründeten Verdacht erweckt.

Die **Ösophagoskopie** läßt die Diagnose im allgemeinen *bioptisch* sichern und gibt gleichzeitig über die Ausdehnung in der Zirkumferenz Auskunft. Kleine Tumoren sind nur endoskopisch nachweisbar.

Je nach der Art der Geschwulst, mehr intramurale infiltrative oder blumenkohlartige oberflächliche Wucherung, sieht das *endoskopische Bild* verschieden aus. Im letzteren Fall ist die Geschwulst oft unverkennbar, oder es zeigen sich Schleimhautwucherungen von geschwulstverdächtigem Charakter. Die infiltrative Geschwulst ist meistens schon zerfallen, wenn sie zur Beobachtung kommt, und weist ein mehr oder weniger tiefes, leicht blutendes, unregelmäßiges Geschwür auf, wie auch die oberflächlich wuchernde Geschwulst häufig ulzeriert ist. Es gibt aber Fälle, in denen bei intakter Schleimhaut nur die Starre der Wand und das Fehlen der respiratorischen Bewegungen auffällt. Eine submuköse Ausdehnung des Tumors über dessen Hauptmasse kann auch eine derart enge Stenose bilden, daß die Geschwulst als solche selbst nicht zu sehen ist. Besonders häufig entgeht der Cardiakrebs, sofern er auf der Magenseite sitzt, der Beobachtung. Die Biopsie kann mit seitlich schneidendem Doppellöffel ohne weiteres gelingen, sofern ein eigentlicher Tumor vorliegt, jedoch ist es gefährlich, durch eine intakte Schleimhaut zu greifen. Bei enger Stenose führt bisweilen der Hobel weiter oder gibt ein Abstrich einen zytologisch gerechtfertigten Verdacht. Bei Sondenpalpation erweist sich die bösartige Geschwulst als derb, schon bei leichter Berührung kann eine ziemlich starke Blutung einsetzen. In Ausnahmefällen ist die Diagnose endoskopisch nicht zu stellen und tritt der Röntgenbefund in den Vordergrund.

Für die **Behandlung** wichtig ist die Feststellung der Ausdehnung der Geschwulst und die Berücksichtigung von Metastasen. Der obere Rand des Tumors ist endoskopisch zu erkennen, der untere Rand ergibt sich mehr oder weniger genau aus dem Röntgenbefund. Bei Krebs des Ösophagusmundes wuchert die Geschwulst meist rasch in den Hypopharynx und gelangt damit zum Kehlkopf, der teils mechanisch fixiert, zum Teil vom Krebs ergriffen wird. Es ist daher eine direkte Laryngoskopie erforderlich, die als Tracheobronchoskopie über einen eventuellen Einbruch in die Luftröhre oder die Bronchien Auskunft gibt. Solche Durchbrüche können allerdings durch die Ösophagoskopie sowie die Tracheobronchoskopie beschleunigt werden. Sie kommen besonders bei den Geschwülsten in mittlerer Höhe vor. Eine Rekurrensparese läßt über die periösophagitische Ausdehnung oder das Vorhandensein von Lymphknotenmetastasen nicht im Zweifel. Die letzteren sind teilweise auch röntgenologisch nachweisbar. Seltener kommen Metastasen in den Halslymphknoten vor. Fernmetastasen sind Ausnahmen.

Behandlung. Erst die neueste Entwicklung der Thoraxchirurgie hat zu einer gewissen Besserung der Aussichten, wenn auch noch keineswegs in einem befriedigenden Ausmaß, geführt, während früher trotz Röntgen- und Radiumbestrahlung praktisch 100% an ihrem Speiseröhrenkrebs innerhalb 1 bis 2 Jahren starben.

Ich habe nur *eine* Patientin mit Plattenepithelkrebs im Ösophagusmund erlebt, die erst zehn Jahre nach endoösophagealer Radiumbestrahlung mit einer langen Kette von Kapseln symptomfrei an Altersschwäche starb.

Die einzige erfolgversprechende Behandlung besteht in der Resektion des erkrankten Speiseröhrenabschnittes. Während früher nach der Resektion versucht wurde, durch antethorakale Plastik eine neue Speiseröhre extrathorakal aufzubauen, wird mit den neueren Verfahren der Speiseweg durch eine End-zu-End- oder End-zu-Seite-Anastomose zwischen Speiseröhrenstumpf und Magen oder Jejunum sofort wiederhergestellt. Durch Mobilisierung des Magens ist es möglich, diesen ohne Spannung bis zum zervikalen Teil der Speiseröhre hochzuziehen, so daß die Speiseröhre bis zum Halsteil reseziert werden kann, während es nicht möglich ist, auch nur kurze Stücke der Speiseröhre auszuscheiden und die Resektionsenden wieder zu vereinigen, weil die Speiseröhre einen Zug nicht erträgt. Ist der Magen nicht benutzbar, so wird das Jejunum herangezogen. Anderseits läßt sich am oberen Ende der Speiseröhre bei miterkranktem Hypopharynx die Verbindung zwischen unterem Resektionsstumpf und durchtrenntem Rachen durch ein mit Hautlappen umwickeltes Plastikrohr wiederherstellen, das später endoskopisch entfernt wird, oder es wird aus einem großen Plastiklappen der Halshaut ein Schlauch gebildet und mit dem resezierten Ösophagus oben und unten vernäht.

Bei der Mobilisierung des Magens müssen die A. gastrica dextra und die A. gastroepiploica dextra erhalten werden. Um die Zwerchfellzwinge dauernd zu überwinden, sind die beiden N. vagi zu durchtrennen, was abdominal nur vorübergehende Störungen zur Folge hat, dagegen dürfen die Herzäste des Vagus nicht verletzt werden, weil sonst ein schlagartiges Versagen des Herzens eintreten kann. Tiefsitzende Karzinome werden abdominothorakal, höher gelegene durch Thorakotomie mit transdiaphragmaler Mobilisierung des Magens, eventuell in Kombination mit zervikalem Eingehen, operiert. Die größte Gefahr besteht in der Höhe des Aortenbogens.

Nach dieser Methodik sind 50 bis 70% operabel (nach KRAUSE). Die Operabilität wird bestimmt durch die Metastasen und die Verwachsungen mit der Umgebung. Alles hängt daher von der Frühdiagnose ab, die sich ihrerseits mit Sicherheit nur durch eine frühzeitig ausgeführte Ösophagoskopie stellen läßt.

Die **Prognose** ist am besten für die Krebse der Cardia und des unteren Speiseröhrenabschnittes, wo nach SWEET die Überlebensdauer von fünf Jahren 17,5% beträgt, wogegen von den höher gelegenen Karzinomen nur 4% langdauernd überleben. Die primäre Mortalität bewegt sich um 12 bis 25% bzw. 25 bis 60%.

Von den **Palliativmaßnahmen** bei Inoperabilität bietet die fraktionierte Röntgenbestrahlung oder die Telecurietherapie am meisten Aussichten auf eine gewisse Lebensverlängerung um Monate, selten um Jahre. Einlage von Radiumkapseln oder Radiumspickung hat sich trotz des erwähnten eigenen Falles nicht bewährt. Eine frühzeitige Gastrostomie trägt dazu bei, den Allgemeinzustand zu bessern und den Patienten von einer mühevollen Ernährung mit flüssiger und breiiger Nahrung unabhängig zu machen. Dilatationen der Stenose mit Sonden gefährden durch die Möglichkeit eines falschen Weges, dagegen lassen sich ösophagoskopisch kurze Tuben (z. B. nach SOUTTAR) in die Stenose einlegen und damit die Gastrostomie hinauszögern. Der Endzustand erfordert, sofern der Tod nicht rasch an einer Lungenkomplikation, Blutung oder Perforation eintritt, Opiate in genügender Menge.

7. Nervöse Störungen der Speiseröhre

Rachen und Speiseröhre gehen im Speiseröhrenmund ohne anatomische Grenze ineinander über und der bereits zur Speiseröhre gehörende M. cricopharyngicus stellt den untersten Teil des Rachenschnürers dar. Sowohl die sensible wie die motorische Innervation des obersten Speiseröhrenabschnittes ist dieselbe wie diejenige des Kehlkopfrachens und geht aus dem Plexus pharyngicus hervor, der vom N. glossopharyngicus, N. accessorius, N. vagus und Sympathicus Fasern erhält. Die tieferen Abschnitte werden davon unabhängig nur vom N. vagus und Sympathicus sowie vom autonomen Nervenplexus in der Speiseröhrenwand selbst beherrscht.

a) Lähmungen

Entsprechend der gleichen Innervation kommen Lähmungen des obersten Speiseröhrenabschnittes bei denselben Erkrankungen und auch nur mit diesen zusammen vor, die Rachenlähmungen verursachen (S. 352).

Sensible Lähmungen der tieferen Abschnitte der Speiseröhre sind ohne klinische Bedeutung, weil die Speiseröhre hier weder temperatur- noch schmerzempfindlich ist. Nur zuweilen wird aus unbekannten Gründen bei kalten Speisen das Hinuntergleiten eines Kältegefühls bis in den Magen gespürt. Biopsien und auch größere Verletzungen der Speiseröhre ohne Entzündung lösen keine Schmerzen aus.

Die **motorischen Lähmungen** der tieferen Speiseröhrenabschnitte sind noch kaum geklärt und auch schwer genau zu untersuchen. Die nervösen Plexus in der Wand können bei Ausfall der äußeren Innervation die Funktionen der Speiseröhrenbewegung weitgehend übernehmen, so daß totale Lähmungen der Speiseröhrenmuskulatur sehr selten sein dürften.

Die **Symptome** der sensiblen und motorischen Speiseröhrenlähmung äußern sich in denselben Störungen wie die Rachenlähmungen, insbesondere ist die Dysphagie grundsätzlich gleich (s. Rachenlähmungen, S. 352). Ein klinisches Bild einer isolierten Speiseröhrenlähmung gibt es nicht.

Bei der Untersuchung zeigt sich hauptsächlich die bucco-pharyngeale Phase (S. 353) des Schluckens betroffen, während die ösophageale Phase, die neben der Peristaltik durch mechanische Faktoren bestimmt wird, wenig oder nicht gestört erscheint. Das Verhalten der Peristaltik in diesen Fällen ist übrigens noch wenig bekannt.

Die **Diagnose** wird röntgenologisch und endoskopisch gestellt. Bei der Ösophagoskopie fehlt bei der motorischen Lähmung der abschließende Wulst des M. cricopharyngicus bzw. des Speiseröhrenmundes. Dieser Zustand entspricht dem Verhalten in Narkose mit muskelerschlaffenden Medikamenten.

Behandlung. Sie richtet sich einesteils gegen die Grundkrankheit und sucht andernteils das Verschlucken in den Kehlkopf zu verhindern. Die verschiedenen Maßnahmen wurden bei den Rachenerkrankungen besprochen (s. S. 352 u. 354).

b) Krämpfe und Koordinationsstörungen

Unvergleichlich häufiger als die Lähmungen sind die Krämpfe der Speiseröhrenmuskulatur, die mit Schluckstörungen verschiedener Art einhergehen.

Eine praktisch wichtige Rolle spielen wegen ihrer Häufigkeit *idiopathische Krämpfe* des „Nervösen", denen hauptsächlich psychische Komponenten zugrunde liegen. Eine Krampfbereitschaft findet sich besonders am Speiseröhrenmund und an der Cardia, jedoch kann die Speiseröhre in ihrer ganzen Länge kontrahiert sein. Es handelt sich hierbei um anfallsweise tonische Krämpfe, die meistens nur kurz dauern und durch das Schlucken selbst ausgelöst werden, oder es liegt eine andauernde Steigerung des normalen Tonus des Ösophagusmundes als Vorläufer des Divertikels bzw. der Cardia mit Ösophagusdilatation (S. 356 u. 520) vor. Am häufigsten sind Frauen in den Jahren zwischen 20 und 40 betroffen, aber es finden sich auch Männer und psychopathische Kinder darunter. In der Regel ist die Schluckstörung nur ein Symptom der neuropathischen Persönlichkeit, das durch psychische Schwierigkeiten, besonders allerlei psychische Insulte mit entsprechender Aufregung, gesteigert wird. Ungeeignete Nahrung, z. B. fremdkörperartige harte oder zu heiße Speisen, können den Krampf auslösen. Manchmal tritt die psychische Komponente klar zutage, indem der Patient nur bestimmte Speisen nicht glaubt schlucken zu können. Häufig ist er nicht imstande, Pillen oder größere Tabletten einzunehmen. Im einzelnen wurde bei der Besprechung der Halsneurose (S. 291) und der Rachenkrämpfe (S. 354) auf diese „oralen" Menschen hingewiesen.

Schon bei den besprochenen, vorwiegend psychogenen Spasmen spielt die Erregbarkeit der Ösophagusschleimhaut eine wesentliche Rolle, deren Steigerung zur reflektorischen Kontraktion durch physiologische Reize führt. Pathologische Reize, z. B. Fremdkörper, Karzinome, Speiseröhrenentzündungen usw., ergeben *Reflexkontraktionen* des Ösophagus selbst beim psychisch Gesunden, wie auch austrocknende Medikamente (nach NEGUS), Würmer bei Kindern oder Aortensklerosen bei älteren Menschen zu Spasmen führen können. Endlich kommen als Ursache verschiedene *organische Krankheiten* (Tollwut, Tetanus, Botylismus usw.) in Betracht, die mit den Rachenkrämpfen zusammen erörtert wurden.

Symptome. Die Art der Schluckstörung zeigt eine ziemliche Mannigfaltigkeit. Oftmals ist die bucco-pharyngeale Phase mit Beteiligung des Speiseröhrenmundes betroffen, es handelt sich also um kombinierte Krämpfe des Rachens und des obersten Speiseröhrenabschnittes, die sich manchmal gleichzeitig bis tief in den Ösophagus hinunter erstrecken. Dabei wird der Bissen entweder nicht vom Mund in den Rachen gebracht oder, wenn er im tieferen Rachen angelangt ist, bleibt er stecken und wird unter Würgen, Husten und hochgradigem Angstgefühl mit Erstickungsanfällen wieder ausgewürgt. Zuweilen wird der Patient so ängstlich, daß er jede Nahrungsaufnahme fürchtet und, da die Störungen namentlich beim Essen in Gesellschaft und bei den unpassendsten Gelegenheiten auftreten, schließlich seine Mahlzeiten nur noch allein zu Hause einnimmt. Manchmal führen nur größere Bissen zum Krampf, gelegentlich aber auch Flüssigkeiten. Zuweilen bereiten die Krämpfe hochgradige Schmerzen hinter dem Sternum und im Rücken oder äußern sich als *Globus hystericus*.

Auch iatrogen können Störungen verursacht werden. So hatte ich einen Patienten zu behandeln, bei welchem häufige und hochgradigste Krampfanfälle nach einer Lokalanästhesie durch den Zahnarzt in der Gegend der hinteren oberen Molaren zugleich mit einer langdauernden Unempfindlichkeit der betreffenden Gegend eintraten.

Eine eigentümliche Form der Schluckstörung ist die **Aerophagie**. Normalerweise wird mit jedem Bissen Nahrung etwas Luft geschluckt. Bestimmte „nervöse" Menschen werden zu eigentlichen Luftschluckern auch beim Leerschlucken. Diese Luft kann in der Regel nicht mehr nach oben entweichen, bleibt zum Teil in der Speiseröhre, die sie ausdehnt, und gelangt zum Teil in den Magen, wo eine riesige Magenblase entsteht. Infolge des Druckes der Luft auf die Thoraxorgane, besonders das Herz, kommt es zu unangenehmen Angstgefühlen und auch eigentlichen Herzstörungen. Nur selten gelingt es dem Patienten, die Luft unter Rülpsen durch den Ösophagusmund auszustoßen, wogegen sie öfters geräuschvoll im Ösophagus aufsteigt, aber nicht entweicht.

In denselben Ursachenkreis gehören *antiperistaltische Bewegungen* mit Öffnung der Cardia, ohne daß es zum Erbrechen kommt. Dabei fließt Mageninhalt in die Speiseröhre zurück. Bekannt ist das Sodbrennen, welches der saure Magensaft bei gelegentlichem Aufsteigen bis zum Speiseröhrenmund verursacht. Die

Reizung der Speiseröhrenschleimhaut hat einen sehr starken Speichelfluß zur Folge, der zur Neutralisierung der Hyperazidität beiträgt (LÜSCHER).

Das **Plummer-Vinsonsche Syndrom** mit Schluckstörung, Hypazidität des Magens und Anämie wurde mit den nervösen Störungen des Rachens besprochen.

Untersuchungsbefund und Diagnose. Die Symptomatologie der nervösen Schluckstörungen ist keineswegs so eindeutig, daß sie sich von organisch bedingten Stenosen sicher unterscheiden ließe. Im Gegenteil gehen organische Stenosen, wie erwähnt, oft gleichzeitig mit Spasmen einher, so daß sich das klinische Bild noch mehr verwischt. Auf einen nervösen Verschluß weist allerdings hin, wenn der Patient anfallsweise weder feste Bissen noch Flüssigkeit schlucken kann, während die organische Stenose langsam zunehmend zuerst feste Bissen, besonders Fleisch und Brot, zurückhält und erst mit der Zeit auch dickere Breie und schließlich Flüssigkeiten nicht mehr geschluckt werden können. Aber dieses Unterscheidungsmerkmal ist zu unsicher, um die Differentialdiagnose zwischen nervöser und organischer Stenose zu stellen, und eine nervöse Störung ist erst dann anzunehmen, wenn die Untersuchung mit allen Hilfsmitteln eine organische Stenose ausschließen läßt.

Fehldiagnosen liegen besonders nahe, wenn im Laufe der Zeit zu einer nervösen Schluckstörung eine organische Stenose, z. B. durch die Entwicklung eines Krebses, hinzukommt. Der Arzt darf sich daher nicht über Jahre hinaus auf eine einmalige Untersuchung verlassen.

Manchmal gibt schon die *Röntgenuntersuchung* Auskunft und zeigt das Divertikel, eine Narbenstenose, die Erweiterung der Speiseröhre beim „Cardiospasmus" oder erweckt den Verdacht eines Karzinoms. Oder die Durchleuchtung weist auf spastische Zustände mit Zusammenziehung der Speiseröhre auf eine längere Strecke bis zu völligem Verschluß, sofern das Schlucken von Kontrastmitteln zu einem spastischen Anfall führt, oder Lähmungen hin, oft aber findet sich bei nervösen Störungen ein normaler Röntgenbefund.

Darauf ist jedoch kein Verlaß. Jede unklare Schluckstörung erfordert eine *Ösophagoskopie* und die Differentialdiagnose zwischen funktioneller und organischer Stenose ist eine ihrer wichtigsten Aufgaben. Bei nervöser Schluckstörung fällt zuweilen der erhöhte Tonus des Ösophagusmundes auf, öfters ist aber auch der endoskopische Befund normal und das Hauptgewicht ist nicht auf den Nachweis der funktionellen Störung, sondern auf den Ausschluß einer organischen Läsion zu legen.

In der Regel handelt es sich bei nervösen Schluckstörungen um im übrigen gesunde jüngere Menschen, bei denen eine Komplikation nach der Ösophagoskopie mit dem möglichen tödlichen Ausgang besonders tragisch erscheint. Dazu erschwert der krampfhafte Schluß des Ösophagusmundes das Durchschieben des Rohres, so daß mit größter Sorgfalt und am besten in Narkose ösophagoskopiert werden muß.

Behandlung. Sofern keine organische Krankheit zugrunde liegt und eine reflektorisch wirkende Ursache auszuschließen ist, richtet sich die Behandlung direkt und indirekt vor allem gegen die psychischen Komponenten mit Psychotherapie und Aufklärung über die Harmlosigkeit der Störung. Hebung des Allgemeinzustandes, Regelung der Lebensweise und ruhiges langsames Essen nach gründlichem Kauen tragen weiterhin zur Verminderung der Beschwerden bei. Sedativa sind meistens, vor allem im Beginn, nicht zu vermeiden. Auffällig unwirksam sind Spasmolytica, dagegen lassen sich mit Largactil bzw. Megaphen zuweilen gute Resultate erzielen. Zuweilen bringt die Ösophagoskopie eine schlagartige Besserung oder führen wiederholte Sondierungen mit dicken Quecksilberbougies zu einer gewissen Herabsetzung der Speiseröhrenempfindlichkeit. Um eine eigentliche Dilatation handelt es sich hierbei nicht.

Prognose. Die psychogen bedingte Störung ist harmlos. Nur selten leidet die Ernährung ernstlich, aber die Erkrankung kann, wie alle „nervösen" Störungen, hartnäckig über Jahre dauern oder mit oftmaligen Rückfällen einhergehen, bis sich die psychische Situation oft aus unersichtlichen Gründen bessert.

8. Einwirkungen der Nachbarschaft auf die Speiseröhre

Die Speiseröhre ist nur am Ringknorpel und am Zwerchfelldurchgang in ihrer Lage fest fixiert, bis zu einem gewissen Grad auch noch in der Gegend der Aortenkreuzung. Infolgedessen kann die Speiseröhre krankhaften Veränderungen in der Nachbarschaft ausweichen und es kommt nur selten zur Kompression, auch wenn die Speiseröhre teilweise fixiert oder verlagert wird. So nimmt der Ösophagus beispielsweise an den Verkrümmungen der Wirbelsäule kaum teil.

Angeborene Gefäßanomalien, wie Rechtsaorta, doppelter Aortenbogen, abnorm abgehende Art. subclavia sin. oder dextra können die Speiseröhre komprimieren oder samt der Trachea durch Ausbildung eines Gefäßringes, der durch einen Ductus Botalli oder entsprechenden Strang geschlossen wird, einengen. Die entstehende Dysphagia lusoria (BAXFORD) läßt sich heute durch Röntgen mit Gefäßinjektion aufklären und scheint häufiger zu sein, als früher angenommen wurde. Sie kann schon im Kleinkindesalter oder erst später Schluckbeschwerden verursachen. Ihre *Diagnose* ist wichtig, weil sich der beschriebene Ring durchtrennen und damit die Speiseröhrenstenose beheben läßt.

Im übrigen können *mannigfache* **Erkrankungen der Umgebung,** wie Kropf, besonders bei Bösartigkeit, intrathorakaler oder retroviszeraler Lagerung, intrathorakale Tumoren, Aortenaneurysmen, Ösophagusdivertikel, Herzerweiterungen, Lymphknotenerkrankungen am Hals und im Thorax verschiedener Art, Lordosen und Vergrößerung des linken Leberlappens zur Kompression von außen mit entsprechenden Schluckbeschwerden führen. Auch die plastischen Entzündungen im Mediastinum durch Paraffinfüllung nach Pneumolysen gehören dazu.

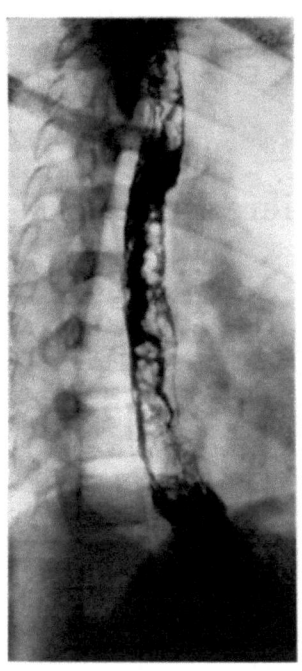

Abb. 216. Ösophagusvarizen

Die **Diagnose** ergibt sich aus dem Röntgenbild und dem ösophagoskopischen Befund, der einen mehr oder weniger zur Spalte verschlossenen Ösophagus zeigt, in den das Ösophagoskop nicht vordringen kann. Die Aufklärung der stenosierenden Ursache ist zuweilen schwierig.

Die **Behandlung** richtet sich gegen die Grundkrankheit. Hochgradige Stenosen lassen sich endoskopisch dilatieren. Die Gastrostomie ist selten erforderlich.

Ösophagusvarizen. Im unteren Teil der Speiseröhre finden sich Anastomosen zwischen Pfortader und Cavasystem, die zuweilen weit in den Ösophagus hinaufreichen und auch das Gebiet der V. cava superior betreffen. Stauungen im Pfortadergebiet (hauptsächlich bei Leberzirrhose [80% nach KRAUSE], aber auch beim

Bantisyndrom, chronischer Splenomegalie, Milzvenenthrombose und Lebergeschwülsten) führen deshalb zu Varizen im Ösophagus. Entsprechend dieser Ätiologie werden namentlich chronische Alkoholiker betroffen.

Das **Hauptsymptom** ist die *Blutung* aus dem Verdauungstraktus, die äußerst heftig, ja sofort tödlich sein kann.

Der **Untersuchungsbefund** zeigt auf der Wandkontrastdarstellung im Röntgenbild eine breite Streifung (Abb. 216), aber die sichere Diagnose ist nur *endoskopisch* stellbar. Sie läßt zwischen Magen- und Speiseröhrenblutung unterscheiden. Allerdings ist die Ösophagoskopie unter Umständen gefährlich und muß äußerst sorgfältig ausgeführt werden. Die dicken, blauroten, erweiterten Venen sind leicht kenntlich.

Die **Behandlung** der profusen Blutung erfolgt durch endoskopische *Ballontamponade*, am besten mit doppellumiger Sonde, zur Kompression und gleichzeitigen Ernährung. Steht die Blutung, so lassen sich die Venen durch das Ösophagoskop mit *sklerotisierenden Medikamenten* zur Verödung bringen. Im übrigen kommen größere chirurgische Eingriffe zur Ausschaltung der Venenüberlastung in Frage (Ecksche Fistel, Splenektomie, Speiseröhren- und Magenresektionen).

II. Die Endoskopie der Luftwege und ihre diagnostischen und therapeutischen Anwendungen

A. Die Anatomie der Luftröhre und der Bronchien

Die Anatomie des Kehlkopfes wurde auf S. 359 u. ff. besprochen.

Die **Luftröhre** (Abb. 219) geht auf der Höhe des 7. Zervikalwirbels aus dem subglottischen Raum hervor und zieht in der Mittellinie etwas nach hinten und rechts in einer Länge von ungefähr 10 bis 12 cm zur Bifurkation auf der Höhe des 4. bis 5. Brustwirbels. Ihr teilweiser Aufbau aus einer elastischen Membran verleiht ihr eine gewisse Dehnbarkeit, so daß sie den Bewegungen des Kehlkopfes nachgibt und sich dabei bis um 3 bis 4 cm verlängern bzw. verkürzen kann. Auch im übrigen hat sie zusammen mit den Halsorganen eine ziemliche Beweglichkeit. Beim Mann beträgt der Durchmesser 15 bis 22 mm, bei der Frau 13 bis 19 mm (Brünings), nach Jackson etwas weniger.

Ihre Form entspricht einem *Hufeisen*, dadurch bedingt, daß die *Hinterwand (Paries membranaceus)* durch eine muskulo-fibrinöse Membran, die übrige Zirkumferenz durch *hufeisenförmige Spangen* von *hyalinen Knorpelstreifen* gebildet wird. Die letzteren halten das Luftrohr offen. Ihre Hinterwand enthält längsverlaufende elastische Bindegewebsfasern und glatte, zum großen Teil querverlaufende Muskelfasern. Die 15 bis 20 Knorpelringe sind durch Ringbänder aus längsverlaufenden elastischen Fasern verbunden. Die Innenfläche ist von einer kontinuierlichen *Membrana propria* und einer *Schleimhaut mit Flimmerepithel* überzogen, die später eingehender besprochen wird.

Nachbarschaftsbeziehungen. Der Luftröhre liegt im oberen Teil die Schilddrüse auf, die Hinterwand grenzt unmittelbar an die Speiseröhre. Weiter unten tritt sie hinter dem Sternum in das vordere Mediastinum ein, wird vorn von der Aorta gekreuzt und berührt beide Pleuren. Gegen die Bifurkation treten rechts 3 bis 6 große, links 4 bis 5 kleine *paratracheale Lymphknoten* auf. Der N. recurrens verläuft linkerseits in der Furche zwischen Trachea und Speiseröhre, rechts liegt er der Seitenwand der Trachea an. Zu beiden Seiten befinden sich im oberen Teil die großen Gefäßstämme im paraösophagealen und paratrachealen lockeren Bindegewebe.

Der Bronchialbaum

Die Topographie des bronchialen Ventilationssystems (Abb. 219) ergibt sich aus dem Aufbau der Lunge, welchem bis vor einigen Jahren die Einteilung in *Lungenlappen* — Oberlappen, Mittellappen und Unterlappen auf der rechten Seite, Oberlappen und Unterlappen auf der linken Seite — zugrunde gelegt wurde. Unter dem Einfluß der Thoraxchirurgie rückte jedoch neben dieser Einteilung die neuere Auffassung der *bronchopulmonalen Segmenteinteilung* der Lunge (Abb. 217 und Abb. 218) in den Vordergrund, nach welcher eine grundsätzliche Symmetrie beider Lungenhälften besteht, die im Bronchialaufbau besonders in der Seitenansicht deutlich zum Ausdruck kommt und auch die Lunge betrifft, wenn die Lingula der linken Seite dem Mittellappen der rechten Seite gleichgesetzt wird. Ein *Lungensegment* ist ein meistens *kegelförmiger Lungenbezirk* mit *hilärer Spitze* und *peripherer Basis*, der seine eigenen Bronchialäste und Versorgungsgefäße besitzt und gegen die Nachbarsegmente durch *bindegewebige Septen* abgegrenzt ist. Infolge dieser anatomischen Begrenzung ist es möglich, das Lungensegment chirurgisch von seinen Nachbarsegmenten abzutrennen. Da sich viele chirurgisch zu beherrschende Lungenerkrankungen oftmals auf ein oder zwei Lungensegmente beschränken, gelingt es in dieser Weise, Krankheitsherde radikal zu exzidieren, ohne allzuviel Lungengewebe bzw. ohne eine allzu große Respirationsfläche zu opfern.

Wie die folgende Abbildung 217 zeigt, weist die rechte Lunge zehn Segmente, die linke Lunge infolge der meistens vorhandenen Verschmelzung von zwei Segmenten neun bis zehn solche auf. Die *Nomenklatur* entspricht der in London 1949 angenommenen internationalen Bezeichnung.

Wie schon PARCHET, SPRENGER, MÉAN hervorhoben, ist es bedauerlich, daß die alten Bezeichnungen superior und inferior an Stelle von cranial und caudal, anterior und posterior an Stelle von ventral und dorsal gewählt wurden.

Entsprechend dieser Lungeneinteilung sind *Lappenbronchien* und *Segmentbronchien* zu unterscheiden. Abb. 219 und 225 geben deren Topographie.

Der Bronchialbaum ist in seinem *Verlauf unsymmetrisch*, was durch die Linkslagerung des Herzens bedingt wird, auf welchem der Bronchialbaum gewissermaßen reitet. Er beginnt an der Bifurkation, wo die Luftröhre in die beiden *Hauptbronchien* übergeht. Die Grenze der beiden Hauptbronchien gegeneinander bildet der Trennungssporn, die *Carina*, die sagittal gestellt ist, aber meist etwas links von der Medianen liegt. Der *rechte Hauptbronchus* ist erheblich weiter und setzt die Luftröhre in einem Winkel von nur 25° bis 35° fort, der *linke Hauptbronchus* ist bedeutend enger und weicht, den linken Vorhof umziehend, 50° bis 75° von der Luftröhrenachse ab.

Es ist deshalb begreiflich, daß die meisten Fremdkörper durch Schwere und Aspiration den Weg in den rechten Bronchialbaum finden und daß die rechte Seite endoskopisch besser zugänglich ist als die linke.

Auf der *rechten Seite* geht 2 bis 3 cm unterhalb der Carina der **rechte Oberlappenbronchus** ab, der sich rasch in Form einer Trifurkation, selten einer Quadrifurkation, in seine drei Segmentbronchien aufteilt. Der variable vierte Ast versorgt ein zuweilen vorhandenes axillares Untersegment.

Unterhalb des Oberlappenbronchus verläuft der rechte **Stammbronchus** bis zur Teilung in Mittellappen- und Unterlappenbronchus.

Der **Mittellappenbronchus** entspringt der Vorderwand und teilt sich in einer Bifurkation in seine zwei Segmentäste.

Vom **Unterlappenbronchus** gehen fünf Segmentbronchien ab. Zunächst der apikale Ast von der Hinterwand, etwas weiter unten der kardiale Ast von der

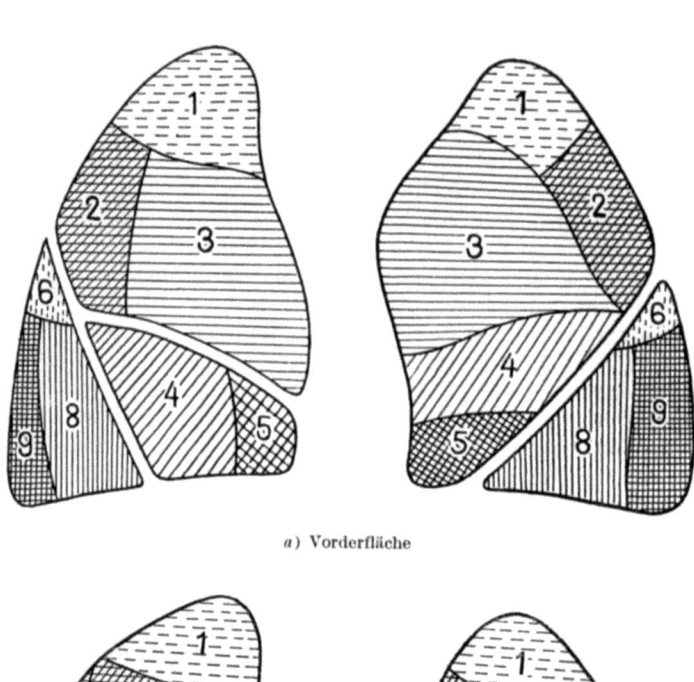

a) Vorderfläche

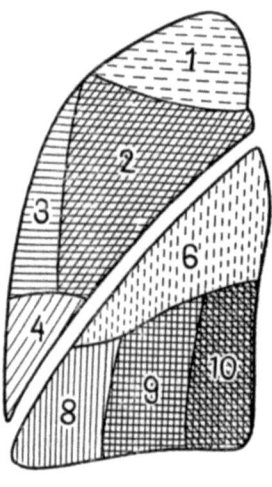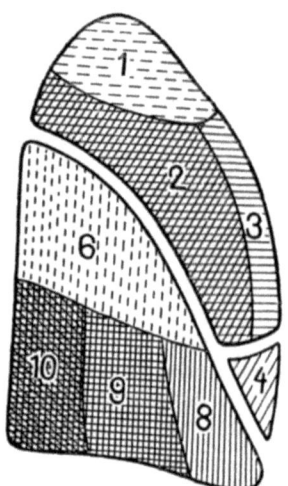

c) Seitenfläche

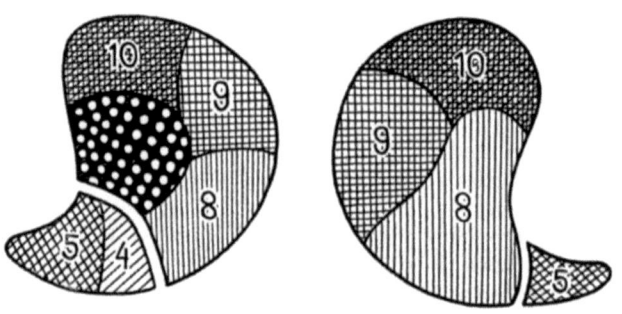

e) Zwerchfellfläche

Der Bronchialbaum 535

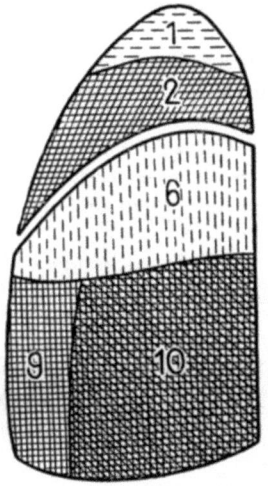
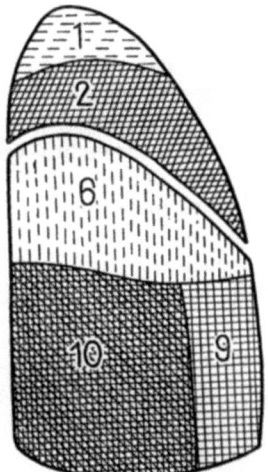

b) Hinterfläche

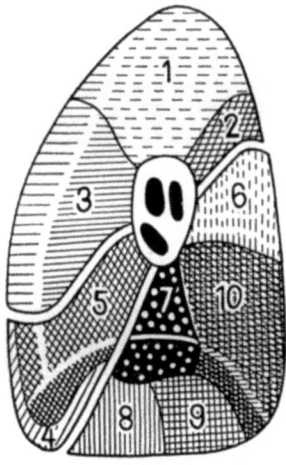
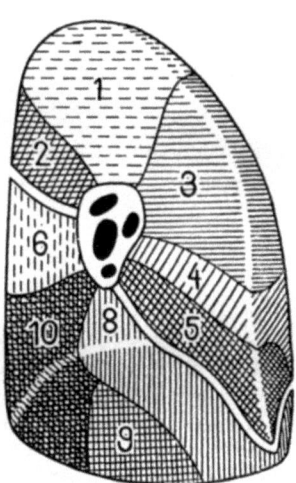

d) Innenfläche

Segmentbezeichnung

	Rechte Lunge		Linke Lunge
Oberlappen	1 apikal, 2 posterior 3 anterior	Oberlappen	1 und 2 apiko-posterior 3 anterior
Mittellappen	4 lateral 5 medial	Lingula	4 superior 5 inferior
Unterlappen	6 apikal 7 kardial 8 antero-basal 9 latero-basal 10 postero-basal	Unterlappen	6 apikal (7 kardial) 8 antero-basal 9 latero-basal 10 postero-basal

Abb. 217. Bronchopulmonale Segmenteinteilung der Lunge mit schematischer Darstellung der Lungensegmente an der Lungenoberfläche

medialen Seite und endlich die drei basalen Segmentäste in Form einer Trifurkation.

Auf der *linken Lungenseite* ist der **Hauptbronchus** länger als auf der rechten Seite, indem der rechte Hauptbronchus oberhalb der Lungenarterie, der linke Hauptbronchus unterhalb dieser verläuft.

Der **linke Oberlappenbronchus** verzweigt sich zunächst in einer Bifurkation in den *Lingulaast* und den *Ast für den Oberlappen im engeren Sinne*. Beide teilen sich in ihre zwei Segmentbronchien, wobei der nach oben ziehende Stiel auch eine Dreiteilung aufweisen kann.

Ein Stammbronchus ist auf der linken Seite nicht vorhanden. An den Hauptbronchus schließt sich sogleich der **Unterlappenbronchus** an, der einen von der

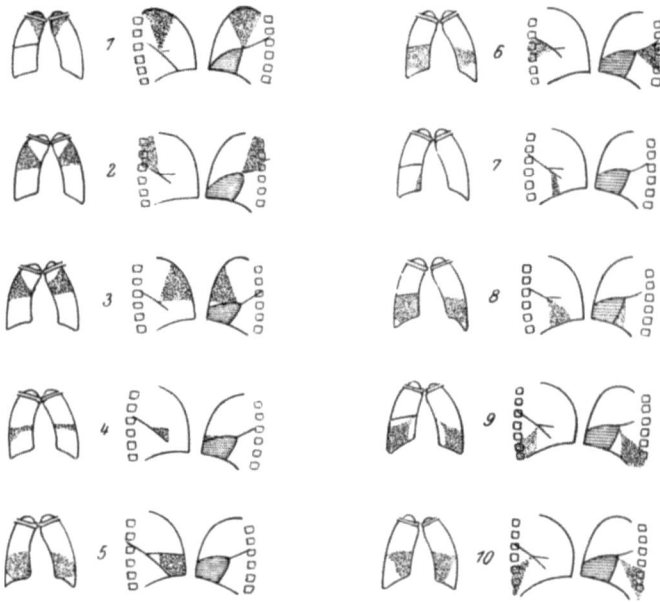

Abb. 218. Die Lungensegmente im Röntgenbild (aus MEAN, PARCHET, SPRENGER) (Erläuterung der Nummernbezeichnung s. Abb. 217)

Hinterwand entspringenden apikalen Ast abgibt und sich im weiteren in Form einer Trifurkation in seine drei basalen Segmentäste teilt.

Die **Bronchialwand** besteht in gleicher Weise wie die Wand der Luftröhre aus einem *Knorpelgerüst*, das durch eine *bindegewebige Membran* zum Rohr ergänzt wird. Dabei ändert sie sich in ihrem Aufbau im einzelnen von den großen zu den kleinen Bronchien. Hauptbronchus, Stammbronchus und Unterlappenbronchus bis zum apikalen Ast weisen mehr bogenförmige unvollständige Knorpelspangen auf, deren Enden durch die hintere Pars membranacea verbunden sind. Die letztere verläuft im Unterlappenbronchus spiralig und sich verengend. Oberlappenbronchus, Mittellappenbronchus und das distale Ende des Unterlappenbronchus werden durch vollständige Knorpelringe gestützt. In den lobulären Ästen von weniger als 1 cm Durchmesser verliert sich das Knorpelgerüst und verstärkt nur noch teilweise die Verzweigungen.

Der **membranöse Teil** enthält elastische Fasern, die den Bronchien ihre Dehnbarkeit in beiden Richtungen verleihen.

Die Bronchien sind von einer *Submucosa* und *Mucosa* ausgekleidet. Die letztere ist von einem *zylindrischen Flimmerepithel* überzogen, in den großen Bronchien mehrschichtig, den lobulären Bronchien einschichtig sich gegen die Alveolen mehr und mehr abflachend. Zahlreiche *Becherzellen* in der Mucosa und sehr reichlich *Bronchialdrüsen* in der Submucosa sorgen für die Schleimabsonderung.

Zwischen der Drüsenschicht medial und den elastischen Fasern lateral liegt die *Bronchialmuskulatur* aus glatten Muskelfasern. Sie nimmt nicht nur, wie in der Luftröhre, die häutige Hinterwand ein, sondern verläuft, ein Netz bildend, in verschiedenen Richtungen in der Bronchialwand.

Die **Fasern** von **elastischem Bindegewebe,** die die Bronchialwand reichlich enthält, sind sehr resistent und werden nur durch destruktiv nekrotische Prozesse (Tuberkulose, Bronchiektasen) zerstört. Sie finden sich in verschiedenen Schichten und Richtungen. Am wichtigsten sind längsverlaufende Bündel in der Tunica propria.

Die **Blutversorgung** der Bronchien erfolgt durch die Art. bronchiales, die links aus der absteigenden Aorta, rechts aus der dritten und vierten Interkostalarterie hervorgehen, an der Spitze jedes Lungensegmentes in dieses eintreten und sich nach der Peripherie verzweigen. Die entsprechenden Venen dagegen verlaufen in der Mantelzone der Segmente und sammeln sich in intersegmentären größeren Venen, die Blut aus den beiden anliegenden Segmenten erhalten.

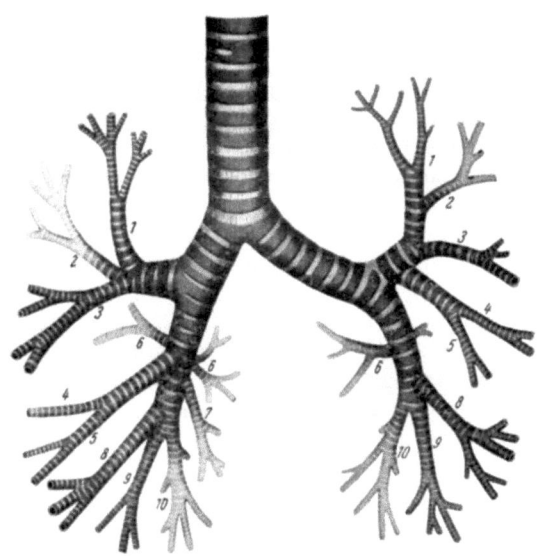

Abb. 219. Tracheobronchialbaum mit Lappen- und Segmentbronchien (Erläuterung: der Nummernbezeichnung s. Abb. 217 und 225)

Über den Verlauf der **Lymphbahnen** im Parenchym ist wenig bekannt. Kleine *Lymphknoten* finden sich in jeder Bronchialverzweigung. Größere Knoten beginnen in der Verzweigung der Hauptbronchien als Lnn. bronchopulmonales aufzutreten und sind besonders als Lnn. tracheobronchiales caudales et craniales in der Bifurkation anzutreffen, wo sie mit den trachealen Lymphknoten zusammenhängen.

Die **nervöse Versorgung** erfolgt über den *N. vagus* durch den Plexus pulmonalis ventralis et dorsalis und durch den *Sympathicus* vom unteren Brustganglion und dem Brustgrenzstrang aus. In der Bronchialwand selbst liegt ein Geflecht markloser Fasern mit Ganglienzellen.

B. Die Physiologie der Luftröhre und der Bronchien

Luftröhre und Bronchialbaum vermitteln als vorwiegend *passiv beteiligtes Röhrensystem* die Verbindung zwischen Kehlkopf und Alveolen und haben den gesamten Luftwechsel der Lungen zu bewältigen. Ihre freie Durchgängigkeit ist daher von größter Bedeutung (S. 583).

Die **Zusammensetzung** ihres **Luftinhaltes** entspricht in den kleinsten Verzweigungen der Alveolarluft mit annähernd 5% Kohlensäure und 14% Sauerstoff und nähert sich in der Luftröhre dem Gasgemisch der Außenluft.

Die Temperatur bewegt sich an der Bifurkation während der Inspiration bei Nasenatmung zwischen 35,2° und 36,2° und steigt bei der Exspiration um 0,3° bis 1,2°. Bei der Mundatmung liegen die Temperaturen etwas tiefer, nämlich bei der Inspiration zwischen 34,9° und 35,9° und steigen bei der Exspiration um 0,6° bis 1,3° (nach Untersuchungen von Verzár, Keith und Parchet an zehn normalen Versuchspersonen).

Die **Feuchtigkeit** der Bronchialluft entspricht praktisch einer 100%igen Sättigung.

Luftröhre und Bronchien zeigen verschiedene, hauptsächlich passive *Bewegungen*. So werden vom Herzen und der Aorta den anliegenden Teilen *pulsrhythmische Schwankungen* mitgeteilt. Vor allem sind aber die *respiratorischen* Bewegungen wichtig. Bei der Inspiration werden die Bronchien länger und weiter, bei der Exspiration kürzer und enger, zugleich drehen sich die Bronchien der rechten Seite beim Inspirium nach rechts, diejenigen der linken Seite nach links, die Winkel der Verzweigungen vergrößern sich beim Inspirium und verkleinern sich während des Exspiriums und zudem tritt beim Inspirium eine Verschiebung nach unten, beim Exspirium eine solche nach oben auf. Diese Verschiebungen betragen in Kehlkopfhöhe und an der Carina 1 bis 10 mm.

Beim *Husten* werden diese Bewegungen sehr ausgeprägt im Sinne des Exspiriums. Dabei zeigt sich, daß die Bronchialmuskulatur daran nur einen geringen Anteil hat und diese durch Zug und Druck des umliegenden Gewebes verursacht sind. So springt die Pars membranacea der Luftröhre während des Hustens stark ein und die kleinen Bronchien können fast ganz verschlossen werden.

Die **Bronchialmuskulatur** wahrt einen *ständigen Tonus* der Bronchialwand, der unter krankhaften Bedingungen (Asthma) zum fast völligen Verschluß führen kann.

Gleich wie der Nasenschleimhaut kommt auch der Bronchialschleimhaut eine sehr wichtige *Schutzfunktion* zu, die der Erwärmung, Anfeuchtung und namentlich auch der Reinigung der eingeatmeten Luft von Schwebeteilchen dient (s. a. S. 554). In den *Alveolen* wird neben zelligen Elementen (Leukozyten, Histiozyten, pigmentierte Alveolarepithelien) eine Blutplasma-ähnliche *seröse Flüssigkeit* abgesondert, die die Wände bis zu den supralobulären Bronchien überzieht. Dort beginnt die *Schleimschicht*, die von der *Bronchialmucosa abgesondert* wird und als zusammenhängender dünner Film die ganze Bronchial- und Trachealschleimhaut überzieht. In der Subglottis geht sie in diejenige des Kehlkopfes über. Die *Zilientätigkeit* schiebt diese Schicht mit einer Geschwindigkeit von zirka 15 mm pro Minute in der Richtung nach dem Kehlkopf weiter, so daß zirka 45 Minuten für die ganze Länge des Bronchialbaumes benötigt werden. An der Glottis setzt sie sich über die Hinterwand zum Kehlkopfeingang fort und gelangt mit ihren Einlagerungen in die Speiseröhre, wo sie zusammen mit dem Schleim aus den oberen Luftwegen verschluckt wird.

Unterstützend wirken bei dieser Reinigung die beschriebenen *Bronchialbewegungen* während der Respiration, die die kleinsten Bronchien auspressen, der *Husten*, der über den N. vagus als afferente Bahn zustande kommt, und eine wesentliche *Absorptionsfähigkeit* der Lunge, wie das Verschwinden von Blut aus den Bronchien und die Anthrakose der Bronchiallymphknoten zeigen.

C. Spezielle endoskopische Untersuchungsmethoden der Luftwege

1. Die direkte Laryngoskopie (Autoskopie)

Zur direkten Laryngoskopie werden *Rinnenspatel* (besonders zur Einführung des Tubus bei endotrachealer Narkose), *Röhrenspatel* oder sich *selbst haltende Laryngoskope* verwendet. Als Röhrenspatel hat sich uns namentlich das Laryngoskop von NEGUS (Abb. 220) mit proximaler Beleuchtung im Rohr bewährt, da sich die distale Beleuchtung leicht verschmutzt, und als selbsthaltendes Operationsautoskop das Universalautoskop nach SEIFFERT (Abb. 221). Das letztere oder die *Schwebelaryngoskopie* ist für schwierigere Eingriffe im Kehlkopf zweckmäßig, bei welchen beide Hände gebraucht werden. Die Beleuchtung erfolgt durch eine Stirnlampe. Für die schwer einstellbare *vordere Kommissur* gibt es schlank gebaute Laryngoskope.

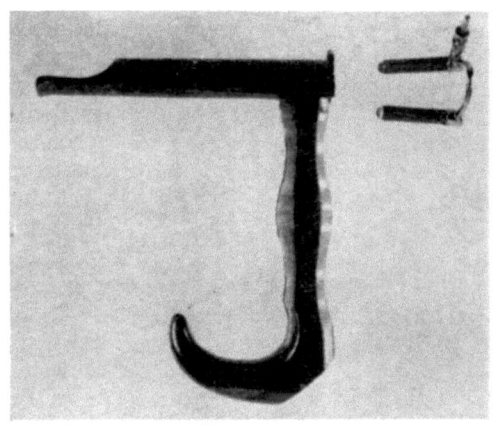

Abb. 220. Spatelrohr mit proximaler Doppelbeleuchtung nach NEGUS zur direkten Laryngoskopie

Die Laryngoskopie erfolgt beim *Kleinkind ohne Anästhesie oder in Narkose*, sonst im allgemeinen in *Lokalanästhesie*. Die Einführung des Rohres kann der Zungenseite entlang vorgenommen werden, was erheblich weniger Kraft erfordert als über die Zungenmitte. In beschriebener Weise wird zuerst die Epiglottis gesucht und nach deren Aufladen auf das Spatelende der Kehlkopfeingang eingestellt. Beim Erwachsenen kann bei kurzem und dickem Hals die Einstellung der vorderen Kommissur schwierig sein. Beim *Kleinkind* erschweren neben der Kleinheit des Kehlkopfes der krampfhafte Schluß der Rachen- und Kehlkopfmuskulatur, das Ausweichen des Kehlkopfes nach unten sowie die massenhafte Speichel- und Schleimproduktion den Überblick in hohem Maße und machen zur Einführung ein geduldiges Abwarten einer tiefen Inspiration mit Öffnung des Kehlkopfes nötig.

Die *Komplikationsgefahr* der direkten Laryngoskopie ist sehr gering, außer beim Kleinkind, wo namentlich bei spasmophilen Zuständen schwere, ja tödliche Schockwirkungen ausgelöst werden können.

Das *normale Bild* bei direkter Laryngoskopie entspricht grundsätzlich demjenigen bei Spiegellaryngoskopie, wobei ebenfalls zum größten Teil eine Profilaufsicht der Kehlkopfwände vermittelt wird. Ein kurzes Teleskop mit abgewinkelter Blickrichtung kann eine vergrößerte Aufsicht von der Fläche geben, wie auch durch möglichste Schrägeinführung des Rohres die seitlichen Wände einer solchen Besichtigung besser zugänglich sind. In der Regel krampft sich der Kehlkopf trotz Lokalanästhesie zunächst zusammen und läßt nur die beiden aneinander und an die Epiglottis gepreßten Aryhöcker erkennen. Erst bei der Aufforderung zur tiefen Inspiration oder wenn Luftmangel eintritt öffnet sich der Kehlkopf und gibt den Einblick frei.

Eine **Gegenanzeige** sind neben schweren Störungen des Allgemeinzustandes ausgedehntere aktive Erkrankungen der Halswirbelsäule.

Anzeigen zur direkten Laryngoskopie

Für das *Kleinkind* ist die direkte Laryngoskopie das einzige Verfahren, das eine zuverlässige Besichtigung und eventuell kleine endolaryngeale Eingriffe erlaubt. Jede sichere oder vermutete Kehlkopferkrankung bildet daher eine Indikation für die diagnostisch unentbehrliche direkte Untersuchung. Ebenso ist sie zum Einführen des Bronchoskopes notwendig oder doch sehr zweckmäßig. Von besonderer therapeutischer Wichtigkeit erweist sich die Methode bei den Kehlkopfstenosen, die die Klinik der Kehlkopferkrankungen im Kindesalter beherrschen (S. 425).

Beim *älteren Kind* und *Erwachsenen* wird die direkte Laryngoskopie immer mehr zur *Diagnose der Kehlkopferkrankungen* herangezogen, da sie gegenüber der indirekten Besichtigung verschiedene Vorteile bietet. So sind ihr die laryngeale Fläche der Epiglottis, der Ventrikel, die vordere Kommissur und vor allem der subglottische Raum besser zugänglich, da verdeckende Weichteile auf die Seite gedrängt werden können. Auch die Palpation und Prüfung der Beweglichkeit z. B. der Aryknorpel läßt sich leichter durchführen. Es ergeben sich die folgenden *hauptsächlichsten Indikationen:*

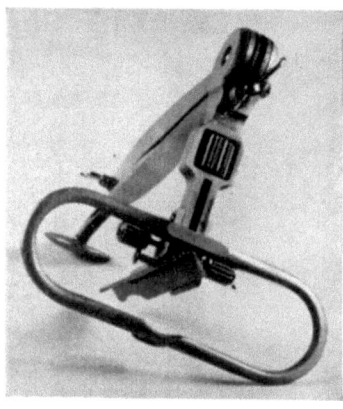

Abb. 221. Universalstutzautoskop nach SEIFFERT für endolaryngeale Eingriffe

1. Zur Einführung des endotrachealen Tubus der intratrachealen Narkose.
2. Zur Einführung des Bronchoskopes in schwierigen Fällen.
3. Bei allen Kehlkopferkrankungen, bei welchen die indirekte Laryngoskopie keine genügende Auskunft gibt.
4. Bei stenosierenden Kehlkopfaffektionen als erster Schritt zur Behebung der Atemnot (S. 589).
5. Zur Vornahme endolaryngealer Eingriffe.

Eine ganze Reihe kleiner endolaryngealer Eingriffe lassen sich ohne weiteres unter indirekter Laryngoskopie ausführen, und es scheint mir nicht gerechtfertigt, diese für den Patienten wenig beschwerliche und für den geübten Facharzt elegante Methodik ganz zugunsten des direkten Verfahrens aufzugeben. Anderseits ist es sinnlos, dabei mit Schwierigkeiten zu kämpfen, die die direkte Laryngoskopie leicht überwinden läßt.

2. Die Tracheobronchoskopie

Die Luftröhre und die Bronchien werden mit *Fensterrohren* (Abb. 222) untersucht, deren Länge und Durchmesser den Größenverhältnissen des Bronchialbaumes angepaßt sind. Beim Erwachsenen lassen sich Rohrweiten von 10 bis 12 mm gebrauchen, beim Säugling nur solche von 4 mm. Die Rohre haben eine distale Beleuchtung für die Umgebung des Rohrendes, die zweckmäßigerweise zur Ausleuchtung der Tiefe mit proximaler Beleuchtung kombiniert wird. Bei Vornahme in Narkose sind oben verschließbare Rohre, sogenannte Druck- bzw. Beatmungsbronchoskope (Abb. 223), notwendig, sofern muskelerschlaffende Medikamente verwendet und eine Druckbeatmung ermöglicht werden soll. Die Benutzung der beschriebenen Teleskope ist unerläßlich und erlaubt die Untersuchung über die Lappenbronchien hinaus bis in die Segmentbronchien. Dilatationsrohre (SEIFFERT), Schlitzrohre (RIECKER) und weitere Spezialrohre dienen besonderen Zwecken. Unter den Zangen ist die flexible Oberlappenzange zu nennen, die Biopsien im Oberlappenbronchus erlaubt. Feine Küretten ermöglichen auch den Zugang in Bronchien höherer Ordnung, die für die Bronchoskoprohre zu eng sind.

Die Bronchoskopie erfordert eine sorgfältige *Vorbereitung* mit Untersuchung der oberen Luft- und Speisewege, Allgemeinuntersuchung und Röntgenunter-

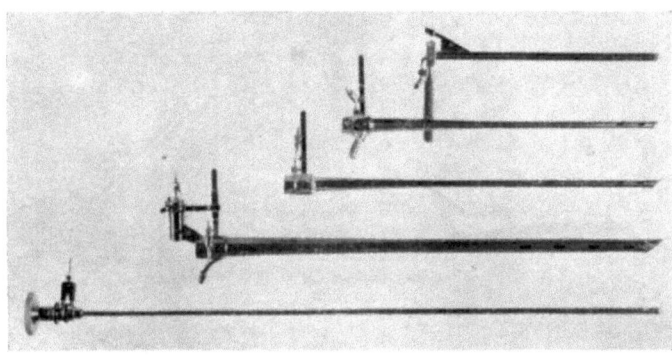

Abb. 222. Satz von Bronchoskopen mit distaler Beleuchtung nach NEGUS, auf dem einen Rohr aufsetzbare proximale Beleuchtung nach NEGUS. Teleskop mit Rechtwinkeloptik

suchung des Thorax. Am besten wird der Patient am Vorabend aufgenommen, wie für einen größeren Eingriff vorbereitet und anschließend 24 Stunden im Spital behalten, jedoch bestehen gegen eine ambulante Durchführung keine wesentlichen Bedenken. Nur das Kleinkind muß hospitalisiert werden.

Beim Kleinkind bis zu drei Jahren wird ohne Anästhesie oder in Äthernarkose bronchoskopiert. Ältere Kinder und Erwachsene können in *Lokalanästhesie* untersucht werden, doch bürgert sich eine *„Pentothal"-Lachgas-Narkose mit muskelerschlaffenden Medikamenten* immer mehr ein. Abgesehen von der Ausschaltung des Bewußtseins des Patienten, gibt sie dem Rohr eine größere Bewegungsfreiheit, so daß die schräg abgehen-

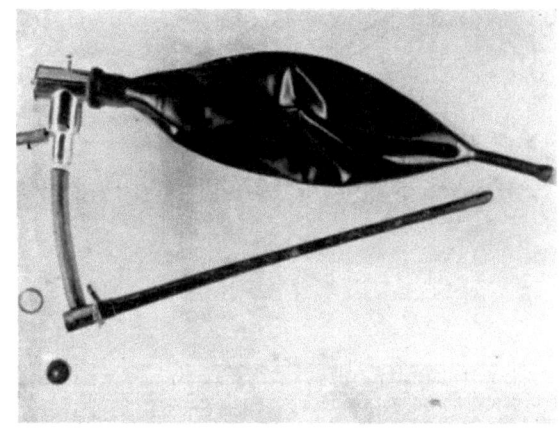

Abb. 223. Beatmungsbronchoskop nach MUNDNICH mit Anschluß an den Narkoseapparat zur Bronchoskopie in Narkose mit muskelerschlaffenden Medikamenten. Glasdeckel und durchlochte Gummikappe für die Optik (aus LÜSCHER und HUGIN)

den Bronchialäste besser eingestellt werden können. Die Narkose ist bei *Stenosen der Luftwege* mit Dyspnoe *kontraindiziert*.

Die ausgedehnte, zu anästhesierende Schleimhautfläche vom Rachen bis in die Bronchialverzweigungen ergibt leicht eine *Überdosierung*, die zudem infolge der außerordentlich raschen Resorption durch die Bronchialschleimhaut besonders gefährlich ist. Wir verwenden daher abgemessene Mengen von 2%, 1% und $1/2$% Pantocain und nur für die Glottis ein einmaliges Pinseln mit 10% Kokain.

Die *Einführung des Rohres* erfolgt, sofern beide Seiten untersucht werden sollen, vom rechten Mundwinkel aus, der Zungenseite entlang, wodurch der vorspringende Zungengrund vermieden werden kann. Wie bei der Laryngoskopie wird zunächst die Epiglottis gesucht, dann diese auf das Rohrende aufgeladen, der Kehlkopfeingang eingestellt und das Rohr während einer Inspiration durch die geöffnete Glottis mit sagittal gestellter vorderer Rohrabschrägung in die Luftröhre vorgeschoben (Abb. 224). Die glatten starren Wände der Luftröhre

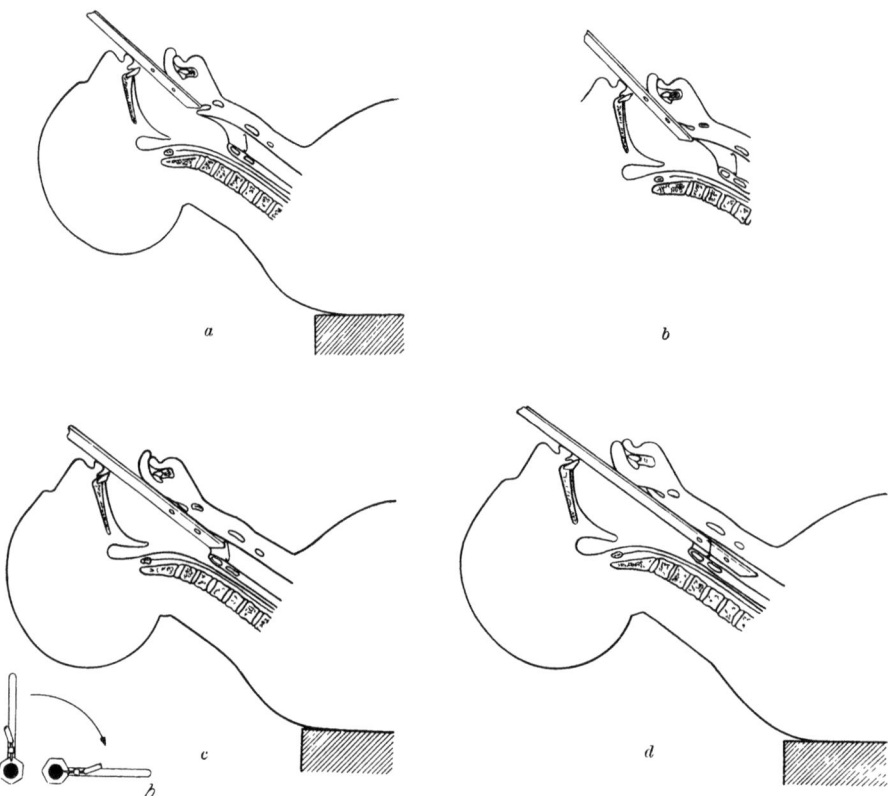

Abb. 224. Einführung des Bronchoskopes in 4 Etappen (aus SOULAS). *a* Einstellen der lingualen Fläche der Epiglottis. *b* Aufladen der Epiglottis auf das Rohrende und Verdrängung der Weichteile nach vorn. *c* Einschieben in den Kehlkopf und Drehung der Spitze um 90° zum Passieren der Stimmritze. *d* Vorschieben in die Luftröhre und Rückdrehen um 90°

und der Bronchien bereiten dem weiteren Vordringen des Rohres keine Schwierigkeiten. Auftretende Hustenreflexe werden durch nochmaliges Anästhesieren durch Spray oder Pinsel mit $1/2\%$ Pantocainlösung unterdrückt. Durch entsprechende Lagerung des Kopfes und des Oberkörpers wird die Rohrachse in die Richtung des einen oder anderen Hauptbronchus eingestellt. Dabei bleibt das Rohr im rechten Mundwinkel, da ein Hinüberheben in den linken Mundwinkel über den Zungengrund in Lokalanästhesie schwierig ist. Kommt nur der rechte Bronchialbaum in Frage, so läßt sich der linke Mundwinkel zum Einführen benützen. Die gewöhnlichen Bronchoskoprohre reichen bis zum Unterlappenbronchus, mit einem speziell *langen und dünnen Rohr* kann bis zur Unterlappenteilung vorgegangen werden. Besonders dünne „*costophrenale*" Rohre gelangen noch weiter in die Peripherie.

Der beschriebenen peroralen sogenannten „*oberen*" *Tracheobronchoskopie* steht die „*untere*" *Tracheobronchoskopie* gegenüber, bei welcher das Rohr durch das Tracheostoma einer Tracheotomie eingeführt wird. Bei schon bestehendem Tracheostoma ist dieser Weg der leichteren Rohreinführung gegeben und muß auch durch vorgängige Tracheotomie ermöglicht werden, wenn z. B. der Mund nicht geöffnet werden kann. Früher wurde die untere Tracheobronchoskopie hauptsächlich beim Kleinkind unter drei Jahren für Fremdkörperextraktionen angewendet, um die Schwierigkeiten der Rohreinführung und die nachträgliche subglottische Schwellung zu vermeiden und den Vorteil kürzerer und weiterer Rohre auszunützen. Dank der besseren Technik ist dies heutzutage nur noch bei schwierigen Fremdkörperextraktionen oder hochgradiger Dyspnoe angezeigt, sofern die perorale Einführung nicht rasch gelingt.

Komplikationen sind, sofern die Kontraindikationen berücksichtigt werden, eine äußerste Seltenheit, und die Tracheobronchoskopie ist deshalb ungefährlicher als die Ösophagoskopie. Tracheal- und Bronchialperforationen durch das Rohr kommen so gut wie nie vor.

Endobronchiale Eingriffe sind hierbei selbstverständlich nicht eingerechnet. Biopsien können schwere Blutungen verursachen durch Verletzung eines größeren, in der Nachbarschaft verlaufenden Gefäßes oder eines blutreichen Tumors, oder es wird der Sporn zwischen kleinen Bronchien abgerissen (Pneumothorax). Auch kann die Watte vom Watteträger abrutschen oder es können Instrumente brechen.

Beim *Kleinkind* ist die Tracheobronchoskopie allerdings wesentlich *gefährlicher*. Besonders zu fürchten sind Schockwirkungen, die unmittelbar, aber auch noch Stunden später zum Exitus führen können. Früher waren auch nachträgliche subglottische Ödeme mit der Notwendigkeit einer Tracheotomie nicht selten. Bei der besseren heutigen Technik in jeder Beziehung ist diese Verwicklung eine Ausnahme geworden, veranlaßt mich aber, prophylaktisch Kalziumeinspritzungen zu geben.

Die **Gegenanzeigen** sind in der Regel nur relativ und im Vergleich zur Wichtigkeit der Bronchoskopie im einzelnen Fall abzuwägen. Dazu gehören das Aortenaneurysma, massive frische Hämoptoe, aktive Lungentuberkulose im frischen Schub, schwere dekompensierte Herzleiden, Krankheitsherde in der Halswirbelsäule, akute Katarrhe der Luftwege und die Thymushyperplasie beim Kind.

Anzeigen zur Tracheobronchoskopie

Die *Nottracheobronchoskopie* ist ein unmittelbar lebenswichtiger Eingriff bei allen Formen von Stenosen der Luftwege zur Behebung von Dyspnoe und Erstickungsgefahr. Ihr steht die *gewöhnliche Tracheobronchoskopie* gegenüber. Die Hauptanzeigen sind:

Anzeigen zur Nottracheobronchoskopie

A. *Akute Stenosen*
   1. Fremdkörper
   2. Sekrete, Exsudat, Blut im Bronchialbaum
      a) Asphyxia neonatorum
      b) Bronchitis und Bronchiolitis obliterans
      c) Tracheitis und Bronchitis pseudomembranacea
      [d) Asthma bronchiale]
      e) Lungenödem
      f) postoperativer Lungenkollaps
      g) Hämoptoe

3. Nichtentzündliche Stenosen
     a) Verletzung von Trachea und Bronchien
     b) Nichtentzündliche Ödeme
     c) Laryngospasmus
     d) Beiderseitige Posticuslähmung
  4. Vorbereitung zur Tracheotomie
B. *Chronische Stenosen mit dekompensierter Atmung*
  1. Geschwülste der Trachea und der Hauptbronchien
  2. Chronisch entzündliche Veränderungen
  3. Beiderseitige Posticuslähmung
  4. Kompression von außen

Anzeigen zur gewöhnlichen Tracheobronchoskopie

A. *Zur Diagnosestellung*
  1. Nichtstenosierende Fremdkörper
  2. Bronchialkarzinome
  3. Andere Geschwulste, z. B. Adenome
  4. Tuberkulose, Syphilis und Bronchialmykosen
  5. Bronchiektasen und Lungenabszesse
  6. Alle ungeklarten Bronchial- und Lungenprozesse
  7. Im Säuglingsalter zudem verschiedene Anomalien der Luft- und Speisewege sowie der großen Gefäße

B. *Zur Behandlung*
  1. Fremdkörperentfernung
  2. Sekret-, Exsudat- und Blutaspiration
  3. Stillung von Lungenblutungen
  4. Abtragung gutartiger Geschwulste
  5. Dilatation von Stenosen
  6. Lokalbehandlung entzündlicher Erkrankungen, z. B. Kauterisation von Bronchialtuberkulosen
  7. Instillation von Medikamenten.

Die Besprechung der einzelnen Maßnahmen erfolgt im Kapitel über die klinische Anwendung der Tracheobronchoskopie.

3. Die normalen tracheobronchoskopischen Bilder (Abb. 225)

In ungefähr 15 cm Entfernung von der oberen Zahnreihe wird beim Erwachsenen die *Luftröhre* erreicht, die die Form eines *hinten abgeflachten hufeisenförmigen Rohres* aufweist. In der Höhe der Schilddrüse und gerade über der Bifurkation, wo sie von der Aorta gekreuzt wird, kann sie mehr oval erscheinen. Zudem zieht sie etwas nach rechts. In 23 bis 27 cm Tiefe liegt die sagittal gestellte, bald schmale scharfe, bald breite *Carina* etwas links von der Medianen mit dem Eingang in den weiteren steil verlaufenden *rechten* und den engeren winklig abbiegenden *linken Hauptbronchus*. Auf der *rechten Seite* zweigt 2 bis 3 cm tiefer der *Oberlappenbronchus* und abermals diese Strecke tiefer der *Mittellappenbronchus* ab. Nach dessen Passieren erscheint die *Unterlappenteilung*. Auf der *linken Seite* zeigt sich der Abgang des *Oberlappenbronchus* etwa 5 cm unterhalb der Carina, und medial davon taucht der *Unterlappenbronchus* mit seinen Verzweigungen auf. Die einzelnen Bilder sind in der Abb. 225 dargestellt. Mit der rechtwinkligen Optik ist zudem die Oberlappenteilung einzusehen. Am verstecktesten und häufig unsichtbar bleibt der *Lingulabronchus*.

Die *Schleimhaut* der Luftröhre und der Bronchien erscheint überall glatt und glänzend, die Knorpelspangen und Ringe sind an ihrer gelblichen Farbe deutlich von den mehr rötlichen Zwischenräumen zu unterscheiden. Die Mucosa ist leicht gefältelt, in der Längsrichtung durch elastische Fasern, in der Querrichtung durch die Muskulatur. Es sind die beschriebenen (S. 538) pulsrhythmischen und respiratorischen Bewegungen zu sehen, von denen besonders die letzteren mit ihrer Bronchialerweiterung und Verengerung auffallen.

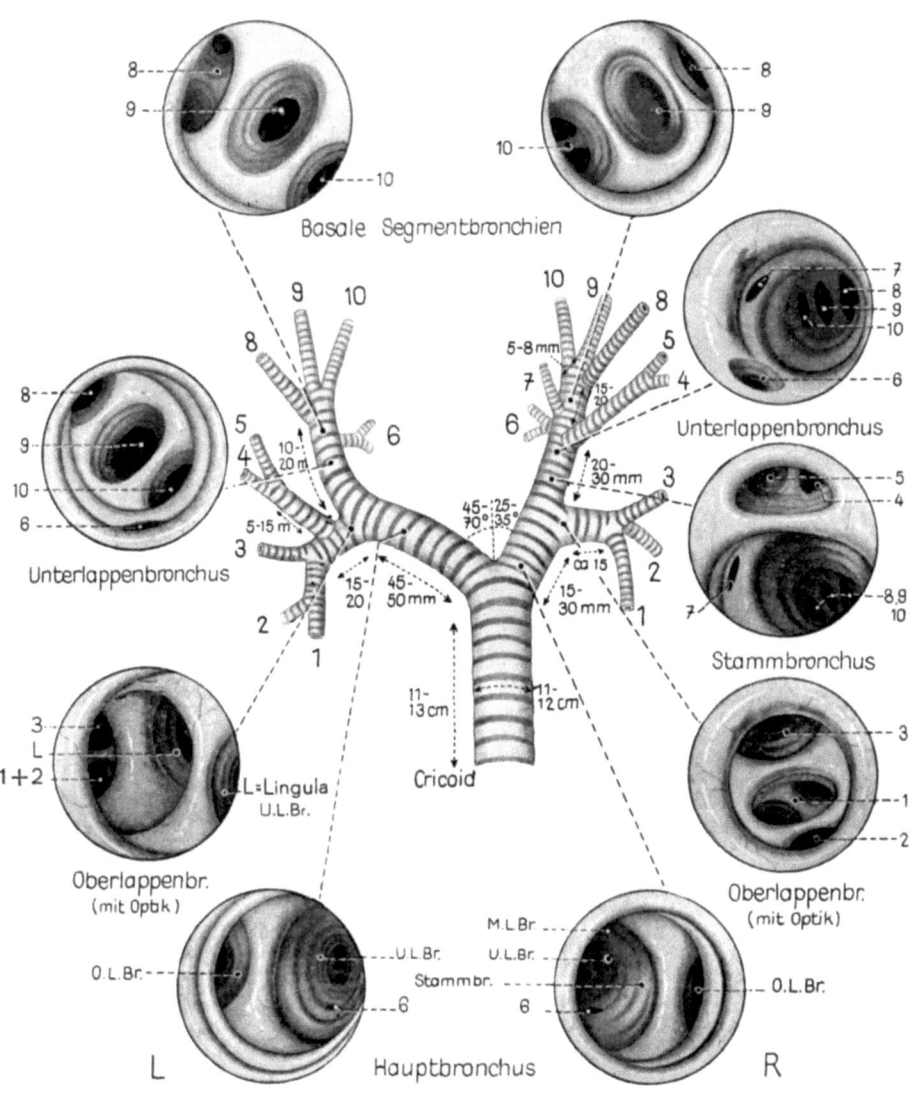

Abb. 225. Endoskopische Darstellung des Tracheobronchialbaumes am Patienten in Ruckenlage mit den normalen tracheobronchoskopischen Bildern

4. Die Bronchographie

Die Bronchographie gehört zu den *Kontrastmethoden der röntgenologischen Hohlraumdarstellung* und benutzt diese Methodik für den Tracheobronchialbaum. Sie gestattet die *Lageverhältnisse* und die *Weite der Bronchien* und *pathologischer Hohlräume* sowie gewisse *Struktureinzelheiten der Bronchialwand* röntgenologisch festzuhalten. Bei Bronchialverschlüssen ergeben sich *Füllungsdefekte* des durch den betreffenden Bronchialast versorgten Lungenbezirkes. Auch gibt sie Auskunft über die *Bewegungen der Bronchien*. Dabei ist sowohl die Beobachtung des Einfließens des Kontrastmittels in die Bronchien unter dem Röntgenschirm, wie die Röntgenaufnahme der verschiedenen Füllungsstadien von Bedeutung. Im Gegensatz zur Bronchoskopie sind ihr nicht nur die größeren Bronchien zugänglich, sondern auch die kleinsten Bronchien bis zu den Alveolen, und enge Stenosen in den größeren Bronchien sind kein Hindernis. In dieser Beziehung bildet die Bronchographie eine *oft unerläßliche Ergänzung der Bronchoskopie*. Die Bronchoskopie beschäftigt sich mehr mit den hilusnahen, die Bronchographie mit den peripheren Bronchial- und Lungenerkrankungen. Oftmals müssen beide Methoden, die Bronchoskopie und die Bronchographie, zur Abklärung von Bronchial- oder Lungenerkrankungen herangezogen werden. In

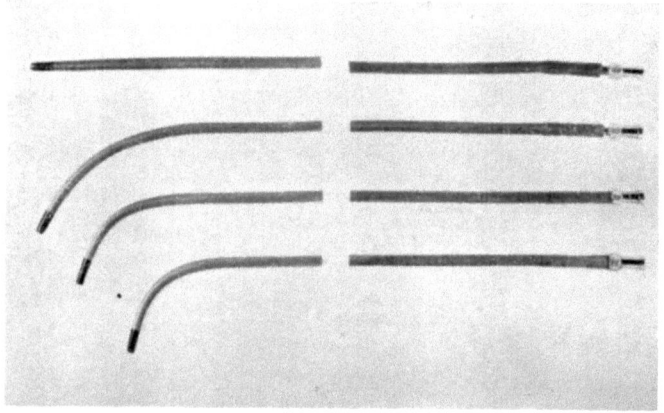

Abb. 226. Métrassonden für die Bronchographie

der Regel wird zuerst bronchoskopiert, um das Verhalten der großen Bronchien festzustellen, und anschließend bronchographiert mit spezieller Berücksichtigung des bronchoskopischen Befundes.

Während früher der ganze Tracheobronchialbaum oft in einer Sitzung gefüllt und untersucht wurde, beschränkt sich die neuere schonende Bronchographie, als sogenannte *gezielte Bronchographie*, auf eine Lungenseite, einzelne Lappen oder sogar einzelne Segmente. Dadurch wird der Patient wesentlich geschont und es wird vermieden, eine allzu große Respirationsfläche gleichzeitig auszuschalten, ebenso wie eine Überdosierung des Kontrastmittels weniger zu befürchten ist.

Instrumente. Das einfache Einfüllen von Kontrastmittel durch die Nase, durch Einspritzen in den Kehlkopf auf oralem Weg oder durch Injektion von außen ist so gut wie ganz verlassen. Die gezielte Bronchographie setzt spezielle Einführungskatheter voraus, durch welche das Kontrastmittel nur in bestimmte Bronchien eingefüllt werden kann. Am besten haben sich die Sonden von MÉTRAS (Abb. 226) bewährt, die je nach dem zu füllenden Bronchus eine besondere Krümmung des Endes aufweisen und mit welchen die einzelnen Bronchien, z. B. auch der Oberlappenbronchus, unter Röntgenkontrolle auch ohne Bronchoskop peroral erreicht werden können. Zur Erkennung des Endes ist dieses röntgenopak. In schwierigen Fällen wird das Bronchoskop zur Einführung benutzt.

Kontrastmittel. Nur interessehalber sei erwähnt, daß CH. JACKSON die erste Bronchographie mit Bismutpulver durchführte. Bis vor kurzem wurden ölige Jodlösungen, wie z. B. Lipiodol und Jodipin, angewendet. Diese haben den Nachteil einer sehr langsamen Resorption, die sich über Wochen hinzieht, wobei die Respirationsfläche entsprechend lange herabgesetzt wird und Operationen aufgeschoben werden müssen, ebenso wie sich Granulome und eine Ölpneumonie anschließen können. Ihr Vorteil ist jedoch eine geringe Reizung der Bronchialwand, was eine zureichende Lokalanästhesie wesentlich erleichtert. In neuerer Zeit treten wasserlösliche Kontrastmittel, wie Umbradil, Joduron B, Diiodone visqueuse, Dionosyl usw. in den Vordergrund, die innerhalb einer halben Stunde resorbiert werden, was eine rasche Wiederholung der Bronchogramme, ein baldiges Operieren nach der Bronchographie und die Untersuchung auch bei Lungentuberkulose gestattet. Dabei läßt sich die Viskosität durch Verdünnung den Anforderungen anpassen, ohne daß die Kontrastwirkung zu stark herabgesetzt wird. Ihr Nachteil ist der viel engere Kontakt mit der Wand bzw. dem Flimmerepithel, wodurch Husten leichter ausgelöst wird als durch Öl und zudem Beschlagsbilder der Wand schwerer zu erhalten sind als mit öligen Kontrastmitteln. Es ist infolgedessen eine sehr gründliche Lokalanästhesie erforderlich.

Die *Nebenwirkungen* der Kontrastmittel sind noch nicht eindeutig abgeklärt. So soll nach VISCHER Joduron B die Bronchialwand, besonders aber die Alveolen schädigen und Granulome erzeugen, was jedoch von anderer Seite bestritten wird. Auch kommen nach COHEN, HENTEL und BRANDENSTEIN vorübergehende Funktionsstörungen der Leber und der Niere vor. Wir verwenden zur Zeit das Joduron B oder Dionosyl in verschiedenen Verdünnungen, mit welchem wir klinisch in Erscheinung tretende Schädigungen nicht erlebt haben. Die Frage des besten Kontrastmittels ist aber noch in der Schwebe.

Methodik der Einführung. Bronchogrammherstellung

Als Leitsatz gelte das möglichste Vermeiden von Hustenstößen, durch welche es rasch zu der unerwünschten Alveolarfüllung kommt, und die Verwendung von möglichst wenig Kontrastmittel mit der Erzeugung von Beschlagsbildern ohne vollständige Füllung des Bronchiallumens.

Dazu ist vor allem, nach Vorbereitung wie zu einer Bronchoskopie, eine sehr sorgfältige Lokalanästhesie notwendig, die wir, um eine Überdosierung zu vermeiden, mit 1% und $1/2$% Pantocain vornehmen, das mit dem Spray für Rachen und Kehlkopf, mit der Kehlkopfspritze und durch den Métras-Katheter eingebracht wird. Beim Kind ist eine Äthernarkose vorzuziehen.

Die Einführung des Katheters bis in die Trachea erfolgt am sitzenden Patienten unter Spiegelsicht durch den Mund. Hierauf wird der Patient auf den Durchleuchtungskipptisch gelegt in zunächst horizontaler Lage und nach Einführung des Katheters in den gewünschten Bronchus unter Röntgenkontrolle Sekret, Exsudat und überschüssiges Lokalanästheticum abgesogen. Namentlich wichtig ist das Aussaugen größerer Hohlräume, da sonst das Kontrastmittel keinen Platz findet und nicht eindringt. Nach vollständigem Aufhören des Hustenreizes und unter ruhiger tiefer Atmung erfolgt nun das langsame Einspritzen des vorgewärmten Kontrastmittels durch den Katheter mit einer Spritze. Dabei sollen 20 bis 30 ccm nicht überschritten werden. Je nach dem zu füllenden Lungenteil, am besten wird mit dem Oberlappen begonnen, wird der Tisch mit dem Patienten mehr oder weniger aufgerichtet und der Patient nach der Seite gedreht. Röntgenaufnahmen der verschiedenen Füllungsphasen werden nicht nur in antero-

548 Spezielle endoskopische Untersuchungsmethoden der Luftwege

Rechte Lunge

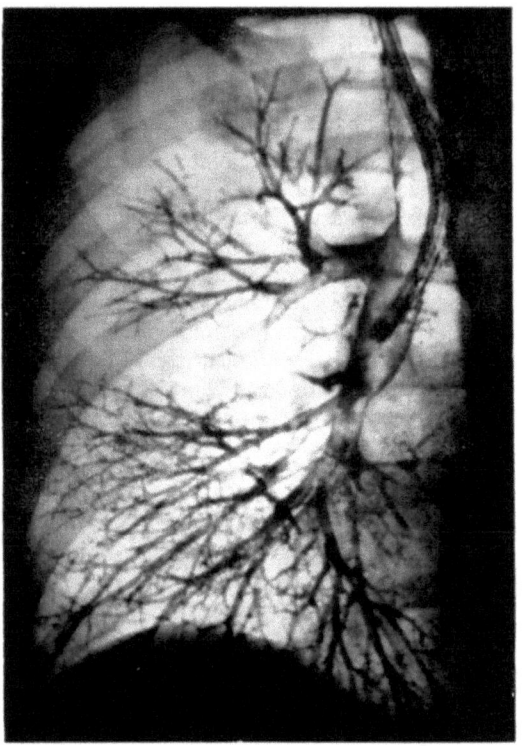

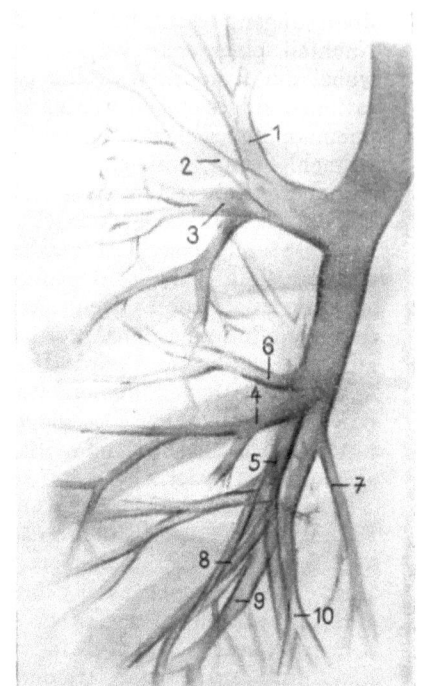

a) Füllung	b) Schematische Darstellung (nach HUIZINGA)

Linke Lunge

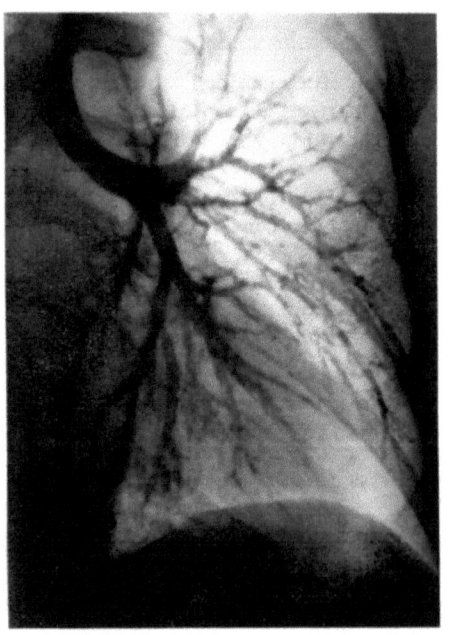

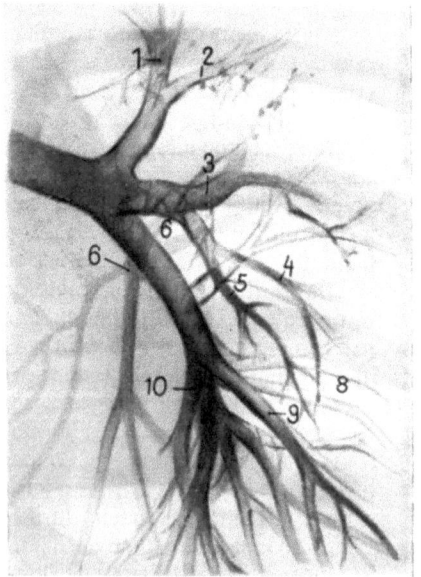

c) Füllung	d) Schematische Darstellung (nach HUIZINGA)

Abb. 227. Normales Bronchogramm in antero-posteriorer Aufnahmerichtung

Die Bronchographie

Rechte Lunge

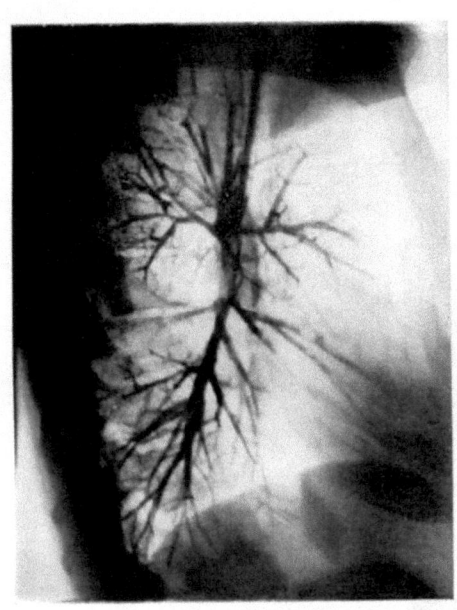

a) Füllung

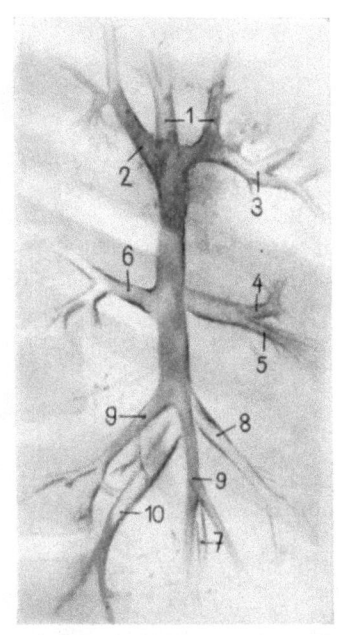

b) Schematische Darstellung (nach HUIZINGA)

Linke Lunge

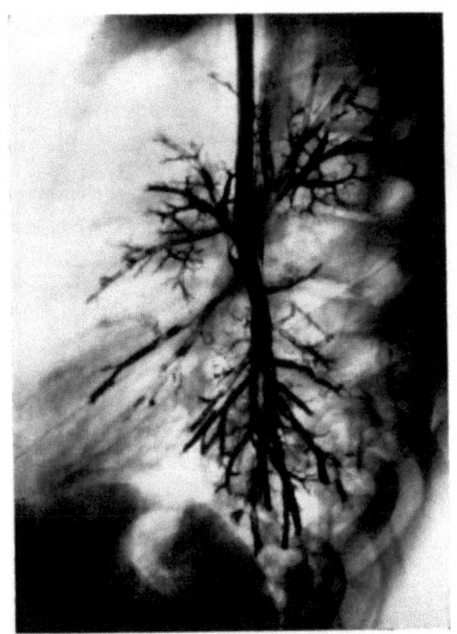

c) Füllung

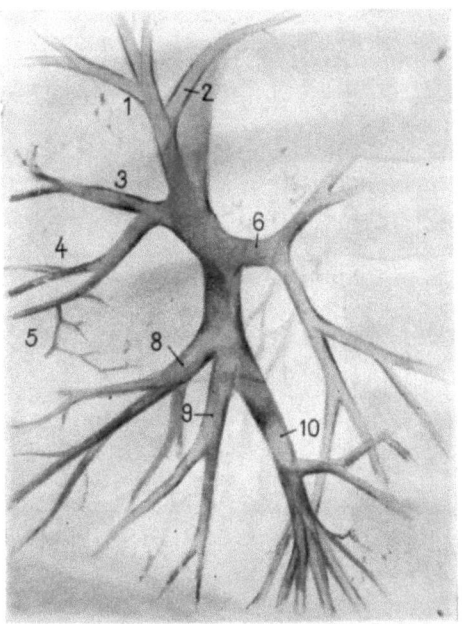

d) Schematische Darstellung (nach HUIZINGA)

Abb. 228. Normales Bronchogramm in seitlicher Aufnahmerichtung

550 Spezielle endoskopische Untersuchungsmethoden der Luftwege

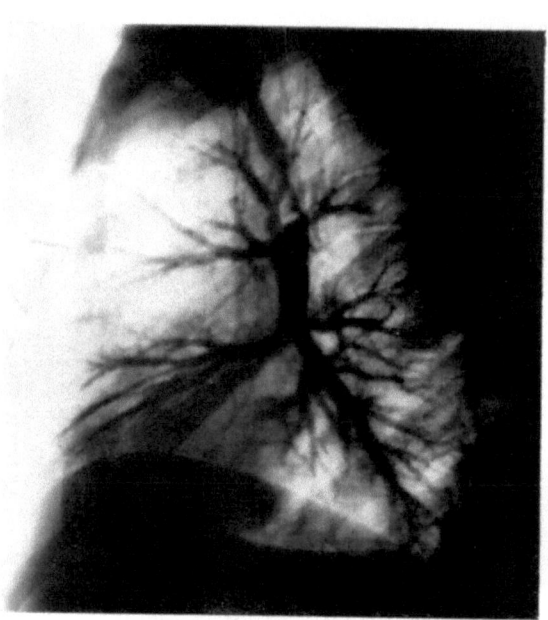
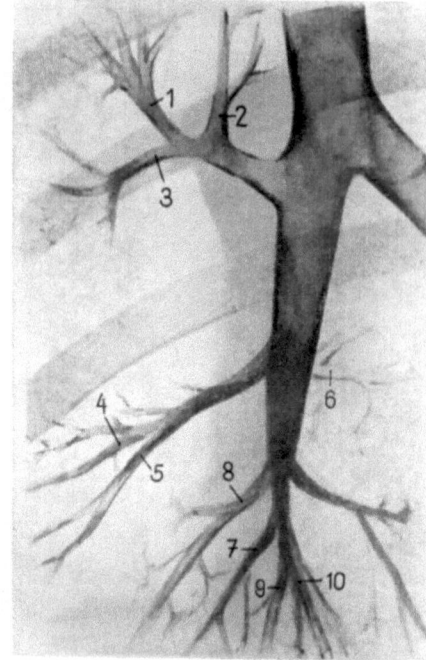

a) Füllung (leicht gedreht)　　　　　　　　b) Schematische Darstellung (nach HUIZINGA)

Abb. 229. Normales Bronchogramm der rechten Lunge in linksschräger Aufnahmerichtung (Boxerstellung)

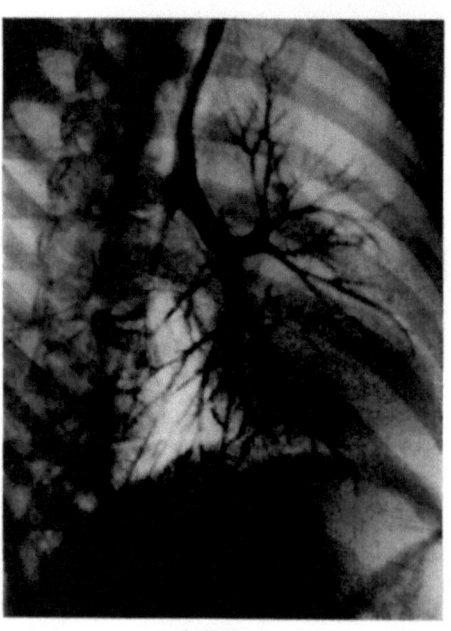
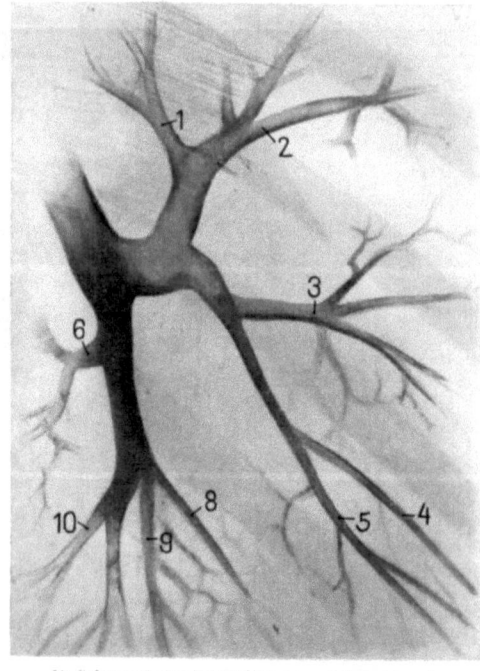

a) Füllung　　　　　　　　　　　　　　　b) Schematische Darstellung (nach HUIZINGA)

Abb. 230. Normales Bronchogramm der linken Lunge in rechtsschräger Aufnahmerichtung (Fechterstellung)

posteriorer Richtung, sondern seitlich und besonders auch im schrägen Durchmesser aufgenommen. Die Fechterstellung (I. schräger Durchmesser) eignet sich für die linke Lunge, die Boxerstellung (II. schräger Durchmesser) für die rechte Lunge. Den Abschluß bildet ein kräftiges Aussaugen des Kontrastmittels durch die Métras-Sonde.

Das Aussaugen vor und nach der Bronchographie erscheint uns nicht nur zur vorgängigen Reinigung des Bronchialbaumes und größerer Hohlräume wichtig, sondern um den Bronchialbaum nach dem Abschluß von seinem Inhalt zu befreien. Kontrastmittel und Bronchialinhalt können ein zähes Gemenge bilden, das zur Atemnot führen kann. Zudem setzt das sofortige Aussaugen die Gefahr einer Jodvergiftung herab.

Gegenanzeigen sind Jodüberempfindlichkeit, die durch vorgängige Jodkaligaben abzuklären ist, schlechter Allgemeinzustand und akute Katarrhe sowie starke Blutungsneigung bei Tuberkulösen. Bei Lungentuberkulose ist auch im übrigen das zu erwartende diagnostische Ergebnis gegen das Risiko sorgfältig abzuwägen.

Anzeigen sind alle ungeklärten Lungenerkrankungen, insbesondere solche in der Peripherie. Im einzelnen stehen die Bronchiektasen an erster Stelle, es folgen tuberkulöse Kavernen, Lungenabszesse, pleuropulmonale Fisteln, Stenosen der Bronchien, Geschwülste der Bronchien und des Lungengewebes. Es gelingt bei diesen Prozessen nicht nur der Nachweis von größeren Hohlräumen, deren Besichtigung dem Bronchoskop nicht zugänglich ist, sondern auch die Darstellung ihrer genauen Lage und Größenausdehnung. Wichtig sind die Befunde auch nach thoraxchirurgischen Eingriffen.

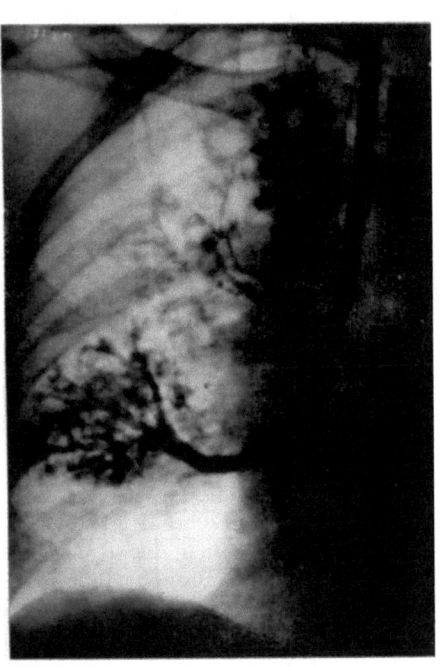

Abb. 231. Segmentfüllung. Laterales Segment des rechten Mittellappens

Die *normalen bronchographischen Bilder* sind aus den folgenden Abbildungen ersichtlich, die den Bronchialbaum in den drei Hauptrichtungen zeigen (Abb. 227, 228, 229, 230 und 231).

Es geht daraus hervor, daß besonders die schrägen Durchmesser eine gute Ausbreitung des Bronchialbaumes ergeben und störende Überlagerungen in diesen Richtungen weitgehend vermieden werden.

Die verschiedenen pathologischen Befunde sind bei den einzelnen Krankheiten beschrieben.

D. Die Anwendungen der direkten Laryngoskopie bei den Kehlkopferkrankungen

Deren Anzeigestellung findet sich bei der Erörterung der Methodik (S. 540), im übrigen verweise ich auf die Besprechung der Kehlkopferkrankungen (S. 359).

E. Die Anwendungen der Tracheobronchoskopie bei den Erkrankungen der Luftröhre und der Bronchien

1. Die Verengerungen von Luftröhre und Bronchien

Vielen Erkrankungen der Luftröhre und der Bronchien kommt als gemeinsame Wirkung die Verengerung des betroffenen Atemrohres, die *Tracheo-* und *Bronchostenose*, und damit die Erschwerung oder Aufhebung der Beatmung des versorgten Lungenabschnittes zu. Von geringer Einschränkung der Atemkapazität bis zur völligen Aufhebung mit sofortiger Erstickung bei Verlegung der Luftröhre kommen alle Grade vor. Auf die Auswirkungen auf die Atmung und den Gasstoffwechsel in der Lunge mit seinen Folgen auf den gesamten Organismus werde ich bei der Besprechung der Behandlung der Dyspnoe und Erstickung näher eingehen (S. 583).

Die **Verengerung der Luftröhre,** die **Tracheostenose,** verhält sich grundsätzlich gleich wie Kehlkopfverengerungen, bei welchen gleichfalls der gesamte Luftweg betroffen ist. Ebenso sind die mechanischen Verhältnisse des extrathorakalen Teiles der Luftröhre ähnlich wie beim Kehlkopf, während der endothorakale Teil mechanisch dem Bronchialsystem entspricht. Durch den Unterdruck während der Inspiration im Innern der Luftröhre wird diese durch den Außendruck komprimiert, so daß sie sich inspiratorisch verengt und daher im allgemeinen die Stenose inspiratorisch zunimmt. Es kommt aber praktisch nie zu einem Einwegventil wie zuweilen in den Bronchien. Auch sind die Rückwirkungen auf die Lunge viel geringer als bei starken Bronchialverengerungen, da die Stenose nie dieselben hohen Grade bis zum Verschluß annehmen kann wie in den Bronchien, ohne daß der Mensch erstickt.

Die **Verengerungen im Bronchialbaum,** die **Bronchostenosen,** weisen daher eine Reihe von Eigenheiten auf, die erst durch die Bronchoskopie eindeutig aufgeklärt werden konnten. Es bestätigte sich, was zum Teil schon die physikalische Untersuchung einschließlich der Röntgenuntersuchung vermuten ließ, daß es nicht nur eine einfache Bronchostenose bis zum Verschluß gibt, sondern einesteils durch gewisse mechanische Voraussetzungen, andernteils durch die respiratorischen und konstriktorischen Lumenschwankungen der Bronchien *Ventilverschlüsse* bestimmter Art zustande kommen, deren Auswirkungen auf die hinter der Stenose liegenden Lungenteile davon abhängt, in welchem Grad der Luftstrom des Inspiriums einerseits, des Exspiriums anderseits behindert wird. Bronchien und Lungengewebe beantworten jede Art der Ventilationsstörung mit einer bestimmten Reaktion.

Es lassen sich bezüglich des Atemstromes *vier Hauptformen von Bronchostenosen* unterscheiden (CARSTENS) (Abb. 232).

1. Die *einfache Verengerung* mit annähernd gleicher Behinderung der Inspiration und Exspiration.

Je nach der Art der Stenose entstehen in großen Bronchien nichtklingende, trockene oder feuchte *Rasseln*, die selten als Stridor auf Distanz gehört, aber auskultatorisch abgehorcht werden können. In kleinen Bronchien können Flüssigkeitsmembranen in der Stenose auftreten, die durch den Atemstrom zerrissen werden und dadurch klingende Rasseln erzeugen. Die Auffüllung der Lunge bleibt bei einseitiger Stenose hinter der gesunden Seite zurück, das *Atemgeräusch* ist deshalb *abgeschwächt*. Röntgenologisch ist der Befund normal oder die *Lunge* zeigt mit zunehmender Stenose eine gewisse *Verschattung,* das *Mediastinum pendelt* bei der Inspiration nach der kranken, bei der Exspiration nach der gesunden Seite, was besonders am Herzen zu sehen ist. *Bronchoskopisch* zeigt sich eine *Verengerung,* aber kein Verschluß.

2. *Ventilstenose* mit Durchlaß des Atemstromes vorwiegend oder nur in einer Richtung.

a) *Exspiratorische Ventilstenose* mit vorwiegender oder ausschließlicher Behinderung des Exspiriums. Bei starker Verengerung kommt es deshalb leicht zu diesem Typus, weil sich die Bronchien exspiratorisch verengen und daher kleine Lumina noch vollends verschlossen werden. Das ist z. B. bei quellbaren rundlichen Fremdkörpern, wie Bohnen oder Erbsen, der Fall. Die Lunge der kranken Seite pumpt sich in kurzer Zeit zum *Emphysem* auf. Die *Atembewegungen* und das *Atemgeräusch* sind *eingeschränkt.* Ist der Hauptbronchus betroffen, so ist die *erkrankte Seite aufgehellt,* die *gesunde Seite* etwas *verschattet.* Das Zwerchfell der erkrankten Seite steht tief. Das *Mediastinum* weicht besonders beim Husten nach der *gesunden Seite* aus. Eine fehlerhafte Seitendiagnose liegt nahe, weil der Arzt in der Regel die Erkrankung auf der weniger hellen Lungenseite sucht.

b) *Inspiratorische Ventilstenose* mit vorwiegender oder ausschließlicher Behinderung der Inspiration. Eine solche Stenose kann z. B. eintreten, wenn ein Fremdkörper bei der Inspiration angesogen, bei der Exspiration gelockert wird. Die Lunge der kranken Seite pumpt sich in kurzer Zeit leer und weist die Zeichen der *Atelektase* auf. *Atembewegungen* und *Atemgeräusch* sind *eingeschränkt.* Die *erkrankte Seite* ist hochgradig *verschattet,* das *Mediastinum* steht bei Zwerchfellhochstand auf der *kranken Seite* und rückt bei rascher Inspiration (Schnüffeln) noch mehr hinüber.

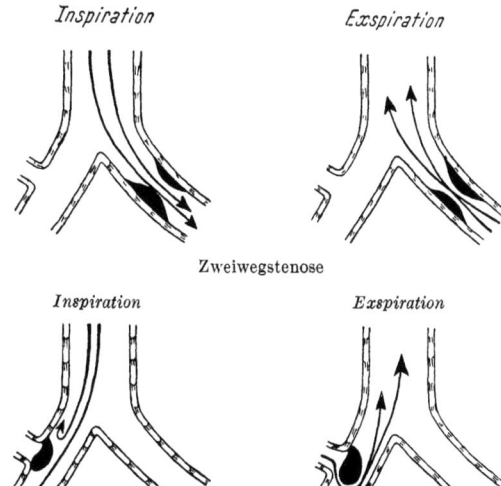
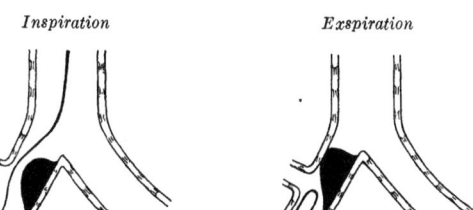
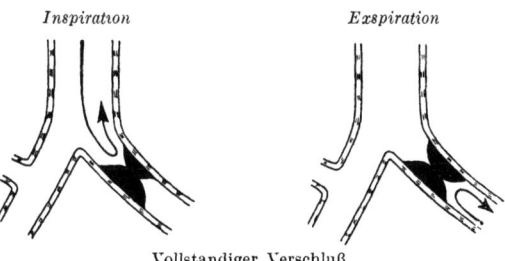

Abb. 232. Verschiedene Arten von Bronchialstenosen (nach SOULAS und MOUNIER-KUHN)

3. Der vollständige *Bronchialverschluß.* Die Luft hinter dem Verschluß wird in wenigen Stunden resorbiert und die betroffene Lunge verfällt der *Atelektase.* Die Erscheinungen sind dieselben wie beim inspiratorischen Ventilverschluß.

Je nach der Lage des Hindernisses kann die Stenosenart von Lappen zu Lappen verschieden sein. Oft schreitet die teilweise Stenose mit der Zeit zum völligen Verschluß weiter, wobei Ventilstenosen als Zwischenstadien zu beobachten sind.

Diese mechanischen Wirkungen werden im weiteren Verlauf durch *entzündliche Veränderungen* kompliziert. Neben der *lokalen Bronchitis* mit *Bronchiektasen* führt die herabgesetzte oder aufgehobene Ventilation zur *diffusen Entzündung des Bronchialbaumes* und mit der Zeit auch des *Lungengewebes*. Die Atelektase geht über in die *Pneumonie*, woraus sich der *Lungenabszeß* bis zur *Lungengangrän* mit ihren Folgen entwickelt. Je nach der die Stenose verursachenden Affektion erfolgt die Infektion mehr oder weniger rasch. *Pflanzliche Fremdkörper* z. B. führen in kurzer Zeit zu schweren Entzündungen.

Die *Ursachen der Tracheal- und Bronchostenosen* sind sehr mannigfaltig, teils sind es innere Verstopfungen, teils Stenosen durch Druck von außen. NEGUS kennt an *inneren Verengerungen:* Narbige Stenosen nach traumatischen, entzündlichen oder operativen Einwirkungen, Geschwülste, Fremdkörper, geschwürige und wuchernde Entzündungen (Syphilis, Tuberkulose, Sklerom usw.), ödematöse Schwellungen (z. B. durch Verätzungen und Verbrühungen), Verletzungen, Einbruch von tuberkulösen Lymphknoten, Aneurysmen, versprengte Schilddrüsen, bösartige Geschwülste der Nachbarschaft; an *äußeren Ursachen:* Kropf (Abb. 233), vergrößerte Lymphknoten und bösartige Geschwülste; was den Hals betrifft, im Thoraxinnern: substernaler Kropf, vergrößerte, namentlich tuberkulöse Lymphknoten, vergrößerte Thymus, Aortenaneurysmen und andere Gefäßanomalien, Mediastinalgeschwülste, Pleuritis, Phlegmonen und Abszesse, große Fremdkörper im Ösophagus, Erkrankungen des Thoraxskelettes, Verletzungen, Mediastinalemphyseme, bösartige Speiseröhrengeschwülste und dilatierende Speiseröhrenerkrankungen und perikardiale Flüssigkeitsergüsse sowie die Kollapstherapie bei Tuberkulose. Mit der äußeren Kompression ist meistens auch eine mehr oder weniger hochgradige *Verbiegung* bis zur *Knickung* des betroffenen Abschnittes der Luftröhre und der Bronchien verbunden. Die bekannte verkrümmte *Säbelscheidentrachea* bei größeren Kropfknoten ist ein Beispiel dafür (Abb. 233).

Sehr oft kombiniert sich eine der obigen Bronchialverengerungen mit *vermehrtem Bronchialinhalt* durch Schleimbildung, Transsudation, besonders in die Alveolen, und Exsudation. Beim Kleinkind oder bei sehr *reichlichem zähem Bronchialsekret* kann auch dieses allein genügen, um selbst große Bronchien vollständig zu verschließen, worauf die Behandlung Rücksicht zu nehmen hat, zumal die Beseitigung von derartigem Bronchialinhalt durch Absaugen sehr leicht ist. Bei der *terminalen Erstickung* gibt der Bronchialinhalt oft den Ausschlag. Bekannt ist der *massive postoperative Lungenkollaps* infolge eines Schleimpfropfes, der eine ganze Lungenseite betreffen kann. Der Bronchialbaum verfügt allerdings über *Reinigungsmechanismen*, die aber schließlich besonders beim Kleinkind und auch beim Erwachsenen aus verschiedenen Gründen versagen können (s. a. S. 538). Diese bestehen im *Husten* und im *Flimmerstrom der Flimmerzellen*. Der Husten wirkt in den Alveolen und kleinsten Bronchien durch Ausdrücken, wodurch der Inhalt in die größeren Bronchien gerät. Von dort wird er durch den exspiratorischen Hustenstoß mitgerissen und durch die Glottis in den Rachen geschleudert. Der *Flimmermechanismus allein* kann den *Husten* nicht ersetzen. Die Konsistenz und Klebrigkeit des Exsudates in den Bronchien neigt mehr als in der Nase dazu, die Flimmern zu verkleben und damit den Flimmermechanismus aufzuheben. Auch kann der Flimmerstrom z. B. durch Austrocknung oder Unterbruch infolge ringförmiger Epithelzerstörung unwirksam werden. Auch der *Husten* hängt von einer Reihe von Umständen ab. So verschwindet die sensible

Reizung der Bronchialschleimhaut nach einiger Zeit, und weder Fremdkörper noch stagnierendes Exsudat haben dauernd und bis zu ihrer Entfernung Husten zur Folge. Schmerzen beim Husten, Erschöpfung, hohes Alter, Schock, Vergiftungen usw. können den Hustenreflexbogen da oder dort unterbrechen. Es ist deshalb dringend notwendig, den Husten nicht auch noch durch Medikamente *dauernd* zu unterdrücken, sondern in der Verschreibung von Hustenmitteln darauf Rücksicht zu nehmen, daß der Husten der „Wachthund der Lunge" ist (CH. JACKSON). Auch Atropin ist unzweckmäßig, weil es das Exsudat eindickt, wogegen die Feuchtigkeit bei Inhalationen und die Sekretförderung durch Salzbeigabe eine günstige Verflüssigung des Exsudates zur Folge hat. Dasselbe gilt für Expektorantien und nur bei äußerst abundantem flüssigem Exsudat ist dessen Einschränkung z. B. durch ätherische Öle geboten.

Eine besondere Gefährdung bringt in dieser Beziehung die *Allgemeinanästhesie* mit sich, die den Hustenreflex aufhebt, oft eine Sekretionsvermehrung bewirkt und auch die Aspiration, bei intratrachealem Ballontubus zum mindesten, bis in die Trachea zuläßt. Ein sorgfältiges Absaugen nach der Anästhesie ist daher unerläßlich. *Stenosen* sind *Gegenanzeigen* gegen die Narkose.

Kleinkinder sind vor allem gefährdet, weil der Tracheobronchialbaum sehr eng ist und schon geringe Schleimhautschwellungen zu unverhältnismäßig hochgradigen Stenosen Anlaß geben. Auch ist der Husten in jeder Hinsicht schwach, so daß sich die Säuglinge und Kleinkinder des Bronchialschleimes kaum entledigen können. Die Gefahr einer Erstickung ist daher in den ersten Lebensjahren groß.

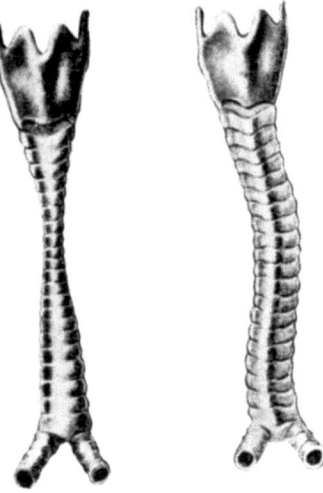

Säbelscheidentrachea durch beiderseitige Struma — Seitliche Kompression durch einseitige Struma

Abb. 233. Stenose und Verbiegung der Trachea bei Kropf (aus NEGUS)

Vom Asthma bronchiale ist bekannt, daß auch die *kontraktilen Elemente des Lungengewebes* und der *Bronchien* sowie der Muskulatur der größeren Bronchien eine Zusammenziehung der Bronchien in solchem Ausmaß bewirken können, daß es zu einer hochgradigen exspiratorischen Atemnot kommt. Dieser nur teilweise aufgeklärte Mechanismus der Bronchialstenose steht unter der Herrschaft des *vegetativen Nervensystems* und kann z. B. durch Hirnverletzungen zentral ausgelöst werden. Dabei läßt sich zuweilen eine Atelektase-ähnliche Lungenveränderung beobachten, ohne Verschluß eines entsprechenden Bronchialastes.

Symptome. Subjektiv äußert sich die *tracheale Stenose* ähnlich wie die Einengung des Kehlkopflumens, die eingehend erörtert wurde (S. 435). Im Vordergrund steht die *Atemnot*, die zunächst nur bei körperlicher Anstrengung, schließlich auch in der Ruhe eintritt und bei weiterer Zunahme der Stenose mit plötzlichen Erstickungsanfällen einhergeht. Eine langsame Zunahme der Stenose wird dabei infolge Anpassung der Atmung sehr viel besser ertragen als eine plötzliche Verengerung (S. 587). Bei chronischen Stenosen täuscht sich der Patient weitgehend über seine Atmungsmöglichkeiten, und durch Dekompensation der Atmung (S. 587) kann jederzeit ein schwerster Erstickungsanfall auftreten. Durch etwas nach vorne gebeugten Kopf sucht der Patient, im Gegensatz zu der Rückwärtsneigung bei der Kehlkopfstenose, die Trachea möglichst zu entspannen.

Die *Stimme* ist oft schwach infolge des geringen Exspirationsdruckes. *Husten* und Auswurf hängen mehr von der Art und vom Sitz als vom Grad der Stenose ab.

Zu den wichtigsten objektiven Symptomen gehört der *Stridor*, der im Halsteil der Trachea inspiratorisch stärker ist als exspiratorisch. Am sichersten ist die Beobachtung im Schlaf oder bei forcierter Atmung. Stridor ist immer das *Kennzeichen einer bedrohlichen Verengerung*. Lungenveränderungen machen sich physikalisch und röntgenologisch in verminderter Atemexkursion der Lunge geltend. Dabei kann die Lunge emphysematisch oder an der Basis eher atelektatisch erscheinen. Je nach der Art der Stenose sind entsprechend dem Stridor verschiedenartige *Rasseln* zu hören.

Die subjektiven Symptome der *Bronchostenose* gleichen der trachealen Verengerung um so mehr, je größer der betroffene Bronchus ist. Sie erreichen jedoch auch bei akuter Stenose nicht denselben Grad wie der tracheale Verschluß mit seiner raschen Erstickung. Bei Lappen- und Segmentbronchien kann die Dyspnoe ganz fehlen und bei langsamem Eintritt der Verengerung gewöhnt sich der Mensch auch an den Verschluß eines Hauptbronchus oder enge Stenosen beider Hauptbronchien ohne drastische Erscheinungen. Die Exspiration ist in der Regel mehr behindert als die Inspiration, ausgenommen bei bestimmten Ventilverschlüssen.

Die objektiven Veränderungen an der Lunge wurden bereits besprochen.

Die **Untersuchung** der Art und des Sitzes der Stenose erfolgt durch die Röntgenuntersuchung, gegebenenfalls durch Bronchogramme und Tomogramme, und besonders bei der Luftröhre und den großen Bronchien vor allem durch die *Tracheobronchoskopie*. Die letztere ist bei *jeder Art von Dyspnoe*, sofern nicht eine pulmonale oder kardiale Atemnot vorliegt, *unerläßlich*.

Die **Diagnose** ergibt sich aus dem Gesagten.

Die **Behandlung** besteht in der Behebung der akuten Erstickungsgefahr, die in einem besonderen Kapitel S. 589 erörtert wird, und der Bekämpfung der Ursache der Stenose, die sich bei der Besprechung der verschiedenen Erkrankungen findet, und der Dilatation (S. 562).

2. Die Bronchiektasen

Bronchialerweiterungen werden in erster Linie durch die Bronchographie nachgewiesen und in ihrer Art abgeklärt, jedoch spielt auch die Endoskopie sowohl in diagnostischer wie in therapeutischer Hinsicht eine wichtige Rolle. Bronchiektasen sind viel häufiger, als früher angenommen wurde.

Es gibt *angeborene* bzw. *konstitutionell bedingte* und *erworbene Bronchiektasen*. Bei den ersteren findet sich oft zugleich eine *chronische Eiterung der Nasennebenhöhlen* in Form einer bilateralen Poly- oder Pansinusitis, zuweilen zusammen mit einem *Situs inversus* (Syndrom von KARTAGENER). Es ist wahrscheinlich, daß es sich hierbei um Parallelerscheinungen handelt und weder die Bronchiektasen als Folge der Sinusitis, noch umgekehrt die chronische Nebenhöhleneiterung als Folge der Bronchialerkrankung zu betrachten ist. Offenbar liegt eine allgemeine Schleimhautschwäche der Luftwege vor.

Weitaus häufiger sind aber die *erworbenen Bronchiektasen*. Die Bronchialwand ist wenig resistent und eine ganze *Reihe von Ursachen* können die Wände zerstören oder auseinanderziehen. Vor allem hat jede langdauernde *Bronchostenose* mit ihrer sekundären Eiterung der peripher davon gelegenen Lungenabschnitte in verhältnismäßig kurzer Zeit eine Bronchialerweiterung zur Folge. Hauptursachen solcher Stenosen sind Bronchialtumoren (Abb. 234 und 235), chronische Fremdkörper, narbige Strikturen nach ulzerösen Prozessen durch Tuberkulose, Syphilis oder banale infektiöse Bronchitiden, Broncholithen und verschobene Bronchialäste. Bei der Erweiterung dürften verschiedene Faktoren mitwirken, so die Zerstörung der Wand durch die Eiterung, die Druckerhöhung hinter der Stenose beim Exspirium, vor allem bei Hustenstößen, und die Schrumpfung von Narbengewebe in der Umgebung. Bronchiektasen können aber auch *ohne Bronchialverstopfung* entstehen, so z. B. um kleine Karzinome, um erkrankte Bronchien, bei Tuberkulose von Bronchiallymphknoten, bei Lungenabszessen usw. Sie finden sich auch nach unresorbierten Pneumonien, bei Tuberkulose und Pneumokoniosen, in welchen Fällen wohl die Fibrose der Lunge eine Rolle spielt. Nach LEDERER ist eine Kombination von Masern und Keuchhusten in der Vorgeschichte auffällig häufig. In verschiedenen Punkten ist die Pathogenese der Bronchiektasen noch unklar.

In den Erweiterungen sind die fibroelastischen Schichten und selbst die Knorpelringe zerstört und es bilden sich mit Granulationsgewebe ausgekleidete Höhlen verschiedener Form, als sackförmige, traubenförmige (Abb. 236), spindelförmige, zylindrische (Abb. 237) oder rosenkranzähnliche Erweiterungen. Vorwiegend sind die Unterlappen (Abb. 236) betroffen, gelegentlich zusammen mit dem Mittellappen oder der Lingula (Abb. 237). Die Ausdehnung ist oft ausgesprochen segmentär (Abb. 238). Das umgebende Lungengewebe zeigt Atelektasen, Pneumonitis bis zum Abszeß und der Gangrän mit akuten Schüben. Metastatische Hirnabszesse sind nicht so selten, in manchen Organen treten degenerative Veränderungen ein, der Allgemeinzustand mit extremer Abmagerung leidet bedeutend.

In den Erweiterungen findet sich eine *Mischflora* neben Eiterkokken, insbesondere Streptokokken, und anaeroben Bakterien, die dem Eiter seinen putriden Gestank verleihen, Influenzabazillen und die Symbiose von fusiformen Stäbchen und Spirillen.

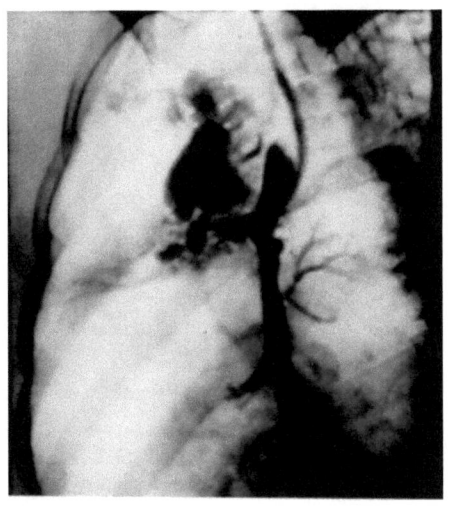

Abb. 234. Bronchiektasen im rechten Oberlappen distal von einem Oberlappenkrebs

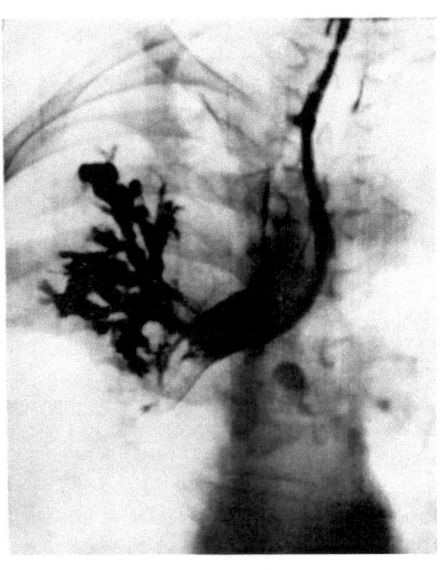

Abb. 235. Bronchiektasen im rechten Oberlappen distal von einem „oatcell-tumor" des Oberlappens

Symptome. Auf die klinischen Erscheinungen gehe ich nicht näher ein. Es sei darauf hingewiesen, daß neben dem massenhaften Sputum, das mit dauerndem Husten auch auf Geheiß ausgeworfen werden kann, häufig mehr oder weniger starke Blutungen erfolgen, und Lungenblutungen gehen am

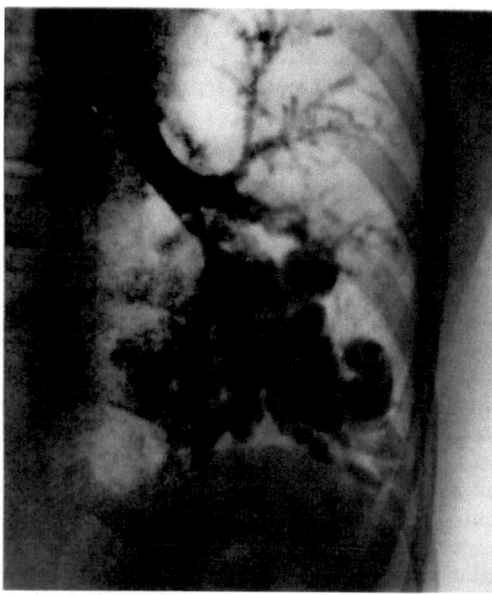

Abb. 236. Traubenförmige Bronchiektasen im linken Unterlappen

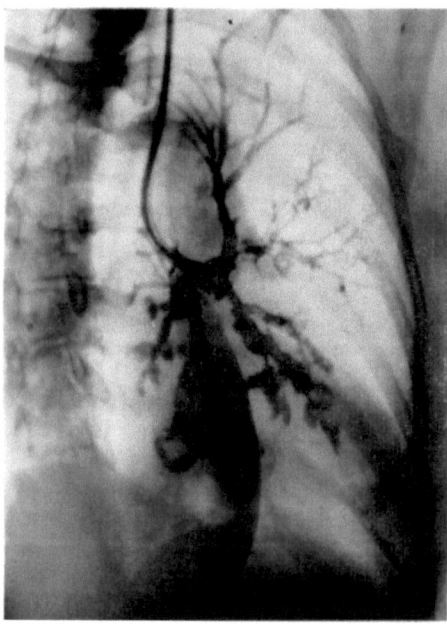

Abb. 237. Zylindrische Bronchiektasen im linken Unterlappen und der Lingula

häufigsten auf Bronchiektasen zurück. Daneben kommen „trokkene" Bronchialerweiterungen vor, deren Hauptsymptome die wiederholten Blutungen sind.

Diagnose. Die klinischen Symptome sind oft so charakteristisch, daß Bronchiektasen schon daraus diagnostiziert werden können. Sicherheit gibt aber vor allem die *Bronchographie*, die zugleich die Art und den Grad der Erweiterung und deren Sitz genau feststellen läßt (Abb. 234 bis 238). Die Kenntnis, welche Lungensegmente erfaßt sind, bestimmt die Ausdehnung des thoraxchirurgischen Eingriffes. Weniger sicher sind Tomogramme.

Die **Bronchoskopie** soll in erster Linie mögliche lokale Ursachen aufklären bzw. die Bronchostenose und deren Ursache feststellen. Bei der Einführung des Rohres quillt meistens ein Schwall von fötidem Eiter in dasselbe hinein, nach dessen Absaugen eine nähere Besichtigung möglich wird. Sofern die Erweiterungen selbst eingesehen werden können, zeigen sie sich als mehr oder weniger große, granulierende Hohlräume mit unregelmäßigen Wänden von verschiedener Gestalt, zum Teil auch stenosiert, mit bronchitisch veränderter Schleimhaut und Erosionen in der Umgebung. Die entzündlichen Wandveränderungen im übrigen Bronchialbaum sind sehr verschieden stark und wechseln von praktisch normaler Schleimhaut zu einerseits hyperplastischem, anderseits atrophischem Aussehen. Ziemlich charakteristisch sind meistens die roten, etwas klaffenden gelegentlich vorspringenden Segmentostien mit ihrem eitrigen Inhalt (Ableitungsbronchitis). Meistens sind die Erweiterungen selbst nicht zu sehen, selten liegen eine stark erweiterte Luftröhre und ebensolche weite große Bronchien vor.

Behandlung. In Kombination mit der üblichen konservativen und der chirurgischen Behandlung nimmt die *endobronchiale Therapie* mittels der Bronchoskopie einen unersetzlichen Platz ein. Es gelingt zwar nicht, Bronchiektasen durch die endoskopische Säuberung der Bronchialerweiterungen zur Abheilung zu bringen, jedoch kann der Zustand bei inoperablen Veränderungen außerordentlich gebessert und bei operablen Patienten eine wesentlich günstigere Ausgangslage für die Operation geschaffen werden.

Die Behandlung ist grundsätzlich in beiden Fällen dieselbe. Die abführenden Bronchien, sofern es möglich ist, auch die Erweiterungen selbst, werden im Bronchoskop eingestellt, das meistens zunächst abundante Exsudat wird gründlich abgesogen, hierauf die entzündete Schleimhaut durch Adrenalin-Ephedrin oder Privin zum Abschwellen gebracht, die Bronchiektasen gegebenenfalls mittels isotonischer Kochsalzlösung gespült und 50000 bis 100000 Oxford-Einheiten Penicillin bzw. mehr oder ein anderes lokal wirkendes Antibioticum eingefüllt. Solche Sitzungen müssen zunächst rasch hintereinander wiederholt werden, um die optimale, auf diesem Wege mögliche Besserung festzustellen. Der gebesserte Zustand läßt sich durch in immer größeren Intervallen vorgenommene endoskopische Behandlungen aufrechterhalten. Zuweilen sind diese nur noch alle Jahre oder alle halben Jahre einmal notwendig. Einer Verschlechterung kann durch einige Wiederholungen begegnet werden.

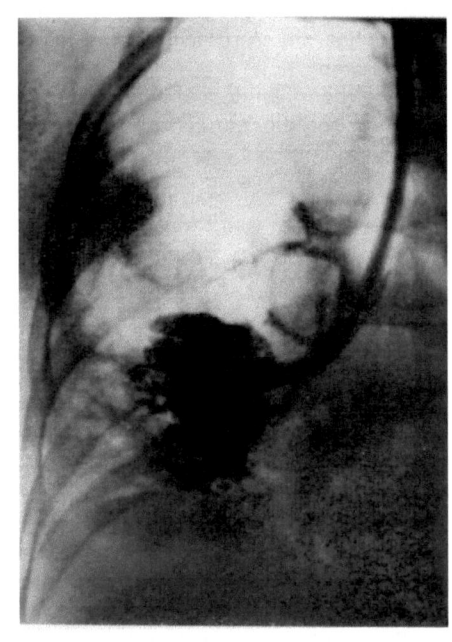

Abb. 238. Bronchiektasen des lateralen Segmentes des Mittellappens

Die Besserung macht sich meistens rasch in jeder Hinsicht geltend. Vor allem ist es für den Patienten und seine Umgebung eine Wohltat, daß die Menge des Exsudates in der Regel bis auf einen Bruchteil abnimmt, seinen eitrigen Charakter mehr oder weniger verliert und geruchlos wird. Damit läßt auch der Husten nach. Der Allgemeinzustand erfährt eine ganz auffällige Besserung. Die Gewichtszunahme geht in mehrere Kilogramme, selbst wenn einmal eine erhebliche Exsudation bestehen bleibt, die infektiösen Erscheinungen nehmen ab (Erhöhung der Blutsenkung), Herz und Atmung regularisieren sich und der Patient empfindet eine weitgehende subjektive Erleichterung.

Die Bronchoskopie ist neben der Bronchographie auch bei der Anzeigestellung zur operativen Behandlung unerläßlich. Die Operation bezweckt durch Lobektomie oder Pneumonektomie eine vollständige Beseitigung des Krankheitsherdes, was eine sehr sorgfältige topographische Diagnose erfordert. Auch ist die Art der Bronchiektasen nicht gleichgültig. Doppelseitige Bronchiektasen oder sogenannte trockene Erweiterungen mit nur geringer Sekretion eignen sich nicht für die chirurgische Behandlung. Liegt eine operable Erkrankung vor, so ist es klar, daß durch die vorbereitende endoskopische Behandlung mit der geschilderten weitgehenden Besserung die Operationsrisiken wesentlich herabgesetzt werden, und zudem nehmen erfahrungsgemäß die Erfolgsaussichten bedeutend zu. Selbst wenn die Operationsvorbereitung längere Zeit erfordert, lohnt es sich, diese gründlich vorzunehmen.

Prognose. Lokalisierte Bronchiektasen lassen sich durch Entfernung des erkrankten Lungenabschnittes heilen. Ist die radikale Beseitigung nicht möglich, so sind allerdings nur Besserungen zu erzielen, aber durch die endoskopische Behandlung wird doch die Lebensgefährlichkeit hochgradig eingeschränkt.

3. Blutungen aus dem Tracheobronchialbaum

Blutungen aus den tieferen Luftwegen sind keine Seltenheit, aber vor der Anwendung der Tracheobronchoskopie blieben sie oft ungeklärt und wurden manchmal irrtümlicherweise auf eine Lungentuberkulose bezogen. Die Endoskopie hat zur Aufklärung und Kenntnis der „Lungenblutungen" weitgehend beigetragen.

Wie die folgende Tabelle nach BENEDIKT zeigt, blutet von den verschiedenen Krankheiten die Lungentuberkulose keineswegs am häufigsten.

Häufigkeit der „Lungenblutungen" bei verschiedenen Krankheiten:

Bronchialkarzinom	53,6%
Lungenabszeß	49%
Bronchiektasen	45%
Lungeninfarkt	44%
Lungentuberkulose	36,5%.

Neben diesen Krankheiten gibt es noch eine ganze Reihe *anderer Ursachen* von Blutungen aus dem Tracheobronchialbaum. Bei der Lungentuberkulose ist es gelegentlich nicht eine eigentliche Lungenblutung, sondern eine solche aus einem tuberkulösen Bronchialgeschwür. Weitere Ursachen sind die *Bronchialadenome, geschwürig entzündliche Prozesse,* die banale *Tracheobronchitis haemorrhagica, Verletzungen, Venektasien* bis zur Varizenbildung, *Gefäß- und Bluterkrankungen* (Oslersche Krankheit), selten *Hochdruck,* häufiger ähnliche *lokale Schleimhauterkrankungen* wie beim Nasenbluten, weshalb LEROUX die Tracheobronchialblutungen mit dem Nasenbluten in Parallele setzt. Endlich kommen Blutungen *ohne ersichtliche Ursache* vor (7 bis 8% nach SOULAS und MOUNIER-KUHN). Äußere ungünstige Umstände, wie Schlechtwettereinwirkungen, reizende Gase und Dämpfe (Kriegsgase), heiße Luft usw. begünstigen die Blutungen.

Das einzige *Symptom* kann die *Blutung* sein, selbst wenn eine schwere Erkrankung vorliegt. Oft aber ist die Tuberkulose oder eine andere Grundkrankheit bereits manifest und bekannt.

Die zuverlässigste *diagnostische Methode* ist die Endoskopie, jedoch kann sie während der Blutung zunächst kontraindiziert sein, wie bei einer tuberkulösen Lungenblutung oder sonst einer sehr heftigen Blutung, es sei denn, eine lebensgefährliche Blutung soll auf endoskopischem Weg gestillt werden. Die Tracheobronchoskopie erlaubt in vielen Fällen die blutende Stelle direkt zu sehen, entweder an einer eigentlichen Blutung erkennbar oder an Blutauflagerungen bzw. Gefäßerweiterungen, an lokaler oder diffuser Bronchitis bzw. einer der oben genannten lokalen Krankheitsprozesse. Sofern es aus einem kleinen Bronchus blutet, kann zum mindesten der blutende Lungenabschnitt festgestellt werden. Zuweilen ist allerdings wie der klinische so auch der endoskopische Befund völlig negativ.

Die endoskopische Behandlung richtet sich nach der Ursache, sofern nicht eine lebensgefährliche Blutung eine *Bronchustamponade* erfordert. CH. JACKSON benutzt zu diesem Zweck einen Bronchustampon am Faden. Diese ist als symptomatische Maßnahme verhältnismäßig leicht durchzuführen. Geringe rezidivierende idiopathische Blutungen erfordern meistens keine Behandlung und Rezidive lassen sich in solchen Fällen durch Ätzung der blutenden Stelle in der Regel nicht vermeiden (SOULAS und MOUNIER-KUHN).

4. Mißbildungen und Krankheitsrückstände

a) Kongenitale Fehlbildungen

Kongenitale Fehlbildungen der **Luftröhre** und der **Bronchien** sind verhältnismäßig selten. Bei der Besprechung der Speiseröhrenanomalien wurde bereits ausgeführt, daß bei den Mißbildungen erheblichen Grades oft die Trennwand zwischen Speiseröhre und Luftröhrensystem betroffen ist, woraus sich die geschilderten *Ösophago-Trachealfisteln* ergeben (S. 516). Schwäche und teilweises *Fehlen* der *Knorpelringe* als *kongenitale Tracheomalazie*, *Verschmelzen derselben* an der Hinterwand mit und ohne *Verbiegung* und *Knickung* der *Trachea* führen zu mehr oder weniger hochgradigen *Stenosen*. *Divertikelbildungen* (Tracheokele), *Zysten*, *Membranbildungen* verschiedenen Grades im Innern der Luftröhre oder der Bronchien, von der *Trachea abgehende Bronchien* können ebenfalls vorkommen. Nicht selten finden sich *Variationen* in der Verzweigung und Anordnung der *Segmentbronchien*. Auch bei Lungenanomalien erleidet der Bronchialbaum mehr oder weniger hochgradige Veränderungen (Abb. 239).

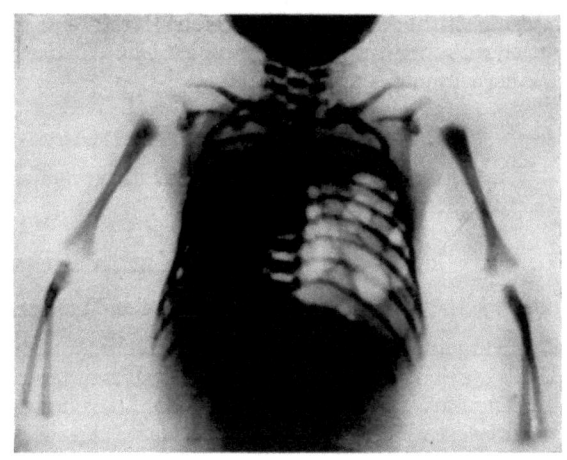

Abb. 239. Lungenagenesie mit Hiatushernie

Symptome. Hochgradige Mißbildungen führen rasch zum Tod. In der Regel bestehen die Beschwerden einer Stenose (S. 552), die während akuter Katarrhe plötzlich bedrohlich werden können.

Eine genaue **Diagnose** läßt sich nur durch die endoskopische Methodik stellen, die zuweilen auch gleichzeitig eine endoskopische *Behandlung* erlaubt (Durchtrennen von Membranen, Verschluß von Fisteln). Über die Dilatationsbehandlung von Stenosen s. S. 562.

Über **kongenitale Bronchiektasen** und das Syndrom von KARTAGENER (Bronchiektasen, Polysinusitis und Situs inversus) s. S. 556.

b) Krankheitsrückstände

Krankheitsrückstände äußern sich meistens in einer narbigen *Striktur*. Neben scharfen Verletzungen, Zerreißungen, Verätzungen und Verbrühungen (S. 562) führt namentlich die Ausheilung von geschwürigen Erkrankungen zur stenosierenden Narbenbildung. Ursachen sind tuberkulöse, syphilitische und unspezifische Geschwüre (Diphtherie, Scharlach, Typhus), schlecht sitzende Trachealkanülen, durchbrechende tuberkulöse Mediastinallymphknoten, Tracheomalazie des Knorpelgerüstes durch große Strumaknoten usw.

Die Folgen der Tracheal- und Bronchialstenose wurden bereits ausführlich erörtert.

Die **Diagnose** beruht hauptsächlich auf der endoskopischen Untersuchung, die die Narbenstrikturen in ihrer genauen Lage und Ausdehnung zeigt.

Die **Behandlung** besteht in der **Dilatation**, gegebenenfalls nach vorheriger elektrochirurgischer Durchtrennung dünnerer Membranen. Die Dilatationsbehandlung erfolgt mittels steigend größeren Oliven oder kegelförmigen Dilatatoren, die auf einen Stiel aufgesetzt durch das Bronchoskop eingeführt werden. In der Trachea, z. B. bei Tracheomalazie, läßt sich gegebenenfalls ein Dauerdilatationsrohr aus Gummi oder Plastik einlegen. Auch sind an der Trachea äußere plastische Eingriffe möglich. Bei Kompressionsstenosen von außen gelten dieselben Grundsätze wie bei inneren Verengerungen. Narbige Strikturen nach Bronchialtuberkulose sind mit großer Zurückhaltung zu dilatieren, da die Bronchialtuberkulose aufflammen kann. Stenosen infolge eines Aortenaneurysmas können selbstverständlich nicht dilatiert werden. Strikturbehandlungen dauern monate-, teils jahrelang.

5. Fremdkörper der Luftröhre und der Bronchien

Die Fremdkörper der tieferen Luftwege wurden bereits mit denjenigen des Kehlkopfes besprochen (s. S. 400).

6. Verletzungen der Luftröhre und der Bronchien

Mechanische Verletzungen

Kinn und Brustkorb schützen die Luftröhre und die Bronchien in noch höherem Maß als den Kehlkopf, und deren Verletzungen sind daher seltener als solche des Kehlkopfes. Dazu kommt die Dehnbarkeit und Beweglichkeit der Luftröhre und der Bronchien, die sie einer Gewalteinwirkung ausweichen lassen. Brüche der Knorpelspangen ereignen sich deshalb hauptsächlich bei Verknöcherung des Knorpels mit zunehmendem Alter oder krankhafter osteoplastischer Knorpelveränderung.

Direkte spitze Verletzungen sind sogar im Krieg selten und sind in der Regel so schwer, daß sie zusammen mit den Verletzungen der Nachbarschaft rasch zum Tode führen. *Stumpfe Verletzungen* ereignen sich nur unter ungünstigen Umständen, wenn z. B. der Kopf gleichzeitig nach hinten gebeugt ist und die Luftröhre nach vorn gedrängt wird. In diesem Fall können Drahtseile, scharfe Kanten usw. die zervikale Trachea durchreißen, wogegen Strangulation und Erhängen nur den Kehlkopf treffen, ebenso wie Selbstmordversuche an den Halsorganen meistens die Luftröhre verschonen.

Innere, aber im allgemeinen belanglose *Verletzungen* entstehen durch *Fremdkörper*, stärkere Zerreißungen zuweilen bei unzweckmäßigen Extraktionsversuchen, wie auch die Endoskoprohre Verletzungen setzen können. Solche Zufälle bis zum Abriß der Trachea sind namentlich bei Kindern bekannt, die ohne Anästhesie endoskopiert werden und durch plötzliche ruckartige Bewegungen das Rohr in die Wände drücken.

Zerreißungen durch Luftdruck von innen können zustande kommen, wenn sich die Druck- oder Sogwelle einer heftigen *Explosion* bei offenem Mund auf die Luftwege fortpflanzt und dabei Einrisse in der Tracheal- oder Bronchialwand verursacht. Auch kann die Trachea bei plötzlicher *Hyperextension des Kopfes* unterhalb des Ringknorpels oder oberhalb der Bifurkation *abreißen*. Ein ähnlicher Mechanismus führt bei plötzlicher *Kompression des Brustkorbes* in sagittaler Richtung zum Abriß der Bronchien meist in der Nähe der Bifurkation, besonders wenn bei einem kindlich elastischen Thorax die Rippen nachgeben, ohne einzubrechen (Überfahrenwerden, Einklemmung zwischen zwei Puffern von Eisenbahnwagen, einer Wand und einem Wagen usw.). Die Pathogenese ist nicht ganz klar, neben dem plötzlichen Herunterdrängen der Lunge kommen auch andere Entstehungsmöglichkeiten in Frage.

Die *Folgen einer Verletzung* der tieferen Luftwege sind in einem gewissen Sinn um so schwerwiegender, je tiefer unten sie liegt. Oberhalb des Thorax sind sie ähnlich wie am Kehlkopf, vom einfachen Schock zur mechanischen Einengung des Atemweges, verstärkt durch die Blutung in die Luftröhre. Im Thoraxraum kommen das *Mediastinalemphysem* und der *Spannungspneumothorax hinzu.* Das Mediastinalemphysem entleert sich zuweilen nicht in genügendem Maß durch die obere Thoraxapertur nach außen und führt zur tödlichen äußeren *Herztamponade*, sofern ein Ventilmechanismus am Bronchialriß Einpumpen von Luft in das Gewebe verursacht. Ebenso hat der Spannungspneumothorax gegebenenfalls eine tödliche Störung der Atmung und der Zirkulation zur Folge. Sofern der Patient am Leben bleibt, kann sich eine narbige Bronchostenose mit ihren Folgen einstellen.

Zur genauen **Diagnose** und gleichzeitigen **Behandlung** der unmittelbaren Lebensgefahr leistet die endoskopische Methodik unersetzliche Dienste. Sie erlaubt neben der direkten Besichtigung der verletzten Stelle die Erweiterung des Atemweges unter gleichzeitigem Absaugen von Blut und Sekret und damit die Wiederherstellung der Atmung, öfters auch die Einschränkung der fortschreitenden Emphysembildung. Liegt die Verletzung genügend hoch, so wird über dem Rohr tracheotomiert und die Wunde chirurgisch versorgt. Bei Emphysem hilft die Eröffnung des kollaren Mediastinums bis in den Thorax, und ein Spannungspneumothorax ist abzulassen. Bei tieferen Verletzungen kommen anschließend thoraxchirurgische Eingriffe in Betracht. Eine sofort einsetzende energische antibiotische Behandlung sorgt für die Bekämpfung der Infektion. Bei nachfolgenden Narbenstenosen erfolgt die endoskopische Dilatation (S. 562).

Verbrühungen, Verbrennungen und Verätzungen

Einatmen von heißer Luft oder Gasen anderer Art, von heißen oder ätzenden Flüssigkeitsdämpfen können in kürzester Zeit zu äußerst heftigen Reaktionen von seiten der tieferen Luftwege führen, die durch die Verlegung des Atemweges rasch tödlich wirken. Anderseits kommt es zu einer Reihe von Spätfolgen mit Narbenstenosen in den Luftwegen. Besonders gefürchtet sind gewisse Kampfgase.

Einzelheiten wurden zusammen mit den entsprechenden Kehlkopfverletzungen erörtert.

Die *Endoskopie* ist zur *Diagnose* und *Behandlung* unerläßlich. Die endoskopische Beseitigung des meistens massenhaften Sekretes durch Absaugen kann lebensrettend wirken.

7. Die banale und diphtherische Tracheobronchitis

Luftröhre und Bronchien erkranken oftmals gleichzeitig an *banaler akuter oder chronischer Entzündung*. Fast immer liegt eine *oberflächliche katarrhalische Entzündung der Schleimhaut* vor, die sich diffus auf die unteren Luftwege erstreckt. Sie geht mit Rötung und Schwellung der Schleimhaut einher, aber ohne tiefergreifende Zerstörung, und liefert mehr oder weniger reichliches schleimiges oder schleimig-eitriges Sekret. Ähnlich der Ozaena kommt auch eine trockene krustende Entzündung vor, oder es treten, wie besonders bei der Grippeentzündung, Blutungen (Bronchitis haemorrhagica) auf. Namentlich an chronischen Entzündungen, deren Ursachen ähnlich derjenigen der Kehlkopfentzündungen sind, nimmt auch der Kehlkopf in Form einer Laryngotracheobronchitis teil.

Eine **Perichondritis** kann durch Traumen, Typhus, Tuberkulose oder Syphilis bedingt sein.

Auf die **Klinik** dieser Erkrankungen gehe ich nicht näher ein. Sie ist in den Lehrbüchern der internen Medizin nachzulesen.

Die **akute Tracheobronchitis** erfordert nur selten eine Tracheobronchoskopie, und zwar hauptsächlich im *Kleinkindesalter*, wenn eine bedrohliche Dyspnoe auftritt. Dies ist der Fall bei der *akuten infektiösen Laryngotracheobronchitis des Kleinkindes* (S. 424) mit reichlicher gummiartig zäher Exsudation, die zur Tracheo- und Bronchostenose führt. Die Endoskopie dient in diesen Fällen der instrumentellen Entfernung des eingedickten Exsudates durch Zangen und Absaugen und gestattet gleichzeitig die Differentialdiagnose gegen einen vegetabilischen verstopfenden Fremdkörper. Zum selben Zweck kommt sie bei der *diphtherischen Entzündung* in Frage. Zuweilen läßt sich dadurch die in diesen Fällen nicht ungefährliche Tracheotomie vermeiden.

Bei der **chronischen Tracheobronchitis** wird die Endoskopie vor allem zu *differentialdiagnostischen Zwecken* herangezogen, da viele unklare Bronchial- und Lungenerkrankungen nur die Symptome einer unspezifischen Tracheobronchitis, zuweilen mit sehr geringen physikalisch oder röntgenologisch nachweisbaren Zeichen, aufweisen. Insbesondere fallen Patienten mit *chronischem Husten unerklärter Genese* in diese Krankheitsgruppe.

Der **endoskopische Befund** der chronischen Bronchitis äußert sich vor allem in der *veränderten Sekretion*. An Stelle der durchsichtig klaren dünnen Schleimschicht, die die ganze reizlos dünne Schleimhaut normalerweise überzieht, finden sich fleck- oder tropfenförmige Ansammlungen von weißlichem bis gelblichem oder grünlichem opakem Exsudat. Die *Schleimhaut* ist in den Anfangsstadien *dick* und *rot* mit Verschwinden der Knorpelringe und Längsfalten, später *narbig* und *fleckig* mit erweiterten Gefäßen. Auch ist der *Hustenreflex* oft stark gesteigert. Das Bild ist von der Ursache der Bronchitis kaum abhängig und gilt für die diffuse ebenso wie für die lokalisierte Bronchitis.

Gegenüber der banalen diffusen Bronchitis hat die Bronchoskopie eine *ganze Reihe verschiedener lokaler Erkrankungen* zu berücksichtigen, die eine *lokale* oder eine *Ableitungsbronchitis* zur Folge haben und zu Reizhusten, eventuell auch Auswurf führen können. Je nach der Ursache lokalisiert sich dabei die Nachbarschaftsbronchitis auf einzelne Bronchien (Ableitungsbronchus), bzw. ist nur an einzelnen Ostien vorhanden. Dazu gehören *Bronchostenosen*, beginnende *Bronchiektasen*, *Bronchialfremdkörper*, *tuberkulöse Bronchial- und Lungenerkrankungen*, *Lungenabszesse*, *gut- und bösartige Bronchial- und Lungengeschwüre*, *syphilitische Erkrankungen* usw. Dabei sind Biopsien sowie die zytologische und bakteriologische Sekretuntersuchung von Wichtigkeit. Der Nachweis von Tuberkelbazillen läßt sich öfters nur in dieser Weise erbringen. Bei Verdacht sind wiederholte Untersuchungen notwendig.

JACKSON und andere empfehlen zur *Behandlung* einer hartnäckigen chronischen diffusen Bronchitis, die durch das anklebende, zum Teil obstruierende Sekret bei geschädigtem Flimmermechanismus unterhalten wird, regelmäßiges Aussaugen durch das Bronchoskop und Waschungen mit isotonischer Kochsalzlösung, bei zähem Exsudat unter Zusatz von Natrium bicarbonat. Dabei soll die Luftfeuchtigkeit der Umgebung nicht unter 65% sinken. Verboten werden alle Hustenberuhigungsmittel.

In der Behandlung der Ozaena der Luftröhre können die grünlichen stinkenden Borken, sofern sie nicht durch intralaryngeale Injektionen von Kochsalzlösung zu lösen sind, mit Zangen und Absaugen bronchoskopisch entfernt werden.

8. Die Tracheobronchialtuberkulose und die Tracheobronchoskopie bei der Lungentuberkulose

Daß Trachea und Bronchien an Tuberkulose erkranken können, war zwar schon vor der Endoskopie bekannt, jedoch wurde deren Häufigkeit unterschätzt, und es war auch nicht möglich, deren verschiedene Formen und die Auswirkungen auf die tuberkulöse Lunge eindeutig festzustellen. Erst die Tracheobronchoskopie ermöglichte die Klinik der Tracheobronchialtuberkulose und deren Wichtigkeit für den Verlauf der Lungenerkrankung aufzuklären. Es ist bezeichnend, daß in den Lungensanatorien die Tracheobronchoskopie in immer vermehrtem Maß bei der Diagnose und zur Behandlung herangezogen wird.

Das Bronchialsystem kann in allen Stadien der Lungentuberkulose erkranken. Die klinischen Erscheinungen sind dabei ganz wesentlich verschieden.

Eine *Primoinfektion* in der Bronchialwand ist sehr selten. Die verschiedenen Schutzmechanismen, wie die zusammenhängende, durch die Flimmerhaare ständig nach dem Kehlkopf bewegte Schleimschicht und die Abwehrkräfte der Schleimhaut, sorgen dafür, daß die Tuberkelbazillen nicht haften und sich nicht vermehren. Einzelne Fälle sind immerhin beschrieben als lokalisierte wuchernde ulzerierte Schleimhautentzündungen mit eitriger Exsudation und massenhaft Tuberkelbazillen. Es kann eine Bronchialstenose entstehen, auch wenn die Läsionen unter Narbenbildung abheilen. Es hält allerdings schwer, in solchen Fällen eine primäre Lokalisation im Lungengewebe auszuschließen, so daß bis vor kurzem am Vorkommen einer Primoinfektion gezweifelt wurde.

Im Gegensatz dazu werden Trachea und Bronchien häufig durch die *Ausbreitung des Primärkomplexes* in die regionären *Lymphknoten* betroffen. Es entstehen dabei, wie bekannt, in den großen bronchialen Lymphknotenanhäufungen tuberkulöse Lymphome, die bei der engen Nachbarschaft der Lymphknoten und der Bronchien, insbesondere der Hauptbronchien, in verschiedener Weise die Bronchialwände ergreifen können. Zunächst kommt es zu einer rein mechanischen Verschiebung oder Einbuchtung des Bronchus an der Stelle des Lymphknotens. Dabei kann die Bronchialschleimhaut normal bleiben, meist aber reagiert sie mit einer Entzündung, wird ödematös und verdickt bis zur wuchernden Hyperplasie, die zugleich mit der Verdrängung des Bronchus von der Stenose bis zu einem völligen Verschluß mit seinen Folgen führen kann. So wird gelegentlich der linke Hauptbronchus durch die Lymphknoten in der Bifurkation derart abgewinkelt, daß ein Einblick nicht mehr möglich ist. Die Stenose wird dabei durch Sekret und Exsudat noch enger. Schließlich greift die tuberkulöse Erkrankung auf die Bronchialwand über und es beginnt sich eine Fistel zu bilden, die wiederum eine unspezifische oder spezifische Entzündung der Bronchialschleimhaut verursacht. In der Regel entsteht ein kleiner Durchbruch, zuweilen als Ende eines längeren Fistelganges von einem entfernteren Lymphknoten, dessen Umgebung durch eine Schleimhautwucherung gekennzeichnet ist. Die Fisteln können auch sehr fein bleiben, manchmal multipel, anderseits finden sich große Löcher mit ausgedehnter Wandzerstörung. Besonders in den letzteren Fällen entleert der Lymphknoten seinen käsig-eitrigen Inhalt oftmals in größeren Mengen und plötzlich in den betroffenen Bronchus. Die Überschwemmung des Bronchialbaumes infolge dieses massenweisen Einbruchs kann so groß sein, daß eine sofortige Erstickung eintritt. Anderseits gibt der tuberkulös-infizierte Inhalt zur Ausbreitung der Tuberkulose in der Lunge Anlaß, wobei allerdings die Bedeutung dieses Infektionsmodus der Lunge noch umstritten ist. Nach SCHWARZ und ALEXANDER kommen zuweilen ausgedehnte Tracheobronchialtuberkulosen infolge eines Lymphknoteneinbruches bei sehr geringem Lungenbefund vor. Daß die Bronchostenose als solche auf die dahinter gelegenen Lungenabschnitte mit ihren Herden einen ungünstigen Einfluß hat, wird auf S. 567 erörtert.

Entsprechend der Primoinfektion ist diese durch Lymphknoten bedingte Bronchialtuberkulose eine *vorwiegende Kinderkrankheit* bzw. eine solche des Jugendlichen, kann aber auch noch bei Greisen vorkommen. Nach M. JEUNE fanden sich bei 72 Primoinfektionen im Kindesalter in 15% Lymphknotenfisteln. Die Verteilung im Bronchialbaum entspricht der Anordnung der Bronchialdrüsen. Vorwiegend werden die Carina oder die inneren Wände der Hauptbronchien betroffen, ebenfalls häufig ist der Sporn zwischen Hauptbronchus und Oberlappenbronchus rechts erkrankt, zuweilen die Gegend des Mittellappenostiums oder die äußere Wand des Hauptbronchus links, selten der Oberlappensporn links oder die Trachea. Im ganzen findet sich die Erkrankung viel häufiger rechts als links. Öfters bilden sich mehrere Fisteln. Diese Form der Bronchialtuberkulose ergreift demnach fast ausschließlich die *großen Bronchien*.

Die exsudativen Infiltrate der sogenannten *Epituberkulose* (ELIASBERG und NEULAND, REDECKER), deren Natur und Entstehungsmodus noch nicht klar ist, können sich nach SOULAS und MOUNIER-KUHN ebenfalls am abführenden Bronchus in einer Schwellung der Bronchialschleimhaut mit einem zuerst zellreichen, später flüssigeren Sekret bzw. Exsudatpfropf äußern. Dadurch kommt es zur Bronchostenose mit ihren Atelektasen verursachenden Rückwirkungen. Im Gegensatz zum Exsudat der Primärläsion sind Tuberkelbazillen nur in einem gewissen Prozentsatz und nur im Tierversuch nachweisbar.

Während im zweiten Stadium die *Tracheobronchialtuberkulose* zurücktritt, ist sie eine verhältnismäßig häufige, wenn auch späte Komplikation des dritten Stadiums der Lungentuberkulose, der *Lungenphthise*. Die Angaben über die Häufigkeit schwanken allerdings in weiten Grenzen, woran aber das verschiedene zugrunde liegende Krankengut schuld sein dürfte. Für die weiblichen Tuberkulösen eines Sanatoriums fanden SOULAS und MOUNIER-KUHN 7 bis 10%. Es ist eine auffällige, aber ungeklärte Tatsache, daß viel mehr Frauen als Männer betroffen werden, während es bei der Kehlkopftuberkulose gerade umgekehrt ist. Vorwiegend handelt es sich um die Altersjahre des dritten und vierten Dezenniums. Es ist kein Zweifel, daß die Parenchymerkrankung der Lunge die Primärherde sind, die auf verschiedenen Wegen zur Ansteckung der Bronchien führen. Oft sind die den Lungenherd durchziehenden *kleinsten Bronchien* erkrankt, was durch direkte Ausbreitung der Tuberkulose zustande kommt. Zuweilen fehlt ein nachweisbarer Lungenherd (HUEBSCHMANN). Aus den kleinen Bronchien kann die Tuberkulose den abführenden Bronchien (Ableitungsbronchitis) entlang weiterkriechen und schließlich in die großen Bronchien gelangen. Häufig jedoch werden die *mittleren Bronchien* übersprungen oder es findet sich darin eine isolierte sogenannte *röhrenförmige Tuberkulose* mit Verkäsung der ganzen Wand, sogenannte *Endobronchitis caseosa*, so daß zunächst nur noch ein fistulöser Durchgang durch eine verkäste Masse besteht, sich später aber eine bronchiektatische Erweiterung bilden kann. In den großen, der Endoskopie zugänglichen Bronchien ist die Tuberkulose besonders in den *Hauptbronchien* und in der Nähe der Carina lokalisiert, von wo sie nach unten kriecht bis zum Oberlappen, eventuell bis zum Mittellappenbronchus, und sich anderseits auf die Trachea ausbreitet, in der sie selten isoliert vorkommt. Häufiger wird sie im rechten Bronchialbaum angetroffen. Nach SCHUBERT kommt sie auf der rechten Seite namentlich in den oberen Teilen, auf der linken Seite in den mittleren und unteren Teilen des Bronchialbaumes vor, was aber mit verschiedenen größeren Statistiken nicht übereinstimmt (MYERSON, HAWKINS, SOULAS, MOUNIER-KUHN). Die *Pathogenese* ist nicht einheitlich, teils liegen sputogene Infektionen vor, teils Ausbreitung unter der Schleimhaut, eventuell in peribronchitischen Lymphwegen (SECRÉTAN), teils scheinen auch tuberkulöse Lymphknoten, wie im Primärkomplex, eine Rolle zu spielen. Außer für den letzteren Fall liegt das Überspringen der mittleren Bronchien nicht ohne weiteres auf der Hand, dagegen erklärt sich, daß die Bronchialtuberkulose bei einseitiger Lungentuberkulose stets auf derselben Seite entsteht und oft multiple Herde bildet. Auch hämatogene Infektionen dürften vorkommen.

Die Läsionen entsprechen *pathologisch-anatomisch* der üblichen Schleimhauttuberkulose mit der Bildung von Tuberkeln, die verkäsen. Es entstehen teils eigentliche Tuberkulome, teils granulierende Wucherungen, teils Ulzerationen mit ödematösen Schleimhautreaktionen und Exsudatbildung. Im ganzen kann ein mehr proliferativer oder mehr ulzerös-exsudativer Charakter die Schleimhautveränderungen beherrschen. Es besteht die Neigung zur Ausbreitung in und unter der Schleimhaut. Dabei können auch die Knorpelringe zerstört werden. Die Ausheilung erfolgt narbig und bildet bei größeren Herden stets eine Stenose, die selbst in den großen Bronchien bis zum völligen Verschluß fortschreiten kann. Auch submuköse, nicht ulzerierte Herde heilen mit diesen narbigen Rückständen aus.

Für die Klinik der Lungentuberkulose ist von großer Bedeutung, daß die Herde in den Bronchien, seltener diejenigen in der Luftröhre, eine *Stenose* oder sogar einen *Verschluß* verursachen. Die Verengerung kann bereits durch die entzündlichen Wucherungen bedingt sein oder sie stellt sich erst mit der beginnenden Abheilung durch Narbenbildung ein. Diese Narben behalten aber mit einer geschwollenen und geröteten Schleimhaut noch lange ihren entzündlichen Charakter bei. Solche Stenosen betreffen besonders häufig den *linken Hauptbronchus* oder den rechten *Oberlappenbronchus*. Ebenso sind oftmals die kleineren Segmentbronchien erkrankter Lungenbezirke verengert oder total verschlossen.

Auswirkungen der tuberkulösen Tracheobronchitis auf die Lungentuberkulose. Die tracheobronchiale Erkrankung bedeutet für die Lungentuberkulose stets eine wesentliche, unter Umständen eine sehr schwerwiegende *Komplikation*. Lungentuberkulose und Tracheobronchialtuberkulose verhalten sich wie zwei *böse Nachbarn* (SOULAS und MOUNIER-KUHN). Fast immer stellen die Herde in Trachea und Bronchien mit ihren, wie bei den tuberkulösen Geschwüren, massenhaften Tuberkelbazillen *Streuherde* dar, die neue Lungenbezirke infizieren können. Meistens sind es offene Streuherde. Über die Wichtigkeit einer solchen Streuung in die Alveolen gegen den normalen Transport von Sekret und Exsudat zentralwärts sind allerdings die Meinungen noch geteilt. SCHWARZ, ALEXANDER u. a. messen der Streuung von durchgebrochenen Lymphknoten aus eine große Bedeutung für die Entwicklung schwerer multipler Lungenherde bei, wodurch manchmal erst eine bösartige Parenchymerkrankung verursacht werden soll. Unbestritten ist der Schaden, den eine *Bronchostenose* mit sich bringt, eine, wie erwähnt, häufige Folge der Tracheobronchialerkrankung. Eine Trachealstenose kann das Leben unmittelbar gefährden, aber auch eine hochgradige Stenose eines Bronchus, vor allem eines Hauptbronchus, ist für den Organismus durch die *Ausschaltung* eines größeren Teiles der *Atemfläche* eine große Belastung, die bei einer Tuberkulose doppelt schwer wiegt. Dazu kommen die Schäden jeder *Sekret-* und *Exsudatstauung* hinter der Stenose und die durch den Verschluß bedingte *Atelektase* der peripher gelegenen Lungenabschnitte, die das Fortschreiten des nun abgeschlossenen Krankheitsherdes im Lungengewebe fördert. Sind schon *Kavernen* vorhanden, so verhindert die Stenose des abführenden Bronchus deren Entleerung und bläht sie bei einem inspiratorischen Ventilverschluß gleichzeitig auf, womit ihre Abheilung unmöglich wird. Es entsteht eine schwer zu behandelnde *Blähkaverne*. Auch macht sie die *Kollapstherapie unsicher*. Durch die Anlegung eines Pneumothorax kann sofort ein vollständiger Bronchialverschluß eintreten, der eine ausgedehnte Atelektase, unter Umständen der ganzen Lungenhälfte, nach sich zieht und damit einen Lungenkollaps herbeiführt, der zur eingebrachten Luftmenge in keinem Verhältnis steht. Damit wird jede Dosierung des Pneumothorax unmöglich. Lungen- und Tracheobronchialerkrankung bedingen daher in ihrem gegenseitigen Verhalten einen mehr oder weniger schädlichen Kreislauf, dem die Behandlung der Tracheobronchialherde, insbesondere durch Ausschaltung der Bronchostenose, zu begegnen sucht.

Symptome und Verlauf. Es ist hier nicht der Ort, im einzelnen auf die Symptomatologie der Tracheobronchialtuberkulose einzutreten. Es sei nur hervorgehoben, daß die tuberkulösen Bronchialherde gegenüber der unkomplizierten Lungenerkrankung keine weiteren sicheren Zeichen hervorrufen. Nur der geschilderte Masseneinbruch tuberkulöser Lymphknoten mit ihrem käsigen Inhalt kann zu einer plötzlichen schweren Atemnot bis zur Erstickung führen, die durch die Parenchymerkrankung des Lungengewebes nicht zu erklären ist. Im übrigen weist ein hartnäckiger, medikamentös schwer zu beeinflussender, anfallsweiser, bellender Reizhusten auf die Bronchien hin, wie im Röntgenbild Atelektasen und aufgeblähte Kavernen für eine tuberkulöse Bronchostenose bzw. einen Verschluß verdächtig sind. Dadurch entsteht oft auch eine gewisse Dyspnoe, während Blutungen selten eintreten. Die Menge des Auswurfes bewegt sich in weiten Grenzen.

Einmal eingetreten, gewinnt die Tracheobronchialtuberkulose eine gewisse Selbständigkeit. Im allgemeinen wird wohl ihr Verlauf durch das Verhalten der Lungentuberkulose bestimmt, wie bei der Kehlkopftuberkulose, es können sich aber die beiden Lokalisationen der Erkrankung auch bis zu einem gewissen Grad unabhängig voneinander weiter entwickeln.

Endoskopischer Befund. Die Lungentuberkulose als solche kann einen leichten diffusen Reizzustand der Bronchialschleimhaut banaler Natur unterhalten. Die tuberkulöse Tracheobronchitis äußert sich in *lokalisierten Herden* verschiedenen Aussehens. Es sind vor allem die Veränderungen an den *Ostien der Segmentbronchien* von denjenigen an den *Wänden der größeren Bronchien* und der *Trachea* zu unterscheiden.

Die Herde an den *Ostien* entstehen durch direkte Fortpflanzung der Tuberkulose vom Lungenparenchym aus (SOULAS und MOUNIER-KUHN) und kennzeichnen daher als *Ableitungsbronchitis* das betroffene Lungensegment. Von einer leichten Schwellung bis zur ulzerierenden und wuchernden Schleimhaut kommen alle Übergänge vor. Meist entleert sich eitriges Exsudat aus den oft stark verengten oder ganz verschlossenen Bronchien. Solche Bilder treten vor allem bei der späten Phthise, aber auch bei der Epituberkulose auf.

Die Befunde an den *Tracheal- und Bronchialwänden* (Abb. 240) ergeben sich zum Teil schon aus den vorhergehenden Beschreibungen der verschiedenen Arten von Tuberkulose. Sie setzen sich aus verschiedenen Komponenten zusammen. Zu Beginn besteht nur ein lokalisiertes *Ödem* mit etwas trüber und leicht granulierter Oberfläche unter Lupenbetrachtung, das auf abschwellende Medikamente zurückgeht. Dieses Stadium allein wird aber selten beobachtet. Meistens liegt bereits eine *Infiltration* vor, die sich durch ihre stärkere Verdickung und rote bis hochrote Farbe sowie eine höckerige Oberfläche auszeichnet. Gelegentlich finden sich kleine *Erosionen*. Eine häufige Form sind eigentliche *Geschwüre* mit oftmals granulierenden aufgeworfenen Rändern, die das Geschwür mehr oder weniger verdecken können. Der Geschwürsgrund ist in der Regel mit einer Art Pseudomembran von weißer Farbe mit vielen Tuberkelbazillen bedeckt, kann aber auch sauber sein. Die Herde erlangen oftmals eine große flächenhafte Ausdehnung. Umschriebene höckerige *Tuberkulome* ohne Zerfall kommen viel seltener vor, wie auch *hyperplastische* ausgedehntere *Wucherungen* ohne Geschwüre. Häufig zeigt der Tuberkuloseherd mehrere der beschriebenen Veränderungen nebeneinander, doch läßt sich im allgemeinen, wie erwähnt, ein mehr ulzerös-exsudativer Charakter — in der großen Mehrzahl der Fälle — von einem mehr produktiven Charakter unterscheiden.

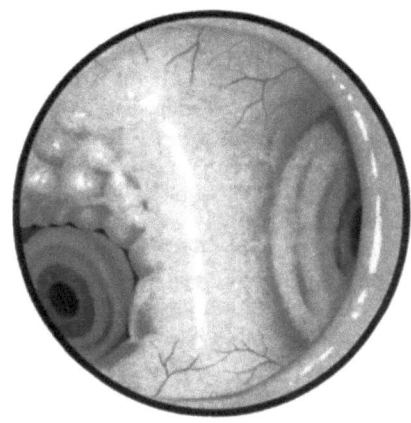

Abb. 240. Bronchialtuberkulose im endoskopischen Bild (aus TRIGLIANOS)

Die **Stenosen** des frisch entzündlichen Stadiums lassen sich in ihrem Grad an der Einengung des Lumens durch die entzündlichen Wucherungen einigermaßen abschätzen. Je nach der zirkulären Ausdehnung der Läsionen sind sie mehr oder weniger exzentrisch gelegen. Mit der beginnenden Narbenbildung gesellen sich Verziehungen hinzu, die beispielsweise die Carina fast unkenntlich machen können, so daß der rechte Hauptbronchus eine gerade Fortsetzung der Trachea zu sein scheint und der linke Hauptbronchus nur wie eine kleine Öffnung davon abgeht. In den Bronchien selbst sind es trichterförmig konzentrische oder exzentrische Einengungen mit mehr oder weniger roter geschwollener Schleimhaut. Die Stenosen lassen sich bronchographisch darstellen (Abb. 241).

Diagnose. Klinische Anzeichen und radiologische Untersuchung können zwar den Verdacht einer Tracheobronchialerkrankung erwecken, jedoch gibt einzig die Tracheobronchoskopie über ihr Vorhandensein und ihre besondere Art Auskunft. Es erhebt sich daher die Frage der Tracheobronchoskopie bei der Lungentuberkulose, die noch bis vor verhältnismäßig kurzer

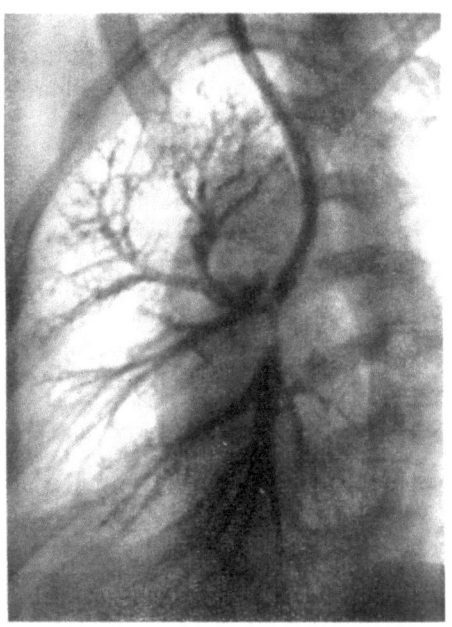

Abb. 241. Stenose des rechten Haupt- und Stammbronchus bei Bronchialtuberkulose (laterale Aufn.)

Zeit von den Phthisiologen aus der Befürchtung vor schädigenden Reaktionen und Ausbreitung der Lungenherde mehr oder weniger abgelehnt wurde. Dieser

Standpunkt wird heute nicht mehr eingenommen, aber eine gewisse strenge Indikationsstellung erscheint doch immer noch am Platz, denn die Endoskopie ist beim Lungentuberkulösen nicht ganz gleichgültig (RIECKER).

Als *Anzeigen* zur Tracheobronchoskopie gelten:

1. Verdacht auf Tracheobronchialtuberkulose, in welchen Fällen die Tracheobronchoskopie diagnostisch, aber auch therapeutisch von Bedeutung sein kann (Atelektasen, Blähkavernen, reichlich Tuberkelbazillen bei geringem Lungenbefund, hartnäckiger Reizhusten).

2. Lungenblutungen, deren Sitz durch die Endoskopie abgeklärt werden kann oder die bei schwersten Blutungen durch Tamponade zu stillen sind.

3. Zum Nachweis von Tuberkelbazillen, der zuweilen nur auf diese Weise gelingt und selbst der Untersuchung des Magensaftes überlegen sein kann.

4. Zum Nachweis oder Ausschluß einer Tuberkulose bei tuberkuloseverdächtiger bronchopulmonaler Erkrankung.

5. Bei Lungenkavernen mit Retentionserscheinungen zur Erweiterung des abführenden Bronchus.

6. Zur Abklärung der Bronchialverhältnisse vor thoraxchirurgischen Eingriffen. Diese letztere Anzeige gewinnt mit der Zunahme solcher Eingriffe immer mehr an Bedeutung.

7. Verdacht auf tuberkulöse Bronchialstenose.

Als meistens nur relative Gegenanzeigen gelten:

1. Die allgemeinen *Gegenanzeigen* gegen die Bronchoskopie, wie schlechter Allgemeinzustand, dekompensierte Herzfehler, Aortenaneurysmen usw.

2. Akute Schübe der Lungentuberkulose.

3. Frische Blutungen.

4. Kehlkopftuberkulose.

Größere Statistiken haben erwiesen, daß bei Beachtung dieser Kontraindikationen und sorgfältiger Ausführung der Tracheobronchoskopie mit dünnen Rohren und kurzer Dauer des Eingriffs ein fieberhafter Schub und eine Ausbreitung der Lungentuberkulose mit seltenen Ausnahmen nicht zu befürchten ist. Die Gefährdung erscheint größer, wenn eine tuberkulöse Tracheobronchitis besteht, die mit dem Rohr möglichst nicht überschritten werden soll.

Der endoskopische Befund der verschiedenen Formen der Tracheobronchitis wurde bereits beschrieben. Zur Sicherung der Diagnose wird der Abstrich mit Untersuchung auf Tuberkelbazillen auch im Tierversuch, die zytologische Beurteilung und gegebenenfalls die Biopsie herangezogen.

Behandlung. Die Tracheobronchialtuberkulose ist grundsätzlich gleich zu behandeln wie die Kehlkopftuberkulose. Auch bei ihr ist die Lokalbehandlung gegenüber der *spezifischen Chemotherapie* ganz in den Hintergrund getreten. Insbesondere die am häufigsten vorkommenden ulzerös-exsudativen Herde in der Trachea und den Bronchien reagieren prompt auf die Chemotherapeutica, von welchen mit dem Streptomycin bereits große Erfahrungen vorliegen. Daneben kommen allein oder zur Unterstützung auch die anderen drei Arten von Chemotherapeutica in Betracht, die Paraaminosalicylsäuren, die Derivate der Thiosemicarbazon-Reihe (*Conteben* usw.) und das Isonikotinsäurehydrazid Rimifon. Zur lokalen Anwendung dienen Inhalationen, jedoch hat sich die interne Darreichung als so wirksam erwiesen, daß die erstere fast verlassen ist. Die Einzelheiten der chemotherapeutischen Behandlung sind bei der Behandlung der Kehlkopftuberkulose nachzulesen.

Neben der Chemotherapie ist selbstverständlich die allgemeine *klimatisch-diätetisch-hygienische Behandlung* der Lungentuberkulose durchzuführen, deren Heilwirkung schon als solche einen günstigen Einfluß auf die Bronchialerkrankung haben kann.

Die *endoskopische Lokalbehandlung* kannte besonders vor der Chemotherapie die grundsätzlich gleichen Maßnahmen wie bei der Kehlkopftuberkulose, vor allem die Kauterisation mit dem Galvanokauter oder die Elektrokoagulation, chirurgische Abtragung großer Wucherungen, die Ätzung mit Arg. nitricum, Chromsäure oder Milchsäure. Ihre Anwendung beschränkt sich heutzutage auf vereinzelte Fälle, sofern eine nicht stenosierende Läsion vorliegt, z. B. die chirurgische Verkleinerung oder die Koagulation eines eigentlichen Tuberkuloms oder starker proliferativer nicht ulzeröser Wucherungen, die beide auf Chemotherapie schlecht ansprechen. In den Bronchien, sehr selten in der Trachea, kommt jedoch die Erweiterung von Stenosen hinzu bzw. das Durchgängigmachen abführender Bronchien, deren Verstopfung, wie beschrieben, zu einer Reihe von schweren Schäden führt. Während der Periode der Entzündung gehört schon das Absaugen und Reinigen des stenosierenden Herdes dazu, was dem Patienten nicht selten erhebliche, allerdings nur vorübergehende Erleichterung bringt. Auch das Einbringen von abschwellenden Medikamenten, wie z. B. Adrenalin-Ephedrin oder Privin, verfolgt denselben Zweck. Ebenso läßt sich eine Stenose zum mindesten vorübergehend durch Betupfen der Wucherungen mit Arg. nitricum, 10 bis 20%, oder Kauterisation bzw. Koagulation oder blutige Abtragung beheben. Liegt einmal eine narbige Stenose vor, so sind vorsichtige Dilatationen mit Dilatationsbougies angezeigt und können dahinterliegende Lungenabschnitte wieder zur Atmung bringen. Die Meinungen über diese Dilatierung sind allerdings geteilt. DÜGGELI ist beispielsweise der Ansicht, daß sie nicht gelingen und die Gefahr einer Reaktivierung in sich schließen.

Wichtig, ja sogar lebensrettend, kann sich die endoskopische Behandlung durchbrechender Bronchiallymphknoten erweisen, dadurch, daß der hochinfektiöse verkäste Inhalt des Lymphknotens rechtzeitig durch Absaugen und mit der Zange entfernt wird. Es ist auch die Punktion erweichter, noch nicht perforierter Lymphknoten empfohlen worden.

In letzter Zeit werden an den großen Bronchien bei narbiger Stenose *Bronchusplastiken* ausgeführt, z. B. die Gebauersche Drahtgitter-Cutisplastik, bei welcher das Bronchialrohr neu aufgebaut wird. Bei Stenosen, die Teilungsstellen großer Bronchien betreffen, lassen sich in dieser Weise gegebenenfalls funktionstüchtige Lungenlappen oder Lungensegmente erhalten.

In Frage gestellt wird die Wirksamkeit der Kollapstherapie, besonders des Pneumothorax durch Bronchialherde. Wie bereits betont, kann der Kollaps, sofern eine Bronchialstenose vorliegt, diese wesentlich verstärken, so daß je nach der Art des entstehenden Verschlusses der peripher liegende Lungenabschnitt atelektatisch oder gebläht wird. Das letztere verhindert das Zusammenfallen der Kavernen (Blähkaverne). Die Thorakoplastik hängt allerdings nicht in demselben Maß von krankhaften Bronchialstenosen ab. Vor dem Anlegen eines Pneumothorax sollte daher eine stenosierende tuberkulöse Bronchitis ausgeschlossen werden. Nicht stenosierende Herde machen nichts aus, jedoch ist nicht ohne weiteres zu erwarten, daß sie sich durch die Kollapstherapie bessern oder sogar ausheilen.

Es gibt endlich Fälle von schwerer Lungenphthise mit ausgedehnter stenosierender Bronchitis, in welchen nur die Lobektomie bzw. die Pneumonektomie Aussicht auf Erfolg verspricht, und diese großen chirurgischen Eingriffe gewinnen mit der zunehmenden Sicherheit thoraxchirurgischer Eingriffe immer mehr an Boden. Selten ist nach letzten Erfahrungen der *chirurgische Verschluß des abführenden Bronchus bei Kavernen* erfolgreich, nach welchem die Kaverne zuweilen von selbst auszuheilen pflegt. Daß die endoskopische Exploration vor deren Ausführung unerläßlich ist, wurde bereits bei der Besprechung der Bronchialkarzinome betont.

Prognose. Die Tracheobronchialtuberkulose bedeutet stets eine schwerwiegende Komplikation der Lungentuberkulose und vor der Zeit der spezifischen Chemotherapie war die Ansicht eines fast sicheren letalen Ausganges in der Großzahl der Fälle berechtigt. Durch die Chemotherapie sind die Aussichten besser geworden, aber es ist noch zu früh, um ein endgültiges Urteil über die Senkung der Mortalität abzugeben.

Die Aussichten einer Genesung hängen wesentlich vom Ort und der Schwere der Erkrankung in den Luftwegen ab. Eine Tuberkulose der Luftröhre mit ihrer Gefahr der Stenosierung des gesamten Luftweges, wie auch eine solche der Hauptbronchien, ist immer bedrohlich, da sie den Lungenkranken in höchstem Grade zusätzlich belastet. Daß durchbrechende Lymphknoten den unmittelbaren Tod verursachen können, wurde bereits erwähnt. Etwas weniger gefährlich sind Erkrankungen der Segmentbronchien. Hier weist die Art der Erkrankung, ob ausgesprochen ulzerös-exsudativ oder mehr produktiv, auf die gesamte Abwehrlage hin und ist auch bis zu einem gewissen Grad der Spiegel der Lungenerkrankung. Diese ist letzten Endes für den Ausgang in solchen Fällen ausschlaggebend. Über die verschlimmernden Rückwirkungen der Bronchialtuberkulose auf die Lungenherde wurde auf S. 567 berichtet.

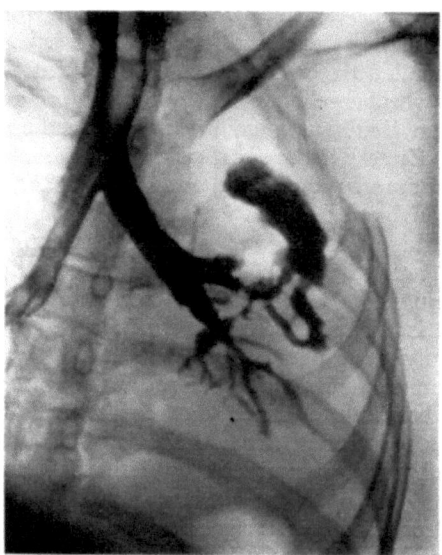

Abb. 242. Bronchialtuberkulose und tuberkulose Kaverne im linken Oberlappen

Tracheobronchoskopie und Lungentuberkulose. Jede endoskopische Maßnahme bei der Tracheobronchialtuberkulose bezieht sich auch auf die gleichzeitig vorhandene Lungentuberkulose. Aber selbst bei gesundem Tracheobronchialbaum kann die Endoskopie von Wichtigkeit sein. So vor allem zur *Sicherung der Diagnose der Lungentuberkulose* mit dem Bazillennachweis im bronchoskopisch entnommenen Sekret, die oft positiv ausfällt, wenn alle anderen Untersuchungen, einschließlich derjenigen des Magensaftes, versagen. Besprochen wurde bereits die Endoskopie bei der *Lungenblutung* (S. 560). Bei den *tuberkulösen Kavernen* (Abb. 242) dient die Bronchoskopie vor allem der genauen Lokalisation und dem Auffinden des abführenden Bronchus. Selten erlaubt sie einen Einblick in die Kaverne und deren direktes Aussaugen, öfters dagegen das Einfüllen von Medikamenten durch den Ableitungsbronchus. Dagegen ist sie stets wichtig zur Behebung der häufigen Verengerungen des Ableitungsbronchus, auch wenn diese nicht tuberkulöser Art sind, durch Abschwellen der Schleimhaut, Abtragung von Wucherungen und Absaugen. Dadurch werden Blähkavernen beseitigt und auch die Drainage einfacher Kavernen gewährleistet, was erst die Anlegung eines wirksamen Pneumothorax erlaubt.

9. Die Syphilis der Luftröhre und der Bronchien

Die Syphilis zeigt in der Luftröhre und den Bronchien grundsätzlich dieselben Veränderungen wie an anderen Stellen der Luftwege, im Sekundärstadium

Papeln und Erosionen, im Tertiärstadium gummöse Infiltrationen und umschriebene Gummen mit ihrem geschwürigen Zerfall. Dieser kann zum Durchbruch in die Umgebung und damit zu tödlichen Komplikationen Anlaß geben (Speiseröhre, Aorta, Pulmonalarterien, Vena cava). Die Abheilung läßt Narbenstenosen zurück. Die isolierte Bronchialsyphilis scheint äußerst selten.

Über die Häufigkeit des Vorkommens *sekundärer Erscheinungen* in Trachea und Bronchien besteht keine Klarheit. Direkt beobachtet wurden sie nur ausnahmsweise, jedoch weisen HAJEK u. a. darauf hin, daß sie vermutlich häufiger sind, als man annimmt.

Tertiäre Erkrankungen sind bedeutend seltener als im Kehlkopf und äußern sich besonders in diffuser gummöser Infiltration der Luftröhre oder Gummen in der Nähe der Bifurkation.

Die *endoskopische Untersuchung* ist die einzig mögliche Methode der genauen Abklärung und Unterscheidung z. B. gegenüber der Tuberkulose oder einem Tumor. Serologische Reaktionen im Blut und die Biopsie sichern die Diagnose.

Eine *Lokalbehandlung* kommt hauptsächlich zur Erweiterung syphilitischer Narbenstenosen in Betracht (S. 562).

10. Pilzerkrankungen von Trachea und Bronchien
(Bronchomycosis, Pneumonomycosis)

Erst durch die Tracheobronchoskopie mit der Möglichkeit der direkten Sekretentnahme aus den tieferen Luftwegen wurde es möglich, eine Reihe von *bronchopulmonalen Erkrankungen* als *Pilzinfektionen* aufzuklären. Beschreibungen finden sich vor allem im amerikanischen Schrifttum, während sie in Europa offensichtlich noch wenig Beachtung fanden. Es ist deshalb möglich, daß Pilzinfektionen häufiger sind als bis jetzt angenommen wurde.

Es wurden eine ganze Reihe verschiedener Pilzarten festgestellt, nämlich Monilia albicans, Aspergillus, Coccidien, Sporotrichiestämme, Mucor, Blastomyceten, Aktinomyces sowie Histoplasmodien. Viele dieser Pilze sind ubiquitär und werden als Saprophyten besonders auch in der Mundhöhle angetroffen. In der Regel dürften die Bronchomykosen durch diese Mundhöhlen- bzw. Rachenflora verursacht werden. Die Bedingungen, die in verhältnismäßig seltenen Fällen dazu führen, sind nicht bekannt. Ausnahmsweise ist eine primäre Entstehung anzunehmen. Es ist nicht ausgeschlossen, daß die Behandlung mit Antibiotica mit ihrer Störung des normalen Gleichgewichtes zwischen Bakterien- und Pilzflora des Digestions- und Respirationstraktus Pilzerkrankungen fördert (S. 334).

Die lokale Erkrankung besteht in einem *chronischen Granulom*, das gelegentlich reichliche Bindegewebsneubildung aufweist, woraus sich tumorähnliche Wucherungen entwickeln. Auch kann es zur Ulzeration kommen und die Bronchialwand zerstört werden. Die Gewebsneubildung führt zur *Bronchostenose* mit ihren Folgen.

An **Symptomen** steht ein zunächst trockener, später mit Auswurf verbundener *Husten* im Vordergrund. Dazu unregelmäßiges, meist nicht hohes *Fieber*, Frösteln, Schwitzen und Gewichtsverlust. Das klinische Bild *gleicht* deshalb einer *Bronchopulmotuberkulose*.

Die **Diagnose** läßt sich nur durch die Endoskopie stellen. Jede tuberkuloseähnliche Erkrankung ist verdächtig, sofern keine Tuberkelbazillen gefunden werden. Der Befund zeigt die oben geschilderten Veränderungen oder eine mehr diffuse Bronchitis ohne bestimmten lokalen Befund. Gesichert wird die Diagnose durch die direkte und kulturelle Untersuchung von Sekret, das mit Mund- oder Rachensekret nicht verunreinigt sein darf. Andernfalls können die Pilze aus der Mundhöhle oder dem Rachen stammen. Besonders bei Aktinomykosen und Blastomykosen ist die Biopsie maßgeblich.

574 Tracheobronchoskopie bei den Erkrankungen der Luftröhre und Bronchien

Zur **Behandlung** stehen verschiedene Medikamente zur Verfügung. Vor allem Kal. jodatum und Natr. jodatum zur peroralen Verabreicherung, das letztere auch zur Inhalation, Gentianaviolett, Paraben und Stilbamidin, von welchen WEGMANN in schweren Fällen vor allem Paraben, einen Ester der Parahydrobenzoesäure, empfiehlt. Gegebenenfalls kommen auch Antibiotica und Röntgenbestrahlungen in Betracht.

11. Geschwülste der Luftröhre und der Bronchien

Neben den Bronchialfremdkörpern sind zur Zeit die Bronchialgeschwülste eines der wichtigsten endoskopischen Probleme, da ihre Behandlung weitgehend von der endoskopischen Aufklärung abhängt und sich in vielen Fällen unklarer Lungenerkrankungen die Frage eines Lungen- bzw. Bronchialtumors erhebt.

a) Gutartige Geschwülste

Es sind fast alle möglichen Arten von gutartigen Geschwülsten, allerdings nur selten, in der Luftröhre und den Hauptbronchien, einzelne auch ausnahms-

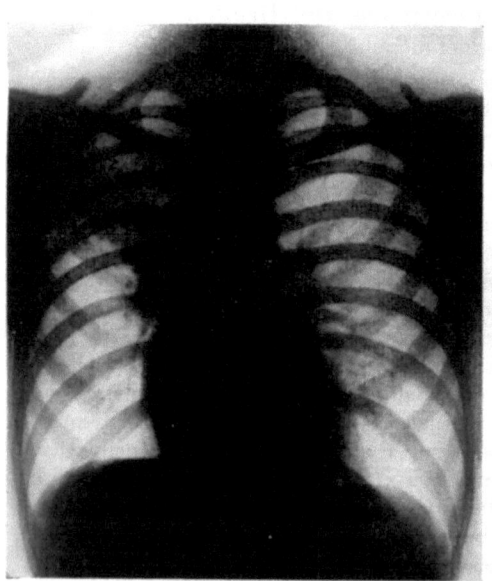
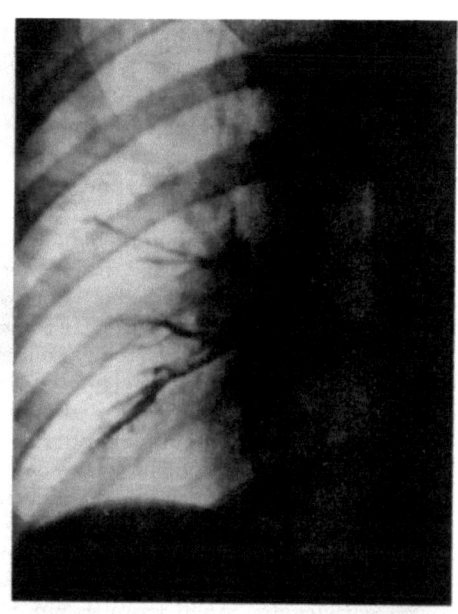

a) Teilweise Atelektase des Oberlappens   *b)* Bronchogramm mit Füllungslücke und Adenom

Abb. 243 a, b

weise in kleineren Bronchien getroffen worden. Es gehören dazu *Adenome, Papillome, Fibrome, Lipome, Hämangiome, Lymphome, Lymphadenome, Mischtumoren, Osteome, Chondrome, Granulome, Myome, Myxome, Neurofibrome* und andere mehr. Gegenüber den bösartigen Geschwülsten sind es nur 3 bis 5% (SOULAS und MOUNIER-KUHN).

Etwas häufiger sind in Kropfländern *intratracheale Strumen* in der Höhe des 1. bis 4. Trachealringes, die durch Einwuchern von Schilddrüsengewebe durch die Trachealwand zwischen Ringknorpel und erstem Trachealring bzw. den Trachealringen zustande kommen. WEGELIN konnte das Eindringen schon in der Fötalzeit vor der Ausbildung der Schilddrüsenkapsel feststellen.

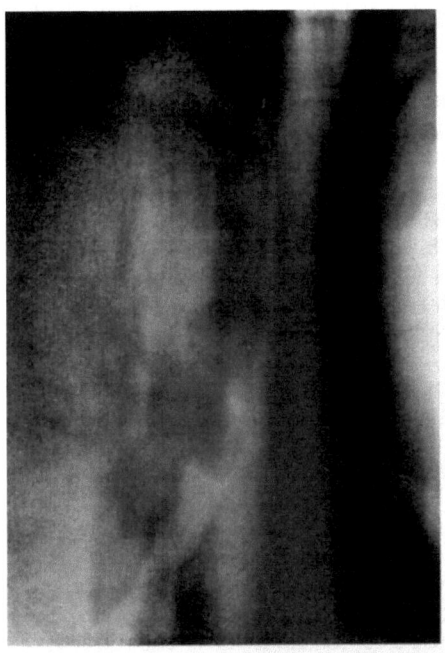

c) Tomogramm des in den Hauptbronchus einspringenden Adenoms

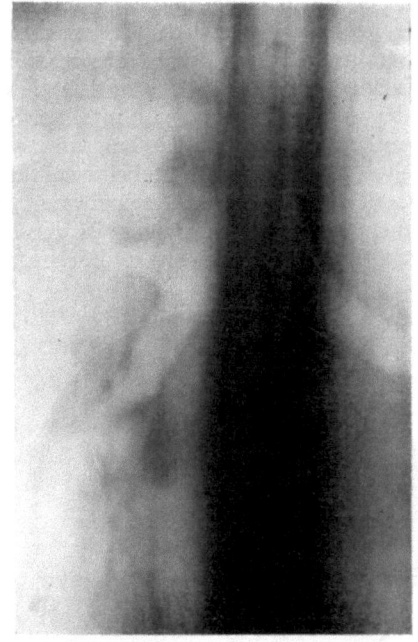

d) Tomogramm nach endoskopischer Behandlung des Adenoms

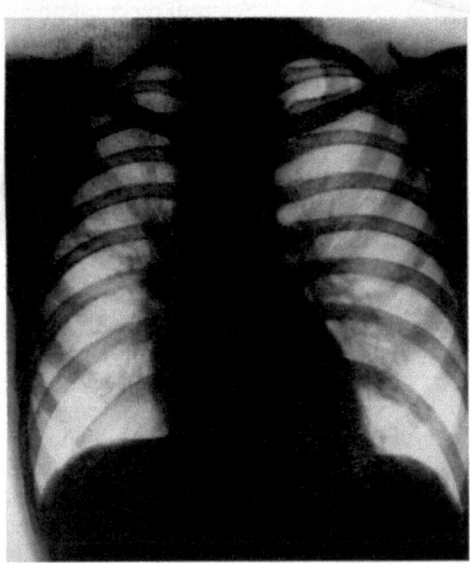

e) Normaler Lungenbefund nach endoskopischer Abtragung des Adenoms

Abb. 243 a—e. Bronchialadenom im rechten Hauptbronchus, ausgehend vom unteren Rand des Oberlappenostiums. Endoskopische Abtragung und Kauterisation. Symptomfreiheit seit 4 Jahren

Eine besondere Stellung nehmen die *Bronchialadenome* ein (Abb. **243** a—e), die bei weitem am häufigsten sind, die Hauptbronchien in der Nähe des Abganges des Oberlappenbronchus bevorzugen und sich besonders bei Frauen entwickeln.

Sie entwickeln sich entweder dicht unter der Schleimhaut oder außerhalb des Bronchus und bestehen oft sanduhrartig aus einem intrabronchialen und einem extrabronchialen Anteil. Sie erscheinen als halbkugelige oder gelappte, breitbasig oder mit einem Stiel aufsitzende Geschwülste von glatter Oberfläche, mehr oder weniger hochrot, von intakter Schleimhaut bedeckt (Abb. 244). Ihr Wachstum ist außerordentlich langsam, es besteht aber eine große Rezidivneigung, selten allerdings eine Metastasenbildung. Ihr klinisches Verhalten nähert sich damit den bösartigen Geschwülsten. Auch der histologische Bau gleicht zuweilen einem Krebs und Irrtümer in der histologischen Diagnose kommen in beiden Richtungen vor. SOULAS und MOUNIER-KUHN betrachten sie als eine Sonderform des Adenokarzinoms, was allerdings JACKSON bestreitet.

Die **Symptome** der gutartigen Geschwülste sind zunächst ganz uncharakteristisch und bestehen höchstens in *Husten* und etwas *Auswurf*. Nur einzelne, wie namentlich die Adenome, verursachen schon früh mehr oder weniger heftige *Blutungen*. In Abwesenheit anderer Erscheinungen sind Blutungen stets adenomverdächtig. Später stellen sich die Zeichen der Bronchostenose mit allen entzündlichen Folgeerkrankungen ein (S. 552).

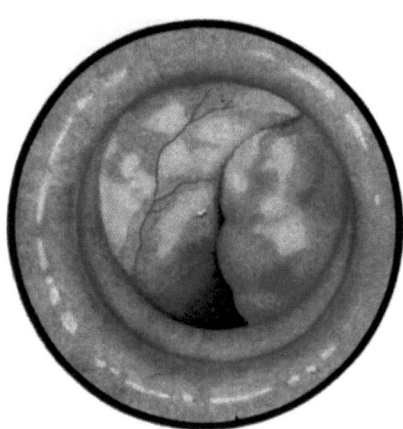

Abb. 244. Bronchialadenom (endoskopisches Bild)

Die **Diagnose** kann nur durch Bronchoskopie mit Sicherheit gestellt werden. Sekundärerkrankungen der Lungen geben sich allerdings auch röntgenologisch zu erkennen, wie Stenosen auf dem Tomo- und Bronchogramm wahrzunehmen sind, jedoch ist die zugrunde liegende Ursache der Stenose aus dem Röntgenbild nicht einwandfrei ersichtlich. Allerdings stellt sich zuweilen ein Tumor im Bronchogramm, namentlich aber im Tomogramm gut dar, wie das Adenom der Abb. 243.

Tracheobronchoskopisch sind andere gutartige Tumoren beinahe immer zu sehen, weil sie stets genügend zentral, fast immer in der Luftröhre oder einem Hauptbronchus sitzen. Ihre Art ist durch die Biopsie bestimmbar.

Die **Behandlung** besteht in der endoskopischen Abtragung mit Zangen oder mittels Diathermie bzw. dem Kauter. Dabei ist mit größter Vorsicht eine Verletzung der Wand zu vermeiden, was besonders an Teilungsstellen von Bronchien mit der Möglichkeit des Fassens des Sporns zu berücksichtigen ist. Ausnahmsweise kann die Entfernung durch Tracheotomie erfolgen, eine Methode, die sich bei den breit aufsitzenden blutreichen intratrachealen Strumen empfiehlt.

Die Meinung über die *Behandlung der Adenome* ist geteilt. Zweifellos konnten eine ganze Reihe von solchen Tumoren trotz ihres extrabronchialen Anteils durch endoskopische Beseitigung mit der Diathermieschlinge und Verkochen der Reste mit der Diathermiekugel jahrelang geheilt werden, wie eigene Erfahrungen bestätigen, aber Rezidive sind nicht selten, so daß von verschiedener Seite grundsätzlich eine Lobektomie bzw. Pneumonektomie empfohlen wird. Jedenfalls ist eine sehr regelmäßige und jahrelange Kontrolle nach endoskopischer Abtragung notwendig. Übrigens ist diese nicht ganz harmlos, schwere, ja tödliche Blutungen sind beschrieben. Selbst schon die Biopsie kann dazu Anlaß geben.

b) Bösartige Geschwülste

Der „Lungenkrebs", der fast immer als Bronchialkarzinom von der Bronchialschleimhaut ausgeht, hat in den letzten Jahren eine große klinische Bedeutung erfahren. Nach den pathologisch-anatomischen Statistiken ist er in auffallender *Zunahme* begriffen, so z. B. nach KOCH von 3,6% aller Sektionsfälle des Düsseldorfer Krankenhauses der Jahre 1920 bis 1923 auf 26,2% der Jahre 1946 bis 1948. Zugleich führt die systematische Anwendung der Bronchoskopie in allen unklaren Bronchopulmonalerkrankungen zur häufigeren Erkennung und erlaubt eine relative *Frühdiagnose*. Diese wiederum gestattet eine *Frühbehandlung* mit den neueren thoraxchirurgischen Methoden, wodurch die 100%ige Mortalität eingeschränkt werden konnte.

Über die *Gründe der Zunahme* ist man sich nicht klar. Inwieweit die Abgase der Verbrennungsmotoren, der Teerstaub der Straßen, die rauchige und staubige Luft der Städte und der Tabakabusus mit Inhalieren als Reizmoment in Frage kommen, ist fraglich. 80 bis 90% der Betroffenen sind Männer, ungefähr die Hälfte davon im Alter von 50 bis 60 Jahren.

Über 90% gehören zu den *Plattenepithelkarzinomen*, doch sind auch undifferenzierte Kleinzellgeschwülste, sogenannte *Oatcell-Tumoren*, nicht selten und wegen ihrer frühen Metastasen gefürchtet. Daneben gibt es *Adenokarzinome* und äußerst selten sogenannte *Al-*

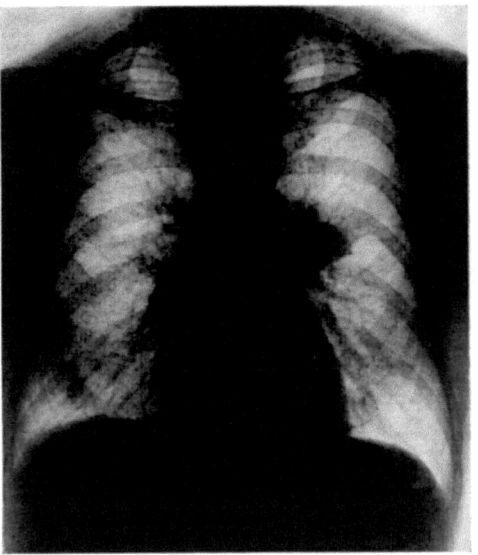

Abb. 245. Karzinom des linken Oberlappens

veolarkarzinome, die aber nicht von den Alveolen, sondern von den kleinsten Bronchien ausgehen. Sie liegen daher in der Peripherie, wie übrigens auch die Adenokarzinome häufiger zu den peripheren Tumoren gehören.

In der *Luftröhre* sind bösartige Geschwülste große Ausnahmen und meistens handelt es sich um Einwachsen aus der Umgebung (Larynx, Ösophagus, Mediastinum). In der Regel sind es Karzinome, Sarkome sind aber relativ häufig.

Im *Bronchialsystem* entwickeln sich weitaus die meisten Karzinome primär in den *großen Bronchien*, und es entstehen in ungefähr 80% zentrale Tumoren, denen nur 20% periphere Geschwülste von den kleineren Bronchien ausgehend gegenüberstehen. Sie kommen etwas häufiger rechts als links vor, und der Tumor sitzt mit Vorliebe in den Hauptbronchien, in der Nähe des Oberlappens, relativ häufig auch im Unterlappen, selten im Mittellappen. Die Prädilektionsstelle ist somit der *rechte Hauptbronchus*. Warum sich die Geschwulst bald mehr *endobronchial-proliferativ*, bald mehr *infiltrativ-ulzerös* unter Zerstörung der knorpeligfibrösen Wand und damit *peribronchial* entwickelt, ist unbekannt. Eine rasche Ausbreitungsmöglichkeit ist infolge der Wanddünne besonders bei den peripheren Tumoren gegeben. *Metastasen* treten schon früh in den Bronchiallymphknoten, in der Brustwand und den Lymphknoten der Supraclaviculargrube und

578 Tracheobronchoskopie bei den Erkrankungen der Luftröhre und Bronchien

der Axilla auf. Ebenso kommt es zu *Fernmetastasen* im Gehirn, in der Leber, den Nebennieren usw.

Ösophaguskarzinome können auf die Bronchien übergreifen und tödliche Durchbrüche verursachen. Jeder Speiseröhrenkrebs erfordert daher die Berücksichtigung der tieferen Luftwege.

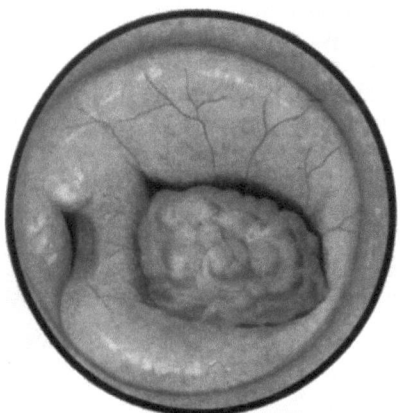

Abb. 246. Bronchialkrebs (endoskopisches Bild) (aus TRIGLIANOS)

Symptome. Die Beschwerden sind zunächst ganz uncharakteristisch mit etwas *Reizhusten* und *Auswurf*, der allerdings schon früh *Blutstreifen* zeigen kann. Zu stärkeren Erscheinungen führt erst die *Bronchostenose* mit ihren entzündlichen Folgen, manchmal zugleich mit einer *Rekurrenslähmung*.

Untersuchungsbefund. An objektiven Zeichen tritt im *Röntgenbefund* (Abb. 245) eine umschriebene Verschattung auf, die im Tomogramm als Tumor imponiert, und die physikalische Untersuchung ergibt die Symptome einer bronchopneumonischen herdförmigen Erkrankung. Der Tumor hat dann allerdings schon eine erhebliche Größe erreicht.

Das *endoskopische Bild* (Abb. 246) ist recht wechselnd. Nicht zu verkennen sind eigentliche Tumormassen, manchmal polypenartig vorragend, oft ulzeriert, die das Bronchuslumen ganz verschließen können. Die entzündlichen Veränderungen in den peripher liegenden Lungenabschnitten liefern dabei reichlich eitriges Exsudat, das neben dem Tumor aus der Bronchostenose quillt. Zuweilen breitet sich das Karzinom mit diffuser Verdickung der Schleimhaut mehr flächenhaft aus. In der Regel bluten die Tumorstellen bei Berührung. Nach RIECKER äußert sich die lymphangiotische Ausbreitung unter der Schleimhaut in einer mit der Optik sichtbaren Verdickung der Lymphgefäße. Bei der Bronchoskopie und der Durchleuchtung kann eine Wandsteifigkeit mit abgeschwächten respiratorischen und pulsatorischen Bewegungen auffallen. Eine Verbreiterung der Carina ist das Zeichen von Lymphknotenmetastasen in der Bifurkation. Liegt die Geschwulst zu weit peripher, um direkt sichtbar zu sein, so weist oft eine *lokalisierte Bronchitis* mit verschwollenem, rotem und versteiftem Ostium des betroffenen Bronchus auf die lokale Erkrankung hin. Damit ist die Stelle der zytologischen Untersuchung (Abb. 247) des häufig austretenden schleimig-eitrigen Exsudates und auch der Bronchus gegeben, in welchen eine Biopsiezange oder eine feine Kürette zur Probeentnahme einzuführen ist. Der endoskopische Befund kann aber auch ganz negativ sein.

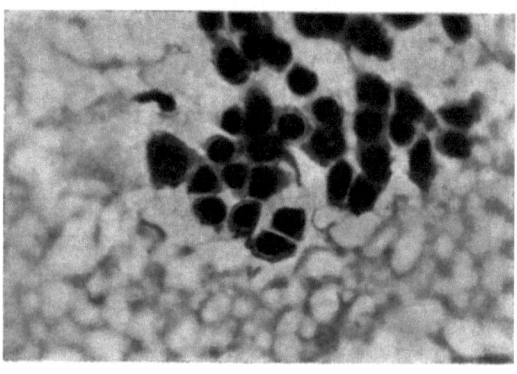

Abb. 247. Zytologischer Befund im Bronchialsekret bei Carcinoma solidum der Bronchialschleimhaut. Verband von Geschwulstzellen bei Färbung nach PAPANICOLAOU

Die *Bronchographie* zeigt die Einengung des Bronchiallumens oder einen vollständigen Stop, zuweilen mit unregelmäßigen Wandkonturen. Bei zentraler Geschwulst gibt sie bei nicht vollständigem Stop über den Zustand peripher von der Geschwulst Auskunft, bei den peripheren Tumoren liefert sie gewisse Anhaltspunkte über das Verhalten des Bronchialsystems in einem z. B. radiologisch verdächtigen Lungengebiet (Abb. 248).

Diagnose. Ohne den histologischen oder zytologischen Nachweis des Karzinoms läßt sich auch aus dem bronchoskopischen und bronchographischen Bild bzw. dem Befund in der Trachea nur eine Vermutungsdiagnose stellen. *Differentialdiagnostisch* kommen dabei echte und entzündliche Geschwülste verschiedener Art, Bronchialfremdkörper, Broncholithen, Bronchiektasen und zum Teil auch extrabronchiale, die Bronchien komprimierende Erkrankungen (S. 554) in Frage.

Die *Biopsie* ist daher von größter Wichtigkeit. Bei sichtbarem Tumor fällt sie nicht schwer, und mit besonders gebogenen Instrumenten kann sie zuweilen auch bei einer nicht direkt sichtbaren Geschwulst im Oberlappen vorgenommen werden. Es ist zweckmäßig, stets mehrere Stückchen zu entnehmen, da die Kleinheit der Stücke und deren Quetschung durch die Zange die histologische Diagnose erschweren. Je nach der Konsistenz des Tumors werden Doppellöffel, seitlich schneidende Zangen oder spitze in das Gewebe einstoßbare Zangen verwendet. Läßt sich die Geschwulst mit keiner der Zangen fassen oder liegt sie zu weit peripher,

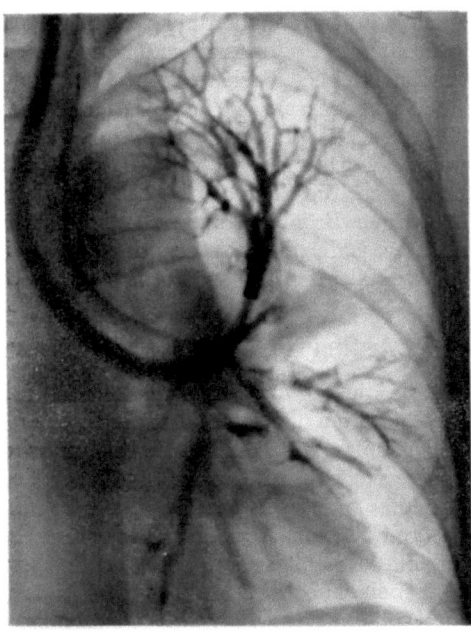

Abb. 248. Karzinom des linken Oberlappens. Bronchogramm der Abb. 245. Verschluß des vorderen Oberlappensegmentes und Verengerung des Lingulabronchus mit Fehlen der Bronchialfüllung distal von der Geschwulst

so führen bisweilen feine Küretten zum Ziel, die auch in Bronchien höherer Ordnung und in ihrer biegsamen Form im Oberlappen verwendet werden können. In dieser Weise lassen sich 75 bis 80% der Bronchialtumoren histologisch sichern.

Versagt die Biopsie, so führt oftmals die *zytologische Untersuchung* des abgesogenen Sekretes unter Umständen nach Auswaschen des betroffenen Lungensegmentes zum Ziel. Fehldiagnosen kommen vor, sind aber selten (PFALTZ und PROBST).

Der Thoraxchirurg verlangt auch, über die *Operabilität der Geschwulst* orientiert zu werden. Die Bronchoskopie kann allerdings über die Ausdehnung eines Tumors nur bedingt Auskunft geben, da sie extrabronchial viel größer sein kann, als nach einem kleinen intrabronchialen Anteil zu vermuten ist. Jedoch läßt sich der genaue Sitz und die freie Strecke von der Carina bis zum Tumor feststellen und damit die Resektionsstelle des Bronchus bestimmen. Dabei ist zu berücksichtigen, daß die Geschwulst submukös 2 bis 3 cm über den makroskopisch sichtbaren Rand hinausgewuchert sein kann. Ein Übergreifen auf die Trachea macht die Operation unmöglich. Bis zu einem gewissen Grad kann auch die Bronchographie weiterführen und den Zustand jenseits des Tumors aufklären, insbesondere derjenigen Teile, die vom Tumor nicht befallen sind. Die Verbreiterung der Carina bei Lymphknotenmetastasen in der Bifurkation wurde bereits erwähnt, auch die prognostisch sehr ungünstige Rekurrensparese.

Behandlung. Eine *endoskopische Behandlung* durch Abtragung oder Radiumeinlage kommt nur bei inoperablen Tumoren als Palliativverfahren zur Erweiterung einer Bronchostenose in Frage. Auch die *Röntgenbestrahlung* hat bezüglich der Dauerheilung versagt und ist nur als Palliativum heranzuziehen. Die einzige erfolgversprechende Therapie ist die totale Exstirpation der Geschwulst durch Lobektomie oder Pneumonektomie durch den Thoraxchirurgen. Auch damit sind allerdings die Erfolgsaussichten für eine Dauerheilung noch schlecht; die Heilungsziffern bewegen sich nur zwischen 8 bis 25%. Nach LEZIUS überleben einzig Patienten mit Plattenepithelkarzinomen.

Die Prognose wird noch dadurch verschlechtert, daß nach LEZIUS nur etwa 30% der Bronchialkarzinome zur Zeit der Diagnose noch operabel sind. Der weitere Fortschritt ist deshalb namentlich bei einer frühzeitigeren Erfassung zu suchen, die aber auf größte Schwierigkeiten stößt, weil die Symptome des bösartigen Bronchialtumors lange Zeit äußerst gering und scheinbar harmlos sind, weshalb die meistens dazu noch indolenten Patienten (S. 342) den Arzt erst verhältnismäßig spät aufsuchen und dann noch Fehldiagnosen naheliegen.

12. Asthma bronchiale und allergische Bronchialerkrankungen

Auf die Klinik des *Asthma bronchiale* soll hier nicht eingegangen werden. Die Ansichten über den Wert der tracheobronchoskopischen Methodik bei Asthma sind geteilt. Eine diagnostische Endoskopie kommt aber stets in Frage, wenn irgendwelche Zweifel über die Natur des Asthmas bestehen, wie es bei vielen Patienten mit einer *asthmoiden Bronchitis* der Fall ist. Hinter einem solchen Zustand, dessen Aufklärung nur bronchoskopisch möglich ist, kann sich eine Tuberkulose ebenso gut wie eine Geschwulst oder ein Fremdkörper verstecken.

Bei einem echten Asthma bronchiale zeigt die Bronchoskopie im anfallsfreien Intervall entweder *normale Verhältnisse* oder nur die Zeichen einer *banalen Bronchitis*. Reichlich *eosinophile Leukozyten* weisen dabei auf Asthma bzw. eine allergische Bronchitis hin. Im Anfall ist das Auftreten eines zähschleimigen Sekretes bzw. Exsudates mit zahlreichen eosinophilen Leukozyten und Curschmannschen Spiralen das Hauptsymptom. Der *Bronchospasmus* als solcher ist nicht zu erkennen, jedoch findet sich nach LEDERER ein *exspiratorischer „Bronchus- und Trachealkollaps"* mit starker Einengung des freien Lumens in der Trachea durch Vorwölbung der Hinterwand. Bei einer weiteren Gruppe liegen ödematös urtikarielle Schleimhautveränderungen vor, die segmentär, plurisegmentär und auf einzelne Ostien beschränkt sind. Dabei kann das Bronchiallumen hochgradig eingeengt sein, was die röntgenologisch sichtbare Hypoventilation erklärt.

In der **Behandlung** des Asthmas kann das endoskopische Absaugen des zähen Sekretes lebensrettend wirken, sofern sich der Patient dessen nicht mehr zu entledigen imstande ist. Auch lassen sich vollständige Bronchialverschlüsse einzelner Bronchien durch zähes Sekret außerhalb eines Anfalles durch Absaugen durchgängig machen und dadurch die dahinter entstandene Atelektase beheben. Zuweilen entspricht diese einem massiven Lungenkollaps mit Dyspnoe. Es ist auch versucht worden, abschwellende Medikamente, wie Adrenalin, Privin, Cocain, Pantocain u. a., bronchoskopisch zu instillieren, doch wird mit Recht vor allergischen Reaktionen gewarnt. NEGUS schätzt die Vorteile der bronchoskopischen Behandlung des Asthmas nicht hoch ein, andere, wie auch JACKSON und SOULAS-MOUNIER-KUHN, sind überzeugte Anhänger.

Von echten **allergischen Bronchialerkrankungen** bzw. Teilnahme des Bronchialsystems an einem allergischen Anfall sind nur wenige Fälle beschrieben. Die endoskopische Untersuchung zeigt nach SOULAS und MOUNIER-KUHN die schon beim Asthma beschriebenen ödematös-urtikariellen lokalisierten Veränderungen der Schleimhaut mit serösem Exsudat.

13. Die Bronchoskopie bei Lungenerkrankungen

In den vorhergehenden Abschnitten wurde verschiedentlich auf die Endoskopie bei Lungenerkrankungen hingewiesen, da sich nicht selten die Lungenparenchymerkrankung in den ableitenden Bronchien äußert und daher der endobronchialen Untersuchung und Behandlung zugänglich ist. Diagnostisch hat sich die Bronchoskopie zunächst mit allen unklaren Lungenerkrankungen zu befassen, so Infiltrate in den Lungenfeldern abzuklären, ebenso bei langdauerndem ungeklärtem Husten, bei asthmoiden Zuständen und den Zeichen einer chronischen Bronchitis ohne zureichende Erklärung, bei Blutungen aus den tieferen Luftwegen (S. 560) usw. die Untersuchung zu ergänzen. Dadurch eröffnet sich der Anzeigestellung ein sehr weites Feld, das am meisten zu der Zunahme der Endoskopien beigetragen hat.

Einige Lungenerkrankungen erfordern noch eine besondere Besprechung. Davon wurde die *Lungentuberkulose* bereits eingehend erörtert. Es sind im übrigen die folgenden:

a) Der Lungenabszeß

Die **Diagnose** des Lungenabszesses ist oft schon vor der Bronchoskopie gestellt. Die Bronchoskopie ist in der Lage, sie in verschiedener Beziehung zu verfeinern. Vor allem dient sie der ätiologischen Aufklärung mit dem Nachweis eines Fremdkörpers, eines stenosierenden Tumors, einer stenosierenden Entzündung, einer alten Narbenstenose usw. In zweiter Linie erlaubt die Endoskopie eine genaue Lokalisation nach Lungenlappen, Lungensegment und Untersegment, wodurch sie auch erst eine rationelle thoraxchirurgische Behandlung erlaubt. Der Ableitungsbronchus zeigt dabei am Ostium im allgemeinen die Zeichen einer stenosierenden Bronchitis, und das austretende Exsudat, das bakteriell untersucht werden muß, charakterisiert den Abszeß schon durch seine Art, seine Farbe und seinen Geruch.

In der **Behandlung** kann zuweilen durch ein endoskopisches Vorgehen die Ursache des Abszesses ausgeschaltet werden, wie bei einem Fremdkörper, womit die Heilung eingeleitet wird. Im übrigen ist sie nur eine die konservative und chirurgische Therapie unterstützende Behandlungsmethode, deren Hauptvorteil in der Drainage des Abszesses durch Bekämpfung der Verlegung des Drainagebzw. Ableitungsbronchus durch abschwellende Medikamente besteht. Eher enttäuscht dagegen hat die direkte medikamentöse Behandlung des Abszesses selbst durch Antibiotica, z. B. Instillation von 50000 bis 100000 Einheiten Penicillin. Durch weiche Katheter läßt sich diese Einfüllung besser vollziehen.

Die Heilerfolge sind weitaus am besten bei akuten Lungenabszessen, die nach 3 bis 4 Wochen keine genügende Heilneigung zeigen, weniger gut, aber möglich, bei subakutem Verlauf. Zu den ersteren gehören auch die sehr seltenen Lungenabszesse nach der Tonsillektomie. Hier kann die Bronchoskopie mit der Aufhebung der Stenose im Ableitungsbronchus und der dadurch möglichen völligen

Entleerung des Abszesses zu einer raschen Abheilung führen. Dagegen ist eine solche bei alten größeren Abszessen nicht zu erwarten. Hier stellt die Bronchoskopie nur eine Vorbereitung zur radikalen chirurgischen Exzision dar.

b) Verhütung und Behandlung der postoperativen Lungenerkrankungen
Siehe folgenden Abschnitt.

14. Verschiedene weitere Anwendungen der Tracheobronchoskopie
a) Chirurgie und Endoskopie

Durch die neuzeitliche intratracheale Narkosemethodik hat die Endoskopie eine außerordentliche Bedeutung für alle in Narkose ausgeführten chirurgischen Eingriffe erhalten. Die intratracheale Intubation erlaubt, den Atemweg ungestört durch Laryngospasmen und Verlegung in Rachen und Mundhöhle dauernd freizuhalten und damit die selbst schon bei geringen Graden schädliche Behinderung der Atmung mit ihrer Hypoxämie zu vermeiden. Dadurch wird der Operationsschock weitgehend herabgesetzt. Zugleich gestattet der Trachealtubus als Tamponkanüle die tieferen Luftwege flüssigkeitsdicht nach oben abzuschließen und eine Aspiration weitgehend zu verhindern, was bei allen Eingriffen in den oberen Luft- und Speisewegen in das Gewicht fällt. Das Sekret, das sich unterhalb der Kanüle in der Luftröhre und den Bronchien ansammelt, läßt sich während und besonders nach Abschluß der Narkose mit feinen Seidengewebe- oder Plastikkanülen absaugen, womit postoperativen Lungenerkrankungen vorgebeugt werden kann.

Der seltene sogenannte *massive Lungenkollaps*, wie er besonders nach Operationen im oberen Abdomen eintritt, geht auf einen zähen Schleimpfropf in einem größeren Bronchus zurück, dessen sich der Patient nicht mehr entledigen kann. Bronchoskopie mit Absaugen führt meist sofort zur Aufhebung der Atelektase und Wiederherstellung der Atmung. Dasselbe gilt für viele *atypische postoperative Pneumonien*, welche durch endoskopische Entfernung des Exsudates aus dem Bronchialbaum rasch zur Abheilung gelangen.

Eine solche Bronchialtoilette ist notwendig vor, während und nach thoraxchirurgischen Eingriffen, wenn es gilt, den Bronchialbaum möglichst zu säubern, um die noch atmenden Lungenteile vor jeder Bronchialverlegung durch Sekret zu bewahren und das Operationsgebiet möglichst von Sekret und Exsudat freizuhalten. Dazu genügt im allgemeinen das Absaugen mittels blindlings eingeführter Kanülen nicht, sondern es muß unter bronchoskopischer Sicht systematisch abgesogen werden. Eine sorgfältige postoperative Überwachung solcher Kranken mit nötigenfalls sofortiger Bronchoskopie ist daher lebenswichtig.

Bronchustamponade oder *Bronchusblockade* erlauben während thoraxchirurgischen Eingriffen bestimmte Lungenteile abzuschließen.

b) Die Bronchoskopie bei „Überschwemmungen" des Tracheobronchialbaumes

Unter mannigfachen Umständen kann der Tracheobronchialbaum mehr oder weniger akut mit Flüssigkeit (Blut, Sekret, Exsudat) überschwemmt werden, was zur sofortigen Erstickung oder zu langdauernder mehr oder weniger schwerer Atemnot Anlaß geben kann. Einige Ursachen wurden bereits genannt und besprochen, wie Blutungen bei Thorax- oder Halsverletzungen sowie bei Lungenblutungen, Einbruch von tuberkulösen Mediastinallymphknoten, bei Bronchiektasen usw. Daneben gibt es eine ganze Reihe anderer Ursachen, beispielsweise nach innen durchbrechende Halsabszesse, Hypersekretion bei chemischer Reizung der Tracheobronchialschleimhaut, Lungenödem, Aspiration von Sekret aus Ösophagus und Hypopharynx während Lungenoperationen usw. Geringe Flüssigkeitsmengen genügen, wenn aus irgendwelchen Gründen der Hustenreflex und der Flimmermechanismus gestört ist, so die Aspiration in Narkose, die Ansammlung von Sekret bei schwerer Barbituriatvergiftung bei Selbstmordversuchen oder infolge der Lähmungserscheinungen bei bulbärer oder zentraler Poliomyelitis gleichzeitig mit der Störung des Schluckmechanismus und der Hypersekretion der Schleimhäute. Dasselbe gilt für Bewußtlose nach schweren Schädeltraumen.

In allen diesen Fällen bedeutet die Verlegung der Luftwege eine Lebensgefahr, der durch das bronchoskopische Absaugen begegnet werden kann. Diese Anzeigestellungen sind noch zu wenig bekannt.

c) Endoskopische Maßnahmen bei der Asphyxia neonatorum

Das Ausbleiben der Atmung des Neugeborenen kann durch die Aspiration von Schleim, Vernix caseosa, Amnionflüssigkeit oder Absonderungen der Mutter bedingt sein, und die Atmung setzt nicht ein, bevor das Atemhindernis beseitigt ist. Nach Einstellung des Kehlkopfes mit dem Laryngoskop wird ein feiner Katheter ungefähr 2 cm in die Luftröhre eingeführt und leicht abgesogen. Das nachträgliche Einblasen von Sauerstoff-Kohlensäure (7% nach CH. JACKSON) unterstützt den Beginn der Atmung.

In anderen Fällen der Erstickung der Neugeborenen liegt eine beiderseitige Stimmbandparese mit Medianstellung der Stimmbänder vor, die durch eine vorsichtige Laryngoskopie festgestellt und durch ein dünnes Bronchoskop überwunden werden kann. Es genügt nachher die Einführung eines feinen Insufflationskatheters und das Einblasen von Sauerstoff-Kohlensäure, bis die Parese verschwindet, was meistens nach ungefähr 24 Stunden der Fall ist.

15. Atemnot (Dyspnoe), Erstickung (Asphyxie) und ihre Behandlung

Unter Erstickung wird der Tod an einer Störung bzw. Aufhebung des Gasstoffwechsels im Gewebe (innere Atmung) verstanden, der entweder durch eine ungenügende oder eine aufgehobene Sauerstoffzufuhr zum Gewebe oder durch eine Behinderung bzw. eine Aufhebung des Gasstoffwechsels im Gewebe selbst (z. B. durch eine Zyankalivergiftung) hervorgerufen sein kann. Es tritt zunächst eine tiefgreifende Änderung im Stoffwechsel ein, bis dieser schließlich ganz aufhört und damit das Leben erlischt. Die Zellen des Zentralnervensystems sind dabei am empfindlichsten. Die Erstickung im engeren Sinn bedeutet die Einschränkung oder Aufhebung der Luftzufuhr zu den Lungenalveolen durch eine Stenose bzw. einen Verschluß des Atemweges an irgend einer Stelle, wodurch die sogenannte äußere Atmung in den Lungen betroffen wird.

Ist der Grad dieser Störungen mit dem Leben vereinbar, so rufen diese eine mehr oder weniger große Atemnot, Dyspnoe, hervor.

Ursachen der Erstickung. Vom Sauerstoffmangel der Luft über den behinderten Sauerstofftransport in den Luftwegen, beim Übergang durch die Alveolarwand in das Blut und im Blut selbst bis zur Aufnahme in die Gewebszelle und die Aufhebung der Gewebsatmung, kann die Sauerstoffversorgung des Organismus an jeder Stelle gestört sein. In der folgenden Tabelle sind die klinisch wichtigsten Ursachen zusammengestellt.

1. Mangelnder Sauerstoffgehalt der Einatmungsluft, z. B. in großer Höhe.
2. Verengerungen bis zum Verschluß der Luftwege in Rachen, Kehlkopf, Luftröhre, Bronchien oder den Lungenalveolen (z. B. Lungenödem).
3. Atemstillstand bei Atemlähmungen, z. B. in der Narkose, bei Poliomyelitis, Schock usw.

4. Ausschaltung von Lungenabschnitten durch Lungenerkrankungen (Pneumonie, Tuberkulose, Emphysem, Atelektase oder Kompression von außen (Pleuritis, Pneumothorax, Thorakoplastik).
5. Kreislaufstörungen.
6. Blutverluste.
7. Blutvergiftungen (Kohlenoxyd, Nitrogase, Arsenwasserstoff u. a.).
8. Gifte der Gewebsatmung (Zyankali).

Die Durchsicht dieser Tabelle zeigt ohne weiteres, daß die Erstickung im weiteren Sinn eine der häufigsten Todesursachen darstellt, die bei zahlreichen verschiedenartigen Erkrankungen die letzte Phase bildet, und sie weist auch darauf hin, daß sich die Erstickung nicht selten verhüten läßt, wenn ihr pathologisch-funktionelles Geschehen richtig erfaßt wird. In die Zuständigkeit des Halsarztes gehört vor allem die Erstickung im engeren Sinn infolge einer Stenosierung der Luftwege, jedoch hat er sich auch mit dem Atemstillstand verschiedener Art zu befassen. Meine folgenden Ausführungen beziehen sich daher vor allem auf die Verlegung der Luftzufuhr.

Symptomatologie und Pathogenese. Jede Einengung des Luftweges mit der dadurch verursachten Störung der Ein- und Ausatmung veranlaßt den Organismus, um die vitale Funktion der Gewebsatmung nach Möglichkeit zu gewährleisten, zu einer Reihe von Regulations- und Kompensationsvorgängen des Atemmechanismus. Diese Vorgänge treten im Kampf um das Leben zwangsläufig ein. Damit sucht der Körper die Stenose des Luftweges funktionell auszugleichen und trotz der Verengerung ein normales Atemvolumen zu fördern, was wiederum einer normalen Gasspannung in den Lungenalveolen und damit einem mengenmäßig normalen Durchtritt der Gase bzw. des Sauerstoffes und der Kohlensäure durch die Alveolarwand entspricht. Bei geringen Stenosen ist die Kompensation vollständig, je mehr die Stenose zunimmt, desto mehr beginnen die Werte von der Norm abzuweichen, bis schließlich die geatmete Luftmenge und der Gasaustausch zum Leben nicht mehr genügen.

Das klinische Bild bei zunehmender Stenosierung des Luftweges und damit der zunehmenden Ateminsuffizienz setzt sich zusammen aus den primären Störungen und den Zeichen der Kompensation. Es lassen sich hauptsächlich drei Phasen voneinander unterscheiden, die allerdings fließend ineinander übergehen.

Phase der geringen bis mäßigen Stenosierung ohne Atemnot. Es ändert sich vor allem der Atemtypus. Ein- und Ausatmung werden langsamer und tiefer, die Atempause wird kürzer und verschwindet schließlich ganz, die Mittellage, d. h. der mittlere Luftgehalt der Lunge steigt an. Die letztere Änderung führt mit der Zeit zum Emphysem. Die Verlangsamung der Atemzüge mit der Ausnutzung der Atempause hat zur Folge, daß die Stenose der durchströmenden Luft einen verhältnismäßig kleineren Reibungswiderstand bietet, da dieser der Geschwindigkeit des Luftstromes einigermaßen parallel geht. Es ist daher möglich, ohne wesentlich größere Druckunterschiede unterhalb der Stenose eine gleich große Luftmenge bzw. ein normales Minutenvolumen ein- und auszuatmen. Die Vertiefung der Atemzüge bedeutet zudem einen relativ kleineren schädlichen Raum und damit eine bessere Durchlüftung. Der normale Luftwechsel wird in vollem Umfang aufrechterhalten, die Teilspannung von Sauerstoff und Kohlensäure in den Alveolen und im Blut bleibt normal, kann sogar überkompensiert werden. Die Kompensation ist demnach hinsichtlich des Gasaustausches vollständig. Infolgedessen fehlt auch das subjektive Gefühl der Atemnot, die Dyspnoe, die durch die Anreicherung der Kohlensäure im Blut verursacht wird. Ich nenne diese Atmung in Analogie zu den kompensierten Kreislaufstörungen die *kompensierte Stenosenatmung.*

Diese Selbststeuerung der Atmung dürfte dem Hering-Breuerschen Reflex zuzuschreiben sein und kommt deshalb auf rein mechanischem Weg zustande. Die chemische Regulation der Atmung über das Atemzentrum wird nicht in Anspruch genommen, da die Kohlensäurespannung im Blut normal bleibt.

Phase der subjektiven Atemnot (Lufthunger) und Phase der Erstickung. Sobald die Stenose so hochgradig wird, daß die geschilderte Steuerung der Atmung nicht mehr für eine normale Beatmung ausreicht, kommt es zu einer Beeinträchtigung des Gasaustausches in den Lungen und damit zu einer Änderung der Blutgase. Damit setzt die chemische Atemregulation und zugleich die subjektive Atemnot ein.

Nach GRAY reduziert sich die *normale Kapazität der Lungenventilation* von 170 l pro Minute, die maximal geatmet werden können, bei einer künstlichen Einengung des Atemweges entsprechend der Hälfte des Lumens der Luftröhre auf 128 Minutenliter, d. h. 75%, bei einer solchen auf ein Viertel der Luftröhre auf 40 Minutenliter, d. h. 25% der normalen Atemkapazität. Damit in Übereinstimmung hat die Stenose der Luftwege eine *Hypoventilation* der Lunge bei normaler Atmung und in entsprechendem Grad einen gestörten Gaswechsel zwischen Alveolarluft und Blut zur Folge. Es wird gleichzeitig die Aufnahme von Sauerstoff und die Abgabe von Kohlensäure behindert, die letztere noch mehr als die erstere infolge der trägeren Diffusion der Kohlensäure. Dadurch entsteht im Blut ein Sauerstoffmangel, *Hypoxämie* bzw. *Anoxämie*, und eine Kohlensäureüberladung, *Hyperkapnie*. Auch reichern sich im Gewebe infolge der mangelnden Sauerstoffversorgung Zwischenprodukte der Oxydation, vor allem *Milchsäure*, an, die in das Blut austreten. Durch die Kohlensäureanreicherung und diese sauren Stoffwechselprodukte sinkt die p_H des Blutes und es entsteht eine *Blutazidose* mit den Schäden, die vom Coma

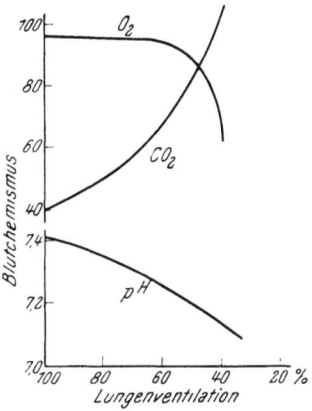

Abb. 249. Abhängigkeit der Blutgase und der Blutazidität des arteriellen Blutes von der Lungenventilation (nach GRAY). (O_2 = Sauerstoffspannung, CO_2 = Kohlensäurespannung, p_H = Blutazidität)

diabeticum bekannt sind. Hypoxämie, Hyperkapnie und Azidose sind die drei Komponenten der *Asphyxie*. Die obenstehenden Kurven (Abb. 249) geben diese Veränderungen des Blutchemismus in Abhängigkeit von der prozentualen Herabsetzung der Lungenventilation (nach GRAY).

Wie in der Besprechung der Physiologie des Kehlkopfes S. 368 ausgeführt wurde, hängt die äußere Atmung in erster Linie von der Kohlensäurespannung im Blut, der p_H des Blutes, und dem Sauerstoffmangel ab. Die Kurven zeigen, daß bei leichter Einschränkung der Atmung zunächst die Kohlensäure im Blute ansteigt, während die Sauerstoffversorgung noch fast unverändert bleibt. Die Steigerung der Kohlensäure regt das Atemzentrum und damit die Atemmuskulatur zu intensiverer Tätigkeit an, so daß zunächst die größere Atemanstrengung die Stenose kompensiert. Nimmt die Stenose zu, so ist eine solche Kompensation schließlich auch in der Ruhe nicht mehr möglich und die Veränderungen des Blutchemismus schreiten weiter fort. Dadurch entsteht das *subjektive Gefühl des Lufthungers* mit der Angst und Aufgeregtheit des um Atem ringenden Patienten. Diese Erscheinungen sind eine *Folge der Zunahme der Kohlensäurespannung* im Blut und nicht des Sauerstoffmangels. Ein *reiner Sauerstoffmangel* im Blut ohne Kohlensäureüberladung wird *subjektiv kaum empfunden*, sondern führt zu fast plötzlicher

Ohnmacht ohne Vorboten. Ein solcher Zustand stellt sich bei normaler Atmung, aber äußerem Sauerstoffmangel der Luft ein, also z. B. in großen Höhen. Es ist eine allgemein bekannte Tatsache, daß der Flieger beim Flug in großer Höhe, sofern kein Sauerstoff zugeführt wird, das Bewußtsein verliert, ohne den gefährlichen Zustand zu bemerken. Während die Kohlensäureanreicherung und die Azidität des Blutes das Atemzentrum zunächst auf das äußerste stimulieren, tritt in der Erstickungsphase fast plötzlich eine *Lähmung des Atemzentrums* ein zusammen mit der allgemeinen Kohlensäurenarkose. Die normale Kohlensäurespannung im Blut von 40 mm Hg steigt dabei auf etwa 80 mm Hg. Ein peripherer Regulationsmechanismus vom *Carotissinus* aus übernimmt noch eine Zeitlang die weitere Stimulation der Atmung, aber schließlich versagt auch dieser, und meistens erlischt mit der einsetzenden *Apnoe* auch rasch die *Herztätigkeit* und es kommt zum Zirkulationsstillstand. Sobald die Atemlähmung durch Kohlensäure beginnt, setzt somit ein schädlicher Kreislauf ein, der sehr rasch zum Tode führt.

Das *klinische Bild der zweiten Phase*, der Phase des Lufthungers, zeigt im Gegensatz zu dem ruhigen Patienten der ersten Phase einen ängstlichen und aufgeregten Kranken, der schließlich mit zu Tode erschrockenem Gesichtsausdruck im Bett sitzt und nach Luft ringt. Die gesteigerte Reizung des Atemzentrums setzt nach und nach alle Hilfsmuskeln der Atmung in Tätigkeit und auch die Exspiration wird aktiv. Durch diese Steigerung der Inspirations- und Exspirationskräfte wird die Stenose mehr oder weniger funktionell überwunden und das Minutenvolumen steigt an, trotzdem die nun einsetzende rasche und oberflächliche Atmung unzweckmäßig ist. Ein deutlich hörbarer Stridor weist auf die große Reibung der Luft an den verengten Stellen mit ihrer wirbelbildenden turbulenten Strömung hin, die ihrerseits den Widerstand steigert. Der Druck jenseits der Stenose nimmt während der Inspiration so stark ab, daß alle einziehbaren Teile am Hals und am Thorax, so namentlich das Jugulum und die Supraklavikulargruben, schließlich aber auch die seitlichen Brustwandungen im unteren Teil, tief eingezogen werden und sich anderseits bei der Exspiration vordrängen. Das Auf- und Absteigen des Kehlkopfes nimmt wesentlich zu und bedeutet eine Erschwerung der Tracheotomie. Die Halsvenen füllen sich infolge des hohen Druckes im Thoraxinnern während der Exspiration und treten prall hervor. Darin drückt sich sichtlich die schwere Belastung des Blutkreislaufes aus, die nicht nur den Lungenkreislauf, sondern auch den großen Kreislauf betrifft und auf die starken Druckschwankungen im Brustkasten bei Stenosenatmung zurückzuführen ist. Für das Herz erwächst eine Mehraufgabe, der es auf die Dauer nicht gewachsen ist. Infolge der Hypoxämie und der Kreislaufstörung wird der Kranke mehr oder weniger zyanotisch.

Die *Symptome der Erstickungsphase*, die mit der geschilderten Lähmung des Atemzentrums einsetzt, sind namentlich durch die Kohlensäurenarkose mit dem Verlust des Bewußtseins gekennzeichnet. Es erfolgt zugleich eine reichliche Schleimsekretion im Rachen und in den Luftwegen, deren Schleim zusammen mit dem Speichel aspiriert wird und die Atembehinderung noch verstärkt. Auch kann schließlich ein Lungenödem den Patienten im eigenen Sekret ertränken. Nach einem Erregungsstadium mit allgemeinen Krämpfen wird der Kranke ruhig und komatös mit hochgradig blaß zyanotischer Haut, kaltem Schweiß und weiten Pupillen. Die Atmung wird unregelmäßig, setzt immer häufiger aus, und nach einigen krampfhaften terminalen Atemzügen kommt es zum Atemstillstand. Meistens folgt nach kurzer Zeit der Herzstillstand. Die geschilderten Erscheinungen der Erstickung entsprechen einer raschen Zunahme der Atembehinderung. Bei plötzlichem Verschluß des Atemweges sind sie besonders stürmisch mit initialen heftigen tiefsten Atemzügen bzw. entsprechenden Anstrengungen, Blutdrucksteigerung, Kontraktion der Splanchnicusgefäße und verlangsamtem Puls. Umgekehrt kann das Erregungsstadium bei langsamem Eintritt der Ateminsuffizienz z. B. bei einer entzündlichen allmählich eintretenden Stenose fehlen. Unter der dauernden Kohlensäurewirkung nimmt dabei die Erregbarkeit des Atemzentrums unbemerkt ab, die Atemzüge werden seltener und schließlich tritt kampflos der Atemstillstand ein. In derselben wenig auffälligen Weise erfolgen Atemstillstand und Erstickung in der Narkose. Auch hier weisen nur die anfangs unregelmäßigen und später aussetzenden Atemzüge auf die drohende Gefahr hin.

Im Gegensatz zu den zweckmäßigen Kompensationsvorgängen der Atmung in der ersten Phase steht die zweite und dritte Phase im Zeichen einer eigentlichen *Dekompensation der Atmung* und der übrigen Regulationsvorgänge. Die raschen Atemzüge vermehren den Reibungswiderstand, die oberflächliche Atmung vermindert die Durchlüftung der Lunge. Die Aufregung und die damit verbundene vermehrte Muskeltätigkeit steigert den Sauerstoffverbrauch und damit das Atembedürfnis wesentlich, und dieses wiederum steigert die Atemnot. Der Blutkreislauf wird hochgradig gestört, was wiederum den Gastransport zum Gewebe beeinträchtigt. Es ist daher leicht verständlich, daß die zweite Phase bereits lebensgefährlich ist und im schädlichen Kreislauf rasch zur Erstickung führen kann.

In den vorhergehenden Ausführungen wurde die Ateminsuffizienz vor allem zum morphologischen Grad der Stenose in Beziehung gebracht. Es zeigt sich jedoch, daß die funktionelle Auswirkung, der funktionelle Grad der Stenose, weitgehend von den zeitlichen Verhältnissen des Eintretens der Stenose abhängt. Auf die Auswirkungen des Zeitfaktors in der Erstickungsphase wurde auf S. 586 bereits hingewiesen. Eine verhältnismäßig geringe Stenose läßt bei plötzlichem Eintreten keine Gewöhnung mit ihrer Kompensation zu und überrascht den Befallenen derart, daß es sofort zu einer unverhältnismäßig starken Atemnot mit ihren unzweckmäßigen Vorgängen der zweiten Phase, ja sogar zur Erstickung kommt. Je langsamer anderseits die Stenose entsteht, desto höhere Grade der Verengerung können kompensiert werden, und es ist erstaunlich, beispielsweise bei beiderseitiger Stimmbandlähmung festzustellen, mit wie enger Stimmritze noch eine genügende Ruheatmung ohne Atemnot durch Kompensation erreicht werden kann. Dabei lernt der Patient nicht nur den Atemtypus zweckentsprechend ändern, sondern auch sein Luftbedürfnis durch Vermeiden aller unnötigen Muskelleistungen einzuschränken. Aufgeregten Menschen mit lebhaftem Temperament fällt eine solche Anpassung schwer, und sie ertragen daher eine Verengerung des Atemweges relativ schlecht. Allerdings zeigt sich in jedem Fall die Insuffizienz der Atmung sofort, wenn körperliche Arbeit das Luftbedürfnis erhöht. Der Kranke wird dabei dyspnoisch (Arbeitsdyspnoe), sucht aber nach Möglichkeit den kompensierenden Atemtypus beizubehalten. Die kompensierte Ruheatmung stellt deshalb ein trügerisch labiles Gleichgewicht dar, das leicht gestört werden kann. Jede plötzliche körperliche Anstrengung, jede Aufregung oder eine auch nur geringe Zunahme der Stenose z. B. im Verlauf einer Bronchitis, Tracheitis oder Laryngitis kann die Kompensation gefährden und im beschriebenen schädlichen Kreislauf fast schlagartig zum schweren Erstickungsanfall führen. Infolge der Dekompensation geht die erste Phase nicht langsam in die zweite und dritte über, sondern es erfolgt eine oft ganz unerwartete plötzliche Verschlechterung. Die Verhältnisse liegen analog wie bei der Dekompensation eines Herzfehlers. Die Erstickungsgefahr bei chronischen Stenosen wird deshalb im allgemeinen unterschätzt, zumal sich der Patient auch an eine gewisse Dyspnoe gewöhnt und diese subjektiv kaum mehr empfindet, und der Kranke wird oft erst im eigentlichen Erstickungsanfall zur Nottracheotomie zugewiesen.

Diagnose. Bei leichter Atembehinderung und alleiniger Arbeitsdyspnoe kommen differentialdiagnostisch neben einer geringen Stenose der Luftwege Zirkulationsstörungen in Frage, und die indirekte, namentlich aber die direkte endoskopische Untersuchung der Luftwege hat das Vorhandensein und gleichzeitig Ort und Art der Stenose festzustellen.

Eine stärkere Dyspnoe ist in der Regel diagnostisch eindeutig. Hauptsache ist in solchen Fällen die richtige Einschätzung der Erstickungsgefahr. Bei einer akuten Stenose weist schon der Lufthunger des Patienten auf die Gefahr hin, bei der chronischen Stenose dagegen ist auf das subjektive Empfinden des Patienten kein Verlaß, da sich der Kranke, wie früher betont, selbst an eine hochgradige Verengerung und die damit verbundene Atemnot gewöhnt. Bei laryngealer oder trachealer Dyspnoe weist jeder stärkere Stridor auf eine Gefährdung hin und eine inspiratorische Einziehung des Jugulums, der Supraklavikulargruben oder sogar der Thoraxwandungen bedeutet eine drohende Erstickungsgefahr.

Differentialdiagnostische Schwierigkeiten kann bei fehlender Vorgeschichte die Erstickungsphase mit ihrem komatösen Bewußtseinsverlust bereiten. Neben epileptischen Krämpfen kommen alle Arten von Koma, terminales Herzversagen, urämische Krämpfe, Coma diabeticum usw. in Betracht. Im Zweifelsfall ist die bei Bewußtlosen einfache direkte Laryngotracheoskopie vorzunehmen, insbesondere auch bei Kindern mit ihren häufigen Fremdkörpern.

Behandlung. Bei leichter Atembehinderung richtet sich die Behandlung nur gegen deren Ursache, da keine Erstickungsgefahr besteht und die Atmung nach der Behebung des Atemhindernisses sofort normal wird. Oft ist dazu die Überweisung an den Facharzt oder die Hospitalisierung notwendig (Inzision von Schwellungen, Entfernung von Fremdkörpern usw.).

Jede stärkere Dyspnoe, insbesondere auch jede Verschlimmerung bei einer chronischen Stenose, erfordert die sofortige Hospitalisierung und Bereitstellung zum Noteingriff. Ob eine sofortige Tracheotomie eventuell über dem liegenden Bronchoskoprohr erforderlich ist, z. B. bei einem Karzinom, hängt von der Ursache der Verengerung ab. Zuweilen läßt sich diese unmittelbar beseitigen, wie bei einem Fremdkörper oder einem inzidierbaren Abszeß, oder es kann unter strenger Beobachtung zugewartet werden, wie bei entzündlichen Stenosen verschiedener Art. Unter Bettruhe mit Sitzen im Bett, Barbituriaten (keine Lähmung des Atemzentrums), unter Umständen einer Pantoponinjektion (cave Lähmung des Atemzentrums) und Sauerstoffzufuhr wird zuweilen der Zustand rasch besser, und es läßt sich eine Kompensation der Atmung herbeiführen. Die Sauerstoffzufuhr ist dabei eine ausgesprochene, allerdings therapeutisch unumgängliche, zweckmäßige und zuweilen lebensrettende Notmaßnahme, die eine falsche Sicherheit vortäuscht. Die Tracheotomie ist nur dann aufzuschieben, wenn eine rasche Besserung eintritt. Die Neigung, die Tracheotomie hinauszuzögern, ist groß und verleitet immer wieder zu einem zu langen Zuwarten.

Wird zeitig tracheotomiert, solange der Patient noch nicht am Übergang zur Erstickungsphase steht, so wird die Atmung nach der Eröffnung des Luftweges von selbst wieder normal, und weitere Maßnahmen außer Reinigung der Luftwege durch tiefes Absaugen erübrigen sich. Bei später Tracheotomie erst nahe oder in der Erstickungsphase kann unmittelbar nach der Eröffnung des Luftweges und einigen krampfhaften Atemzügen ein Atemstillstand eintreten, der eine Druckbeatmung bzw. Anregung des Atemzentrums erfordert. Siehe darüber S. 590.

Maßnahmen bei Erstickungsgefahr

Ohne spezielle Einrichtungen ist der Arzt in der Regel nicht in der Lage, eine drohende Erstickung in zweckmäßiger Weise zu bekämpfen. Selbst wenn es ihm gelingt, trotz der auf S. 390, 391 erörterten Schwierigkeiten eine sofortige Konikotomie oder Tracheotomie durchzuführen, fehlt die Möglichkeit der weiteren Maßnahmen, und der Patient kann noch nachträglich sterben. Wenn immer es die Ortsverhältnisse zulassen, ist daher eine sofortige Hospitalisierung, wenn möglich in eine Spezialklinik oder -abteilung durchzuführen. Während des Transportes kann durch den Unfalldienst eventuell mit dem Pulmotor künstlich mit Sauerstoff beatmet werden.

Wie bereits erwähnt, sind die Zellen des Zentralnervensystems gegen die mangelnde Sauerstoffversorgung am empfindlichsten. Nach den Erfahrungen beim Herzstillstand in Narkose treten bereits nach 5 bis 8 Minuten vollständiger Aufhebung der Zirkulation irreversible Schäden auf, so daß die Sauerstoffversorgung innerhalb dieser Zeit wiederhergestellt werden muß. Alle anderen Gewebe ertragen den Sauerstoffmangel besser, nur die autonomen Zentren des vegetativen Nervensystems sind ebenfalls leicht lädierbar.

Es ist eine der Hauptaufgaben einer Hals-Nasen-Ohrenabteilung, für Patienten in Erstickungsgefahr vorbereitet zu sein. Jede Minute ist dabei kostbar, und es muß automatisch und ohne jeden Zeitverlust mit der gemeldeten Einlieferung der entsprechende Notfalldienst der Abteilung in Tätigkeit treten.

Es sind folgende Maßnahmen zu treffen, die selbst nach erfolgtem Atemstillstand, zuweilen sogar bei bereits eingetretenem Herzstillstand noch zur Lebensrettung führen.

Tabelle 8. *Maßnahmen bei Erstickungsgefahr*

1. Wiederherstellung eines genügenden Atemweges.
2. Befreiung der Luftröhre und der Bronchien von angesammeltem Schleim, Exsudat oder sonstigem Inhalt.
3. Künstliche Beatmung.
4. Anregung und Einregulierung der Spontanatmung.
5. Normalisierung des Kreislaufes.
6. Gegebenenfalls Tracheotomie.

Während früher die *Wiederherstellung des Atemweges* ausschließlich durch eine Konikotomie oder Tracheotomie erfolgte, hält sich der Facharzt mit keinem dieser operativen und immerhin einige Zeit erfordernden Verfahren auf, sondern führt sofort das Bronchoskoprohr ein, was in Bruchteilen einer Minute auszuführen ist und das Rohr mit einzelnen Ausnahmen am Hindernis vorbeiführen läßt. Auch das Life Saving Tube der Mayo Clinic ist weniger verläßlich. Beim Bewußtlosen bzw. in der Kohlensäurenarkose mit seiner Muskelerschlaffung, insbesondere auch des Zungengrundes, bereitet die Einführung ohne Anästhesie keine Schwierigkeiten, nur während Krämpfen ist sie schwierig. Eine Narkose, ebenso wie jede Art von Opiumpräparaten ist wegen der bestehenden Schädigung des Atemzentrums streng kontraindiziert.

Eine sofortige Konikotomie oder Tracheotomie (S. 390, 391) ist nur dann angezeigt, wenn die Tracheobronchoskopie nicht zur Verfügung steht oder unmöglich ist, was zuweilen bei Hindernissen in der Mundhöhle oder im Rachen der Fall sein kann.

So mußten wir einen Patienten nottracheotomieren, bei welchem infolge einer Verletzung der Art. lingualis durch einen Zahnarztbohrer die Zunge in kurzer Zeit so aufschwoll, daß ein Rohr nicht mehr eingeführt werden konnte.

Im Kehlkopf, in der Luftröhre oder einem der Hauptbronchien läßt sich das Hindernis durch das Rohr meist zur Seite drängen oder ein großer Fremdkörper entfernen.

In der Erstickungsphase sammelt sich meistens sehr viel *Schleim*, gegebenenfalls auch *Exsudat* oder *Transsudat* (beim Lungenödem) *in der Luftröhre* und den *Bronchien* an, vermehrt durch aspirierten Schleim aus dem Rachen. Durch ein tief eingeführtes Saugrohr und Absaugen mit einer kräftigen Saugpumpe ist der Bronchialbaum leicht davon zu befreien. Beim nicht ganz bewußtlosen Patienten helfen einzelne Hustenstöße und das Auspressen bei der Exspiration, den flüssigen Inhalt in die großen Bronchien und die Luftröhre zu befördern. Handelt es sich um anhaftendes zähes borkiges Exsudat, wie z. B. bei der perakuten Tracheobronchitis des Kleinkindes, so muß dieses mit Zangen entfernt werden.

Liegt nur eine mehr oder weniger starke Verschleimung vor, so kann der Inhalt der Luftwege auch mit einem flexiblen, durch das Laryngoskop einführbaren Katheter abgesogen werden, wie dies der Anästhesist am Ende einer intratrachealen Narkose vorzunehmen pflegt. Siehe auch Überschwemmung der Luftwege, S. 582, und Behandlung der Asphyxia neonatorum, S. 583.

Ertrunkene mit aspiriertem Wasser werden in Bauchlage gebracht, damit das Wasser auslaufen kann.

Es ist eine eigentümliche Erscheinung, daß, wie bereits erwähnt, zuweilen nach der Befreiung des Atemweges die Atmung nach einigen tiefen krampfhaften Atemzügen aufhört, *Apnoe* eintritt und die Atmung von selbst nicht wieder in Gang kommt, selbst dann, wenn der Patient in der Erstickungsphase trotz seiner Stenose und den enormen Atemanstrengungen noch spontan geatmet hat. Die Ursachen dieser Apnoe sind nicht klar, hängen aber sicher mit den geschilderten hochgradigen Störungen des Gasstoffwechsels zusammen, die zu tiefgreifenden Änderungen im Blutchemismus führen, welche mit einsetzender Atmung nicht sofort wieder normal werden. Es ist dabei wahrscheinlich, daß die plötzliche Abatmung der angesammelten Kohlensäure, d. h. der eintretende Kohlensäuremangel im Blut, die Akapnie, eine Rolle spielt. Der Patient kann daher noch nach der Behebung der Stenose sterben, sofern die Apnoe nicht überwunden wird. Eine *künstliche Beatmung* ist daher in solchen Fällen unerläßlich und lebensrettend, wie sie übrigens auch bei noch vorhandener Spontanatmung die normalen Stoffwechselverhältnisse herzustellen hilft. Auf die verschiedenen Verfahren der künstlichen Atmung gehe ich nicht näher ein. In dem speziellen Fall des eingeführten Bronchoskoprohres (S. 589) ist es am einfachsten, ein Druckbronchoskop zu verwenden, dessen geschlossenes oberes Ende eine Druckbeatmung ermöglicht. Dabei ist es wichtig, den Druck in den Lungen nicht zu stark zu steigern und nur die normalen Atemausschläge herbeizuführen, um ein Emphysem und Platzen der Alveolen zu vermeiden. Zur Beatmung wird Sauerstoff verwendet.

Sofern die Spontanatmung nicht sofort mit der Befreiung des Luftweges wieder in Gang kommt, setzt sie in der Regel ohne besondere Maßnahmen nach einiger Zeit künstlicher Atmung wieder ein. Sofern dies nicht der Fall ist, läßt sich das Atemzentrum durch kurzdauernde Stöße der Einatmung von reiner Kohlensäure in geringer Menge derart erregen, daß sofort wieder spontane Atemzüge erfolgen, die allerdings oft wieder aufhören. Wiederholte Anwendung dieses Verfahrens bringt die Spontanatmung fast immer in kurzer Zeit wieder zur Norm.

Trotz theoretischer Einwände habe ich vor der Einfuhrung der Druckbeatmung diese Methode wiederholt mit gutem Erfolg angewendet. Voraussetzung ist allerdings, daß mit jedem Kohlensäurestoß nur eine kleine Menge verabfolgt wird, die gerade hinreicht, um das Atemzentrum anzuregen. Die Kohlensäure habe ich mit einem tief eingeführten Katheter zugeleitet, der gleichzeitig der Sauerstoffzufuhr diente. Auch war die Zufuhr von reinem Sauerstoff unzweckmaßig, weil die dadurch herbeigeführte Akapnie die Apnoe unterstutzte. Deshalb verwendete ich Sauerstoff mit 4 bis 5% Kohlensäure.

Zur *Anregung des Atemzentrums* werden verschiedene Medikamente empfohlen, jedoch ist deren Wirkung unsicher.

Die *Normalisierung des Kreislaufes* erfolgt nach bekannten Grundsätzen, sofern sie überhaupt erforderlich ist.

Nach Behebung der Erstickungs- und Lebensgefahr ist, sofern das Atemhindernis nicht gleichzeitig beseitigt werden konnte, wie durch die Entfernung eines Fremdkörpers, die Tracheotomie bei liegendem Bronchoskoprohr vorzunehmen. Sie läßt sich auch bei schwierigen anatomischen Verhältnissen, z. B. einer großen Struma oder einer bösartigen Geschwulst über der Luftröhre, in aller Ruhe, wenn auch mit einiger Eile, aber ohne die Zufälle einer Nottracheotomie durchführen.

Die Tracheobronchoskopie ist, wie die vorstehenden Erörterungen zeigen, die Voraussetzung einer solchen systematischen Bekämpfung und Behebung der Erstickungsgefahr. Sie bedeutet, wie die Intubationsnarkose, selbst beim Atemstillstand des bewußtlosen Patienten, eine Beherrschung der äußeren Atmung, wie sie auf andere Weise nicht zu erreichen ist, und kann daher in vielen Fällen ein bereits verloren geglaubtes Leben noch erhalten.

Sachverzeichnis

Abduktoren der Stimmritze 364.
Abduzenslähmung 342.
Abel-Loewenberg-Ozaenabazillus 92.
Ableitungsbronchitis 558, *564*, 568.
Ableitungsbronchus 564.
Abszeß, extraduraler 136, 140.
— — rhinogener 110, 136.
— — tonsillogener 320.
— — bei Verletzungen 58.
— fazialer, bei Sinusitis 137.
— — bei Osteomyelitis des Oberkiefers 148.
— des Gehirns 141.
— — bei Bronchiektasen 557.
— — rhinogener 58, 141.
— — — bei Sinusitis 141.
— — — bei Verletzungen 58.
— — tonsillogener 320.
— der Halslymphknoten s. Lymphadenitis.
— des Kehlkopfes 437.
— der Lunge 404, 405, *581*.
— der Mandeln 236.
— — akuter 236.
— paraoesophagealer 226.
— — cervicaler 226.
— — nach Fremdkörper 226.
— — thorakaler 226.
— — nach Verletzungen 231.
— parapharyngealer 226, 319.
— paratonsillärer s. Peritonsillärabszeß.
— perichondritischer, im Kehlkopf 439.
— — am Septum nasi 75.
— — — und Septumdefekt 75.
— periorbitaler 138.
— peritonsillärer s. Peritonsillärabszeß.
— pterygomaxillärer 320.
— retropharyngealer s. Retropharyngealabszeß.
— subperiorbitaler 138.
— — nach Nasennebenhöhlenentzündungen 138.
— subperiostaler 138.
— tonsillärer 236.
— nach Tonsillektomie 258.
— des Zungengrundes 245, 313.
— der Zungentonsille 245, 313.
Abszeßtonsillektomie 316.
— Anzeige 317.
— Komplikationen 317.
Achlorhydrie bei Schluckbeschwerden 354.
A. C. T. H. 182.

„acute septic sore throat" 283.
Adamantinom 148.
Adamsapfel 361.
Adaptationssyndrom nach SELYE 174.
Adduktoren der Stimmritze 364.
Adenitis der Halslymphknoten s. Lymphadenitis.
Adenoider Gesichtsausdruck 209, 264.
Adenoides Gewebe s. lymphatischer Rachenring.
Adenoider Habitus 209, 264.
Adenoide Vegetationen (Wucherungen) s. Rachenmandelhyperplasie.
Adenokarzinome der Bronchien 577.
— des Kehlkopfes 467.
— der Nase und Nebenhöhlen 168.
— des Rachens 341.
— der Speiseröhre 525.
Adenome der Bronchien 575.
— — maligne 168.
— der Nase 163.
— des Rachens 336.
— der Speiseröhre 524.
Adenotom, nach LA FORCE 269
Adenotomie 267.
— Anzeigen 268.
— Gegenanzeigen 268.
— Komplikationen 270.
— Nachblutungen 270.
— Technik 269.
Adrenalin-Sondenversuch 177.
Aerodynamik der Nase 18.
Aerokelen s. Pneumatokelen.
Aerophagie 529.
Aero-Sinusitis 61, 113.
Aerosole 386.
Affektkrämpfe, respiratorische 495.
Agger nasi 130.
Agglutinationsreaktion bei Mononukleose 278.
— — nach HANGANATZIU-DEICHER 278.
— — nach PAUL-BUNNEL 278.
Aggravation 493.
Agranulozytose 278.
— der Nase 279.
— des Rachens 278.
Akapnie 590.
— nach Tracheotomie 590.
Akne rosacea 68.
Akromegalie 167.
Aktinomykose (Strahlenpilzerkrankung) s. Mykosen.

Alae nasi s. Nasenflügel.
Albuminurie s. Nephritis.
Alkalireserve des Blutes 568.
— — bei Mundatmung 210.
Alkoholabusus als Ursache der Akne rosacea 68.
— — von Krebs 341.
— — — des Kehlkopfes 467.
— — — des Rachens 341.
— — chronischer Laryngitis 427.
— — chronischer Pharyngitis 286.
— — chronischer Rhinitis 85.
Alkoholinjektion in das Gangl. sphenopalatinum 192.
— in den N. laryng. cran. 455.
Allergene, bakterielle 178.
— alimentäre 178.
— exogene 178.
— gewerbliche 178.
— Inhalations- 175, *178*.
— medikamentöse 178.
— Pollen 185.
Allergie s. a. allergische Erkrankungen 174.
— Allgemeines 174.
— Entzündung 176.
— Eosinophilie 176, 177.
— funktionell-vaskuläre Störungen 176, 177.
— nervös-reflektorische Fernreize 174.
— pathologische Anatomie 176.
— physikalische 174, 178.
— psychogene Faktoren 174, 179.
— Reaktionslage 175.
Allergische Diathese 85, 175.
Allergische Erkrankungen der Bronchien 581.
— des Kehlkopfes 477.
— der Nase 88, 174.
— — Ausfluß 177, 179.
— — Behandlung *181*, 186.
— — Desensibilisierung 183, 186.
— — Diagnose 177, 180, 186.
— — ganzjährige 178.
— — Hautteste 181, 186.
— — hyperplastisch-polypöse Rhino- und Sinusopathien 187.
— — innere Sekretion 179.
— — Operationen bei 188.
— — saisonbedingte 184.
— — Schleimhauttest 186.
— — Ursache 174.
— der Nasennebenhöhlen 112, 187.
— — allergisch-bakteriell 112, 188.
— des Rachens 351.
Allergietestung 181, 186.
Alterskatarrh 287.
Alveolarfortsatz, Geschwülste des 169.
Alveolarkarzinome 577.
Amaurose, nach Kieferhöhlenpunktion 118.
— rhinogene 138, 141, 144.
Amyloidablagerungen im Kehlkopf 465.
Amyotrophische Lateralsklerose 482.
Anaphylaktischer Schock 185, 187.

Anästhesien des Kehlkopfes 479.
— der Nase 191.
— des Rachens 352.
Aneurysma der Aorta, Symptome bei 483, 513, 531.
— der Carotis interna 58.
— des Sinus cavernosus 58.
Angina 235.
— agranulocytotica 278.
— Blutungen 238.
— catarrhalis 236.
— diphtherica 296.
— follicularis 236.
— gangränosa 236, 274, *284*.
— habituelle 235.
— bei Infektionskrankheiten 299.
— lacunaris 236.
— — confluens 236.
— bei Leukämie 279.
— lingualis acuta 245.
— Komplikationen 238, 243, 244, 245, *311*.
— Ludovici 245, 283.
— Monozytenangina 276.
— necroticans 236, 274, 278, *284*, 300.
— Nomenklatur 234.
— phlegmonosa 238, *283*.
— PLAUT-VINCENTI 272.
— durch Pneumokokken 237.
— postanginöse Allgemeinerkrankungen 323.
— postoperativa 235.
— pseudomembranacea 236.
— retronasalis 242.
— bei Scharlach 299.
— der Seitenstränge 244, 281.
— syphilitica 307.
— und Tonsillektomie 242.
— ulcero-membranacea 272.
— ulzeröse 236.
— der Zungentonsille 245.
Anginose (FEIN) 236.
Angiofibrom des Nasenrachens 337.
Angiome des Kehlkopfes 465.
— der Nase 163.
— des Rachens 336.
— des Septums 166.
— der Speiseröhre 424.
— der Trachea und Bronchien 574.
Angio-neurotisches Oedem, des Gesichtes 478.
— des Kehlkopfes 477.
— der Mundhöhle 351.
— des Rachens 351.
Ankylose des Krikoarytänoidgelenkes 440.
Anosmia, nach Allgemeinkrankheiten 189.
— essentialis 93, *189*.
— — Neuritis der Riechfäden 189.
— — periphere 189.
— — zentrale 189.
— funktionelle 189.
— und Geschmack 191.
— bei Nasenpolypen 97.
— Prüfung der 37.
— respiratoria 87, 189, 208.

Anosmia bei Rhinitis atrophicans 93.
— bei Schädelgrundbruch 189.
— Ursachen der 189.
Anoxämie 585.
Ansatzrohr 370.
Ansaugen der Nasenflügel 47.
Anthrax 162.
Antiallergica 182.
Antibiotica, Schädigungen und Gefahren der Behandlung mit 333.
Antigene 175.
Antihistaminica 182.
Antikörper 175.
Antiperistaltische Bewegungen 529.
Antroskopie 118.
Antrum (HIGHMORI) s. Kieferhöhle.
Aorta, Aneurysma 483, 513, 531.
— — Recurrenslähmung bei 483.
— Perforation durch Ösophagusfremdkörper 226.
Apertura piriformis 2.
Aphonie 374.
— hysterische 493.
— bei Kehlkopfgeschwülsten 469.
— bei Lähmungen 488, 489.
— bei Laryngitis 421, 442, 449.
— psychogene 493.
— spastica 498.
Aphthen 330.
Apnoe 586, 587, 590.
Apoplexia uvulae 281.
Appendicitis acuta, nach Angina 238.
Aprosexia nasalis 209.
Aprosopie 45.
Apsithyrie 493.
Arbeitsdyspnoe 587.
Arcus glossopalatinus 195.
— pharyngopalatinus 195.
Argyrie 43.
ARMAUER-HANSEN, Leprabacillus nach 159.
Arrhinenzephalie 45.
Arrosionsblutungen, bei Fremdkörpern 226.
— bei paraösophagealen Abszessen 226.
— bei parapharyngealen Abszessen 226.
— bei Peritonsillärabszeß 314.
— bei Rachennekrose 284.
— bei Tonsillitis 238.
Arteriosklerose, Epistaxis bei 62.
Arthritis, bei Angina 238.
— bei Herdinfektionen 327.
— des Krikoarytänoidgelenkes 420.
Artikulationsstellen 371.
— dritte 200.
Aryepiglottische Falten, Abszeß 438.
— Anatomie 361.
— bei angioneurotischem Ödem 477.
— Geschwulste der, bösartige 467.
— — gutartige 465.
— bei Kehlkopflähmungen 490.
— bei kongenitalem Stridor 397.
— Lupus der 457.
— bei Myxödem 433.
— Ödem der 228, 435.

Aryepiglottische Falten, Syphilis der 458.
— Tuberkulose der 450.
Arygelenk 361, 364.
Aryhöcker 382.
Aryknorpel s. Gießbeckenknorpel.
Arytänoid s. Gießbeckenknorpel.
Arytänoidektomie 491.
Arzneienantheme 333, 460.
Askariden 53.
Aspergillus s. Mykosen.
Asphyxia neonatorum 583.
Asphyxie s. Erstickung.
Aspiration von Fremdkörpern, in die Bronchien 400.
— — in den Kehlkopf 400.
— — in die Trachea 400.
— Lungenabszeß nach 404, 405.
— bei Mandeloperationen, in die tieferen Luftwege 258.
Aspirationsentzündung, akute 404.
— bei pflanzlichen Fremdkörpern 404.
Aspirationspneumonie 342, 449, 472.
— Bronchoskopie bei 582.
— bei Fremdkörpern 404.
— nach Mandeloperationen 258.
— beim Pulsionsdivertikel 358.
— bei Rachenlähmungen 352, 353.
Asthma bronchiale 555, 580.
— bei Heufieber 185.
— bei Nasenpolypen 97.
Atelektase s. Lungen.
Atemflecke 37.
Ateminsuffizienz s. Atemnot.
Atemmechanismus 584.
Atemnot 374, 583, s. a. Erstickungsanfälle und Erstickungsgefahr.
— Anpassung an 584.
— Behandlung 588, 589.
— Beurteilung 588.
— Blutveränderungen 585.
— bei Bronchialerkrankungen 555.
— Dekompensation der 587.
— bei Diphtherie 442.
— Erstickungsphase 587.
— bei Fremdkörpern 225.
— kardiale 374.
— bei Kehlkopferkrankungen 374, 395, 398, 434, 438, 463, 468, 478, 495, 497.
— — Lähmungen 487, 488.
— — Verletzungen 413.
— beim Kleinkind, Differentialdiagnose der 425.
— Kohlensäurespannung und 585.
— Kompensation der 584.
— kongenitale 396.
— bei Mundatmung, nächtlicher 207.
— des Neugeborenen 396.
— Pathogenese 584.
— bei Peritonsillärabszeß 313.
— Phasen der 584.
— bei Posticuslähmung 487.
— pulmonale 374.
— bei Rachenerkrankungen 206, 322.
— Sauerstoffmangel und 585.
— bei Trachealerkrankungen 552.

Atemnot, Ursachen der 374.
— Zeitfaktor 587.
Atemregulation, chemische 368.
— physikalische 368, 585.
Atemstillstand 495, 586, 587, 590.
Atemweg, Eröffnung des 389.
— Wiederherstellung des 589.
Atemtypus 111.
Atemzentrum 368.
— Lähmung des 586.
Atherom, des äußeren Halses 303.
— der Nase 163.
Atlas, vorspringender 214.
Atmung, Anregung und Einregulierung 590.
— äußere 583.
— innere 583.
— Selbststeuerung 368, 585.
Atresie, der Choanen 48.
— des Nasenvorhofs 48.
— der Speiseröhre 515.
— — kongenitale 515.
— — nach Verätzungen 516.
Atrophische Schleimhautentzündung, des Kehlkopfes 430.
— der Nase 91.
— des Rachens 289.
— der Trachea 563.
Auerbachs Plexus 508.
Augapfel, Verdrängung des *138*, 141, 148, 170, 338.
Auge und Nasennebenhöhlen, Anatomie 12, 14, 15, 16.
— — Erkrankungen 137.
— — Herdinfektionen 144.
Augenmuskellähmungen s. Abducenslähmung.
Aussatz s. Lepra.
Autoskopie s. direkte Laryngoskopie.
Avellis, Syndrom von 355.
Avitaminosen s. Hypovitaminosen.
Azidose des Blutes 585.

Badekuren 89, 295, 433.
Badeorte 296.
Badesinusitis 106.
Balggeschwulst s. Atherom.
Balneotherapie *295*, 433.
Barosinusitis *61*, 113.
Barotrauma *61*, 113.
Basalfibroid 337.
Basalzellenkrebs 341.
Beatmung, künstliche 590.
Beatmungsbronchoskopie 503, 541.
Beckmannsches Fenstermesser 269.
Begehrungsneurose 493.
Behandlung bösartiger Geschwülste, Grundsätze der 345.
— — chirurgische 346.
— — chirurgisch-radiologische 348.
— — radiologische 346.
Beleuchtungsapparat der Endoskope 502.
— distal 502.
— proximal 502.

Beleuchtungsmethodik der otolaryngologischen Untersuchungstechnik 25.
Berufsschädigungen s. gewerbliche Schädigungen.
Berufssänger 423, 461, 463, 492.
Beschäftigungsneurose 498.
Besnier-Boeck-Schaumannsche Krankheit 161.
Bewußtlosigkeit und Bronchoskopie 583.
Bienenstiche s. Insektenstiche.
Bismuthpharyngitis 284, 333.
Bißanomalien und Mundatmung 207.
Blähkaverne 568.
Blastomykosen s. Mykosen.
Blut, Alkalireserve 368.
— Aspiration 258, 444.
— p_H 368.
Blutazidose 585.
„Blutender" Septumpolyp 166.
Bluter s. Diathese, hämorrhagische.
Blutgase 368.
— bei Erstickung 585.
Blutgefäße, des Kehlkopfes 367.
— der Nase und der Nasennebenhöhlen 3, 8.
— des Rachens 196.
— der Speiseröhre 508.
— des Tracheobronchialbaumes 537.
Blutmilchsäure 210, 585.
Blutungen, nach Adenotomie 270.
— aus den Bronchien 559, 560.
— intrakranielle 58.
— bei Kehlkopfverletzungen 414.
— bei Krebs des Kehlkopfes 469.
— — der Luftröhre und Bronchien 578.
— — der Nase 170.
— — des Rachens 342.
— kryptogene 206.
— aus der Nase 62.
— bei Nasennebenhöhlenverletzungen 59.
— aus dem Nasenrachen 337, 340, 343.
— bei Ösophagusvarizen 532.
— bei Peritonsillärabszeß 314.
— aus dem Rachen 205, 344.
— in das Schädelinnere 58.
— aus der Speiseröhre 524, 525, 532.
— nach Tonsillektomie 257.
— aus den Tonsillen 238, *314.*
— in die Uvula 281.
— aus dem Zahnfleisch 205.
Boecks Sarkoid 161, s. a. Besnier-Boeck-Schaumannsche Krankheit.
Bolustod 401.
Börnsteinsche Stufenleiter 38.
Bosesches Ligament 360.
Botylismus 529.
Bougierung ohne Ende, retrograde 233.
Bowmansche Drüsen 8.
Boyce-Stellung bei der Endoskopie 505.
Brachyösophagus 516.
Branchiogene Fisteln s. Halsfisteln.
Branchiogene Zysten s. Halszysten.
Branchiogenes Karzinom 221.
Breitnase 45.

38*

Brillenhämatom 56, 59.
BROCA, Zysten nach 147.
BRODERS Einteilung der Karzinome 346.
Bronchialabszeß s. Lungenabszeß.
Bronchialasthma s. Asthma bronchiale.
Bronchialbaum, Anatomie 533, s. a. Bronchien.
— Segmenteinteilung 533.
Bronchialfremdkörper 400.
— akute 404.
— animalische 404.
— chronische 404.
— Extraktion durch Bronchoskopie 407.
— mineralische und metallene 404.
— pflanzliche 404.
Bronchialblockade 582.
Bronchialerweiterungen s. Bronchiektasen.
Bronchialkollaps 580.
Bronchialtamponade 560, 582.
Bronchialtoilette 582.
Bronchialverschluß 403, 553.
Bronchiektasen 556.
— Arten der 556.
— und Multisinusitis 556.
— Untersuchung 558.
— Ursachen 404, 556.
— — nach Bronchostenosen 556.
Bronchien, Adenom 575.
— allergische Erkrankungen 581.
— Anatomie 533.
— Bewegungen 538.
— Blutungen aus 560.
— — Ursachen 560.
— Blutversorgung 537.
— Flimmermechanismus 538.
— Fremdkörper s. Bronchialfremdkörper.
— Geschwulste 574.
— — bösartige 577.
— — gutartige 574.
— — Ursachen der 577.
— Haupt- 533.
— Innervation 537.
— Knorpelgerüst 536.
— Krankheitsrückstände 561.
— Lappen- 533.
— Lymphbahnen 537.
— Mißbildungen 561.
— Mittellappen- 533.
— Muskulatur 537.
— Oberlappen- 533.
— Physiologie 537.
— Pilzerkrankungen 573.
— Reinigungsmechanismen 538, 555.
— Schleimhaut 537.
— Segment- 533.
— Stamm- 533.
— Stenosen 403, 552.
— Syphilis 572.
— Tuberkulose 565, s. a. Tracheobronchialtuberkulose.
— Überschwemmung 582.
— Unterlappen- 533.
— Untersuchung 540.

Bronchien Verbrühungen, Verbrennungen, Verätzungen 418, 563.
— Verletzungen 562.
— Wand 536.
Bronchitis, Ableitungs- 558.
— bei akuter Laryngo-Tracheo-Bronchitis des Kindes 424.
— asthmoide 580.
— Bronchoskopie bei 564.
— bei Bronchostenose 554.
— diphtherische 564.
— durch Fremdkörper 404.
— haemorrhagica 564.
— bei Katarrh der oberen Luftwege 79, 563.
— — akut 563.
— — chronisch 563.
— Perichondritis 564.
— putride 404.
— Reinigungsmechanismen 554.
— sicca 563.
— bei chronischer Sinusitis 113.
— nach Tonsillektomie 261.
Bronchographie 545.
— Anzeigen 551.
— Folgen 547.
— Gegenanzeigen 551.
— Instrumente 546.
— Kontrastmittel 547.
— normale Bilder 551.
Bronchogramm, bei Atelektasen 556.
— bei Bronchialadenom 576.
— bei Bronchialkarzinom 579.
— bei Bronchialstenose 556.
— bei Bronchialtuberkulose 569.
— bei Bronchiektasen 558.
— normale Befunde 551.
Bronchologie 501.
Bronchomycosis 573.
Bronchopulmonale Segmenteinteilung 533.
Bronchoskope 540.
Bronchoskopie s. Tracheobronchoskopie.
Bronchospasmus 580.
Bronchostenosen bzw. Strikturen 552.
— und Bronchiektasen 556.
— Dilatation 562.
— Formen der 552.
— — Ventilstenose 553.
— — — exspiratorische 553.
— — — inspiratorische 553.
— — Verengerung, einfache 552.
— — Verschluß 553.
— und Narkose 555.
— Ursachen 554.
Bronchotomie 411.
Bronchusblockade 582.
Bronchuskollaps, exspiratorischer 580.
Bronchusplastiken 571.
Bronchustamponade 560, 582.
Bruch, der Kehlkopfknorpel 413.
— der Lamina cribriformis 58.
— der Luftröhre 562.
— der Nase 55.
— der Nasennebenhöhlen 58.

Bruch der Schädelbasis 58.
Bruststimme 371.
Bulbäre Lahmungen, des Kehlkopfes 482.
— des Rachens 352.
Bulbäre Zentren, der Kehlkopfnerven 367.
— der Rachennerven 355.
Bulbärparalyse 352, 482.
Bulbus, olfactorius 8.
— opticus s. Augapfel.
Bulla ethmoidea 7, 14, 124.
,,Bulldoggen''-Nase 157.
Bursa pharyngica, Anatomie 195, 203.
— — Entzündung 266.

Cardia 507.
— krebs 526.
Cardiospasmus 520.
— Dilatation des 522.
Carina 533.
Carotis, Anatomie 198.
— Aneurysma der 58.
— Arrosion durch Entzündungen 285.
— — durch Fremdkörper 226.
— Beziehungen zur Gaumenmandel 196.
— Ligatur bei Tonsillenblutungen 314.
— Verletzung bei Inzision des Peritonsillarabszesses 316.
Carotissinus, Reflextod durch 413.
— und Atmung 586.
Carpopedalspasmen 495.
Cartilago apicis nasi 2, 4.
— arytaenoides 360.
— corniculata (SANTORINI) 361.
— cricoides 361.
— cuneiformis (WRISBERGI) 361.
— epiglottidis 361.
— quadrangularis 4.
— septodorsalis 2, 4.
— thyreoides 361.
— triticea 361.
Cavernosusthrombose *141*, 325.
— rhinogene bei Nasenfurunkel 72.
— bei Sinusitis 141.
— tonsillogene 258, *324*.
Cavum nasi 4.
Cellulitis ethmoidalis acuta 101.
— — chronica 128.
Chaoulsche Röntgenbestrahlung 346.
CHARLIN, Syndrom von 191.
CHARPY, Lupusbehandlung nach 154.
Chemosis conjunct. bulbi 138.
Chirurgie und Endoskopie 582.
Chirurgische Behandlung bösartiger Geschwülste 346.
Chirurgisch-radiologische Behandlung bösartiger Geschwülste 348.
Choanalatresie 48.
Choanalpolyp 98.
Choanen 4, 30.
Cholera 479.
Cholesteatom der Nebenhöhlen 112.
Chondrome, der Bronchien 574.
— des Kehlkopfes 466.
— der Nase 168.
— des Rachens 336.

Chondrosarkome, des Kehlkopfes 466.
— der Nase 168, 173.
Chorda dorsalis 195.
Chordektomie 474.
Chorditis acuta 420.
— chronica 429.
— fibrinosa 426.
Chordom 351.
— des Nasenrachens 351.
Chorea als Herdinfektion 327.
Coccidien s. Mykosen.
Coccobacillus foetidus ozaenae (HOFER-PEREZ) 92.
COLLET-SICCARD, Syndrom von 356.
Comedonen 68.
Commotio cerebri 58, 489.
— laryngis 413.
Concha bullosa 6.
Conjunctivitis, bei allergischer Rhinitis 185.
— bei Sinusitis 138.
Contusio cerebri 58.
— laryngis 414.
Conus elasticus 361.
Cornu cutaneum des Naseneinganges 163.
Cortison 163, 182, 276.
Coryza s. a. Rhinitis acuta 76.
— syphilitica neonatorum 84.
Costophrenale Bronchialfremdkörper 410.
Crico-arytaenoid-Gelenk s. Krikoarytänoidgelenk.
Cricoid s. Ringknorpel.
Crista nasalis 4.
Crista septi 49.
CROOKS, Stellung nach 134.

Dacryocystitis, phlegmonosa 139.
Dauerkanüle 394, 472, 491.
Debilität, geistige und Mundatmung 207.
Defekte, des Gaumens 220, 309.
— der Nase 46.
— des Nasenseptums 49, 52.
— nach Operation, der Bronchien 571.
— — des Gesichtes 165, 173.
— — des Kehlkopfes 474, 476.
— — des Rachens 349.
— — der Speiseröhre 527.
Deformitäten, des Kehlkopfes 398, 459.
— der Luftröhre und Bronchien 561.
— der Nase 45.
— der Nasenscheidewand 49.
Dekanülement 393.
— erschwertes 393.
Dekubitus des Ringknorpels 412, 439, 445.
Dentales Empyem 102, 111.
Dermatosen, des Kehlkopfes 460.
— der Mundhöhle 322.
— der Nasenhaut 68.
— des Rachens 322.
Dermoide, des Halses 303.
— der Nase 163.
— des Nasenrachens 335.
— des Rachens 335.
Desensibilisierung 183, 186.

Deviatio septi 49.
Diabetes, Laryngitis chron. 427.
— Pharyngitis chron. 287.
Diaphanoskopie nach VOHSEN 31.
— der Kieferhöhle 32, 116.
— des Siebbeins 32.
— der Stirnhöhle 31.
Diaphragma laryngis 395.
Diathese, allergische 85, *175*.
— exsudative 70, 78, 85, 87, 245, 287.
— haemorrhagische 62, 255, 268.
Dick-Test bei Scharlach 300.
Dilatationsbehandlung, bei Cardiospasmus 522.
— bei Stenosen, der Bronchien 562.
— — des Kehlkopfes 399.
— — der Nase 48, 49.
— — des Rachens 223.
— — der Speiseröhre 517.
Dilatationsbronchoskop 503, 540.
Dilatator nach STARCK 522.
Diphtherie, Bazillenträger 299.
— — Tonsillektomie bei 299.
— der Bronchien 564.
— Gaumenlähmung bei 353.
— des Kehlkopfes 442.
— Kehlkopflähmungen bei 482.
— der Luftröhre 564.
— maligne 297.
— der Nase 83.
— des Rachens 296.
— Schlundlähmung bei 353.
Diphtheroid 284.
Diplophonie 374, 462.
Diplopie, bei auftreibenden Nebenhöhlenerkrankungen 135.
— nach Stirnhohlenoperationen 126.
Direkte perorale Untersuchungsmethoden der Luft- und Speisewege 501.
Divertikel, des Hypopharynx 356.
— Kirchnersche 221.
— des Nasenrachens 221.
— Pertiksche 221.
— Pulsions- 356, 519.
— der Speiseröhre 519.
— Tractions- 519.
— Zenkersche 356.
Doggennase 45.
Dreiecksfalte 203.
Dritte Mandel s. Rachenmandel.
Druckbronchoskopie 503, 541.
Druckempfindlichkeit der Kehlkopfgegend 438.
— der Nasennebenhöhlenwandungen 104.
Drüsenfieber, Pfeiffersches 276.
— Zellen 277.
Ductus nasofrontalis 7, 14.
— nasolacrimalis 6.
— nasopalatinus, Zysten des 147.
— thyreoglossus 221, 336.
— — Fisteln 221.
— — Zysten 221.
Dura mater 140.
— Entzündungen 140.
— Verletzungen 59.

Durchleuchtung der Nasennebenhöhlen 31.
Dysphagie s. a. Schluckbehinderungen 206.
— hypochrome (sideropenische) 354.
— lusoria 531.
Dysphonia spastica 498.
Dyspnoe s. Atemnot.
Dystonie, vegetative 89, 175, 179, 478.

Eccema introitus nasi 70, 150.
Einstäuben, Kehlkopf 387.
— Nase 42.
— Rachen 219.
Einträufelungen, Kehlkopf 387.
— Luftröhre 388.
— Nase 41.
Eiterstraße bei Nebenhöhlenentzundungen 107.
Ekzem des Naseneinganges 70, 150.
Emphysem, bei Bronchialerkrankungen 563.
— bei Fremdkörpern 402, 403.
— des Gesichtes 59.
— am Hals 226.
— bei Kehlkopfverletzungen 413.
— im Mediastinum 226, 403, 413, 563.
— bei Nasennebenhöhlenverletzungen 59.
— bei Rachenverletzungen 231.
— bei Speiseröhrenverletzungen 403.
— nach Tracheotomie 392.
Empyem der Nasennebenhöhlen, geschlossenes 105.
— — offenes 105.
Encephalitis, pharyngogene 324.
— rhinogene 140.
Endobronchitis caseosa 566.
Endocarditis bei Herdinfektion 327.
— postanginöse 324, 327.
Endokranielle Komplikationen s. intrakranielle Komplikationen.
Endolaryngeale Eingriffe 388.
Endonasale Eingriffe 44.
Endoskopie 501, s. a. Bronchoskopie, Laryngoskopie, Ösophagoskopie, Tracheobronchoskopie, Hypopharyngoskopie.
— und Chirurgie 582.
— des Hypopharynx 510.
— des Kehlkopfes 539.
— der Luft- und Speisewege 501.
— — Allgemeines 501.
— — Ausführung der 505.
— — Hilfsmethoden 506.
— — Instrumentarium 502.
— — — Beleuchtungsapparat 502.
— — — Spezialinstrumente 503.
— — — Zusatzgeräte 503.
— — in Narkose 503.
— — Schwierigkeiten 505.
— der Nebenhöhlen 118.
— der Speiseröhre 510, s. a. Ösophagoskopie.
— des Tracheobronchialbaumes 540.

Endotheliome, der Bronchien 574.
— der Nase und Nebenhöhlen 168.
— des Rachens 336.
Enuresis nocturna 192, 208.
Enzephalokelen 220.
Eosinophilie, bei Allergie 177.
— bei Hodgkinscher Krankheit 276.
Epidermolysis bullosa hereditaria 330, 460.
Epiduralabszeß, pharyngogener 320.
— rhinogener 140.
Epiglottis s. Kehldeckel.
Epignathus 220.
Epilepsie 479, 497.
Epinephrom-Metastasen im Kehlkopf 465.
Epipharyngoskopie 214.
Epipharynx s. Nasenrachenraum.
Epistaxis s. Nasenbluten.
Epitheliom s. Karzinom.
Epithelkörperchen 484.
Erblichkeit s. Vererbung.
Erbrechen 519, 521, 523.
Erfrierung der Nase 61.
Erhängen 412.
Erkältung 77.
Erkältungskrankheit, einfache 77.
Ernährungsstörung bei Mundatmung 208.
Erstickung 583, s. a. Erstickungsgefahr.
— Blutveränderungen 585.
— Herztätigkeit bei 586.
— Pathogenese 584.
— Ursachen der 583.
Erstickungsanfälle beim Kleinkind, Differentialdiagnose der 425.
Erstickungsgefahr, Behandlung der 589.
— Einschätzung der 588.
— bei Kehlkopffremdkörpern 401.
— — krämpfen 495, 497.
— — lähmungen 487.
— — Verletzungen 413.
— Konikotomie bei 390, 590.
— Maßnahmen bei 589.
— Phasen der 584.
— bei Peritonsillärabszeß 313.
— bei Rachenerkrankungen 206, 207.
— bei Retropharyngealabszeß 322.
— bei Tracheobronchialerkrankungen 565.
— Tracheobronchoskopie bei 589.
— Tracheotomie bei 391, 590.
— Ursachen der 583.
— Verhalten des Allgemeinpraktikers 390, 392, 589.
— — des Facharztes 589.
Erstickungsphase, Symptome der 586.
Erysipel, des Kehlkopfes 439.
— der Nase 73.
— des Rachens 301.
Erysipeloid der Nase 73.
Erythema multiforme 333.
— nodosum, postanginöses 324.
Escat, Maladie d' 451.
Ethmoid s. Siebbeinzellen.
Ethmoidektomie, endonasale 130.
— extranasale 126.

Ethmoiditis s. Siebbeinentzündung.
Eustachische Röhre s. Ohrtrompete.
Eunuchenstimme 395.
Exophthalmus bei Nasennebenhöhleneiterungen 138, 141.
— bei Nasen- und Nebenhöhlengeschwülsten 170.
— beim Nasenrachenfibrom 338.
Exostosen, der Nase 163.
— des Oberkiefers 166.
Explosion, Wirkung auf Trachea und Bronchien 562.
Extraduralabszeß s. Epiduralabszeß.
Extralaryngeale Eingriffe 389.
— Karzinome 467.

„Falscher" Krupp 423.
Falsettstimme 371.
Fasciculus opticus s. Sehnerv.
Faszienräume des Halses 197.
Fehlschlucken in den Kehlkopf 374.
— — bei Kehlkopf- und Rachenlähmungen 352, 353, 479.
— — bei Kehlkopftuberkulose 449.
— — nach der Nase 206, 353.
— — bei Gaumendefekten 220.
— — bei Gaumenlähmungen 353.
Feldbauschscher Nasenerweiterer 47.
Fenstermesser, Beckmannsches 269.
Fensterrohre 540.
Fensterung der Kieferhöhle 120.
Fibrocartilago basialis 337.
— sphenopalatina 337.
Fibroangiom des Nasenrachens 337.
Fibrochondrom 466.
Fibrome, des Kehlkopfes 465.
— der Luftröhre und Bronchien 574.
— der Nase 163.
— des Nasenrachens s. Nasenrachenraum.
— des Rachens 335.
— der Speiseröhre 524.
Fibrosarkom, der Nase 173.
— des Nasenrachens s. Nasenrachenraum.
Fila olfactoria 8.
Filtrum nasi 4.
Fisteln, Hals- 220.
— — laterale 220.
— — mediane 221.
— Kieferhöhle-Mundhöhle 121.
— Nasen 45.
— oesophago-tracheale 516.
— Ohr 221.
Fliegenlarven, Ansiedlung von 53.
Flimmermechanismus der Schleimhaut 17, 538.
Floppgeräusch bei Trachealfremdkörpern 402.
Foetor ex ore, bei bösartigen Geschwülsten 343, 469.
— bei Mandelerkrankungen 237.
— bei Nebenhöhleneiterungen 114.
Fokalinfektion s. Herdinfektion.

Folliculitis-Furunculosis introitus nasi 76.
Follikel des Rachens 201.
Follikelzysten nach BROCA 147.
Fontanellen der lateralen Nasenwand 6, 7, 11.
Foramen jugulare, Syndrome des 342, *355*, 482.
— sphenopalatinum 6.
Formanten 371.
Fornix pharyngis 194.
Fossa canina 11.
— piriformis s. Sinus piriformis.
— pterygomaxillaris 197.
— pterygopalatina 6, 11.
— supratonsillaris 203.
Fossulae tonsillares 203.
Fraktionierte Röntgentiefenbestrahlung 346.
Fraktur s. Bruch.
Fremdkörper, in den Bronchien 400.
— — akute 404.
— — animalische 404.
— — chronische 404.
— — costophrenale 410.
— — mineralische und metallene 404.
— — pflanzliche 404.
— Extraktion 54, 229, 408.
— im Kehlkopf 402.
— in der Luftröhre 402.
— — „tanzende" 402.
— in der Nase 52.
— in den Nasennebenhöhlen 54.
— im Rachen 223.
— in der Speiseröhre 223.
— Zangen 408.
Fremdkörperangst 227.
Fremdkörpergefühl s. Reizempfindungen.
— in der Speiseröhre 226.
Fremdkörperpatienten, habituelle 227.
Froschgesicht 338.
Frühbougierung (Frühdilatation) der Speiseröhre 232.
Furunkel der Nase 71.

Galvanokaustik im Kehlkopf 454, 457.
— — Tiefenstich nach GRÜNWALD 454.
— in Luftröhre und Bronchien 571.
— in der Nase 64, 90.
— bei Lupus 154.
— im Rachen 295, 306.
Ganglion, cervicale sup. 191.
— ciliare 9, 191.
— Gasseri 191.
— jugulare 367.
— spheno-palatinum 9, 191.
— — Neuralgien durch 191.
Gangränöse Entzündungen, des Gesichtes 149.
— der Nase 162.
— des Rachens 28.
— der Tonsillen 274, 282.
Gasaustausch in den Lungen 369, 385.
Gase s. Kampfgase.
Gasspannung, alveoläre 538, 584.
— im Blut 584.

Gasstoffwechsel im Gewebe 583.
— und Zentralnervensystem 583.
Gastro-intestinale Störungen bei Sinusitis 113.
Gastrostomie zur retrograden Dilatation 517.
Gaumen, Anatomie 195.
— gotischer 208.
— Granulom, malignes 162.
— harter, Defekte 220, 309.
— — Spalte 220.
— — Syphilis 308.
— hoher 208.
— Spitzbogen 208.
— weicher 195.
— — Defekte 220.
— — Geschwulste 342.
— — Krämpfe 354.
— — Lähmungen 353.
— — Muskeln 195.
— — Narben bei Tonsillektomie 262.
— — bei Peritonsillarabszeß 313.
— — Stenose 309.
— — bei Syphilis 308.
Gaumenbein 5.
Gaumenbogen 195.
— Lückenbildungen 222.
Gaumenhaken 30, 212.
Gaumenmandeln, Absaugen 253.
— Abszeß 236.
— Anatomie 202.
— Bakterienflora 246.
— Beziehung zu großen Gefäßen 258.
— Blutungen aus den 314.
— Bucht, obere 203.
— Ektomie 253.
— Embryologie 202.
— Entzündungen akute s. Angina.
— — chronische s. Tonsillitis.
— — bei Infektionskrankheiten 296.
— Fremdkörper 223.
— Gangrän 284.
— Geschwulste 335.
— Herdinfektion 326.
— Hyperkeratosis 275.
— Hyperplasie 203, 245.
— intramurale 249.
— Kapsel 203.
— klinisch-pathologische Bedeutung 251.
— Knorpel und Knochen in 203.
— krypten 203, 246.
— — Inhalt 203.
— bei Leukämie 279.
— Lupus 306.
— Lymphogranulomatose 276.
— Lymphozyten 204.
— Nekrose 278.
— normaler Befund 213.
— pathologische 247.
— bei Peritonsillärabszeß 313.
— Pfröpfe 203, 213, *246*.
— Physiologie 204.
— Retentionszysten 246, 250.
— steine 250.

Gaumenmandeln, Syphilis 307.
— Systemerkrankungen 276.
— Tuberkulose, isolierte 301.
— — — Typus bovinus bei 302.
— — ulzeröse 304.
— Untersuchung 212.
Gaumenreflex 200.
Gaumensegel, Anatomie 195.
— Krämpfe 354.
— Lähmung 353.
Gaumenspalten 220.
Gaumenzäpfchen s. Uvula.
Gefäßanomalien, angeborene 531.
Gefäß-Nerven-Längsbündel, großes 198.
Gegenschlagpfeife 370.
Geisteskrankheiten bei Sinusitis 114.
„Genitalstellen" der Nase 192.
Gerberwulst 5.
Geruchssinn 20.
— Ermüdung des 21.
Geruchsempfindung, Störungen der 189.
Geruchshalluzinationen 190.
Geruchsprüfung 37.
Geruchsqualitäten 21.
Geruchsstörungen 189.
Geruchsstoffe 21.
Geschmacksstörungen 189.
Geschwülste, des Kehlkopfes 461.
— der Luftröhre und Bronchien 574.
— der Mandeln 335.
— der Nase und der Nasennebenhöhlen 163.
— des Rachens 335.
— der Speiseröhre 524.
Gesichtsausdruck, adenoider 209.
Gesichtsschädel, Anatomie 1.
— Verletzungen 55.
— — Kriegsverletzungen 60.
Gesichtsweichteile, akute Entzündungen der 149.
Gewebsatmung 583.
Gewerbliche Schädigungen, des Kehlkopfes 418, 419, 427, 461, 492.
— der Luftröhre und Bronchien 554, 563.
— der Nase 49, 74, 85, *178*.
— des Rachens 232, 281, 286.
Gicht 287.
Gießbeckenknorpel, Anatomie 361.
— Funktion des 364.
— Krebs 467.
— Luxation 413.
— Muskeln des 364.
— Nekrose 439.
— Ödem 435.
— Perichondritis 439.
— Processus muscularis 365.
— — vocalis 365.
— Stellungsänderung bei Lähmungen 365.
Gliome 168.
Globus hystericus 354, 529.
Glossitis s. Zunge.
Glossopharyngicus s. N. glossopharyngicus.

Glottis, Anatomie 363.
— erweiterer 364, 484.
— Formen, normale 364.
— — bei Lähmungen 365.
— Krämpfe, beim Erwachsenen 497.
— — inspiratorische bei Ictus laryngis 498.
— — beim Kind 423, *495*.
— — klonische 495.
— — Neigung zu, bei Lähmungen 484.
— Ödem 226, 313, 414, *433*.
— Öffnung, maximale 365, 368.
— Physiologie 368, 370.
— schließer 364, 484.
— bei der Stimmbildung 370.
— Weite, Regelung der 368.
Glottisstenose, und Blutzirkulation 372.
— congenitale 397.
— durch Fremdkörper 402.
— durch Geschwülste 464, 469.
— durch Krämpfe 423.
— durch Lähmungen 486, 487.
— durch Laryngitis 423.
— durch Ödem 435.
— durch Syphilis 458.
— durch Tuberkulose 450.
Gonorrhoe der Nase 83.
Gottsteinsche Tamponade 95.
— Tamponschraube 94.
Granulationen 214.
Granulom s. Zahngranulom.
— gangraenescens KRAUSE 162.
— malignes der Nase 162.
— des Rachens 162.
— of the midline facial tissue 162.
Greifreflex bei Stirnhirnabszeß 141.
Griffelfortsatz, verlängerter 222.
Grippe 76, 300.
— laryngitis 445.
— rhinopharyngitis 76, 300.
Guerin-Bruch des Oberkiefers 59.
Guillotine nach LA FORCE 269.
— nach SLUDER-BALLENGER 259.
Gumma des Kehlkopfes s. a. Syphilis 458.
— der Nase 155.
— des Rachens 308.
Gurgeln 217.

Habitus, adenoider 209.
HANGANATZIU-DEICHER, Agglutinationsreaktion 277.
Hals, äußerer, Untersuchung 210, 375.
— — Entzündungen 319.
— — Geschwülste 303.
— — — branchiogenes Karzinom 221.
— — — gutartige 303.
— — Verletzungen 231, 413.
Halsausräumung, totale 349.
Halsdivertikel 220.
Halsfisteln, branchiogene, laterale 220.
— mediane 221.
Halshypochonder 291.
Halslichtbad 217.
Halslymphknoten s. Lymphknoten.

Halslymphome s. Lymphknotenschwellungen.
— tuberkulöse 303.
Halsneurose 291.
— Strichzeichnung bei 292.
Halsphlegmone 320.
Halsverletzungen 231, 411, 562.
Halswirbelsäule, pharyngitische Beschwerden 292.
— Tuberkulose der 323.
— Verletzungen 231, 411.
Halszysten, branchiogene, laterale 220.
— — mediale 221.
Hämangiome, des Kehlkopfes 465.
— der Nase 163.
— des Rachens 226, 336.
— der Trachea und Bronchien 574.
Hämatome, des Kehlkopfes 412.
— der Nase 56.
— des Septums 75.
— der Uvula 281.
Hämorrhagische Diathese, Gefahren der, bei Mandeloperationen 255.
Hartmannsches Nasenspekulum 25.
Hasenscharte 220.
Hauchplatte, Glatzelsche 37.
Hauptbronchus 533.
Hautemphysem s. Emphysem.
Hauthorn am Naseneingang 164.
Hauttest bei Allergie 181, 186.
— bei Herdinfektion 329.
Hefepilze s. Mykosen.
Heiserkeit 373.
— durch Fremdkörper 402.
— bei Kehlkopferkrankungen 373, 395, 414, 420, 428, 434, 458, 463, 488.
— bei Kehlkopftuberkulose 449.
— bei Laryngitis 420, 428, 442.
— bei Sängerknötchen 462.
— bei Stimmbandkrebs 468.
— Ursachen der 373.
Hemianopsie s. Auge und Nasennebenhöhlen.
Hemicranie s. Kopfschmerzen.
Hemilaryngektomie 476.
Herdinfektion 326.
— Allgemein- und Organerkrankungen durch 327.
— dentale 146.
— pharyngogene 292.
— Primärherde bei 328.
— — Auffinden der 328.
— rhinogene 145.
— tonsilläre 326.
Hereditäre Syphilis s. Syphilis.
Hering-Breuerscher Atemreflex 369, 585.
Herpes febrilis 331.
— im Kehlkopf 460.
— im Rachen 331.
— simplex 331.
— zoster 331.
Herzerkrankungen, bei Diphtherie 298.
— bei Dyspnoe 586.
— als Herdinfektion 327.
— postanginöse 324.

Herzerweiterungen 531.
Herztamponade, äußere, bei Mediastinalemphysem 413, 563.
Heuasthma s. Heuschnupfen.
Heufieber s. Heuschnupfen.
Heuschnupfen s. a. Allergie 184.
— auslösende Pollen 185.
— Desensibilisierung 186.
— Hauttest 186.
— Schleimhauttest 186.
— Vereine 185.
Hiatus diaphragmaticus 507.
— semilunaris 7, 14.
Highmori, Antrum s. Kieferhöhle.
Himbeerzunge 299.
Hintere Tamponade 66.
Hirnabszeß 352, 482.
— bronchogener 557.
— pharyngogener 258.
— rhinogener 58, *141*.
— tonsillogener 320.
Hirnanämie, Kehlkopflähmung bei 481, 489.
Hirnbrüche 220.
Hirnerschutterung 58, 489.
Hirngeschwulste 352, 482.
Hirnhautentzündung s. Meningitis.
Hirnnervengruppe, kaudale 355.
Hirnödem 58.
Hirnschwellung 58.
Hirnstammerkrankungen 352, 482.
Histamin 175.
Histoplasmodien s. Mykosen.
Höckernase 45.
Hodgkinsche Krankheit 276.
— Eosinophilie 276.
Huhnerauge des Stimmbandes 430.
Husten 370.
— bei Abdominalerkrankungen 500.
— bei Bronchialerkrankungen 557, 564, 568, 578.
— bei Fremdkörpern 402.
— bei Hautreizen 500.
— bei Kehlkopferkrankungen 373, 414, 420, 428, 434, 442, 458.
— Mechanismus 370.
— bei Nasenerkrankungen 500.
— nervöser 499.
— otogener 500.
— bei Rachenerkrankungen 288, 500.
— Ursachen des 499.
Hurstsonden 232.
Hydrocephalus chronicus 495.
Hydrokele 135.
Hydrorrhoea nasalis 179.
Hyoid s. Zungenbein.
Hyperästhesie, des Kehlkopfes 479.
— der Nase 191.
— des Rachens 352.
Hyperkapnie 585.
Hyperkeratosis pharyngis sive lacunaris 275.
Hypernephrom 465.
Hyperosmie 190.

Hyperostosen, diffuse des Oberkiefers 167.
— familiäre (FRANGENHEIM) 167.
Hyperostosis frontalis interna 167.
— maxillarum (HUTTER) 167.
Hyperplasie und banale chronische Entzündung der Gaumenmandeln 245.
— der Kehlkopfschleimhaut 428.
— des lymphatischen Rachenringes 245.
— der Nasenmuscheln 88.
— der Nebenhöhlenschleimhaut 112, 187.
— der Rachenmandel 262.
— der Seitenstränge 285.
— der Solitarfollikel 285.
— der Zungenmandel 272.
Hypochonder, Rachen- 291.
Hypopharyngoskopie, direkte 510.
— — Anzeigen 226, *510.*
— — Instrumente 510.
— — Technik 505, 511.
— indirekte 215, 376.
Hypopharynx, Anatomie 196.
— Divertikel des 356.
— — Operation des 358.
— Fremdkörper 223.
— Karzinom 342.
— normaler Befund 380.
— Physiologie 199.
— Untersuchung 215, 510.
Hypophyse 16, 195.
— Geschwülste 131.
Hyposmie s. Anosmie.
Hypoventilation 585.
Hypovitaminosen 92, 101.
Hypoxämie 585.
— bei Erstickung 585.
— beim Mundatmer 210.
Hysterie, Anosmie 189.
— Aphonie 493.
— Halsneurose 291.
— Hyperosmie und Parosmie 190.
— Kehlkopfkrämpfe 497.
— Rachenkrämpfe 354.
— Rachenneurosen 291.
— Rachenreflexe, fehlende 292, 352.
— Schluckstörungen 354, 528.

Ictus laryngis 498.
Idiotie und Mundatmung 207.
Immunstoffe, Bildung von 204.
Infektionskrankheiten, akute Kehlkopfentzündungen 442.
— — lähmungen 482.
— Nasenentzündungen 76.
— Nasennebenhöhlenentzündungen 101.
— Rachenentzündungen 297.
Infektiöse Mononukleose 276.
Infundibulum ethmoideum 7.
Inhalation 386.
— Apparate 219, 386.
— Dämpfen 386.
— Kühlinhalation 386.
— Technik 387.
— Trocken (Aerosole) 386.
— Wärmeinhalation 387.
— Zerstäuben und Vernebeln 219, 386.

Inhalationsallergene 175, *178.*
Inhalationskuren 295.
Innervation des Kehlkopfes 367.
— — antagonistische 366.
— der Luftröhre und der Bronchien 537.
— der Nase 8.
— des Rachens 196.
— der Speiseröhre 508.
Insektenstiche, im Kehlkopf 478.
— im Rachen 232.
Inspirationsluft, Eigenschaften der 39, 77.
Instillationen s. Einträufeln.
Insufflationen s. Einstäuben.
Intelligenzdefekt bei Stirnhirnabszessen 141.
Interarygegend, bei hyperplastischer Laryngitis 430.
— Muskeln der 364.
— — Lähmung der 487, 489.
— bei Syphilis 458.
— bei Tuberkulose 450.
Interarytaenoideus s. M. interarytaenoideus.
Interkrikothyreotomie 390.
Intermediärstellung der Stimmbänder 365, 483, *487.*
„Internus" 366.
— Parese 429, *492.*
Intrakranielle Komplikationen, bei Nasenrachengeschwülsten 338, 342.
— — pharyngogene 320, *323.*
— — rhinogene 140.
— — bei Verletzungen 58.
Intralaryngeale Karzinome 467.
Introitus laryngis s. Vestibulum.
— nasi s. Vestibulum.
Intubation nach O'DWYER 395.
— bei Diphtherie 444.
— Technik 395.
Iridocyclitis und Iritis als Herdinfektion 327.
Isambert, maladie d' 305, 451.
Isotope, radioaktive, Behandlung mit 280, 347.
Isthmus faucium 195.
— der Schilddrüse 360.

Jackson, Syndrom von 356.
Jakobsonsches Organ 5.
Jodödem des Kehlkopfes 434, 478.
Jugulare, Foramen, Syndrome des 342, 355, 482.
Jugularisthrombose, pharyngogene 324.
— tonsillogene 324.
— — Pathogenese 324.

Kakosmie, objektive 114.
— subjektive 190.
Kampfgase 418.
Karbunkel der Nase 72.
Kardiospasmus 520.
Kartagener, Syndrom von 556.
Karzinom, Aufklärung 342.
— Behandlung, Grundsätze 345.

Karzinom, Behandlung, chirurgisch 346.
— — chirurgisch-radiologisch 172, 348.
— — elektrochirurgisch 172, 346.
— — radiologisch 346, 472.
— branchiogenes 221.
— der Bronchien 577.
— Fruherfassung des 342.
— des Hypopharynx 342.
— des Kehlkopfes 466.
— — äußeres 467.
— — inneres 467.
— Kontrollen 350, 477.
— der Luftröhre 577.
— Metastasen 349.
— — Fernmetastasen 342, 468, 577.
— — regionäre 340, 342, 467, 469, 577.
— der Nase, äußere 164.
— — Innenraum 168.
— der Nasennebenhöhlen 168.
— des Nasenrachens 342.
— des Rachens 342.
— der Schädelbasis 341.
— des Sinus piriformis 342.
— der Speiseröhre 525.
— des Stimmbandes 467, 468.
— der Tonsillen 342.
Katarrh der oberen Luftwege, absteigender 79, 113, 208.
— — akuter 76.
— — chronischer 87, 285, 427.
Katarrhanfälligkeit, vermehrte, nach Tonsillektomie 261.
Kaudale Hirnnervengruppe, Anatomie 355.
— Lähmung 355.
Kautabletten 218.
Kauterisation s. Galvanokaustik
Kehldeckel, Abszeß 438.
— Amyloid 465.
— Anatomie 361.
— congenitaler Stridor 396.
— Dermatosen 460.
— Funktion 199.
— Krebs 468.
— — Resektion 476.
— Lupus 457.
— Ödem 435.
— Spiegelbild 380.
— Tuberkulose 451.
— Zysten 465.
Kehlkopf, Abszeß 437.
— Allergie 477.
— Amyloid 465.
— Anamnese 374.
— Anästhesie 479.
— Anatomie 359.
— Antrax 162.
— als Atemweg 368.
— Bandapparat 361.
— Bewegungsstörungen 480.
— Blutungen 414, 469.
— Blutversorgung 367.
— Blutzirkulation und 372.
— Boeck, Morbus 161.
— Bruch 413.

Kehlkopf, Dermatosen 332, 460.
— Diaphragma 395.
— Diphtherie 442.
— Eingang 362.
— Einstäuben und Einträufeln 387.
— Entzundungen s. a. Laryngitis.
— — akute oberflächliche 419.
— — — besondere 426.
— — tiefgreifende 433.
— Erkrankungen des Krikoarytänoidgelenkes bei Polyarthritis rheumatica 441.
— Erschutterung 413.
— Erysipel 439.
— Fremdkörper 400.
— Funktionsprüfung 384.
— Gelenke 361, 364.
— Geschwulste, bösartige 466.
— — — äußere 467.
— — — innere 467.
— — — Strahlenbehandlung der 472.
— — gutartige 461.
— Grippe 445.
— Heiserkeit 373.
— Husten 373.
— Hyperästhesie 479.
— bei Infektionskrankheiten 442.
— Inhalationen s. Inhalation.
— Innervation 367.
— Instrumente 388.
— Katarrh s. Laryngitis.
— Knorpel 360.
— — Geschwülste 366.
— Kontaktgeschwür 418.
— Koordinationsstörungen 498.
— Krämpfe, s. Glottiskrampf und Krämpfe.
— Krankheitsrückstände 397.
— Krisen, tabische 480, 497.
— künstlicher 472.
— Lähmungen 480.
— — bulbäre 482.
— — funktionelle 492.
— — funktionelle Auswirkungen 483.
— — mit Intermediärstellung der Stimmbänder 487.
— — Internusparese 481, 492.
— — kaudale Hirnnervengruppe, kombinierte der 355.
— — klinisches Bild 487.
— — kortikale 481.
— — myopathische 481.
— — des N. recurrens 483.
— — mit Paramedianstellung oder Medianstellung der Stimmbänder 486, 583.
— — partielle 489.
— — periphere 482.
— — Posticuslähmung 486.
— — — beiderseitige, plastische Operationen 491.
— — psychogene 493.
— — mit Respirationsstellung der Stimmbänder 489.

Kehlkopf, Lähmungen, mit fehlender Straffung der Stimmbänder 489.
— — nach Strumektomie 483.
— — unvollständige 484, 487.
— — Ursachen der 481.
— — vollständige 484, 488.
— Lepra 159.
— Luftkonditionierung 385.
— Lupus 456.
— Lymphgefäße 368.
— Lymphogranulom 276.
— Malleus 160.
— Masern 446.
— Mißbildungen 395.
— Muskulatur, äußere 363.
— — innere 363.
— — „Ringmuskel" 364.
— Myxödem 434.
— Narbenstenosen 397.
— nervöse Beschwerden 428, 479, 495, 497.
— „Neurose" 428.
— normales Spiegelbild 380.
— Ödem 433.
— Operationen 388.
— Pachydermie 430.
— Palpation 375.
— Papillomatose 463.
— Parästhesie 479.
— Perichondritis 439.
— bei Pertussis 447.
— Phlegmone 437.
— Phonationsstellung 364.
— Physiologie 368.
— Pilzerkrankungen 162.
— Pinseln 388.
— bei Polyarthritis rheumatica 441, 447.
— Polypen 461.
— Reizempfindungen 373.
— Respirationsstellung 364.
— Ruhigstellung des 385, 422.
— Sängerknötchen 461.
— Scharlach 446.
— Schleimhaut 366.
— Schmerzen 372.
— Schußverletzungen 412.
— als Schutzorgan 369.
— Schwindel 498.
— Schwirren des 374.
— Sekretionsstörungen 373.
— Sensibilitätsstörungen 479.
— Sklerom 158.
— Soor 334.
— als Stimmorgan 370.
— Stridor 374.
— Stützgerüst des 360.
— Symptomatologie, allgemeine 372.
— Syphilis 457.
— Therapie, allgemeine 385.
— Thoraxversteifung 372.
— Tuberkulose s. a. Tuberkulose 447.
— Typhus 444.
— Untersuchung 375, 539.
— — der äußeren Kehlkopfgegend 375.
— — des Inneren 376, 539.

Kehlkopf, bei Variola 446.
— bei Varizellen 446.
— Verätzung 418.
— Verbrennung und Verbrühung 418.
— Verletzungen 411.
— — bei intratrachealer Narkose 412.
— Weichteilaufbau 362.
Kehlkopfbewegungen, Koordinationsstörungen der 498.
Kehlkopfgegend, äußere, Untersuchung der 375.
Kehlkopflähmungen s. Kehlkopf.
Kehlkopfmandel 201.
Kehlkopfknorpel, Anatomie.
— Geschwülste 466, 473.
— Perichondritis 439.
Kehlkopfrachen s. Hypopharynx.
Kehlkopfresektion, partielle 474.
Kehlkopfspiegel 377.
— Anwärmen des 377.
Kehlkopfspritze 388.
Keilbein 6.
Keilbeinhöhle s. a. Nasennebenhöhlen.
— Anatomie 15.
— Beziehungen zum Sehnerv 15.
— Entzündungen, akute 101.
— — chronische 131.
— — Komplikationen 106, 113, 131, *136*.
— Geschwülste 165.
— und Hypophyse 131, 132.
— Nachbarschaftsbeziehungen 16.
— Operationen 132.
— Ostium 15.
— Punktion 132.
— Untersuchung 131.
— Verletzungen 58.
Keimzentren 203.
Kettenniesen 88.
Keuchhusten s. Pertussis.
Kieferhöhle s. a. Nasennebenhöhlen.
— Anatomie 11.
— Empyem, dentales 111, 115.
— Entzündungen, akute 101.
— — allergische 120.
— — chronische 114.
— — dentogene 55, 102, *111*.
— — Komplikationen 106, 115, *136*.
— — rhinogene 101, *111*.
— — Fensterung des unteren Nasenganges 120.
— Fremdkörper 55.
— Geschwülste 165.
— Mundhöhlenfistel 121.
— Nachbarschaftsbeziehungen 12.
— — zu den Zähnen 12.
— Ostium 11.
— Polypen 112.
— Punktion und Spülungen 117, 120.
— Pyosinus 111.
— Radikaloperation 120.
— Syphilis 149, 156.
— Tuberkulose 149, 150.
— Untersuchung 115, 118.
— Verletzungen 58.

Kieferklemme 146.
Kieferzysten 147.
— nach BROCA 147.
— des Ductus nasopalatinus 147.
— follikuläre 147.
— nach KLESTADT 147.
— radikuläre 147.
— Wurzelzysten 147.
— Zahnkeimzysten 147.
Kiemengangszysten 220.
Kiemenspalten 220.
Kiesselbachi, Locus 5.
Kinder, Allergie 177, 261.
— bösartige Nasenrachengeschwülste 341.
— Bronchialtuberkulose 566.
— Bronchostenosen 555.
— Dyspnoe, Differentialdiagnose 425.
— Endoskopie 539, 543.
— Fremdkörper 227, 406.
— Kehlkopfkrämpfe 495.
— Knötchen am Stimmband 461.
— Laryngitis hypoglottica 423.
— Laryngotracheobronchitis acuta 424.
— Mentholempfindlichkeit 44.
— Mundatmung 206.
— Nebenhöhlenentzündung 134.
— Öffnung des Mundes 212.
— Papillomatose 463.
— Rachenmandelhyperplasie 262.
— Retropharyngealabszeß 322.
— Rhinopharyngitis, akute 242.
— Roborierung und Umstimmung 252.
— Schockzustände 44, 543.
— Speiseröhrenkrämpfe 528.
— Tonsillektomie 259.
— Tonsillentuberkulose 301.
— Überempfindlichkeiten 44.
— Untersuchung des Nasenrachens 215.
Kinderlähmung, akute s. Poliomyelitis.
Kirchnersches Divertikel 221.
Klangapparat 370.
Klangbildung 366, 370.
Klangfarbe 366, *371*.
Klebs-Löffler Diphtheriebacillus 296.
KLESTADT, Zysten nach 147.
Klimakterium, Beschwerden bei 291.
Klysopumpe 40.
Knopfnase 52.
Knorpelgeschwülste s. Chondrome.
Kobalt, radioaktives 347.
Kohlensäurebehandlung 590.
Kohlensäurenarkose 586.
Kohlensäurespannung im Blut 368, 585.
— Wirkung der 368, 585.
Kollaps bei Nasenoperationen 44.
Kollapstherapie der Lunge 568, *571*.
Kokain 43.
— Schnupfen 74, 85.
Kommissur, hintere 362.
— vordere 362.
Kompensation der Stenosenatmung 584.
Komplikationen von Entzündungen, des Kehlkopfes 421, 443.

Komplikationen von Entzündungen, der Mandeln 238, 243, 244, 245, 263, *311*.
— — der Nase 72, 79, 87, 98.
— — der Nasennebenhöhlen 104, 113, 123, 126, *136*.
— — des Rachens 283, 284, 292, *311*, 314.
— — der Speiseröhre 522.
— von Fremdkörpern, des Kehlkopfes 402.
— — der Luftröhre und Bronchien 404.
— — der Nase 53.
— — des Rachens 225.
— — der Speiseröhre 225.
— von Geschwülsten, des Kehlkopfes 469.
— — der Luftröhre und Bronchien 578.
— — der Nase und Nebenhöhlen 170.
— — des Rachens 343.
— intrakranielle 58, 72, 98, 99, 126, 136, *140*, 170, 337.
— von Verletzungen, des Kehlkopfes 414.
— — der Nase 56.
— — der Nasennebenhöhlen 58.
— — des Rachens 231.
— — der Speiseröhre 523.
— — der Trachea und Bronchien 563.
Konditionierung der Luft 39.
Kondylome, breite des Kehlkopfes 458.
— des Rachens 308.
Kongenitale Syphilis, des Kehlkopfes 458.
— — der Nase 156.
— — des Rachens 309.
Kongenitaler Stridor 396.
Konikotomie 390.
Konsonanten 371.
Konstitution, und Allergie 175.
— und Kehlkopfentzündungen 78, 427.
— und Mandelhyperplasie 245.
— und Nasenentzündungen 78.
— und Nebenhöhlenentzündungen 101, 111.
— neuropathische und Laryngismus stridulus 495.
— und Rachenentzündungen 235, 245, 287.
Kontaktbestrahlung, Chaoulsche 346.
Kontaktulcus 418.
Kontrastfüllung, von Kieferzysten 147.
— der Luftröhre und Bronchien s. Bronchographie.
— von Halszysten 221.
— der Nasennebenhöhlen 34.
— bei Ösophagusperforation 512.
— der Speiseröhre 521, 526, 530.
Kontrastmittel 547.
Koordinationsstörungen der Stimmbildung 498.
Kopflichtbäder 39.
Kopfschmerzen, Ursachen von 125.
Kopfstimme 371.
Kopliksche Flecken 300.
Kosmetische Korrekturen der Nase 46.
Krämpfe, der Bronchialmuskulatur 580.
— des Gaumensegels 354.

Krämpfe, des Kehlkopfes 494.
— — der Erwachsenen 497.
— — der Kinder 495.
— — klonische 495.
— — Laryngismus stridulus 495.
— — tonische 495.
— des Rachens 354.
— der Speiseröhre 528.
Krankheitsrückstände, des Kehlkopfes 397.
— der Luftröhre und Bronchien 561.
— der Nase 45.
— des Rachens 222.
— der Speiseröhre 516.
Krebs s. Karzinom.
Krebsangst 291.
Kretinismus 207.
Kriegsneurosen 493.
Krikoarytänoidgelenk, Anatomie 364.
— Arthritis 420, 428, *441*.
— Funktion 364.
— Lähmungen 481.
— Muskeln 364.
— Versteifung 398, 440, 441.
Krikoid s. Ringknorpel.
Krikothyreoidgelenk, Anatomie 366.
— Funktion 366.
— Lähmung 489.
— Muskeln 366.
Kropf s. Struma.
Krupp s. Diphtherie des Kehlkopfes.
— falscher 423.
Krypten, Mandel 203, 246.
— — Inhalt 246.
Kryptenabszeß 247.
Kryptentonsillitis 247.

Lähmungen, bei Diphtherie 353.
— Foramen jugularis-Syndrom 355.
— des Gaumensegels 353.
— der kaudalen Hirnnervengruppe 355, 490.
— des Kehlkopfes s. Kehlkopflähmungen.
— des M. vocalis, entzündliche 481.
— des Rachens 352.
— Recurrenslähmung s. Kehlkopf und Stimmbänder.
— des Schluckens 352.
— der Speiseröhre 528.
— der Stimmbänder 480.
Laimersches Dreieck 196, 356.
lakunäre Angina 236.
Lamina cribriformis 6.
— — Bruch 58.
— mediana 5.
— orbitalis papyracea 6, 13.
— — Bruch 58.
— quadrangularis 4.
Landrysche Paralyse 482.
Lappenbronchus 533.
Laryngektomie 349, 466, *475*, 476.
Laryngeusanästhesie 455.
Laryngismus stridulus 495.

Laryngitis aphthosa 460.
— catarrhalis acuta 419, 445.
— — im Kindesalter 423.
— chronica 427.
— — atrophicans 428.
— — Hahnenkamm der Hinterwand 430, 450.
— — hyperplastica 428.
— — Pachydermie 430.
— — sicca 428.
— — simplex 428.
— — Ursachen 427.
— — Ventrikelprolaps 430.
— bei Diphtherie 443.
— erosiva 420, 445.
— fibrinosa 426, 443, 445.
— bei Grippe 445.
— haemorrhagica 420, 445.
— herpetica 460.
— hypertrophica 428.
— hypoglottica 423.
— bei Infektionskrankheiten 442.
— Lähmung bei 420.
— Luftbeschaffenheit zur Behandlung der 385.
— bei Masern 446.
— ödematöse 433.
— bei Pertussis 447.
— phlegmonosa 437, 445.
— bei Pocken 446.
— pseudomembranacea 424, 442, 443, 446.
— bei Scharlach 446.
— bei Sinusitis 113.
— subglottica 423.
— syphilitica 457.
— traumatica 419.
— tuberculosa 447.
— typhosa 445.
— ulcero-membranacea 273, 426.
— Ursachen 419, 427.
— bei Varizellen 446.
Laryngofissur und Thyreotomie, Anzeigen 417, 466, 474.
— Technik 474.
Laryngokele 396.
— äußere 396.
— innere 396.
Laryngopharynx s. Hypopharynx.
Laryngoskope, selbsthaltende 539.
Laryngoskopie 376.
— direkte 539.
— — Anzeigen 540.
— — Gegenanzeigen 539.
— — Instrumente 539.
— — bei intratrachealer Narkose 582.
— — normales Bild 539.
— — Technik 539.
— indirekte 376.
— — nach AVELLIS 383.
— — Instrumente 377.
— — nach KILLIAN 383.
— — Technik 377.
— — nach TÜRK 383.

Laryngoskopie, beim Kleinkind 380.
— laryngoskopisches Bild, normales 380.
Laryngospasmen 402, 494.
Laryngostoma 400.
Laryngotracheobronchitis acuta 424.
Laryngotyphus 444.
Larynx s. Kehlkopf.
Larynxresektionen, partielle 474, 476.
Larynxtonsille 367.
„Lateralis" 366.
— Lähmung des 485, 493.
Lateralstellung der Stimmbänder 365.
Latulle, maladie de 305, 451.
Laugenverätzung, der Luftwege 418.
— der Speisewege 232.
Lautbildung, emotionelle 371.
Leiomyome 465, 524.
Leontiasis ossea 167.
Lepra, anaesthetica 159.
— der oberen Luft- und Speisewege 159.
— tuberosa 159.
Leprabazillus 159.
Leptomeningitis purulenta s. Meningitis.
Leptotrichose s. a. Mykosen 162, 275.
Leukämie des Rachens 279.
— — lymphatische 279.
— — myeloische 279.
Leukoplakie, des Kehlkopfes 430.
Levator veli palatini 195.
Levatorwulst 195.
Lichen ruber planus et acuminatus 333, 460.
Lichtquellen und Beleuchtungsmethoden der otolaryngologischen Untersuchungstechnik 25.
— Endoskope s. Endoskopie.
LICHTWITZ-Nadel 117.
Lidödem 72, 138.
Life Saving Tube 589.
Ligamentum cricothyreoideum laterale 361.
— — mediale 361.
— cricotracheale 361.
— hyoepiglotticum 361.
— hyothyreoideum 361.
— thyreoepiglotticum 361.
— vocale s. Stimmband.
Lingula 533.
— Bronchus 544.
Lipoidlunge 42.
Lipoidosis mucosae 460.
Lipome, des Kehlkopfes 465.
— der Luftröhre und Bronchien 574.
— der Nase 163.
— des Rachens 336.
— der Speiseröhre 524.
Lippenspalte 220.
Liquorrhoe bei Nasen- und Nebenhöhlenverletzungen 59.
— spontane 59.
Littlesche Stelle 5.
Lobektomie 559, 571, 580.
Lobus pyramidalis 360.
Locus Kiesselbachi, Anatomie 5, 26.
— Blutungen 62.

Lokalanästhesie der Schleimhäute s. Oberflächenanästhesie.
Lorgnettennase 156.
Luftemphysem s. Emphysem.
Lufthunger s. Atemnot.
Luftknappheit s. Atemnot.
Luftkonditionierung 39, 385.
Luftröhre, Abriß 562.
— Adenom 575.
— Anatomie 532.
— Blutungen 560.
— Diaphragma 396, 561.
— Diphtherie 442, 563.
— Divertikel 561.
— Entzündung s. a. Tracheitis 563.
— Fremdkörper 400.
— — „tanzende" 402.
— Geschwülste 574.
— — bösartige 577.
— — gutartige 574.
— Krankheitsrückstände 561.
— Mißbildungen 561.
— Nachbarschaftsbeziehungen 532.
— normales Bild 544.
— Ozaena 563.
— Perichondritis 564.
— Physiologie 537.
— Pilzerkrankungen 573.
— Schnitt s. Tracheotomie.
— Speiseröhrenfistel 516.
— Stenose 552, 561.
— — Ursachen von 554.
— Syphilis 572.
— Tuberkulose s. Tracheobronchialtuberkulose.
— Untersuchung 540.
— Verbiegung 554.
— Verbrühungen, Verbrennungen, Verätzungen 418, 563.
— Verletzungen 562.
Luftschlucken 529.
Luft- und Speisewege, Fremdkörper 400.
— obere 1, 259.
— — Schutzmechanismen 17, 200.
— tiefere 507.
— — Abschluß, reflektorischer 369.
— — Schutzmechanismen 369.
— — Selbstreinigung 17, 200.
— — Überkreuzung von 199, 369.
— — Untersuchung 507.
— — — Bronchographie 545.
— — — direkte perorale Untersuchungsmethoden 507.
Luftverschwendung, phonatorische 488.
Lungen, Abszeß 226, 258, 404, 405, 554, 581.
— — Bronchoskopie bei 581.
— Anatomie 533.
— Atelektase 404, 553.
— „Blutungen" 560.
— Gangrän 226, 405, 554.
— Emphysem 553.
— Kollaps, postoperativer 554, 582.
— Komplikationen nach Tonsillektomie 258.

Lungen, Krebs 577.
— Lappen 533.
— Ödem 582.
— Pneumonie 226, 438, 554.
— — chronische 404.
— — postoperative und Bronchoskopie 582.
— Segment 533.
— Segmenteinteilung 533.
— Tuberkulose 150, 565, s. a. Tuberkulose.
— Ventilation 585.
Lungenventilation, normale Kapazität 585.
— Verminderung der, bei Stenosen 585.
Lupus, Behandlung nach CHARPY 154.
— erythematodes 333.
— vulgaris des Kehlkopfes 456.
— — der Nase 152.
— — des Nasenrachens 306.
— — des Rachens 306.
Lupuskarzinom 153.
LUSCHKA, Tasche von 195.
Lutschtabletten 218, 294.
Luxatio laryngis 413.
— septi 50.
Lymphabfluß, aus dem Kehlkopf 368.
— aus Luftröhre und Bronchien 537.
— aus der Nase und Nebenhöhlen 8.
— aus dem Rachen 196.
— aus der Speiseröhre 508.
Lymphadenitis bei Angina 238, 243, 244, 245, s. a. Lymphknotenschwellung.
— bei Diphtherie 297.
— bei Herdinfektion 329.
— bei Kehlkopfentzündungen 438.
— bei Mononukleose 277.
— bei Peritonsillärabszeß 312.
— bei Plaut-Vincent 273.
— bei Retropharyngealabszeß 322.
— bei Scharlach 300.
— bei Syphilis 155.
— bei chronischer Tonsillitis 250, 265.
Lymphadenoides Gewebe s. lymphatischer Rachenring.
Lymphadenom 574.
Lymphangiome 465.
Lymphatische Leukämie 279.
Lymphatischer (Waldeyerscher) Rachenring, Abwehr- und Schutzhypothese 204.
— Altersinvolution 201.
— Anatomie 201.
— Bakterienflora 246.
— Entzündungen, akute banale 234.
— — chronische 245.
— Histologie 202.
— Hyperplasie 201, 245.
— Lymphogranulomatose 276.
— Mononukleose 276.
— Physiologie 204.
— bei Systemerkrankungen 276.
Lymphfollikel im Rachen, Anatomie 201.
— Entzündung 244, 247.
— Hyperplasie 247.

Lymphknoten, periphere 201.
— peritracheale und peribronchiale 483.
— retropharyngeale 197.
— submaxilläre 196.
— zervikale 196, 483.
Lymphknotenabszesse s. Lymphadenitis.
Lymphknotenmetastasen, Behandlung der 349.
Lymphknotenschwellung, bei banalen Entzündungen, s. a. Lymphadenitis 250, 265, 273.
— bei bösartigen Geschwülsten 169, 340, 343, 469, 526.
— bei Lungentuberkulose 565.
— — mit Bronchialdurchbruch 565.
— bei Lymphogranulomatose 276.
— bei Mandelentzündungen 236, 243, 245, 312.
— bei Mandeltuberkulose 302.
— bei Syphilis 155, 307, 308.
Lymphknotentuberkulose 302.
Lymphoepitheliales Gewebe 201, 202.
— Physiologie 204.
Lymphoepitheliale Geschwülste 340.
Lymphogranulomatose des lymphatischen Rachenringes 276.
Lymphoide Geschwülste des Rachens 340.
Lymphomektomie bei Tuberkulose 304.
Lymphosarkom der Nase und Nebenhöhlen 173.
— des Nasenrachens 340.
— des Rachens 340.
— der Tonsillen 340.
Lymphosarkomatose, allgemeine 340.
Lymphozytenangina s. Mononukleose.
Lyssa, Krämpfe bei 354, 497, 529.

Magensonde, Drucknekrose durch 412.
Magnet zur Fremdkörperextraktion 409.
Makroglossie 396.
Malassezsche Epithelreste 146, 147.
Maleomyces mallei 160.
Maligne Diphtherie 297.
Malignes Granulom 162.
Malleus 160.
Managerkrankheit 181.
Mandel s. Gaumenmandel, Rachenmandel und Zungenmandel.
Mandel, dritte s. Rachenmandel.
Mandelabszeß 236.
Mandelausschälung s. Tonsillektomie.
Mandelbucht 195, 202, 213.
Mandelentzündung, akute s. Angina.
— chronische 245, s. a. Gaumenmandel und Rachenmandel.
— — Bedeutung der 251.
— — pathologische Anatomie 246.
— — Ursachen 245.
Mandelkrypten 202, 213, 246.
Mandellymphozyten 204.
Mandelnische s. Mandelbucht.
Mandelpfröpfe 213, 246.
— submukose 250.
Mandelquetscher 212.

Mandelsteine 250.
Mandeltuberkulose 301.
Masern, Enanthem in Rachen und Kehlkopf 300.
— Kopliksche Flecken 300.
— Laryngitis 446.
— Pharyngitis 300.
— Rhinitis 76.
Maulbeergeschwulste der unteren Muscheln 86, 88.
Maul- und Klauenseuche 332.
Meatus nasi s. Nasengang.
Medianstellung der Stimmbänder 364, 483, *486*.
Mediastinaltumor 483.
Mediastinitis, bei Angina 324, 325.
— bei Fremdkörpern in Rachen und Speiseröhre 226.
— bei Kehlkopfentzundungen 438.
— nach Ösophagoskopie 512.
— bei parapharyngealen Entzündungen 324.
— nach Verletzungen des Kehlkopfes 415.
Mediastinotomie, kollare 231, 513.
— thorakale 513.
Mediastinum, Anatomie 197.
— Emphysem 226, 403, 413, 563.
— Entzundungen s. Mediastinitis.
Medikamentöse Überempfindlichkeit 478.
— — der Kleinkinder 44.
Medulla oblongata-Erkrankungen 352.
— bei Kehlkopflähmungen 482.
— bei Rachenlähmungen 352.
Megaösophagus 520.
Meißnerscher Plexus 508.
Melanom und Melanosarkom, der Nase und Nebenhöhlen 173.
— des Rachens 350.
Meningitis 325.
— pharyngogene 324.
— — bei Entzündungen 324.
— postoperative 258.
— posttraumatische 58.
— rhinogene 72.
— — bei Sinusitis 140.
— — bei Verletzungen 58.
Meningoencephalitis s. Meningitis.
Menopause s. Klimakterium.
Mesopharyngoskopie 211.
Mesopharynx s. Mundrachen.
Métrassonden 546.
Mikrognathie 396.
Mikuliczsche Skleromzellen 159.
Milchinfektion, bei Mandeltuberkulose 302.
— bei septischer Rachenentzündung 283.
Milchsäure im Blut bei Erstickung 585.
— bei Mundatmung 210.
Miliartuberkulose, des Kehlkopfes 451.
— der Nase 150.
— des Rachens 305.
Milien der Nasenhaut 68.
Milzbrand 162.
Mißbildungen, des Kehlkopfes 395.
— der Luftröhre und Bronchien 561.

Mißbildungen, der Nase 45.
— des Rachens 220.
— der Speiseröhre 515.
Mittellappenbronchus 533.
Mittelohrentzundung, nach Adenotomie 270.
— bei Angina 238.
— bei Nasenrachenerkrankungen 210.
— bei Rachenmandelhyperplasie 264.
— bei Rhinopharyngitis acuta 79, 243.
— — chronica 87, *263*.
— bei Sinusitis 113.
Mongoloid 207.
Monilia albicans s. Soor.
Moniliasis s. Mykosen.
Mononukleose, infektiöse 276.
— Blutbild 277.
Monozytenangina 276.
— Blutbild 277.
Morbus Besnier-Boeck-Schaumann 161.
— herpetiformis During 333.
Morgagnische Krankheit 167.
Morgagnischer Ventrikel, Anatomie 362.
— Krebs 469.
— Prolaps 430.
Muckscher Adrenalinsondenversuch 177.
— Kugel 494.
Mucor s. Mykosen.
Mukoid 166.
Mukokele 135.
Mukotomie 91.
Multiple Sklerose 352, 482.
Multisinusitis, akute 102.
— allergische 133.
— und Bronchiektasen 556.
— chronische 111, 132.
— — Operationen der 133.
— bei Kindern 134.
Mundaphthen 330.
Mundatmung, krankhafte 206.
— Folgen 207.
— Ursachen 207.
Mundbodenphlegmone 245.
Mundhöhle s. a. Stomatitis.
— Dermatosen 332.
— Entzundungen s. Stomatitis.
— Lupus 306.
— Spulen 217.
— Syphilis 308.
— Tuberkulose 304.
— Untersuchung der 212.
Mundrachen, Anatomie 195, s. a. Rachen.
— Entzündung s. Pharyngitis.
— Fremdkörper 223.
— normales Bild 213.
— Physiologie 199, 204.
— Untersuchung des 211.
Mundspatel 211.
Mundspulen 217.
Muscheln s. Nasenmuscheln.
Musculus aryepiglotticus 364.
— biventer mandibulae 363.
— cephalopharyngicus 196.
— constrictor pharyngis 196.

Musculus constrictor, Pars fundiformis 507.
— cricoarytaenoideus lateralis 366.
— — posterior 365.
— cricopharyngicus 507.
— cricothyreoideus 366.
— hyothyreoideus 363, 366.
— hypopharyngicus 196.
— interarytaenoideus 364, 366.
— — Pars obliqua 363, 366.
— — — transversa 364, 366.
— laryngopharyngicus 196, 365, 507.
— levator uvulae 195.
— levator veli palatini 195.
— omohyoideus 363.
— palatoglossus 195.
— palatopharyngicus 195, 196.
— palatotonsillaris 203.
— sternohyoideus 363.
— sternothyreoideus 363, 366.
— styloglossus 196.
— stylohyoideus 196, 363.
— stylopharyngicus 196.
— tensor veli palatini 195.
— thyreoarytaenoideus ext. 364, 366.
— — int. (vocalis) 366.
Mutatio tarda 499.
Mutieren 371.
— verlängertes 499.
Myasthenia gravis pseudoparalytica 481.
— laryngis 492.
Mycosis fungoides 333.
Myeloische Leukämie 279.
Mykosen, des Kehlkopfes 460.
— der Luftröhre und Bronchien 573.
— der Mundhöhle 334.
— der Nase 162.
— des Rachens 334.
— der Speiseröhre 524.
Myobacterium leprae 159.
Myocarditis, bei Herdinfektion 327.
— postanginöse 324.
Myome 163.
Myopathische Kehlkopfstörungen 481.
Myxochondrom 466.
Myxödem 434.
Myxome und Myxosarkome, des Kehlkopfes 465.
— der Nase 173.
— der Speiseröhre 524.

Nachbestrahlung 348.
Nachblutungen, nach Adenotomie 270.
— nach Nasenoperationen 62.
— nach Tonsillektomie 257.
Nachgreifen bei Stirnhirnabszeß 141.
Nahbestrahlung nach Chaoul 346.
Nares s. Nasenloch.
Narkose 346.
— Endoskopie in 503.
Nase, Aerodynamik der 18.
— bei Agranulozytose 279.
— allergische Erkrankungen 174.
— Anatomie 1.
— als Ansatzrohr 22.

Nase, als Atemweg 16.
— Atresie, der Choanen 48.
— — vordere 48.
— Ätzungen 43.
— Ausfluß 23.
— äußere, Anatomie 2.
— — Defekt 46.
— — Formfehler 45.
— — Geschwülste 163.
— — hängende 45.
— — lange 45.
— — Untersuchung 24.
— — Verletzungen 55.
— — Verlust 55.
— Behandlung, allgemeine 38.
— Blutungen 62.
— — habituelle 62.
— — symptomatische 62.
— — traumatische 57, 59, 62.
— Blutversorgung 3.
— Boecksche Krankheit 161.
— Bruch 50, 55.
— — indirekter 59.
— — isolierter 55.
— Dampfbäder 41.
— Diphtherie 83.
— duschen 40.
— Eingriffe, endonasale 44.
— Einträufelungen 41.
— Ekzem 70.
— Entzündung s. a. Rhinitis 70.
— Erfrierung 61.
— Erysipel 73.
— Fistel 45.
— Flimmerstrom 17.
— Fluß 23.
— — einseitiger 53, 107, 113, 114.
— — fötider 53, 115.
— Folliculitis 71.
— Fremdkörper 53.
— — Fliegenlarven 53.
— Funktionsprüfung 36.
— Furunkel 71.
— Genitalstellen 192.
— Geschwülste, des Naseninnern, bösartige 168.
— — gutartige 165.
— — der Nasenhaut 163, 164.
— Gonorrhoe 83.
— Granulom, malignes 162.
— Innenraum der 3.
— Innervation 3.
— Kälteanwendung 39.
— Krankheitsrückstände 45.
— Lepra 159.
— Lokalanästhesie 43.
— Lupus 152.
— Lymphabfluß 3.
— Milzbrand 162.
— Mißbildungen 45.
— nervöse Beschwerden 189.
— neurovaskuläre Störungen 174, 177.
— normaler Befund 28.
— normales hinteres rhinoskopisches Bild 30.

Nase, normales vorderes rhinoskopisches Bild 26.
— Physiologie 16.
— Pilzerkrankungen 162.
— Pinselungen 43.
— Polypen 96, s. a. Nasenpolypen.
— Reflexneurosen 191.
— Regulationsmechanismen, nervöse 19.
— Reinigung der 39.
— — Inspirationsluft 17.
— Rhinolithen 54.
— Rhinosklerom 158.
— als Riechorgan 20.
— „rote" 68.
— Rotz 160.
— Salben 42.
— Schleimhaut 8.
— Schleimschicht-Flimmermechanismus 17.
— Schmerzen 23.
— Schutzmechanismen 16.
— Schwellkörper 8, 17, 19.
— Sekret 17.
— Sensibilitätsstörungen 191.
— Septum s. Nasenscheidewand.
— spülungen 40.
— bei der Stimmbildung 22.
— Symptomatologie, allgemeine 22.
— Synechien 47.
— Syphilis 84, 154.
— Tamponade 64.
— — hintere 66.
— — vordere 65.
— Therapie, allgemeine 38.
— Tuberkulose 149.
— Untersuchung 24.
— und vegetatives Nervensystem 19.
— Verbrühung, Verbrennung, Verätzung 61.
— Verletzungen 55.
— — der Weichteile 55.
— Verstopfung s. a. Mundatmung 23.
— — Folgen 207.
— — Ursachen 23.
— Wärmeabgabe 16.
— Warmeanwendung 39.
— Wasserabgabe 17.
— Wasserhaushalt 91.
— Zerstäubungen 42.
Näseln s. a. Rhinolalia 22, 24.
— geschlossenes 22, 24.
— offenes 22, 24.
— Prufung des 38.
Nasenatmung 16.
— Behinderung s. Mundatmung.
— pfeifende 74.
— Prufung 36.
Nasenbeine 2.
— Bruch der 55.
Nasenbluten 23, 62.
— habituelles 62.
— aus dem Locus Kiesselbachi 62.
— symptomatisches 62.
— Tamponade bei 64.
— traumatisches 56.

Nasenbluten, Ursachen des 23, 62.
Nasenboden 5, 26.
Nasenchirurgie, plastische 46.
Nasendach 6.
Nasenduschen und Nasenspulungen 40.
Naseneingang 2, 4.
— Ekzem des 70.
— Folliculitis und Furunkulose 71.
— Schrunden des s. Rhagaden.
Nasenerkrankungen, Anamnese bei 22.
— Beschwerden 22, 24.
— Fernwirkungen 24.
Nasenerweiterer nach FELDBAUSCH 47.
Nasenfisteln 45.
Nasenflugel, Ansaugen der 47.
— Atmen 47.
— Kollaps 47.
Nasenfluß s. Rhinorrhoe.
Nasengang, gemeinsamer 6.
— mittlerer 6, 27, 30.
— oberer 6, 31.
— unterer 6, 26, 30.
Nasengerüst 2.
Nasenhaupthöhle, Anatomie 4.
— Blutversorgung 8.
— Innervation 8.
— Lymphgefäße 8.
— Schleimhaut 8.
Nasenhaut, Akne rosacea 68.
— Dermatosen 68.
— Ekzem 70.
— Entzündungen 70.
— Erfrieren 61.
— Erythem 68.
— Folliculitis der Spitzentaschen 72.
— Furunkel 71.
— Geschwülste, bösartige 164.
— — gutartige 163.
— Milien 68.
— Seborrhoe 68.
— Verletzungen 55.
— vordere Synechien 48.
Nasenhusten 500.
Nasenkännchen 40.
Nasenloch 2.
Nasenmuscheln, Allergie 177.
— Anatomie 6.
— Entzundungen 79.
— Hyperplasien 88, 180.
— Lupus 152.
— mittlere 6.
— normaler rhinoskopischer Befund 26, 30.
— — bei hinterer Rhinoskopie 30.
— — bei vorderer Rhinoskopie 26.
— obere 6.
— Operationen an den 91.
— Physiologie 18, 19.
— Schwellkörper 8, 17, 19.
— Tuberkulose 150.
— untere 6.
— Untersuchung 25.
Nasennebenhöhlen s. a. Keilbeinhöhle, Kieferhöhle, Siebbeinzellen, Stirnhöhle.

Nasennebenhöhlen und Allergie 114.
— allergische Erkrankungen der 101, 113, 128, 133, *187*.
— Anatomie 9.
— auftreibende Erkrankungen 135.
— Barotrauma 61.
— Blutungen 58.
— Bruch 58.
— Druckpunkte der 104.
— Durchleuchtung 31.
— Entzündungen 100.
— — akute 101.
— — — Baro-Sinusitis 61.
— — — Erreger 102, 112, 134.
— — — exsudative Nebenhöhleneiterung 102.
— — — Nebenhöhlenkatarrh 102.
— — chronische 111.
— — dentogene 102, 111.
— — geschlossene 105.
— — und Geisteskrankheiten 114.
— — hämatogene 101.
— — bei Infektionskrankheiten 101, 106.
— — bei Kindern 134.
— — kombinierte 102.
— — Komplikationen 136.
— — — absteigender Katarrh 113.
— — — äußere 106, 113, *137*.
— — — Herdinfekt 113, *145*.
— — — intrakranielle 106, *140*.
— — — Magen-Darmstörungen 113.
— — — des Ohres 104, 113, 134.
— — — orbitale 106, 113, 136, *137*, 144.
— — — Osteomyelitis 126, 143.
— — — Retrobulbärneuritis 106, 137, *144*.
— — — septische 106, *142*.
— — — Thrombophlebitis 106, 141.
— — — — Sinus cavernosus 106, *141*.
— — — — Sinus longitudinalis 141.
— — nekrotische 102.
— — offene 105.
— — psychotische Störungen 114.
— — rhinogene 101, 111.
— erster Serie 6, 11.
— Fisteln 121, 138.
— Fremdkörper 54.
— Geschwülste, bösartige 168.
— — gutartige 166.
— Kälteanwendung 39.
— Lagebeziehungen s. einzelne Nebenhöhlen.
— obere 10.
— Physiologie 22.
— Pneumatisation 9.
— Röntgenuntersuchung 32.
— Schleimhaut 11.
— Schleimzysten 135.
— Schmerzen 103, 112, 123.
— Spülungen und Sondierung s. einzelne Nebenhöhlen.
— Tuberkulose 151.
— Untersuchungsmethoden 31.
— Verletzungen 58.

Nasennebenhöhlen, Wärmeanwendung 39, 109.
— zweiter Serie 6.
Nasenpolypen 96.
— und Asthma 97.
— Extraktion 99.
— fibröse 96.
— glanduläre 96.
— ödematöse 96.
— pathologische Anatomie 96.
— solitäre 98.
— zystische 97.
Nasenprothesen 46.
Nasenrachenfibrom, juveniles 337.
Nasenrachenpolypen 98.
Nasenrachenraum, s. a. Rachen.
— Anatomie 195.
— Austasten des 215.
— Behandlung 217.
— Blutungen 337, 340.
— Diphtherie 296.
— Entzündung 242.
— — akute 242.
— — chronische 290.
— Fremdkörper 223.
— Geschwülste 335.
— — bösartige 340.
— — Fibrom 337.
— Granulom, malignes 162.
— normales Bild 30.
— Physiologie 199.
— Syphilis 307, 310.
— Tamponade 66.
— Tuberkulose und Lupus 304, 306.
— Untersuchung 29, 214.
Nasenrachenspekulum nach YANKAUER 30.
Nasenrachenspiegel 29.
Nasenrücken 2.
Nasenscheidewand, Abszeß 75.
— Anatomie 4.
— Bruch 55, 58.
— Defekte 49, 74.
— — postoperative 52.
— — Verschluß von 49.
— Entzündungen 73.
— flügel 8, 50, 86.
— Geschwulste 165, 168.
— Geschwüre 49.
— Hämatom 75.
— knöcherne 5.
— knorpelige 4.
— Leisten (Cristae) und Dornen (Spinae) 49.
— Luxation 50.
— normaler Befund 26.
— Polyp, blutender 166.
— Resektion, submuköse 52.
— Syphilis 154.
— Tuberkulose und Lupus 149.
— Ulcus rotundum simplex perforans 49, 73.
— Verbiegungen (Deviatio) 49.
— — konstitutionelle 50.

Nasenscheidewand, Verbiegungen, traumatische 50.
— Verletzungen 56.
— Verwachsungen 47.
Nasenschleimhaut, Empfindlichkeit der 39, 178.
— neurovaskular-sekretorischer Apparat 177.
Nasensekret, Zusammensetzung des 17.
— fötides 23.
Nasenspalten 45.
Nasenspekulum 25.
Nasenspitze 2.
— Abtrennung der 55.
— Furunkel 2.
— Mißbildungen 45.
Nasensteg 2.
Nasenstein 53.
Nasenumgebung, Weichteil- und Knochenerkrankungen der 149.
Nasenverstopfung 23.
— Ursachen der 23.
Nasenvorhof, Anatomie 3.
— Dermatosen 68.
— Furunkulose 71.
— Spitzentasche 28.
— Verengerungen 47.
— Zyste 166.
Nasenwand, laterale 6.
Nasenweite, normale 28.
Nasenwurzel 2.
Nasenzähne 45.
Nasenzysten 45.
Nebenhöhlen der Nase s. Nasennebenhöhlen.
Nekrotisierende Entzündungen, bei Agranulozytose 279.
— bei Diphtherie 297.
— bei malignem Granulom 162.
— bei Noma 199.
— bei Perichondritis 440.
— bei Rachennekrose 284.
— bei Scharlach 102, 300.
— bei Syphilis 155.
Nephritis bei Herdinfektion 327.
— postanginöse 324.
Nervöser Reizhusten 499.
Nervus accessorius 196, 352, 367, 508.
— facialis 196.
— glossopharyngicus 196, 352, 508.
— Hirnnervengruppe, kaudale 355.
— hypoglossus 352.
— infraorbitalis 13.
— laryngicus caudalis (recurrens) 367.
— — — Lähmung des 482.
— — — — Ursachen der 482.
— — cranialis 196, 361, *367*, 482.
— — — Ausschaltung des 455.
— — — Alkoholinjektion 455.
— — — Lähmung des 485.
— nasociliaris 9.
— nasopalatinus 8.
— olfactorius 9.
— — Verletzungen 189.

Nervus, opticus 16.
— recurrens *367*, 508, *509*.
— — Lähmung 482, 578.
— trigeminus 8, 196.
— vagus 196, 367, 508.
— — Lähmungen 352.
Neuralgie, des Ggl. ciliare 191.
— des Ggl. sphenopalatinum 191.
— des N. glossopharyngicus 352, 480.
— des N. supraorbitalis 123, 125.
— des N. trigeminus 119, 123, 125, 169, 338, 342.
— des N. vagus 480.
— des Oberkiefers 119.
— bei Sinusitis frontalis 123.
Neurasthenie s. Neurose.
Neurinome, des Kehlkopfes 465.
— der Nase 168.
— des Rachens 336.
Neuritis, der Kehlkopfnerven 482.
— des N. glossopharyngicus 352, 480.
— optica, rhinogene 144.
— retrobulbaris, rhinogene 144.
Neuro-endokrine Störungen s. a. Allergie 175.
Neurosen, des Kehlkopfes 428.
— der Nase und Nasennebenhöhlen 126.
— des Rachens 291.
— der Speiseröhre 528.
— traumatische 493.
Neuro-vaskulärer Symptomenkomplex 177.
Nierenerkrankungen s. Nephritis.
Niesen bei allergischer Rhinopathie 179.
Niesreflex 20, 24.
Noma des Gesichtes 149.
Notbronchoskopie 543.
Notochord 290.
Nottracheotomie 392, 416.
Nucleus ambiguus 367.
— dorsalis 367.

Oatcell-Tumoren der Bronchien 577.
Oberflächenanästhesie der Schleimhäute 43.
Oberkiefer, Akromegalie 167.
— Anatomie 5, 6.
— Bruch 59.
— Entzündungen, dentogene 148.
— — primäre 148.
— Geschwülste 166.
— — dentogene 148.
— — Hyperostosen 148.
— Knochenerkrankungen 149.
— Leontiasis ossea 167.
— Neuralgien 119.
— Osteome 166.
— Osteomyelitis 148.
— Ostitis deformans Paget 167.
— Ostitis fibrosa 167.
— Processus frontalis 6.
— Resektionen 172.
— Spalten 147, 220.
— Verbildung bei Mundatmung 208.

Oberkiefer, Zysten 147.
— — follikuläre 147.
— — — nach BROCA 147.
— — — des Ductus nasopalatinus 147.
— — — radikuläre 147.
— — nach KLESTADT 147.
— — Operation der 148.
Oberlappenbronchus 148, 533.
Oberlidabszeß 138.
Obturator 173.
Odontom 148.
O'DWYER, Intubation nach 394.
Ödem, allergisches 477.
— Glottis 414, *433*.
— des Kehlkopfes 433.
— — allergisches 477.
— — bei Angina der Zungenmandel 245.
— — entzündliches 434.
— — bei Fremdkörpern 402.
— — bei Geschwülsten 343, 469.
— — bei Myxödem 434.
— — bei Perichondritis 440.
— — bei Peritonsillarabszeß 313.
— — des Stimmbandes (REINKE) 435.
— — Stauungs- 434.
— — Ursachen 433.
— Lunge 582.
— der Nase 88.
— — allergisches 180.
— — bei Nasennebenhöhlenentzündungen 187.
— — QUINCKE, angioneurotisches nach 477.
— des Rachens 351.
Ohr-Halsfistel 221.
Ohrtrichter zur Nasenuntersuchung 25.
Ohrtrompete, Ausstülpungen 221.
— Katarrh s. Tubenverschluß.
— Öffnung 200.
— Rachenmündung 31, 194.
— Stenose und Verschluß 263.
— — — bei Nasenrachengeschwulsten 338, 340, 342.
— — — bei Rachenmandelhyperplasie 263.
— — — bei akuter Rhinitis 79.
— — — bei Rhinopharyngitis 243.
Oidium albicans s. Soor.
Olfaktometer nach ZWAARDEMAAKER 38.
Olfaktometrie 38.
Ölinjektionen in Kehlkopf und Trachea 388.
Öllunge *42*, 90, 433.
Opticusatrophie, rhinogene 144.
Orale Sepsis 328.
Orbitalabszeß s. orbitale Komplikationen.
Orbitalboden 12.
Orbitaldach 15.
Orbitale Komplikationen, der Keilbeinhöhlenentzündung 138.
— — der Kieferhöhlenentzündung 138.
— — der Nasennebenhöhlenerkrankungen 137.
— — der Siebbeinentzündung 138.
— — der Stirnhöhlenentzündung 138.
Orbitalphlegmone 138.

Orbitalvenen 72.
Organum foliatum 214, 344.
Oropharynx s. Mundrachen.
Os hyoideum s. Zungenbein.
Oslersche Krankheit 62.
Ösophagitis, banale 523.
— bei Infektionskrankheiten 523.
— phlegmonöse 524.
Ösophagologie 501.
Ösophagoskopie 510.
— Anzeigen 513.
— bei Fremdkörpern 228.
— Gefahren 512.
— Gegenanzeigen 513.
— Instrumente 511.
— Komplikationen 512.
— normales Bild 513.
— retrograde 513.
— bei Speiseröhrenerkrankungen 515.
— Technik 511.
Ösophagospasmen 520, 528.
Ösophagotomia externa bei Fremdkörpern 230.
Ösophagotrachealfisteln 516.
Ösophagus s. Speiseröhre.
Ösophagusvarizen 531.
Ostitis deformans 167.
— fibrosa 167.
Osteodystrophia localisata Paget 148.
Osteom, der Nasennebenhöhlen 163, 166.
— der Trachea und Bronchien 574.
Osteomyelitis des Oberkiefers, dentogene 148.
— — primäre 148, 149.
— der Schädelknochen 143.
— — metastatische 149.
— — postoperative 126, 143.
— des Stirnbeins 126, 143.
— der Wirbel 323.
Ostium maxillare 7, 11.
— — accessorium 7, 12.
— sphenoides 8, 15.
Otalgie bei Kehlkopferkrankungen 373.
— bei Rachenerkrankungen 205.
Otitis media s. Mittelohrentzündung.
Otorrhoe bei Rachenmandelerkrankungen 264.
Ozaena, des Kehlkopfes 430.
— der Nase 92.
— des Rachens 290.
Ozaenabazillen 92.
Ozaenaoperationen 95.

Pachydermie, der Kehlkopfhinterwand 430.
— der Stimmbänder 430.
Pachymeningitis externa s. Epiduralabszeß.
Paget-Erkrankung 167.
Palatum molle 195.
Palliativbestrahlungen 476.
Pansinusitis, acuta 102.
— allergica 133.
— chronica 111, 133.

Papanicolaou, zytologische Diagnostik nach 506.
Papillomatose des Kehlkopfes 463.
Papillome, des Kehlkopfes 463.
— der Luftröhre und Bronchien 574.
— der Nase 163, 165.
— des Rachens 335.
— der Speiseröhre 524.
— der Uvula 335.
Paraffinome der Lunge s. Öllunge.
Paralateralstellung der Stimmbänder 365.
Parallergie 176.
Paralysis agitans 495.
Paramedianstellung der Stimmbänder 365, 483, 486.
Paraösophageale Entzündung 226.
Parapharyngealabszeß 226, 320.
Parapharyngealphlegmone 226, 320.
Parapharyngealraum, s. a. Spatium parapharyngicum.
— Anatomie 197.
— Entzündungen 319.
— — des Bindegewebes 226, 319.
— — des Gefäßstranges 319.
— — Luftung des 321.
— — des Lymphstranges 319.
Parästhesie, des Kehlkopfes 479.
— der Nase 191.
— des Rachens 352.
Parasympathische Innervation 19.
— der Nase 9.
Paratonsillarabszeß s. Peritonsillärabszeß.
Paresen s. Lähmungen.
Parkinson, Stellung nach 42.
Parosmie 190.
Parotisloge 198.
Parotistumoren, endorale 336.
Parulis 145.
Passavantscher Wulst 195, 199.
Pathergie 175.
Paul- und Bunnelsche Agglutinationsreaktion 277.
Pemphigus von Rachen und Kehlkopf 332, 460.
Perez-Hofersche Ozaenaerreger 92.
Perforationen s. Defekte.
Pergamentknistern 136, 147.
Periarteritis nodosa 163.
Pericarditis s. Herzerkrankungen.
Perichondritis, der Kehlkopfknorpel 439.
— — akute 440.
— — chronische 440.
— — externa 439.
— — interna 439.
— der Nasenscheidewand 75.
Perilymphadenitis acuta 319.
Periodontitis acuta 145.
— apicalis chronica 146.
Periostitis der Nasennebenhöhlenwandungen 137.
— der Zahnumgebung (alveolaris acuta) 145.
Peritonsillärabszeß 311.
— Blutungen 314.

Peritonsillärabszeß, chronischer 314.
— dentogener 312.
— Inzision 316.
— Komplikationen 314.
— latenter 314.
— otogener 312.
— Tonsillektomie 316.
— — Anzeigen zur 317.
— tonsillogener 311.
Peritonsillitis lingualis 313.
Perorale direkte Untersuchungsmethoden 501.
Pertiksches Divertikel 221.
Pertussis 76.
— Larynxkrämpfe 497.
— obere Luftwege 76, 300, 446.
Petiolus 361.
Pfeiffersches Drüsenfieber s. Mononukleose.
Pfundnase 68.
p_H, des Blutes 368.
— des Nasensekretes 17.
Pharyngitis s. a. Rachen 233.
— akute 280.
— nach Antibiotica 333.
— aphthosa 330.
— atrophicans 289.
— chronica 285.
— — Ursache 286.
— bei Diphtherie 296.
— bei Fremdkörpern 283.
— gangränosa 284.
— granulosa, follicularis acuta 244, 281.
— — chronica 272, 289.
— herpetica 331.
— hyperplastica 288.
— hypertrophica 288.
— bei Infektionskrankheiten 296.
— katarrhalische 280.
— lateralis acuta 244, 281.
— — chronica 272, 289.
— membranosa, nicht diphtherische 237.
— necroticans 284.
— Nomenklatur 233.
— phlegmonosa 283.
— Plaut-Vincent 272.
— rheumatische 292.
— septische 282.
— sicca 289.
— simplex 288.
Pharyngolaryngektomie 349, 476.
Pharyngomycosis leptothricia 275.
Pharyngoskope 30, 214.
Pharyngoskopie 30, 214.
Pharyngostoma 230, 349.
Pharyngotomia lateralis 349, 358, 476.
— — erweiterte nach Trotter und Colledge, Leroux, Alfonso 349.
— — bei Fremdkörpern 230.
— medialis 349, 476.
— — subhyoidea 344.
— — transhyoidea 349.
Pharynx s. Rachen.
Pharynxstimme 472.

Phlebitis, des Sinus cavernosus *141*, 324.
— des Sinus longitudinalis sup. 141.
— der Tonsillenvenen 324.
— der V. angularis 72.
— der V. jugularis 324.
— der V. ophthalmica 72.
Phlegmone, der Gesichtsweichteile 72, 138, 143, 149.
— des Kehlkopfes 437.
— des Mediastinums s. Mediastinitis.
— des Mundbodens 245.
— der Orbita 138.
— paraosophageale 226.
— parapharyngeale 226.
— peritonsilläre 311.
— des Rachens 283.
— des Zungengrundes 245.
Phobien 291.
Phonasthenie 373, 428, *493*.
Phonation 364.
Phonationsstellung 364.
Phonetik 372.
Phrenospasmus 520.
Physikalische Allergie 174.
Physiologie, der Bronchien 537.
— des Kehlkopfes 368.
— des lymphatischen Rachenringes 204.
— der Nase und der Nebenhohlen 16.
— des Rachens und der Speiseröhre 199.
Pilzerkrankungen s. Mykosen.
Plaques muqueuses im Rachen 308.
— opalines 308.
Plasmocytome 168, 336.
Plastische Operationen, der Bronchien 571.
— des Kehlkopfes 400, 491.
— der Luftröhre 400, 562.
— der Nase 46, 173.
— des Rachens 222.
— der Speiseröhre 527.
Plattnase 45.
Plaut-Vincentsche Angina 272.
— diphtheroide 273.
— Symbiose 273.
— ulzeröse 273.
Plethoriker 287.
Pleuraschwarten 483.
Pleuropneumonie s. Lungen.
Plexus ganglioformis 367.
— nodosus 367.
— pharyngicus 196, 351. 508,
— pterygoideus 11.
Plicae aryepiglotticae 361, s. a. aryepiglottische Falten.
— — Ödem der 435.
— glossoepiglotticae mediana 195, 361.
— — laterale 195, 361.
— palatotubalis 195.
— pharyngoepiglotticae 361.
— pharyngotubalis 195, 201.
— triangularis 203.
— ventriculares 362.
— vocales 362.
Plummer-Vinsonsches Syndrom 354.

Pneumatisation der Nasennebenhöhlen 9.
Pneumatokele 59, 135.
Pneumokokkenangina 237.
Pneumonektomie 559, 571, 580.
Pneumonie s. Lungen.
Pneumonomykosis 573.
Pneumonotomie 411.
Pneumothorax 483, 568.
Pocken s. Variola.
Poliomyelitis epidemica 76, 300.
— Rachenlähmung bei 353.
— und Tonsillektomie 259.
Pollen 184.
Pollenallergie s. Heuschnupfen.
Polsterpfeifen 370.
Polyarthritis, bei Herdinfektion 327.
— und Krikoarytänoidgelenk 441.
— postanginöse 324.
— rheumatica 447.
Polypen, und Allergie 96.
— blutender, des Septums 166.
— der Bronchien 574.
— Choanal- 98.
— im Ethmoid 128.
— im Kehlkopf 461.
— in der Kieferhöhle 112.
— der Nase 96.
— — und Asthma 97.
— — Extraktion 99.
— — pathologische Anatomie 96.
— des Rachens, behaarte 220.
— Schleim- 96.
— und Sinusitis 112.
— der Speiseröhre 524.
— der Stimmbänder 461.
Polysinusitis s. Multisinusitis.
Pomum Adami 361.
Postanginöse, Allgemeinerkrankungen 323.
— Komplikationen 238.
„Posticus" 365.
— Lähmung 486.
Präcancerosen, im Kehlkopf 467.
— der Nase 164.
Primäraffekt syphilitischer, im Kehlkopf 457.
— in der Nase 154.
— im Rachen 307.
Privinismus 184.
Processus alveolaris, Geschwulste des 167.
— frontalis 2.
— muscularis cart. arytaenoideae 361.
— styloides 198.
— — Verlangerung des 222.
— uncinatus 6, 7.
— vocalis cart. arytaenoideae 361.
Prognathie *208*, 264.
Prolaps des Ventriculus Morgagni 430.
Prothesen der Nase 46, 165, 173.
Protrusio, bulbi 136, 138, 338.
— der Schneidezähne 208, 264.
Proetzsche, Stellung 42.
— Verdrängungsmethode 129.

Prüfung, der Atemnot 588.
— des Geruchssinnes 37.
— der Kehlkopffunktion 384.
— von klanglichen Sprachstörungen 38.
— der Nasenatmung 36.
— des Schluckens 217.
Psammone 168.
Pseudobulbarparalyse 352, 482.
Pseudodiphtheriebazillen der Nase 83.
Pseudokrupp 423.
Pseudomembranen, bei Angina lacunaris 236.
— bei Diphtherie 296.
Psorospermosis 333.
Psychische Überlagerungen s. psychogene Faktoren.
Psychogene Faktoren, bei Allergie 176.
— Husten 499.
— Kehlkopferkrankungen 428, 479, 497.
— Nasenerkrankungen 125, 176, 179, 189, 190, 191.
— Rachenerkrankungen 235, 291, 352, 354.
— Speiseröhrenerkrankungen 520, 528.
— Stimmstörungen 491.
Psychoneurose s. psychogene Faktoren.
Psychosen bei Sinusitis 114.
Psychosomatische Erkrankungen s. psychogene Faktoren.
Psychotherapie 293, 480, 494, 522, 530.
Pulmotor 589.
Pulsionsdivertikel, des Hypopharynx 356.
— der Speiseröhre 519.
Punktion, der Keilbeinhöhle 132.
— der Kieferhöhle 116.
Pyämie s. Septikopyämie.
Pyokele 135.
Pyosinus 111.

Quecksilbersonden 232.
Quellherd 326.
Querresektion des Hypopharynx 349, 476.
Quinckesches Ödem, des Gesichtes 478.
— des Kehlkopfes 477.
— der Mundhöhle 351.
— des Rachens 351.

Rabdomyome 465.
Rabdomyosarkome 350.
Rachen, Agranulozytose 278.
— Anamnese 210.
— Anatomie 193.
— Aphthen 330.
— Arzneiwirkungen 333.
— Atemstörungen 206.
— Blutungen 205, 285.
— Blutversorgung 196.
— Boeck, Morbus 311.
— Defekte 309.
— Dermatosen 332.
— Diphtherie 296.
— Divertikel 356.
— Einstäuben 219.

Rachen, Entzündung s. a. Pharyngitis 280.
— — akute, banale katarrhalische 280.
— — chronisch katarrhalische 285.
— — Komplikationen 311.
— — septische 282.
— Erysipel 301.
— Faszienräume 197.
— Fehlschlucken 206.
— Follikel 195.
— Fremdkörper 223.
— Funktionsprüfung 216.
— Gangrän 284.
— Geschwülste, bösartige 339.
— — gutartige 335.
— Granulom, malignes 162.
— Grippe 300.
— Herpes 331.
— Hyperkeratose 275.
— Infektionskrankheiten 296.
— Innervation 196.
— Insektenstiche 232.
— Kälteanwendungen 217.
— Katarrh s. Pharyngitis.
— Krämpfe 354.
— Krankheitsrückstände 222.
— Lähmungen 352.
— Lepra 159.
— leukämische Infiltrate 279.
— Lupus 306.
— Lymphwege 196.
— Masern 300.
— Mißbildungen 220.
— Monozytenangina 276.
— Motilitätsstörungen 352.
— Muskulatur 196.
— Mykosen 334.
— Nekrose 284.
— Neurose 291.
— — Strichzeichnung bei 292.
— normaler Befund 29, 213, 376.
— Ödem 351.
— Operationen 219.
— Phlegmone 283.
— Physiologie 199.
— Pinseln 219.
— Pocken 300.
— Polypen, behaarte 220, 335.
— Reflexe 200.
— — fehlende 292.
— Reizempfindungen 205.
— Röntgenuntersuchung 216.
— Röteln 300.
— Rotz 160.
— Scharlach 299.
— Schleimhaut 196.
— — Entzündungen, oberflächliche 330.
— Schmerzen 205.
— Sekretionsstörungen 205.
— Sensibilitätsstörungen 352.
— Sklerom 158.
— Spaltbildungen 220.
— Sprachstörungen 206.
— Stenosen 309, 396.
— Strahlenbehandlung 219.

Rachen, Symptomatologie, allgemeine 205.
— Syphilis 307.
— Therapie, allgemeine 217.
— Tuberkulose 301.
— Typhus 300.
— Untersuchung 211, 216.
— — Öffnung des Mundes beim Kind, 212.
— Verätzungen, Verbrennungen 232.
— Verletzungen 226, 231.
— Verwachsungen 222.
— Wärmeanwendungen 217.
— Zerstäubungen 219.
Rachendach 194.
Rachenenge 195.
Rachen-Kehlkopfkrebs 341.
Rachenmandel, Anatomie 202.
— Entzündung, akute 242.
— — chronische 262.
— Geschwülste 340.
— Hyperplasie 262.
— — Adenotomie s. diese.
— — beim Erwachsenen 265.
— — Folgen der 206, 263.
— — und geistige Entwicklung 264.
— — und körperliche Entwicklung 263.
— — Ernährung des Säuglings 263.
— — Gesichtsausdruck 264.
— — Kieferdeformität 264.
— — beim Kind 263.
— — und Mittelohrentzündung 263.
— — und Mundatmung 206, 263.
— — Radiumbehandlung der 271.
— — und Schwerhörigkeit 263.
— — Tubenverschluß bei 263.
— normaler Befund 31, 215.
— Recessus medianus 195, 202.
— Tuberkulose 301.
— — isolierte 301.
— Untersuchung 214.
Rachenring, lymphatischer s. lymphatischer Rachenring.
Rachenschnürer 196.
Rachenwand, hintere 214.
Radikaloperation, von Halsfisteln 221.
— der Keilbeinhöhle 132.
— der Kieferhöhle 120.
— bei Multisinusitis 133.
— des Siebbeines 130.
— der Stirnhöhle 126.
Radiotherapie s. Röntgenbestrahlung.
Radiumbehandlung, bösartiger Geschwülste 341, *347*, 465.
— des lymphatischen Gewebes im Nasenrachen 271.
— von Nasenpolypen 100, 131.
— des Stimmbandkrebses 475.
Rathkesche Tasche 195, 290.
Raucher- und Trinkerkatarrh 286.
Raumbefeuchter 385.
Räuspern 370.
Recessus, medianus 195, 203.
— pharyngicus s. Rosenmüllersche Grube.

Recessus, piriformis 196.
— sphenoethmoideus 6, 15.
— tonsillaris 195.
Redner 423, 428, 461, 492.
Reflexe, Gaumen 200.
— neurovaskuläre 20.
— Rachen 200.
— Schluß des Atemrohres 369.
— sensomotorische 20.
— Würgreflexe 200.
Reflexneurosen der Nase 191.
Regaud-Tumoren 340.
Regio olfactoria 8, 21.
— respiratoria 8.
— tonsillaris 195.
Regurgitieren, durch die Nase 206.
— — bei Gaumendefekten 206.
— — bei Gaumenlähmungen 353.
— — aus der Speiseröhre 521.
— — — bei Cardiospasmus 521.
— — — bei Pulsionsdivertikel 357.
— — bei Rachenkrämpfen 354.
— — bei Rachenlähmungen 353.
Reinkesches Ödem der Stimmlippe 433.
Reizempfindungen, im Kehlkopf 373, 480.
— in der Nase 191.
— im Rachen 288, 342.
Reizhusten, nervöser 499.
Rekurrenslähmung s. Lähmungen.
Resasthenie 373, 428, *493*.
Resektion der Speiseröhre 527.
Reservoireiter 107.
Respiration s. Atmung.
Respirationsstellung der Stimmbänder 364.
Resonanzraum 22, 200, *371*.
Restabszesse, peritonsilläre 314.
Retentionszysten, in den Mandeln 247.
— im Rachen 335.
Retrobulbärneuritis 144.
Retronasalkatarrh s. Rhinopharyngitis.
Retropharyngealabszeß, akuter 322.
— chronischer 323.
Retropharyngeale Lymphknoten 197, 322.
Retropharyngealraum 197.
Retroviszerale Struma s. Struma.
Retrotonsillärabszeß s. Peritonsillärabszeß.
Rhagaden am Naseneingang, bei banaler Rhinitis 78.
— — bei Diphtherie 83.
— — bei Lupus 152.
— — bei Syphilis 155.
Rheumatismus s. Herdinfektion.
Rhinitis s. a. Nase.
— acuta (Coryza) 76.
— allergische s. Rhinopathie.
— Bakteriologie 77.
— chronica 84.
— — atrophicans 91.
— — — cum foetore (Ozaena) 92.
— — — sine foetore 96.
— — — — postoperative 96.
— — — — syphilitica 96.

Rhinitis, chronica hyperplastica 86.
— — schleimig-eitrige einfache 87.
— — simplex 86.
— — trockene einfache 87.
— — Ursachen der 84.
— diphtherische 83.
— fibrinosa 83.
— gonorrhoica (blennorrhoica) 83.
— Komplikationen 79.
— membranöse 83.
— sicca 87.
— — anterior 73.
— spastica 179.
— syphilitische 84.
— vasomotorica s. Rhinopathia vasomotorica.
— vasomotorisch einfache und hyperplastische 88.
Rhinolalia, aperta 22, 353.
— clausa 22.
— — anterior 22.
— — posterior 22.
— Prüfung der 38.
Rhinolith (Nasenstein) 53.
Rhinomanometer 37.
Rhinometer 37.
Rhinopathia, allergisch-hyperplastisch-polypöse 187.
— pathergica 178.
— vasomotorica 178.
— — nach Commotio cerebri 179.
— — saisonabhangige 184.
— — saisonunabhangige 178.
Rhinopharyngitis acuta 242.
— — Komplikationen 243.
— chronica 290.
Rhinopharynx s. Nasenrachen.
Rhinophyma 68.
Rhinoplastik 46, 173.
Rhinorrhoe 23.
— akute s. a. Rhinitis 78.
— bei Allergie 177.
— cerebrospinal 59.
— — bei Schadelbasisfrakturen 59.
— — spontane 59.
— bei chronischer Rhinitis 87, 93.
— nasalis 179.
— bei Nasendiphtherie 83.
— bei Nasengonorrhoe 83.
— bei Nasensyphilis 84.
— spastische 179.
— bei vasomotorischer Rhinitis 179.
Rhinoscopia s. Rhinoskopie.
Rhinosklerom s. Sklerom.
Rhinoskopie, hintere 29.
— mittlere 28.
— vordere 25.
Rhinotomie, laterale 172.
Riechen, gustatorisches 21.
Riechorgan 20.
Riechspalte 6.
Riechstoffe 21.
— olfaktive 21.
— scharfe 21.

Riechstörungen 37.
Riechzentrum, kortikales 9.
Rima glottidis (Stimmritze) 362.
— olfactoria 6.
Rindenläsionen, Folgen der 352.
Ringknorpel 360.
— Bruch 413.
— Perichondritis 439.
Rinnenspatel 539.
„Roedern" 253.
Rohrenspatel 539.
Röntgenbefund, bei Fremdkörpern in den Luftwegen 403.
— — in Rachen und Speiseröhre 228.
— bei Hypopharynx- und Kehlkopfkrebs 345.
— beim Hypopharynxdivertikel 358.
— bei Kehlkopfbruch 415.
— bei Keilbeinhöhlenerkrankungen 132.
— bei Kieferhöhlenerkrankungen 116.
— bei Mediastinalerkrankungen 226, 512.
— bei Mukokelen 136.
— bei Nasenbeinbruch 57.
— bei Nasennebenhöhlengeschwulsten 171.
— bei Nebenhöhlenverletzungen 60.
— bei Oberkieferzysten 147.
— bei Ösophagusvarizen 532.
— bei Osteomyelitis 143.
— bei parapharyngealen Entzündungen 226.
— bei Perichondritis des Kehlkopfes 440.
— bei Rachen- und Speiseröhrenkrämpfen 355, 530.
— bei Retropharyngealabszeß 322.
— bei Siebbeinzellenentzündung 129.
— bei Stirnbeinosteomyelitis 143.
— bei Stirnhöhlenerkrankung 123.
Röntgennahbestrahlung nach CHAOUL 346.
Röntgentiefenbestrahlung, fraktionierte nach REGAUD-COUTARD 346.
Röntgenuntersuchung, bei Fremdkörpern in den Luftwegen 403.
— — in den Speisewegen 228.
— des Kehlkopfes 383, 471.
— Kontrastaufnahme s. Kontrastfüllung.
— der Luftröhre und Bronchien 545.
— des Mediastinums 512.
— der Nase 57.
— der Nasennebenhöhlen 32, 107, 116, 129, 132, 143, 170.
— — axial 32, 129, 132.
— — bitemporal 33.
— — okzipito-frontal 32, 123.
— — okzipito-nasal 32, 116, 123.
— des Nasenrachens 216.
— des Rachens 216.
— Schichtaufnahmen, des Kehlkopfes 383.
— — der Nase 34.
— — der Nasennebenhöhlen 34, 123.
Rosenbach-Semonsches Gesetz 485.
Rosenmullersche Grube 31, 195.
— Taschen der 221.

Röteln (Rubeolen) 76, 300.
Rotz 160.
Rotzbazillus 160.
Ruheatmung 587.
Rundzellensarkom 350.
Russelsche Körperchen 158.

Säbelscheidentrachea 554.
Sacharomyces s. Soor.
Sandwichbehandlung bösartiger Geschwülste 348.
Sängerknötchen 461.
Santorinische Knorpelchen 361.
Sarcinose mutilante 161.
Sarkom, des Kehlkopfes 477.
— der Luftröhre und Bronchien 577.
— der Nase und der Nebenhöhlen 164, 173.
— des Rachens 350.
— der Speiseröhre 525.
Sattelnase 45.
— syphilitische 156.
— traumatische 56.
Sauerstoffbehandlung 386, 588.
Sauerstoffmangel, reiner, Wirkung des 585.
— Empfindlichkeit gegen 589.
Säuferkatarrh 286.
Säuglingsschnupfen 79, 83, 84.
Säureverätzung 232.
Schädelbasis, Fibrom 337.
— Karzinom 341.
Schädelgrube, Durchbruch in mittlere, bei Sinusitis 140.
— — vordere 140.
Schädelgrund, Bruch des 59.
— Fibrom des 337.
— Krebs des 341.
Schädelknochen, Osteomyelitis der 143, 148.
Schäferscher Wulst 131.
Scharlach 299.
— Angina 299.
— — nekrotisierende 300.
— diphtheroid 274, *284*, 446.
— laryngitis 446.
— Sinusitiden 102, 137.
— — Sequesterbildung bei 137.
Schichtbilder s. Röntgenuntersuchung.
Schiefnase, traumatische 56.
— — Apparat 58.
Schilddrüse, Anatomie 360.
— Geschwülste s. Struma.
Schildknorpel, Anatomie 360.
— Bruch 413.
— Perichondritis 439.
Schimmelpilze s. Mykosen.
Schlafstörung bei path. Mundatmung 207.
Schleimhauterkrankungen, oberflächliche 330.
Schleimhaut-Flimmermechanismus 9, 538.
Schleimhauttest 186.
Schleimpolypen 96.

Schleudermuskel 356, 507.
Schlittenrohre nach HASLINGER 502, 511.
Schlitzrohre 503, 540.
Schluckakt, Physiologie 199.
— Untersuchung 216.
Schluckbehinderung, Allgemeines über 200, 206, 531.
— bei Cardiospasmus 521.
— bei Druck auf die Speiseröhre 531.
— funktionelle 530.
— bei Gaumenlähmungen 353.
— bei Hypopharynxdivertikel 357.
— bei Kehlkopferkrankungen 374.
— bei Kehlkopftuberkulose 449.
— organische 530.
— beim Peritonsillärabszeß 312.
— bei Rachengeschwülsten 342.
— bei Rachenkrämpfen 354.
— bei Rachenlähmungen 353.
— bei Rachentuberkulose 305.
— bei Retropharyngealabszeß 322.
— sideropenische 354, 530.
— bei Speiseröhrenkrämpfen 529, 530.
— — krebs 525.
— — stenosen 517.
— bei Tonsillenentzündungen 237.
Schlucklähmungen 353.
— Bronchoskopie bei 583.
Schluckpneumonie s. Aspirationspneumonie.
Schluckreflexe 199.
Schluckschmerzen, bei Angina 237.
— bei Kehlkopfentzündungen 438.
— bei Kehlkopftuberkulose 449.
— bei Peritonsillärabszeß 312.
— bei Rachentuberkulose 305.
— bei Speiseröhrenfremdkörper 225.
— — Geschwülsten 525.
— — krämpfen 529.
— — lähmungen 528.
— Untersuchung von 211.
— Ursachen von 205.
Schluckstörungen s. Schluckbehinderung und Schluckschmerzen.
Schluckstraße 199, 341.
Schluckzentrum 199.
Schlund s. Rachen.
Schlundkopf s. Rachen.
Schmerzen, bei Kehlkopferkrankungen 373.
— bei Nasenerkrankungen 23.
— bei Rachenerkrankungen 205.
Schminke-Tumoren 340.
SCHMIDT, Syndrom von 356.
Schnarchen, bei behinderter Nasenatmung 208.
— funktionelles 208.
— — beim Erwachsenen 208.
— — Naseneingriffe bei 208.
— Stimmbandschnarchen 487, 489.
Schneuzen 39.
Schnupfen s. a. Rhinitis.
— akuter 76.
— — des Neugeborenen, gonorrhoischer 83.

Schnupfen, akuter, des Neugeborenen, syphilitischer 84.
— allergischer 178, 184.
— chronischer 84.
— — atrophischer 91.
— — schleimig-eitriger 87.
— — trockener, einfacher 87.
— — vasomotorischer, einfacher und hyperplastischer 88.
— einseitiger 53.
— nervöser 178.
— spezifischer 83, 84.
Schockempfindlichkeit des Kleinkindes 44.
Schockorgan 175.
Schreiknötchen 461.
Schußverletzungen, des Kehlkopfes 412.
— der Nase und Nebenhöhlen 55, 60.
— des Rachens 231.
Schwannom 336.
Schwangerschaft bei Kehlkopftuberkulose 448, 453.
Schwebelaryngoskopie 539.
Schweigekur 454, 493.
Schwellkörper der Nase 8, 17, 19.
— chirurgische Abtragung 91.
— Verödung der 90.
Schwerhörigkeit, bei Nasenrachenkrebs 342.
— bei Rachenmandelhyperplasie 263.
— bei Tubenverschluß 263, 288.
Schwindel bei Kehlkopfkrampf 498.
Sclerodermie 460.
Seborrhoe der Nase 68.
Seesselsche Tasche 195.
Segmentbronchus 533.
— Variationen der 561.
Segmenteinteilung, bronchopulmonale 533.
Sehnerv, Beziehung zu den Nebenhöhlen 16, 144.
— rhinogene Erkrankungen 144.
SEIFFERT, Operationsautoskop nach 539.
Seitenstrang, Anatomie 195, 201.
— Angina 244, 280.
— Hyperplasie und chronische Entzündung 272.
— normaler Befund 214.
Sekretionsstörungen, bei Kehlkopferkrankungen 373.
— bei Luftröhren- und Bronchialerkrankungen 582.
— bei Nasenerkrankungen 23.
— bei Rachenerkrankungen 205.
Sekundärfollikel 203.
Selbstschutz des Arztes 380.
Sella turcica 16.
Semon-Rosenbachsches Gesetz 485.
Senkungsabszeß im Rachen, retropharyngealer 322.
— — — heißer, beim Säugling 322.
— — — kalter 322.
Sensibilisierung bei Allergie 174.
Sensibilitätsstörungen, der Nase 191.
— des Rachens 352.

Sepsis s. Septikopyämie.
Septic sore throat, acute 283.
Septikopyämie 325.
— bei Kehlkopferkrankungen 415, 438.
— pharyngogene 324.
— rhinogene 72, *142*, 143.
— tonsillogene 323.
Septische Allgemeinerkrankungen 276, *323*.
— tonsillogene 323.
Septum interfrontale 14.
Septum nasi s. Nasenscheidewand.
Septumflügel 8, 50, *86*.
Septumluxation 50.
Septumpolyp 166.
Septumresektion, submuköse 52.
Sequesterbildung, der Kehlkopfknorpel 440.
— der Nasennebenhöhlenwände 137.
Siebbein 6, 13.
— Brüche 58.
Siebbeinlabyrinth s. Siebbeinzellen.
Siebbeinzellen s. a. Nasennebenhöhlen.
— Anatomie 13.
— Entzündungen, akute 101.
— — und Asthma 128.
— — chronische 128.
— — Komplikationen 113, 128.
— — Polypen bei 96, 128.
— Geschwulste 165.
— Nachbarschaftsbeziehungen 14.
— Operationen 130.
— — endonasale 130.
— — extranasale 126.
— — Radikaloperation (Ethmoidektomie) 126.
— Ostien 13.
— Proetzsche Verdrängungsmethode 129.
— Untersuchung 128.
— Verletzungen 58.
Sigmatismus 208.
Simulation 493.
Singultus 521.
Sinus s. a. Nasennebenhöhlen.
— ethmoidei s. Siebbeinlabyrinth.
— frontalis s. Stirnhöhle.
— maxillaris s. Kieferhöhle.
— sphenoideus s. Keilbeinhöhle.
— cavernosus 16.
— — Thrombose und Phlebitis 141.
— — — pharyngogene 24.
— — — rhinogene 58, 72, 141.
— piriformis 196, 363.
— — Karzinom 342.
— longitudinalis sup., Thrombose des 141.
Sinusitis s. a. Nasennebenhöhlenentzündung.
— acuta 101.
— — Erreger 102.
— — exsudative 102.
— — katarrhalische 102.
— — nekrotische 102.

Sinusitis, allergische 101, 111.
— chronica 111.
— — caseosa 112.
— dentogene 102, 111.
— frontalis acuta 101.
— — chronica 122.
— bei Kindern 134.
— maxillaris acuta 101.
— — chronica 114.
— psychische Störungen 113.
— rhinogene 101, 111.
— e sinusitide 111.
— sphenoidalis acuta 101.
— — chronica 131.
Sinusopathien, allergische 187.
Sinusoskope 118.
Sinusoskopie 118.
Sinusthrombose des Sinus cavernosus, pharyngogene 24.
— — — rhinogene 72, 146.
— des Sinus sagittalis sup. 141.
Situs inversus 556.
Skalenrinne 198.
Sklerodermie 333.
Sklerom der Luft- und Speisewege 158.
— Verbreitung 159.
Sklerombazillen 159.
Skleromzellen, Mikuliczsche 158.
Sklerose, multiple 352, 482.
Sluder-Ballenger-Instrument zur Tonsillektomie 259.
SLUDER, Syndrom von 191.
Sludersche Tonsillektomie 260.
Sodbrennen 519, 523, *529*.
Solluxlampe 39.
Solitärpolypen der Kieferhöhle 98.
Sonden und Bolzen zur Dilatation 399.
— von Kehlkopfstenosen 399.
— von Nasenstenosen 49.
— von Rachenstenosen 232.
— von Speiseröhrenstenosen 232, 517, 522.
— von Tracheal- und Bronchialstenosen 562.
Soor s. a. Mykosen 162, *334*.
Spaltbildungen, des Gaumens 220.
— der Lippen 220.
— der Nase 45.
Spannungspneumothorax 563.
Spasmen s. Krämpfe.
Spasmophilie 495.
Spatelrohre 510.
Spatium parapharyngicum 197.
— — Entzündungen 319.
— — „Luftung" des 321.
— pterygomaxillare 197.
— retropharyngicum 197.
— — abszeß 322.
— — Entzündungen 322.
Speicheldrusengeschwulste 336.
Speichelkörperchen 204.
Speiseröhre, Abszeßbildung, intramurale 226.
— Anatomie 507.

Speiseröhre, antiperistaltische Bewegungen 529.
— Bauchteil (P. abdominalis) 507.
— Blutversorgung 508.
— Brustteil (P. thoracalis) 507.
— Dilatationsbehandlung 232, 517, 522.
— Diphtherie 442.
— Divertikel 519.
— Dysfunktion 520.
— Dysphagie s. Schluckstörungen.
— Engen, physiologische 507.
— Entzündungen 226, 523, s. a. Ösophagitis.
— Erweiterungen, diffuse 519, *520*, s. a. Cardiospasmus.
— Fibrose des unteren Endes 520.
— Fisteln 516.
— Fremdkörper 223.
— Geschwülste 524.
— — bösartige 525.
— — gutartige 524.
— Geschwüre 516, 519, *524*.
— Halsteil (P. cervicalis) 507.
— Innervation 508.
— Krämpfe und Koordinationsstörungen 528.
— Krankheitsrückstände 515.
— Krebs 525.
— Lähmungen 528.
— Luftröhrenfisteln 516.
— Lymphwege 508.
— Mißbildungen 515.
— mund 507.
— — Fremdkörper im 224.
— Muskulatur 508.
— Nachbarschaftsbeziehungen 509.
— Nachbarschaftswirkungen auf die 531.
— — Gefäßanomalien 531.
— — Ursachen, andere 531.
— normales ösophagoskopisches Bild 513.
— nervöse Störungen 527.
— Ösophagoskopie 510.
— Physiologie 199.
— Pilzerkrankungen 524.
— Reflexkontraktionen 529.
— Resektion der, bei Krebs 527.
— Ruptur 523.
— Schleimhaut 507.
— Schlitzung, endoösophageale 231.
— Sondenuntersuchung 228, 510.
— Sondieren 232.
— — „falscher" Weg 229.
— — bei Fremdkörper 229.
— — retrograde 233.
— Spontanruptur 523.
— Stenosen s. a. Stenosen 515, *516*.
— — durch Narben 516.
— Syphilis 524.
— Tuberkulose 524.
— Ulcus pepticum 519, *524*.
— Varizen 531.
— Verätzungen, Verbrennungen 232, 523.
— — — Frühbehandlung der 232.
— Verletzungen 226, 231, 523.
— Wand der 507.

Speiseröhrenmund 507.
Spekulum s. Nasenspekulum.
Sphenoid s. Keilbein.
Spina septi 49.
Spindelzellensarkome 173, 350.
Spondylitis tuberculosa 323.
Spontanatmung, Anregung und Einregulierung 590.
Spontanblutungen, aus den Bronchien 560.
— — aus den Mandeln 314.
— — aus der Nase s. Nasenbluten.
Spontanruptur der Speiseröhre 523.
Sporotrichose s. Mykosen.
Sprache 367.
— Prüfung klanglicher Störungen 38.
Sprachfehler 38, 208, 372.
— Prüfung von 38.
Sprachlaute 371.
Sprachstörungen 206, 208.
— Prüfung der 38.
Sprayapparate 387.
Sprechkanüle 394.
Sprechschulung 385, 462.
Sprechverbot 385.
Spreizrohre 503.
Spülungen der Keilbeinhöhle 132.
— der Kieferhöhle 117.
— des Mundes 217.
— der Nase 40.
— des Nasenrachens 217.
— der Stirnhöhle 124.
Stammbronchus 533.
Stammeln 208.
STARCK, Dilatator nach 522.
Status lymphaticus 246.
Stauungskatarrh 287.
Steifhals nach Adenotomie 270.
Stellknorpel s. Gießbeckenknorpel.
Stenose, der Bronchien s. a. Bronchostenosen 424.
— — Formen der 424.
— — Ventilstenose 553.
— des Kehlkopfes 430.
— — Dilatationsbehandlung 399.
— — bei Diphtherie 442.
— — bei Fremdkörpern 402.
— — bei Geschwülsten 465, 469.
— — kongenital 396.
— — bei Krämpfen 495, 497.
— — bei Lähmungen 487.
— — bei Narben 397, 440.
— — bei Ödem 434.
— — bei Syphilis 459.
— — bei Tuberkulose 451.
— — bei Verletzungen 413.
— der Luftröhre 424.
— der Nase, krankhafte Mundatmung 206.
— des Rachens 309, 396.
— der Speiseröhre 516.
— — Dilatationsbehandlung 232, *517*.
— — bei Entzündungen 523, 524.
— — bei Fremdkörpern 225.

Stenose, der Speiseröhre, bei Geschwulsten 524, 525.
— — kongenitale 515.
— — bei Narben 516.
— — bei Verätzungen 232.
Stenosenatmung, Dekompensation der 587.
— kompensierte 584.
— Selbststeuerung der 368.
Stigmata, hysterische 352, 354.
— vegetative 175.
Stimmapparat 370.
Stimmband, Anatomie 362.
— Atrophie 488.
— Eigenfrequenz 366.
— Entzündungen s. Laryngitis und Chorditis.
— Geschwülste 461.
— — bösartige 466.
— — gutartige 465.
— Granulom nach intratrachealer Narkose 412.
— „Hühnerauge" des 430.
— Kadaverstellung 483.
— Kontaktulcus 418.
— Krampf 494.
— Krebs 467, 468.
— — Frühsymptome 468.
— Lähmungen 480, s. a. Kehlkopflähmungen.
— — mit Intermediärstellung 487.
— — Internusparese 492.
— — mit Median- oder Paramedianstellung 486.
— — partielle 489.
— — mit Respirationsstellung 489.
— — mit fehlender Straffung 489.
— Mißbrauch 427.
— normales Spiegelbild 380.
— Ödem, Reinkesches 433.
— Pachydermie 430.
— Papillome 463.
— Phonationsstellung 364.
— Physiologie 366.
— Polypen 461.
— Respirationsstellung 364.
— Sängerknötchen 461.
— schnarchen 487, 489.
— spanner 366.
— Starre des 468.
— Stellungen 364.
— Syphilis 458.
— Tuberkulose 450.
— Untersuchung 376.
— Verletzungen 411.
— Verwachsungen 395, 397.
Stimmbildung 200, 370.
Stimmbruch 370.
— verlängerter 499.
Stimme 370.
Stimmhöhe 370.
Stimmlippen s. Stimmband.
Stimmlosigkeit s. Aphonie.
Stimmregister 371.

Stimmritze s. a. Glottis 362.
— Krampf 423.
— — inspiratorischer 499.
Stimmruhe 385.
Stimmschonung 462.
Stimmschulung 462.
Stimmschwächen 492.
— funktionelle 492.
Stimmstörungen, bei Erkrankungen, des Kehlkopfes 373.
— — der Nase 24.
— — Peritonsillitis 312.
— — des Rachens 206.
— — der Tonsillen 237.
— funktionelle und psychogene 491, 498.
— nach Kehlkopfresektionen 471.
— bei Lähmungen, des Kehlkopfes 486.
— — des weichen Gaumens 353.
— nach Laryngektomie 472.
— bei Mundatmung 208.
— bei Nasenverstopfung 208.
— Prüfung der 384.
— nach Tonsillektomie 362.
Stimmumfang 371.
Stimmverlust s. Aphonie.
Stimmwechsel 371.
— verlängerter 499.
Stinknase 92.
Stirnbein (Os frontale) 2, 14.
— Osteomyelitis 143.
— Processus nasalis 2.
Stirnhirnabszeß 141.
Stirnhirnataxie 141.
Stirnhöhle s. a. Nasennebenhöhlen.
— Anatomie 14.
— Entzündungen, akute 101.
— — chronische 122.
— — Komplikationen 106, 113, 123, *136*.
— Geschwulste 165.
— Mukokele 135.
— Nachbarschaftsbeziehungen 15.
— Ostium 14.
— Radikaloperation 126.
— Sondierung 124.
— Untersuchung 123.
— Verletzungen 58.
Stirnschmerzen, bei Kieferhöhlenentzündungen 103.
— bei Stirnhöhlenentzündungen 104.
— Ursachen 124.
Stockschnupfen 86, 104.
Stomatitis, nach Antibiotica 333.
— aphthosa 330.
— epidemica 332.
— gangraenosa (Noma) 149.
— Herpes 331.
— ulceromembranacea 273.
Stomato-Pharyngitiden nach Antibiotica 333.
Stottern 208.
Strahlenbehandlung bösartiger Geschwülste, Grundsätze der 346.
— — des Kehlkopfes 472.
— — der Luftröhre und der Bronchien 580.

Strahlenbehandlung, bösartiger Geschwülste, der Nase und Nebenhöhlen 172.
— — des Rachens 346.
— — der Speiseröhre 526.
Strahlenreaktionen 347, 434.
Strangulieren 412, 562.
Streptodiphtherie 297.
Stress 174, 181.
Streuherd 326.
Strichzeichnung der Rachenwand 291.
Stridor 374, 586.
— bronchialer 556.
— kardialer 374.
— kongenitaler 396.
— — Ursachen des 396.
— laryngealer 374.
— — bei akuten Entzündungen 423, 424.
— — bei Diphtherie 442.
— — bei Fremdkörpern 402.
— — bei Geschwülsten 463, 469.
— — kongenitaler 396.
— — bei Krämpfen 497.
— — bei Lähmungen 487.
— — bei Ödem 434.
— — bei Stenosen 397.
— — bei Verletzungen 414.
— trachealer 556.
Strikturen s. Stenosen.
Stroboskopie 384.
Struma s. a. Myxödem.
— intrathorakale 396, 531.
— intratracheale und intralaryngeale 465, 474.
— maligne 483, 531.
— nodosa 465, 483.
— retrovisceralis 336, 531.
— substernale 396, 531.
— und Tracheotomie 392.
— des Zungengrundes 336.
Strumektomie, Rekurrenslähmung bei 483, 484, 491.
Stummheit, psychogene 493.
Stundenschnupfen 178.
Stützautoskope 503.
Styloid, verlängertes 222.
Subglottis, Anatomie 363.
— Entzündung 423.
— Geschwülste 467.
Subluxatio septi 50.
Suffokation s. Erstickung.
Supraorbitalneuralgie 125.
Sykosis 71.
Sympathische Innervation 9, 156.
— der Nase 9.
— der Speiseröhre 508.
Symptomatologie, allgemeine, des Kehlkopfes 373.
— der Nase 22.
— des Rachens 205.
Symptomenkomplex, neurovaskulärer 177.
Synchondrosis sphenobasilaris 351.
Syndrom, von AVELLIS 355.
— von CHARLIN 191.

Lüscher, Nase und Hals 40

Syndrom, von COLLET-SICCARD 356.
— des Foramen jugulare 342, 355.
— von JACKSON 356.
— von KARTAGENER 556.
— von PLUMMER-VINSON 354.
— von SCHMIDT 356.
— von SLUDER 191.
— von TAPIA 356.
— von VERNET 356.
— von VILLARET 356.
Sympathisches Nervensystem s. vegetatives Nervensystem.
Synechien der Nase, hintere 47.
— — vordere 47.
Syphilis congenita 84, 156, 309, 458.
— — tarda 309.
— des Kehlkopfes 457.
— Lähmungen bei 353, 482.
— der Luftröhre und der Bronchien 572.
— der Nase 84, 155.
— — des Säuglings 154.
— primäre 155, 307, 458.
— des Rachens 307.
— sekundäre 155, 307, 458.
— der Speiseröhre 524.
— tertiäre 155, 308, 458.
Syphilome s. Syphilis.
Syringobulbie 352, 482.

Tabakabusus als Ursache, von Krebs der Bronchien 577.
— — — des Kehlkopfes 427.
— — — des Rachens und der Speiseröhre 341.
— — chronischer Laryngitis 427.
— — chronischer Pharyngitis 286.
Tabes dorsalis, Anosmie bei 189.
— bulbäre Krämpfe des Kehlkopfes 497.
— Lähmungen des Kehlkopfes 482.
— des Rachens 352.
— Schmerzkrisen des Kehlkopfes 480.
Tamponade, bei Bronchialblutungen 560.
— des Epipharynx 66.
— Gottsteinsche, bei Ozaena 95.
— bei Nachblutungen nach Tonsillektomie 258.
— bei Nasenbluten, hintere 66.
— — vordere 65.
— bei Ösophagusvarizen 532.
Tamponschraube nach GOTTSTEIN 94.
TAPIA, Syndrom von 356.
Tasche, LUSCHKA 195.
— RATHKE 195, 290.
— SEESSEL 195.
Taschenbänder 362.
— Entzündungen 429, 450.
— Geschwülste 464.
Taschenbandstimme 374, 429, 499.
Teleangiektasien, des Kehlkopfes 465.
— Nasenbluten bei 62.
— des Rachens 336.
Teleradium-Therapie 347.
Teleskope 503.
Teratom des Epipharynx 220, 335.

Tetanie, Laryngismus stridulus 495.
— latente 495.
Tetanus, Kehlkopfkrämpfe bei 497.
— Rachenkrämpfe bei 354.
— Speiseröhrenkrämpfe bei 529.
Therapie, allgemeine, der Kehlkopferkrankungen 385.
— — der Nasenerkrankungen 38.
— — der Rachenerkrankungen 217.
Thorakoplastik 571.
Thorakotomie, bei Fremdkörpern der Bronchien 516.
— der Speiseröhre 230.
Thorax, Chirurgie des 516, 520, 522, 527, 559, 563.
— Form bei Mundatmung 209.
— Kompression des 562.
Thrombophlebitis, der Halsvenen 324.
— — Ligatur der 325.
— des Sinus cavernosus 141, 324.
— des Sinus sagittalis superior 141, 324.
Thrombose der Art. cerebellaris post. inf. und Kehlkopflähmungen 482.
Thymus 396.
Thyreoid s. Schildknorpel.
Thyreotomie 474.
Tiefenstich, galvanokaustischer nach GRÜNWALD 454.
Tomographie s. Röntgenuntersuchung.
Tonsilla lingualis 201.
— palatina 201.
— pendula 249, 336.
— pharyngica 201.
— succenturiata 249.
Tonsilläre Herdinfektion 326.
Tonsillektomie 253.
— bei Allergie 254.
— Anzeigen zur 254.
— à chaud 255, 317, 321, 325.
— chirurgische, Technik der 256.
— à froid 255.
— Gegenanzeigen 255.
— bei Geschwülsten (Operation nach HUET) 348.
— Katarrhanfälligkeit 261.
— Komplikationen 257, 260.
— Nachblutung 257.
— Nachteile der 261.
— und Poliomyelitis 259.
— Resultate 260.
— und Singstimme 262.
— nach SLUDER, Technik der 259.
— à tiède 318.
Tonsillen s. Gaumenmandeln, Rachenmandel, Zungenmandel.
Tonsillenblutungen 314.
Tonsillenschanker 307.
Tonsillenteste 329.
Tonsillitis, acuta s. Angina.
— chronica 245.
— — Fernwirkungen und Komplikationen 248, 311.
— — klinisch-pathologische Bedeutung 251.
— — pathologische Anatomie 246.

Tonsillitis, chronica, Röntgen bei 254.
— — als Streuherd 326.
— — Tonsillektomie bei 253.
— — Ursache und Entstehung 245.
— gangränosa 274.
— lingualis acuta 245.
— — chronica 272.
— phlegmonosa 274.
— tuberculosa 302.
Tonsillogene Sepsis 323.
Tonsillopharyngitis acuta 233.
Tonsillotomie 253.
Tornwaldtsche Krankheit 266, 290.
Torticollis nach Adenotomie 270.
Totalexstirpation des Larynx s. Laryngektomie.
Totenkopfgesicht 153.
Trachea s. Luftröhre.
Trachealkanüle 392.
Trachealkollaps, exspiratorischer 580.
Tracheitis acuta 424, 565.
— chronica 565.
— Ozaena 565.
— sicca 565.
Tracheobronchialbaum, Anatomie 522.
— Blutungen aus dem 560.
— — Ursachen der 560.
— Erkrankungen 552.
— Untersuchung 540.
Tracheobronchialtuberkulose 565.
— Ableitungsbronchitis 566.
— Anzeigen zur Tracheobronchoskopie 570.
— Endobronchitis caseosa 566.
— Epituberkulose 566.
— Gegenanzeigen der Tracheobronchoskopie 570.
— bei Lungenphthise 566.
— Primoinfektion 565.
— — Lymphknoten bei 565.
— — — Durchbruch der Lymphknoten bei 565.
— Stenosen durch 567.
— Wirkungen auf Lungentuberkulose 567.
Tracheobronchitis s. Bronchitis.
Tracheobronchoskopie 540.
— Anzeigen zur gewöhnlichen Tracheobronchoskopie 544.
— — zur Nottracheobronchoskopie 543.
— bei Asphyxia neonatorum 583.
— bei Asthma bronchiale 580.
— bei Bronchialadenomen 576.
— bei Bronchialblutungen 560.
— bei Bronchialfremdkörpern 407.
— bei Bronchialkarzinomen 578.
— bei Bronchialtuberkulose 568.
— bei Bronchialverletzungen 563.
— bei Bronchiektasen 558.
— bei Bronchitis 564.
— bei unklaren bronchopulmonalen Erkrankungen 407, 564.
— Chirurgie und 582.
— endotracheale Narkose 582.

Tracheobronchoskopie, bei Erkrankungen der Luftröhre, der Bronchien und der Lungen 552.
— bei Erstickungsgefahr 589.
— bei Fremdkörpern 407.
— Gegenanzeigen 543.
— beim Kleinkind 543.
— Komplikationen 543.
— bei Laryngotracheobronchitis acuta 426.
— bei Lungenabszeß 581.
— bei Lungenerkrankungen 581.
— bei massivem Lungenkollaps 554.
— in Narkose 541.
— normale bronchoskopische Bilder 544.
— zur Nottracheotomie 589.
— obere 543.
— perorale 540.
— Technik 542.
— bei Tracheo- und Bronchostenosen 556.
— bei Tuberkulose 572.
— bei „Überschwemmungen" des Tracheobronchialbaumes 583.
— untere 543.
Tracheokele 561.
Tracheomalazie, erworbene 554, 561.
— kongenitale 561.
Tracheoskopie, direkte s. Tracheobronchoskopie.
— indirekte 381.
Tracheostenose 552.
Tracheostoma 400, 472.
Tracheotomie 391, 588, 590.
— Anzeigen zur 391.
— bei Bewußtseinsverlust 60.
— Dauerkanüle 394.
— Dekanülement 393.
— — erschwertes 393.
— inferior 391.
— Komplikationen 392.
— media 391.
— Nachbehandlung 392.
— Nottracheotomie 392, 590.
— Sprechkanüle 394.
— superior 391.
— Technik 392.
— bei Verletzungen, des Kehlkopfes 416.
— — der Nase und Nebenhöhlen 60.
Traktionsdivertikel der Speiseröhre 519.
Tränenbein 6, 13.
Tränennasenkanal 6, 79, 87.
Tränensackeiterungen 79, 87.
Transmaxillofaziale Operationen 339.
Triangularknorpel 2.
Trichina spiralis 481.
Trichinose des Kehlkopfes 481.
Trichterbrust 209.
Trigeminusneuralgie s. Neuralgie des N. trigeminus.
Trinkerkatarrh 286.
Trismus 146.
Tuba pharyngo-tympanica (auditiva Eustachii) s. Ohrtrompete.
Tubenmittelohrkatarrh 210.

Tubenmundung, pharyngeale 31, 194.
Tubenöffnung 200.
Tubenostium, pharyngeales 31, 194.
Tubenstenose s. Tubenverschluß.
Tubentonsille 201, 271.
Tubenverschluß, akuter 79, 243, s. a. Ohrtrompete.
— — chronischer 87, 93, 210, 264, 288, 309, 342.
— — — Radiumbehandlung des 271.
Tubenwulst 31, 194.
— — Hyperplasie des lymphatischen Gewebes im 271.
— — — Radiumbehandlung des 271.
Tuberculum septi 5, 27.
Tuberkulose, der Bronchien 565.
— — chemotherapeutische Behandlung 453.
— der Halslymphknoten 302.
— der Halswirbelsäule 325.
— - des Kehlkopfes 447.
— — Formen der 448.
— — und Lungentuberkulose 447, 456.
— — miliare 451.
— — primäre 447.
— — und Schwangerschaft 453.
— — sekundäre 447.
— der Luftröhre 566.
— der Lungen 565.
— — Tracheobronchoskopie bei 572.
— der Mandeln, isolierte 301.
— — und Typus bovinus 302.
— der Nase und der Nasennebenhöhlen 149.
— primäre, der Bronchien 565.
— — des Kehlkopfes 447.
— — des Nasenseptums 150.
— — der Tonsillen 302.
— — Primärkomplex, Bronchiallymphknoten bei 565.
— des Rachens 301.
— Schleimhäute, Anämie der 450.
— des Septums 150.
— der Speiseröhre 524.
Tuberositas atlantis 214.
Tuckerbougie 233.
Türkensattel 16.
Typhus abdominalis 300, 444, 482.
— Geschwüre im Hypopharynx 300, 445.
— Laryngitis 444.

Überempfindlichkeitsreaktionen 174.
— allergische 174.
— allgemeine 178.
— auf Jod 478.
— beim Kleinkind 44.
— auf Penicillin 218, 478.
— thermische 178.
— Ursachen der 174.
Ulcus, Kontaktulcus des Kehlkopfes 418.
— neuroticum 331.
— pepticum der Speiseröhre 524.
— rotundum simplex 49, 73.
— terebrans 165.
Universalautoskop nach SEIFFERT 539.
Unterlappenbronchus 533.

Urticaria 351, 477.
Uvula 195, 214.
— Apoplexie 281.
— bifida 220.
— verlängerte 214, 497.

Vagus s. N. vagus.
Vaguskerne 367.
Vakuumsinus 86, 113.
Vakzinebehandlung, des akuten Katarrhs 82.
— der Ozaena 94.
— der Rhinopathia vasomotorica 183.
— des Rotzes 161.
Valleculae epiglottidis 195.
— — Fremdkörper 223.
— — Geschwülste 342.
— — Zysten 335.
Variola 300, 446.
Varizellen 300, 446.
Varizen der Speiseröhre 531.
Vaskuläre Hirnstörungen 482.
Vasomotorische Nasenstörungen s. Rhinopathia vasomotorica.
Vasomotorische Regulationen der Nasenweite 19.
Vegetationen, adenoide s. Rachenmandelhyperplasie.
Vegetative Dystonie 89, 175, 179, 185, 351, 477.
Vegetatives Nervensystem, bei Allergie 175.
— bei Heuschnupfen 185.
— Innervation der Nase 8, 19.
— — Anatomie 8.
— — Physiologie 19.
— bei Quincke-Ödem 477.
— bei vasomotorischer Rhinopathie 179.
Velum palatinum 195.
V. jugularis interna, Thrombose und Thrombophlebitis 324.
Ventilverschluß der Bronchien 403.
Ventriculus laryngis Morgagni 362.
— — Prolaps des 430.
Verätzungen, des Kehlkopfes 418.
— der Luftröhre und Bronchien 563.
— der Nase 61.
— des Rachens 232.
— der Speiseröhre 232, 523.
— — Frühbougierung der 232.
Verbrennung und Verbrühung, des Kehlkopfes 418.
— der Luftröhre und der Bronchien 563.
— der Nase 61.
— des Rachens 232.
— der Speiseröhre 232.
Verdrängungsmethode nach PROETZ 129.
Vererbung und Konstitution, bei der allergischen Disposition 175.
— — der Entzündungsbereitschaft der Kehlkopfschleimhaut 427.
— — — der Nasenschleimhaut 78.
— — — der Rachenschleimhaut 287.
— — der Hyperplasie des lymphatischen Rachenringes 245.

Vererbung und Konstitution, bei Nasenscheidewanddeformitäten 49.
— bei Quincke-Ödem 477.
Verletzungen, des Halses 231, 413.
— des Kehlkopfes 411.
— — durch intratracheale Narkose 412.
— der Luftröhre und der Bronchien 562.
— der Nase 55, 58.
— — Anosmie bei 55.
— der Nasennebenhöhlen 58.
— des Rachens 231.
— der Speiseröhre 231, 523.
Vernebeln s. Inhalation.
VERNET, Syndrom von 356.
Verschlucken s. Fehlschlucken.
Verwicklungen s. Komplikationen.
Vestibulum, laryngis 362.
— nasi 3.
Vibrissae 4.
VILLARET, Syndrom von 356.
Vitamine s. Hypovitaminosen.
Vokale 371.
Vomer 4.
— kante, hintere 30.
Vomitus matutinus 288, 429.
Vorbestrahlung 348.
Vordere Tamponade 65.
Vorhofsdilatation 483.

Waldeyerscher Rachenring s. lymphatischer Rachenring.
Wasserkrebs 149.
Watteträger, für den Kehlkopf und Rachen 388.
— für die Nase 43, 94.
Weichenstellung der Luft- und Speisewege 199.
Wespenstiche s. Insektenstiche.
Wetterfronten 235.
Windkessel 370.
Witzelsucht bei Stirnhirnabszeß 141.
Wolfenden-Stellung zum Essen 455.
Wolfsrachen 220.
Wrisbergscher Knorpel 361.
Wucherungen, adenoide s. Rachenmandelhyperplasie.
Würgegefühle, schmerzhafte 291, 529.
Wurgreflexe 200.
Würmer als Fremdkörper 53, 401.
Wurzelhautentzündung der Zähne, akute 145.
Wurzelzysten 147.

Xanthose des Locus Kiesselbachi 73.

YANKAUERS Nasenrachenspekulum 30.

Zahnabszeß, Fistel bei 145.
Zahnfleischabszeß 145.
Zahngranulom 146.
— als Herdinfekt 146.
— und Kieferhöhle 146.
— und Nase 146.
Zahnkaries 208.
Zahnkeime, bei Kieferhöhlenoperationen 120.
— bei Oberkieferosteomyelitis 148.
Zahnkeime, Zysten 147.
Zahnschmerzen, bei Kieferhöhlenentzündung 103.
— bei Kieferhöhlenkrebs 169.
Zahnzysten s. Zysten.
Zähne, Beziehungen, zur Kieferhöhle 12, 102, 111.
— — zur Nase 5.
— — Nasenzähne 45.
— als Fremdkörper der Bronchien 401.
— — der Kieferhöhle 54.
Zahnstellung, abnorme 207.
Zahnumgebung, Herdinfektion von der 146, 328.
Zahnwurzelhautentzündungen s. a. Periodontitis.
— Durchbruch in die Nase 145.
— Infektion der Kieferhöhle 102, 111, 145, 146.
Zenkersches Divertikel 356.
Zentralnervensystem und Sauerstoffmangel 589.
Zerstäubungen 386.
Zunge 195, 199, 204.
Zungenbälge 195, 199.
Zungenbein 361.
— Bruch 413.
— Verbindungen des 361.
Zungengrund, Abszeß 245, 313.
— Phlegmone 245.
— Syphilis 307.
— Tuberkulose 304.
Zungenmandel, Abszeß 245, 313.
— Anatomie 195, 204.
— Angina 245.
— chronische Entzündung 272, 289.
— Hyperplasie 272.
— normales Spiegelbild 382.
— Untersuchung 376, 539.
Zungenspatel s. Mundspatel.
Zungenstruma 221, 336.
Zungenwurzel s. Zungengrund.
ZWAARDEMAAKERS Olfaktometer 38.
Zwerchfellbrüche 519.
Zwischenhirn 176.
Zyklopie 45.
Zylindrome 168.
Zysten, am Hals 220.
— im Kehlkopf 465.
— in den Mandeln 247.
— im Nasenvorhof 166.
— des Oberkiefers s. a. Oberkieferzysten 147.
— — folliküläre 147.
— — radikuläre 147.
— im Rachen 335.
— der Speiseröhre 524.
— am Stimmband 461.
Zytologische Diagnostik nach PAPANICOLAOU 506.
— — bei Bronchialtumoren 579.
— — bei anderen Krankheiten der Luft- und Speisewege 506.

Lehrbuch der Ohrenheilkunde

Von

Dr. Erhard Lüscher

o. Professor der Ohren-, Nasen- und Halsheilkunde und Direktor der Universitätsklinik und Poliklinik für Ohren-, Nasen- und Halskranke in Basel

Mit 246 großenteils mehrfarbigen Textabbildungen. IX, 414 Seiten. Gr.-8°. 1952

Ganzleinen S 236.—, DM 39.—, sfr. 40.—, $ 9.30

Hauptabschnitte

Allgemeiner Teil. Die Anatomie und Physiologie des Ohres. Untersuchungsmethoden des Ohres. Allgemeine Therapie des Ohres. — **Spezieller Teil.** Die Erkrankungen des äußeren Ohres. Mißbildungen und Krankheitsrückstände des äußeren Ohres. Der Ohrschmalz- und Epidermispfropf im äußeren Gehörgang. Fremdkörper im äußeren Gehörgang. Verletzungen, Erfrierungen, Verbrennungen und Verätzungen des äußeren Ohres. Banale Entzündungen des äußeren Ohres. Dermatosen, Herpes und Otomykosis des äußeren Ohres. Chronische Infektionskrankheiten des äußeren Ohres. Geschwülste des äußeren Ohres. Die Erkrankungen des mittleren Ohres, des inneren Ohres und der zentralen Hörbahnen. Mißbildungen und Krankheitsrückstände des Mittel- und Innenohres. Fremdkörper des Mittel- und Innenohres. Verletzungen und Schädigungen des Mittel- und Innenohres. Die Erkrankungen der Ohrtrompete. Die entzündlichen Erkrankungen des Mittel- und Innenohres und ihre Verwicklungen. Chronische Infektionskrankheiten des Mittel- und Innenohres. Die nichtentzündlichen Erkrankungen der Labyrinthkapsel. Funktionelle und degenerativ-atrophische Innenohrerkrankungen einschließlich der „Neuritis" des Nervus statoacusticus. Zerebrale Hör- und Vestibularisstörungen. Die Taubstummheit. Die Geschwülste des Mittel- und Innenohres. — Anhang. — Sachverzeichnis.

Aus den Besprechungen

„Der Name des Verfassers allein gibt die Gewähr für die Gediegenheit der Darstellung und ihre hohe Qualität. Innerhalb der deutschsprachigen Lehrbücher nimmt das *Lüscher*sche insofern eine Sonderstellung ein, als es gleichmäßig sowohl das deutsche wie das ausländische Schrifttum berücksichtigt. Unter Auswertung der eigenen klinischen Erfahrungen und Forschungsergebnisse gibt es ein abgerundetes Gesamtbild von dem heutigen Stand der Ohrenheilkunde. Obwohl die in Lehrbüchern übliche Gliederung des Stoffes im wesentlichen beibehalten ist, erhält es doch ein besonderes Gesicht durch die Akzente, die auf einzelne Kapitel, so z. B. die Audiometrie, gelegt werden und durch die vielfach farbigen, hervorragenden Abbildungen, von denen die zahlreichen mit dem *Lüscher*schen Trommelfellmikroskop gewonnenen farbigen Großabbildungen krankhafter Trommelfellbefunde besondere Erwähnung verdienen. Klar, kritisch und sehr flüssig geschrieben, auf großer klinischer und Lehrerfahrung fußend, stellt das *Lüscher*sche Lehrbuch einen hohen Gewinn für die deutsche Fachliteratur dar." *Zentralblatt für Hals-, Nasen- und Ohrenheilkunde*

"...This book is of such a high scientific standard that it would appear to be more suited to experts than students. Separate chapters on important subjects would make for easier reading and reference. The author gives evidence of world-wide reading, and quotes from Continental, American, and British authors.... The specialist will find lucid descriptions of the science of audiology and modern work

with the speech audiometer, together with the means of determining the site of the lesion causing deafness. The author fully discusses otosclerosis in relation to the fenestration operation, the choice of cases, prospective improvement, and complications. He describes the operation in detail but shows only two pictures, both Lempert's. There is one excellent photomicrograph depicting the results of a successful operation three and a half years previously. A special feature is the number and quality of the illustrations, many of them coloured, illustrating clinical conditions. These are in addition to the numerous coloured pictures of the tympanic membrane, of which all are good."
British Medical Journal

„Es wurde bereits mehrfach und mit Nachdruck darauf hingewiesen, daß ein modernes Lehrbuch der Ohrenheilkunde die Folgen der Revolution unseres Faches eingehend zu berücksichtigen hat, wenn es gewünscht, dem Leserkreis dieser Zeitschrift empfohlen zu werden. Hier ist ein solches Buch, das in jeder Hinsicht den heute zu stellenden Anforderungen entspricht. Ich kann mir gut vorstellen, daß es für einen Autor, der in der Zeit der ‚entzündlichen Otologie' aufgewachsen ist, schwer ist, sich von Grund auf umzustellen. *Lüscher* ist das hervorragend gut gelungen und das überhebt mich schwieriger Wortfindungsprobleme..."
Monatsschrift für Ohrenheilkunde

„Im 1. Teil des neuen Lehrbuches von *Lüscher* wird die Anatomie des Ohres in der herkömmlichen Weise dargestellt. Im 2. und 3. Teil folgen die Physiologie und die Untersuchungsmethoden des Ohres. Bei der Besprechung des akustischen Apparates und der Physiologie des Hörens werden alle neuzeitlichen Auffassungen in abgerundeter Form gebracht. Bei den Untersuchungsmethoden wird vor allem der Audiometrie einschließlich der Sprachaudiometrie ein größeres Kapitel eingeräumt. Dieser Abschnitt gibt den neuesten Stand unserer Kenntnisse wieder und zeigt die große diagnostische Bedeutung, welche die audiometrische Prüfung für die Ohrenheilkunde und ihre Grenzgebiete erlangt hat. Im klinischen Teil wird ebenfalls der neueren Entwicklung der Ohrenheilkunde Rechnung getragen, die besonders in den Kapiteln über die entzündlichen Erkrankungen und die operative Behandlung der Otosklerose zum Ausdruck kommt. Sehr zu begrüßen ist der Abschnitt über Hörhilfen, in dem klar und verständlich die Möglichkeiten und Grenzen der Hörverbesserung durch die elektrischen Hörapparate zur Darstellung kommen. Alle Krankheiten des Ohres sind erschöpfend besprochen..."
HNO-Wegweiser für die ärztliche Praxis

„...Ein ausgezeichnetes Lehrbuch, das ganz auf der Höhe der Zeit steht und auch die wichtigsten aktuellen Probleme der Ohrenheilkunde eingehend behandelt... Dieses Buch hat auch für den pathologischen Anatomen große Bedeutung; er findet in ihm eine Fülle ausgezeichneter, großenteils farbiger Abbildungen, z. B. die farbigen Abbildungen von Trommelfellerkrankungen, verschiedener Mißbildungen der Ohrmuschel, die didaktisch besonders wertvollen Abbildungen des Schädelgrundes von innen und über die Nachbarschaftsbeziehungen des Mittelohrraums zum Schädelinnern..."
Zentralblatt für die allgemeine Pathologie

„Das vorliegende Lehrbuch enthält neben dem, was ausschließlich für den Ohrenarzt bestimmt ist, viel Wissenswertes aus unserem Fachgebiet (Neurologie und Psychiatrie). Die Anatomie und Physiologie des peripheren und zentralen Gehör- und Gleichgewichtapparates ist ausführlich besprochen und wird durch zahlreiche ausgezeichnete Abbildungen ergänzt. Viele der geschilderten Untersuchungsmethoden, insbesondere die Mehrzahl der Funktionsprüfungen, sind auch für uns von Wichtigkeit... Die Schilderung ist klar und auch für einen Nichtohrenarzt wohl verständlich. Die Wiedergabe von Röntgenbildern, schematischen Zeichen u. a. erleichtern das Verständnis... Man wird also durch dieses hervorragend ausgestattete Buch alles Notwendige, was den Psychiater und Neurologen an diesem Sinnesorgan in besonderer Weise interessiert, erfahren." *Zentralblatt für die gesamte Neurologie und Psychiatrie*

Zu beziehen durch jede Buchhandlung

MIX
Papier aus verantwortungsvollen Quellen
Paper from responsible sources
FSC® C105338

If you have any concerns about our products,
you can contact us on
ProductSafety@springernature.com

In case Publisher is established outside the EU,
the EU authorized representative is:
Springer Nature Customer Service Center GmbH
Europaplatz 3, 69115 Heidelberg, Germany

Printed by Libri Plureos GmbH
in Hamburg, Germany